中华医学会医师培训工程（高级系列）

放射学
高级教程

主 编 / 金征宇

中华医学会组织编著

中華醫學電子音像出版社
CHINESE MEDICAL MULTIMEDIA PRESS
北 京

图书在版编目（CIP）数据

放射学高级教程 / 金征宇主编．—2 版．—北京：中华医学电子音像出版社，2018.11
ISBN 978-7-83005-180-8

Ⅰ．①放…　Ⅱ．①金…　Ⅲ．①消化系统疾病一教材　Ⅳ．① R81

中国版本图书馆 CIP 数据核字（2018）第 241719 号

放射学高级教程
FANGSHEXUE GAOJI JIAOCHENG

主　　编： 金征宇
策划编辑： 裴　燕
责任编辑： 周寇扣
责任印刷： 李振坤
出版发行： 中华医学电子音像出版社
通信地址： 北京市西城区东河沿街 69 号中华医学会 610 室
邮　　编： 100052
E - mail： cma-cmc@cma.org.cn
购书热线： 010-51322677
经　　销： 新华书店
印　　刷： 北京虎彩文化传播有限公司
开　　本： 889 mm×1194 mm　1/16
印　　张： 44.75
字　　数： 1300 千字
版　　次： 2018 年 11 月第 1 版　　2025 年 4 月第 8 次印刷
定　　价： 328.00 元

内容提要

本书根据对高级卫生专业技术资格人员的要求，结合目前的学科发展状况，系统地介绍了放射学的基础理论和临床检查技术，重点阐述了常见病及多发病影像诊断、鉴别诊断，影像检查新技术及诊断价值，并兼顾少见病和罕见病。本书具有权威性、实用性和指导性，可作为放射学医师专业知识的培训教程，也可作为相关专业医师提高临床诊疗水平的工具书和参考书。

《放射学高级教程》

编 委 会

主　　编　金征宇

副 主 编　刘士远　周纯武　梁长虹　陈　敏　洪　楠

编　　委（以姓氏笔画为序）

于　薇　首都医科大学附属北京安贞医院
于经瀛　北京医院
王　维　中南大学湘雅三医院
王小宜　中南大学湘雅医院
王怡宁　中国医学科学院北京协和医院
王振常　首都医科大学附属北京友谊医院
王培军　同济大学附属同济医院
王霄英　北京大学第一医院
卢光明　中国人民解放军东部战区总医院
付海鸿　中国医学科学院北京协和医院
吕　滨　中国医学科学院阜外医院
伍建林　大连大学附属中山医院
刘士远　上海长征医院
严福华　上海交通大学医学院附属瑞金医院
李晓光　北京医院
宋　伟　中国医学科学院北京协和医院
宋　彬　四川大学华西医院
张　辉　山西医科大学第一医院
张竹花　中国医学科学院北京协和医院
张惠茅　吉林大学第一医院
陈　敏　北京医院
金征宇　中国医学科学院北京协和医院
周纯武　中国医学科学院肿瘤医院
赵心明　中国医学科学院肿瘤医院
赵绍宏　中国人民解放军总医院
胡道予　华中科技大学同济医学院附属同济医院
洪　楠　北京大学人民医院
袁新宇　首都儿科研究所
袁慧书　北京大学第三医院
徐文坚　青岛大学附属医院
高剑波　郑州大学第一附属医院

曹代荣　福建医科大学附属第一医院
梁长虹　广东省人民医院
彭　芸　首都医科大学附属北京儿童医院
程晓光　北京积水潭医院
曾献军　南昌大学第一附属医院
鲜军舫　首都医科大学附属北京同仁医院
薛华丹　中国医学科学院北京协和医院
编写秘书　薛华丹　宋　兰

序

我国现有的医师培养过程分为医学院校教育、毕业后医学教育和继续医学教育三个阶段。专科医师规范化培训是毕业后医学教育的重要组成部分，是在住院医师规范化培训的基础上，继续培养能够独立、规范地从事疾病专科诊疗工作临床医师的必经途径。2017 年 7 月，国务院办公厅印发《关于深化医教协同进一步推进医学教育改革与发展的意见》（国办发〔2017〕63 号），文件中提出把医学教育和人才培养摆在卫生与健康事业优先发展的战略地位，为建设健康中国提供坚实的人才保障……支持行业学（协）会参与学科专业设置、人才培养规划、标准制（修）订和考核评估等工作，相关公共服务逐步交由社会组织承担。2015 年发布的《关于开展专科医师规范化培训制度试点的指导意见》（国卫科教发〔2015〕97 号）中明确提出：探索建立有关行业协（学）会协助政府部门做好专科医师规范化培训制度试点的业务指导、组织实施与日常管理监督的工作机制。根据需要，可组建由有关专家和医疗卫生机构、高等医学院校、相关事业单位、行业组织和政府相关部门等多方面代表组成的专科医师规范化培训专家委员会，协助开展有关工作。

中华医学会成立于 1915 年，经过百年的励精图治，已经成为党和政府联系医学科技工作者的桥梁和纽带、中国科协学会的翘楚、全国医学科技工作者的家园，其宗旨是团结医务工作者，传播医学科学知识，弘扬医学道德，崇尚社会正义。由中华医学会第二十五届理事会第四次会议审议通过的《中华医学会章程》中明确将“参与开展毕业后医学教育及专科医师培训、考核等工作”作为学会的业务范围之一。鉴于我国适用于专科医师规范化培训的教材存在系统性较差、内容质量参差不齐、学科覆盖不全面等诸多不足，中华医学会所属中华医学电子音像出版社依托学会 91 个专科分会的千余名专家力量，配合出版社三十余年传统出版和数字出版相结合的出版经验，策划了《 中华医学会医师培训工程（高级系列）丛书》，旨在通过本丛书引导医学教育健康发展和卫生行业人才的规范化培养。本套丛书的内容不仅包括专科医师应该掌握的知识，更力求与时俱进，反映目前本学科发展的国际规范指南和前沿动态，巩固和提高专科医师的临床诊治、临床会诊、综合分析疑难病例及开展医疗先进技术的能力，同时还增加了测试题，作为考查专科医师对专业知识掌握情况的依据。除此之外，本丛书还充分利用新兴媒体技术，就部分内容配备了相应的多媒体视频，以加强医务人员对理论知识和实际操作技术的理解。

在2016年举办的“全国卫生与健康大会”上，习近平总书记发表重要讲话，强调“没有全民健康，就没有全面小康”；在第十八届中共中央政治局常委会同中外记者首次见面会上，习近平总书记表达出对人民健康福祉的密切关注：我们的人民热爱生活，期盼有更可靠的社会保障、更高水平的医疗卫生服务、更优美的环境……实现全民健康离不开高水平医疗卫生服务的保障，开展高水平的医疗卫生服务离不开一支高素质、高水平的医疗队伍，这也是中华医学会组织国内各学科学术带头人、知名专家编写本丛书的目的所在。

本丛书在编写过程中多次召开组稿会和定稿会，各位参编的专家、教授群策群力，在繁忙的临床和教学工作之余高效率、高质量地完成了编写工作，在此，我表示衷心的感谢和敬佩！

中华医学会副会长兼秘书长

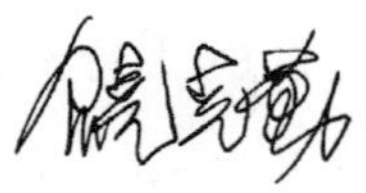

目 录

第一篇 影像学概论

第二篇 神 经 系 统

第三篇 头 颈 部

第五篇 乳 腺 疾 病

第六篇 心脏与血管系统

第七篇 消 化 系 统

第八篇　泌尿系统、生殖系统及腹膜后间隙

第九篇　骨与关节系统

第十篇 介入放射学

第十一篇 分子影像学

第十二篇　儿科影像学

第一篇

影像学概论

第 1 章　影像学检查技术现状与发展

第 1 节　X 线成像检查

【X 线成像概况】★★★△△△

一、X 线的产生

1895 年，德国科学家伦琴发现了具有穿透性、荧光效应、感光效应和电离效应的 X 线。X 线的产生是高速电子和阳极靶物质的原子相互作用中能量转换的结果。X 线的产生必须具备以下三个条件：电子源、真空高速电子的产生、电子的骤然减速。高速电子轰击阳极靶面发生的能量转换不足 1% 的部分转化为 X 线，99% 以上转化为热能。X 线主要由 X 线窗口发射，热能由散热装置散发。

二、X 线的特性

X 线与物质的相互作用形式有相干散射、光电效应、康普顿效应、电子对效应和光核反应等。诊断用 X 线能量范围内，主要涉及光电效应和康普顿效应。X 线成像是由 X 线管发出的 X 线与被检人体组织结构、屏 - 片系统相互作用的结果，这是因为 X 线具有以下和 X 线成像相关的特性：穿透性、荧光效应、感光效应和电离效应。

三、数字 X 线成像基础

与传统 X 线成像技术相比，现代医学影像技术的最大特点是进入了数字成像领域。数字 X 线成像是采用影像板、平板探测器等来代替屏 - 片系统作为 X 线信息接收器，应用各种探测器将 X 线信息转换成电信号，再经模数转换换成数字化影像。数字 X 线成像包括计算机 X 线摄影、数字 X 线摄影、数字减影血管造影等。存储荧光体方式的 CR 系统率先进入了临床使用。从而解决了常规 X 线摄影的数字化。1997 年以后，以平板探测器为主的数字 X 线摄影系统亦相继问世，为医学影像学实现图像的全面数字化奠定了基础，也促进了远程放射医学的发展。

【计算机 X 线摄影】★★★△△△

现代计算机 X 线摄影（computed radiography，CR）系统的先驱是在 20 世纪 70 年代发展起来的。计算机 X 线摄影的出现首先链接成了一个完整的影像数字链。开拓了 X 线摄影数字化的先河，充分有效地利用了现有 X 线摄影设备，具备目前数字 X 线摄影（digital radiography，DR）尚无法替代的床边数字摄影，为 X 线摄影数字化的普及创造了十分有利的条件和机遇。

CR 系统使用影像板（image plate，IP）为探测器，利用现有 X 线设备进行 X 线信息采集来实现图像的获取。主要由影像板、影像阅读器、影像处理工作站、影像存储系统组成。CR 系统中入射到 IP 的 X 线量子被 IP 的成像层中的荧光颗粒吸收，释放出电子，其中一部分电子散步在成像层内呈半稳定状态，形成潜影（信息记录）；当用激光照射潜影时，半稳定状态的电子转变为光量子，发生光激励发光（PSL）现象，光量子随即被光电倍增管检测到，并转化为电信号，再经模数转换器转换为数字信号（信息读出）；然后数字信号被传送到存储与显示元件中作进一步处理与显示（信息的处理与记录）。

CR 胸片通过后处理技术，可分别建立显示纵隔结构、肺内结构和骨骼结构的影像。能量减影可以去除肋骨对肺组织的遮挡，对肺内渗出性和结节性病变的检出率都高于传统的 X 线成像，但由于空间分辨力的不足，显示肺间质与肺泡病变不及传统的 X 线图像。

CR 在观察肠管积气、气腹和结石等含钙病变优于传统 X 线图像。胃肠双对比造影在显示胃小区、微小病变和肠黏膜皱襞上 CR 优于传统的 X 线造影。

对骨结构、关节软骨及软组织的显示优于传统的X线成像。在一张肌肉骨骼系统的照片上只需曝光一次，通过后处理系统的处理，即可分别得到清晰的骨骼和肌肉影像。由于CR系统照片的空间分辨力低于传统X线照片，可能会导致对病变骨骼的微细结构的观察受到限制，但可以通过CR系统的直接放大摄影得到改善。

【数字X线摄影】★★★△△△

近年来，随着电子技术、材料技术、制造工艺以及高清晰度显示技术的发展，采用电荷耦合器件探测器技术和平板探测器技术的全数字化X射线摄影系统投入临床应用。数字化X线摄影是一个广义的名词，涵盖了医学数字X线摄影的全部，如CR、数字乳腺摄影、数字胃肠道造影、CT等，狭义的概念是指普通的DR。

DR是在传统X线机的基础上发展起来的一种数字化X线摄影技术。X线透过人体后，经过X线探测器采集和计算机系统处理，可在数秒内快速地再现出X线摄影影像。DR的成像过程是数字化成像过程，X线探测器将透过人体的X线能量转换和数字化，包括X线信息的采集、转换、量化、传输、处理和显示等环节。

DR的核心技术是平板探测器，它分为直接转换式平板探测器和间接转换平板探测器两种。数字X摄影在图像质量、辐射剂量、临床应用等方面均优于平片成像系统。数字影像质量的评价要素是信噪比，它通过调制传递函数、量子检出率、噪音等效量子数等进行评价。数字X线摄影的量子检出率性能比平片系统高一倍。这就意味着在相同剂量下，影像质量可以提高50%，或者相同影像质量下，剂量减少一半。数字X线系统的动态范围大，线性好。根据临床应用采用不同的对比成像，影像层次丰富，信息量大。采集速度快，可进行动态检查（30帧/s）。从采集到显示可做到5 s，工作效率与屏-片系统相比，可提高30%～60%。数字X线系统的高速成像及低剂量高影像质量特点，为临床高级应用的发展提供了一个平台。

但是数字X线系统也存在发展中的问题，成本比CR、CCD高，平板探测器技术的高级临床应用价值还有待进一步考证。直接转换式平板探测器的调制传递函数及噪声等效量子数高，结构相对简单，制造费用略低。间接转换式平板探测器，易于做成大块的整体平板，量子检出率高于前者，开发成本及制造费用高。

目前间接转换式平板探测器（碘化铯/非结晶硅）占全球平板探测器市场的90%以上。全球医疗影像设备三大生产厂商（GE、西门子、飞利浦），均不约而同地选择间接转换式平板探测器。

【乳腺X线摄影】★★★△△△

随着乳腺肿瘤发病率的升高，对乳腺肿瘤的诊断和预防性普查受到了重视。国际癌症研究机构表明定期做乳腺X摄影检查可以使死于乳腺癌的危险减少。

乳腺X摄影最早见于1913年，由德国柏林大学外科医院的外科医师Albert Salmon对3000多个乳腺切除标本进行X线摄影。随后在1927年，德国的Klein Schmidt总结了用乳腺X摄影作为辅助诊断的经验。20世纪20年代到60年代，对于乳腺X摄影进行了不同摄影条件以及应用不同的成像介质的研究，使图像质量获得了提高。1967年，乳腺摄影专用钼靶X线摄影系统的开发从根本上解决了钨靶不利于软组织摄影的缺点。

乳腺X线机的发展历程：1965年第一个钼靶X线管用于乳腺摄影；1973年旋转阳极钼靶X线管投入使用，同年出现自动曝光控制（AEC），以及压迫器在乳腺机上使用；1976年滤线栅开始用于乳腺摄影；1981年小焦点（0.1 mm）的X线管启用；1996年，电荷耦合器件（CCD）应用于乳腺摄影机；2000年全视野平板探测器投入使用；2002年计算机辅助检测（CAD）用于乳腺摄影；2004年三维乳腺摄影技术使用；2006年数字合成体层成像技术用于乳腺X线检查。

目前乳腺X摄影机已经发展成为了一种性能优越使用方便，紧随时代发展高技术含量的专用设备。

（金征宇　高剑波　刘　杰）

第2节　计算机体层摄影

【CT成像概况】★★★△△△

CT的扫描和数据的采集是指由CT成像系统发出的、一束具有一定形状的射线束透过人体后，产生足以形成图像的信号被探测器接收，同时，所产生的扫描数据与最终形成图像的空间分辨力、伪影密切相关。在CT成系统中，基本组成或必备的条件是具有一定穿透力的射线束和产生、接收衰减射线的硬件设备，其中，对射线束的要求包括它的形状、大小、运动的路径和方向。简而言之，CT成像是射线按照特定的方式通过被成像的人体横断面，探测器接收穿过人体的射线，将射线衰减信号送给计算机处理，经计算机重建处理后形成一幅人体内部脏器的横断面图像。现在使用的CT机，一般有两种不同的数据采集方法，一种是横断扫描（轴扫），另一种是螺旋扫描。

【CT图像后处理】★★★△△△

一、多平面重组

1. 概念与方法 容积扫描以后，常规进行的是横断图像重建，把横断图像的像素叠加起来回到三维容积排列上，然后根据需要组成不同方位（常规是冠状位、矢状位、斜位）的重新组合的断层图像，这种方法称为多平面重组（multiple planar reformation，MPR）。如果是曲线走行，所得的图像称为曲面重组（curved planar reformation，CPR）。

2. 临床应用 由于扫描孔径的限制，CT通常仅能沿人体长轴作横断扫描。但很多情况下，如鉴别膈上下病灶时或欲从冠状位及矢状位观察病灶长轴时，CT的横断切面则常无法提供有价值的信息，这给诊断带来很大困难。非常需要冠状或者矢状位图像，甚至斜位图像的补充有时也是必要的。容积扫描因其各向同性的特点，重组所得MPR图像质量可以与横断原始图像保持一致，对病变的检出及鉴别诊断可以提供更加详细的信息。因此，这项技术的应用最为广泛。例如，在颞骨岩部及眼眶疾病的CT扫描中，常须在横断扫描后再行冠状重组以进行病灶的确切定位及定量分析。各向同性扫描使患者只需接受一次横断扫描，通过MPR进行高质量的冠状、矢状甚至曲面重组，使患者既减少接受射线，又节约扫描时间。而且由于可以任意调节角度，所得图像比直接扫描图像更加准确。

二、最大密度投影

1. 概念与方法 最大密度投影（maximum intensity projection，MIP）是把扫描后的若干层图像叠加起来，把其中的高密度部分做一投影，低密度部分则删掉，形成这些高密度部分三维结构的二维投影，可从任意角度做投影，亦可做连续角度的多幅图像在监视器上连续放送，给视者以立体感。

2. 临床应用 多用于血管成像，如脑血管、肾血管等血管成像（CTA）。MIP处理后血管径线的测量相对可靠，目前多以此为标准来衡量血管的扩张或狭窄，而且由于能显示不同层次的密度，可以同时观察到血管及血管壁的钙化，缺点是二维显示缺乏立体概念。

最小密度投影（minimum intensity projection，MinIP）的方法与MIP相似，是对每一线束所遇密度最小值重组二维图像。主要用于气道的显示。

三、容积再现

1. 概念与方法 容积再现（volume rendering，VR）是三维显示技术之一，首先确定扫描容积内的像素密度直方图，以直方图的不同峰值代表不同组织，然后计算每个体中的不同组织百分比，继而换算成不同的灰阶，以不同的灰阶（或色彩）及不同的透明度三维显示扫描容积内的各种结构。现在已经设计出智能化的VR软件，操作者只需选择不同例图，就可以自动重建出需要显示的图。

2. 临床应用 可以用于血管成像，骨骼与关节以及尿路、支气管树、肌束的三维显示。由于三维立体空间关系显示良好，而且简便容易操作，所以目前的应用越来越广泛。

四、CT仿真内镜

1. 概念与方法 CT仿真内镜（CT virtual endoscopy，CTVE）是用计算机软件功能，将容积数据进行后处理，重建出空腔器官内表面的立体图像，以三维角度模拟内镜观察管腔结构的内壁。

首先，利用扫描所得的一系列二维图像重组出三维立体图。以此为基础，调整阈值和透明度，使不需要观察的组织完全透明，需要观察的组织完全不透明，再选择合适的伪彩色，作为所观察组织的内壁颜色。然后，利用计算机远景投影功能不断调整视屏距、物屏距及假想光源的方向，以腔内为视角，依次调整物屏距（被观察物体与荧光屏的距离即调整Z轴），产生被观察物体不断靠近模拟视点并逐渐放大的若干图，将这些图连续回放，在动态观察中产生类似真正内镜观察的效果。

2. 临床应用 主要用于胃肠道的内壁、血管和气管内壁、膀胱内壁甚至鼻道和鼻旁窦内腔的观察。目前新的血管CT仿真内镜已能从图像上分别将血管壁与钙化着伪彩色，可以分辨钙化性和非钙化性斑块。

【CT临床应用】★★★△△△

由于CT诊断的特殊诊断价值，已广泛应用于临床。但CT设备比较昂贵，检查费用偏高，某些部位的检查，诊断价值尤其是定性诊断还有一定限度，应在了解其优势的基础上，合理地选择应用。

中枢神经系统疾病的CT诊断价值较高，应用普遍。对颅内肿瘤、脓肿与肉芽肿、寄生虫病、外伤性血肿与脑损伤、脑梗死与脑出血以及椎管内肿瘤与椎间盘突出等病诊断效果好，诊断结果较为可靠。CT脑血管造影已广泛用以诊断颅内动脉瘤、血管发育异常、脑血管闭塞及了解脑瘤的供血动脉，其他如气脑造影等均已不用。脑灌注扫描已经被用于诊断超早期（6 h以内）脑梗死，明显优于MR和CT的常规扫描。

头颈部疾病的CT诊断也很有价值。例如，对眶内占位病变、鼻窦早期癌、中耳小表皮样瘤、听骨破坏与脱位、内耳骨迷路的轻微破坏、耳先天发育异常以及鼻咽癌的早期发现等。病变明显者，X线平片虽可确诊，但CT检查可观察病变的细节。至于听骨与内耳骨迷路则X线检查价值不大。

胸部疾病的CT诊断，随着高分辨力CT的应用，日益显示出它的优越性。对肺癌和纵隔肿瘤等的诊断，很有帮助。肺间质和实质性病变也可以得到较好的显示。CT对平片较难显示的病变，例如同心、大血管重叠病变的显示，更具有优越性。对胸膜、膈、胸壁病变，也可清楚显示。

心及大血管CT扫描可以显示冠状动脉和心瓣膜的钙化和大血管壁的钙化。对于诊断冠心病有所帮助。大血管及冠状动脉的显示，需要经血管注入对比剂，行CT血管成像。可显示大血管形态和内腔的变化，如主动脉夹层，可以明确分辨真假腔，显示撕裂的内膜和开口，动脉瘤不仅可以显示形态而且可以显示附壁钙化和血栓。已经证明冠状动脉CTA是目前疑似冠心病患者的最佳筛选方法。CTA由于无创、快速、简便易操作已经成为四肢血管疾病的重要检查手段之一。

腹部及盆部疾病的CT检查，应用日益广泛，主要用于肝、胆、胰、脾、腹膜腔及腹膜后间隙以及泌尿和生殖系统的疾病诊断，尤其是肿瘤、炎症性和外伤性病变等。胃肠病变向腔外侵犯以及邻近和远处转移等，CT检查也有价值。当然，胃肠管腔内病变情况主要仍依赖于钡剂造影和内镜检查及病理活检。

骨骼肌肉系统疾病，多可通过简便、经济的X线检查确诊，使用CT检查较少。但CT对显示骨变化，如骨破坏与增生的细节较X线为优。多层螺旋CT的各向同性扫描可以长轴显示长骨结构，为CT诊断骨骼肌肉系统疾病开辟了一条新路。

随着多层CT的进展，CT的应用从单纯提供诊断信息发展到提供与治疗有关的信息，为制订治疗方案提供重要参考。当前，许多疾病为了获得治疗相关信息进行CT扫描。如胃癌的CT扫描是为了了解肿瘤对外的浸润状态、肝脏及腹腔、腹膜后有无转移灶；食管癌的CT扫描则是为了了解纵隔淋巴结、肺野内有无转移、肿瘤与降主动脉壁有无粘连及粘连程度。

（金征宇　高剑波　刘　杰）

第3节　磁共振成像

【MRI成像概况】★★★△△△

一、MRI基本原理

MRI是通过对主磁体内静磁场中的人体施加某种特定频率的射频脉冲（RF脉冲），使人体组织中的氢核（即氢质子）受到激励而发生磁共振现象；当终止RF脉冲后，质子在弛豫过程中感应出MR信号；经过对MR信号的接收、空间编码和图像重建等处理过程，生成MR图像。MR图像是数字化图像。人体内氢质子丰富，而且用它进行MRI的成像效果最好，因此目前MRI常规用氢质子来成像。

自旋不为零的原子核具有自旋特性，产生小的磁场。但是人体进入主磁场（即外磁场）前，体内质子的磁矩排列无序，质子总的净磁化矢量为零；进入静磁场后，质子的磁矩则呈有序排列，产生一个与外磁场磁力线方向一致的净磁化矢量，称为纵向磁化。

在静磁场中，有序排列的质子做快速的锥形旋转，称进动，其频率即每秒进动的次数取决于质子的性质，以及它所处的外加磁场场强。场强越强，进动频率越快。例如，氢质子在场强1.0 T时进动频率为42.58 MHz，1.5 T时则为63.87 MHz。

当向主磁场中的人体发射与质子进动频率相同的RF脉冲时，就能将RF脉冲能量传递给质子而出现共振现象，这个频率就称为共振频率。共振频率可由Larmor公式算出。

Larmor 公式：$\omega_0 = \Upsilon \times \beta_0$

其中 ω_0 为进动频率（Hz）；Υ 为旋磁比；β_0 为主磁场强度，场强单位为特斯拉（Tesla，T）。

当磁共振现象发生时，纵向磁化强度减少，产生横向磁化分量。处于不平衡状态。终止 RF 脉冲后，质子系统恢复到原来的平衡状态，这个过程称为弛豫。弛豫可以分为两种：纵向磁化恢复到原来状态，其过程称为纵向弛豫；横向磁化逐渐消失，其过程称为横向弛豫。

纵向磁化由零恢复到原来数值的 63% 所需要的时间为纵向弛豫时间，即 T1。横向磁化由最大减小到最大值的 37% 所需的时间，为横向弛豫时间，即 T2。T1 与 T2 是反映物质特征的时间常数。

弛豫过程是磁力线不断变化的过程，可以感应邻近的接收线圈，出现电信号。弛豫的速度决定了电信号的强弱。

由于氢质子在不同组织中的环境不一致，影响了它弛豫的速度，使得人体正常组织之间、正常组织与病理组织之间在弛豫时间产生差别，这是形成磁共振影对比的基础。不同组织间弛豫时间有差别时的信号强度也产生差别，这些信号强度的差别表现在图像中灰度的不同，这样组成的图就是磁共振图像。

MRI 是通过一定的脉冲序列实现的。所谓脉冲序列就是用以产生磁共振信号的不同扫描参数的组合。在脉冲序列中，两次 RF 激励脉冲之间的间隔时间称重复时间（repetition time，TR）。TR 的长短决定着在 MR 图像上能否显示出组织间在 T1 上的差别，即 TR 决定 T1 信号加权。TR 越短，T1 信号对比越强；而使用长 TR 时则不能获得这种信号对比。在脉冲序列中，从 RF 激励脉冲开始至采集回波的时间间隔称为回波时间（echo time，TE）。TE 的长短决定着在 MR 图像上能否显示出组织间在 T2 上的差别，即 TE 决定 T2 信号加权。TE 时间越长，T2 信号对比越强，使用短 TE 时则不能获得这种信号对比。

自旋回波（spin echo，SE）脉冲序列是临床最常用的脉冲序列之一。在 SE 序列中，选用短 TR、短 TE 所获图像的影像对比主要由 T1 信号对比所决定，此种图像称为 T1 加权平（T1WI）；选用长 TR、长 TE 所获图像的影像对比主要由 T2 信号对比决定，此种图像称为 T2 加权（T2WI）；选用长 TR、短 TE 所获图像的影像对比，既不由 T1 信号对比所决定，也不由 T2 信号对比所决定，而主要由组织间质子密度差别所决定，此种图像称为质子密度加权像（PDWI）。

二、MRI 设备

MRI 设备主要包括主磁体、梯度线圈、射频系统、模拟转换器、计算机、磁盘与磁带机等。

1. 磁体类型 主磁体主要用于提供静磁场，场强单位为特斯拉（T）。通常用主磁体类型来表示 MRI 设备的类型。主磁体可被分为以下三种：

永久磁体：永久带有磁性物质制作，运作时不耗能，但热稳定性差，场强低，一般低于 0.3 T，重量大。

阻抗磁体：也称常导磁体或电磁体。只有当线圈通过电流时才有磁性，耗费大量电能。电流通过线圈时因阻力而生热，必须冷却。场强一般也不高。

超导磁体：主线圈由超导材料制成，利用低温环境保持材料的超导性能。只要通一次电，电流就持久地在线圈内流动并产生一个恒定磁场，耗费极低的电能。超导磁体的优点是场强高而且均匀。但是需要保持内部的低温状态。

2. 梯度线圈 梯度线圈用于产生梯度场，在 MR 成中用于选层和信号的空间定位。

3. 射频系统 射频系统用于发射 RF 脉冲以激励体内质子产生 MR 信号，在接收 MR 信号时又用作 MR 信号的接收器。

4. 其他系统 包括模拟转换器、计算机、磁盘与磁带机等，用于数据处理、图像重建、显示与存储。

【MRI 检临床应用】★★★△△△

一、MRI 图像特点

1. 多参数成像 MRI 是多参数成像，其成像参数主要包括 T1、T2、质子密度等。在 MRI 检查中，可分别获取同一解剖部位或层面的 T1WI、T2WI、PDWI 等多种图像，从而有利于显示正常组织与病变组织。而包括 CT 在内的 X 线成像，只有密度一个参数，仅能获得密度对比一种图像。在 MRI 中，T1 加权图像（T1WI）上的影像对比主要反映的是组织间 T1 的差别；T2 加权图像（T2WI）上的影像对比主要反映的是组织间 T2 的差别；PDWI 上的影对比主要反映的是组织间质子密度的差别。这种多参数成像有利于组织性质的确定。例如，在 CT 图像中，如果两种组织之间的 X 线吸收率无差别，在图上就没有密度的差别，我们就无法辨认两者。在磁共振图中，即使两种组织的 T1 没有差别，我们还可以通过 T2 的差别来区分两者。这就显示出多种成参数比一种成像参数的优越性。

在 T1WI 中，T1 越长，信号强度越低，亮度就越低；相反短 T1 的组织则表现为高信号，即高亮度。在 T2WI 中，T2 越长，信号强度就越高，表现为高亮度；相反短 T2 的组织则表现为低亮度。

2. 多方位成像 MRI 不必调整受检者的体位，仅仅改变不同梯度线圈的作用，就可以分别获得人体横断面（轴位）、冠状面、矢状面及任意倾斜层面图标，有利于解剖结构和病变的三维显示和定位。

3. 流动效应 体内流动液体中的质子与周围处于静止状态的质子相比，在 MRI 图像上表现出特殊的信号特征，称流动效应。血管内快速流动的血液，在 MRI 成像过程中虽受到 RF 脉冲激励，但由于终止 RF 脉冲后与采集信号之间存在着时间差，使得当采集信号时，受激励的血液已经流出成像层面，因而接收不到该部分血液的信号，使流动的血液无论在 T1 加权图像还是 T2 加权图像上都表现为无信号的低亮度。这一现象称为流空现象。血液的流空现象使血管在磁共振图像上更加容易确认。

二、脉冲序列

在 MR 成中常用的脉冲序列有 SE 序列、梯度回波（GRE）脉冲序列、反转恢复（IR）脉冲序列等。其中 SE 序列最常用，该序列的过程是：90° RF 脉冲——等待 TE/2 的时间——180° 复相位脉冲——等待 TE/2 的时间——信号采集。

三、脂肪抑制

脂肪抑制是利用特殊技术将图上脂肪成分形成的高信号抑制下去，使其信号强度减低，而非脂肪成分的高信号不被抑制，保持不变，用以区分高信号区是否存在脂肪成分。例如在脂肪抑制 T1WI 图像上，脂肪成分的高信号被抑制，使其信号强度减低；而其他高信号成分，如脑内血肿中的正铁血红蛋白、含顺磁性黑色素颗粒的黑色素瘤等，其高信号不被抑制，仍呈高信号。一是用来确认脂肪成分的存在，二可以显示那些被脂肪高信号掩盖的组织成分。

四、磁共振血管成像

磁共振血管成像（magnetic resonance angiography，MRA）是使血管成像的 MRI 技术，早期它无需向血管内注入对比剂即可使血管显影，检查过程简单、安全，属于无创性检查。常用的技术有时间飞跃（TOF）法、相位对比（PC）法，主要是利用血液有方向性的流动这一特点使血管内流动的血呈现为高信号，周围静止的组织显示为极低信号，然后通过图后处理显示血管树。但这种 MRA 技术的空间分辨力有限，对显示小的血管病变不够满意，而且容易受血流方向、速度和湍流的影响出现某些假象。目前，新的应用对比剂的快速增强 MRA（CEMRA）已经实现，用对比剂充盈的方法使血管内血流呈现为高信号，可以避免血流速度和方向改变对显示血管形态的影响，而且空间分辨力也有明显提高。

五、水成像

MR 水成像是采用长 TE 技术获取重 T2WI，合用脂肪抑制技术，使含水器官显影。

目前 MR 水成像技术主要包括：MR 胰胆管造影（MRCP）、MR 尿路造影（MRU）、MR 脊髓造影（MRM）、MR 内耳迷路成像、MR 涎腺成像等。其优点是无创、简单、影像较清楚。只要有软件，在中、低场强 MRI 机上也可完成。

六、功能成像

应用不同的扫描技术，用图像来表现功能方面的改变，称为功能成像。主要包括扩散成像、灌注成像和血氧水平依赖成像（BOLD）等。

1. 扩散成像 利用正常组织与病理组织之间水扩散程度和方向的差别成的技术，可以获得扩散加权平（DWI），计算扩散指数（ADC）。主要在诊断早期缺血性脑卒中、鉴别新鲜与陈旧梗死、判断囊液的成分、肿瘤性质的鉴别等方面有其优越性。

2. 灌注成像 是静脉快速注入 Gd-DTPA 进行动态 MR 扫描，借以评价毛细血管床的状态与功能。临床上主要用于肿瘤和心、脑缺血性病变的诊断。

3. 血氧水平依赖成像 是根据局部脑活动可以改变局部脑组织的血液中含氧血红蛋白与脱氧血红蛋白的比例，利用这个差别形成信号，来标记正在活动的部分脑组织。目前可用来判断不同脑功能的解剖位置。例如听觉、视觉、认知等方面的定位等研究。

4. MR 波谱 标记活体组织的波谱，根据波谱中化学成分的改变来进一步确定病变组织的性质。

七、MRI 的安全性

一般而言，场强低于 3.0 T 的 MRI 机对人体是安全的。但体内戴有金属异物、人工铁磁性关节、动脉瘤夹等铁磁性物质的患者不应行 MRI 检查，戴有心脏起搏器的患者绝对禁止行 MRI 检查，正在进行生命监护的危重患者不应行 MRI 检查。孕妇尤其是早期妊娠妇女也应谨慎行 MRI 检查。

八、MRI 的主要优点

1. 没有电离辐射损害。
2. 软组织分辨力更高。
3. 可行轴、冠、矢及任意倾斜层面的多方位成倍。
4. 多参数成像，对检出病变，鉴别病变性质更敏感。
5. 除能显示形态学的改变外，还可进行生物化学和代谢功能方面的研究。

九、MRI 的主要限度

MRI 检查的限度主要表现在对带有心脏起搏器或体内带有铁磁性物质的患者不能进行检查；正在进行生命监护的危重患者不能进行检查；对钙化的显示远不如 CT，难以对以病理性钙化为特征的病变作诊断；对质子密度低的结构如肺、皮质骨显示不佳；虽然先进的 MRI 设备能进行快速成像，但常规扫描信号采集时间仍较长；设备成本昂贵，检查费用较高也是限制因素之一。

（金征宇　刘　伟　付海鸿）

第 4 节　数字减影血管造影

【DSA 概况】★★★△△△

数字减影血管造影（digital subtraction angiography，DSA）是 20 世纪 80 年代继 CT 之后出现的一项医学影学新技术，是电子计算机与常规 X 线血管造影相结合的一种新的检查方法。

1895 年 11 月 8 日伦琴发现了 X 线，几周后 Haschek 和 Lindenthal 就在尸体上进行了手的动脉血管造影的实验研究；1923 年 Berberich 和 Hirsh 首次在人体上做了血管造影检查；1931 年 Forsmann 报告了心脏的 X 线造影。20 世纪 30 年代中期一些学者报告了经腰部穿刺施行主动脉、颈动脉及周围血管造影的方法。20 世纪 50 年代初期，Seldinger 对动脉插管的方法作了改进，时至今日动脉插管仍沿用此方法。

随着快速换片机和高压注射器的出现，以及高速 X 线电影摄影的临床应用，对心血管造影的发展起到了巨大的推动作用。特别是 20 世纪 60 年代初影像增强器的应用，直接大剂量的 X 线摄影转向小剂量的间接 X 线摄影，它不仅使操作人员从暗房转向明室透视，为数字化成像奠定了基础。

人们为了获得清楚的血管影，设计了除去与血管重叠的背景结构，使兴趣区血管影单独显示的方法，称为减影。早在 1934 年 Ziedesdesplantes 就报告过胶片减影法。随着电视技术的发展，出现了电子减影技术。

由于电视技术、影像增强技术、数字电子技术、光电子技术、电子学、计算机技术及图像处理技术等的发展，诞生了数字减影血管造影技术。

1978 年 Wisconsin 大学 Kruger 领导的一个研究小组最先设计出数字视频影像处理器，从而奠定了数字减影血管造影的基础。1980 年 2 月 Wisconsin 大学已对 10 例患者进行了数字减影血管造影的检查，Arizona 大学也进行了大量的临床实践。

1980 年 3 月，Wisconsin 大学和 Cleveland Clinic 医院安装了数字减影血管造影的商用机。DSA 是由美国威斯康星大学的 Mistretta 小组和亚利桑那大学的 Nadelman 小组首先研制成功，于 1980 年 11 月在芝加哥召开的北美放射学会上公布，同时展示了这种商用数字减影血管造影装置。

DSA 初期主要通过外周静脉注射对比剂来观察全身的动脉、静脉及心脏形态。人们曾对这种新的技术寄予很高的期望，但临床实践证明，外周静脉注药获得的减影图像分辨力低，血管影模糊且相互重叠，易产生运动性伪影，影像质量差。目前 DSA 的外围静脉法和中心静脉法基本废弃。

由于 DSA 设备和性能的改进，以及介入放射学的发展，动脉 DSA 方法，特别是选择性和超选择性动脉 DSA 已广泛地应用于全身各部位血管造影及全身各部位经血管性的介入治疗。

随着 DSA 设备性能的不断改进，介入技术不断发展，静脉 DSA 的弊端已基本被动脉 DSA 所克服。如图空间分辨力低、噪声大，可通过增加素量、扩大矩阵、图的加权、积分和滤波等处理来解决；影像增强器的视野小，一个部位需要多次曝光，可通过改进影像增强器的输入野，采用遥控对比剂跟踪技术，步进式的曝光摄影来解决；运动部位的成像以及运动性伪影的产生，可使用超短脉冲快速曝光加以改善；辐射剂量较大，可采用数字技术脉冲方式曝光，X线剂量接近减少一半；成像部位的血管重叠，可采用旋转式血管造影，获得多角度，非重叠的立体影像，以及采用超选择性动脉DSA。

DSA技术构成了介入放射学的重要组成部分，是血管性造影和血管性介入治疗不可缺少的工具。DSA设备的发展向一体化工程序化、自动化、智能化等方向发展。

【DSA的临床应用】★★★△△△

一、DSA与传统心血管造影的比较

图像的密度分辨力高，可使密度差值为1%的影像显示出来；图像系列的摄制、储存、处理和传递都是以数字形式进行；能消除造影心脏血管以外的结构，仅留下造影的心血管影像、图像清晰且分辨力高；能作动态性能研究，如确定心脏功能参数（射血分数、体积变化等），研究对比剂在血管内的流动情况，从而确定器官的相对流量、灌注时间和血管限流等；具有多种后处理功能，对图像进行各种处理、测量和计算，有效地增加诊断信息；造影图像能长期存盘、反复观察，且无信息损失；DSA的血管路径图功能，能作插管的向导，减少手术中的透视次数和检查时间；DSA对微量碘信息敏感性高，对比剂用量少、需要的浓度低，而图像质量高；超脉冲DSA成像速度快、时间分辨力高、单位时间内可获得较多的画面。

二、动脉DSA与静脉DSA比较

所需对比剂的浓度低，用量小；图像清晰，能使直径0.5 mm的小血管显示，血管相互重叠少；运动性伪影发生概率大为减少；放射辐射剂量减少；成像质量高，诊断准确性增加，同时有利于介入治疗。

目前IV-DSA基本少用，但选择性IV-DSA可用于门静脉、腔静脉、肺静脉、肾静脉、逆行股深静脉等部位的疾病诊断和介入治疗。

三、DSA的特殊成像技术

1. 透视路径图技术与造影转化路径图技术 透视路径图技术是在透视条件下一气完成，可以随时取消路径图，成像方便。造影转化路径图技术可以从一个序列中选取一幅较满意的图作为参考，靶血管区的病灶有初步了解，其功能在某些方面优于透视路径图技术。

目前主要应用于以下方面。

（1）头颈部血管性病变：引导微导丝、微导管进入病变血管；评价脑动脉瘤微弹簧圈栓塞是否致密，瘤腔有无残留；运用快速变换的空路径图（blank roadmap）技术可随时观察所填液体栓塞材料在脑动静脉畸形（AVM）内的弥散程度、流向及反流情况，对安全治疗具有至关重要的作用。

（2）肿瘤介入治疗：能清楚地显示分支血管的轨迹，特别是对于走行纡曲、重叠、成角的肿瘤供血血管的显示。

2. 旋转DSA技术与3D-DSA技术 旋转DSA技术是利用血管造影C臂旋转来达到检查要求的新技术，它可以多方位显示兴趣区的影血管解剖。旋转DSA目前主要应用于：

（1）头颈部血管性病变：尤其是颅内动脉瘤的诊断，应用旋转DSA可提高病变的检出率，并可清晰地显示动脉瘤的瘤颈，利于治疗方法的选择和治疗方案的确定。

（2）明确腹部血管病变的诊断：尤其是肝疾病的诊断中应用此项技术可以清楚地显示肝肿瘤的供血动脉。

（3）能清晰显示兴趣区的血管走向，有利于选择和超选择性插管，提高了选择性插管操作的成功率。

3D-DSA技术是近几年在旋转DSA技术上发展起来的一项新技术，是旋转血管造影技术、DSA技术及计算机三维图处理技术相结合的产物。目前主要应用于：

（1）脑动脉瘤的治疗，可提高其确诊率，减少假阳性率，清晰显示动脉瘤的载瘤动脉、瘤颈，并可提供准确的栓塞部位。

（2）可清晰地判断脑动脉狭窄。

（3）对胸、腹盆部肿瘤的供血动脉可清晰显示，并可显示一些异常血管的起源及走行。

（4）对于腹部一些血管的狭窄及变异亦可清晰显示，并可指导介入导管的临床使用。

（5）清晰显示骨肿瘤的供血动脉，以及肿瘤病变组织与骨骼的关系，对栓塞治疗有利，更为外科医生提供一些直观的影，利于外科手术方案的制订。

3. 步进DSA技术 步进DSA技术采用快速脉冲曝光采集，实时减影成。该技术提供了一个观察全程血管结构的新方法，解决了以前血流速度与摄影速度不一致，而出现血管显示不佳或不能显示的问题。该技术的特点是对比剂用量少，一次序列曝光显示全程下肢血管影像，尤其适用于不宜多用对比剂的受检者。目前应用于临床的步进 DSA 有单向的，即从头侧至足侧；亦有双向的，既能从头侧向足侧，也可以从足侧向头侧观察受检者。该技术适用于双下肢血管性病变的诊疗。

4. 实时模糊蒙片 DSA 技术　实时模糊蒙片（realtimesmoothedmask，RSM）DSA 技术是 DSA 的另一特殊功能，它是利用间隔短的两次 DSA 曝光，第一次曝光时影像增强器适当散焦，获得一帧适当模糊的图像，间隔 33 ms 再采集一帧清晰的造影图，两者进行减影可以获得具有适当骨骼背景的血管图像。

RSM 可用于盆腔部出血的诊断，尤其适合如下几种情况：

（1）腹盆部出血受检者处于休克前期，不能屏气而需要进行 DSA 检查者。

（2）腹盆部出血受检者因其他特殊情况如高龄、婴儿等，不能屏气而必须进行 DSA 检查者。

（3）下肢血管性病变 DSA 检查室不能控制下肢抖动者。

（4）胸部疾病受检者不能屏气而必须进行 DSA 检查者。

5. 自动最佳角度定位 DSA 技术　自动最佳角度定位技术可以帮助操作者容易找到任何感兴趣的血管实际解剖位置的最佳视图，即该血管病变的最佳显示角度。操作者只要确定任意一幅图像，然后按下自动角度按钮，C 臂将自动运动到相应的位置。也可在三维工作站上，根据三维血管最佳观察角度自动定位 C 臂，保证操作者得到想要的最佳角度。

6. 类 CT 技术　类 CT 技术是利用在 DSA 系统中进行的旋转血管造影采集的图像进行血管造影计算机断层成像。其原理和三维重建技术相似，但是类 CT 技术数据采集数量不同于普通三维重建采集。类 CT 旋转采集 500 F 原始数据，普通三维重建旋转采集 150 F 原始数据，因此其获得图像质量也不同于三维重建影。类 CT 技术可以提供软组织图像，通过 16 cm CATPHAN 体模来显示 5 HU 和 10 mm 大小的物体或 10 HU 和 5 mm 大小的物体。

神经血管介入治疗可能会带来并发症。在进行介入栓塞治疗时，动脉瘤破裂造成的局部出血在传统血管造影系统中是看不到的。通过类 CT 技术，可以直接在血管造影检查室内观察出血的程度，这样就避免了将病人运送至其他设备上进行检查。

高分辨类 CT 技术可以清晰显示置入的支架，判断支架释放后的伸展情况及贴壁情况。

类 CT 技术能够不使用造影剂即可实现高质量的检查，可以扩展腹部操作的范围（包括穿刺和引流），并提供诊断和介入方面的帮助。

类 CT 技术在肿瘤应用方面也具潜在价值，它能显示密度较大部位的肿瘤、因此可用作导引活检和治疗肿瘤的新方法。

7. 3D 路径图　基于 3D 血管重建技术将容积数据与实时透视匹配，代替传统二维路途功能；优点在于当医生更换感兴趣区时不必重复注射造影剂制作路图。3D-Roadmap 与 C 臂旋转、床面升降及移动、FOV 改变等关联。

8. 虚拟支架植入术　是利用在 DSA 系统中进行的旋转血管造影采集的图像进行计算机血管三维立体成像。在三维工作站中对重建出来的载瘤血管或者狭窄血管进行血管分析，根据测量数据及支架厂家提供的数据进行虚拟支架放置，供医生选择。

（金征宇　刘瑞宏　付海鸿）

第2章　医学影像存储与传输系统

第1节　PACS的发展与组成

一、PACS的发展

医学影像存储与传输系统（picture archiving and communication system，PACS）是随着数字成像技术、计算机技术和网络技术的进步而迅速发展起来的，旨在全面解决医学影像的获取、显示、存储、传输和管理的集成信息系统。它的主要任务是把医学影像以数字化的方式保存起来，当需要的时候能够快速调取浏览和使用，并同时具有影像诊断和影像管理功能。PACS系统是计算机通信技术和计算机信息处理技术结合的产物，其最终的设想是完全由数字影像来代替胶片。

随着大型医疗影像设备迅速投入临床，为临床医生对疾病的诊断和治疗提供了更多的信息，大大提高了影像学科及临床的整体医疗水平。同时所产生的大量影像资料对科室和医院的管理提出了更高的要求。传统的胶片备份，人工管理的方法不仅需要耗费大量资金、场地和人力，而且存在着工作效率低、资料易丢失、查找困难、影像传递时间长、存储时间短、较易发黄变质等问题。PACS是应用在医院影像科室的信息系统，与临床信息系统（clinical information system，CIS）、放射学信息系统（radiology information system，RIS）、医院信息系统（hospital information system，HIS）、实验室信息系统（laboratory information system，LIS）等同属于医院管理信息系统。

20世纪80年代初期，有两个主要因素促进了PACS概念的提出：①以CR、CT、MRI为代表的数字化影像采集设备的临床应用。与传统X片的不同，在CR、CT、MRI的成像过程中使用了计算机技术，CR、CT、MRI影像从获取开始就已经是数字化的影像，使得影像以数字化方式进行存储、传输成为可能。②计算机科学与技术的快速发展，使得大容量的数字信息进行存储、传输、展示能得以实现。

发展至今，PACS系统根据其规模大小可划分为：基于影像科室或某个部门的小型PACS系统；将影像服务扩展到医院的院级大型PACS系统；以及通过将某个地区的医疗资源应用信息网络技术整合在一起的区域PACS系统。

二、PACS的构架和工作流程

1. PACS系统的组成及架构　PACS系统的基本组成包括：数字影像采集、通讯和网络、医学影像存储、医学影像管理、各类工作站5个部分，如图1-2-1所示。

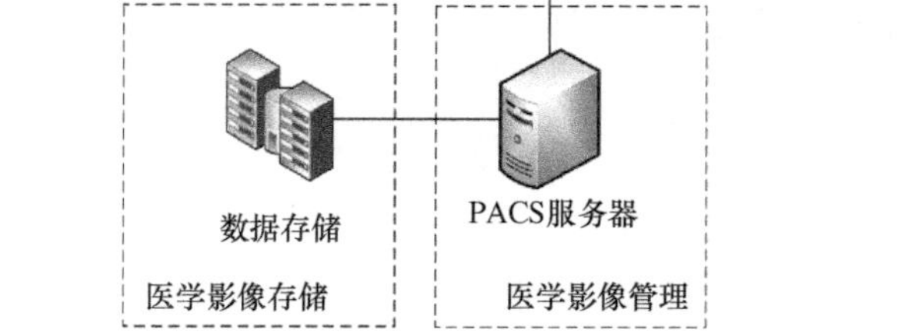

图1-2-1　PACS系统的组成

目前PACS系统的软件架构主要有C/S和B/S两种形式：

（1）C/S架构：即Client/Server（客户机/服务器）架构，将运算任务合理分配到客户机端和服务器端，降低了整个系统的通讯开销，可以充分利用两端硬件环境的优势。C/S架构的PACS系统中，客户机

（如医学影像显示工作站）需要安装应用程序，才能查询数据，调取影像。C/S 架构常用在局域网内，因此信息安全性更高，由于客户端运算内容较多，因此减少了网络数据的传输，运行速度较快，界面更佳灵活友好。但是所有客户端必须安装相同的操作系统和软件，不利于软件升级和随时扩大应用范围。

（2）B/S 架构：即 Browser/Server（浏览器 / 服务器）架构，在这种结构下，用户界面完全通过互联网（internet）浏览器实现，一部分运算在客户端的浏览器上实现，但是主要运算是在服务器端实现。在 B/S 架构的 PACS 系统中，医学影像显示工作站只需要打开互联网浏览器（比如 IE）就可以查询数据和调取影像了。B/S 架构常用在广域网内，因此信息安全性较弱，但有利于信息的发布；客户端只要有浏览器就可以使用，因此通常不限定操作系统，不用安装软件，对客户端计算机性能要求较低，软件升级更容易。

2. PACS 的工作流程　以 PACS 和 RIS 为核心的医学影像信息系统的主要工作流程有：预约登记，导医候诊、影像检查、影像后处理、诊断报告、审核报告、发布检查结果。

（1）预约登记：RIS 接收来自 HIS 的影像检查电子申请单，登记员操作 RIS 客户端软件，打开影像检查电子申请单，为受检者划价、收费、预约、分诊，并打印导医候诊信息及条码。此时，信息列表的状态变更为“已预约”；受检者按照预约时间完成报到登记操作，此时，信息列表中的状态变更为“已登记”。

（2）导医候诊：根据 RIS 工作列表分配的检查室，导医显示屏显示该检查室状态为“已登记”的受检者导医候诊队列，放射技师可按照该队列顺序依次选择呼叫受检者，此时，信息列表中的状态变更为“已到检”。

（3）影像检查：影像科室放射技师根据导医候诊队列，选择呼叫当前受检者，完成影像检查，将受检者的影像传输至 PACS 系统，需要做影像后处理的影像同时传输至影像后处理工作站。此时，信息列表中的状态变更为“已检查”。

（4）影像后处理：负责影像后处理的影像医师或放射技师，将处理后的二维、三维影像推送至 PACS 系统，此时，信息列表的状态为“已检查”。

（5）诊断报告：影像医师刷新“已检查”状态的信息列表，参考临床医师开具的检查申请单内容，必要时从 HIS 中调取受检者的电子病历，书写诊断报告；当正在书写诊断报告时，信息列表的状态变更为“报告中 / 已锁定”；当已经完成并提交诊断报告后，信息列表的状态变更为“已诊断 / 已报告”。

（6）审核报告：影像审核医师刷新“已诊断 / 已报告”状态的信息列表，调阅受检者影像资料与电子病历，审阅诊断报告，补充及修正内容，使用电子签名系统签发提交报告，此时，信息列表的状态变更为“已审核”。

（7）发布检查结果：在影像科室的自助打印机上打印获取状态已经变更为“已审核”的影像胶片和检查报告。发布检查结果的操作成功完成后，信息列表的状态变更为“已打印 / 已领取”。此外，开单的临床医生也可以在自己的工作站上随时查看受检者本次放射检查所产生的数字影像和诊断报告。

三、网络和通讯

PACS 以计算机网络为骨干，以通讯技术为基础，连接医学影像成像设备，集成服务器、存储设备、PACS 客户端，传输、存储、管理、应用海量医学影像信息数据。为此，PACS 对计算机网络的带宽、传输效率、传输安全要求很高，PACS 依赖高效、稳定、安全的计算机网络为医疗、教学、科研、管理工作服务。

PACS 基于传输控制协议 / 互联协议（Transmission Control Protocol/Internet Protocol，TCP/IP）进行网络通信，遵循医学数字成像和通信（Digital Imaging and Communications in Medicine，DICOM）标准发送 / 接收医学影像数据信息。

目前常用的网络传输介质为双绞线和光纤。

（1）双绞线：两端安装有 RJ-45 型号的网络接头（俗称水晶头），连接网络插座、网卡和网络交换机。双绞线适合于短距离通信，最大数据传输距离为 100 米，常规传输速度为百兆和千兆。双绞线分为非屏蔽双绞线和屏蔽双绞线，非屏蔽双绞线抗干扰能力较差，屏蔽双绞线抗干扰能力较好。

（2）光纤：电磁绝缘性能好、信号衰减小、频带宽、传输速度快、传输距离大。主要用于要求传输距离较长、布线条件特殊的主干网络，或者服务器、存储器之间互联的高速网络。

四、影像存储

医学影像的存储由在线高速主存储设备、近线存储设备以及备份存储设备构成。

1. 在线高速主存储设备　用于保证医院对大容量、高速度、高可靠数据的短期（3 年左右）存储要求。数字化的医学影像都会保存在 PACS 系统的存储设备上，以便进行影像的调取。

2. 近线存储设备 存取速度没有在线存储设备高，但是价格相对低廉，以满足数据长期存储的需要。近线存储通常会保存整个PACS系统的所有影像，当需要调取不常用的长期历史数据，且高速在线主存储设备中已经删除时，PACS系统会从近线存储设备中调取。

3. 备份存储设备 出于数据安全的考虑，影像数据仅仅在PACS存储设备中存储一份是不够的。通常情况下，在PACS系统的建立时就会同步建立一套完整的影像备份存储设备。备份存储设备分为在线备份存储设备和离线备份存储设备。在线备份存储是将影像数据备份到硬盘阵列、磁带库或光盘塔中，不需要人工更换存储媒介即可读取影像数据。离线备份存储设备制作的光盘、磁带已经从设备上移除，读取其中数据则需要人工更换这些存储媒介。

目前通常采用由多个磁盘构成的独立冗余磁盘阵列（redundant arrays of independent disks，RAID）进行影像的在线和近线存储，RAID磁盘阵列的冗余容错设计，能够确保当阵列中的任意一个磁盘故障时，仍可自动恢复并读出数据。影像备份存储设备使用的存储介质是光盘以及数据磁带，其优势是价格便宜、保存时间长；弱点是读取速度慢，需要额外的人工整理等。

五、影像管理

PACS系统管理的医学影像数据信息为DICOM格式，不仅包含有医学影像数据，还含有相关的受检者信息、影像检查信息。因此当PACS系统接收到DICOM格式的影像后，会将这些受检者信息、影像检查信息进行提取，保存到PACS服务器的数据库中，以便检索和查询。而DICOM格式的影像数据则独立保存在PACS系统的存储设备中。当医生进行调取时，首先通过医学影像工作站的软件查询PACS服务器的数据库，确定所需调取的影像；然后再从PACS系统的存储设备中将影像传送到医学影像工作站上显示浏览。

1. 影像归档管理 是指医学影像及其相关信息的数据维护、归档与查询功能。数据的维护主要包括用户的登录、增删、系统数据字典的组织与词汇的添加，诊断报告的录入、增加、修改和显示，归档卷标的组织、添加与设置等。归档主要是影像及相关信息的归档，其中影像的归档要采用数字影像压缩技术。查询功能主要包括：影像查询、影像检查信息相关查询、受检者信息相关查询以及查询索引的增删和设置。

2. 数据生命周期的管理 就是根据数据的价值不同，将其存储在不同介质之上。一般而言，在一个数据诞生的前几周，数据的价值最高，因而应当将其存储在读取效率较高的磁盘系统上；而随着时间推移，该数据的价值将随之降低，此时应该将其转移到成本较低的介质上，比如磁带或者光盘。

3. 数据预提取管理 是一种将离线存储和在线存储融合的技术，它将在线存储设备中的数据自动备份到下一级的存储设备中（近线存储），当有客户端需要调取在线存储中已经删除的影像数据时，数据预提取管理功能将会自动从下一级的存储设备中取回该影像。对于用户来说，整个操作是透明的，只是在呈现影像数据的过程中会感到略慢。这样做可以大大降低建设和管理的成本。

4. 系统安全管理 指在系统生命周期内，应用系统安全工程和系统安全管理方法，辨识系统中的危险源，并采取有效的控制措施使其危险性最小，从而使系统在规定的性能、时间和成本范围内达到最佳的安全程度。

六、远程放射学

远程放射学是通过从一个地方到另一个地方以电子方式传送放射影像，并能及时分析放射影像，给出诊断意见，同时还能够对医师进行继续医学教育。此外，不同地方的用户能同时浏览影像。合理地使用远程放射学系统，能够获得高质量的放射影像分析，提高医疗水平。用于远程放射学服务的医学影像的空间分辨率必需大于或等于2.5 LP/mm。远程放射学的意义在于能将符合诊断要求的影像无损失地传送给异地的放射诊断专家；充分利用放射学专家的医学经验以及设备等放射学资源，扩大放射学服务在地理上和时间上的覆盖范围，为急诊、重症监护、外科、创伤科等提供即时异地专家会诊；通过远程放射学可以得到更多、更专业的放射学专家的远程诊断服务，节省医疗卫生的成本，满足基层医疗机构对放射学专家诊断服务的临床需求。

（金征宇　付海鸿）

第 2 节　PACS 的运行

一、PACS 系统管理

PACS 的日常管理涉及硬件、软件、网络、数据、用户等方面，系统管理的目的就是保证数据的可用性、完整性和机密性。

1. 软硬件管理　需要定期查看 PACS 系统硬件（主要为服务器、交换机）是否运转正常，是否硬件有提示报错，并及时排除问题。软件方面，需要定期登录 PACS 系统的管理软件或操作系统，查看系统的运行状况，是否有系统报错，并及时通知厂商工程师予以解决。

2. 存储管理　PACS 的主要功能是存储和管理受检者检查时所产生的影像数据。这些影像全部保存在 PACS 存储设备中，需要定期检查存储器的使用状况，在存储空间用尽前需要规划扩充方案。

3. 数据管理　PACS 系统在存储影像的同时，也将受检者的其他有关信息存入预先建好的信息数据库中，受检者资料的准确和完整直接决定了数据分类、统计和检索的效果。在 PACS 系统中同一个受检者只能有一个受检者 ID，否则 PACS 系统无法识别多次检查属于同一受检者。数据的修改、删除、浏览应该是可以追溯的，以便发现数据异常时可以回溯问题，并更正数据。

4. 医学影像设备管理　向 PACS 系统输入或从 PACS 系统调取影像的医学影像设备应该受到严格控制。只有符合接入要求并可以遵守使用规范的设备才允许接入系统。不规范的设备接入系统可能造成数据混乱、系统性能下降、泄露隐私、传播计算机病毒等问题。

5. 安全性管理　为每位 PACS 的使用者提供单独的用户账户，要避免过于简单的密码造成账户被冒用。为每个用户配置系统的访问权限，避免用户越权修改、删除、浏览数据。PACS 系统所覆盖的所有计算机设备应设置防控计算机病毒的机制，避免计算机病毒在 PACS 系统范围内爆发。

6. 统计分析管理　PACS 系统可提供日常工作的查询、统计，可生成各种医学统计信息、工作量信息、收费信息的报表，以便随时掌握放射科的运营情况。

二、系统安全

1. 硬件系统安全　PACS 的硬件系统采用高可靠性服务器集群模式，消除单点故障。当一台服务器发生单机故障时，仍然能够保证 PACS 系统正常运转。

2. 软件应用安全　PACS 的软件使用权限关系到整个系统的软件应用安全，因此系统使用中应验证用户身份和使用权限，防止越权操作，杜绝非授权人的侵入。系统的所有用户由系统管理员统一创建用户账户，并根据该用户在医学影像业务流程中担任的角色统一设置用户权限。每个用户必须使用独立的用户名和密码登录 PACS 系统，访问系统中的影像数据信息。用户如离开系统时应及时退出，以防止他人非法使用，造成数据信息的篡改、泄漏、丢失。

3. 影像数据安全　PACS 的影像数据安全是系统安全中的重点，对于医学影像数据的管理需要遵循以下几个原则：以受检者为中心记录影像数据；确保影像数据的安全性；影像数据内容可以被复制，但是不可以被随意更改；影像数据内容未经授权不可被随意获取；影像数据内容不可以被删除；影像数据内容被授权修改时，必须保留修改痕迹。

三、与 HIS/RIS 系统集成

医院信息系统（hospital information system，HIS）：利用电子计算机和通信设备，为医院所属各部门提供受检者诊疗信息和行政管理信息，具有收集、存储、处理、提取和数据交换的能力，是满足授权用户所需功能的平台

放射学信息系统（radiology information system，RIS）：与 PACS 系统共同构成医学影像学的信息化环境。放射学信息系统是对医院影像科室工作执行过程进行管理的计算机信息系统，主要实现医学影像学检查工作流程的计算机网络化控制、管理和医学图文信息的共享。

无论是全院级的、还是科室级的 PACS 系统都应当与现有的医院信息系统进行集成。目前在多数医院中，当影像检查前需要从临床医师处接收医嘱时，这些医嘱信息会通过信息系统之间的集成接口从 HIS 发送到 RIS，而后这些信息会被 RIS 传输到影像采集设备。在这个过程中，医嘱信息由 HIS 到 RIS 的过程，使用了 HL7 消息，HL7 是医疗领域不同应用之间电子数据传输的协议。HL7 采用消息传递方式实现不同模块之间的互联互通；医嘱信息从 RIS 传

输到影像采集设备，则使用到了DICOM工作列表（Worklist）协议。影像在采集后将会被送到PACS服务器及存储设备，而后这些影像的浏览地址会传递给HIS，供临床医师浏览。在医院与科室之间和科室与科室之间，HIS/RIS/PACS系统集成实现了数字化方式的数据传递。这样的传递效率更高；避免人工录入产生错误；实现无纸化应用。

四、PACS的日常维护

PACS系统日常维护管理工作主要包括硬件维护、软件维护、数据维护、用户及权限管理等方面。当某个方面出现问题和故障时，系统随时可能停机。为此，必须制定放射科PACS/RIS信息系统宕机应急预案与事后处置措施。当遇到PACS、RIS、HIS故障时，很容易造成影像科室业务停滞，受检者积压等情况的发生。积极主动的应急预案与事后处置措施需要包括及时判断、统一调度、病患疏导、人工操作处理信息、继续影像检查、事后信息数据处置恢复等要点。

（金征宇　付海鸿）

第3节　国际标准和规范

一、HL7标准

HL7的英文全称为Health Level Seven，中文意译为“卫生信息交换标准”。HL7标准是一系列在医院各信息系统之间、在不同应用之间传递临床及管理电子数据信息的国际标准。HL7标准将关注点集中在信息技术领域内的国际标准化组织（ISO）开放系统互联（open system interconnection，OSI）参考模型的第七层“应用层”，因而得名HL7。因此，HL7可以应用于多种操作系统和硬件环境，也可以进行多应用系统间的文件和数据交换。

HL7作为医疗领域的行业标准已被美国国家标准学会（AMERICAN NATIONAL STANDARDS INSTITUTE，ANSI）批准实施。它主要的目的是要发展各型医疗信息系统间电子资料的数据信息交换标准；规范临床医学和管理信息格式；降低医院信息系统互连的成本；提高医院信息系统之间数据信息共享的程度；规范了医疗机构之间；医疗机构与受检者、医疗管理机构和其他单位之间，以及不同的信息系统之间进行医疗数据传递的标准。

HL7从医院信息系统接口结构层面上定义了系统间进行系统集成的接口标准格式，并支持使用现行的各种编码标准，如国际疾病分类（international classification of diseases，ICD）ICD-10、医学系统命名法一临床术语（systematized nomenclature of medicine -- clinical terms）等。

随着HL7应用的日益广泛，采用HL7作为标准的医院信息系统和医用仪器、设备可以完全做到无障碍互连和医学数据信息的无障碍交换，为医疗服务机构内部各部门之间的数据交换和区域医疗服务机构之间的资源共享奠定基础。

二、DICOM标准

1. DICOM标准介绍　DICOM的英文全称是 Digital Imaging and Communications in Medicine，中文直译为“医学数字成像与通信”。DICOM标准同时也是国际标准ISO 12052。

为规范医学影像及其相关信息的交换，美国放射学院（ACR）和美国国家电子电器制造商协会（NEMA）联合推出DICOM。目前的DICOM 3.0标准已经由1993年发布之初的9部分扩展到2012年的20部分，涵盖了医学影像的采集、存储归档、传输通信、显示、打印、工作表、成像工作流程及查询等几乎所有信息交换的协议，结构化地定义了制造厂商的兼容性声明。医院在采购影像成像设备时必须要求设备配置DICOM Storage（存储）、Send/Receive（发送/接收）、Query/Retrieve（查询/检索）、Worklist（工作列表）、Print（打印）、MPPS（设备执行程序步骤）等功能，以方便其顺利接入PACS系统。

DICOM对于医学影像的支持范围也远不止于放射学领域内的各种影像，例如：CT、MRI、CR、DR、PET、DSA、乳腺钼靶等；更是涵盖了心脏病学、放射肿瘤学、口腔、病理学、内镜、牙医学、眼科学和皮肤病学等一系列领域，并且仍然在不断完善中。

DICOM是一个关于在各种设备间传送医学影像及其信息的工业标准。它是一个开放的标准，只要影像设备和软件都符合这一标准，彼此之间就能以相同的“语言“沟通、兼容，连接成一个无国界、无障碍的医学影像网络。目前所有的医学影像设备厂家都支持DICOM标准。

2. DICOM标准的层次结构模型　DICOM是建

立在一组显式的实体—关系模型（Entity-Relationship模型，简称ER模型）基础上的，这种ER模型有助于描述信息的结构和组织方式，从而保证该信息具有唯一的实例（instance），并且能够无歧义地表示与其他实例之间的关系。DICOM标准中，这个信息模型是依据医院放射科对医学影像的实际操作方式而建立的。

在放射科里，不同受检者的资料是放在不同的文件夹里的。在一个文件夹里，可能包括该受检者多次检查（study）的数据，并具有不同模式（modality）的成像设备所形成的影像记录，而各种成像设备在一次检查时又会产生一幅或多幅影像。所以，文件夹里往往是以检查为单位排列资料的，而对每次检查的资料又按照模式进行区分。这样的层次结构对于确定影像与受检者、影像与影像之间的关系是必要的。同样，DICOM标准基于这种假设，定义了受检者（patient）、检查（study）、序列（series）和影像（image）这四个层次的信息模型，见图1-2-2。由此可见，DICOM信息模型是对放射科实际工作活动的一种抽象。

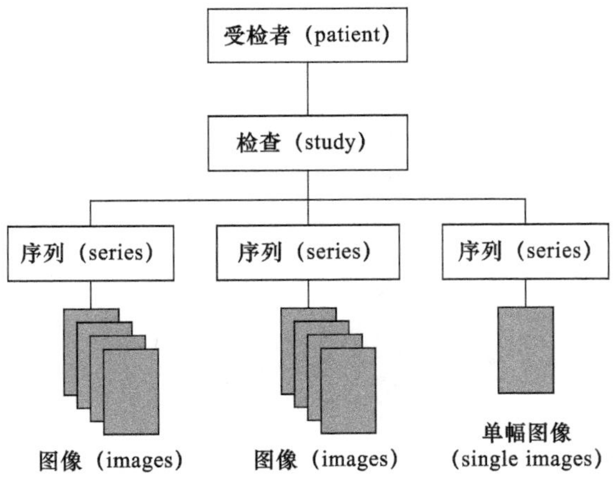

图 1-2-2　DICOM 标准层次结构模型

三、工作列表

1. 基本工作列表管理服务　简称工作列表（worklist）服务或MWL（modality worklist），Worklist是DICOM定义的影像设备与PACS-RIS信息系统之间进行业务管理信息交互的手段之一，Worklist是将信息从PACS-RIS信息系统传递到影像设备上去。它的功能是提供便利的访问影像设备所要完成的检查工作任务列表的方法，以实现医疗影像设备与预约登记台的通信，将受检者和检查的相关信息传递给影像设备。例如，当受检者进行影像检查之前，首先到科室登记台进行影像检查预约登记，登记员会将该次影像检查登记到指定影像设备上。受检者则前往指定设备进行影像检查。

2. 工作列表的信息流程　放射技师需要在执行影像检查前获取到受检者的基本信息（受检者ID、姓名、性别、出生日期），检查相关信息（检查编号、检查目的、检查部位、检查方法）。放射技师可以在影像设备的操作界面上向Worklist服务（通常由PACS-RIS集成信息系统提供）发出查询请求，常用的查询条件为受检者姓名、受检者ID、Accession Number、检查日期、设备名称等；当Worklist服务收到影像设备发出的查询请求后，找出所有符合该查询条件的工作列表项目形成该影像设备的工作列表，然后返回给影像设备；在接收到返回的查询结果后，影像设备将信息显示在可视化窗口列表里；放射技师从列表中选择与受检者及其检查部位、检查方法一致的工作列表项，导入相关信息到受检者检查注册界面，开始执行影像检查。

3. 服务类　DICOM应用实体的实现和交互是基于客户端/服务器模型之上的。所以，在DICOM中，对应客户端/服务器模型，提出了服务类使用者（service class user，SCU）和服务类提供者（service class provider，SCP）的概念。SCU和SCP利用DICOM定义的消息机制完成相关数据和命令信息的交换。Worklist服务模块定义了应用层的服务类，用于方便地访问工作列表，包括服务类提供者（SCP）和服务类使用者（SCU）。在整个工作列表查询过程中，SCU与SCP主要通过网络通信进行检查信息的交换，查询工作列表的过程主要是由SCP提供服务和功能。

四、影像设备操作过程步骤

MPPS（modality performing procedure step，MPPS）服务是DICOM定义的影像设备与PACS-RIS信息系统之间进行业务管理信息交互的手段之一，MPPS是将影像设备检查的状态信息传递到PACS-RIS信息系统中。应用了MPPS服务的影像设备可以向PACS-RIS系统传递检查执行过程中的各种状态信息，从而改善和加强工作流程的管理。

1. DICOM信息交互　在完整的常规影像检查流程中，受检者进入医院后先进行登记预约，然后到相应的影像科室进行检查，完成到检、检查、采集影像、检查完成等业务，随后影像传输到PACS系统里，据此进行阅片、诊断，接着撰写诊断报告，还要打印影像胶片，影像检查流程全部完成后受检者离开。

按时间关系，一个影像检查过程：PACS-RIS系统与影像设备进行的信息交互主要包括：设备检查前，使用 DICOM Modality Worklist 功能从 RIS 中获取已登记的受检者信息；设备检查过程中，通过 DICOM MPPS 功能将检查状态发送给 PACS-RIS 系统；在检查完成后，设备通过 DICOM Storage 功能将影像发往 PACS 系统进行存储管理。

2. MPPS 信息交互 在放射技师选中 WORKLIST 中的受检者信息，开始执行影像采集时开始，直到影像采集结束的这一段时间内，可以用 MPPS 服务来传递影像设备执行任务的各种当前状态。为了管理和监控 PACS-RIS 系统，需要知道当前影像检查任务的状态，这就要求影像检查的执行设备能够有效地提供任务的状态值。

（1）在影像开始采集时，影像成像设备向执行步骤管理者（通常由 PACS-RIS 系统充当）发送一个 MPPS 消息，消息类型为 IN PROGRESS（进行中），消息中通常包括受检者基本信息、检查信息、检查设备、开始时间、检查唯一标识（Study Instance UID）等内容，表明本次检查任务已经开始，即开始对某个受检者采集影像。

（2）如果在影像检查过程中出现了意外而终止本次检查时，影像设备同样会向执行步骤管理者发送 MPPS 消息，消息类型为 DISCONTINUED（中止），消息中同样会包含受检者基本信息、检查信息、中止时间、检查唯一标识（study instance UID）等内容。

（3）如果没有异常地完成了正常影像检查流程，就向执行步骤管理者发送 MPPS 消息，告知此项影像检查任务完成。消息类型为 COMPLETED。除了前面介绍的 MPPS 消息中所带有的信息以外，通常 COMPLETED 消息中还会带有检查序列相关信息、影像数量、影像检查射线辐射剂量信息等。

3. MPPS 的作用 告知影像科室甚至医院信息系统，受检者在影像设备上的检查状态。而信息系统则可以通过 MPPS 消息来对受检者的就诊流程进行控制。

（1）例如在执行步骤管理者收到影像设备发来的、属于某位受检者、某项检查的 IN PROGRESS 消息。那么 PACS-RIS 系统可以通过集成信息系统告诉医院信息系统，该受检者正在检查，检查过程中不能退费。

（2）例如 PACS-RIS 系统收到了影像设备发来的 COMPLETED 消息，则可以认为受检者检查已经结束，可以确认本次受检者的收费。

（3）例如 PACS-RIS 系统接收到的是影像设备发来的 DISCONTINUED 消息，则表示本次检查中止，可以取消对受检者不能退费的锁定。

五、存储服务

如图 1-2-3 所示，该图描述了 DICOM 存储服务的交互过程，即在传送并存储受检者影像数据的 DICOM 存储服务的过程中，利用 C-STORE（存储）

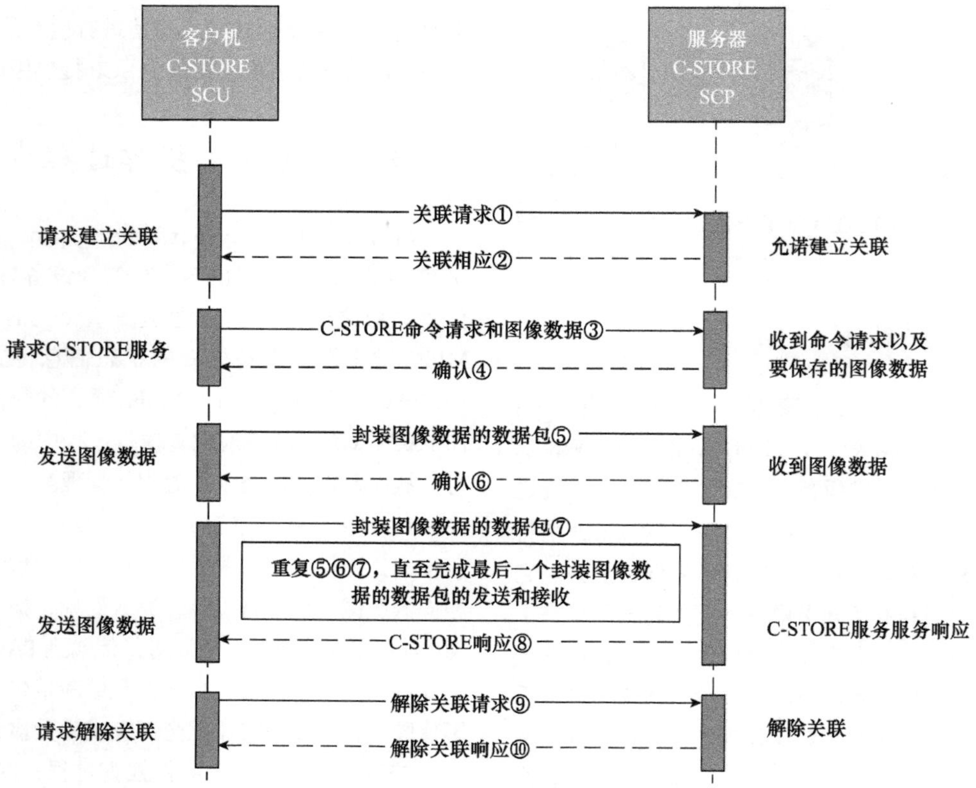

图 1-2-3 DICOM 存储服务的交互过程

服务类描述了 SCU 提出服务请求和 SCP 完成该请求所要求服务的整个过程。

首先，①客户机向服务器发出关联请求，将自己所支持的 SOP 类、传输句法以及所能胜任的角色等信息传送给服务器；②服务器应答并发送关联响应，返回自己所支持的 SOP 类、传输句法以及所能胜任的角色等和请求相应的信息，此响应若和请求适合，则关联建立，否则关联失败；③在关联建立后，客户机（SCU）向服务器（SCP）发出 C-STORE 服务请求，并开始传送要保存的本幅影像的数据；④服务器接收 C-STORE 请求和客户机传送来的由本幅影像的部分数据封装组成的数据包，并向客户机发出一个接收到数据包的确认信号；⑤客户机继续向服务器发出封装本幅影像剩余数据的数据包；⑥服务器向客户机发出一个接收到数据的确认信号，并执行被请求的 C -STORE 服务，存储这一数据包。⑦在接到服务器的确认信号，确认本次发送的数据包已正确到达服务器后，客户机发送下一个数据包。重复⑤⑥⑦三个步骤直至本幅影像的全部数据封装并传送完毕。⑧服务器发送 C-STORE 服务响应，通知客户机本幅影像数据的传送和存储操作成功。如果客户机继续发出下一个 C-STORE 服务请求给服务器，则继续重复③ - ⑧直至受检者所有幅面的影像数据全部传送完毕为止。⑨客户机发出解除关联请求命令；⑩服务器发出解除关联响应命令，断开关联。

六、IHE 规范

IHE 的英文全称为 Integrating the Healthcare Enterprise，中文意译为“医疗信息系统集成”。不同于前面介绍过的 DICOM、HL7，IHE 是一份面向业务场景提供解决方案建议的规范文档。IHE 通过提高已有通讯标准（如 DICOM 和 HL7）之间的协同应用水平，优化医疗信息系统之间信息共享能力，实现为受检者提供最佳服务的目标。因此，IHE 所描述的规范内容，对于制造商、使用者都没有强制性，即：参考性大于强制性。

初期的 IHE 主要是面向放射科内的工作场景制定了一系列的集成规范文档（profiles）。其中，最为广大使用者熟知的 IHE 放射学技术框架规范是预约工作流程（scheduled workflow，SWF）、医学影像一致性显示（consistence presentation of images）等。此后，IHE 又将关注领域拓展到临床医学中的其他学科之中，例如：心脏病学、病理学、检验与实验室、放射肿瘤学等。

早期的 IHE 规范由北美放射学会（Radiological Society of North America，RSNA）与美国医学信息管理系统学会（Healthcare Information and Management Systems Society，HIMSS）共同发起创立。IHE 是由医疗工作者和企业共同发起的、旨在提高医疗计算机系统之间更好地共享信息的技术框架。用 IHE 技术框架统一起来的医疗系统可以更好地与其他系统通信、更易于实施，并且能使医疗服务人员更高效地使用相关信息。IHE 技术框架的建立，实现了重要的医疗信息可以在科室内部和各科室之间的系统无缝穿梭，在任何需要的地方都可以随时获得。通过提高医疗系统之间的集成与整合，消除壁垒，为受检者提供最佳医疗服务。

临床人员与医疗服务人员通常被无法有效分享信息的系统所困扰；受检者的重要信息有可能丢失或者很难获得；许多医疗决定通常都是在未能全面了解受检者信息的情况下做出的。IHE 为信息共享提供了一种能优化临床流程的框架。按照 IHE 框架建立的系统能够使临床信息流连贯，减少错误的发生并提高效率。IHE 为信息系统供应商、IT 专家、临床应用者提供了一个共同的框架，使他们理解并提出临床整合需求。以促进医务人员工作效率与医疗服务质量的提升。IHE 使得信息技术专家可以将精力集中到提高信息系统的核心功能上，而不是开发和维护那些冗余的、点对点的接口，使医疗服务人员可以更高效的利用他们的工作时间。

IHE 在信息系统供应商、IT 专家、临床应用者等重要的各方之间引入了一种强化的、持续进行的协作和交流过程，这个过程可以分为四个阶段。

（1）问题确定：临床人员和 IT 专家确定获取信息、临床工作流、管理和基础设施的共同整合问题。

（2）整合模型规格：选择满足各个确定整合需求的标准，并将这些标准的技术规格都写在 IHE 技术框架里。

（3）实行和测试：信息系统供应商运用这些框架，使用软件工具，面对面地进行兼容测试（connectathon），来测试它们的系统是否遵从兼容 IHE 的标准框架，同时测试与其他信息系统供应商所提供系统的协同性。

（4）整合报告：信息系统供应商发布 IHE 整合报告并记录产品支持的整合模型。

IHE 集成模型将一组角色和事务组织起来，以满足特定的受检者治疗需要。集成模型为供应商和用户提供了一条方便的途径以便参考 IHE 技术框架定义的功能，而无须重申所有关于 IHE 角色和事务的细节。他们描述了临床信息和工作流程需要，确定能够满足这些需要的特定角色和事务。迄今，IHE已经为放射学领域的如下临床需求定义了集成模型：

（1）预定工作流程：定义了典型受检者影像关键步骤的信息流（登记、排序、预约、获取、分发和存储）。

（2）受检者信息调整处理：当流程中出现了未确认或被错误确认的受检者时，定义了有效的方法来处理调整信息。

（3）影像显示的一致性：可以确保影像和注释在不同显示器和媒体中显示的一致性。

（4）分组程序的实现：可以管理多个病例，在这些病例中单个影像获取过程需要多进程影像（如胸部和腹部的CT螺旋检查）。

（5）后处理工作流：将预设工作流模式扩展到后续步骤，如计算机辅助诊断（CAD）、影像后处理和影像重建。

（6）报告流程：满足安排、分配和追踪主要报告任务状态的要求，如解释、副本和确认。

（7）相关文档：可以保存、管理非影像信息，如所见、测量、CAD结论和其他过程信息，可用于报告流程中。

（8）关键影像注释：可以在一个检查序列中的关键影像上添加文本注释和标记。

（9）简单影像和数字化报告：实施创建、管理、存储、和查看（包括影像、文字和数值的）报告的标准方式。

（10）付费记录：将检查的详细信息与收费系统相连，实现技术和专业费用的连贯和及时征收。

（11）基本安全：通过管理跨点安全和合并审核记录的方式，建立第一级企业范围安全架构，例如健康保险携带和责任法案（Health Insurance Portability and Accountability Act，简称HIPAA法案），以满足会诊保密的要求。

（12）获取放射医学信息：建立一个可以跨越部门界限共享放射影像和信息的机制。

此外，在IT构架领域中定义了以下四个集成模型：

（1）受检者标识交叉引用：允许机构在一个单独的场所维护受检者的所有标识，而这些标识被各个不同的信息系统所使用。

（2）用于显示的信息检索：提供一个简单的方法来获取并显示文件和以受检者为中心的关键信息。

（3）企业用户验证：允许一个用户名在多个系统中登陆。

（4）受检者同步应用：允许在多个应用中维护受检者信息的前后一致。

（金征宇　付海鸿）

第4节　PACS的临床应用

一、医学影像科室的临床应用

PACS已经深刻地改变了医学影像科室的临床工作方式，它可以有效提高影像科室的工作效率，同时大幅减少工作失误；使放射技师和放射医师摆脱录入、整理等辅助工作的束缚，更关注于摆位、投照、浏览影像、诊断等专业工作。建立PACS系统后，影像科室的放射医师可以对比浏览受检者多年前的历史影像和报告资料，查看受检者病情的发展过程，对疾病进行深入的研究和整理，并且可以提取PACS中的医学影像对其进行二维或者三维的影像后处理，甚至进行计算机辅助诊断。

PACS实现了数字影像浏览阅片技术，影像浏览阅片的清晰度提高，可对影像进行窗宽、窗位调节，边缘增强，灰阶变换，对比度增强等一系列计算机处理，又可采用回放、缩小、整体局部放大等方式显示阅片，以及实现测量面积、距离、角度等多种观测功能。既辅助影像诊断工作，又提高放射医师的阅片诊断效率。

PACS实现了在完成同样工作量的基础上，节约了人力，有效地提高了工作效率，使更多的有经验的各科室医务人员能方便地进行多科室、多专业医疗会诊工作。同时，PACS把工作量统计、耗材统计、收入概算、质量评估、效益评估等烦琐的管理工作变得简单易行、清晰明了。

PACS缩短影像报告诊断周期，方便报告的统一管理。在PACS环境下，应用计算机化的影像报告系统可根据不同病变生成不同的影像报告模块，缩短了影像报告的书写与审核签发时间，使报告书写规范化、标准化，并可生成图文并茂的诊断报告。实现诊断报告与影像的一体化、同步、统一管理、调阅和研究，明显缩短影像报告诊断周期。

二、医学临床部门的应用

PACS 建设正在向更深、更广的应用领域发展，以快速、有效、安全的方式将医学影像资料和相关信息发布到医疗机构内外，PACS 系统对临床诊疗工作的价值越来越得到重视。全院级 PACS 系统能够囊括整个医院的影像信息，满足放射、超声、核医学、内镜、病理等多个影像科室的工作流程和需求，提供不同临床科室，尤其是心脏科、骨科等大量应用影像的科室专用的 PACS 解决方案。

全院级 PACS 系统不是简单地将影像科应用的信息系统覆盖至全院，而是必须满足不同临床科室的临床应用需求，提供基于影像的分析、处理、操作和记录工具，帮助临床医师更好、更快地为患者提供优质、安全、高效的医疗服务。

全院级 PACS-RIS 系统与 HIS 系统进行集成，实现一体化的信息流程，建立影像学检查的新工作流程，使急诊、门诊、病房、手术室、ICU 与 PACS-RIS 系统连接，提高医院急救与应急能力和效率。

医学影像的数字化、网络化使其可通过计算机及网络实现远程传输，更多身处异地、有经验的医师可以共同研究、会诊患者的情况，提高会诊的效率、诊断的准确性，以及治疗的及时性，远程会诊可以实现医疗资源的共享。

近年来，临床科室以 PACS 中的医学影像为基础，开始引入更多的新技术和新设备来辅助从事医疗实践活动，比如针对不同外科专业所使用的手术模拟计划系统、手术导航系统等专用工作站和软件。目前，先进的 3D 打印技术，也可以通过 PACS 中的影像实现骨骼、器官、血管、体内植入物模型的 3D 生物材料打印，并应用于临床。

（金征宇　付海鸿）

第 5 节　PACS 的进展与应用评价

一、PACS 的进展

随着我国医疗机构在医疗流程、机构规模、组织形式等方面的发展进步，PACS 系统也在不断发展。目前我国城市的医疗机构不断扩大，逐步形成多院区、多楼宇的大型医疗机构。因此，医疗机构内的 PACS 系统正在向企业级影像集成平台以及临床影像数据中心的方向发展。面对大型医疗机构，PACS 系统需要通过与其他专业科室的业务系统集成，构建企业级影像平台，实现将医院内部所有产生医学影像的科室数据全部接收和存储，并将这些临床影像和诊断报告数据再提供给全院各科室使用。企业级影像平台并不直接参与各影像专业信息系统（例如放射学信息系统、核医学信息系统、超声信息系统、病理信息系统）的业务流程，而是对这些影像专业子系统的受检者身份、检查注册、影像与报告归档、影像与报告发布等实行统一的管理，成为临床影像数据中心，实现全院所有的临床影像数据的集中归档存储、管理、检索、查询和调阅。

移动化、区域医疗、远程诊断、互联网＋是 PACS 发展的方向。移动化是指借助于手持移动设备（如智能手机、平板电脑），使用无线网络连接（4G/5G、WLAN）技术，进行影像浏览的技术实现方式。当前的手持移动设备，具有待机时间长、运算性能高、便于携带等特点，借助于无线网络技术的进步，可以随时与 PACS 系统进行互联互通，不但可以起到弥补工作流程空隙的作用，更可以成为移动浏览医学影像的终端。区域医疗和远程诊断的实现，则依赖于虚拟专网（VPN）等安全技术的普及。放射医师可以通过宽带网络连接以及 VPN 技术完成异地影像会诊、出具影像诊断报告等工作。区域医疗和远程诊断的开展，还有赖于电子签章技术的使用。由于会诊和诊断的过程在异地远程实现，电子签章技术实现了放射医师身份认证、影像报告数据传输加密以及数据篡改失效等数据安全功能。互联网＋则推动医学影像云平台建设与应用服务的发展。

二、PACS 的应用评价

伴随 PACS-RIS 系统等影像信息化建设工作的不断深入推进，放射医师、放射技师以及辅助岗位的工作人员已经从基于纸笔、胶片的手工操作工作中解脱出来。例如放射医师不再需要手写报告，可以使用计算机提高报告的书写效率；可以使用系统自动识别与提醒功能避免报告中的文字错误。放射技师则不再需要手工输入患者基本信息；不再需要整理胶片、配送胶片。而辅助岗位工作人员不再需要用卡片进行放射检查人员的登记；也不用在医院胶片库房中存放、整理、查找胶片。随着放射学诊断和检查技术的发展，放射检查的数量、种类也有了很大的提升，而临床科室对于放射检查也更加依赖。PACS-RIS系统的建设和完善，可以大大提高放射科甚至整个医疗机构的工作效率和医疗质量。

PACS-RIS系统的应用为医疗机构带来医疗流程优化、诊疗效率提升、服务质量改善等医疗价值，具体体现在以下几个方面。

1. 医学影像信息共享 影像医师、临床医师可以随时调阅医学影像；受检者可根据需要查阅复制影像资料；科研、教学可共享影像资料。

2. 医疗设备资源共享 医学影像成像设备、影像胶片打印设备网络化，同类设备的硬件资源可以随时互为备份、互换角色，单点设备故障不会引起整体工作流程的瘫痪。

3. 医疗效率提升，工作流程优化 由PACS-RIS系统管理的数字化工作流程，有如下特点：①减少受检者的候诊焦虑，候诊期间受检者明确知道自己所处的状态；②缩短受检者候诊时间，缩短领取检查结果的等候时间；③提高放射技师检查效率与工作效率，减少差错率；④提高放射医师初写报告、审核报告的效率，提高发布报告的效率；⑤缩短临床医师等候影像与报告的时间，进而提高临床诊疗效率；⑥提高医疗机构管理人员的管理能力与效率，合理配置影像成像设备资源及各级工作岗位。

4. 无纸化、无胶片化 可实现无纸张、无胶片化的影像检查与影像诊断工作流程，绿色环保，降低成本。

5. 数字化阅读浏览影像 放射医师和放射技师可通过网络调阅浏览所有数字影像，“全息”获取影像信息。受检者复查时，放射技师和放射医师可以方便地调阅以前相关的影像信息，进行前后对比分析，影像复查更有针对性，影像诊断报告更加严谨可靠，减少漏诊和误诊，提高影像诊断质量。

6. 辅助临床医学科研和教学 临床医学科研需要医学影像大数据的研究与分析，根据历史积累的影像大数据，按疾病类型、年龄、性别、地区查询统计和分析，可为临床医学科研提供宝贵的影像学资料；临床医学教学可直接从医学影像信息系统中调取真实病例和影像信息，让医学生直观观察正常与异常的影像学表现，更高效地掌握影像技术学与影像诊断学知识。

7. 助力远程医疗 远程放射学是远程医疗重要的组成部分，不同地点、不同区域的放射医师可以通过网络同时浏览同一位患者的DICOM影像，进行异地会诊读片、病例讨论、交流经验等。高质量的远程放射学诊断服务，有效帮助医疗资源匮乏地区提高医疗水平。

（金征宇　付海鸿）

第二篇

神经系统

第3章 总 论

第1节 头颅CT检查方法

检查方法分类：平扫、增强、CT血管成像、CT灌注成像。

一、平扫

听眦线（眼外眦与外耳孔的连线）为基线。

二、增强

扫描延迟时间18～25 s；评价血脑屏障是否完整，如炎症、肿瘤、缺血等。

三、CT血管成像

1. CT动脉成像（CTA）：层厚1～2 mm，重建间隔0.5～0.8 mm，对比剂80～100 ml，延迟时间15～18 s，后处理包括最大密度投影（maximal intensity projection，MIP），多平面重组（multiple planar reconstruction，MPR），表面遮盖显示（surface shadow display，SSD）及容积再现（volume rendering，VR），评价动脉瘤、动静脉畸形、动脉粥样硬化、血管发育不良及变异等。

2. CT静脉成像（CT venography，CTV）

（1）操作：扫描方向从颅顶至颅底，对比剂80～100 ml，延迟时间40 s，注射速率3～4 ml/s。

（2）后处理：MIP、MPR、SSD、VR等。

（3）观察病变：静脉血栓形成、发育性静脉畸形。

四、CT灌注成像（CT perfusion，CTP）

1. 操作 静脉注入对比剂40～50 ml，注射速率3～4 ml/s，延迟5 s开始对相同层面进行连续采集，采集帧数110帧，通过实践强化曲线计算出CBV、CBF、MTT及PS。

2. 应用 鉴别肿瘤良恶性，肿瘤分级、鉴别放射性坏死、肿瘤复发，指导穿刺活检位置，界定超急性期梗死、梗死前期微循环改变。

3. 优点与缺点 定量测定病变区血流动力学变化，采用新技术的新一代CT扫描仪覆盖范围广，如320、640层CT可覆盖全脑。

（曾俊杰 廖伟华 王小宜）

第2节 颅脑MR检查方法及各序列应用

一、基本序列★★△△

1. 2D-SE-T1WI、FSE-T2WI，基本扫描序列，常规采集。

2. GRE-T1WI，评价神经病变与血管的关系，用于评价三叉神经痛、面肌痉挛病人。

3. GRE-T2WI，评价微小出血的病变，如弥漫性轴索损伤、脑梗死后出血、海绵状血管瘤等病变。

4. FLAIR，抑制脑室及蛛网膜下腔的CSF，主要评价脑膜病变，如脑膜炎、脑膜癌病、脑白质病变等，还可发现蛛网膜下腔出血。

5. MRA及MRV，评价颅内动脉系统及静脉系统，如动脉瘤、动静脉畸形、静脉闭塞、发育性静脉畸形、毗邻病灶关系等。

6. SWI，评价发育性静脉畸形、各种出血、矿物质代谢障碍、顺磁性物质沉积等。

二、DWI和ADC信号异常的病变★★★△△△

DWI和ADC信号异常的病变见表2-3-1。

表2-3-1 DWI和ADC信号异常的病变

DWI高信号ADC低信号	DWI、ADC高信号	DWI等信号、ADC高信号
急性/亚急性梗死	ADEM	慢性梗死
脓肿、MS、表皮样囊肿	静脉性梗死	肿瘤坏死
CJD病毒性脑炎	星形细胞瘤	颅咽管瘤
CPM/EPM、弥漫性轴索损伤		蛛网膜囊肿
淋巴瘤、脑膜瘤		血管源性水肿

三、DTI在CNS的应用★△

脑梗死、发育和老化；AD；MS；脑肿瘤和邻近纤维束的关系；评价髓鞘完整性。

四、MRP★△

1. 脑缺血，脑梗死。
2. MTT延长，CBF下降，CBV正常，缺血前期改变。
3. CBV下降区与DWI高信号的差别，即缺血半暗带，为治疗最有效区域。
4. 鉴别肿瘤与非肿瘤病变，分肿瘤组织良恶性。
5. 区分肿瘤的大小和范围。
6. 鉴别放射性坏死和肿瘤复发。
7. 指导穿刺活检。

五、MRS★★△△

1. NAA：波峰2.0 ppm，神经元的标志。
2. Cho：波峰3.2 ppm，细胞膜增生代谢有关。
3. Lac：波峰1.3 ppm、双尖波，短TE（135 ms）为倒置双峰，长TE（270 ms）正向双峰，提示无氧代谢，坏死。
4. Cr：波峰3.0 ppm，位于神经元和胶质细胞中，代谢稳定，常用来作参考值。
5. Glx（谷氨酸和谷氨酰胺复合物）：波峰为2.2-2.4 ppm，Glx升高提示非肿瘤性改变。
6. mI（肌醇），波峰为3.5 ppm，升高提示非肿瘤性病变。
7. Lip波峰1.4 ppm，短TE时间明显，Lip峰尖出现提示组织坏死。
8. Ala（丙氨酸）：1.47 ppm，Ala升高提示脑膜瘤。
9. AAs（亮氨酸）：Ace（乙酸），Succ（丁二酸盐）在脓肿中出现。
10. 鉴别肿瘤良恶性：Cho/NAA、Cho/Cr越高，提示恶性度越高。
11. 区分轴内外肿瘤，轴外肿瘤无NAA和Cr峰，可见Ala峰。
12. 肿瘤与非肿瘤性疾病的鉴别，Cho升高，提示肿瘤性病变。
13. 脓肿内出现AAs、Ace、Succ。
14. 肿瘤复发与放射性坏死，前者Cho明显升高。

（曾俊杰　廖伟华　王小宜）

第3节　正常解剖

一、颅骨组成★★★△△△

由颅底骨和穹颅骨组成，后者包括枕骨、额骨、颞骨、顶骨、蝶骨和筛骨组成。

二、内板、外板和板障★★★△△△

颅骨分为内板、外板和板障。

1. 冠状缝、人字缝、矢状缝，骨缝间隙0.5 mm。
2. 新生儿各骨之间为结缔组织膜连接，称为囟，前囟生后6个月至1岁闭合，后囟3～6个月闭合。
3. 颅底骨借蝶骨嵴和颞骨岩部分为颅前窝、颅中窝、颅后窝；颅底骨构成孔、洞和通过结构，见表2-3-2。

三、脑膜及间隙★★★△△△

1. 组成：硬脑膜、蛛网膜、软脑膜。
2. 硬脑膜：由致密结缔组织构成，厚而坚韧，与颅骨骨膜融合，包括大脑镰、小脑幕、小脑镰、鞍膈、海绵窦等。

3. 大脑镰CT上可表现为高密度，常见钙化，需与蛛网膜下腔出血鉴别。

4. 蛛网膜下腔包括纵裂池、侧裂池、胼胝体池、四叠体池、鞍上池、环池、小脑延髓池等。

5. 海绵窦，由两层硬脑膜组成，外侧壁走行动眼神经、滑车神经、眼神经和上颌神经，窦腔内含有颈内动脉和展神经。

表 2-3-2 颅底骨构成孔、洞和通过结构

颅窝	组成骨	颅底孔	通过结构
颅前窝	额骨眶板	筛孔	嗅神经和筛动脉
颅中窝	蝶骨小翼体前部	破裂孔和颈内动脉管	颈内动脉、交感神经丛
	蝶骨体大翼	视神经孔	视神经、眼动脉
	颞骨岩部、鳞部	眶上裂	动眼神经、滑车神经、展神经、三叉神经眼支、眼上静脉
		圆孔	三叉神经上颌支
		卵圆孔	三叉神经下颌支
		棘孔	脑膜中动脉
		翼管	翼管神经、翼管动脉
颅后窝	斜坡、颞骨岩部	内耳道	面神经、听神经
	枕鳞部	颈静脉孔	舌咽神经、迷走神经、副神经、颈内静脉
		舌下神经孔	舌下神经
		枕大孔	延髓、椎动脉

四、蝶鞍形态和大小★★★△△△

1. **形态** 圆形、卵圆形、扁平形、幼稚型。

2. **大小** ①前后径，蝶鞍前后壁的最大距离，小于20 mm；②上下径，前后床突之间连线至鞍底的最大距离，小于17 mm。

五、脑室系统

1. **正常解剖** ①侧脑室，前角、体部、三角区、枕角及颞角；②第三脑室；③导水管；④第四脑室；⑤CSF循环：75%CSF由脉络丛分泌，每天分泌500 ml，脑室内CSF总量125～150 ml；⑥CSF经蛛网膜颗粒吸收，常见于横窦及上矢状窦。

2. **正常变异** ①侧脑室前角、枕角可不对称；②颞角对称，如不对称，需仔细观察有无海马硬化；③CSF搏动性流动可引起MR伪影；④60岁以后脑室系统每年增加1.2～1.4 ml；⑤透明隔间腔：侧脑室前角透明隔增宽；⑥韦隔腔：穹窿后部三角形腔隙。

六、CPA区解剖及影像学评估★★★△△△

1. 内耳道 面神经及前庭蜗神经、小脑前下动脉。

2. 临床上眩晕、平衡失调、耳鸣。

3. 感音神经性耳聋病人，可行HRCT或MR检查。

4. 高分辨薄层MR是评价单侧感音神经性耳聋的首选方法。

5. 小脑前下动脉襻T2WI上可见血管流空，纡曲于内耳道内。

六、颅骨压迹★★★△△△

颅骨压迹包括：①脑膜中动脉沟；②板障静脉沟；③静脉窦压迹；④脑回压迹；⑤蛛网膜粒压迹。

（曾俊杰 廖伟华 王小宜）

第4节 基本病变

一、脑水肿★★★△△△

【定义】

脑水肿（cerebral edema）：脑组织内含水量增多，引起的脑容积增大。

【分类及机制】

分类及发病机制：见表2-3-3。

二、脑疝★★★△△△

【定义】

脑疝（brain hernia）：颅内压升高不平衡，引起部分脑组织从颅腔的某一部分通过或超过有关骨瘠或硬膜反折进入颅腔的另一部分或通过颅骨缺损至颅外。

表 2-3-3 脑水肿分类及机制

病理	发病机制	部位
血管源性水肿	BBB 受损	病灶周围沿白质纤维扩散
细胞毒性水肿	NA-K ATP 酶 失活，钙内流	细胞内肿胀，灰质常见
间质源性脑积水	脑积水	脑室周围白质

【分类】

1. 天幕裂孔疝 颞前疝（沟回疝）。
2. 枕大孔疝。
3. 大脑镰下疝。
4. 颅外疝。

三、脑积水★★★△△△

【定义】

脑积水（hydrocephalus）：脑脊液的分泌、循环和吸收三环节中任何一个或几个发生障碍就会引起脑室扩大，形成脑积水。

【分类】

分类及发病机制：见表 2-3-4。

表 2-3-4 脑积水分类及发病机制

分类	发病机制	病因
交通性脑积水	四脑室出口以后的正常 CSF 通路受阻或吸收障碍	SAH、脑膜炎、颅脑损伤、静脉窦栓塞
正常压力性脑积水	发生于交通性脑积水基础之上，部分完好的 CSF 循环功能代偿	老年人
梗阻性脑积水	四脑室出口以上任何部位发生梗阻	先天性、感染性、肿瘤性

四、脑萎缩

【定义】

脑萎缩（cerebral atrophy）：多种原因所引起的脑组织减少而继发的脑室和蛛网膜下腔扩大。

【分类及病因】

见表 2-3-5。

表 2-3-5 脑萎缩分类及病因

分类	病因
特发性脑萎缩	橄榄脑桥小脑萎缩
弥漫性脑萎缩	脑皮质下动脉硬化性脑病、AD、脑缺氧、肿瘤和代谢失调
局限性脑萎缩	外伤、感染、梗死

五、颅内病理性钙化

见表 2-3-6。

表 2-3-6 颅内病理性钙化

分类	病因
寄生虫	囊虫、弓形虫、包虫、肺吸虫
血管性	动脉硬化、AVM、动脉瘤、海绵状血管瘤、Sturge-Weber 综合征
炎性	结核、脓肿、脑炎
肿瘤性	少突胶质细胞瘤、颅咽管瘤、松果体区肿瘤、转移瘤、畸胎瘤

六、双侧基底节钙化的病变

见表 2-3-7。

表 2-3-7 双侧基底节钙化的病变

分类	病因
先天性	结节性硬化、神经纤维瘤病
内分泌	甲状旁腺功能亢进、甲状腺功能减退
代谢性	Fahr 病、MELAS 综合征
感染性	结核、病毒性感染（风疹、巨细胞等）

（曾俊杰 廖伟华 王小宜）

第4章 先天畸形

第1节 神经管闭合障碍所致的脑先天畸形

一、小脑扁桃体下疝畸形

【概况】★★★△△△

1. 小脑扁桃体下疝畸形（Arnold-Chiari malformation，ACM）是一种以小脑和（或）脑干通过枕大孔疝入至上颈段椎管为特点的先天性疾病。发病机制是由于来自于轴外中胚层的颅后窝发育不良，颅后窝容积缩小，导致幕下组织疝出，疝出组织阻塞脑脊液循环导致脑积水或脊髓空洞症。

2. ACM分为四型：Ⅰ型仅出现小脑扁桃体低于枕骨大孔5 mm以上；Ⅱ型最常见，除了小脑扁桃体下降外，小脑蚓部、延髓、脑桥、第四脑室也通过枕骨大孔疝出，第四脑室出口阻塞；Ⅲ型是Ⅱ型合并低枕部或高颈段脑膜脑膨出。Ⅳ型非常罕见，为小脑严重发育不良，脑干变细，颅后窝为脑脊液填充。以Ⅰ型和Ⅱ型最为常见。

【相关临床】★★△△

ACM Ⅰ型多见于女孩，女性：男性为3：1，症状与小脑扁桃体下疝程度有关，多有头痛，眩晕，颈痛及后组脑神经功能异常。Ⅱ型也多见于女性，除了脑干及后组脑神经症状外，因伴幕上异常，还可出现癫痫，几乎所有患者都有腰骶椎脊髓脊膜膨出。Ⅲ型的预后与合并的脑膜脑膨出的大小有关，巨大的膨出可危及生命。

【影像学检查方法】★★★△△△

X线：无特异性，敏感性不高。帮助评价颅底、寰枢椎的发育畸形。

CT：颅底、寰枢椎的骨性解剖、关节关系异常，脑组织位置异常，术前评估主要步骤。

MRI：最佳手段。直接显示下疝的脑组织，延髓受压程度，及脊髓空洞、脑积水等征象。

【影像学表现】★★★△△△

X线表现 可见头颅狭小、颅底凹陷（齿状突高于Champion线5 mm）、上段颈椎管增宽、环枕融合、寰椎枕化等。

CT表现 可表现为脑积水及小脑扁桃体、下蚓部、小脑、脑干及第四脑室下移，大脑镰、天幕发育不良等。

MRI表现

1. Arnold-Chiari畸形Ⅰ型 ①小脑扁桃体呈三角形或楔形下移至枕骨大孔以下并超过5 mm，可进入C1、C2椎体段椎管内。②枕大池消失。③第四脑室可被拉长，但延髓和第四脑室位置基本正常。④30%～55%患者合并脊髓空洞，25%～44%患者合并骨质异常，包括扁平颅底、颅底凹陷、颅缝早闭，Klippel-Feil综合征。⑤可合并脑积水；相位对比流动敏感MRI可评价枕大孔区和鞍上池脑脊液流动异常。

2. Arnold-Chiari畸形Ⅱ型 ①除了小脑扁桃体下移外，小脑蚓部、脑桥、延髓及第四脑室同时下移疝出至枕大孔平面以下，常合并脊髓空洞症。②小脑被挤压可向下移，也可向前至桥小脑角池或桥延髓角池，甚至包绕脑干。③幕上改变：正中矢状位上可见四叠体向后向下拉伸，形成鸟嘴样改变；尾状核头部及中间块增大；胼胝体发育不良或因脑积水导致变形；大脑半球内侧面脑回可通过大脑镰裂孔相互交错。④几乎全部患者伴有腰骶椎脊髓脊膜膨出。⑤MRV可显示窦汇位置低，直窦较陡直。

3. Arnold-Chiari畸形Ⅲ型 ①除了Arnold-Chiari畸形Ⅱ型的表现，还合并枕部或高颈段脑膜脑膨出，膨出脑组织通常为小脑、枕叶、中脑、第四脑室。②合并灰质异位，胼胝体发育不全，静脉引流异常，脊髓空洞症等畸形。

4. Arnold-Chiari畸形Ⅳ型 小脑半球及蚓部

几乎完全缺如，前髓帆薄，伴有脑桥发育不良，但直窦、窦汇、小脑幕位置正常，枕骨大孔正常。

【鉴别诊断】★★△△

单纯颅底凹陷或扁平颅底：无小脑扁桃体下疝，颅底结构与寰枢椎关系异常。

【治疗转归】★★△

50%无症状。出现症状时可进行手术治疗，手术原则为去除脑干及下疝的小脑扁桃体的骨性束缚，解除因疝出导致的硬膜压迫，重建枕骨大孔正常的脑脊液动力学，并保持硬膜的密闭性。不同类型的畸形选择不同术式，如颅后窝减压术、颅后窝减压及脊髓空洞切开引流术、颅后窝减压及小脑扁桃体切除术、颅后窝减压及脊髓空洞切开引流及小脑扁桃体切除术等。

二、胼胝体发育畸形

【概况】★★△△

胚胎期背侧中线结构发育不良导致胼胝体畸形，可单独发生，也可是多种先天性脑畸形的一部分。胼胝体畸形分为胼胝体完全缺如和部分缺如。

【相关临床】★★△△

妊娠期第8～20周，胼胝体按膝部、体部、压部、嘴部的顺序形成。完全缺如发生于胼胝体发育早期；部分缺如发生于胼胝体发育晚期，好发于压部，其次为嘴部，体部。胼胝体发育不良导致原始脑膜持续存在，可分化为脂肪瘤，故常合并脂肪瘤。

由于胼胝体发育正处于整个大脑快速发育时期，胼胝体发育异常常合并其他先天性脑畸形，如Arnold-Chiari畸形Ⅱ型、Dandy-Walker畸形、大脑纵裂囊肿、皮质发育畸形、脑膜脑膨出、灰质异位等。临床症状往往是由这些畸形引起，如癫痫、发育迟缓等；而单独发生的胼胝体畸形并无明显症状，而需要一些神经学测试才能检查出来或头部MRI体检时偶然发现。

【影像学检查方法】★★★△△△

1. CT：有较高价值。

2. MRI：全面评价畸形情况，可作为确诊手段。可推荐用于产前诊断评价。

【影像学表现】★★★△△△

1. CT表现 侧脑室间距增宽、平行；侧脑室枕角扩张，前角变尖；可伴有中线囊肿、脂肪瘤或球形第三脑室；以及其他相关畸形。

2. MRI表现 胼胝体完全或部分缺如，三脑室扩大，上抬至双侧脑室之间，双侧脑室分离或部分分离，位置上移，平行走行并向上向侧方扩大，扩大的颞角、枕角和三角区形成“空洞脑”改变；因大脑联结纤维束未能跨越中线而沿侧脑室内缘重新排列形成Probst束，位于双侧侧脑室内侧。发现并发的Arnold-Chiari畸形Ⅱ型、Dandy-Walker畸形、大脑纵裂囊肿、皮质发育畸形、脑膜脑膨出、灰质异位等。

【鉴别诊断】★★★△△

MRI表现典型，鉴别不难。工作中需注意是否完全缺如，以及合并的脑畸形种类。有时候需与获得性胼胝体发育不良鉴别，新生儿窒息、早产、颅内出血等可导致获得性胼胝体发育不良，MRI显示胼胝体各部存在，但厚度变薄，可伴有脑室旁白质软化。

【治疗转归】★★△

无特殊治疗手段。出现症状时，可针对个体对症治疗，如解除其他畸形所致梗阻性脑积水、压迫症状、癫痫灶等。

三、脑膜膨出和脑膜脑膨出

【概况】★★△△

脑膜膨出及脑膜脑膨出发生在神经系统胚胎发育的背侧诱导期，由于头端的某段神经管闭合不全或不能与外胚层完全分离所致，颅骨发育异常而颅缝闭合不全，颅内组织通过颅骨缺损区向外膨出。

根据膨出的颅内组织不同分为三型：脑膜膨出（脑膜和脑脊液膨出）、脑膜脑膨出（脑膜、脑脊液、脑实质膨出）、积水性脑膜脑膨出（脑膜、脑脊液、脑实质、脑室膨出）。脑膜膨出及脑膜脑膨出可发生在枕部（最多见）、顶部，也可发生在颅底部，如额筛部、蝶部、岩部、Meckel’s腔等。

【相关临床】★★△

临床表现为突出的肿块，常有搏动，部位和膨出脑组织的程度决定神经系统症状和程度，可出现视力缺陷、精神心理发育迟缓和持久性运动障碍，当发生于额部时，可出现眶间距增宽或眉间肿块，发生在蝶部时，可出现脑脊液鼻漏、鼻中隔增宽或垂体功能改变导致的内分泌症状。

【影像学检查方法】★★★△△△

1. **X线** 对颅骨评价有一定价值。

2. **CT** 敏感性和特异性均较高。

3. **MRI** 具确诊价值。可推荐用于部分产前诊断评价。

【影像学表现】★★★△△△

1. **X线表现** 可显示缺损的颅骨。

2. **CT表现** 可见颅内容物经颅骨缺损区疝出颅外，大致评价膨出物内容性质以及部分并发症。

3. **MRI表现** 可以显示通过缺损颅骨向外膨出的肿块，肿块内的组织和（或）脑脊液与颅内相连。通常膨出肿块的信号与正常脑组织（或）脑脊液信号一致，但可能因伴有坏死或继发胶质增生而出现脑组织信号异常。增强扫描和MRV有助于评价邻近静脉窦的膨出情况。枕部病变常合并Chiari畸形Ⅲ型；顶部病变合并胼胝体发育不良、Dandy-Walker畸形；还可合并室管膜下灰质异位、脑纵裂脂肪瘤、蛛网膜囊肿、胶样囊肿等。特殊部位（鼻额部、额筛部、蝶筛部、颅底部）脑膜膨出及脑膜脑膨出，除了膨出组织的信号特点外，额筛部脑膜膨出及脑膜脑膨出可出现鸡冠或筛板变形或消失，疝出的神经组织可以进入鼻前间隙、鼻中隔、鼻腔、鼻窦等；蝶部脑膜膨出及脑膜脑膨出疝出的神经组织可以进入鞍背、海绵窦，出现鼻中隔增宽等。鉴别困难时需行高分辨率MRI寻找颅内外关联关系。

【鉴别诊断】★★★△△△

1. **皮毛窦** 皮毛窦是由于神经外胚层与表皮分离不完全导致皮肤成分被牵拉进入颅内，相应颅骨缺损，形成瘘管或窦道，通常伴有皮样囊肿或表皮样囊肿，且多位于脑外。典型表现中线附近皮肤出现小孔或小窝，局部见皮肤色素痣或撮毛，皮下可触及肿块，挤压后甚至可见干酪样物质排出。MRI可清楚显示皮下窦道部分，T1WI呈线状低信号，由皮下深入颅内；表皮样囊肿T1WI呈低信号，T2WI呈高信号，DWI呈高信号；皮样囊肿因含有角化上皮及皮肤附属结构（毛囊、皮脂腺、汗腺等），T1WI多呈高信号，T2WI混杂信号，DWI亦信号多变。

2. **血管瘤** 因组织成分特殊，T1WI呈等或者低信号，T2WI呈不均匀高信号，并可见流空信号，增强后病灶呈不均匀强化。

3. **鼻息肉或鼻腔其他肿块** 颅底向鼻腔内的脑膜膨出和脑膜脑膨出需与鼻息肉或鼻腔其他肿块鉴别，术前的准确诊断尤其重要，膨出肿块内的组织和（或）脑脊液与颅内相连以及增强扫描无强化有助于与鼻腔内肿块鉴别。

【治疗转归】★★△

外科手术是根治手段。可手术还纳膨出物，修补骨缺损，加固头皮各层；膨出的脑组织不能还纳时，可切除，再修补硬膜、缺损颅骨及头皮；其他并发症亦需对症治疗。

四、脂肪瘤

【概况】★★△△

中枢神经胚胎发育异常所致的先天性间叶组织错构瘤，并非真正肿瘤。常伴有神经管闭合不全的其他畸形，如胼胝体发育不全、脊柱裂、脊膜膨出等其他畸形，好发于中线附近。

【相关临床】★★△△

临床少见病变，很少引起症状，临床表现亦缺乏特异性，以癫痫起病最为常见，其他临床表现包括相应部位的占位症状和体征。

【影像学检查方法】★★★△△△

CT：敏感性、特异性很高。

MRI：敏感性、特异性很高。可推荐用于产前诊断评价。

【影像学表现】★★★△△△

1. **CT表现** 中线常见，80%位于幕上：40%～50%大脑纵裂，可累及侧脑室；15%～20%鞍上区；10%～15%松果体区，极少数可位于外侧裂、桥小脑角区等。呈条片状、结节状、分叶状肿块，CT值−100～−50 HU。

2. **MRI表现** T1WI，T2WI高信号，脂肪抑制序列呈低信号。增强后不见强化。可发现合并的其他畸形。

【鉴别诊断】★★★△△△

1. **皮样囊肿** 罕见于胼胝体，CT值−40～−20 HU；MR信号强度不均匀；容易破裂，脂肪颗粒沉积在脑池；无相关其他畸形；通常可见钙化。

2. **畸胎瘤** 位置与脂肪瘤相似；3个胚层发生的肿瘤（脂肪、软骨或骨性成分、牙齿、毛发等）；信号、密度不均匀。

3. **亚急性出血** CT值高于脂肪；T1WI高信号，

脂肪抑制序列无变化。

【治疗转归】★★△

不主张手术治疗，临床症状明显者，可酌情手术切除肿块或解除压迫、梗阻症状。

（曾俊杰 廖伟华 王小宜）

第2节 脑泡发育异常和脑裂形成障碍所致的先天畸形

一、前脑无裂畸形

【概况】★★△△

前脑无裂畸形（holoprosencephaly，HPE）是胚胎期神经系统发育过程的腹侧诱导期，因原始前脑发育障碍而导致左右大脑半球未分离的一种罕见脑发育畸形。常合并颅面部发育不良。

正常胚胎在妊娠4～8周，原始前脑分裂与憩室化，形成端脑和间脑，并分化出脑室系统。当原始前脑分化发育发生障碍时，使前脑大部分没有分开，而出现端脑与间脑的高度形成不全，如果前脑完全不能或部分不能形成两侧半球和各个脑叶，便形成前脑无裂畸形。这种畸形在纵向上不能形成纵裂，因而不能形成两侧半球，在横向上不能分化出端脑和间脑。

【相关临床】★★△△

临床表现与畸形的严重程度有关，可有癫痫，窒息，痉挛，发育迟缓，身体强直，波动行为，睡眠问题和精神发育迟缓等。

依据畸形程度，将前脑无裂畸形分为三型：无脑叶型、半脑叶型和脑叶型。

1. 无脑叶型 为最严重的一型，该型多数患儿合并有严重的颅面部畸形，如独眼畸形、鼻畸形、小眼、眼距过窄等。该畸胎患儿往往生后不久即夭折。

2. 半脑叶型 前脑不完全分裂，一般不合并面部畸形或畸形较轻。

3. 脑叶型 是最轻的一型，也可合并其他畸形，如神经元移行异常、胼胝体发育不全、大脑镰前部发育不全等，较少合并面部畸形。

【影像学检查方法】★★★△△△

1. CT 敏感性、特异性较高。

2. MRI 敏感性、特异性很高。可推荐用于产前诊断评价。

【影像学表现】★★★△△△

1. 无脑叶型 前脑完全不分裂，无半球间裂形成，导致融合的大脑半球和单一的脑室，大脑镰、胼胝体、透明隔、穹隆、视束、嗅球缺如；间脑融合，丘脑中线无裂隙状第三脑室，而成单一块状物。

2. 半脑叶型 前脑不完全分裂，可见大脑半球的痕迹，大脑半球后方部分形成半球间裂，大脑前部仍保持融合，可有原始大脑镰，但不能完全形成两侧半球。单脑室呈“马蹄形”或“H”形，部分形成枕角和颞角，额角缺如。两侧基底神经节部分或完全融合。

3. 脑叶型 大脑半球和丘脑已近于正常，脑裂大部分已形成，脑室也大致分化，仅双额叶部分脑实质融合，常有额叶发育不良，侧脑室枕角、颞角发育好，双额角融合呈方形，透明隔缺如。

【鉴别诊断】★★★△△△

本病应与严重脑积水鉴别。严重脑积水表现为头围增大，脑室扩张，颅骨下方可见薄层皮质残留，但大脑镰存在，而前脑无裂畸形存在大脑镰的发育不良。

【治疗转归】★★△

病死率高，前两型活不到婴儿期。轻型者临床上可内科对症治疗；外科无有效手段。

二、Dandy-Walker 综合征

【概况】★★★△△△

Dandy-Walker综合征（Dandy Walker syndrome，DWS）是一组累及小脑及其周围脑脊液间隙的先天性畸形，其主要特点是颅后窝囊肿且与扩大的第四脑室相通以及小脑蚓部完全或部分缺如，是最常见的小脑畸形，包括三种不同的类型：当蚓部严重发育不良，形成Dandy-Walker畸形；仅下蚓部发育不良时，

形成Dandy-Walker变异；当蚓部轻度发育不良时，形成大枕大池。近来基因学研究认为这三种不同类型的发育异常具有相同的病因学，故统称为DWS。常合并其他先天性中枢神经系统畸形，如胼胝体发育不良、前脑无裂畸形、灰质脑异位、脑裂畸形、脑膜脑膨出、脂肪瘤、下丘脑错构瘤等，也可合并全身其他畸形，如心血管、泌尿生殖、肠道、面部、肢体畸形。

【相关临床】★★★△△△

可见于任何年龄，但大多数2岁以前即出现症状，临床症状以Dandy-Walker畸形最严重，多以运动发育迟缓为首发症状，还可表现头痛、呕吐、头颅扩大等颅高压症状；年长儿童可出现共济失调、智力低下、癫痫发作等。Dandy-Walker变异和大枕大池可能无症状，预后也较Dandy-Walker畸形好。

【影像学检查方法】★★★△△△

1. CT敏感性、特异性较高。

2. MRI敏感性、特异性很高。可推荐用于产前诊断评价。

【影像学表现】★★★△△△

1. X线表现 颅后窝可增大。

2. CT表现 颅后窝增大，囊肿与第四脑室相通，窦汇上抬；脑积水；枕骨扇样变，塑形。

3. MRI表现 颅后窝囊肿与第四脑室相通，直窦、窦汇上抬，蚓部部分或完全缺如，脑积水，小脑半球受挤压或者部分缺如、发育不良，并能发现胼胝体发育不良和脂肪瘤。

【鉴别诊断】★★★△△△

1. 颅后窝蛛网膜囊肿 位于小脑后方枕大池内，与第四脑室不交通，第四脑室不扩大反而可能因受囊肿的挤压而缩小、前移，无蚓部发育不良，蚓部、小脑半球及枕骨亦可受挤压，可与Dandy-Walker畸形及Dandy-Walker变异鉴别。囊肿内无分隔可与大枕大池鉴别。

2. Blake's囊肿 病变部位为胚胎期第四脑室后膜区，导致正中孔未通，脑脊液在第四脑室积聚，第四脑室扩大并向后下膨出，形成颅后窝囊肿，该囊肿与第四脑室相通。蚓部发育完全但可受压上移。由于脉络丛可以沿着囊肿上壁膨出，增强扫描时囊肿内可见强化的脉络丛。

3. 焦伯特综合征 小脑蚓部发育不良或不发育，需与DWS，前者典型征象如“磨牙征”、小脑半球间的“中线裂征”、第四脑室形成“蝙蝠翼征”等有助于鉴别。

【治疗转归】★★△△

外科治疗：①单纯囊肿切除术，适用于无脑积水患者；②脑室分流术或囊肿分流术；③侧脑室和囊肿双分流术。联合分流术可同时减轻颅后窝、侧脑室压力，改善临床症状，减少癫痫等发病频率，效果较佳。

三、视隔发育不良

【概况】★★△

视隔发育不良（septooptic dysplasia，SOD）：1956年由Morsier首报7例，也称De Morsier综合征，为脑叶型前脑无裂畸形的轻度形式，可能与脊索前中胚层和视神经节细胞发育异常有关。表现为视交叉、视束、透明隔发育不良，可伴有下丘脑、垂体功能不良。

【相关临床】★★△

发病率男女之比约1∶3，临床症状包括眼震、色盲、视觉活动下降，视敏度下降。检眼镜可发现视盘发育不良，神经系统症状可有肌张力减低、强直，约半数患者出现癫痫。约2/3患者合并下丘脑、垂体功能障碍，内分泌功能失调等。如生长激素缺乏，可导致生长缓慢或停止。

【影像学检查方法】★★★△△△

1. CT较敏感。

2. MRI敏感性、特异性很高。

【影像学表现】★★★△△△

1. 透明隔缺如。

2. 视交叉、视神经纤细。

3. 垂体发育不良。

4. 侧脑室增宽。

5. 垂体后叶异位。

【影像学首选】★★★△△△

MRI冠状、矢状位及脂肪抑制序列可显示视神经。

【治疗转归】★★△

主要是对症治疗，预后依赖于相关脑、垂体功能异常状况。

（曾俊杰 廖伟华 王小宜）

第3节　神经细胞分化、移行和脑沟形成障碍所致的先天畸形

一、脑穿通畸形

【概况】★★★△△△

脑穿通畸形（porencephaly）也称空洞脑，指大脑半球内异常空洞或囊肿与脑室或蛛网膜下腔相通，其内充满脑脊液，其壁为瘢痕和增生的胶质。按病因不同分为先天性和获得性两类。先天性者多由于胚胎期神经系统发育障碍或胎儿时致病因素导致的脑组织破坏，在大脑半球内部形成空洞或囊肿；获得性空洞脑为出生后各种因素所致的脑组织液化坏死而形成的空洞和囊肿与脑室、蛛网膜下腔相通。

【相关临床】★★△△

一般有局部脑组织缺失所致的相应神经系统体征和症状，以癫痫最为常见。婴幼儿可表现为头围增大、癫痫、肢体瘫痪等；儿童青少年可有智力低下、脑性瘫痪、癫痫、颅内高压、脑积水、脑神经麻痹等。

【影像学检查方法】★★★△△△

1. CT敏感。

2. MRI敏感性、特异性很高。可作为产前检查诊断手段。

【影像学表现】★★★△△△

1. 脑实质内囊肿与脑室系统或蛛网膜下腔相通，空洞壁为非皮质的胶质瘢痕。

2. 囊肿密度或信号与脑脊液相同，边界清楚。

3. 其他伴随征象有脑萎缩、脑积水、胶质增生等。

【鉴别诊断】★★★△△△

1. 脑裂畸形　分离型脑裂畸形可见较大裂隙与脑室相通，常常伴有脑积水。此型脑裂畸形须与脑穿通畸形相鉴别。后者是脑组织形成后，由于各种原因造成的脑组织破坏缺损，其壁为瘢痕和增生的胶质，鉴别的主要依据是裂隙壁有无灰质。形态上脑裂畸形呈中间窄，两端宽，而脑穿通畸形则相反，呈中间宽，两端细改变。

2. 脑萎缩或脑发育不全　通常可表现为外侧裂增宽并深达室管膜下，但与脑室不相通，且多双侧对称。

【治疗转归】★★△

出现癫痫、颅内高压、脑积水等症状时，宜及早手术治疗。

二、脑沟形成不良和移行障碍

【概况】★★★△△

脑沟形成不良和移行障碍发生于2～4个月的胎儿，神经胚层生发基质缺如或迁移、运动受阻，从而造成神经元移行异常。局灶性紊乱可致脑裂畸形，移行障碍也可引起灰质异位、皮质肥厚、脑回形成障碍等。

按脑裂、脑回形成异常情况可分为脑裂畸形、无脑回畸形、脑回肥厚、多微脑回等。

【相关临床】★★★△△

临床表现缺乏特异性，与畸形的程度和部位有关，可有癫痫发作、智力发育迟缓、肌张力低、偏身感觉和运动障碍、精神发育迟滞等，也可无异常表现。

【影像学检查方法】★★★△△△

1. CT较敏感。

2. MRI敏感性、特异性很高。可作为部分严重畸形的产前检查诊断手段。

【影像学表现】★★★△△△

1. 脑裂畸形（schizencephaly）

（1）最严重的神经元移行异常。表现为衬有灰质的裂隙从脑室至大脑半球表面，局部灰质可正常或呈多微脑回或肥厚。

（2）分为融合型（闭唇型）和非融合型（开唇型）两型：融合型指裂隙两侧的灰质层融合或相贴，裂隙中间不含脑脊液，部分裂隙仅达脑白质内不与一侧侧脑室相通，此型不常见，多为单侧性病变；非融合型特点为内折皮质分离，形成较大裂隙与脑室相通，侧脑室外侧壁局限性棘状突起，此型较多见，多为双侧性病变。

（3）可发生于大脑半球任何部位；中央前、后回

区多见。常合并其他畸形，80%～90% 伴透明隔缺如。

【鉴别诊断】★★★△△△

非融合型脑裂畸形须与脑穿通畸形相鉴别，关键鉴别点在于裂隙壁的组成是否为灰质。

2. 无脑回畸形（lissencephaly）★★★△△△

（1）神经元移行障碍未能到达皮质浅层、脑沟形成障碍，端脑部分或全部的表现为无脑回、脑沟状态，称之为巨脑回畸形、无脑回畸形。镜下可见皮质结构紊乱。

（2）无脑回畸形也称光滑脑，影像学可见脑回数目减少；脑室大，脑实质少，仅可见数个宽阔、平坦、粗大的脑回。

（3）灰白质分界面光滑，无白质向灰质内凸出；大脑侧裂增宽变浅。

（4）常伴灰质异位、脑回肥厚、胼胝体发育不全、透明隔缺如等。

3. 巨脑回畸形（macrogyria）★★★△△△

（1）巨脑回畸形也称为脑回肥厚，影像学表现为脑回异常增宽，皱褶减少，脑沟浅而稀少；灰白质分界面光滑，白质亦可稀少，向灰质内突入形态消失。

（2）脑回形态宽、平、厚，可为局限性或弥漫性。

4. 小脑回畸形（microgyria）★★★△△△

（1）小脑回畸形又称多微脑回、多小脑回等。脑发育过程中，皮质分子层分离障碍、皮质过度折叠所致。常与小头畸形、脑积水同时发生。

（2）影像学表现为皮质增厚，脑回细小、数目增多。皮质表面多数浅凹，脑沟增多。常伴有白质内胶质增生。畸形程度轻时较难发现，有时与脑回肥厚、无脑回鉴别困难。

【治疗转归】★★△

一般只能对症治疗。

三、灰质异位

【概况】★★★△△△

脑灰质异位（heterotopic gray matter）是较常见的神经元移行异常，为胚胎期移行的神经元中途受阻而使灰质局灶性或大范围停留在脑白质或室管膜下的一种先天性畸形。多发生于妊娠 7～24 周，遗传、感染、中毒、辐射、缺氧缺血等都可成为其诱发因素。灰质异位可以单独存在，也可以合并中枢系统其他畸形。

【相关临床】★★△

脑灰质异位在临床上主要表现为三大基本特征：药物难以控制的癫痫频繁发作；精神发育迟滞；运动系统受损。临床症状与受累范围与程度有关。

根据异位灰质位置及形态可分为三型：①室管膜下型：也叫室旁结节型，是最常见的一种类型。②皮质下型：即常称的板型或岛型。③带型：为最少见的一种类型。兼有上述类型的两种或两种以上特征则为混合型。

【影像学检查方法】★★★△△△

1. CT 较敏感。

2. MRI 敏感性、特异性很高，尤以双反转恢复序列为佳。可作为部分严重畸形的产前检查诊断手段。

【影像学表现】★★★△△△

1. 异位的灰质与皮质、灰质核团呈等密度、等信号，增强后无强化。

2. 室管膜下型：表现为大小不等的结节状异位灶紧贴侧脑室表面或突入侧脑室；异位灶可单发亦可多发，分布在一侧或两侧侧脑室周围。

3. 皮质下型：异位灰质与皮质相连并向白质区过度延伸，呈不规则形团块状，少数呈孤立的结节状位于白质内，称之为灰质小岛。

4. 带型：皮质下白质内与皮质平行的环带状皮质信号影，与皮质之间有一层薄的白质相隔，受累的皮质轻度增厚或正常，形成“双皮质”状，也称双皮质综合征。

【鉴别诊断】★★★△△△

结节性硬化：室管膜下结节可类似灰质异位结节，可钙化、增强后强化。

【治疗转归】★★△

以对症治疗为主。

（曾俊杰　廖伟华　王小宜）

第4节 组织发育障碍所致的脑先天畸形

一、神经纤维瘤病

【概况】★★★△△△

神经纤维瘤病（neurofibromatosis，NF）是一种遗传性以中枢或周围神经系统神经鞘膜病变为特点的累及多系统的神经皮肤综合征。根据临床表现和致病基因分为两型，其中Ⅰ型（NF-1）为周围神经纤维瘤病，约占神经纤维瘤病的90%，致病基因定位17q11.2；Ⅱ型（NF-2）以为多发听神经瘤为特点，较Ⅰ型少见，致病基因定位于22q12.2。

（一）神经纤维瘤病Ⅰ型

NF-1型也称为von Recklinghausen's病，是最常见的神经皮肤综合征，发病率为1:（3000～4000）。神经纤维瘤是起源于神经鞘的良性肿瘤，由施万细胞，神经束膜细胞和成纤维细胞的混合物组成。

【相关临床】★★★△△△

临床首发症状为皮肤表现，常见“牛奶咖啡”斑、腋窝或腹股沟区雀斑、皮下神经纤维瘤。“牛奶咖啡”斑是本病的重要特征，出生时即可发现，大小不等，形态不一，界限清楚，不隆起于皮肤；雀斑常成簇出现；皮下神经纤维瘤可在儿童期或成年期出现，扪之硬结感。伴有视神经胶质瘤时出现进行性视力丧失。

诊断标准为满足下列2条或以上条件：①6个以上皮肤牛奶咖啡斑，青春期前≥5 mm，青春期后≥15 mm；②2个或以上任何类型的神经纤维瘤；③1处丛状神经纤维瘤；④腋窝或腹股沟区雀斑；⑤视神经胶质瘤；⑥2个或以上虹膜错构瘤（Lisch结节）；⑦特征性的骨质改变，如蝶骨翼发育不良或长骨骨皮质变薄伴有或无假关节等；⑧直系一级亲属中有NF-1家族史。

【影像学检查方法】★★★△△△

1．X线大体观察骨骼发育畸形。

2．CT较敏感。

3．MRI敏感性高。

【影像学表现】★★★△△△

1．X线可评价脊柱、颅骨发育畸形。

2．CT评价视神经管、眶上裂、卵圆孔增宽；蝶骨大翼发育不良。可发现颅内及其他部位占位性病变。

3．MRI表现较复杂。多发神经纤维瘤，可以呈结节状、弥漫性或丛状分布。丛状神经纤维瘤可以分布在头面部或椎管旁，富含血管，具有侵袭性。T1WI呈低信号，T2WI呈高信号，呈不同的强化形式。NF-1脊髓神经纤维瘤可位于髓外硬膜下、硬膜外或硬膜内外，可呈“哑铃”，T2WI示肿瘤中央区信号较低，是由于致密胶原蛋白引起，可与神经鞘瘤鉴别。

4．胶质瘤，NF-1颅内肿瘤发病率1%～5%，好发于视神经和脑实质，前者最常见，病理组织学为青少年毛细胞型星形细胞瘤，后者为星形细胞瘤。青少年毛细胞型星形细胞瘤生长缓慢，侵袭视神经导致视神经增粗，可累及眶内视神经、视交叉、视束、外侧膝状体和视辐射，眶内和视交叉的肿瘤呈轻度或明显强化，肿瘤可沿视束、外侧膝状体、视辐射延伸。

5．60%～90%的NF-1脑内可出现T2WI片状高信号，多位于基底节、丘脑、脑干、小脑深部灰质核团或幕上脑白质，T1WI呈等信号，少数为低信号或高信号，无占位效应，无水肿，增强后无强化。目前对这些异常信号的病理组织学仍然不明，可能为髓鞘空泡样变性、局灶性胶质增生、沃勒变性、白质不典型增生或肿瘤前病变等。MRS显示各代谢产物水平接近正常脑组织，随访显示这些病变可以缩小甚至消失，也可以复发，部位可能有变化，均提示病变并非肿瘤。

6．其他病变 蝶骨大翼发育不良、脑（脊）膜膨出、脊柱侧弯畸形、脑动脉瘤、动静脉畸形、虹膜错构瘤、大眼球畸形等。

【鉴别诊断】★★★△△△

1．恶性外周神经鞘瘤：有25%～50%的恶性外周神经鞘瘤是由NF-1恶变形成，需与NF-1的丛状神经纤维瘤鉴别。前者呈肿瘤边缘强化，肿瘤周围见水肿样带。

2．多发性脑胶质瘤，脑实质内多发病灶，T1WI呈低信号，T2WI呈高信号，信号均匀度及强化程度取决于病理级别，病理学为高级别的多信号不均匀，强化明显。无其他部位神经纤维瘤且多无皮肤改变有助于与 NF-1 鉴别。

3. 结节性硬化，可出现“牛奶咖啡”斑，但脑内典型表现：皮质结节，室管膜下结节，室管膜下巨细胞星形细胞瘤可以鉴别。

【治疗转归】★★△△

治疗上主要为临床观察及对症治疗，症状严重时外科切除靶病灶以缓解。

（二）神经纤维瘤病Ⅱ型

【相关临床】★★★△△△

NF-2 是一种由多发的遗传性神经鞘瘤、脑膜瘤、室管膜瘤组成的综合征，大多数患者的首发症状为听力损害，也可出现平衡障碍、癫痫等，很少出现皮肤表现。诊断标准：

1. 双侧听神经瘤（不需病理组织学证据）。

2. 直系一级亲属患 NF-2 并满足下列条件其中之一：①单侧听神经瘤；②具有 2 种下列疾病（神经纤维瘤、脑膜瘤、胶质瘤、神经鞘瘤、青少年晶状体后包膜下混浊）。影像学证据对 NF-2 诊断和随访尤为重要。

【影像学表现】★★★△△△

1. X 线表现 脊柱侧弯；椎间孔增宽；内耳道增宽。

2. CT 表现

（1）神经鞘瘤：CPA 区软组织肿块，呈等或低密度，可囊变、坏死；内耳道增宽；不均匀强化。

（2）脑膜瘤、脊膜瘤：宽基底肿块；钙化；明显强化。

（3）多发神经鞘瘤：椎管内外或椎旁多发软组织肿块，呈等或低密度，可囊变、坏死；不均匀强化。

3. MR 表现

（1）双侧听神经瘤，是 NF-2 的重要征象。多起源于内听道及出口，与非 NF-2 的听神经瘤相比，NF-2 听神经瘤更易侵袭神经。T1WI 呈低或等信号，T2WI 为不均匀高信号，强化明显，肿瘤可有出血或囊性变，可挤压小脑、脑干使之变形，听神经增粗。MRI 可以检出微小听神经瘤，显示听神经边缘模糊不清，内听道的脑脊液信号移位等。

（2）多发神经鞘瘤。T1WI 呈低或等信号，T2WI 呈高信号，信号均匀，强化明显，增大后易囊变及出血，信号不均匀。NF-2 神经鞘瘤多发，甚至数不清，可累及多根脑神经或者在硬膜下间隙沿脊神经根生长，也可分布在椎旁周围神经鞘区域。髓外硬膜下神经鞘瘤可通过椎间孔向椎管外生长，形成“哑铃”状改变。

（3）脑膜瘤，通常多发，可位于颅内或椎管内，MRI 特点与非 NF-2 脑膜瘤无差别，但多发脑膜瘤、发生于儿童和青少年脑膜瘤或者侧脑室内脑膜瘤，应高度怀疑与 NF-2 有关。

（4）多发室管膜瘤，NF-2 可出现多发的脊髓室管膜瘤，位于脊髓中央，界限清晰，T1WI 呈等信号，T2WI 呈高信号，强化明显。

【鉴别诊断】★★★△△△

1. NF-1，较 NF-2 常见，有显著皮肤改变，表现为“牛奶咖啡”斑和皮下神经纤维瘤，而颅内损害以胶质瘤、青少年毛细胞型星形细胞瘤为主。而 NF-2 皮肤改变少见，颅内损害以听神经瘤、脑膜瘤、多发神经鞘瘤为主，当出现椎管多发神经鞘瘤时，需与 NF-1 神经纤维瘤鉴别，神经鞘瘤 T1WI 呈低或等信号，T2WI 呈高信号，易囊变及出血，强化明显，而神经纤维瘤中央区 T2WI 信号较低。

2. 非 NF-2 的听神经瘤、三叉神经瘤、脑膜瘤，NF-2 的颅内肿瘤常为多发，NF-2 听神经瘤更易侵袭神经，儿童和青少年脑膜瘤或者侧脑室内脑膜瘤多为 NF-2。

3. 生殖细胞瘤蛛网膜下腔多发种植，发病年龄一般较轻，常有内分泌紊乱、性早熟等临床表现。影像学无双侧听神经瘤表现，鞍上、松果体区可见原发病灶，增强后明显强化。

4. 转移瘤，颅内转移瘤多发，常位于脑实质内，周围水肿明显。

【治疗转归】★★△△

症状严重时可手术切除病灶。

二、结节性硬化

【概况】★★★△△△

结节性硬化症（tuberous sclerosis complex）是一种以多种器官的错构瘤性病变为特点的常染色体显性遗传性神经皮肤综合征。有两个致病基因，TSC1 和 TSC2，基因位点的突变导致细胞生长和分化失控，容易患肿瘤，并累及多个胚层。

【相关临床】★★★△△△

典型“三联征”：皮脂腺瘤、癫痫、智力发育落后，但仅仅见于1/3的患者。诊断标准分为主要依据次要依据。主要依据：面部血管纤维瘤或前额斑块，非外伤性甲下或甲周纤维瘤，超过3个的色素脱失斑，鲨鱼皮样斑（结缔组织痣），皮质结节，室管膜下结节，室管膜下巨细胞星形细胞瘤，多发视网膜结节状错构瘤，心脏横纹肌瘤（单发或多发），淋巴管肌瘤病，肾血管平滑肌脂肪瘤；次要依据：多发随机分布的牙釉质凹坑，错构瘤性直肠息肉，骨囊肿，脑白质移行线，牙龈纤维瘤，非肾错构瘤，视网膜色素缺失斑，“纸屑样”皮损，多发肾囊肿。

1. **肯定的诊断**　两项主要依据或一项主要依据加两项次要依据。

2. **可能的诊断**　一项主要依据加一项次要依据。

3. **可疑的诊断**　一项主要依据或两项以上的次要依据。

4. 结节性硬化症的诊断标准也体现了它是一种涉及多器官的先天性疾病。

【影像学检查方法】★★★△△△

1. CT对钙化灶的敏感可明确帮助定性诊断。
2. MRI对病灶检出敏感性高。

【影像学表现】★★★△△△

1. 皮质结节，室管膜下结节，室管膜下巨细胞星形细胞瘤和白质异常。

2. CT可见室管膜下结节钙化；皮质下不规则低密度影；脑室扩张；结节强化提示室管膜下巨细胞星形细胞瘤。

3. 皮质结节好发于额叶、其次为顶叶、枕叶、颞叶、小脑。MRI可见局部脑回增厚，T2WI信号增高，T1WI信号减低，FLAIR更易显示病灶，10%的皮质结节可强化。

4. 室管膜下结节，代表室管膜下组织的错构瘤病变，常为双侧多发，位于脑室边缘，并突入脑室，大小不等，直径多小于5 mm。

5. 室管膜下巨细胞星形细胞瘤，是由室管膜下结节演变而来，多发生于孟氏孔区，基底紧密连接室管膜，向脑室内生长，体积较大，边界清晰，T1WI呈低或等信号，T2WI呈稍高信号，明显高于室管膜下结节，中等或明显强化，坏死区不强化，钙化少见，可与室管膜下结节鉴别。可导致梗阻性脑积水。

6. 白质异常，表现为从室周至皮质或皮质结节下的异常信号带，呈三角形、楔形、线状或放射状，尖端朝向脑室，T1WI呈等或低信号，T2WI呈高信号，反映神经元或胶质细胞迁移途径的变化。结节性硬化症DTI研究表明常规MRI显示正常的脑白质ADC值增高，提示白质内存在广泛的超微结构改变或破坏。

【鉴别诊断】★★★△△△

1. 灰质异位，主要与室管膜下型和皮质下型灰质异位鉴别，灰质异位在MRI任何序列中的信号均与皮质一致，而结节硬化症的室管膜下结节和皮质结节在T1WI及T2WI上，与皮质信号并不完全一致，且常有钙化。

2. 先天性Torch感染：侧脑室周围、基底节及大脑皮质可见钙化，但无皮质结节和室管膜下结节，常伴脑萎缩、头小畸形及脑积水，白质坏死脱髓鞘等。

3. 脑囊虫病，脑实质内见多发囊虫结节，室管膜下无结节，往往多期并存，钙化期可见钙化结节。

4. 室管膜下转移灶，与室管膜下巨细胞星形细胞瘤鉴别，后者多伴有皮质结节和室管膜下结节。

【治疗转归】★★△

1. 主要是对症治疗，如抗癫痫等。
2. 室管膜下巨细胞星形细胞瘤可手术切除。

三、Sturge-Weber综合征

【概况】★★△△

脑颜面血管瘤综合征即Sturge-Weber综合征（sturge-weber syndrome），是一种先天性组织发育障碍所致的神经皮肤综合征，发病率仅为0.002%，多散发，男女发病率相近。以软脑膜、面部三叉神经支配区及眼脉络膜的毛细血管 - 静脉血管瘤病为病理特征。发病机制尚不十分清楚，可能由于原始脉管丛在发育的前3个月中退化和成熟发生异常所致，脑皮质引流静脉发育异常，软脑膜或软脑膜和蛛网膜间多发聚集成丛的微血管和小静脉形成，受累区域脑皮质淤血和缺氧，神经元变性、缺失，进而脑组织萎缩，可伴有胶质增生甚至皮质营养不良性钙化，钙化通常见于2岁以后患儿。病侧室管膜下静脉和髓静脉等深静脉因回流受阻而代偿性扩大，病侧脉络丛增大。好发于枕部或顶枕部。

【相关临床】★★△△

临床最大特征为沿三叉神经支配区域的皮肤葡萄酒色痣，常见眼睑、前额、颊部等三叉神经第一支支配区域。患者可出现癫痫、智力低下和偏盲、偏瘫

等神经系统症状以及青光眼、巩膜或脉络膜血管瘤等眼部症状。面部改变与颅内病变为同侧。

【影像学检查方法】★★★△△△

1．CT 敏感性高，可有特征性表现。

2．MR 敏感性高。

【影像学表现】★★★△△△

1．脑皮质萎缩、钙化，钙化呈典型双轨样征。同侧脑室可代偿性扩大。

2．“脑回样”强化，为该病的重要征象，与软脑膜或软脑膜和蛛网膜间血管丛血流速度慢或者局部皮质缺血后血脑屏障破坏有关；因 T1WI FLAIR 增强扫描可以抑制血管信号，显示软脑膜强化较常规 T1WI 增强扫描更清晰。

3．受累脑组织内增多的静脉也是该病的特征表现之一。增强扫描显示同侧侧脑室内脉络丛增大、强化明显；磁敏感加权成像可清楚显示脑内异常静脉；灌注加权成像显示病变区为低灌注，MTT 延长，提示静脉淤滞。

4．50% 患者可出现眼球异常强化，可能由于脉络膜血管瘤或者青光眼导致炎症所致。

【鉴别诊断】★★★△△△

1．其他神经皮肤综合征。

2．局限性脑萎缩，增强扫描有助于该病与缺血缺氧性脑病或外伤等所致的脑萎缩鉴别，临床上小儿颅脑平扫显示局限性脑萎缩，应该常规行增强扫描。

3．颅内感染，感染性脑膜脑炎也可出现局部软脑膜或皮质强化，但强化机制与 Sturge-Weber 综合征不同，前者由于血脑屏障破坏、血管通透性增高所致，后者是由于软脑膜上纡曲的静脉呈血管瘤样扩张，对比剂滞留所致，且后者常伴有局限性脑萎缩及钙化，有助于鉴别。

4．神经皮肤黑变病，软脑膜黑色素细胞数目增多甚至演变成黑色素瘤可见脑膜强化，但脑膜 T1WI 多呈高信号，T2WI 呈低信号，并可出现皮肤色素斑有助于与 Sturge-Weber 综合征鉴别。

4、Klippel-Trenaunay-Weber 综合征，又称骨肥大静脉曲张性痣，为一种有家族倾向的血管畸形，也可出现脑萎缩、脑内钙化、脉络丛和软脑膜强化等，但该病常伴有肢体骨质和软组织受侵犯，表现为长骨肥大，骨密度、长度、厚度均增加，有助于鉴别。

【治疗转归】★★△

1．主要是对症治疗，必要时切除受累脑叶。

2．皮肤病变可激光治疗。

（曾俊杰　廖伟华　王小宜）

参 考 文 献

[1] Atlas SW, editor. Magnetic resonance imaging of the brain and spine. 4th ed. Philadelphia: Lippincott Williams & Wilkins, 2009.

[2] Yousem DM, Grossman RI, editor. Neuroradiology: The Requisites. 3rd ed. Philadelphia: Mosby Elsevier Inc., 2010.

[3] Castillo M，著；王霄英，译．神经放射学．北京：中国医药科技出版社，2006.

[4] Correa GG, Amaral LF, Vedolin LM. Neuroimaging of Dandy-Walker malformation: new concepts. Top Magn Reson Imaging, 2011, 22 (6) : 303-312.

[5] 曹丹庆，蔡祖龙．全身 CT 诊断学．北京：人民军医出版社，2009.

[6] Neurofibromatosis. Conference statement. National Institutes of Health Consensus Development. Arch Neurol, 1988, 45: 575-578.

[7] Lin DD, Barker PB. Neuroimaging of phakomatoses. Semin Pediatr Neurol, 2006, 13 (1): 48-62.

[8] Jarrah Ali Al-Tubaikh, Reiser MF, ed. Congenital diseases and syndromes. Berlin Heidelberg: Springer-Verlag, 2009.

[9] National Institutes of Health Consensus Development Conference Statement on Acoustic Neuroma, December 11-13, 1991. The Consensus Development Panel. Arch Neurol, 1994, 51: 201-207.

[10] Leung AK, Robson WL. Tuberous sclerosis complex: a review. J Pediatr Health Care, 2007, 21 (2) : 108-114.

[11] Umeoka S, Koyama T, Miki Y, et al. Pictorial review of tuberous sclerosis in various organs. Radiographics, 2008, 28 (7) : 32.

[12] Hyman MH, Whittemore VH. National Institutes of Health consensus conference: Tuberous sclerosis complex. Arch Neurol, 2000, 57 (5) : 662-665.

[13] O'Callaghan FJ, Osborne JP. Advances in the understanding of tuberous sclerosis. Arch Dis Child, 2000, 83 (2) : 140-142.

[14] 沈天真，陈星荣．神经影像学．上海：上海科学技术出版社，2003.

第5章 颅脑外伤

第1节 外伤性原发性颅内损伤

一、硬膜外血肿

【概况】★★★△△△

硬膜外血肿（extradural hematoma）是位于颅骨内板与硬脑膜之间的血肿，好发于幕上半球凸面，约占外伤性颅内血肿30%，其中大部分属于急性血肿。硬膜外血肿的形成与颅骨损伤有密切关系，一般发生在受力点及其附近，多为位于骨沟的硬脑膜动脉或静脉窦撕裂引起出血或骨折的板障出血，90%的硬脑膜外血肿与颅骨线形骨折有关，出血积聚于硬膜与颅骨内板分离处，并随着血肿的增大而使硬膜进一步分离。

【相关临床】★★★△△△

硬膜外血肿主要分为超急性、急性、亚急性、慢性四期，大部分属于急性血肿，有时并发其他类型。一般认为超急性血肿指伤后3 h内即出现的血肿，急性指外伤后3 h至3日形成的血肿，亚急性指外伤3日至3周内出现的血肿，慢性硬膜外血肿指伤后3周以上形成血肿，比较少见。发展较快的硬脑膜外血肿，多来源于动脉损伤，若出血源于静脉，如硬脑膜静脉、板障静脉或静脉窦，则病情发展稍缓，可呈亚急性或慢性病程。血肿开始为新鲜血液和血块，几天后血块液化并被逐渐吸收，周围有薄层肉芽组织形成，1个月左右形成肉芽包膜，内含液化血块，有的可机化成固体。

硬膜外血肿常合并严重脑挫裂伤。可有严重意识障碍、昏迷加深或清醒后晕迷、单侧瞳孔散大和其他脑压迫症状。严重时可因并发脑疝而死亡。

【影像学检查方法】★★★△△△

1. X线 可观察颅骨骨折情况，DSA可发现部分血管病变以及血管移位征象。

2. CT 特异性、敏感性极高，可明确诊断，定量分析。

3. MRI 对血肿解剖部位、时相分辨及定量更精确。

【影像学表现】★★★△△△

1. CT表现

（1）急性期：颅骨内板和脑表面之间梭形高密度影。内缘光滑、锐利，常伴有相应部位骨折。

（2）慢性期：密度不均匀，可为略高密度、等密度或混杂密度。

（3）增强扫描可见血肿内缘的包膜强化，CTA可见血管移位。

（4）中线结构无或轻度移位。

（5）血肿较局限，不越过颅缝，但矢状窦破裂引起的血肿可越过中线。

2. MRI表现

（1）颅骨内板和脑表面之间的双凸形或梭形异常信号影，边缘锐利。

（2）出血灶演变规律：含氧血红蛋白→脱氧血红蛋白→正铁血红蛋白→含铁血黄素。

（3）血肿的信号强度与血肿的期龄和所用的MRI机的磁场强度相关：①急性期：T1WI上血肿的信号与脑实质相仿，T2WI上血肿信号呈低信号；②亚急性期和慢性期：T1WI和T2WI均呈高信号；患侧皮质受压扭曲，即脑回移位征和脑表面（皮质）血管内移；硬膜外血肿与脑实质之间可见一条代表硬脑膜的低信号影。

【鉴别诊断】★★★△△△

1. 硬膜下血肿 硬膜下血肿与硬膜外血肿的病因类似，多是外伤致颅骨骨折后板障或者脑膜血管破裂引起，多为外伤同侧，不同的是部位是硬脑膜与蛛网膜的间隙之间，是表现为范围较宽的新月形高密度影，可以跨颅缝。

2. 颅内占位病变 如脑内血肿、脑肿瘤、脑脓肿及肉芽肿等占位病变，均易与慢性硬膜外血肿发生混淆。区别主要在于无头部外伤史及较为明显的局限性神经功能缺损体征。确诊亦需借助于CT、MRI或脑血管造影。

【治疗转归】★★★△△△

1. 对于症状较轻，幕上出血量≤30 ml、幕下≤10 ml，中线结构移位小于10 mm，病情稳定者可在严密观察下保守治疗。

2. 症状较重或进行性加重，幕上出血量≥30 ml、幕下≥10 ml（儿童幕上≥30 ml、幕下≥10 ml），颅内压高于2.7 kPa或进行性升高，合并局灶性脑损害者应手术治疗。

二、硬膜下血肿

【概况】★★★△△△

颅脑损伤导致皮质桥静脉破裂出血，使血液集聚在硬脑膜与蛛网膜之间的硬膜下腔即形成了硬膜下血肿。血肿呈新月形，大量出血可呈梭形，范围较广泛，可跨越颅缝。硬膜下血肿与颅脑外伤有密切的关系，特别是急性和亚急性硬膜下血肿，多在伤后数小时或数日出现临床症状，多为对冲伤。部分病人无明显外伤史，部分病例可因剧烈咳嗽，血管本身缺陷，凝血过程障碍引起。

【相关临床】★★★△△△

硬膜下血肿根据发生时间不同可分为急性、亚急性与慢性硬膜下血肿。急性硬膜下血肿指伤后3天以内的血肿；亚急性硬膜下血肿指在伤后4天至3周内的血肿，慢性硬膜下血肿指3周以上的血肿。硬膜下血肿多为对冲伤，单侧性，血肿范围较广，临床表现以颅内压增高为主，如头痛、呕吐、视盘水肿，意识障碍等。

【影像学检查方法】★★★△△△

1. CT为首选手段，绝大部分病灶可定性定量诊断。

2. MR对部分隐匿性血肿、等密度血肿、微小血肿的检出更敏感。

3. DSA可发现部分血管病变以及血管移位征象。

【影像学表现】★★★△△△

1. CT表现

（1）急性硬膜下血肿：①颅骨内板下新月形或半月形高密度影，少数为等密度或低密度；②血肿密度不均匀，与血清渗出和脑脊液相混有关；③血肿范围广泛，可超越颅缝，常合并脑挫裂伤。

（2）亚急性硬膜下血肿：①颅骨内板下新月形或半月形高密度、等密度或混杂密度影；②较早期的亚急性硬膜下血肿与急性期的密度相似，呈高密度；③血红蛋白不断溶解、吸收，血肿密度逐渐减低；④伤后1～2周可变为等密度，等密度亚急性期硬膜下血肿的间接征象：灰白质界面内移，脑沟消失，脑室系统变形，中线结构向健侧移位，CT增强扫描借助于皮质染色有助于等密度亚急性期硬膜下血肿的检出；⑤随着红细胞崩解，血肿呈混杂密度，上部为低密度，下部为等或高密度，形成液体-血凝块界面；⑥晚期硬膜下血肿的细胞成分被替代后，CT可表现为低密度。

（3）慢性硬膜下血肿：①多呈低密度甚至等同于脑脊液的密度；②血肿壁机化增厚或钙化；③慢性硬膜下血肿可因再次出血而复杂化，表现为混杂密度。

2. MRI表现

（1）大部分急性硬膜下血肿T1WI呈等信号，T2WI为等、低信号；亚急性期在T1WI和T2WI上均呈高信号；慢性期，在T1WI和PDWI上呈略低信号，T2WI上呈低信号。由于血液成分及比重不同，亚急性硬膜下血肿可出现血球压积效应，血肿上部高信号，下部低信号，形成液-液平面，以T2WI明显。

（2）SWI、$T2^*WI$、FLAIR序列对部分隐匿性血肿、等密度血肿、微小血肿及并发症的检出敏感。

【鉴别诊断】★★★△△△

典型的硬膜下血肿根据其形态和病史可提供诊断。最应与硬膜外血肿鉴别：硬膜外血肿多呈梭形，范围较局限。常并发颅骨骨折，骨折多位于血肿同侧，血肿可跨越硬膜附着点，但不可跨越颅缝。

【治疗转归】★★△

1. 急性及亚急性较多见，常合并严重脑挫裂伤，病死率较高。一经诊断，应及早手术治疗。

2. 慢性硬膜下血肿也应以手术治疗为主。

三、外伤性蛛网膜下腔出血

【概况】★★★△△△

蛛网膜下腔出血（subarachnoid hemorrhage，SAH）系由脑底或脑表部位血管破裂，血液进入蛛网膜下腔引起的一种临床综合征。造成SAH的原因多样，根据病因，可分为外伤性SAH和自发性SAH。外伤是SAH最多见的原因。外伤所致者常合并脑挫裂伤、颅骨骨折等损伤。

【相关临床】★★★△△△

外伤后剧烈头痛、呕吐，可出现烦躁不安，意识障碍等，脑膜刺激征阳性。血性脑脊液可明确诊断。

【影像学检查方法】★★★△△△

1. CT首选手段，特异性、敏感性高。
2. MRI常规检查不敏感，特殊序列可比CT更佳。

【影像学表现】★★★△△△

1. CT表现

（1）脑沟、脑池及脑裂内的高密度影，CT值20～60 HU；贫血、出血量少被脑脊液稀释后可表现为等密度。

（2）蛛网膜下腔出血流入脑室内可沉降于两侧脑室后角，形成液平，大量出血可造成脑室内铸型。

（3）常在1周内消失。

2. MRI表现

（1）常规T1WI和T2WI序列对急性蛛网膜下腔出血常不能显示；对亚急性和慢性期敏感，TIWI上高信号。

（2）FLAIR序列可见脑沟模糊、脑脊液异常高信号；软脑膜水肿增厚$T2^*$WI、SWI呈低信号，比CT检出率更高。

【治疗转归】★★★△△

单纯SAH以保守治疗为主。继发交通性脑积水时需及时脑室引流。

四、脑挫裂伤

【概况】★★★△△△

脑挫裂伤（contusion and laceration of brain）是指头部外伤后脑组织发生的器质性损伤，一般发生在着力部位或对冲部位，严重时可造成脑深部结构的损伤。损伤的脑组织、脑膜和血管发生断裂，呈不同的点片状出血、破裂、水肿和坏死，常合并有邻近部位局灶性脑水肿或弥散性脑肿胀以及不同程度的颅内血肿。可合并硬膜下血肿、硬膜外血肿和蛛网膜下腔出血。

【相关临床】★★★△△△

大多表现为昏迷时间较长、神经系统定位体征及脑膜刺激征。

【影像学检查方法】★★★△△△

1. CT简便、敏感性高，为首选手段。
2. MRI对脑干、胼胝体、脑神经损伤及微小病灶的显示，以及对血肿期龄的判断方面独具优势。

【影像学表现】★★★△△△

1. CT表现

（1）损伤局部呈低密度影，病灶大小、形态不一；多发、散在斑片状高密度出血灶。

（2）可伴有局部蛛网膜下腔出血、颅骨骨折、颅内积气等。

（3）早期脑水肿，病变广泛者占位效应明显，出现脑疝征象。

2. MRI表现

（1）急性期：T1WI水肿表现为低信号，出血灶表现为等信号，T2WI水肿表现为高信号，出血灶为低信号；DWI可见多发点片状高信号，SWI可见多发低信号沉积。

（2）亚急性期：T1WI上出血灶信号逐渐演变为高信号，与水肿区的低信号形成混杂信号，T2WI上呈高信号。

（3）慢性期：T1WI呈低信号，T2WI在高信号内出现低信号。

【治疗转归】★★★△△

1. 以非手术治疗为主。
2. 伴有血肿较大、颅内压进行性增高时，应及时手术治疗。

五、弥漫性轴索损伤

【概况】★★★△△△

弥漫性轴索损伤（diffuse axonal injury，DAI）是一种严重的闭合性颅脑损伤，多为旋转暴力所致，伤后持续昏迷而无神经定位体征。头部遭受加速性旋转暴力时，因剪应力造成的神经轴索损伤，主要位于脑的中轴部分，即皮髓质交界、胼胝体、大脑脚、脑干及小脑上脚等处，多属挫伤、出血及水肿，多灶性分布于脑白质、以轴索损伤为主要改变的一种原发性脑实质的损伤。其特点为广泛性白质水肿、损害，小灶性出血，神经轴索回缩球，小胶质细胞簇出现，常与其他颅脑损伤合并，死亡率高。

【相关临床】★★★△△△

受损轴索常多局灶性存在多个脑区，并非真正弥漫性分布。临床常用诊断标准：

1. 有头部变速外伤史。
2. 伤后即刻昏迷并>6 h。
3. CT 或 MRI 可见皮髓质交界、胼胝体、大脑脚、脑干及小脑多灶性出血、水肿。
4. 病情严重但颅压不高或影像学检查阴性。
5. 后期（>6 个月）出现弥漫性脑萎缩，伴有明显神经功能障碍或持续植物状态。
6. 尸检可见弥漫性轴索损伤的病理征象。

【影像学检查方法】★★★△△△

1. CT 敏感性不高，可表现为阴性。
2. MRI 高度敏感，临床价值越来越大。

【影像学表现】★★★△△△

1. CT 表现 大脑皮髓质交界、胼胝体、大脑脚、脑干及小脑多发局灶性出血灶、水肿。

2. MRI 表现 多灶性 T2WI 高信号，T1WI 不敏感。DWI 可见脑组织多发灶性高信号水肿，ADC 图呈低信号，DTI 可显示白质损伤的程度；SWI 序列较 GRE T2*WI 更敏感检出微小出血灶；MRS 可见 NAA 下降，提示神经元损伤，Cho 可升高，提示炎性反应。

【鉴别诊断】★★★△△△

1. 多灶性非出血性病变

（1）老年脑：无外伤，多发腔隙性梗死，脑白质疏松。

（2）脱髓鞘性病变：卵圆形，活动期病灶可强化，位于脑室旁。

2. 多灶性出血性病变

（1）脑血管淀粉样变：老年人，进行性痴呆。

（2）高血压性微出血：长期慢性高血压。

（3）海绵状血管瘤：不同时期的出血（T1 混杂）。

（4）毛细血管扩张症：症状很轻或无症状，多见于脑干、小脑的多发微小出血，常规 MRI 检查可无阳性发现，T2*WI、SWI 呈低信号。

【治疗转归】★★★△△

预后不佳，保守治疗为主。

六、穿透性脑损伤

【概况】★★△△

穿透性脑损伤（penetrating cerebral injury）为快速运动的锐器撞击相对静止的头颅，穿过头皮、颅脑和脑膜，进入脑组织所形成的脑外伤称为穿透性脑损伤。以火器伤常见，建筑、工业损害也逐渐增多。

【相关临床】★★△△

症状严重，一般合并颅内异物、出血、严重挫裂伤等。影像学可对临床治疗、术式选择提供参考和指导。

【影像学方法】★★★△△△

一般均行 X 线和 CT 检查；不能除外脑内金属异物时，特别是铁磁性异物时，属 MRI 检查的禁忌证；无头颅金属异物时，可行 MRI 检查。

【影像学表现】★★★△△△

1. X 线表现

（1）穿通性脑伤所造成的颅骨骨折或缺损。

（2）颅内的不透 X 线异物。

（3）可显示颅内积气。

2. CT 表现

（1）了解伤道走形和范围、数量、形态。

（2）显示残留异物。

（3）对伤道附近脑组织出血、挫裂伤、水肿检出敏感；三维成像、多平面成像评价入口、出口、颅内结构及异物之间的相互关系。

【治疗转归】★★△

情况允许时积极清创、外科手术治疗。

（曾俊杰　廖伟华　王小宜）

第2节　外伤性继发性颅内损伤

一、颅内脑疝

【概况】★★★△△△

颅脑损伤可以导致颅内压增高，使相应脑组织从高压区向低压区移位，引起一系列临床症状，称为外伤性脑疝（brain herniation）。

【相关临床】★★★△△△

临床上常根据解剖部位及疝出组织进行分类，主要分为大脑镰下疝、枕骨大孔疝、颞叶钩回疝和蝶骨嵴疝等；此外，幕上脑组织严重创伤可以压迫脑中线结构，包括丘脑、基底节、第三脑室、上部脑干等并使之向下移位，造成以上组织的损伤，称为脑中心疝（脑干轴性移位）。危害最严重的是小脑幕切迹疝和枕骨大孔疝。

临床可出现剧烈头痛、频繁呕吐及视盘水肿。严重者可出现昏迷、两侧瞳孔不等大，对光反应消失，去皮层强直。可因血压下降、呼吸心跳停止而死亡。

【影像学检查方法】★★★△△△

1. **CT**　敏感性高，检查快捷方便。
2. **MRI**　敏感性、特异性均很高。

【影像学表现】★★★△△△

1. CT 表现

（1）大脑镰下疝：压力高的一侧被挤压至蝶骨大翼后方，侧裂池、大脑中动脉水平段和颞叶向后移位，侧脑室前角和体部超越中线，向对侧移位。

（2）小脑幕切迹疝：双侧海马沟回疝时，中脑受压变窄，环池内可见下疝的沟回及海马回；单侧海马沟回疝时，脑干向对侧移位。第三、四脑室受压变扁，环池的翼部和四叠体池移向后下方。

（3）枕骨大孔疝：小脑延髓池均匀缩小，池前缘切凹变浅消失或完全闭塞，枕大孔下出现圆形或长舌状软组织密度影。

2. MRI 表现

（1）大脑镰下疝：一侧扣带回于大脑镰下疝至对侧，中线结构向对侧移位。

（2）小脑幕裂孔下疝：环池内可见下疝的钩回和海马回，相应脑池变窄，下疝组织的后方的脑池可增宽，脑干受压变形，移位；小脑幕裂孔上疝：幕下可见病灶，脑干上移，于胼胝体压部层面可见小脑蚓部，第三脑室及侧脑室上升并扩大。

（3）枕骨大孔疝：第四脑室狭窄或闭塞，枕大池变小或消失，延髓、脑桥、小脑下移受压超过枕骨下层面，一般认为超过 5 mm 即可确诊；。

（4）蝶骨嵴疝：颅前窝或颅中窝脑组织跨越蝶骨嵴并受压。

（5）脑中心疝：幕上有脑组织损伤，侧脑室（特别是额角）、三脑室受压变小，鞍上池及环池受压变小或消失，中线结构可居中或轻度偏移。丘脑、基底节、脑干受压并沿纵轴向下移位。

【治疗转归】★★★△△

病情进展快，应积极治疗原发疾病，解除颅压不平衡状况，外科手术为首选。

二、脑水肿

【概况】★★★△△△

创伤性脑水肿是脑组织受到外来暴力打击后出现过多的水分积聚在细胞内或细胞外间隙，引起脑体积增大和重量增加，此病理生理反应称之为创伤性脑水肿。

病理生理学是脑组织血 - 脑屏障的破坏、脑微循环功能障碍、神经细胞能量代谢功能障碍、损伤部位自由基的产生、细胞内外异常离子通道的开放等，产生血管源性脑水肿、细胞毒性脑水肿和间质性脑水肿。

【相关临床】★★★△△△

创伤性脑水肿多数发生于伤后 4～14 h，最早可发生在伤后 20～30 min，主要原因是外伤导致血管运动调节中枢受损，脑血流灌注过量，脑组织缺氧，血脑屏障功能障碍等，造成脑血管血流量增加或脑组织含水量增加，或两者同时存在，若得不到良好处理，预后极差。

脑损伤急性期，血管源性脑水肿和细胞毒性脑水肿常混合存在。间质性脑水肿主要发生于脑损伤的后期或恢复期，常伴有脑白质萎缩和脑积水。

临床症状严重程度与原发性脑损伤的程度密切相关；常伴有颅内压增高、脑疝。局部的脑挫裂伤引起局限性创伤性脑水肿。严重的弥漫性轴索损伤可引起弥漫性的创伤性脑水肿。

【影像学检查方法】★★★△△△

1. CT 在急性期为首选检查手段。

2. MRI 较 CT 更敏感、准确。

【影像学表现】★★★△△△

1. CT 表现

（1）局限性低密度影，边缘模糊，病灶较大时可有占位征象，病变侧的脑室受压变窄或完全闭塞；中线结构向对侧移位，局部脑沟、脑池变窄或消失。

（2）弥漫性脑肿胀时，表现为全脑弥漫性密度减低，灰白质界限模糊，脑沟变浅消失，脑室系统不同程度缩小。

（3）分 3 度：①Ⅰ度：水肿范围不超过 2 cm。②Ⅱ度：水肿不超过一侧大脑半球的 1/2。③Ⅲ度：水肿范围超过一侧大脑半球的 1/2。

2. MRI 表现

（1）MRI 局限性或弥漫性 T1WI 低信号、T2WI 和 FLAIR 高信号，灰白质同时受累。

（2）DWI 等信号，ADC 高信号。

【鉴别诊断】★★★△△△

弥漫性轴索损伤：弥漫性轴索损伤为皮髓质交界、脑中轴线结构的剪切力损伤，病理改变为神经轴索的损害。影像学可见相应部位的散在 CT/MRI 表现，可合并弥漫性脑肿胀。

【治疗转归】

临床症状不重可保守治疗，合并颅内血肿、脑疝、颅压急骤升高等情况时应积极手术治疗。

三、外伤后脑缺氧、缺血、梗死

【概况】★★★△△

脑血流中断超过 8 min 将导致神经细胞不可逆损伤，出现急性脑梗死。外伤性脑梗死指外伤后出现的脑缺血和脑梗死表现，血肿压迫血管、高颅压血管反应性收缩、动脉壁损伤、高凝状态、脑低灌注是引起脑梗死的主要病理生理基础，外伤导致血容量降低，血管痉挛，脑组织灌注压减低，血栓形成，供血动脉的直接损伤，脑组织移位造成大血管受压狭窄或闭塞等，最终可导致脑组织缺血和梗死。颅压升高和静脉回流受阻可加重脑缺氧、缺血和梗死。

【相关临床】★★★△△

血肿或脑疝压迫或牵拉血管、血管痉挛、动脉壁直接损害均可导致外伤性脑梗死，神经系统定位体征常于伤后 24 h 内发生，除颅内高压、脑疝等原发症状以外，临床症状与缺血缺氧、梗死区功能相关。梗死的发生和程度有时并非与原发损伤的程度正相关。

【影像学检查方法】★★★△△△

1. CT 能及时发现原发病灶，了解与神经定位体征不一致之处；CTA 检出血管狭窄、闭塞。

2. MRI 的 DWI 序列可迅速发现脑缺血缺氧、梗死。

【影像学表现】★★★△△△

1. CT 表现 除部分原发病灶以外，可无阳性发现。

2. MRI 表现

（1）MRI 检查梗死灶 T1WI 低信号，T2WI 和 FLAIR 高信号。

（2）DWI、PWI 可明确缺血的范围和程度。DWI 高信号，PWI rCBV 降低、MTT 延长。

（3）继发性脑梗死为颅脑损伤后常见的并发症。

【治疗转归】★★△

积极治疗原发病，降颅压、改善血流动力学，预防继发脑缺血缺氧、梗死的发生。

四、脑外伤后颅内血管损伤及并发症★★★△△

外伤后继发性脑血管损伤及并发症主要包括动脉损伤和静脉损伤两大类，血管痉挛、脂肪栓塞、外伤性动脉瘤、外伤性动脉切割和内膜撕裂、外伤性内膜剥离和分隔型动脉瘤、外伤性动静脉瘘、外伤性皮质静脉撕裂和血栓形成、外伤性静脉窦撕裂或血栓形成。其影像学表现为：

1. 血管痉挛 影像学检查无任何异常发现。有时仅早期血管造影可见局限或广泛性血管痉挛。

2. 脂肪栓塞 X 线平片无阳性发现。脑血管造影可见栓塞远端血管截断不显影。CT 上表现为大片状低密度影，密度均匀，呈楔形。在 MRI 表现为片状 T1WI 低信号、T2WI 高信号，DWI 高信号。

3. 外伤性动脉瘤

（1）DSA：真性动脉瘤可见动脉壁呈囊状或梭形

扩张；假性动脉瘤可见造影剂经动脉裂口进入假性动脉瘤腔内，动脉瘤壁常不完整。

（2）CT：真性动脉瘤可见局限性血管扩张；假性动脉瘤可见动脉旁假瘤腔形成，周围有纤维包裹，增强CT扫描动脉瘤壁可见不规则强化。

（3）MRI：显示瘤体范围及大小优于CT。无血栓形成的动脉瘤在T1WI和T2WI上均表现为无信号病灶，有血栓形成的动脉瘤腔可出现高、低、等混杂信号。

4. 外伤性动脉切割和内膜撕裂

（1）DSA可见血管均匀变细，有时可显示血管因内膜下血肿压迫而闭塞，部分病例可见内膜撕裂和内膜下血栓。

（2）CT常无异常发现，有时仅表现为血栓形成所导致的脑梗死改变。

（3）MRI可见亚急性内膜下血栓形成。

（4）MRA表现为血管呈节段性或局灶性动静脉瘤样扩张。

5. 外伤性动静脉瘘

（1）DSA是外伤性动静脉瘘的首选方法，可见颈内动脉海绵窦段动脉撕裂，裂口可大可小，造影剂经撕裂口溢入海绵窦，并经增粗的眼静脉向上引流，岩上窦、岩下窦开放并向上、向下引流。

（2）CT和MRI均可见眼上静脉增粗、扭曲，同侧眼球突出，海绵窦增宽。

（曾俊杰　廖伟华　王小宜）

参考文献

[1] 沈天真，陈星荣.神经影像学.上海：上海科学技术出版社，2004，565-575.

[2] Singer MB, Atlas SW, Drayer BP.Subarachnoid space disease: diagnosis with fluid-attenuated inversion-recovery MR imaging and comparison with gadolinium-enhanced spin-echo MR imaging--blinded reader study. Radiology, 1998, 208(2): 417-422.

[3] Adams JH.Diffuse axonal injury in non-missile head injury. Injury, 1982, 13(5): 444-445.

[4] Gaetz M. The neurophysiology of brain injury. Clin Neurophysiol, 2004, 115: 4-18.

[5] Holshouser BA, Tong KA, Ashwal S. Proton MR spectroscopic imaging depicts diffuse axonal injury in children with traumatic brain injury. AJNR Am J Neuroradiol, 2005, 26: 1276-1285.

[6] Plum F, PosnerJB.The diagnosis of stupor and coma. Contemp Neurol Ser, 1972, 10: 1-286.

[7] 巩若箴，王涛，刘艾艳，等. CT诊断早期颞叶型天幕疝的标准及临床价值.医学影像学杂志，2003，13（3）：145-148.

[8] Yoshino E, Yamaki T, Higuchi T, et al. Acute brain edema in fatal head injury: analysis by dynamic CT scanning. J Neurosurg, 1985, 63: 830-839.

[9] Taylor WR, Chen JW, Meltzer H, et al. Quantitative pupillometry, a new technology: normative data and preliminary observations in patients with acute head injury. J Neurosurg, 2003, 98(1): 205-213.

第 6 章　血管性病变

第 1 节　血 管 畸 形

一、动静脉畸形

【概况】★★△△

动静脉畸形（arteriovenous malformation，AVM）是脑血管发育异常所致畸形中最常见的一种，脑动静脉之间无毛细血管床，由一条或多条供血动脉、畸形血管团及引流静脉组成。

【相关临床】★△

动静脉畸形（AVM）好发于 20～30 岁的年轻人。典型临床表现中，头痛伴出血者约占 50%，癫痫者占 25%，局部神经系统症状缺失者占 20%～25%，出血危险性随年龄增长而增加，自行消退罕见（常可见于<3 cm 的病变，单个引流静脉）。临床治疗常以栓塞、立体定向放疗为主。

【影像学检查方法】★★★△△

1. CT　作为影像学发展的不可或缺的一部分，可以提供很有效的诊断信息，特别是 CTA，可显示粗大的供血动脉及引流静脉。

2. MRI　能直接显示粗大纡曲的异常血管团，有典型的无占位效应的“黑蠕虫”征（血管流空）显示，无需使用含碘对比剂，无辐射危害。DWI、MRA、MRV 对显示病变都有很好的作用。

3. DSA　作为脑血管诊断的金标准，具有其他检查不可替代的优势。

【影像学表现】★★★△△△

1. 典型特征　MR T2WI 上显示无占位效应的“黑蠕虫”征（血管流空）；可发生于脑、脊髓的任何部位；85% 发生于幕上，15% 发生于颅后窝；98% 呈孤立、散发；病变大小不一，常由增粗粗大的血管团组成。

2. CT 表现

（1）可表现正常。

（2）等或高密度纡曲血管。

（3）25%～30% 可见钙化。

（4）明显强化。

（5）无占位效应。

（6）CTA 可显示粗大的供血动脉及引流静脉。

3. MRI 表现

（1）T1WI 混杂信号（与血流速度、有无出血有关）。

（2）T2WI “蜂窝状”“黑蠕虫”征（流空血管）。

（3）内部无正常脑组织。

（4）FLAIR：流空低信号，周边高信号（胶质增生）。

（5）DWI 正常。

（6）T1C+明显强化。

（7）MRA 显示引流动脉，显示不清畸形血管。

（8）MRV 可勾勒引流静脉。

4. DSA 表现

（1）粗大的供血动脉、畸形血管团、引流静脉。

（2）27%～32% 双重动脉供血（硬脑膜和柔脑膜）。

【诊断要点】★★△△

1. 仔细寻找 AVM 内的供血动脉。

2. 全部血栓形成的 AVM 中，仔细观察供血动脉和早期引流静脉。

【鉴别诊断】★★△△

典型的 AVM 容易诊断。AVM 伴出血需与其他原因引起的出血鉴别，发现粗大的供血动脉和引流静脉考虑 AVM。

二、发育性静脉畸形

【概况】★★△△

发育性静脉畸形（developmental venous anomaly，DVA）为先天性血管畸形或正常引流静脉的解剖变异，即在脑动脉系统形成后，静脉停止发育处于原始的胚胎髓静脉阶段，汇入了一支粗大的引流静脉。

【相关临床】★△

发育性静脉畸形是尸检中最常见的血管畸形，占所有脑血管畸形的60%，MR、CT增强发现率为2.5%～9%，15%～20%患者伴有海绵状血管瘤。病理方面，DVA由扩张的薄壁静脉组成，静脉间常夹有正常脑组织，静脉壁缺乏平滑肌和弹性组织，扩张的髓静脉呈放射状排列。

患者通常无症状，当有症状时，常会出现头痛、癫痫，伴有海绵状血管瘤者还会有出血，且这种出血危险性每年会增加0.15%，引流静脉血栓形成或伴有海绵状血管瘤会使出血概率增加。治疗方面，孤立的DVA常无须特殊治疗，混合型DVA的处理依赖于伴发的其他异常病变。

【影像学检查方法】★★★△△

1. CT可提供很有效的诊断信息，特别是CTA可显示粗大的中央静脉。

2. MRI能直接显示病变，有典型的“海蛇头”样表现，无需使用含碘对比剂，无辐射危害。

3. DSA作为脑血管诊断的金标准，具有其他检查不可替代的优势。

【影像学表现】★★★△△△

1. 典型特征

（1）“海蛇头”样表现（扩张的髓静脉呈放射状改变）。

（2）常发生于侧脑室额角白质或第四脑室周围的白质区。

（3）扩张的髓静脉呈伞样汇集，经粗大的静脉引流入静脉窦或深部室管膜静脉。

2. CT表现

（1）正常。

（2）偶尔可见钙化改变。

（3）CT增强可见线样或点状强化。

3. MRI表现

（1）病变较小时，T1WI可表现为正常，T2WI可见血管流空影。

（2）如果伴有其他血管畸形或引流静脉血栓形成时，脑实质可有出血表现。

（3）T2WI呈低信号。

（4）DWI常正常。

（5）SWI清晰显示静脉畸形血管呈“海蛇头”改变。

（6）T1C+明显强化，异常血管呈伞样汇集并经集合静脉汇入静脉窦或室管膜静脉。

（7）MRA正常。

（8）MRV可见“海蛇头”样血管汇集。

4. DSA表现

（1）95%病例动脉期、毛细血管期均表现正常。

（2）静脉期可见“海蛇头”样静脉汇集。

【诊断要点】★★△△

1. DVA含正常脑组织。

2. SWI、MR、CT增强均可明确诊断。

3. 扩张的髓静脉呈伞样汇集，经粗大的静脉引流入静脉窦或深部室管膜静脉。

【鉴别诊断】★★△△

1. 混合型血管畸形（合并海绵状血管瘤）出血常见。

2. 静脉窦血栓形成伴髓静脉扩张形成侧支循环。

3. Sturge-Webcr综合征

（1）可伴有粗大的髓静脉、室管膜下静脉及脉络丛静脉。

（2）伴有面部血管瘤。

三、海绵状血管瘤

【概况】★★△△

海绵状血管瘤（cavernous malformation，CM）由扩张、衬有内皮的窦样间隙构成，无正常脑组织间隔，病变内常反复出血。

【相关临床】★△

海绵状血管瘤是最常见的血管造影阴性的血管畸形，好发于40～60岁，患者出现癫痫症状的占50%，神经系统症状缺失者占25%，20%患者无症状，病变可见进展，消退，既往出血的病变再出血概率增加。

病理表现中，可见衬有内皮细胞的充满血液的血管内无正常脑组织；若为多发，常提示为常染色体显性遗传；呈孤立的、分叶的“桑葚样”结节，75%单发，10%～30%呈多发可伴有DVA；薄壁衬有内皮细胞的血管组成包埋在胶原基质中，不同期龄的出血，可见松散的钙化，含正常脑组织。治疗常可行显微外科手术切除，立体定向放疗价值不大。

【影像学表现】★★★△△

1. 典型特征

（1）T2WI上呈“爆米花”样改变，病变周边可见低信号环（含铁血黄素沉积）。

（2）任何位置均可发生，幕上脑实质常见。

2. CT表现

（1）30%～50%阴性。

（2）40%～60%可见钙化。

（3）如果无近期出血，常无占位效应。

（4）边界清晰的圆形高密度影，邻近脑实质正常。

（5）CT增强无强化。

（6）CTA阴性。

3. MRI表现

（1）T1WI表现依赖于出血期龄，常呈混杂信号。

（2）T2WI呈“爆米花”样高信号，病变周边可见低信号环（含铁血黄素沉积）。

（3）T2* WI呈低信号，范围较T2WI更为广泛。

（4）DWI正常。

（5）T1C+无或轻度强化。

（6）MRA正常。

（7）合并急性大出血可使CM诊断困难。

4. DSA表现

（1）DSA正常。

（2）缓慢的病变内无血流，无动、静脉分流。

【鉴别诊断】★★△△

1. “爆米花”样病变

（1）AVM流空、出血、单种出血产物。

（2）出血性肿瘤：含铁血黄素环常不完整，出血产物呈不规则形，明显强化。

（3）钙化性肿瘤：少突胶质细胞瘤常呈明显强化。

2. 多发T2WI低信号

（1）陈旧性外伤：DAI、脑挫伤。

（2）高血压性微出血：长时间高血压。

（3）淀粉样血管样变：老年痴呆、白质病变。

（4）毛细血管扩张症。

【分期型】★★△△

1. 1型 亚急性出血，T1WI、T2WI呈高信号。

2. 2型 T1WI、T2WI混杂信号，“爆米花”样信号。

3. 3型 慢性出血，T1WI等或低信号，T2WI高信号，周边可见低信号。

4. 4型 点状微出血，GRE清晰显示，T1WI、T2WI常呈阴性。

【诊断要点】★★★△△

1. 自发性颅内出血，T2*WI可发现额外病变。

2. 不典型CM，可选择T2*WI复查。

3. 巨大海绵状血管畸形常类似肿瘤。

四、Galen静脉畸形

【概况】★★△△

Galen静脉畸形又称Galen静脉瘤或Galen动静脉瘘，由于动静脉短路和Galen静脉的前身前脑中静脉发育异常，大量血流进入Galen静脉，造成其动脉瘤样的扩张，直径大小常>3 cm。

【相关临床】★△

胚胎学发育变化：孕5周，脑膜动脉分支供应脉络丛；孕3～8周，脉络丛通过前脑中静脉引流；孕10周，大脑内静脉引流脉络丛，前脑中静脉退化，如果前脑中静脉持续存在，可与大脑内静脉汇合形成Galen静脉，前脑中静脉的AVF（动静脉瘘）常发生于孕6～11周，常伴脑积水、脑缺血。

Galen静脉畸形占所有脑血管畸形1%以下，占所有儿童血管畸形的30%，是儿童时期最常见的心外因素高输出量的病因，常伴有房间隔缺损、主动脉骑跨、脑积水、发育延迟、头痛、癫痫、心力衰竭等，新生儿常死于难治性心力衰竭和多系统衰竭。若无心力衰竭、多系统衰竭和脑损伤，可采用导管内介入栓塞供血动脉予以治疗。

【影像学检查方法】★★★△△

CT、MRI、DSA均可用于检查，心脏超声也是必不可少的检查手段，可用于评价上腔静脉的扩张程度。

【影像学表现】★★★△△△

1. 典型特征

（1）新生儿或婴儿扩张的供血动脉引流至前脑中静脉。

（2）病变位于四叠体池内，边界清晰。

（3）呈圆形或管状，T2WI 呈低信号流空影。

2. CT 表现

（1）四叠体池、第三脑室后方密度略增高影，可见钙化。

（2）可伴有脑积水。

（3）呈圆形或管状。

（4）CT 增强可见病变呈明显强化。

（5）CTA 可清晰显示病变。

3. MR 表现 T1WI、T2WI 均可见四叠体池内圆形或管状的“血管流空影”。

4. 彩超表现 可见供血动脉，前脑中静脉中动脉样血流频谱表现。

5. 心脏超声表现

（1）右心室上腔静脉扩张。

（2）以下因素提示预后差：降主动脉舒张期反流；肺动脉高压；动脉导管未闭，右向左分流。

6. DSA 表现

（1）供血动脉来源于胼胝体周围、脉络膜及穿支动脉系统。

（2）是常见的硬脑膜静脉窦畸形。

【鉴别诊断】★★△△

1. 儿童硬脑膜动静脉瘘

（1）新生儿表现常类似于 Galen 静脉畸形。

（2）多发病灶，常较大，以快速血流为常见。

（3）常见巨大动脉瘤及静脉曲张。

（4）脑膜或枕动脉供血常见。

2. AVM

（1）是常见的血管畸形，其内无毛细血管网。

（2）是 15 岁以下儿童颅内出血最常见的病因。

（3）症状包括癫痫、头痛和神经系统症状缺失。

（4）也可累及 Galen 静脉。

五、硬脑膜动静脉瘘

【概况】★★△△

硬脑膜动静脉瘘（dural A-V fistula，DAVF）由增粗的供血动脉和扩张的引流静脉在静脉窦壁内构成的异常血管网，其内可见正常的血管结构。

【相关临床】★△

婴幼儿 DAVF 可能属先天性病变，而成人 DAVF 属获得性病变。硬脑膜静脉窦高压在获得性 DAVF 的形成、发展过程中起“扳机点”的作用；静脉窦高压引起一系列变化刺激血管生长因子（尤其是 VEGF）的表达，并促进硬脑膜新生血管及 DAVF 形成。总之，DAVF 是一种血管生长因子调控下继发的血管重塑性病变，但血管生长因子的种类及变化规律仍待进一步研究。

硬脑膜动静脉瘘中年人好发，常见的临床症状有搏动性耳鸣、突眼，脑神经异常，临床进展情况依赖于病变位置及是否进行引流，98% 的患者临床预后好，但有逆流时病人预后较差。

病理表现可见静脉窦内存在很多微小动静脉瘘，静脉窦常伴有夹层、阻塞。常发生于静脉窦血栓形成或阻塞的基础上，闭塞的静脉窦内可见机化的血栓形成肉芽组织及毛细血管再通，10%～15% 的脑血管畸形常伴有动静脉瘘分流。

临床分为以下类型。

Ⅰ型：顺行流入静脉窦或脑膜静脉，预后好。

Ⅱ A 型：反流入静脉窦。

Ⅱ B 型：反流入皮质静脉，伴 10%～20% 的出血率。

Ⅲ型：直接流入皮质静脉，无扩张，伴 40% 出血率。

Ⅳ型：直接流入皮质静脉，有的静脉扩张，2/3 患者有出血。

Ⅴ型：引流至脊髓周围静脉，伴进行性脊髓病。

治疗选择中可进行血管内栓塞、外科手术切除或立体定向放疗。

【影像学检查方法】★★★△△

1. DSA 观察供血动脉及引流静脉。
2. MR 及 MRA 评价脑组织继发改变。

【影像学表现】★★★△△△

1. 典型特征

（1）硬脑膜静脉窦血栓形成时，其内可见小的血管网及大量动静脉分流。

（2）常发生于横窦、乙状窦，其次为海绵窦。

（3）病变通常 <2 cm。

（4）CT 表现可正常，也可见静脉窦的增宽，常累及海绵窦。

（5）可见眼上静脉增粗。

（6）CTA 可显示异常的血管。

2. MRI 表现

（1）T1WI 显示静脉窦血栓为等或高信号。

（2）T2WI 等信号的血管内可见血管流空样的低信号。

（3）如果存在静脉性的淤血，T2WI 及 FLAIR 可见脑实质呈高信号，DWI 为等或低信号（提示有血管源性水肿）。

（4）皮质静脉引流异常时，可伴有脑出血。

（5）T1C＋可见慢性血栓呈轻度强化。

（6）病变较小或血流速度较慢时，TOF-MRA 表现为阴性或不能显示全部病变。

（7）CE-MRA 可清晰显示异常的血管网。

（8）MRV 可显示闭塞的静脉窦及侧支循环。

3. DSA 表现

（1）横窦或乙状窦（35%～40%）可见多发供血动脉来源于颈外动脉系统或颈内动脉的脑膜支。

（2）受累的静脉窦可见血栓形成。

（3）动脉血直接流入并行的静脉中。

（4）血流逆流，临床症状较为明显，易合并出血。

（5）纡曲的柔脑膜静脉可伴有淤血。

（6）流速高时易引起狭窄及出血。

【鉴别诊断】★★△△

1. 混合型柔脑膜、硬脑膜 AVM

（1）罕见。

（2）常发生于大的颅后窝或大脑半球表浅部位的 AVM。

2. 静脉窦血栓形成 侧支循环形成类似于 DAVF，但常与外伤的感染有关（血栓性静脉炎）。

【诊断要点】★★★△△△

病人发性颅内出血时，DSA 可详细评价颅内、外动静脉系统。

（王效春 张 辉）

第2节 动 脉 瘤

【概况】★★△△

动脉瘤（aneurysm）即为颅内动脉壁的囊性膨出，是造成蛛网膜下腔出血的首位病因，依据形态分为囊状、梭形、夹层及假性层动脉瘤。

【相关临床】★△

动脉瘤常见的症状为由蛛网膜下腔出血引发的头痛，病变常较大、多分叶容易破裂。治疗可行血管内弹簧圈栓塞或支架植入。

临床分型可分为分 4 型：

1. 囊状动脉瘤 分先天发育性、外伤性、肿瘤性、真菌性、流动相关性、高血流性及血管炎性动脉瘤。绝大部分起源于 Willis 环或大脑中动脉分叉部。

2. 梭形动脉瘤

（1）常由动脉硬化引起，椎基底动脉多见，可压迫邻近脑组织引起脑神经麻痹。

（2）血栓形成可致脑干梗死。

（3）巨大梭形动脉瘤可致颅底侵蚀。

3. 夹层动脉瘤 由外伤及潜在的血管病引起，常累及颈内动脉颅外段及椎动脉。

4. 假性动脉瘤 动脉局部扩张，管壁无动脉壁三层结构。常由外伤引起。

【影像学检查方法】★★★△△

1. CTA 速度快，目前成为评价动脉瘤的首选检查方式。

2. DSA 为诊断金标准，在诊断同时还可进行血管内栓塞介入治疗。

【影像学表现】★★★△△△

1. 典型特征

（1）囊状动脉瘤 95% 发生于颅底 Willis 环或椎基底动脉。

（2）梭形动脉瘤好发于椎基底动脉，可分为动脉粥样硬化性和非动脉粥样硬化性。

2. CT 表现

（1）CT 显示率较低，为 10%～30%。

（2）平扫显示动脉瘤钙化和蛛网膜下腔出血等并发症，有时也可直接显示较大的动脉影。

（3）平扫有时很难区分动脉瘤与周围脑组织。

（4）增强后多数动脉瘤腔呈明显均一强化，呈边界清晰的圆形或不规则形。

（5）瘤内血栓形成时，病灶中心常呈等或稍低密度，边缘为高密度或钙化环影。

（6）动脉瘤破裂出血时CT扫描可根据出血部位、范围确定动脉瘤破裂的部位。

（7）病变>2 mm时，CTA可显示90%～95%的动脉瘤。

3. MRI表现

（1）无血栓的动脉瘤由于存在流空效应，在T1WI和T2WI上均表现为低信号。

（2）动脉瘤内的涡流会导致信号不均匀。

（3）动脉瘤内有血栓时，其信号随血栓形成时间不同而会有所不同。

（4）MRI可以显示瘤周出血、夹层和相邻脑实质的状况。

（5）结合MRA，可以很好地显示动脉瘤的位置和形态。

（6）梭形动脉瘤表现为动脉呈梭形增粗、扭曲，内部可有血栓形成。

4. DSA表现

（1）显示动脉瘤的起源、形态，是诊断的金标准。

（2）多发性动脉瘤，以下征象能提示最可能破裂者：最大的动脉瘤；靠近血肿周围；局部痉挛；不规则、分叶状、顶部尖形的动脉瘤；造影剂外渗。

（3）动脉瘤破裂伴蛛网膜下腔出血者，脑血管造影可为阴性，当再次行血管造影时10%～20%的阴性患者可有异常表现。

【鉴别诊断】★★△△

1. 血管袢 多角度观察及“袢内双重密度征”可行鉴别

2. 后交通动脉起始部呈光滑的漏斗样扩张 退化不完全的胚胎血管，直径2 mm或更小，远端血管起自漏斗的尖端。

【诊断要点】★★★△△△

1. CTA为首选，DSA金标准并可行治疗。
2. 合并有血栓的较大动脉瘤易误认为肿瘤。
3. MRI T1WI及T2WI呈流空。

（王效春 张 辉）

第3节 Moyamoya病

【概况】★★△△

Moyamoya病又称颅底异常血管网症，是由多种原因引起颅底大动脉严重狭窄或闭塞，而由此诱发脑底部形成代偿性异常血管网，血管造影中可见多条弯曲的细小血管，犹如徐徐上升的烟雾，故又称之为烟雾病。

【相关临床】★△

Moyamoya病病因不明，近年来研究认为烟雾病可能属于多基因遗传性疾病，并且与感染、免疫、放射线、内分泌和转化生长因子-β1、碱性成纤维细胞生长因子等均具有密切关系。

Moyamoya病主要发生在儿童与青年人，多见于颈内动脉床突上段和大脑前、中动脉近段和基底动脉远端，受累动脉供血区脑实质可有缺血性脑梗死，常见症状包括头痛、呕吐、偏瘫、精神障碍，视力异常，若合并有蛛网膜下腔出血或脑内血肿时，也可出现头痛、呕吐、意识障碍、偏瘫、脑膜刺激征等症状。患者的预后常依赖于侧支循环形成的程度及有无脑梗死和出血，治疗以抗凝为主。

【影像学检查方法】★★★△△

MRA及MRI可作为为首选影像学检查。

【影像学表现】★★★△△△

1. 典型特征

（1）基底节区多发点状血管流空信号。

（2）DSA显示Willis环闭塞，颅底区烟雾状侧支循环形成。

2. CT表现

（1）低密度病灶区常为缺血、梗死所致，特征为双侧性和多发性。

（2）脑萎缩和脑室扩大，多为双侧性。

（3）高密度病灶，为颅内出血所致。

3. MRI表现

（1）单侧或双侧大脑中动脉狭窄或闭塞，颈内动脉海绵窦段变细，流空效应减弱，邻近可见较多纤细、不规则的侧支循环信号呈流空效应。

（2）患侧或双侧尾状核、豆状核、内囊以及下丘脑可见侧支循环建立，呈无数点状、细条状低信号。

（3）侧支循环显示充分者发生脑缺血、脑梗死的机会较少。

（4）常合并有脑缺血、脑梗死或留有脑软化灶，无占位效应。

（5）MRA 显示 Willis 闭塞，邻近多发烟雾状侧支循环。

【鉴别诊断】★★△△

脑梗死：有血管闭塞表现，但无异常血管网形成。

（王效春　张　辉）

第 4 节　脑缺血和脑梗死

【概况】★★△△

1. 脑缺血　因脑血流量（CBF）减少引起的脑细胞功能和形态改变称之为脑缺血。突然发生的 CBF 大量减少，即急性脑缺血；而持续的 CBF 减少，即慢性脑缺血。脑缺血分两大类：全脑性脑缺血和局限性脑缺血。

2. 缺血性脑梗死　当脑 CBF 减少达一定限度时，依次发生坏死的细胞分别为少突胶质细胞、星形胶质细胞，最后为血管内皮细胞。

3. 出血性脑梗死　常发生在缺血性梗死 1 周后，CT 显示低密度梗死灶内出现不规则斑点状、片状高密度出血灶，占位效应较明显。

4. 腔隙性脑埂死　系深部髓质小动脉闭塞所致，缺血灶为 10～15 mm，好发于基底节、丘脑、小脑和脑干，无占位效应。

【相关临床】★△

脑梗死及时治疗效果好，预后常依赖于早期的诊断，急性期肢体偏瘫、语言不畅，可伴有神经系统后遗症。

1. 超急性期脑梗死　发病后 6 h 之内，位于梗死核心周围的半暗带区内的缺血组织还有机会得到挽救。

2. 急性期脑梗死　发病后 6～72 h，此期典型的病理改变为缺血 6～12 h 局部脑组织轻度肿胀 24～48 h 脑组织水肿明显，范围大者高度水肿压迫中线移位，甚至形成脑疝。

3. 亚急性期脑梗死　发病后 72 h 至～10 天，此期坏死组织开始吸收，修复过程开始，表现为小胶质细胞向坏死区增生并吞噬坏死组织。

4. 慢性期脑梗死　常开始于发病后第 11 天，可持续数月或数年。代表脑梗死所引起的脑组织不可逆，脑组织破坏逐步达最终阶段。从发病第 11 天至 1 个月为早期慢性，1 个月以后为晚期慢性。

【影像学检查方法】★★★△△

DWI、MRP 及 MRS 可作为诊断及随访的影像学检查手段

【影像学表现】★★★△△△

1. CT 表现

（1）急性期（CT 的假阴性期）：一般在 24 h 内，CT 表现阴性。

（2）亚急性期（CT 的相对阳性期）：在发病后 2～7 天，低密度灶和脑水肿。

（3）坏死期（CT 的绝对阳性期）：梗死后 1～2 周，低密度区，密度变均匀，边界较清，可有脑回状强化。

（4）吸收期（CT 的“模糊效应”期）：发病后 2～3 周，梗死区脑水肿消退，吞噬细胞浸润，密度相对增高而成为等密度，此时扫描应慎防漏诊。

（5）瘢痕或囊变期（CT 的后遗表现期）：发病 1 个月以后，小的梗死灶吸收后形成了瘢痕，较大的梗死灶则形成囊样变，边界清楚，其内低密度，病灶缩小，同侧脑室、脑沟增宽，中线结构向病侧移位。

（6）脑梗死特征之一是病变按血管的供应区分布，因而在 CT 图像上准确识别这些血管的分布区甚为重要。

2. MRI 表现

（1）超急性期：脑梗死区主要为细胞毒性水肿，DWI 呈高信号，ADC 图呈低信（梗死出现 30 min 即可诊断）。

（2）急性期：约 90% 的病灶在 T2WI、FLAIR 序列上呈高信号，T1WI 为低信号，梗死区出现占位效应，约 10% 不能发现病灶，增强扫描可见血管内和脑膜强化，DWI 呈显著高信号，ADC 图呈低信号，

MRA 显示大血管阻断或狭窄。

（3）亚急性期：1～3天，约90%的病灶在T2WI、FLAIR序列上呈明显高信号，T1WI低信号，脑实质呈脑回样强化，DWI高信号，ADC呈等或低信号。

（4）慢性期：长T1长T2信号，血-脑屏障恢复，病灶无强化，DWI低信号，ADC高信号。

（5）MRP显示rCBV减少的范围较DWI明显大，二者的差别即缺血半暗带，为治疗的最佳时机。

（6）MRP示MTT延长，rCBF减低，rCBV正常，提示病变处于缺血前期改变，此时治疗最有临床疗效。

（7）MRS显示NAA减低，Lac升高。

【鉴别诊断】★★△△

1. **胶质瘤** 不规则强化、占位效应明显、形态不规则。

2. **转移瘤** 呈多发、有原发肿瘤病史、强化明显。

3. **脱髓鞘病变** 病变位于脑室周围脑白质区

（王效春 张 辉）

第5节 高血压性脑病

【概况】★★△△

高血压性脑病（PRES）：是由多种原因导致的血管调节功能异常、血压迅速上升而引起的急性全面性脑功能障碍综合征。高血压脑病的发病部位常以后循环供血区（顶枕叶、小脑半球和脑干）居多，并与发病时血压或其升高幅度、速率等明显相关，升高幅度大、速率快、血压更高者病灶较多，受累范围越大。

【相关临床】★△

各种原因都可引起急性动脉性高血压，如先兆子痫或子痫，急慢性肾功能衰竭、原发性或恶性高血压、嗜铬细胞瘤等。高血压性脑病的病因包括以下几种学说。①血管痉挛学说：脑血管收缩痉挛，引起血脑屏障破坏，间质液体堆积在皮质和皮质下白质区，导致血管源性脑水肿，在此基础上可发生坏死性小动脉炎、斑点状出血或多发性小栓塞，引起脑血液循环急性障碍和脑功能损伤，从而产生一系列临床表现。②脑血管自动调节功能崩溃学说：脑血管的自身调节功能障碍时，脑血管有可能出现被动性扩张，结果脑血管过度灌注，脑血流量增加，血浆渗透压增高，渗入血管组织周围而导致脑水肿和颅内高压，从而产生一系列临床表现。本病的主要病理变化表现为急性脑水肿、脑部毛细血管坏死、点状出血和坏死性小动脉炎改变。

本病的临床表现包括：急骤起病、发展快、病程短暂。主要有脑水肿和颅内高压的症状，先有严重的弥漫性头痛，清晨较明显；若病情继续进展，脑水肿加剧，则在数小时或1～2天内出现意识模糊，甚至昏迷；还常伴有呕吐；视力障碍以偏盲、黑蒙多见；有的还有颈项强直、癫痫发作等神经症状，严重者并有呼吸中枢衰竭症状；急性头痛、癫痫；病变大部分可完全恢复；眼底可有视乳头水肿，视网膜出血与渗出，以及动脉痉挛现象；脑脊液压力增高，蛋白含量增多；发病急、变化快，如不给予及时有效治疗，可因脑疝、颅内出血或持续抽搐死亡。

临床治疗方面，常迅速降压：在症状出现后1 h内将血压降至安全范围，常用药物有硝普钠、卡托普利、肼苯达嗪、硫酸镁等；制止抽搐：高血压脑病出现抽搐可使血压进一步升高，病情加重；降低颅内压，改善脑水肿：20%甘露醇或25%山梨醇250 ml快速静脉滴注；呋塞米钠静脉注射；地塞米松10～20 mg静脉注射。

【影像学检查方法】★★★△△

MRI可清楚显示病变范围及特征性表现，特别是结合FLAIR、DWI及ADC，有助于鉴别诊断、预后及疗效观察，且头颅MRI敏感性及特异性均优于头颅CT。

【影像学表现】★★★△△△

1. **典型特征**

（1）大脑后动脉供血区的双侧顶枕叶皮质下弓形纤维的异常信号。

（2）后部循环常见。

（3）DWI等或低信号，ADC高信号。

2. **CT表现**

（1）双侧顶枕叶对称性或不对称性皮质下区低密度影。

（2）也可累及基底节和脑干。

（3）少数病人也可见出血。

（4）CT 增强显示为斑片状强化。

3. MRI 表现

（1）双侧皮质或皮质下区病变呈长 T1 长 T2 信号影，FLAIR 序列高信号。

（2）DWI 等或稍低信号，ADC 高信号（血管源性水肿）。

（3）T1C＋斑片状强化。

（4）病变迅速恢复（去除病因后）。

【鉴别诊断】★★△△

1. 急性脑缺血

（1）慢性高血压病史。

（2）DWI 高信号。

2. 急性脑充血（癫痫后）

（1）脑回肿胀（多位于一侧）。

（2）不均匀强化。

3. 静脉窦闭塞 MRV 显示静脉异常。

4. 低血糖脑病

（1）双侧枕叶顶叶是常见受累部位，严重病例可累计苍白球和纹状体，丘脑多不受累是其特征之一。

（2）结合病史，糖尿病采用胰岛素替代治疗时出现中风或昏迷。

（3）扩散受限，ADC 下降（可为一过性的）。

（4）脑过度灌注综合征。

（5）可由颈动脉内膜切除、血管成形术、血管内支架术后引起。

（6）MR 灌注成像或 CT 灌注成像可显示 rCBF 增高。

【诊断要点】★★★△△△

1. 有明显高血压或其他典型诱因。

2. 以下神经系统症状中至少有 1 项：头痛、癫痫、视物模糊和意识障碍。

3. 影像学改变主要为可逆的皮质下血管源性脑水肿。

4. 顶枕叶皮质下弓形纤维对称性的低密度影，长 T1 长 T2 倍号影。

5. 儿童血压可正常。

6. DWI 等信号，ADC 高信号，提示血管源性水肿。

（王效春 张 辉）

第 6 节 缺血缺氧性脑病

【概况】★★△△

缺氧缺血性脑病（hypoxic ischemic encephaopathy，HIE）指脑血流灌注不足和低血氧引起的脑组织的急、慢性损害。一般多发生于新生儿，由于其脑组织发育不成熟、对缺氧耐受能力差所致。成人中也可发生 HIE，主要原因多为心脏骤停、窒息、溺水、中毒等。

【相关临床】★★△△

缺氧缺血性脑病常见于长时间严重低血压、心功能不全、心脏复苏后、中枢性呼吸衰竭、一氧化碳中毒和严重的新生儿窒息等；新生儿缺血缺氧性脑病的基本病理改变是脑水肿和脑坏死。缺氧主要引起脑水肿及神经元坏死，而缺血主要引起脑血管梗塞及白质软化。水肿与缺氧的加剧，会导致细小血管破裂，出现脑出血、脑室内出血及蛛网膜下腔出血；足月新生儿 HIE 的损伤部位主要集中在髓鞘形成旺盛区、NMDA 受体密集区和脑血管分布的分水岭地带；脑组织的损害常见表现为以下两种类型：动脉性或分水岭区脑梗死，最常见的部位为顶枕区，即大脑前、中和后动脉供血的分水岭区，其次为基底节区；广泛皮质坏死，坏死域常发生在皮质第 3、5、6 层，尾状核和苍白球也常受累。

本病的临床治疗：非药物治疗：亚低温治疗：亚低温治疗是目前唯一在临床研究中证实有效的脑保护措施，在急性缺血缺氧性脑病治疗中具有非常重要的地位；高压氧治疗；正压通气间断高浓度给氧；连续性血液净化治疗。药物治疗：脱水治疗（甘露醇、呋塞米）；糖皮质激素；纳洛酮；神经节苷脂；衣达拉奉；促红细胞生成素。干细胞移植。

【影像学表现】★★★△△△

1. 新生儿窒息所致的 HIE CT 表现分为 3 级

（1）轻度：不超过两个脑叶实质内散在局限性边界清楚的低密度区，无占位表现。

（2）中度：低密度区范围超过 2 个脑叶，但不累及全部大脑半球，皮质与髓质界限模糊，脑沟、脑池受压，部分病例有颅内出血。

（3）重度：双侧大脑半球广泛低密度区，脑干、小脑及基底节密度相对较高，这种密度差别CT称之为反转征，脑室受压变小，有颅内出血，MRI表现为T2WI上皮质下、脑室旁白质内呈片状低信号影，T2WI为较白质更高的信号，有颅内出血者信号改变同脑出血。

2. 典型特征

（1）大脑皮质及皮质下白质弥漫对称性肿胀，DWI高信号，ADC低信号。

（2）深部灰质核团不受累。

3. CT表现

（1）早期CT平扫可无阳性发现。

（2）24～48 h CT平扫可见大脑前、中、后动脉供血的分水岭区呈条带状低密度影。

（3）脑水肿和颅内出血是HIE的CT诊断基础，颅内出血又以蛛网膜下腔出血最为常见，CT表现矢状窦旁征、天幕缘征、纵裂池边缘模糊征。

（4）HIE脑白质、脑灰质CT值分别为20 Hu以下、25 Hu以下；CT值越低，病情越重，CT值达到12 Hu以下标志着脑组织坏死软化。

（5）基底节和上矢状窦旁脑实质亦可见类似的变化。

4. MRI表现

（1）T2WI，FLAIR高信号。

（2）DWI高信号，ADC低信号，ADC值的下降变化过程可以评估HIE损伤程度，并提示预后。

（3）DTI：FA值降低。FA值可以量化评估HIE的病情轻重，FA值下降越明显，损伤程度越重。

（4）MRS乳酸峰（Lac波）升高，Lac/Cr比值明显升高（正常值为0.23），比值升高程度是判断神经细胞损伤是否可逆的重要指标；NAA波降低提示乳酸过度积聚引起神经元自身溶解，是不可逆脑损伤的一个标志。

（王效春　张　辉）

第7节　静脉窦血栓形成

【概况】★★△△

静脉窦血栓形成（dural sinus thrombosis）：颅内静脉或静脉窦血栓所致，为脑血管病中的一种特殊类型。是一种少见的缺血性脑血管病，其发病率低，严重者可致残、致死，临床表现多种多样且缺乏特异性，故临床诊断较困难，误诊率较高。

【相关临床】★★△△

本病的临床表现有：局部神经系统症状逐渐加重。50%破入脑室系统，预后不好。25%的患者死亡。可保守治疗。血肿较大时，可手术清除。常好发于上矢状窦，其次为横窦、乙状窦和海绵窦。与病变静脉窦和脑静脉的阻塞程度以及是否建立有效的侧支循环有关。脑静脉阻塞引起静脉血回流障碍，出现脑淤血、脑水肿、皮质静脉性栓塞、血管周围斑点状出血和脑软化。

脑静脉窦血栓女性多见，主要首发症状为头痛伴恶心、呕吐，主要临床表现为意识与认知功能障碍。也可无症状或昏迷。50%的患者合并静脉性梗死。CSF压力明显升高、蛋白及细胞数正常，如伴有炎症，CSF蛋白和细胞数可升高，并有糖或氯化物的改变。治疗常以血管内溶栓为主。

【影像学首选】★★★△△

CT和MRI均可提供硬膜窦和静脉闭塞后脑实质改变；MRV可显示静脉窦阻塞情况；DSA评价静脉窦闭塞位置，为诊断金标准。

【影像学表现】★★★△△△

1. 典型特征

（1）平扫CT或增强MR显示空三角征或Dlta征。

（2）上矢状窦或邻近静脉好发。

2. CT表现

（1）直接征象：①CT平扫：“静脉窦高密度征”，即闭塞脑静脉或硬膜窦所属引流区双侧或单侧出血性及缺血性脑梗死CT表现，静脉及硬膜窦内血栓在低密度脑水肿和梗死低密度区衬托下呈现高密度条带影。②增强：空三角征，即血栓周边的硬脑膜明显强化，而血栓不强化呈现的三角形低密度区。③CTV静脉窦充盈缺损。

（2）间接征象：脑水肿、静脉性脑梗死及脑出血大多对称性分布，脑出血多位于大脑皮质及皮质下区，非常见出血部位，呈散在条形、新月形、长椭圆形和条带形，形成“斑马纹征”。

3. MRI 表现

（1）硬膜窦流空信号消失，代之以异常的等、高信号影，典型的信号改变为急性期（<1周）T1WI 等信号，T2WI 低信号；亚急性期（1～2周）T1WI 及 T2WI 均为高信号；慢性期（>2周）血栓可以不同程度再通，静脉窦内可重新出现正常血流信号，窦壁不规则，窦腔狭窄；② MR 静脉成像显示硬膜窦充盈缺损或狭窄闭塞。

（2）脑肿胀。

（3）静脉性脑梗死，即梗死区为 T1WI 略低信号，T2WI 及 FLAIR 上较高信号，DWI 上呈血管源性水肿的表现（DWI 等或稍高信号、ADC 高信号）。

（4）脑血肿及占位效应。

（5）SWI 能发现 CVST 继发的更多微小出血灶。

4. DSA 表现

（1）栓塞的静脉窦无造影剂充盈，其旁可见扩张的侧支静脉和髓静脉。

（2）脑静脉血栓形成表现为管腔内线状或半月形充盈缺损。

【鉴别诊断】★★△△

1. 正常表现

（1）平扫 CT 血管稍高密度。

（2）新生儿常见。

2. 解剖学变异

（1）先天性横窦发育不良（横窦流动间隔占 31%，非优势侧常见）。

（2）右侧横窦优势占 59%，左侧横窦优势占 25%，双侧 16%。

（3）窦内存在脂肪。

3. 巨大蛛网膜粒

（1）圆形或卵圆形充盈缺损。

（2）CSF 样密度或信号。

（3）横窦为最常见的位置。

【诊断要点】★★★△△△

1. 怀疑静脉窦闭塞，行 MRV 检查。
2. 静脉内充盈缺损，可能是蛛网膜粒。
3. 观察 MRV 原始图像。
4. 横窦为最常见的先天性发育不良的位置。
5. 典型的影像学表现，空三角征或条索征。

（王效春　张　辉）

第8节　脑　出　血

【概况】★★△△

脑出血（cerebral hemorrhage）由于颅内的血管连续性中断所致的血液在颅内脑实质的堆积。脑出血占全部脑卒中的 12%～15%，具有高发病率、高致残率、高死亡率的特点。

【分期和病理生理】★★△△

血肿演变：

1. 超急性期

（1）≤6 h，红细胞完善，内含含氧血红蛋白。

（2）血液逐渐凝固，血清挤出。

2. 急性期

（1）6 h 至 3 天，红细胞变形，但细胞膜完整，血红蛋白演变为去氧血红蛋白。

（2）水肿加重。

3. 亚急性期早期　4～7 天，从周边向中心发展的血红蛋白演变为正铁血红蛋白。

4. 亚急性期晚期　7 天至 2 周，红细胞破裂，正铁血红蛋白溢出，此期血肿周边出现炎性修复反应。

5. 慢性期　3 周后血肿周边演变为含铁血黄素，同时血肿开始吸收，周边胶质细胞增生，1 个月后血肿开始演变为软化灶。

【分类】★★△△

1. SMASH-U 分类法

（1）血管结构病变：影像学或病理学检查证实出血部位存在动静脉畸形、海绵状血管瘤等病变。

（2）药物使用：发病前 3 天内使用过华法林（且国际标准化比率>2.0）或全剂量肝素，或非缺血性卒中患者接受过静脉溶栓治疗。

（3）淀粉样血管病：脑叶、皮质或皮质—皮质下出血，年龄≥55 岁，且排除其他病因。

（4）系统性或其他疾病：全身性或其他明确病因引起的脑出血，不包括抗凝、高血压或淀粉样。

（5）血管病。

（6）高血压性：深部或幕下脑出血，且此次发病前有高血压病史。

（7）不明原因型脑出血。

2. 高血压性和非高血压性脑出血

（1）高血压性脑出血：是由慢性高血压引起的小血管病变破裂出血所致。

（2）非高血压性脑出血：与淀粉样血管病、血管畸形、动脉瘤、抗凝及抗血小板药使用、颅内肿瘤、颅内静脉窦血栓形成以及血管炎等相关。

3. 原发性脑出血和继发性脑出血

（3）原发性脑出血：约50%以上的原发性脑出血由高血压引起，30%由脑淀粉样血管病引起。

（4）继发性脑出血：包括血管畸形、动脉瘤、凝血功能障碍、抗凝血或抗血小板药的使用、血液病、拟交感神经药物的使用、烟雾病、原发性或转移性肿瘤、静脉窦血栓形成、心血管炎、妊娠及其他明确病因导致的脑出血。

（5）根据出血部位分型：美国国立神经疾病与卒中研究所（NationalInstitutes of Neurological Disorders and Stroke，NINDS）将脑出血部位分为深部半球（包括丘脑、壳核、苍白球、深部白质）、脑叶、脑干和小脑出血。

【影像学表现】★★★△△

1. CT表现

（1）脑内高密度灶，CT值在50～80 HU。

（2）圆形、类圆形、线形或不规则形，向周围的脑腔隙突破，形成铸型。

（3）急性期灶周水肿轻，亚急性期水肿明显。

（4）用窗宽150～250 HU观察，有助于区分靠近颅骨的小血肿与致密的骨质边缘。

（5）急性期一般不需增强，即使行增强检查、病灶亦无强化。

（6）亚急性血肿（3～14天）：血肿一般随着时间而降低密度，平均每天约下降1.5 HU，然后液化吸收，开始出现在外周，慢慢向中心发展，灶周毛细血管增生，此毛细血管缺少血 - 脑屏障。

（7）慢性血肿（＞15天）。

① 圆形、类圆形（37%）或裂隙状低密度25%，或呈囊变。

② 机化血肿边缘再出血，此时要与肿瘤相鉴别。

③ 增强，环形强化。

④ 囊性病灶，可与脑室穿通。

⑤ 血肿钙化（10%）。

⑥ 负效应（病灶周围脑室周围及蛛网膜下腔增宽）。

⑦ 无后遗改变（27%），主要见于小出血灶和儿童中。

2. 非典型CT表现

（1）血肿呈等密度，见于患者有凝血异常、血小板功能不全、血红蛋白下降、过多的纤溶反应、溶血反应、血块不收缩、出血素质者。

（2）血块中出现液平，主要见于凝血功能异常。

（3）血肿密度普遍降低，并见液平，主要见于溶栓治疗的患者。

（4）灶周水肿极明显，可见于脑梗死后的出血患者。

3. MRI表现

（1）超急性期出血（≤6 h）：等T1稍长T2。

（2）急性期出血（1～3天）：T1WI等信号，T2WI低信号，质子加权图像呈稍高信号。灶周水肿在T1WI上呈低信号，T2WI呈高信号。

（3）亚急性血肿（3～14天）：T1WI为高信号，此高信号首先出现在外周，然后向内发展，而中心部仍为等信号，亚急性出血早期T2 WI低信号，亚急性出血晚期T1WI和T2WI上均呈高信号。

（4）慢性血肿（＞15天，含铁血黄素）：慢性血肿早期，T1WI、T2WI上仍呈高信号；晚期，T1WI等信号，T2WI呈低信号环。水肿和占位效应消失。而在婴幼儿中，如血肿小，所有的含铁血黄素通常都可被全部清除，而不遗留下出血的后遗改变。

（5）梯度回波$T2^*$WI序列上超急性期、急性期和亚急性期出血周边都可显示环形线样低信号影（铁环征）。

【鉴别诊断】★★△△

1. 高密度的鉴别

（1）钙化：CT值多在100 HU以上。

（2）高密度肿瘤或肉芽肿有时与出血较难鉴别。

（3）梗死内出血有时与梗死内胶质增生较难鉴别。

2. 出血原因鉴别

（1）高血压出血多有典型病史和典型出血部位（最常发生于基底节丘脑区）。

（2）动脉瘤出血多合并以动脉瘤所在部位为主的蛛网膜下腔出血，多位于颞叶外侧裂附近。

（3）动静脉畸形多可见到等密度纡曲的血管，MRA可显示供血动脉，畸形血管团和引流静脉。

（4）烟雾病多同时出现多处出血和梗死，且多为青少年。

（5）肿瘤性出血：肿瘤病史，占位效应及周围水肿明显，病灶内除出血信号外还有囊变钙化等特殊成分信号，增强扫描有肿瘤实体强化，脑膜结节样强化或脑膜转移征象。

（6）出血性脑梗死：CT 平扫表现为脑回样、波浪状或线条样高密度，MRIT1 加权图上呈脑回样高信号。

（7）脑淀粉样血管病伴发出血：常发生于老年人，出血位置较表浅。

（8）急性出血性脑脊髓炎：脑实质内出血为多灶性，脱髓鞘与出血病变同时存在，典型急性播散性脑脊髓炎临床表现。

（9）MRI 可对出血的病因进行鉴别诊断。

（王效春　张　辉）

参考文献

[1] 费小斌，冯东侠，陈晓红，等．人脑动静脉畸形差异表达基因的筛选和研究．北京医学，2009，(5)：257-260.

[2] 孟国路，刘星，任书林，等．Sparc 及 Vcan 基因在人脑动静脉畸形中表达的研究．中国医刊，2014，(9)：39-41.

[3] 李克，刘永晟，王峰．脑发育性静脉异常的研究进展．中国脑血管病杂志．2010，(5)：270-273.

[4] 伊志强，黄旭，高峰，等．脑静脉畸形出血一例报告．中华神经医学杂志．2006，(1)：97.

[5] 曹相军，赵继宗．颅内海绵状血管瘤的病因研究进展．国外医学．神经病学神经外科学分册．2004，(3)：214-216.

[6] 夏学敏，曾宪筠．脑血管畸形 35 例病理分析．贵州医药．2003，(2)：135-136.

[7] 李昌华，张小军，王守森．硬脑膜动静脉瘘发病机制的研究进展．中国临床神经外科病杂志．2011，(5)：316-319.

[8] 孙健，孙斌．烟雾病病因与发病机制研究进展．中国医学前沿杂志（电子版）．2012，(6)：77-80.

[9] 王伟，李明昌，陈谦学．烟雾病的病因学及临床诊治研究进展．国际神经病学神经外科学杂志，2014，(4)：377-381.

[10] 徐小辉，徐浩，陈慧，等．高血压脑病的影像学表现．中国动脉硬化杂志，2008，(7)：567-568.

[11] 赵红军，周义成，周坦峰．高血压脑病的影像学分析．中国医学影像技术，2009，(4)：578-580.

[12] 戴世鹏，庞军，戴景儒．高血压脑病的 MRI 表现及鉴别诊断．磁共振成像，2014，(1)：15-18.

[13] 张凌云，付旷．高血压脑病发病机制及相关 MRI 表现．医学影像学杂志，2014，(4)：603-606.

[14] 陈信坚，谭惠斌，刘忠．高血压脑病影像学特征分析．中国临床神经外科杂志，2010，(5)：281-282＋285.

[15] 杨爱莲．高血压脑病及其 CT 诊断．延安大学学报（医学科学版），2011，(2)：38-39＋42.

[16] 张艳，郭泽春，宿英英，等．高血压合并可逆性后部脑病综合征的临床及影像学表现分析中华实用诊断与治疗杂志，2015，(1)：44-46.

[17] 王雪．高血压脑病诊断与治疗．中西医结合心血管病电子杂志，2014，17：90-91.

[18] 刘忠铭，赵力．高血压脑病治疗原则和经验．实用内科杂志，1990，(2)：58-60.

[19] 许东成．55 例高血压脑病诊断治疗体会．中国现代药物应用，2010，17：82-83.

[20] 王缉胜．新生儿缺氧缺血性脑病 CT、MRI 研究进展．中国实用神经疾病杂志，2013，(3)：85-86.

[21] 穆靓，杨健，鱼博浪．磁共振弥散加权及张量技术在新生儿缺血缺氧性脑病中的应用．磁共振成像，2010 (1)：60-64.

[22] 鱼博浪．中枢神经系统 CT 和 MRI 鉴别诊断．陕西：陕西科学技术出版社，2005.

[23] 阮方文．缺血缺氧性脑病 CT、MRI 研究新进展．中国医药指南，2012，15：95-97.

[24] 潘志国，李在明．新生儿缺血缺氧性脑病的影像学诊断．中国保健营养（中旬刊），2013，(8)：734-734

[25] 春光，沈岳飞．急性缺血缺氧性脑病神经保护的治疗进展．医学综述，2012，(1)：96-98.

[26] 王斌，林洪．重型颅脑损伤亚低温治疗时程探讨．中国临床神经外科杂志，2008，13 (10)：628-629.

[27] 索凌云，何宁，张静．新生儿缺血缺氧性脑病 MR 功能成像的研究进展．中国 CT 和 MRI 杂志，2012，(3)：115-119.

[28] 李存江，王桂红，王拥军，等．脑静脉窦血栓形成的早期诊断与治疗．中华神经科杂志，2002，(2)：4-6.

[29] 温清，刘人恺，杨春水．脑静脉窦血栓形成合并脑出血与蛛网膜下腔出血 10 例与文献复习．检验医学与临床，2014，24：3535-3536.

[30] 黄建芳，隋庆兰．脑静脉与静脉窦血栓形成的影像学研究．临床放射学杂志，2008，(2)：155-159.

[31] 马银华，史强．脑静脉（窦）血栓形成的 MRI 和 MRV 诊断价值．中国 CT 和 MRI 杂志，2014，(1)：36-38.

[32] 陈德强，李国策，于淑靖，等．磁敏感加权成像诊断急性期脑静脉窦血栓价值．中华实用诊断与治疗杂志，2016，(1)：96-98.

[33] 朱德生，张悦，管阳太．脑静脉窦血栓形成的临床与影像学特点．临床神经病学杂志，2013，(4)：268-271.

[34] 李海燕，齐尚书，杨清成．脑静脉窦血栓形成的临床、影像学特点及病因分析．中国实用医药，2010，14：40-41

[35] 邓平，吴晓牧．高血压脑出血病理生理机制研究进展．中华脑血管病杂志（电子版），2010，(4)：267-278.

[36] 刘怀军，张岩，杨冀萍，等．对1718例脑出血影像学表现的讨论磁共振成像，2012，(2)：129-135.

[37] 张谦，王嵘，张东，等．出血型烟雾病的临床和影像分析．北京医学，2013，(2)：113-116.

[38] 张进跃．低场强MRI诊断脑出血的应用价值．中国实用神经疾病杂志，2013，(8)：53-54.

[39] 曲民强．脑血管淀粉样变致脑出血与高血压脑出血的临床研究．临床心身疾病杂志，2015：2.

[40] 王建林．早期脑出血的低场强MRI诊断价值分析．实用心脑肺血管病杂志，2013，(1)：87-88.

[41] 宋水江，戴加勇，汤永国．脑出血相关治疗指南与临床现状．中国实用内科杂志，2013，(8)：612-614.

[42] 鱼博浪．中枢神经系统CT和MRI鉴别诊断．陕西科学技术出版社．2005.

[43] 蒋小群，刘鸣，游潮．脑出血分型研究进展．国际脑血管病杂志，2013，21(3)：207-210.

第 7 章　感染和炎性病变

第 1 节　脑　　炎

【概况】★★△△

脑炎（encephalitis）是脑实质炎症性疾病的总称，包括病毒性、细菌性、真菌性、自身免疫性脑炎等，本节叙述病毒性脑炎。病毒性脑炎可由各种病毒引起，以单纯疱疹病毒 1 型（HSV-1）感染最为常见。

【相关临床】★△

病毒性脑炎儿童多见，急性起病，伴发热、意识障碍、癫痫发作、弥漫性脑功能损害。

HSV-1 通过口腔、鼻腔黏膜于半月神经节潜伏，激活后沿三叉神经分支向额、颞叶边缘结构播散，因此，HSV-1 脑炎以侵及颞叶、岛叶皮质及扣带回为特征。病理脑组织局限性或弥漫性水肿、神经细胞变性坏死、胶质细胞增生、脑实质或脑膜炎细胞浸润。

脑电图：颞叶非特异性慢波。脑脊液检查：压力增高，淋巴细胞升高或正常，蛋白增高。脑脊液和血清检测 Ig 型抗病毒抗体阳性有重要诊断意义。多聚酶链反应（PCR）可用于检测病毒核酸。早期诊断、早期抗病毒治疗可改善预后。病死率 50%～70%；50% 可留有中枢神经系统后遗症。

【影像学检查方法】★★★△△

常用影像学检查方法为 CT 和 MRI，MRI 灵敏度较 CT 高且 MRI 的多序列成像更有利于显示病灶。

【影像学表现】★★★△△△

1. CT 表现

（1）早期可无异常发现。

（2）随病变进展，双侧颞叶、岛叶及扣带回单发或多发的低密度影。

（3）呈对称性或非对称性分布。

（4）占位效应轻，病灶可出血。

（5）多数不强化，或呈斑片状、脑回样强化。

2. MRI 表现

（1）双侧颞叶、岛叶及扣带回病灶，以累及皮质灰质多见。亦可累及额顶叶、脑干、小脑及丘脑区，豆状核常不受累，岛叶病变与豆状核间有清楚的界限，凸面向外，如刀切样，是本病较具特征性的表现。

（2）T1WI 低信号，T2WI、T2FLAIR 高信号，DWI 高信号。

（3）出血 T1WI 高信号，T2*WI 低信号。

（4）强化同 CT。

（5）晚期可见脑萎缩，脑软化。

【鉴别诊断】★★△△

1. 边缘系统脑炎　病程缓慢，与原发肿瘤（肺癌）相关的副肿瘤综合征；边缘系统好发，双侧常见；无出血；影像学鉴别困难。

2. 低级别星形细胞瘤　常累及深部脑白质，病程缓慢，引起癫痫，MRS 示 Cho 波增高，Cho/Cr 比值通常＞2；病毒性脑炎脑常及颞叶内侧，皮质受累多见，急性发热，病程短，脑脊液蛋白和细胞数增多，MRS 示 Cho 波不增高，Cr 波降低，Cho/Cr 比值＜2。

3. 脑梗死　脑梗死灶常按血管分布区分布，且患者年龄偏高，起病急骤，有脑卒中的症状和体征。

4. 癫痫持续状态脑病　癫痫可破坏 BBB，引起 DWI 高信号和不均匀强化；颞叶高灌注；可恢复。

（谭　艳　张　辉）

第2节 脑膜炎和室管膜炎

【概况】★★△△

脑膜炎（meningitis）是中枢神经系统常见的感染性疾病，由结核杆菌、病毒、细菌、真菌等病原体引起，易侵及软脑膜和蛛网膜，并可同时累及室管膜，引起室管膜炎（ependymal meningitis）。脑膜炎早期临床表现不一，如不及时诊断与治疗，则可有很高的病死率和不同情况的后遗症。

【相关临床】★△

脑膜炎儿童常见。临床表现为发热，头痛，恶心呕吐，脑膜刺激征，意识障碍，局限性神经损害等。

脑膜炎病理早期表现为脑膜水肿、渗出，好发于脑沟、脑池和颅底各部，后期表现为脑膜增厚粘连，引起脑积水。部分病例可合并脑炎、脑脓肿、脑梗死、硬膜下积脓等。室管膜炎的病理过程和脑膜炎相似。

脑膜炎和室管膜炎的确诊需依赖病原学检查。

【影像学检查方法】★★★△△

常用影像学检查方法为CT和MRI，MRI灵敏度较CT高且MRI的多序列成像更有利于显示病灶。

【影像学表现】★★★△△△

1. CT表现

（1）早期平扫无异常发现。

（2）病情进展，脑沟、脑池、颅底密度增高。

（3）增强扫描可见线状或脑回状强化。

（4）合并脑积水时表现为脑室扩大。

2. MRI表现

（1）脑池、脑沟T1WI信号增高，T2WI示高信号，T2FLAIR示高信号。

（2）Gd-DTPA增强示脑膜明显强化。

（3）可出现多种并发症：①脑积水：脑室变形扩大，脑室周围白质间质性脑水肿，呈长T1长T2信号。②脑炎：脑内局限性或弥漫性病灶，T1WI呈低信号，T2WI、T2FLAIR呈高信号。③室管膜炎：脑室壁环形强化。④硬膜下积脓：表现为颅骨内板下新月形病变。

【鉴别诊断】★★△△

1. 癌性脑膜炎 原发肿瘤以乳腺癌、肺癌常见；脑膜结节状强化；常伴脑实质多发占位。

2. 结节病 表现为肉芽肿性脑膜炎，软脑膜强化，可伴有硬脑膜强化；常伴漏斗部增粗或鞍上池异常强化的结节或肿块。

3. 蛛网膜下腔出血 外伤病史；密度或信号动态变化；增强扫描无强化。

4. 不同类型的脑膜炎 单靠影像学诊断比较困难，需要结合临床及外周血象检查，确诊需依赖病原学检查。

（谭 艳 张 辉）

第3节 脑 脓 肿

【概况】★★△△

脑脓肿（abscess）是由病原微生物所致脑实质的炎症，进一步发展为脓肿，常由化脓性细菌引起，如金黄色葡萄球菌、链球菌和肺炎球菌等，少数也可由真菌及寄生虫引起。感染途径：①邻近感染蔓延，如耳源性、鼻源性脑脓肿；②血源性感染（最常见）；③外伤、手术后直接感染；④隐源性感染。脑脓肿颞叶多见，也可见于额、顶、枕叶，小脑脓肿少见，偶见于垂体。其中，耳源性脓肿多位于颞叶及小脑，血源性脑脓肿多位于皮髓质交界区。

【相关临床】★△

1. 临床表现 急性脑炎期，除原发感染症状外，一般都有全身感染的症状。包膜形成之后，表现为高颅压症状和局部神经占位征象。病情进展可因脑疝形成或脓肿破溃致病情突然恶化。

2. 病理

（1）急性脑炎期：炎症区出现明显血管源性水肿和小血管炎、小血管栓塞，散在坏死灶及斑点状出血，无脓液。

（2）化脓期：炎症组织发生液化坏死、融合形成脓腔，周围有不规则的炎性肉芽组织，相邻区胶质增生，水肿开始减轻。

（3）包膜形成期：肉芽组织因血管周围结缔组织和神经胶质细胞增生，逐渐形成脓肿的包膜，其内层为炎症细胞带，脓腔呈液态、干酪或凝块状。脓肿破溃外溢，可形成多房脓肿。包膜形成与机体抵抗力和细菌毒力有关。

【影像学检查方法】★★★△△

平片对脑脓肿少有帮助。CT 和 MRI 对化脓性脑炎的敏感性高，特异性差；CT 和 MRI 增强扫描对脓肿有较高的诊断价值。MRI 功能成像还有利于脑脓肿的鉴别诊断。

【影像学表现】★★★△△△

1. 典型脑脓肿 CT 及 MRI 表现

CT

（1）急性脑炎期：平扫正常，或皮质下小片状低密度影，边缘模糊；增强无强化或斑点状强化；有占位效应。

（2）化脓期和包膜形成期：平扫脓肿壁呈等密度，脓腔为稍低密度或水样密度，部分可见气液平。水肿逐渐消退。增强扫描，化脓期脓肿壁轻度强化，略厚不均匀，外缘模糊；包膜形成期脓肿壁呈环形明显强化，壁薄、均匀，有张力。脓腔无强化。

MRI

（1）急性脑炎期：病变位于皮髓质交界区，T1WI 呈片状低信号，T2WI 呈高信号，边界不清。增强扫描病灶多无强化或轻度强化，有占位效应。

（2）化脓期和包膜形成期：T1WI 脓肿壁呈等信号，脓腔和周围水肿呈低信号；T2WI 脓肿壁呈等或低信号，脓腔和周围水肿呈高信号。增强扫描脓肿壁呈环形或分房样显著强化，光滑无结节，脓腔不强化。DWI 脓肿壁呈低信号，脓腔呈显著高信号，为其特征性表现。

2. 小脓肿 脓肿壁和腔显示模糊；增强扫描脓肿呈环形或结节状强化；多位于幕上皮质区；占位效应轻。

3. 非典型脑脓肿 增强扫描脓肿壁强化不连续，呈环状或片状强化；脓肿内有分隔，呈多环重叠或分房状强化。

【鉴别诊断】★★△△

1. 原发或转移性肿瘤 肿瘤液化坏死，囊壁不规则，厚薄不一，可有壁结节，增强扫描囊壁明显强化；DWI 囊壁呈高信号，囊内呈低信号；MRS 肿瘤实质胆碱峰明显增高。

2. 血肿吸收期 有血肿病史，T2WI 血肿周围可有含铁血黄素低信号环，强化环薄、无张力。

3. 脱髓鞘病变 脑白质多发病变，大小不一，占位效应轻，呈开环样强化。

4. 脑结核瘤 脑结核瘤的环形强化，其中央部分密度常较脑脓肿高，呈脑组织密度，可出现点状钙化或强化，称为靶样征，是其特征性表现。

5. 脑囊虫病 环形强化的特点是环小、壁厚，常位于皮质或皮质下白质，环内可见小点状头节，但看不到头节时与皮质下小脓肿鉴别较困难。

（谭 艳 张 辉）

第4节 脑 结 核

【概况】★★△△

脑结核（tuberculosis）由结核分枝杆菌引起的 CNS 感染，常继发于肺结核或者其他部位的结核，包括结核性脑膜炎（tuberculosis meningitis，TBM）、脑结核球（tuberculoma）、结核性脑脓肿，可单发或合并存在。

【相关临床】★△

1. 临床表现 好发于儿童和青少年，血沉增快，免疫学手段结核抗体阳性，脑脊液压力高、细胞及蛋白中度升高、糖及氯化物减低。常有脑梗死和脑积水的后遗症。

（1）结核性脑膜炎 全身中毒表现，脑膜刺激征，颅压增高征象，脑神经障碍。

（2）脑结核球 颅压增高及局灶定位体征。幕上结核球可出现头痛、癫痫、偏瘫、失语、感觉异常；幕下结核球呈现小脑功能失调的症状。

（3）结核性脑脓肿 主要表现为头痛、呕吐、发热及局灶定位体征。

2. 病理

（1）结核性脑膜炎，脑膜大量炎性渗出物，可伴小结核结节，以脑基底部的鞍上池软脑膜明显；脑膜增厚粘连，可压迫脑神经，或形成脑积水；可致动脉炎，形成脑梗死。

（2）脑结核球好发于血运丰富的皮质内，大小2～6 cm，单发常见，为干酪性肉芽肿：中心为干酪样坏死灶，周围为肉芽肿、炎症浸润和胶质增生，最外层为纤维包膜，少数有钙化，形成脓液者极少。

（3）结核性脑脓肿很少见，多认为结合瘤完全液化坏死，周边多为结核性肉芽组织。

【影像学检查方法】★★★△△

CT与MRI同为诊断脑结核的主要影像学检查手段，MRI能早期发现病变，明确病变范围和类型，显示病变的主要病理改变时，其敏感性和准确性明显优于CT。

【影像学表现】★★★△△△

1. CT表现

（1）结核性脑膜炎：平扫早期阴性；随病情进展，脑底池密度增高，后期可见点状钙化；增强扫描，脑膜广泛不规则强化，可伴小结节状或环形强化；肉芽肿形成致局部脑池闭塞及动脉炎，形成脑积水、脑梗死等。

（2）脑结核球：多为单发，以幕上脑实质皮髓质交界区多见，典型部位为平层、皮质下区与基底节区，亦可位于蛛网膜下腔，硬脑膜内外；平扫呈等、稍高或混杂密度病灶；结节内可有钙；急性或不成熟结核瘤瘤周水肿及占位效应明显，成熟结核瘤占位效应轻；增强扫描为结节状或环形强化，约1/3可见靶征，中心钙化或斑点状强化，周围环状低密度区，最外围为强化环。

（3）结核性脑脓肿：大部多发，呈等或低密度；增强扫描为环形强化，壁薄均匀；其内无气体影。

2. MRI表现

（1）结核性脑膜炎：脑底脑池结构不清，T1WI信号增高，T2WI信号更高；T2FLAIR呈高信号，病变的形态范围显示更清楚。增强扫描明显强化。

（2）脑结核球：T1WI呈略低或等信号，T2WI及T2FLAIR信号不定，新鲜病灶多呈稍高信号，陈旧病灶多呈低信号。钙化T1WI和T2WI呈低信号。增强扫描病变呈结节状或环形强化。周围水肿较轻。

（3）结核性脑脓肿：T1WI呈略低信号，T2WI中心呈高信号，多数病变中心DWI呈高信号。增强扫描同CT。周围水肿较轻。

【鉴别诊断】★★△△

1. 结核性脑膜炎 需与其他的感染性脑膜炎进行鉴别，结核性脑膜炎常为颅底脑池密度/信号异常，晚期出现钙化，脑脊液检查可以淋巴细胞升高为主；脑膜癌病，主要表现为硬脑膜-蛛网膜广泛强化，大脑镰和小脑幕常明显强化，结节型脑膜强化或线样增厚型脑膜强化合并脑实质内强化病灶，尤其有肿瘤病史者，高度提示脑膜癌病。

2. 结核球 化脓性脑脓肿，环壁薄且厚度均匀，内壁光滑有张力，DWI呈高信号；脑囊虫病，常常见偏心头节，病灶小，壁薄，血清免疫学检查有助于鉴别；转移瘤，位于皮髓质交界区的多发病灶，周围水肿明显，有原发肿瘤病史。

3. 结核性脑脓肿 影像学表现与化脓性脑脓肿类似，病灶多发，合并结核球或结核性脑膜炎时，提示结核性脑脓肿。肿瘤液化坏死，囊壁不规则，厚薄不一，可有壁结节，增强扫描囊壁明显强化；DWI囊壁呈高信号，囊内呈低信号；MRS肿瘤实质胆碱峰明显增高。

（谭 艳 张 辉）

第5节 颅内真菌感染

【概况】★★△△

颅内真菌感染（fungal infections）可分为弥漫性和局灶性感染，前者主要为脑膜炎，后者为肉芽肿、脓肿样改变。常见致病菌有新型隐球菌、曲霉菌、毛霉菌、念珠菌、丝孢菌和马杜拉霉菌等。感染途径包括：①机体远隔部位（体表、呼吸道、消化道、生殖系统）感染源的血行播散；②邻近器官如眼眶、鼻腔或耳道等病灶的直接蔓延；③颅脑创伤和手术污染。新型隐球菌是中枢神经系统最常见的致病真菌，本节主要介绍隐球菌脑炎。

【相关临床】★△

新型隐球菌是中枢神经系统最常见的机遇性感染之一，仅次于 HIV 病毒及弓形虫感染。发病率为 5%～7%，男性多于女性，好发年龄为 20～40 岁，病死率为 10%～30%。

新型隐球菌存在于土壤及鸽粪中，主要经呼吸道吸入感染。脑内隐球菌感染分四型：脑膜脑炎型、类梗死型、梗死型、肉芽肿型。常见感染部位基底节区、脑桥腹侧、脑底池为主的脑膜，产生黏液胶样物质潴留于蛛网膜下腔及血管周围间隙，引起脑膜增厚，导致脑积水。新型隐球菌围侵犯血管致脑动脉炎，造成脑梗死、脑软化。随着病情的发展，病灶突破血脑屏障，在脑室、脑实质形成肉芽肿，即由隐球菌、炎性细胞、黏液胶样物质组成的隐球菌球。有时病灶在血管间隙周围形成较大的囊肿，其内充满病原菌，称为胶样假囊，其可进一步形成隐球菌球。免疫正常的患者常见隐球菌性脑膜炎，AIDS 患者常见脑实质弥漫性炎症。临床主要表现为发热、头痛、恶心、呕吐、视力模糊，脑膜刺激征（+），病理征（+）。腰椎穿刺后脑脊液墨汁染色涂片检查见新型隐球菌可确诊。

【影像学检查方法】★★★△△

CT 与 MRI 同为诊断脑血吸虫病的主要影像学检查手段，MRI 能早期发现病变，明确病变范围和类型，显示病变的主要病理改变时，其敏感性和准确性明显优于 CT。

【影像学表现】★★★△△△

1. CT 表现　可见脑水肿、弥漫性脑萎缩、非特异性脑白质异常密度，可呈结节样或环形强化，周围可伴或无水肿。

2. MRI 表现

（1）Ⅰ型，脑膜脑炎型：早期表现在脑底部和表面、小脑背面、环池等处脑膜增厚，增强呈线状强化。急性期的弥漫性脑炎主要表现为脑水肿，脑实质内多发斑点状长 T1 长 T2 信号区，增强扫描强化不明显。中晚期常出现脑积水，可见脑室对称性的轻中度扩张，以侧脑室扩张为著。

（2）Ⅱ型，类梗死型（胶样假囊）：新型隐球菌沿血管周围间隙侵入，在深穿支分布区域的两侧大脑半球深部白质、基底节区、丘脑、中脑被盖及小脑等部位产生胶样物质，导致血管周围间隙扩张，形成多发“肥皂泡”样改变，称假性胶样囊肿，为边界清晰的多发椭圆形囊肿，呈单房或多房，T1WI 呈低信号、T2WI 呈高信号，T2FLAIR 信号复杂多样，DWI 呈高信号，周围水肿较明显，增强扫描囊壁呈轻度或明显环形强化，多房者可见典型菊花瓣样强化。

（3）Ⅲ型，梗死型：双侧基底节区及额、颞、顶叶等的处多发斑片状或片状的长 T1 长 T2 信号，DWI 呈高信号，增强后病灶无明显强化。

（4）Ⅳ型，肉芽肿型：隐球菌瘤，多发常见，少数可单发；圆形或类圆形；T1WI 呈稍低或等信号，T2WI 呈等信号，部分病灶中心呈高信号，DWI 示隐球菌瘤中心囊变为高信号；增强后呈结节样、环形或片状强化，肉芽肿较大时可表现为花环样强化；可伴脑水肿；脑室、脑池受压移位以及梗阻性脑积水。

【鉴别诊断】★★△△

1. 结核性肉芽肿　脑内病灶有钙化；临床有结核症状。

2. 胶质瘤　T2WI 为高信号为主的混杂信号，除囊变外其内无等、低信号病灶，强化呈花环状，可有瘤结节，弥散加权成像（DWI）、磁共振波谱（MRS）有助于鉴别。

（谭　艳　张　辉）

第 6 节　寄生虫感染

一、脑囊虫病

【概况】★★△△

脑囊虫病（cerebral cysticercosis）是中枢神经系统最常见的寄生虫感染，病原体为猪带绦虫。80% 囊虫病累及中枢神经系统。

【相关临床】★△

我国以西北、华北及东北多见，脑囊虫中间宿主为猪、狗、牛、羊等，人是唯一的最终宿主。人体吞服猪绦虫的虫卵，经胃肠消化卵化出幼虫，囊尾蚴寄生人体的部位依发生率高低顺序为皮下组织、肌肉、脑、眼、心、肝、肺及腹膜等。临床表现缺乏特异性，主要症状癫痫，可伴颅高压症状，运动障碍，精神异常和脑膜刺激征。多可见皮下结节。囊虫补体结合试验或囊虫间接血凝试验阳性。

根据病变部位不同可分为：①脑实质型：脑实质囊尾蚴为圆形，多发，豌豆大小，多位于皮髓质交界区及基底核区，有时可形成单个大囊。②脑室型：以第四脑室多见，较大，呈圆形，可引起室管膜炎，产生梗阻性脑积水。③脑膜型：以脑底池及外侧裂池多见，呈分枝或葡萄状，慢性蛛网膜炎及粘连。④混合型：有上述两种或两种以上表现。

脑实质型按病程分为小囊形成期、胶样囊泡期、肉芽肿期及钙化期。囊尾蚴进入脑内形成囊泡，囊泡含有液体和头节。囊虫存活时，无明显化学反应；囊虫变性死亡，头节退变，囊内液体变浑浊，囊肿收缩囊壁变厚，释放的代谢物破坏血脑屏障，引起周围脑组织炎性反应，水肿明显；囊虫死亡后可钙化、脑组织胶质增生。

【影像学检查方法】★★★△△

CT与MRI同为诊断寄生虫感染的主要影像学检查手段，MRI能早期发现病变，明确病变范围和类型，显示病变的主要病理改变时，其敏感性和准确性明显优于CT。

【影像学表现】★★★△△△

CT及MRI

1. 脑实质型

（1）急性脑炎期：双侧大脑半球白质区呈不规则的低密度影，脑沟裂消失，脑室变小，T1WI呈低信号，T2WI呈高信号；增强扫描无强化。

（2）小囊形成期：平扫皮髓质交界区多发低密度小囊，T1WI呈低信号，T2WI呈高信号；直径5～10 mm；其内可见偏心的附壁小点状影，代表囊虫头节；脑囊虫存活，水肿轻；增强扫描囊壁多不强化。

（3）胶样囊泡期：囊液的CT密度及MRI信号高于脑脊液；囊虫死亡，头节缩小，水肿明显；“白靶征”：T2WI囊液和周围水肿呈高信号，头节为低信号；“黑靶征”：T1WI头节为高信号，其余均为低信号。增强扫描囊壁多呈环形强化。

（4）肉芽肿期：CT囊腔呈呈低密度，头节呈高密度，伴钙化；MRI囊腔T1WI呈低信号，T2WI呈等或低信号；仍可见瘤周水肿及强化。

（5）钙化期：平扫多发高密度影，直径2～5 mm，周围无水肿，不强化。

2. 脑室型 以第四脑室多见，囊壁菲薄不易发现，间接征象有脉络丛移位、梗阻性脑积水；增强扫描囊壁强化，可伴室管膜强化。

3. 脑膜型 以脑底池及外侧裂池多见，蛛网膜下腔扩大，变形，可见交通性脑积水；囊虫聚集成葡萄状，CT呈低密度，T1WI呈低信号，T2WI呈高信号。增强扫描囊壁环形强化，伴脑底池异常强化。

4. 混合型 上述两种或两种以上表现同时存在。

【鉴别诊断】★★△△

1. 脑炎 急性脑炎期表现类似其他脑炎，呈散在分布的低密度区，主要位于脑白质，而脑炎主要累及皮层灰质，结合病史及皮肤实验有助于鉴别。

2. 脑转移瘤 脑转移瘤常位于皮髓质交界区，周围水肿明显，囊内无头节。

3. 脑脓肿 环形强化型需与小型脑脓肿鉴别，脓肿囊壁T2WI等信号；DWI囊内高信号；脑脓肿有发热史，无流行病学史。

4. 脑结核瘤 结核瘤常合并脑膜炎；有基底池强化及程度不同脑积水；易发生钙化；常为多发厚壁环形或结节状强化灶；可见“靶征”，灶周水肿较轻；临床上有脑外结核史与结核中毒症状。

5. 大囊型脑囊虫病 还需与蛛网膜囊肿、表皮样囊肿鉴别，蛛网膜囊肿壁薄、密度/信号与脑脊液一致，无强化，无周围水肿；表皮样囊肿，形态多不规则，有“见缝就钻”的特点，DWI呈高信号可予鉴别。

6. 脑膜型需与各种感染性脑膜炎鉴别 化脓性脑膜炎的临床表现主要有急性高热、头痛、脑膜刺激症状，脑脊液检查白细胞及蛋白含量显著增高；结核性脑膜炎，常为颅底脑池异常强化，可伴有小结核结节，晚期出现钙化，脑脊液以淋巴细胞升高为主。

二、脑棘球蚴病

【概况】★★△△

脑棘球蚴病（cerebral hydatid disease）又称脑包虫病，最常见于肝脏和肺部，脑部发病率仅为1%～2%。脑棘球蚴病分为脑细粒棘球幼病和脑泡状棘球蚴病，前者又称为囊型脑包虫病，后者罕见，多为继发性。

【相关临床】★△

我国以西北、东北及华北牧区多见，犬、狐、猫等为其终宿主，虫卵随这些动物粪便排出，食入的棘球绦虫卵在十二指肠变为幼虫经门静脉进入肝、肺、颅内发病。脑棘球蚴病临床上有局灶性症状和颅高压症状，前者表现为偏瘫、偏身感觉运动障碍、失语、癫痫等，后者表现为头痛、恶心、呕吐、视力减退、视盘水肿等；周围血象及脑脊液中可见嗜酸性粒细胞增高；脑脊液补体结合试验和包虫囊液皮内试验呈阳性；常伴有肝、肺包虫病。

脑细粒棘球蚴常见于脑实质内，好发于顶叶及额叶，偶可见于脑室内和硬膜外，多为单发、单房性，也可为多发或多房性，较大者直径可达数厘米以上。囊壁为白色半透明状，囊壁分为两层，内囊是棘球蚴本身，菲薄，由内层的生发层及外层的角化层组成，生发层可向囊腔内生成头节及子囊；外囊为宿主组织形成的纤维包膜，易钙化。囊虫死后，透明的囊液变混浊，囊壁可钙化。泡状棘球蚴在脑实质以芽生方式呈浸润性生长，形成无数小囊，呈蜂窝状，周围组织发生慢性炎性肉芽肿，无包膜形成；病灶中心常有坏死和钙化。

【影像学检查方法】★★★△△

CT 与 MRI 同为诊断寄生虫感染的主要影像学检查手段，MRI 能早期发现病变，明确病变范围和类型，显示病变的主要病理改变时，其敏感性和准确性明显优于 CT。

【影像学表现】★★★△△△

根据影像学特点，脑细粒棘球幼病可划分为五型：

1. 单纯型　脑实质内圆形单房囊性病灶，囊液呈脑脊液密度或信号，内外壁光整、锐利，少有强化及水肿。

2. 多子囊型　母囊内有大小、数量不等的子囊，CT 示“蜂房征”；子囊密度低于母囊，T1WI 子囊信号低于母囊，T2WI 子囊信号高于母囊；子囊数量较小时，呈圆形，子囊数目较多时，相互挤压成多边或多角形。

3. 内囊分离型　包虫内囊破裂、塌陷，脱落的内囊膜折叠、卷曲悬浮于囊液中，形成“活动性内囊膜征”，表现为“飘带征”、“水蛇征”等；囊壁少有强化，多有弧形或环状钙化，周围水肿不明显。MRI 可很好地显示内囊分离型包虫囊肿的特征性形态学表现。

4. 蜕变型　囊内容物密度增高，囊肿囊壁、脱落内囊及头节均可发生钙化，以致整个包虫钙化，钙化多不均匀。

5. 播散型　为血源性感染或医源性播散。脑实质和（或脑室）多发单房病灶，呈簇状分布。患者多有脑包虫手术摘除史。

泡状脑包虫病：CT 示实质病灶，其内常见斑点状钙化，边缘可见多个小囊泡，周围可见明显水肿；增强扫描病程呈不规则环状强化，其周边小囊无强化。实性部分 T1WI 呈略高信号，T2WI 呈不规则低信号，其内和边缘可见小囊泡 T2WI 呈高信号影，周边水肿 T1WI 呈低信号，T2WI 呈高信号影，增强同 CT。

【鉴别诊断】★★△△

1. 表皮样囊肿　CT 值接近脂肪密度，形态多不规则，有“见缝就钻”的特点；DWI 呈高信号。

2. 蛛网膜囊肿　壁薄，呈脑脊液样密度，边缘光整，无强化效应，周边无水肿，邻近脑实质受压不明显，邻近颅骨受压改变，一般无临床症状，多系偶然发现。

3. 脑胶质瘤　肿瘤液化坏死，囊壁不规则，厚薄不一，可有壁结节，增强扫描囊壁明显强化；DWI 囊壁呈高信号，囊内呈低信号；MRS 肿瘤实质胆碱峰明显增高。

4. 脑脓肿　脑脓肿一般有发热史，脓肿壁薄、有张力，T2WI 壁呈等信号，DWI 囊液呈高信号。

三、脑血吸虫病

【概况】★★△△

脑血吸虫病（cerebral schistosomiasis）是血吸虫卵在中枢神经系统的异位性损害，占血吸虫病的 2%～4%。

【相关临床】★△

我国主要流行的是日本血吸虫，常见于长江流域，淡水螺为中间宿主，人类为终宿主之一。脑血吸虫病好发于青壮年，男性多见。病灶多位于脑皮质及皮质下区，以顶枕叶多见，少数出现于小脑、脑干、软脑膜及蛛网膜；脑血吸虫病可分为急性期和慢性期，急性期由于虫卵分泌毒素和代谢产物，可引起脑水肿；慢性期大量虫卵沉积和异物反应形成虫卵性肉芽肿，虫卵栓塞血管或形成脉管炎可引起脑卒中。

急性期患者常出现发热、意识障碍、脑膜刺激征，重者可昏迷、抽搐，慢性患者表现为局灶性占位病变征象与癫痫。患者伴有血吸虫全身表现，如肝脾大、肝硬化、腹水等。吡喹酮联合皮质类固醇药物治疗是目前治疗脑血吸虫病的首选。在鉴别诊断困难时采用吡喹酮进行诊断性治疗，病灶明显缩小或消失者，则基本可以确定诊断。

【影像学检查方法】★★★△△

CT与MRI同为诊断脑血吸虫病的主要影像学检查手段，MRI能早期发现病变，明确病变范围和类型，显示病变的主要病理改变时，其敏感性和准确性明显优于CT。

【影像学表现】★★★△△△

脑血吸虫病依据病理改变分为脑炎型、脑梗死型、肉芽肿型及脑萎缩型。

1. 脑炎型 CT平扫呈边缘模糊的低密度影，T1WI呈低信号，T2WI呈高信号，有一定占位效应，部分病灶伴高密度出血改变，增强无强化或斑点状强化。

2. 脑梗死型 血管炎所致脑梗死，供血区域低密度影，T1WI呈低信号，T2WI及DWI呈高信号。

3. 肉芽肿型 常见类型，单发或多发结节，多发结节可融合，呈等密度或略高密度，T1WI呈等、稍低信号，T2WI为稍高信号，边界不清，灶周水肿较重，增强扫描呈斑点状、砂粒样及结节样强化。

4. 脑萎缩型 脑血吸虫病晚期改变，虫体钙化，脑实质体积减小，脑沟裂增宽，脑室扩大。

【鉴别诊断】★★△△

1. 胶质瘤 一般不累及脑膜，病灶多位于脑白质深部、侵犯胼胝体多支持胶质瘤；增强扫描可见结节状、环状及花边状强化，占位效应明显；MRS肿瘤实质胆碱峰明显增高。血清免疫学检查为阴性。

2. 转移瘤 病变多位于皮髓质交界区；环状或不规则强化灶，中心可有坏死囊变，无融合倾向；占位效应明显；有原发瘤病史。

3. 结核瘤 合并结核性脑膜炎，有基底池强化及不同程度脑积水；易发生钙化；常为多发厚壁环形或结节状强化灶；可见“靶征”，灶周水肿较轻；临床上有脑外结核史与结核中毒症状，且血清免疫学检查阳性。

4. 脑囊虫病 可见小囊及囊内偏心性的点状头节，在MRI上表现为“白靶征”或“黑靶征”。

（谭 艳 张 辉）

第7节 与AIDS相关的CNS机遇性感染

【概况】★★△△

与AIDS相关的CNS机遇性感染（opportunity infection related with AIDS）：由AIDS引起的细胞介导的免疫性CNS感染，可由弓形虫、巨细胞病毒、新型隐球菌、进行性多灶性脑白质病及结核等引起，其中最常见的为弓形虫和新型隐球菌感染。

【相关临床】★△

弓形虫脑病是AIDS患者最常见的神经系统机会性感染，为寄生在细胞内的原虫，在颅内脑炎、脑膜脑炎及室管膜下钙化。免疫功能正常者感染弓形虫后多表现为隐性感染，但免疫功能低下，特别是感染AIDS患者，常为致命性脑炎。病理特征是多发性脓肿，最常累及大脑皮髓质交界区及基底节区。病变表现为小血管炎性栓塞，导致神经细胞变性、肿胀、破坏，进而造成脑组织损害、坏死灶形成和肉芽肿形成及周围炎性反应。临床主要表现为头痛、记忆力减退、视力模糊、偏身感觉障碍、癫痫、失语甚至意识丧失等，经抗弓形虫治疗后有效。血清学弓形虫抗体阳性有助于诊断。

【影像学检查方法】★★★△△

CT与MRI同为诊断脑弓形虫感染的主要影像学检查手段，MRI能早期发现病变，明确病变范围和类型，显示病变的主要病理改变时，其敏感性和准确性明显优于CT。

【影像学表现】★★★△△△

1. CT表现

（1）双侧多发的大小不等的斑片状低密度影，最常见于大脑皮髓质交界区及基底节区。

（2）病灶占位效应和周围水肿明显。

（3）增强扫描呈单发或多发环形强化，或结节状。

（4）随访治疗后病灶可消失或钙化。

2. MRI 表现

（1）80% 病变为多发。

（2）病灶中心 T1WI 呈等或低信号，T2WI 呈等或高信号，T2FLAIR 及 DWI 呈高信号。

（3）病灶占位效应和周围水肿明显。

（4）增强病灶呈环状、靶形、结节状、肿块状强化。

（5）同一病例可以多种强化方式共存，MRI 比 CT 显示的病灶数目明显增多。

【鉴别诊断】★★△△

1. AIDS 合并脑弓形虫感染与 AIDS 脑原发性淋巴瘤鉴别：AIDS 脑原发淋巴瘤常为单发，瘤周水肿较轻，占位效应较明显，常侵犯室管膜和胼胝体，增强扫描显示病灶轮廓呈“地图状”或“锯齿状”强化，抗弓形虫治疗无效；而脑弓形虫感染常为多发，可侵犯灰白质交界区，病灶周围水肿明显，抗弓形虫治疗有效。

2. AIDS 合并脑弓形虫感染与脑转移瘤鉴别：转移瘤常可找到原发灶，且病变多位于大脑半球皮质和皮质下，无 AIDS 病史。

（谭　艳　张　辉）

第 8 节　自身免疫性脑炎

【概况】★★△△

自身免疫性脑炎（autoimmune encephalitis，AE）是机体对神经元抗原成分的免疫反应所致的中枢神经系统炎症性疾病。目前临床所指严格意义的“AE”是神经元细胞内或细胞表面抗原抗体相关脑炎。

细胞内抗原抗体相关脑炎指传统的副肿瘤综合征，其抗原成分存在于神经元内，相关肿瘤包括小细胞肺癌、乳腺癌、卵巢癌、睾丸生殖细胞瘤等。细胞表面抗原抗体相关脑炎，其抗原成分存在于细胞表面，其中抗 N- 甲基 -D- 天冬氨酸受体（N-methy-D-asparatereceptor，NMDAR）脑炎是国际上报道最多的 AE 类型，一般无肿瘤，少数可伴发畸胎瘤、胸腺瘤。本节主要讨论 NMDAR 脑炎。

【相关临床】★△

抗 NMDAR 脑炎发病机制不明，常见于学龄期和中青年女性，典型临床表现包括严重的精神症状、行为异常、急性记忆力减退、癫痫发作、运动障碍、通气不足和自主神经系统功能紊乱等。脑电图大多表现为慢波增多，常合并有痫样放电。抗癫痫药效果不明显。抗 NMDAR 抗体阳性为确诊的特异性指标。

【影像学表现】★★★△△△

（1）尽管抗 NMDAR 脑炎患者临床症状较重，但有 50%～70% 的患者头部 MRI 正常。

（2）部分可发现病灶，多位于海马、大脑皮质、岛叶、基底节、脑干、小脑，偶见脊髓。

（3）T1WI 呈低信号，T2WI、T2FLAIR 呈高信号。

（4）增强扫描可见病灶及相应部位脑（脊）膜强化。

（5）病程较长者可见脑白质区的脱髓鞘病变。

（6）对于 MRI 正常的患者，可行扩散张量成像（DTI），据脑白质损伤程度判断预后。

【鉴别诊断】★★△△

1. 病毒性脑炎　多表现为颞叶内侧及额叶眶面异常信号，常有上呼吸道感染或肠道感染史，最常见的为单纯疱疹病毒性脑膜炎，抗病毒治疗有效。

2. 脑梗死　脑梗死灶常按血管分布区分布，且患者年龄偏高，起病急骤，具有卒中的症状和体征。

（谭　艳　张　辉）

第 9 节　中枢神经系统血管炎

【概况】★★△△

中枢神经系统血管炎是一类主要累及中枢神经系统的炎性血管病，临床分为原发性、感染性、继发性和不能分类的血管炎。本节主要讨论原发性中枢神经系统血管炎（primary angiitis of the central nervous system，PACNS）。

【相关临床】★△

PACNS是一种罕见的中枢神经系统疾病，病因及发病机制尚不明确，感染和自身免疫异常等可能为本病的诱发因素。此病多呈隐袭性发病，病程可缓慢或快速进展，临床症状以头痛、隐匿性认知功能损害和局灶性神经功能障碍为主，病灶以大脑最常受累，额叶多见，主要累及软脑膜、皮质的中、小动脉，较少累及静脉。脑组织活检是诊断本病的金标准。目前推荐的标准治疗方案是糖皮质激素和环磷酰胺的联合治疗。

【影像学检查方法】★★★△△

影像学检查无特异性。

【影像学表现】★★★△△△

1. CT敏感性较低，平扫可见低密度病灶。

2. MRI表现

（1）对病变较敏感，但缺乏特异性。

（2）约半数患者于大脑皮质、皮质下及深部白质可见梗死灶，双侧多发。

（3）T1WI呈低信号，T2WI及T2FLAIR呈高信号。

（4）增强扫描不强化，或少许斑片样、脑回样强化。

（5）MRA：部分颅内血管呈局限性狭窄、扩张或闭塞，但不能显示颅内小管径的受累血管。

3. DSA表现 颅内血管呈多发局限性狭窄、扩张或闭塞；呈类串珠样或动脉瘤样改变。

【鉴别诊断】★★△△

1. 脑梗死 多见于中老年人，常有高血压、动脉硬化或糖尿病等病史，PACNS几乎均见于青、中年，主要累及小血管，病变形态多不会呈现典型的楔形，也不符合某根血管的典型分布区。

2. 多发性硬化 起病多较快，病程迁延，多有缓解复发，MRI上多为白质异常信号，累及皮质病变少见。

（谭 艳 张 辉）

参考文献

[1] 崔丽英，关鸿志. 重视脑炎的病因诊断. 中华神经科杂志，2014，47（7）：446-448.

[2] 张岩岩，李云芳，王杏，等. 单纯疱疹病毒性脑炎的CT及MRI表现. 放射学实践，2014，29（3）：276-278.

[3] Wang H. Diagnosis and differential diagnosis of anti-N-methyl-D-aspartate receptor encephalitis in children. Zhongguo Dang Dai Er Ke Za Zhi, 2014, 16（6）: 578-583.

[4] Téllez de Meneses M，Vila MT，Barbero Aguirre P，et al. Viral encephalitis in children，2013，73（Suppl 1）：83-92.

[5] 李松年，唐光健. 现代全身CT诊断学. 2版. 北京：中国医药科技出版社，2007.

[6] Granerod J，Davies NW，Mukonoweshuro W，et al. Neuroimaging in encephalitis：analysis of imaging findings and interobserver agreement. Clin Radiol，2016，13.

[7] Vázquez JA, Taha MK, Findlow J, et al. Global Meningococcal Initiative: guidelines for diagnosis and confirmation of invasive meningococcal disease. Epidemiol Infect, 2016, 30: 1-6.

[8] 张冉，翟建，张金平. 医学影像学诊断新进展. 医学综述，2015，21（4）：685-687.

[9] 陈红梅，马丽萍，高孟秋. 结核性脑膜炎和肺结核性脑膜炎的鉴别诊断分析. 北京医学，2012，34（9）：804-807.

[10] 李艳丽，陈国云，黄绍花，等. 脑部环形强化灶的MRI及MRS分析. 中国医药科学，2012，22（5）：110-112.

[11] Brouwer MC, Coutinho JM, van de Beek D. Clinical characteristics and outcome of brain abscess: systematic review and meta-analysis.Neurology, 2014, 82 (9): 806-813.

[12] 阮志兵，范光明，沈金丹，等. 磁共振扩散加权成像与氢质子波谱联合应用对脑内环形强化病变的鉴别诊断. 放射学实践，2012，27（12）：1298-1303.

[13] Finelli PF, Foxman EB. The etiology of ring lesions on diffusion-weighted imaging. Neuroradiol J, 2014 Jun, 27(3): 280-7.

[14] Muccio CF, Caranci F, D'Arco F. Magnetic resonance features of pyogenic brain abscesses and differential diagnosis using morphological and functional imaging studies: a pictorial essay. J Neuroradiol, 2014, 41(3): 153-67.

[15] 王忠，李忠，文明，等. MRI在颅内结核及其并发症诊断中的优越

性. 中国临床研究, 2012, 25(1): 22-24.
[16] 贾文霄. 颅内结核的磁共振成像. 磁共振成像, 2010, 1(2): 142-150.
[17] Li D, Lv P, Lv Y, et al. Magnetic resonance imaging characteristics and treatment aspects of ventricular tuberculosis in adult patients. Acta Radiol, 2016, 2. pii: 0284185116633913.
[18] He W, Ning F, Zhou X, et al. MRI features of cerebral parenchymal tuberculosis and the dynamic evolution during antituberculous treatment. Zhonghua Jie He He Hu Xi Za Zhi, 2015, 38(11): 821-827.
[19] Lyu Y, Li C, Zhou X, et al. MR image analysis of 147 cases of meningeal tuberculosis. Zhonghua Jie He He Hu Xi Za Zhi, 2015, 38(11): 815-820.
[20] Shih RY, Koeller KK. Bacterial,Fungal, and Parasitic Infections of the Central Nervous System: Radiologic-Pathologic Correlation and Historical Perspectives. Radiographics, 2015, 35(4): 1141-1169.
[21] Khan MB, Shafqat S, Enam SA. A unique MRI presentation of fungal infection in the brain. J Coll Physicians Surg Pak, 2014, 24(Suppl 3): S211-213.
[22] Hazany S, Go JL, Law M, et al.. Magnetic resonance imaging of infectious meningitis and ventriculitis in adults.Top Magn Reson Imaging, 2014, 23(5): 315-325.
[23] 郛美惠, 王娟, 周义成. 颅内真菌感染的影像学表现与鉴别诊断. 临床放射学杂志, 2007, 26(11): 1084-1084.
[24] Katchanov J, Branding G, Jefferys L, et al. Neuroimaging of HIV-associated cryptococcal meningitis: comparison of magnetic resonance imaging findings in patients with and without immune reconstitution. Int J STD AIDS, 2016, 27(2): 110-117.
[25] 金征宇. 医学影像学. 北京: 人民卫生出版社, 2011: 65.
[26] Mao DH, Gao S, Li YM. Imaging characteristics of different types of cerebral cysticercosis. Zhongguo Xue Xi Chong Bing Fang Zhi Za Zhi, 2015, 27(5): 513-516.
[27] Gasparetto EL, Alves-Leon S, Domingues FS, et al. Neurocysticercosis, familial cerebral cavernomas and intracranial calcifications: differential diagnosis for adequate management. Arq Neuropsiquiatr, 2016, 74(6): 495-500.
[28] Tokushige SI, Nagashima Y, Maekawa R. Sequential magnetic resonance imaging changes in neurocysticercosis. ANZ J Surg, 2016, 28. doi: 10.1111/ans.13453.
[29] Venkat B, Aggarwal N, Makhaik S, et al. A comprehensive review of imaging findings in human cysticercosis. Jpn J Radiol, 2016, 34(4): 241-257.
[30] 杜伟. 颅内常见寄生虫病影像学的表现, 医学影像学杂志, 2012, 22(1): 138-140.
[31] Teke M, Göçmez C, Hamidi C, et al. Imaging features of cerebral and spinal cystic echinococcosis. Radiol Med. 2015, 120(5): 458-465.
[32] Duransoy YK, Mete M, Selçuki M. Cerebral cystic echinococcosis in the light of our experience.Turkiye Parazitol Derg, 2013, 37(4): 277-281.
[33] 白人驹, 张雪林. 医学影像诊断学. 3版. 北京: 人民卫生出版社, 2010.
[34] Zhu F, Huang X, Wu M, et al. Diagnosis and treatment of cerebral schistosomiasis: a report of 166 cases. Zhongguo Xue Xi Chong Bing Fang Zhi Za Zhi, 2014, 26(6): 695-696.
[35] Coyle CM. Schistosomiasis of the nervous system.Handb Clin Neurol, 2013, 114: 271-281.
[36] Wu L, Wu M, Tian D, et al. Clinical and imaging characteristics of cerebral schistosomiasis.Cell Biochem Biophys, 2012, 62(2): 289-295.
[37] 雷红, 刘士远, 陶晓峰. 脑血吸虫病的病理和影像学研究进展. 实用放射学杂志, 2007, 23(8): 1130-1132.
[38] 祝斐, 黄新, 吴明, 等. 166例脑型血吸虫病的诊断与治疗. 中国血吸虫病防治杂志, 2014, 26(6): 695-696.
[39] Gottumukkala RV1, Romero JM, Riascos RF, et al. Imaging of the brain in patients with human immun-odeficiency virus infection. Top Magn Reson Imaging, 2014, 23(5): 275-91.
[40] Mathur M, Johnson CE, Sze G. Fungal infections of the central nervous system. Neuroimaging Clin N Am, 2012, 22(4): 609-632.
[41] Ermak TN, Peregudova AB.Location of foci in cerebral toxoplasmosis in HIV-infected patients. Ter Arkh, 2014, 86(11): 24-28.
[42] 陈殿森, 李宏军, 李莉. 艾滋病相关性颅内新型隐球菌感染的MRI诊断. 放射学实践, 2011, 26(6): 586-589.
[43] 褚相乐, 王红. 获得性免疫缺陷综合征相关颅内机会性感染功能MRI诊断进展. 实用医学杂志, 2015, 31(1): 5-7.
[44] Lancaster E. The Diagnosis and Treatment of Autoimmune Encephalitis.J Clin Neurol, 2016, 12(1): 1-13.
[45] Splendiani A, Felli V, Di Sibio A, et

al. Magnetic resonance imaging and magnetic resonance spectroscopy in a young male patient with anti-N-methyl-D-aspartate receptor encephalitis and uncommon cerebellar involvement: A case report with review of the literature. Neuroradiol J, 2016, 29(1): 30-35.

[46] Wang RJ, Chen BD, Qi D. Anti-N-methyl-D-aspartate receptor encephalitis concomitant with multifocal subcortical white matter lesions on magnetic resonance imaging: a case report and review of the literature. BMC Neurol, 2015, 8(15): 107.

[47] 范贵娜. 自身免疫性脑炎临床鉴别诊断与治疗研究. 医学信息，2015，5，28，(18)：265.

[48] 吕鹤，张巍，袁云. 中枢神经系统血管炎的研究进. 中国脑血管杂志，2005，2（3）：137-1402.

[49] Wengenroth M, Saam T, Hähnel S. Neuroimaging of cerebral vasculitis. Radiologe, 2016, 56(1): 52-69.

[50] Twilt M, Benseler SM. Central nervous system vasculitis in adults and children.Handb Clin Neurol, 2016, 133: 283-300.

[51] 李伟，李少武，王晶，等. 9 例原发性中枢神经系统血管炎临床、影像及病理特点研究，中国卒中杂志，2015，10（7）：573-579.

[52] Hirano T. Central nervous system vasculitis]. Nihon Rinsho, 2015, 73 Suppl 7: 701-705.

[53] 初曙光，沈天真，陈星荣. 中枢神经系统血管炎 MRI 诊断及鉴别诊断. 临床放射性杂志，2003，22（7）：549-552.

第 8 章 脱髓鞘性脑白质病

第 1 节 多发性硬化

【概况】★★△△

多发性硬化（multiple sclerosis，MS），是中枢神经系统最常见的脱髓鞘性疾病，以病程复发缓解交替为特征。

【相关临床】★△

目前，MS 的病因不明，可能与慢性病毒感染或自身免疫反应有关。病理表现为脱髓鞘、轴突破坏和炎症反应。

MS 好发于中青年女性。我国 MS 以白质软化坏死为主，亚急性或慢性起病，病程短，症状重。临床表现复杂多变，常是复发缓解交替。常有癫痫，感觉或运动障碍等症状。视力障碍是 MS 患者早期症状之一。部分患者肌电图和脑干听觉诱发电位可异常；脑脊液免疫球蛋白 G（IgG）的增高是病变活动的生化指标。使用免疫抑制药及激素治疗。

【影像学检查方法】★★★△△

CT 敏感性较 MRI 低，小的病灶 CT 扫描常难以发现。MRI 是多发性硬化最敏感、最理想的检查方式，能清楚显示脑和脊髓的病灶，并具有相对特征性的表现，增强扫描能客观反映病灶的活动性。

【影像学表现】★★★△△△

MS 病灶具有时间和空间变化特征，即病灶的大小、数目、分布及强化方式可随着病情变化而变化；各期的影像表现，可在同一个患者的不同部位同时显示。

1. CT 表现

（1）急性期：脑白质内单发或多发低密度病灶，多位于侧脑室周边，大小不等，边界清楚或不清楚，多无占位效应。增强扫描可呈斑点、片状或环状强化。

（2）稳定期：病灶低密度，多有缩小，增强扫描无强化。

（3）恢复期：脑白质区可见多发软化灶，边界清楚。部分患者可伴脑萎缩。

2. MRI 表现

（1）急性期：病灶主要位于侧脑室周围及深部脑白质，脑干以大脑脚多见；大小不等；病灶呈圆形或椭圆形，垂直于侧脑室，称为“直角脱髓鞘征”；边界清楚或不清楚；多无占位效应；T1WI 呈低信号，T2WI 及 T2FLAIR 呈高信号，DWI 呈高信号；增强扫描可呈斑点、片状或开环状强化。

（2）稳定期：病灶 T1WI 呈低信号，T2WI 及 T2FLAIR 呈高信号，DWI 呈等低信号；增强扫描无强化。

（3）恢复期：脑白质区可见多发软化灶，T1WI 呈低信号，T2WI 呈高信号，T2FLAIR 及 DWI 呈低信号，增强扫描无强化。部分患者可伴脑萎缩。

脊髓 MS 多位于颈胸段脊髓，常累脊髓外周，累及脊髓范围小，1～3 椎体节段，T1WI 低信号，T2WI 信号，单发或多发。

【鉴别诊断】★★△△

1. ADEM 感染病史；单期相病变；病变强化；不累及胼胝体。

2. 视神经脊髓炎 视神经脊髓炎患者有视神经病变，多发性硬化患者脑白质内同时有脱髓鞘病变存在。

3. 急性脑脊髓炎 脑白质和脊髓均可同时受累，急性脑脊髓炎一般发病急，有发热或病前有感染史。

4. 多发性脑梗死 多见于中老年人，急性起病，病灶主要分布在基底节区及双侧半卵圆中心。

5. 脑转移瘤 多有原发灶，多发，多位于幕上皮髓质交界区，瘤周水肿明显，增强扫描明显强化。

（谭 艳 张 辉）

第2节　视神经脊髓炎

【概况】★★△△

视神经脊髓炎（neuromyelitis optica，NMO），又称Devic病或Devic综合征，是以体液免疫介导、主要侵犯视神经和脊髓的特发性炎性脱髓鞘疾病。

【相关临床】★△

NMO，病因不明确。NMO好发于女性，发病的中位年龄为40岁。NMO可单次发作或多次发作，发作间隔可为数周。NMO主要临床表现为双眼同时发生或先后发生的视神经炎和（或）急性横贯性脊髓炎，视神经炎表现为急性视力减退，视野减小，视神经萎缩等，急性脊髓炎临床出现病灶平面以下的运动、感觉和自主神经功能紊乱等症状。NMO恢复差，很多患者遗留视力障碍、甚至失明，及双下肢功能障碍。视觉诱发电位和AQP4-IgG检测为NMO的敏感指标。

【影像学检查方法】★★★△△

MRI检查为首选。

【影像学表现】★★★△△△

MRI

1. 视神经炎

（1）活动期，单侧或双侧视神经增粗，多为节段性，典型者视神经病灶的长度≥视神经总长的1/2，或者累及视交叉。

（2）T1WI呈低信号，T2WI呈高信号。

（3）活动期，增强明显均匀强化或边缘强化，慢性期无强化。

（4）慢性期可见视神经萎缩、变细。

2. 脊髓炎

（1）连续病灶，多见于颈胸段脊髓。

（2）位于脊髓中央。

（3）累及范围广，累及范围≥3椎体节段。

（4）T1WI呈低信号，T2WI呈高信号，急性期可伴随脊髓水肿和强化。

【鉴别诊断】★★△△

1. 多发性硬化　多有前驱感染或预防接种史，可诱发，男女比例1：2，表现为空间上及时间上播散的中枢神经系统病变。严重程度以轻中度多见。罕见延伸超过1-2个椎体节段，病变多累及白质束，不对称，可强化。颅脑MRI病灶多位于侧脑室白质旁、皮质下白质、小脑和脑干，可强化。

2. 脊髓梗死　MRI演变与脑梗死情况相同，早期病变节段增粗，信号异常多局限在脊髓前2/3区域，可见到“H”征及“猫头鹰眼”征，无视神经改变。

3. 脊髓炎　视神经脊髓炎的脊髓MRI表现与脊髓炎相似，难以区别，但脊髓炎无视神经改变。

（谭　艳　张　辉）

第3节　急性播散性脑脊髓炎

【概况】★★△△

急性播散性脑脊髓炎（acute disseminated encephalomyelitis，ADEM）为比较常见的脑脊髓弥漫炎症脱髓鞘疾病，常继发于病毒感染和免疫接种后，主要侵犯白质和脊髓，伴有小静脉的周围炎症性改变，可伴有髓鞘再生。

【相关临床】★△

ADEM可发生于任何年龄，以儿童及青年多见，性别无差异。本病是一种单时相疾病，有前驱病毒感染史，起病急骤，进展迅速，首发症状有发热（体温可高达39℃以上）、头痛、恶心、呕吐、肌肉酸痛等。中枢神经系统症状通常在几天内即达高峰，表现为昏睡、昏迷，以及局灶性或弥漫性神经损害症状。临床预后变异大，10%的病例死亡。病理表现为脑和脊髓广泛的炎症脱髓鞘，静脉周围炎症和胶质细胞增生。

实验室检查：脑脊液压力增高、淋巴细胞增多、蛋白含量增多。脑电图检查表现为弥散性慢波活动。

糖皮质激素治疗是目前临床治疗急性播散性脑脊髓炎最有效的方法。

【影像学检查方法】★★★△△

MRI 检查是诊断 ADEM 的重要手段，其表现反映了该病的病理改变。能较 CT 检出更多病灶。

【影像学表现】★★★△△△

1. CT 表现

（1）急性期脑实质不对称的多发低密度区。

（2）病灶周围轻度水肿。

（3）增强扫描有或无强化。

（4）慢性期脑萎缩，脑室系统扩大、脑沟裂增宽。

2. MRI 表现

（1）双侧脑白质内多发斑片状病灶，以大脑半球皮质下及双侧侧脑室周围明显，可累及各脑叶、小脑、脑干及脊髓等。

（2）病灶多不对称。

（3）病变 T1WI 呈低信号，T2WI 及 FLAIRT2 呈高信号，急性期 DWI 呈高信号。

（4）增强扫描呈结节样、斑片状或脑回状强化。

（5）MRS 示 NAA 峰降低。

【鉴别诊断】★★△△

1. 多发性硬化（MS） ①病灶多对称分布于脑室周围白质区；②临床上意识障碍较少见，发病常无诱因，多时相，常反复发作；相隔 6 个月以上的观察，若出现新病灶则强烈提示 MS；③影像学上新老病灶共存并可伴脑局限性萎缩，直角脱髓鞘征显著。④ ADEM 常以面神经受损多见，而 MS 以视神经受损常见；⑤ ADEM 脑脊液一般缺少寡克隆带，而 MS 常为阳性。

2. 老年性脑白质病 ① 50% 患者>50 岁，动脉粥样硬化常见；②高血压；③散在非对称性白质病变，无强化。

3. 脑梗死 大面积梗死与脑血管供血范围分布一致，脑梗死无强化或脑回样强化；结合临床，脑梗死患者大多有心血管疾患。

4. 脑肿瘤 ADEM 的 FLAIR 示病灶呈类圆形团块状，注药后未见明显强化；脑肿瘤多有不规则强化或实质结节样强化。

（谭 艳 张 辉）

第 4 节 渗透性髓鞘溶解症

【概况】★★△△

渗透性髓鞘溶解症（osmotic demyelination syndrome，ODMS）是血浆渗透压的迅速变化及容积调节失代偿引起中枢神经系统急性脱髓鞘疾病，主要与低钠血症的快速纠正、过度饮酒或营养不良有关，病变累及脑桥称为脑桥中央髓鞘溶解症（central pontine myelinolysis，CPM）；病变累及脑桥外基底节区或大脑皮质称为脑桥外髓鞘溶解症（extra pontine myelinolysis，EPM）。

【相关临床】★△

病因不明，多见于快速纠正低钠血症的患者，诱发因素包括：肾上腺功能不全、营养不良、慢性肾衰、透析、脓肿、败血症、恶性肿瘤、垂体疾病、肝移植、酒精中毒。病理以髓鞘受损为主，神经细胞及轴索可无损害。CPM 常累及脑桥中央，从中缝向两侧对称发展，脑桥周围部分不受累是该病特征。典型的临床表现是四肢痉挛性瘫痪、假性延髓性麻痹或闭锁综合征。EPM 常累及纹状体、丘脑等，主要表现为急性期的昏迷和迟发的肌张力障碍、共济失调或帕金森综合征等症状。

【影像学检查方法】★★★△△

MRI 较 CT 灵敏但特异性不高，DWI 在发病初期就可显示病灶，较 T2WI 更早。首次影像学检查阴性需复查 MRI，但图像正常不能排除此病可能。

【影像学表现】★★★△△△

1. 发病初期 CT 可无异常发现，发病数日，脑桥可见低密度影，但因颅骨伪影，常显示不清。

2. MRI 表现

（1）急性期：脑桥中央病灶呈圆形、椭圆形，部分呈特征性的“蝙蝠翅膀样”或“三叉戟样”改变，T1WI 呈低信号、等信号，T2WI 呈高信号，T2FLAIR、DWI 高信号，ADC 低信号。病灶边界清楚，占位效应轻。脑桥外周及皮质脊髓束信号正常。DWI 异常信号早于 T2WI。增强扫描病灶无强化或轻度强化。50% 位于脑桥外，包括基底节、大脑皮质、丘脑等，病变对称。

（2）亚急性期：病变可明显吸收；病灶 T1WI 也可呈高信号，提示凝固性坏死、胶质增生；T2FLAIR、T2WI 呈高信号，DWI 呈等或高信号。通常无强化，也可线样强化。

【鉴别诊断】★★△△

1. **脑桥缺血或脑梗死** 常见于老年人，有脑血管病的危险因素；常位于脑桥的一侧。

2. **MS** 幕上脑室周围常见，病灶与侧脑室垂直（直角脱髓鞘征）；幕下以大脑脚及桥小脑臂多见。

3. **脑干胶质瘤、转移瘤** 常见于青年人；病变范围常超出脑桥并累及中脑和延髓；常引起脑干明显增粗，占位效应明显。

4. **肝豆状核变性** 基底节病变大于脑桥；有时区分困难，需结合临床。

（谭 艳 张 辉）

参 考 文 献

[1] Barillot C, Edan G, Commowick O. Imaging biomarkers in multiple Sclerosis: From image analysis to population imaging. Med Image Anal, 2016, 15. pii: S1361-8415(16)30091-3.

[2] Hunter SF. Overview and diagnosis of multiple sclerosis. Am J Manag Care. 2016；22(6 Suppl): s141-150.

[3] Chen JJ, Carletti F, Young V. MRI differential diagnosis of suspected multiple sclerosis. Clin Radiol, 2016, pii: S0009-9260(16)30094-0.

[4] 侯静，汤丽华，穆振斌，等. 视神经脊髓炎的临床研究进展. 医学综述，2014，3（20）：884-887.

[5] Ruprecht K, Paul F, Brandt AU, et al. Brain parenchymal damage in **neuromyelitis optica** spectrum disorder - A multimodal MRI study. Eur Radiol. 2016，24.

[6] Pandit L. Neuromyelitis optica spectrum disorders: An update. Ann Indian Acad Neurol, 2015, 18 (Suppl 1): S11-15.

[7] Misu T. MRI and CSF features in neuromyelitis optica. Nihon Rinsho, 2015, 73 Suppl 7: 277-282.

[8] Gray MP, Gorelick MH.Acute Disseminated Encephalomyelitis. Pediatr Emerg Care, 2016, 32(6): 395-400.

[9] 莫国毅，吴平，许贝琳，等.急性播散性脑脊髓炎临床分析.中华医院感染学杂志，2014，24（6）：1426-1428.

[10] Gupta K, Banerjee A, Saggar K. A prospective study of magnetic resonance imaging patterns of central nervous system infections in pediatric age group and young adults and their clinico-biochemical correlation. J Pediatr Neurosci, 2016, 11(1): 46-51.

[11] 张敏. 甲基强的松龙在急性播散性脑脊髓炎患儿治疗中的临床应用. 陕西医学杂志, 2012, 41（3）：347-348.

[12] Javed A, Khan O. Acute disseminated encephalomyelitis. Handb Clin Neurol, 2014, 123: 705-717.

[13] 胡琦，张存泰，刘建，等. 脑桥外髓鞘溶解症的影像学特点. 华中科技大学学报, 2013，42（2）：203-206.

[14] Chatterjee K, Fernandes AB, Goyal S, et al. Central pontine myelinolysis in a case of alcohol dependence syndrome. Ind Psychiatry J, 2015, 24(2): 198-201.

[15] Babanrao SA, Prahladan A, Kalidos K, et al. Osmotic myelinolysis: Does extrapontine myelinolysis precede central pontine myelinolysis？ Report of two cases and review of literature.Indian J Radiol Imaging. 2015.25(2): 177-183.

[16] Epperla N, Landeck J, Sabbagh S. Osmotic demyelination syndrome. WMJ. 2014.113(5): 197-198.

[17] Börnke C, Ellrichmann G, Schneider R. Osmotic demyelination syndrome. BMJ Case Rep. 2014.8. doi: 10.1136/bcr-2014-204742

第 9 章　遗传代谢性脑疾病

第 1 节　正常髓鞘化

【概况】★★△△

1．脑髓鞘化开始于胚胎的第 5 个月，髓鞘化过程有一定规律，总体特点是从尾到头、从深部到浅部、从背侧到腹侧。所以，脑干的髓鞘化早于小脑和基底节，小脑和基底节的髓鞘化早于大脑半球，枕叶的髓鞘化早于额叶。

2．所有胼胝体轴突在出生时均已存在，因此胼胝体的生长可直接反映髓鞘化。

【影像学表现】★★★△△△

T1WI：在 T1WI 上无髓鞘化的白质呈低信号，有髓鞘化的白质呈高信号，所以新生儿脑白质的 T1WI 信号低于灰质，与成人 T2WI 表现大致相同，随着髓鞘化的形成，白质信号逐渐增高。

T2WI：在 T2WI 上无髓鞘白质呈高信号，而成熟髓鞘信号出现衰减，因此新生儿脑白质的 T2WI 信号高于灰质，与成人 T1WI 表现大致相同，白质成熟表现为信号降低。此外，评价小脑和脑干成熟时，T2WI 图像要优于 T1WI 图像。

T1WI 髓鞘信号增高要比 T2WI 上信号降低出现的早，总的来说，对于出生后 6～8 个月以内的婴儿，T1WI 显示髓鞘化程度最好，而对于 6～8 个月以上婴幼儿，T2WI 显示髓鞘化程度更好。

几乎所有个体侧脑室三角区周围会持续存在 T2WI 高信号的区域，此区域称为“终末区”。除了终末区，MRI 观察到的白质成熟基本在两岁末完成。

足月新生儿的胼胝体既薄又扁，T1WI 信号接近于灰质。出生后第 2、3 个月，胼胝体膝部增厚，此后压部逐渐增大，至第 9、10 个月时，胼胝体外观与成人相似。而胼胝体体部在儿童期持续增大。

表 2-8-1　髓鞘化改变年龄段

解剖部位	T1WI	T2WI
小脑中脚	出生时	出生至 2 个月
内囊后肢		
前部	出生第 1 个月	4～7 个月
后部	胚胎 36 周	胚胎 40 周
内囊前肢	2～3 个月	7～11 个月
胼胝体膝部	4～6 个月	5～8 个月
胼胝体压部	3～4 个月	4～6 个月
枕叶白质		
中央	3～5 个月	9～14 个月
周边	4～7 个月	11～15 个月
额叶白质		
中央	3～6 个月	11～16 个月
周边	7～11 个月	14～18 个月
半卵圆中心	2～4 个月	7～11 个月

（蒋孟茜　袁　飞　洪　楠）

第 2 节　髓鞘形成不良

【概况】★★△△

1．髓鞘形成不良亦称为髓鞘延迟成熟、髓鞘形成不足。

2．髓鞘形成不良是指相对于年龄，白质髓鞘形成减少或缺失的程度，也就是髓鞘完全形成的“里程碑”还未达到。

3．其病因可能是原发性髓鞘形成不良综合征或继发于其他病理过程，通常反应蛋白脂蛋白或碱性髓鞘蛋白的异常情况。

4. 影像上很难区分髓鞘形成不良、髓鞘形成障碍和脱髓鞘疾病。

【相关临床】★△

此类疾病主要发生在婴幼儿或儿童期，临床最常见的共同的症状体征为患儿的发育延迟及张力过低等症状。例如经典的PMD患儿常表现为步态蹒跚、张力低下，只有约一半的患儿可以坐起。18q－综合征的患儿可表现为发育延迟、骨龄延迟，通常身材矮小，可有肢体异常。而毛发低硫营养不良的患儿除了身材矮小之外，亦可出现骨硬化。

【影像学检查方法】★★△△

髓鞘缺失通常由于太细微而无法利用CT进行识别。

MRI是髓鞘形成不良的最佳影像学检查方法，对于6～8个月以内的婴儿，T1WI图像最适合观察脑组织发育情况，而T2WI则非常有助于评价6-8个月以上婴幼儿的脑组织发育情况。

【影像诊断及鉴别诊断】★★★△△△

评价髓鞘形成情况要优先于知晓患者的生理年龄，以避免预见性偏倚。评估的关键区域是内囊、锥体束和外周的额叶白质分支，髓鞘形成不良还会导致脑体积的减小，在矢状位上可见胼胝体明显变薄，但形态通常无明显异常。

有髓鞘的白质T1WI为高信号，T2WI为低信号，“终末区”为T2WI上持续性高信号的区域，通常出现在侧脑室三角区周围，需鉴别脑室周围白纸软化及血管周围间隙。若进行增强扫描，部分脑白质营养不良症可出现异常强化。

PD/intermediate是区分神经胶质增生和髓鞘形成低下的关键，神经胶质增生的信号强度更高。

ADC值会提前于T1WI和T2WI信号的改变，当白质扩散系数减低时，ADC值会降低。

MRS也有一定的帮助，正常情况下，随着髓鞘的形成，胆碱峰会逐渐降低。而伴髓鞘形成不良时，肌醇峰、胆碱峰、脂质峰会相对增加，而胆碱峰的显著增高提示脱髓鞘或髓鞘形成障碍。

此类疾病需鉴别原发性髓鞘形成不良综合征、伴髓鞘形成不良的其他表现的综合症以及由于外部压力所导致的改变。

原发性髓鞘形成不良综合征主要包括Pelizaeus-Merzbacher病（PMD）、痉挛性截瘫2型（SPG2）、18q－综合症及髓鞘形成不良伴基底节和小脑萎缩（H-ABC）。

伴髓鞘形成不良的其他表现的综合症通常引起的是髓鞘形成障碍，而非髓鞘形成不良。包括粘多糖贮积病，线粒体脑病，脑白质营养不良及毛发低硫营养不良。

此外，由于婴儿期营养不了或者对婴儿疾病的治疗也可导致髓鞘形成不良，此类患儿随着原发疾病的治疗，髓鞘形成通常可恢复。

（蒋孟茜　袁　飞　洪　楠）

第3节　肾上腺脑白质营养不良

【概况】★★△△

1. 一组过氧化物酶异常代谢性遗传病，导致极长链脂肪酸的β氧化受损所致。

2. 除X连锁的肾上腺脑白质营养不良（X-linked adrenalleukodystrophy，X-ALD）之外，至少有6种变异型：儿童型大脑X-ALD（childhood cerebral X-ALD，CCALD）、青春期型（AdolCALD）、AMN、成人型（ACALD）、症状前的X-ALD、仅表现Addison病，其中CCALD最多见，占所有病例的37%，依次为AMN、仅表现Addison病、青春期型、症状前的X-ALD及成人型，分别占32%、13%、7%、7%及3%。

3. 发病率为1：（20 000～50 000），基本为男性患者，极少数为杂合子女性患者。

【相关临床】★△

临床表现为进行性脑功能障碍（智力下降、行为异常、视力及听力障碍以及四肢硬瘫等）及肾上腺皮质功能不全（青铜色皮肤、恶性、呕吐和疲劳等）。

病理上，病灶从内向外分为3个区域。①中央区：为不可逆的神经胶质增生和瘢痕形成区域；②中间区：为炎性活跃区域和血脑屏障被破坏区域；③周围区：代表活动性脱髓鞘区域。

【影像学检查方法】★★△△

MRI＋增强扫描为最佳影像学检查方法，DWI、DTI及MRS可以预测症状前ALD的起病。

【影像学表现】★★★△△△

典型部位见于侧脑室三角区周围白质（大脑后部顶枕叶交界区、胼胝体压部）。此外，额叶白质、皮质脊髓束也可受累，而皮质下U形纤维很少受累。

1. CT表现　受累区域脑白质呈蝶形低密度蝶形，可伴或不伴钙化。

2. MRI表现　早期主要表现为侧脑室三角区旁对称性脑白质脱髓鞘改变，并沿胼胝体压部蔓延，呈"蝶翼状"，具有特征性。该病的另一特点是病变由后向前进展，向外侧、头侧发展，直至所有脑白质受累。

T1WI：低信号。

T1WI增强扫描：约50%的病例可有轻度强化。

T2WI：

中央区：明显高信号。

中间区：等或稍高信号。

周围区：稍高信号。

DWI：扩散受限。

DTI：受累白质和症状发生前的白质各向同性扩散增加而各向异性降低。

MRS：NAA降低，乳酸峰升高。

【鉴别诊断】★★△△

1. 亚历山大病　MRI白质信号异常以额叶为主，而非侧脑室三角区周围，部分病例可有强化。

2. 新生儿低血糖　胼胝体压部和侧脑室三角区周围白质可受累，增强扫描无强化。

（刘晓怡　袁　飞　洪　楠）

第4节　异染性脑白质营养不良

【概况】★★△△

1. 常染色体遗传病，硫酸酯酶A的缺乏使硫酸酯分解障碍，沉积于脑白质内所致的弥漫性脱髓鞘改变。

2. 发病率为1：100 000；按发病年龄分为三种类型：婴儿晚期型、少年型及成年型，其中婴儿晚期型最常见，占50～60%。

【相关临床】★△

临床特点为进行性的神经系统功能倒退，先有一段时间的发育正常，1年或更长时间以后出现功能的倒退，患者最终表现为运动能力的丧失及智力的严重减退。

1. 婴儿晚期型　发病年龄为12～18月龄。表现为步态异常、肌肉僵硬、视野缺损、吞咽困难、抽搐和痴呆。

2. 少年型　发病年龄为3～10岁。临床表现类似于婴儿型，但病情进展比婴儿晚型慢。

3. 成年型　发病年龄大于16岁。精神异常和痴呆，易误诊为精神疾病，症状可持续长达10年之久。

【影像学检查方法】★★△△

MRI为最佳影像学检查方法。

【影像学表现】★★★△△△

1. CT表现　脑室周围白质对称性低密度改变。

2. MRI表现　早期双侧侧脑室周围对称性白质异常，随病变进展进一步扩大并融合成片，最后可累及皮质下白质，出现萎缩改变。胼胝体受累是另一个重要征象，尤其是膝部和压部。另外，内囊及皮质脊髓束也可受累。

T1WI：低信号。

T1WI增强扫描：一般无强化。

T2WI：高信号，半卵圆中心的病变表现为高信号区内散在线状或点状低信号区，称"虎纹征"，原因为小静脉周围的髓鞘保留。

MRS：NAA峰下降、肌醇峰升高、乳酸峰升高。

【鉴别诊断】★★△△

1. TORCH感染　无进展性改变；白质高信号情况不一，存在脱髓鞘和胶质增生改变；根据病因不同，病灶钙化情况各异。

2. Pelizaeus-Merzbacher病　新生儿和婴儿期发病；无髓鞘的破坏，表现为髓鞘形成的缺失；小脑可能显著萎缩。

3. 脑室周围白质软化症　侧脑室周围广泛T2WI高信号；脑室周围白质明显减少；侧脑室扩大且边缘不规则。

（刘晓怡　袁　飞　洪　楠）

第5节　肝豆状核变性

【概况】

肝豆状核变性又称 Wilson 病，常染色体隐性遗传的铜代谢障碍性疾病，血清铜蓝蛋白合成减少、胆道排铜障碍，导致铜离子在组织中异常沉积为特征，尤其是在肝脏、脑和角膜，引起进行性加重的肝脏损害、严重的神经精神症状等。

【相关临床】

临床表现不具有特异性并且多样。

1. 神经症状（锥体外系为主）：构音障碍、肌张力障碍、不对称性震颤、共济失调等。

2. 精神症状：易怒、情绪不稳定、注意力不集中等。

3. 肝硬化。

4. 角膜边缘出现色素环（Kayser-Fleischer 环）为特征性表现

【影像学检查方法】

早期病变的显示，MRI 比 CT 敏感。

【影像学表现】

好发部位：基底节和中脑。

1. CT 表现

（1）壳核对称性低密度改变为最常见改变，苍白球、尾状核、丘脑及小脑齿状核也可出现对称性低密度灶。

（2）大脑皮质密度减低。

（3）脑萎缩。

（4）病灶区域无强化。

2. MRI 表现

T1WI：受累区域呈低信号，由于铜的顺磁性效应，基底节可呈高信号。

T1WI 增强扫描通常无强化。

T2WI：基底节区（壳核、苍白球、尾状核）、丘脑（腹侧）呈高信号，也可呈高低混杂信号。

轴位 T2WI 呈“熊猫脸”征，即在中脑被盖部高信号背景下红核信号正常，为特征性的改变。

DWI：早期呈高信号，随后由于坏死及海绵状变性，呈低信号。

【鉴别诊断】

1. Leigh 病　又称亚急性坏死性脑脊髓病，婴幼儿起病，病变位于脑干、基底节（尤其是壳核）及大脑白质，呈对称性双侧受累。

2. Creutzfeldt-Jakob 病

（1）进行性痴呆，发病一年内死亡。

（2）基底节、丘脑和大脑皮质呈进行 T2WI 高信号改变，伴扩散受限，DWI 呈高信号。

3. 缺血缺氧性脑病　双侧壳核、尾状核、丘脑和皮质的对称性高信号，伴扩散受限，DWI 呈高信号。

（刘晓怡　袁　飞　洪　楠）

参考文献

[1] James Barkovich, Pediatric Neuroimaging.4ed. Lippincott Williams and Wilkins, 2005: 20-80.

[2] Barkovich A J. MR Imaging of the Neonatal Brain. Neuroimaging Clinics of North America, 2006, 16(16): 117-135.

[3] Dennis E L, Thompson P M. Typical and atypical brain development: a review of neuroimaging studies.. Dialogues in Clinical Neuroscience, 2013, 15(3): 359-384.

[4] Hansen P E, Ballesteros M C, Soila K, et al. MR Imaging of the developing human brain. Radiographics, 13: 21-36.

[5] 奥斯波恩．脑部影像诊断学．北京：人民卫生出版社，2013：853-856.

[6] van der Voorn JP, Pouwels PJ, Hart AA, et al. Childhood white matter disorders: quantitative MR imaging and spectroscopy. Radiology, 2006, 241(2): 510-517.

[7] Kinney H C. Human myelination and perinatal white matter disorders. Journal of the Neurological Sciences, 2005, 228(2): 190-192.

[8] Rossi A, Biancheri R, Zara F, et al. Hypomyelination and congenital cataract: neuroimaging features of a novel inherited white matter disorder. American Journal of Neuroradiology, 2008, 29(2): 301-305.

[9] Ono J, Harada K, Takahashi M, et al. Differentiation between dysmyelination and demyelination using magnetic resonance diffusional anisotropy. Brain Research, 1995, 671(1): 141-148.
[10] Cheon JE, Kim IO, Hwang YS, et al. Leukodystrophy in children: a pictorial review of MR imaging features. Radiographics, 2002, 22(3): 461-476.
[11] Kim JH, Kim HJ. Childhood X-linked Adrenoleukodystrophy: Clinical-Pathologic Overview and MR Imaging Manifestations at Initial Evaluation and Follow-up1. RadioGraphics, 2005, 25(3): 619-631.
[12] Anne G. Osborn 著. 脑部影像诊断学. 吴卫平. 译. 北京：人民卫生出版社，2013.
[13] Moser HW. Adrenoleukodystrophy: phenotype, genetics, pathogenesis and therapy. Brain 1997；120(Pt 8)(8): 1485-508.
[14] Melhem ER, Loes DJ, Georgiades CS, et al. X-linked adrenoleukodystrophy: the role of contrast-enhanced MR imaging in predicting disease progression. AJNR Am J Neuroradiol, 2000, 21(5): 839-844.
[15] Loes DJ, Fatemi A, Melhem ER, et al. Analysis of MRI patterns aids prediction of progression in X-linked adrenoleukodystrophy. Neurology, 2003, 61(3): 369-374.
[16] 杨素云，陈瑞科，杨铎. 异染性脑白质营养不良一例. 中华放射学杂志，2002，36（1）：92.
[17] Sener RN. Metachromatic leukodystrophy: diffusion MR imaging findings. AJNR Am J Neuroradiol, 2002, 23(8): 1424-1426.
[18] Kim TS, Kim IO, Kim WS, et al. MR of childhood metachromatic leukodystrophy. AJNR Am J Neuroradiol, 1997, 18(4): 733-738.
[19] Eichler F, Grodd W, Grant E, et al. Metachromatic leukodystrophy: a scoring system for brain MR imaging observations. AJNR Am J Neuroradiol, 2009, 30(10): 1893-1897.
[20] Aisen AM, Martel W, Gabrielsen TO, et al. Wilson disease of the brain: MR imaging. Radiology, 1985, 157(1): 137-141.
[21] Kim TJ, Kim IO, Kim WS, et al. MR imaging of the brain in Wilson disease of childhood: findings before and after treatment with clinical correlation. AJNR Am J Neuroradiol, 2006, 27(6): 1373-1378.
[22] Kvicala V, Vymazal J, Nevsimalova S. Computed tomography of Wilson disease. AJNR Am J Neuroradiol, 1983, 4(3): 429-430.

第 10 章　获得性中毒性、代谢性或退行性脑病

第 1 节　中毒性脑病

一、CO 中毒性脑病

【概况】★★△△

CO 中毒性脑病（CO toxic encephalopathy）是指吸入一氧化碳后所导致的大脑半球的缺血缺氧性脑病，病变常为双侧大脑半球损害。

【相关临床】★△

CO 是一种无色无臭的气体，CO 与血红蛋白的亲和力是 O_2 与血红蛋白亲和力的 210 倍，当 CO 与血红蛋白结合率超过 20% 后会出现脑损害。

CO 中毒性脑病患者临床表现与吸入一氧化碳的浓度与持续时间相关，吸入量较少时可以没有特异性的症状，大量吸入可出现急性中毒性症状，主要包括头晕、头痛、恶心、呕吐、精神异常、认知障碍、抽搐、意识丧失等，长期的神经精神后遗症状可在 CO 中毒后立即出现，并可持续存在，包括痴呆、记忆力丧失、人格障碍、步态不稳、精神性失用、语言障碍，约 10-30% 的患者在急性 CO 中毒数周后可出现迟发的神经系统症状。

急性 CO 中毒性的治疗主要为高压氧治疗，发病 6 h 内治疗效果最佳。

【影像学检查方法】★★△△

CT 扫描。

MRI 扫描：最佳影像学检查方法，急性期首选 DWI 序列。

SPECT 脑血流灌注。

【影像学表现】★★★△△

1. CT 表现

（1）双侧苍白球出现对称性低密度影，呈类圆形，局限于苍白球。

（2）大脑白质出现对称性弥漫性低密度影，严重者可导致灰 - 白质分界不清。

（3）尾状核、壳核可单独受累，也可与苍白球同时受累，丘脑、黑质、胼胝体及海马亦可受累，但均较少见。

（4）增强扫描无强化。

2. MRI 表现

（1）T1WI 示双侧苍白球可因坏死而呈低信号，亦可因出血而呈高信号。

（2）T2WI 示双侧苍白球呈高信号（坏死），周边可因含铁血黄素沉积而呈低信号。双侧大脑半球白质因弥漫性脱髓鞘呈融合状高信号。少数病例可出现大脑皮质的异常高信号，多发生于颞叶，也可发生于顶叶、枕叶。

（3）FLAIR 上呈高信号。

（4）急性期 DWI 上出现双侧大脑半球白质内弥漫性对称的高信号影，ADC 值减低，可持续致发病数周后，慢性期 DWI 上信号减低，ADC 值逐渐增高。

（5）MRS 示出现异常信号的白质区域 Cho/Cr 升高，NAA/Cr 减低。

3. 核医学检查　SPECT 显示额叶、颞叶脑血流量减低，脑部弥漫性灌注减低。

【鉴别诊断】★★△△

1. Wilson 病（肝豆状核变性）T1WI 上尾状核、壳核、苍白球、丘脑出现对称性低信号，T2WI 上呈不同程度高信号，DWI 呈高信号，患者有血铜、尿铜的升高，常伴有肝硬化。

2. 克雅氏病（Creutzfeldt-Jakob）DWI 及 FLAIR 上双侧基底结区、丘脑及大脑皮质对称出现的进行性高信号。

二、乙醇中毒性脑病

【概况】★★△△

乙醇中毒性脑病（alcoholic encephalopathy）是指急性、亚急性、慢性乙醇对中枢神经系统的毒性作用，主要引起大脑皮质、小脑退变及多发外周神经病变。

【相关临床】

乙醇吸入血后，可以透过血脑屏障，引起神经元毒性，出现脑梗死、TIA、颅内出血、蛛网膜下腔出血等。乙醇滥用还可以干扰正常的凝血功能，增加自发性颅内出血的风险及出血程度。慢性乙醇滥用可导致硫胺素（维生素 B_1）缺乏，从而导致 Wernicke 脑病。

乙醇滥用导致的脑萎缩是可逆的过程，禁酒之后可以恢复。

【影像学检查方法】★★△△

CT：评估有无出血。

MRI：可用于评估 Wernicke 脑病。

【影像学表现】★★★△△△

1. CT 表现

（1）急性颅内出血呈高密度。

（2）蛛网膜下腔出血。

（3）非出血性脑卒中常见于大脑中动脉供血区。

2. MR 表现　T1WI 示双侧基底结区呈高信号，胼胝体呈等信号。大脑半球、小脑蚓部萎缩，双侧额叶多见。

（1）T2WI 示双侧基底结区呈等信号，胼胝体呈高信号。

（3）Wernicke 脑病：表现为内侧丘脑、导水管周围灰质、乳头体呈长 T1 长 T2 信号，DWI 上呈高信号，增强扫描可见强化，累及皮质者罕见。

【鉴别诊断】★★△△

1. 自发性颅内出血　脑血病导致的基底结区出血；血管畸形破裂出血；肿瘤出血。

2. 非乙醇性慢性脑萎缩

（1）阿尔兹海默症（AD）：萎缩主要位于颞叶、海马。

（2）老年性脑萎缩：全脑萎缩。

（吴　楠　袁　飞　洪　楠）

第 2 节　代谢性脑病

【概况】★★△△

肝性脑病（hepatic encephalopathy）是指急性或慢性肝病期间所引起的中枢神经系统功能性的临床综合征，表现为精神、认知和运动功能障碍。

【相关临床】

肝性脑病发生于严重肝功能障碍的患者，超过 50% 的肝硬化患者可出现肝性脑病，常见的症状为意识状态异常如谵妄、昏迷，运动异常，包括运动迟缓、扑翼样震颤、共济失调，查体可发现腱反射亢进。急性肝性脑病可出现严重的脑水肿，引起颅内高压乃至脑疝，甚至导致死亡。

肝性脑病的治疗包括去除相关诱因、对症治疗，治疗有效后临床症状最先得到改善，MR 上基底节异常信号于 3～6 个月后恢复正常。

【影像学检查方法】

1. CT。
2. MRI：最佳影像学检查方法。
3. 核医学检查：可了解脑功能。

【影像学表现】★★★△△△

1. CT 表现

（1）急性肝性脑病表现为大脑弥漫水肿。

（2）慢性肝性脑病可出现轻度肝水肿，脑萎缩。

（3）增强扫描无强化。

2. MR 表现

（1）T1WI：典型表现为双侧基底节区（尤其是苍白球区）T1WI 上呈高信号，有 80%～90% 慢性肝病的患者可以出现，T1WI 上还可在下丘脑、中脑、垂体等区域出现高信号。

（2）T2WI：急性肝性脑病可在大脑皮质出现高信号影。

（3）DWI：急性肝性脑病DWI呈高信号，ADC值降低。

（4）增强扫描无强化。

（5）MRS：肌醇峰（MI）下降，胆碱峰（Cho）下降，谷氨酰胺（Glx）上升。

3. PET

（1）$^{13}N\text{-}NH_3$ PET显像示肝性脑病患者大脑对氨的代谢率升高，血脑屏障对氨的通透性增高。

（2）脑血流出现再分布，由原先的皮质区转而分布至皮质下区。

【鉴别诊断】★★△△

1. Wilson病（肝豆状核变性） 患者有血铜、尿铜的升高，常伴有肝硬化，MRI示尾状核、壳核、苍白球、丘脑对称性地出现T1WI低信号，T2WI上呈不同程度高信号，DWI呈高信号。

2. 甲状旁腺功能亢进、甲状腺功能减退 CT示双侧基底结区、丘脑、皮质下白质、小脑齿状核钙化，T1WI上呈高信号。

3. 高血糖 T1WI上尾状核、壳核呈高信号，T2WI上无明确信号异常，增强扫描无强化。

（吴　楠　袁　飞　洪　楠）

第3节　退行性脑病

一、正常脑老化

【概况】★★△△

脑组织与人体其他器官一样，随着年龄的增长会发生退变。解剖学和病理学上主要表现为脑动脉硬化和脑的重量减少等。脑的退行性改变是一个渐进性过程，属于生理性改变，通常从青壮年即开始，但影像学检查一般在60岁后才能够显示，主要包括与年龄有关的脑萎缩、血管周围间隙扩大、皮质下白质和基底节区小变性病灶、颗粒性室管膜炎、锥体外系灰质核团铁质沉积增多、脑淀粉样血管病等六种改变。

【相关临床】

认知能力指人脑加工、储存和提取信息的能力，包括知觉、记忆、注意、思维和想象力等。正常脑老化最常见的表现为轻度认知功能损害，包括：记忆力选择性的轻度缓慢下降，执行能力的下降，视空间处理能力的衰退等。

【影像学表现】★★★△△△

1. CT表现

（1）脑萎缩：发生脑萎缩的原因可能与慢性轻度脑缺血有关，通常发生于50岁以后，临床上正常老年性脑萎缩多呈轻度，少数可达中度，CT检查表现为脑室、脑池扩大，侧脑室扩大以前角、下角明显，脑沟增宽，常以额叶和大脑镰旁明显。

（2）脑白质斑片状/融合性脑室旁低密度。

（3）苍白球对称性斑点状的钙化以及血管壁钙化。

2. MRI表现

（1）脑萎缩：与CT表现基本一致。

（2）血管周围间隙扩大：脑动脉的小分支（穿通支）从蛛网膜下腔进入脑组织时，软脑膜也随着进入脑组织，所以这些小血管周围就存在一个潜在的蛛网膜下间隙，即血管周围间隙。正常的血管周围间隙一般较小，CT不能显示；高场强MR检查血管周围间隙于个各序列均表现为脑脊液样高信号，遵循穿通动脉的走行，常见部位包括中央半卵圆区白质、基底节、前联合附近和皮质下白质等部位；血管周围间隙扩大明显时直径可大于2 mm，但通常小于5 mm，常为双侧对称性，无占位效应。

（3）皮质下白质和基底节区小变性病灶：由于老年人脑部发生小动脉硬化，脑血流下降，这种脑血流下降有时不足以引起腔隙性脑梗塞，但是可以引起不同程度的脱髓鞘、胶质增生及脑水肿，同属于正常脑老化。此种生理性改变多出现在扩大的血管周围间隙周围，少数情况下也可以单独出现。皮质下白质和基底节区小变性病灶一般很小，CT通常不能显示，MRT1加权图呈低信号，T2加权图呈高信号，增强扫描不强化。

（4）颗粒性室管膜炎：正常情况下脑脊液的来源主要为脉络膜丛所分泌，小部分直接从脑间质进入脑室的脑脊液是通过室管膜主动排入的，解剖上侧脑室周围可见一结构疏松的窄带，以前角周围为著，表现为FLAIR序列上1～2 mm高信号带，老年人侧脑室周围组织疏松更为明显，室管膜有广泛的脱失和破坏，将这种改变称为颗粒性室管膜炎。MR 表现为 T1 加权图呈低信号，T2 加权图和 FLAIR 成像呈高信号，以双侧侧脑室前角附近最常见，呈三角形或冠状，最大径常超过 1 mm。

（5）铁质沉积：随年龄增加，苍白球的矿化增多，在 MR T2 加权图呈低信号，T2*GRE 序列呈明显低信号。

（6）脑代谢改变：在不同的脑区，代谢物的分布各异，随年龄的生长，MRS 序列表现为胆碱峰升高，肌酸峰升高，皮质、半卵圆中心以及颞叶 NAA 峰降低。

【鉴别诊断】★★△△

1. 轻度认知障碍 常规影像检查并无明显异常表现，MRS 序列可表现为 NAA 峰的降低。

2. 阿尔兹海默病 表现为顶叶和颞叶皮质萎缩，海马、内嗅皮质体积显著减少，MRS 表现为 NAA 峰的降低以及肌醇峰的升高。

3. 散发的皮质下动脉硬化性脑病 MR 表现为脑白质高信号数量增多，以及多发腔隙性脑梗塞。

4. 血管性痴呆病 MR 表现为 T2WI 序列高信号病灶，以及脑实质局灶性萎缩。

二、阿尔兹海默病

【概况】★★△△

阿尔兹海默病（Alzheimer disease）系老年前期以脑变性萎缩为特征的慢性进行性衰退性疾病，病因不明，可能与高龄、病毒感染、免疫因素、遗传、精神因素等有关。

【相关临床】

阿尔兹海默病是最常见的神经系统变性性痴呆，占痴呆病例的 50%～75%，全世界约＞三千万人患病。临床发病年龄在 45～60 岁，女性多于男性，一般发病隐匿，早期可仅有记忆力减退，后逐渐进展，智力及人格呈进行性减退，最后发展为痴呆。发生在 50 岁以后者称为阿尔兹海默病型老年性痴呆，发生在 50 岁以前者称为早老性痴呆。

【影像学表现】★★★△△△

阿尔兹海默病最主要的影像表现为颞叶 / 顶叶皮质萎缩，不均匀的海马体积减小，FDG PET 表现为颞顶叶及扣带回后部局部代谢性减低。在阿尔兹海默病的诊断中，目前影像学的作用为：排除其他结构上的异常，评价萎缩性改变的程度和部位，评价代谢性的异常。

1. CT 表现

（1）颞叶皮质萎缩、海马萎缩，颞叶内侧脑沟增宽，颞角增宽。

（2）除外其他引起痴呆的异常病变。

2. MR 表现

（1）T1WI、T2WI 示海马颞叶萎缩、脑沟增宽。

（2）MRS 示颞顶叶 NAA 峰下降，肌醇峰升高。

（3）fMRI 示记忆任务时，功能脑区激活范围下降。

（4）MRP：rCBV 下降。

3. 核医学表现

（1）^{18}F-FDG PET：功能脑区局部代谢减低，与认知障碍的严重程度相关。

（2）SPECT：海马 / 颞顶叶区灌注不足。

【鉴别诊断】★★△△

1. 可逆性痴呆

（1）酒精滥用（维生素 B_1 缺乏）。

（2）内分泌疾病（如甲状腺功能减退）。

（3）维生素 B12 缺失。

（4）抑郁症。

（5）占位性病变（慢性硬膜下血肿、肿瘤等）。

2. 血管性痴呆 为导致痴呆的第二常见原因，占痴呆病因的 15%～30%。表现为 T2WI 上多发腔隙性高信号，以及局灶性脑萎缩。

3. Creutzfeldt-Jakob 病（CJD） 痴呆、肌痉挛、EEG 异常；基底节、丘脑 - 大脑皮质 T2WI、DWI 高信号；晚期脑萎缩。

4. 脑淀粉样血管病 经常与 AD 同时存在，MR 扫描 T2* GRE/SWI 序列成像存在微出血，表现为明显低信号。

三、海绵状脑病

【概况】★★△△

1. 海绵状脑病（spongiform encephalopathies）一般指朊蛋白病（prion diseases，PrDs），是一类由传染性朊蛋白（无 DNA 和 RNA 的、蛋白质性质的传染性颗粒）导致的中枢神经系统变性疾病。

2. 目前已知的人类海绵状脑病包括散发的 Creutzfeldt-Jakob 病（sporadic CJD，sCJD），遗传性的家族型 CJD（familial CJD，fCJD）、Gerstmann

Straussler-Scheinker 病、家族性致死性失眠病（familial fatal insomnia，FFI），获得性的 kuru 病、变异型 CJD（variant CJD，vCJD）、医源型 CJD（iatrogenic CJD，iCJD）。其中，散发型 CJD 是最为常见的一类海绵状脑病，占 85%～90%。临床上通常所指的海绵状脑病是指 CJD。

【流行病学】

sCJD 发生率为每年 1～1.5/1000000。sCJD 发病高峰为 68 岁，vCJD 发病高峰为 27 岁，无性别差异。年轻人罕见，发病年龄低于 30 岁的 CJD 一般为 fCJD 或 iCJD。

【病因】★△

1．人类朊蛋白是由 20 号染色体上 PRNQ 基因编码。PrP^C 是正常的宿主细胞膜蛋白，以神经元细胞表达为主，PrP^{Sc} 是致病的朊蛋白。

2．散发型 CJD 通常是由于朊蛋白异构造成，即 PrP^C 转变为 PrP^{Sc}。遗传型 CJD 是由于 PRNQ 基因突变造成。变异型 CJD 一般认为是经口传播，通过胃肠道黏膜上皮摄入人体。医源型 CJD 是由于接触含有朊蛋白导致的感染。

【病理】★★△△

1．大体病理：脑萎缩。

2．显微镜下

（1）海绵样脑病：神经元丢失，星形胶质细胞增生，神经元空泡样变或海绵样变，无炎性征象。

（2）5%～10% 的 sCJD 患者可有朊蛋白淀粉样斑块形成。

3．主要累及大脑皮质、基底核、丘脑及小脑皮质，其中大脑皮质最为明显。

【相关临床】

1．CJD 大部分为亚急性病程，也有少数为急性起病。一旦出现临床症状疾病进展迅速。

2．40% 的 CJD 患者起病症状为认知障碍，表现为记忆力减退、言语功能障碍，20% 会出现小脑体征，包括全身症状和行为症状。随着疾病进展，会出现锥体系、锥体外系的症状，且 90%CJD 患者最终会出现肌阵挛。

3．sCJD 病程持续时间平均约 7 个月，90% 的患者于 1 年内死亡。vCJD 病程略长，约 14.5 个月。

4．欧洲诊断标准

（1）确诊的 CJD：病理证实为海绵状脑病（活检或尸检），并且蛋白质检测在脑组织内发现 PrP^{SC}。

（2）很可能的 CJD：进展性痴呆，典型脑电图表现（周期性同步放电），4 项临床症状中有 2 项。临床症状：肌阵挛、视觉或小脑征、锥体束或锥体外征、无动性缄默。

（3）可能的 CJD：进展性痴呆，4 项临床症状中有 2 项，脑电图无特征性改变。

【影像学检查方法】★★△△

MRI 是 CJD 的首选影像学检查方法，特别是 DWI 和 FLAIR。

【影像学表现】★★★△△△

1．CT 表现　80% 在 CT 上无阳性发现，20% 在连续的 CT 上可显示快速进展的脑组织萎缩和脑室扩大。

2．MRI 表现

（1）T1WI：大部分为正常。

（2）T2WI：基底节、丘脑高信号，皮质灰质高信号，大脑进展性萎缩。

（3）FLAIR：皮质高信号（常见于 sCJD）。

（4）DWI：皮质呈进展性、脑回样高信号，以枕叶、颞叶、顶叶受累常见。

（5）增强 T1WI：无强化。

3．vCJD 的典型表现　“丘脑枕”和“曲棍球棒”征，对称性的丘脑枕和丘脑背内侧在 T2WI、FLAIR 和 DWI 上呈高信号。

【鉴别诊断】★★△△

1．缺血 - 缺氧性损伤　基底节、旁矢状位皮质区受累常见，T2WI 和 DWI 呈高信号。

2．渗透性脱髓鞘综合征　壳核和尾状核受累，T2WI 呈高信号；急性期 DWI 呈高信号。

3．Leigh 综合征　儿童常见，壳核和苍白球受累，T2WI 呈高信号。

4．Wilson 病　白质和深部灰质（基底节、齿状核、脑干），T2WI 呈高信号。

5．痴呆的其他病因　阿尔兹海默病、额颞叶痴呆、多发梗死性痴呆。

四、多系统萎缩

【概况】★★△△

1．多系统萎缩（multiple system atrophy，MSA）是成年期发病、病因不明的、散发性进行性神经退行性病变，伴有小脑、锥体系、椎体外系及自主神经系统的联合损伤。

2. 根据症状和体征特征分为三个亚型：小脑型，又称为散发的橄榄 - 桥脑 - 小脑萎缩（sporadic olivopontocerebellar atrophy，sOPCA）；锥体外系型，又称为黑质纹状体变性（striatonigral degeneration，SND）；自主神经型，又称为 Shy-Drager 综合征（SDS）。

【流行病学】

发病率为每年 3～5/100000，发病高峰为 60～70 岁，无性别差异。

【病因】★△

尚不清楚，可能与环境毒素相关。

【病理】★★△△

1. 大体病理 桥脑腹侧、小脑中脚、小脑皮质萎缩，下橄榄核继发性萎缩。

2. 显微镜下 胶质细胞胞浆包涵体沉积在白质，小脑 Purkinje 细胞丢失，小脑深部白质内严重变性和胶质增生，壳核神经元丢失、星形细胞增生和铁质沉积。

黑质致密部、壳核、尾状核和苍白球随着病情进展依次受累。

【相关临床】★△

1. 80% 的病人以帕金森样特征为主要表现（椎体外系型），20% 以小脑体征为主要表现（小脑型），少数表现出自主神经功能障碍（自主神经型）。

2. MSA 是进行性神经变性疾病，为慢性病程，通常在确诊 10 年后死亡。

【影像学检查方法】★△

MRI 是 MSA 的首选影像学检查方法。

【影像学表现】★★★△△△

1. CT 表现 桥脑、小脑萎缩，皮质萎缩（额叶、顶叶为主），第四脑室扩大。

2. MRI 表现

（1）T1WI：桥脑、延髓体积减小，桥脑腹侧表面平坦，小脑萎缩，第四脑室、小脑 - 桥脑角扩大。

（2）T2WI：脑干、小脑萎缩，小脑中脚高信号、脑桥十字形高信号（小脑型）；壳核背外侧信号减低，壳核外侧边缘信号增高（锥体外系型）。

（3）DTI：桥小脑横行联系纤维消失。

（4）T2*WI：壳核、苍白球显著的低信号（锥体外系型）。

3. 小脑型 MSA 的典型表现 桥脑“十字面包”征（小脑型），轴位 T2WI 或 FLAIR 上桥脑可见十字形高信号。

4. MSA 表现 MSA 的影像学特征相互重叠，在每一个亚型中，可见到所有 MSA 的影像学表现。

【鉴别诊断】★★△△

1. 小脑橄榄萎缩 选择性小脑外侧、上蚓部萎缩，旁矢状位可见“鱼嘴样畸形”。

2. Friedreich 共济失调 脊髓和延髓严重萎缩，小脑蚓部轻度萎缩。

3. 进行性非家族性成年发病的小脑萎缩 小脑中线萎缩。

4. 遗传性橄榄小脑萎缩 “细齿梳”样的小脑萎缩（显性遗传），“鱼嘴样畸形”小脑半球外侧显著萎缩（隐形遗传）。

5. 帕金森病 黑质致密部、壳核变薄。

五、肌萎缩侧索硬化

【概况】★★△△

肌萎缩侧索硬化（amyotrophic lateral sclerosis，ALS）是脑干、脊髓运动神经元（下运动神经元）和运动皮质的大锥体神经元（上运动神经元）的选择性变性。随着病情进展，皮质脊髓束纤维最终丢失。

【流行病学】★△

发病率为每年 2～3/100000，发病年龄 30～70 岁，男性多见。

【病因】★△

大部分 ALS 为散发病例，病因不明；15%～20% 的 ALS 为家族性遗传，其中 10%～20% 是由于 21q 染色体 SOD1 基因突变造成。

【病理】★★△△

1. 大体表现 中央前回萎缩。

2. 显微镜下 皮质椎体细胞运动神经元丢失伴随星形细胞增生，皮质脊髓束不均匀受累，伴脂褐质色素沉积，轴突球形变，存活的运动神经元较小。

【相关临床】

1. 常见症状及体征

（1）上运动神经元体征：Babinski 征、肌痉挛、反射亢进。

（2）下运动神经元体征：不对称肌无力、萎缩、肌束颤动、反射减低。

（3）球部症状：言语不清、吞咽困难。

（4）行走困难，原因不明的体重减轻。

2. ALS 是从远端到近端进展性疾病，患者在 10 年内完全丧失活动能力甚至死亡。

【影像学检查方法】★△

MRI 是 ALS 的首选影像学检查方法，特别是 FLAIR、PD、DTI。

【影像学表现】★★★△△△

1. CT 表现 连续的 CT 检查可显示进行性脑组织萎缩，额叶和颞叶前部、中央前回、中央后回、扣带回前部、胼胝体等依次受累。

2. MRI 表现

（1）T1WI：无特异，等、低或稍高信号。

（2）T2WI/PD/FLAIR：沿皮质脊髓束走形从放射冠延伸至脑干的对称性高信号，内囊后肢对称性、圆形高信号。

（3）DWI：皮质脊髓束高信号，较敏感。

（4）DTI：皮质脊髓束各向异性分数低于正常个体。

3. 典型表现

（1）在 T2WI、FLAIR 或 PD 上沿皮质脊髓束走形从放射冠延伸至脑干的对称性高信号。

（2）部位：脑干和脊髓前角（上运动神经元），中央前回（上运动神经元）。

【鉴别诊断】★★△△

1. 原发性侧索硬化 仅限于上运动神经元，幼年发病。

2. 华勒变性 皮质及皮质下病变，病变动态变化。

3. 表现为沿皮质脊髓束分布的 T2 高信号的其他疾病

（1）代谢性疾病：X 连锁的肾上腺脑白质营养不良，肝豆状核变性等。

（2）脱髓鞘性和炎性疾病：多发性硬化，播散性脑脊髓炎等。

（3）肿瘤性疾病：脑干胶质瘤，淋巴瘤。

4. 50% 正常个体 其皮质脊髓束在 3T MRI 上可表现为 T2 高信号。

六、帕金森病

【概况】★△

1. 帕金森病（Parkinson's disease，PD）是一种由黑质致密部的原发性病变所致的中枢神经系统慢性退行性疾病。

2. 帕金森综合征是以强直、震颤、少动为特征的综合征，包括原发性帕金森病及帕金森叠加综合征，帕金森叠加综合征包括路易体痴呆、多系统萎缩、进行性核上性麻痹、皮质基底节变性等。

3. 病理主要表现为黑质多巴胺能神经元变性缺失，残留的黑质多巴胺能神经元胞浆内路易小体形成。

【相关临床】★△

PD 临床表现可表现为静止性震颤、齿轮样肌强直、运动迟缓、慌张步态、姿势平衡障碍、面具脸等。

【影像学检查方法】★★△△

MR 分辨能力高，有助于 PD 的诊断，影像表现均不具有特异性，并且 CT 及 MRI 表现正常的 PD 患者也不少见，因此诊断必须密切结合临床。

【影像学表现】★★★△△△

1. CT 表现 非特异性脑萎缩。

2. MRI 表现 正常黑质分为低信号的黑质网状部、相对高信号区的黑质致密部，帕金森病表现为黑质致密部变窄，正常的短 T2 黑质信号消失，与黑质网状部难以区分。部分帕金森患者壳核、苍白球 T2WI 高信号，壳核体积减小，黑质致密部和壳核尾部铁含量增高。

【鉴别诊断】★★△△

1. 多系统萎缩（MSA） T1WI 体积测量有助于鉴别椎体外系多系统萎缩与帕金森病，15%～30% 椎体外系多系统萎缩的患者桥脑和小脑体积减小，MSA 表现为“十字征”、小脑中脚萎缩，小脑型锥体外系型 MSA 表现为壳核病变（间隙征、T2WI 低信号、T1WI 高信号及壳核萎缩等）。

2. 进行性核上性眼肌麻痹 可表现为中脑萎缩、小脑上脚萎缩和顶叶皮质萎缩，其中中脑萎缩最常见，“牵牛花”征有很高的特异性，异常的中脑上缘形态在鉴别此病与帕金森有较高的敏感性及特异性，正中矢状位测量中脑和桥脑的断面面积以及计算中脑与桥脑的面积比是鉴别的另外一种重要方法。

3. 皮质基底节变性 主要表现为不对称额叶或额顶叶萎缩，部分也会出现全脑对称性的皮质萎缩。

4. 路易体痴呆 发病前期就可出现神经异常，幻觉出现早，睡眠障碍发生率高，常规MR无特征性表现，顶叶、颞叶、枕叶灰质萎缩较PD明显。

七、铁沉积相关性脑病

【概述】★★△△

1. 脑组织铁沉积神经变性病（NBIA）是由于基因突变所致的一组脑部铁贮积所引起的椎体外系神经变性病。

2. 包括泛酸激酶相关性神经变性病（PKAN）、婴儿型神经轴索性营养不良、线粒体膜蛋白相关性神经退行性疾病、kufor-Rakeb病、神经铁蛋白病、无血浆铜蓝蛋白血症等，PKAN是最常见的类型。

3. 病理基础是铁盐沉积直接引起细胞损伤或使细胞易受损伤，或者是神经轴索损伤。

【相关临床】

主要临床表现为椎体外系症状，如共济失调、构音障碍、肌张力障碍，部分患者合并智力减退、视网膜变性、视神经萎缩等。经典型常见于小儿（<10岁），病情进展较快，不典型好发于青少年时期，病情进展缓慢；无血浆铜蓝蛋白血症和神经铁蛋白病平均好发年龄40岁。

【影像学检查方法】★△

MR的T2*（梯度回波）或SWI序列为最佳影像检查方法，采用自旋回波（与快速自旋回波相比）和高场强磁共振，T2低信号更为明显。

【影像学表现】★★★△△△

1. CT表现 PANK苍白球密度可表现为高密度、低密度、正常，其他NBIA可表现为大脑小脑萎缩。

2. MRI表现 苍白球呈T2低信号，伴苍白球中央部高信号为“虎眼征”，是PKAN的特异性表现，T2*GRE及SWI更为显著。神经铁蛋白病也可表现为“虎眼征”。其他NBIA可表现为苍白球、黑质、齿状核、皮质、纹状体和丘脑T2低信号，而无“虎眼征”。一般T1WI无特异性表现，有报道称严重的胶质增生和大量的铁沉积可致T1WI上双侧苍白球呈低信号表现。

【鉴别诊断】★★△△

1. 正常的铁沉积：见于正常的老化过程，患者年龄较大，较容易鉴别。

2. 帕金森与阿尔茨海默病：见于年长患者，无“虎眼”征。

3. 多发性硬化症：表现为基底节铁沉积，并且应该存在其他典型的脱髓鞘病变。

4. 表面的铁沉积：主要病因是输血性铁负荷或复发性中枢神经系统出血。

5. 血色病：中枢神经系统累及之前常常已经出现肝脏脾脏受累。

6. 一氧化碳中毒性脑病等代谢中毒性疾病：均可表现双侧苍白球对称性T2WI信号增高，没有T2WI低信号表现，结合相关病史即可明确诊断。

（李安琪 姚 旬 杨 硕 袁 飞 洪 楠）

参考文献

[1] Kondziella D, Danielsen ER, Hansen K, et al. ^{1}H MR spectroscopy of gray and white matter in carbon monoxide poisoning. J Neurol, 2009, 256(6): 970-979.

[2] Prockop LD, Chichkova RI. Carbon monoxide intoxication: an updated review. J Neurol Sci, 2007, 262(1-2): 122-130.

[3] Lin WC, Lu CH, Lee YC, et al. White matter damage in carbon monoxide intoxication assessed in vivo using diffusion tensor MR imaging. AJNR AM J Neuroradiol, 2009, 30(6): 1248-1255,

[4] Renard D, Brunel H, Gaillard N. Bilateral haemorrhagic infarction of the globus pallidus after cocaine and alcohol intoxication. Acta Neurol Belg, 2009, 109 (2): 159-161.

[5] Pinarbasi B, Kaymakoglu S, Matur Z, et al. Are acquired hepatocerebral degeneration and hepatic myelopathy reversible? J Clin Gastroenterol, 2009, 43(2): 176-181.

[6] Rovira A, Alonso J, Córdoba J. MR imaging findings in hepatic

encephalopathy. AJNR Am J Neuroradiol, 2008, 29(9): 1612-1621.

[7] Saksena S, Rai V, Saraswat VA, et al. Cerebral diffusion tensor imaging and in vivo proton magnetic resonance spectroscopy in patients with fulminant hepatic failure. J Gastroenterol Hepatol, 2008, 23(7 Pt 2): e111-119.

[8] Ni JM, Chen S, Liu JJ, et al. Regional diffusion changes of cerebral grey matter during normal aging-A fluid-inversion prepared diffusion imaging study. Eur J Radiol, 2010, 75(2):134-138.

[9] Salat DH, Greve DN, Pacheco JL, et al. Regional white matter volume differences in nondemented aging and Alzheimer disease. Neuroimage, 2009, 44(4):1247-1258.

[10] Gruber S, Pinker K, Riederer F, et al. Metabolic changes in the normal aging brain: consistent finding from short and long echo time proton spectroscopy. Eur Radiol, 2008,68(2):320-327.

[11] Guttman CR, Jolesz FA, Kikinis R, et al. White matter changes with normal aging. Neurology, 1998, 50(4):972-978.

[12] Dai W, Lopez OL, Carmichael OT, et al. Mild cognitive impairment and Alzheimer disease: patterns of altered cerebral blood flow at MR imaging. Radiology, 2009, 250(3):856-866.

[13] McEvoy LK, Fennema-Notestine C, Roddey JC, et al. Alzheimer disease: quantitative structural neuroimaging for detection and prediction of clinical and structural changes in mild cognitive impairment. Radiology, 2009, 251(1):195-205.

[14] Brandel, JP, Delasnerie-Lauprêtre N, et al, Diagnosis of Creutzfeldt-Jakob disease: effect of clinical criteria on incidence estimates. Neurology, 2000, 54(5):1095-1099.

[15] Manners, DN, Parchi P, Tonon C, et al. Pathologic correlates of diffusion MRI changes in Creutzfeldt-Jakob disease. Neurology, 2009. 72(16):1425-1231.

[16] Takada, LT, eschwind MD. Prion diseases. Semin Neurol, 2013,33(4):348-356.

[17] Naka, H, Ohshita T, Murata Y, et al. Characteristic MRI findings in multiple system atrophy: comparison of the three subtypes. Neuroradiology, 2002,44(3):204-209.

[18] Kraft EC, Trenkwalder C, Auer DP. T2*-weighted MRI differentiates multiple system atrophy from Parkinson's disease. Neurology, 2002, 59(8):1265-1267.

[19] Hardiman O, van den Berg LH, Kiernan MC. Clinical diagnosis and management of amyotrophic lateral sclerosis. Nat Rev Neurol, 2011, 7(11): 639-649.

[20] Li J, Pan P, Song W, et al., A meta-analysis of diffusion tensor imaging studies in amyotrophic lateral sclerosis. Neurobiol Aging, 2012,33(8): 1833-1838.

[21] Lehericy S, Sharman MA, Dos Santos CL, et al.Magnetic resonance imaging of the midbrain in Parkinson’s disease. Mov Disord, 2012, 27(7): 822-830.

[22] Aquino D, Conrarino V, Albanese A, et al. Substantia nigra in Parkinson’s disease: a multimodal MRI comparison between early an advanced stages of the disease. Neurol Sci, 2014, 35(5): 753-758.

[23] Massey LA, Micallef C, Paviour DC, et al. Conventional magnetic resonance imaging in confirmed progressive supranuclear palsy and multiple system atrophy.Mov Disord, 2012, 27(14): 1754-1762.

[24] Szumowski J, Bas E, Gaarder K, et al. Measurement of brain iron distribution in Hallevorden-Spatz syndrome. Magn Reason Imaging, 2010, 31(2): 482-489.

[25] delgado RF, Sanchez PR, Speckter H, et al. Missense PANK2 mutantion without “eye of the tiger” sign: MR findings in a large group of patients with pantothenate kinase associated neurodegeneration(PAKN).J Magnreson imaging, 2012, 35(4): 788-794.

[26] Gregory A, Polster BJ, Hayflick SJ. Clinical an genetic delineation of neruodegeneration with brain iron accumulation. J Med Genet, 2009, 46(2): 73-80.

[27] McNeill A, Birchall D, Hayflick SJ, et al. T2* and FSE MRI distinguishes four subtypes of neurodegeneration with brain iron accumulation.Neurology, 2008, 70(18): 1614-1619.

[28] Kruer MC, Boddaert N, Schneider SA, et al. Neuroimaging features of neurodegeneration with brain iron accumulation. AJNR, 2012, 33(3): 407-414.

第 11 章　肿瘤和肿瘤样病变

第 1 节　颅内肿瘤的 WHO 分类

引言

颅内肿瘤的分类及分级与后续指导治疗的方案直接相关，目前已存在很多种分级方法，随着分子病理诊断在临床上的应用逐渐被认可，分子标志物对肿瘤分类也具有了重要的意义，2016 年世界卫生组织（WHO）将中枢神经系统的肿瘤分级进行了较为重大的更新，本文将围绕最新纲要进行阐述。

总则

中枢神经系统肿瘤分类繁多，依据其组织学类型，可分为弥漫性星形细胞和少突胶质细胞肿瘤；其他星形细胞肿瘤；室管膜肿瘤；其他胶质瘤；脉络丛肿瘤；神经元和混合性神经元 - 胶质肿瘤；松果体区肿瘤；胚胎性肿瘤；颅内和椎旁神经肿瘤；脑膜瘤；间质，非脑膜上皮性肿瘤；黑色素细胞肿瘤；淋巴瘤；组织细胞肿瘤；生殖细胞肿瘤；鞍区肿瘤；转移瘤。

2016 年版世界卫生组织中枢神经系统肿瘤分类与 2007 年肿瘤分类相比，其最大的变更在于引入了分子病理诊断，例如少突星形细胞瘤，由于其组织学上同时可见少突胶质细胞和星形细胞，但依据分子病理学的检测结果，可将几乎全部少突星形细胞瘤确诊为星形细胞瘤或者少突胶质细胞瘤，而两种细胞同时存在的少突星形细胞瘤极为罕见。由此可见，2016 版本的 WHO 肿瘤分类在 2007 版基础上，引入了分子病理学的概念，但仍有很多肿瘤无法归类。

（翟天童　袁　飞　洪　楠）

第 2 节　弥漫性星形细胞和少突胶质细胞肿瘤

一、弥漫性星形细胞瘤

【概况】★★△△

弥漫性星形细胞瘤（diffuse astrocytoma，DA）又称纤维型星形细胞瘤、低级别星形细胞瘤，是起源于星形细胞的原发脑肿瘤，分化良好、生长缓慢，具有恶变为间变性星形细胞瘤的倾向。

大体病理上肿块呈浸润生长，看似边界清晰，但弥漫浸润临近脑组织，受侵犯的结构常扩大、变形，但无破坏。镜下肿瘤细胞分化良好，在脑组织中弥漫浸润生长，背景结构主要为疏松的微囊样肿瘤基质，细胞结构中度增加，偶见核异型，罕见核分裂，无坏死或微血管增生；以纤维型最常见，肥胖型最易恶变，原浆型罕见。

【相关临床】★△

弥漫性星形细胞瘤好发于 30～40 岁男性。临床上主要表现为癫痫发作、头晕、头痛、呕吐等症状，这与肿瘤的浸润性生长及颅内压增高有关。预后与肿瘤病理类型、生长部位以及手术切除范围等有关。

【影像学检查方法】★★△△

CT 及 MRI 均可用于诊断，最佳影像检查方法为 MRI 并增强扫描。

【影像学表现】★★★△△△

弥漫性星形细胞瘤好发于幕上，以额叶、颞叶受累多见，其次还可发生于脑干、脊髓，发生于小脑者少见。

1. **CT表现** 平扫上病灶为低或等、低混杂密度，边界多不清，钙化和出血少见，增强后无强化或轻度强化。

2. **MRI表现** 多表现为边界不清的等/长T1长T2信号，DWI上以等低信号为主，当出现高信号时，提示病变内肿瘤细胞密集，细胞结构增加，异型性增多，部分病变可伴有囊变，病变周围大多无水肿，或仅伴轻、中度水肿，占位效应轻，增强后无强化或仅轻、中度强化，强化区域常代表肿瘤的间变区，提示有恶变倾向。

【鉴别诊断】★★△△

1. **间变性星形细胞瘤** 常位于大脑半球白质，增强扫描无强化，呈局灶或弥散性肿块，鉴别困难。

2. **脑梗死** 起病急，症状重。病变呈楔形，同时累及灰白质，与供血动脉分布区一致，增强后可见脑回样、线样强化，DWI急性期呈明显高信号。

3. **脑炎** 起病急，进展快，常有上呼吸道前驱感染史。病变形态不规则，主要累及边缘系统，可见出血，周围可见水肿带，增强常见斑片状、线样强化。

4. **少突胶质细胞瘤** 多位于额叶皮质表浅部位，钙化多见，强化方式各异。

5. **单纯疱疹病毒性脑炎** 急性发病。好发于边缘系统，基底节区不受累，可有出血，可见不规则强化。

二、间变性星形细胞瘤

【概况】★★△△

间变性星形细胞瘤（anaplastic astrocytoma，AA）是指弥漫浸润生长，具有间变性及显著增值潜能的恶性星形细胞瘤，有恶变为胶质母细胞瘤的倾向。

间变性星形细胞瘤起源于向星形细胞分化的前体细胞，多由弥漫性星形细胞瘤发展而来。大体病理呈浸润性肿块，边界不清，累及周围结构，但不造成破坏。镜下细胞结构增加，有丝分裂活跃，核异型性明显，免疫组化GFAP（＋）多见。

【相关临床】★△

好发于40～50岁男性。临床上常表现为癫痫发作、头痛、嗜睡、人格或行为改变等症状。预后与患者年龄、卡氏评分及肿瘤是否完整切除等有关。

【影像学检查方法】★★△△

CT及MRI均可用于诊断，最佳影像检查方法为MRI并增强扫描。

【影像学表现】★★★△△△

间变性星形细胞瘤好发于额叶、颞叶脑白质，儿童可累及脑桥、丘脑，很少累及脑干、脊髓。

1. **CT表现** 平扫病灶为低密度肿块，边界不清，钙化及出血罕见，增强后多数无强化，部分可呈局灶或片状不均匀强化，当出现环形强化时，提示恶变可能。

2. **MRI表现** 多表现为混杂等/长T1、长T2信号，DWI上呈低信号，增强扫描与CT强化方式一致。

【鉴别诊断】★★△△

1. **弥漫性星形细胞瘤** 常表现为局灶或弥漫浸润肿块，不强化，鉴别困难。

2. **胶质母细胞瘤** 常出现出血、坏死及瘤周水肿，DWI呈高信号，增强扫描明显不均匀强化。

3. **脑炎** 可见斑片状强化，DWI呈高信号。

4. **脑梗死** 病变呈楔形，同时累及灰白质，与供血动脉分布区一致，增强后可见脑回样、线样强化，DWI急性期呈明显高信号。

5. **少突胶质细胞瘤** 多为皮质肿块，强化方式多样，钙化常见，有时鉴别较困难。

6. **单纯疱疹病毒性脑炎** 好发于边缘系统，基底节区不受累，可有出血，可见不规则强化。

三、胶质母细胞瘤

【概况】★★△△

胶质母细胞瘤（glioblastoma）是指以坏死和新生血管形成为特点的，生长迅速的恶性星形细胞瘤，是最常见的原发脑肿瘤。

病理上分为原发型和继发型，原发型侵袭力更强，继发型由低级别星形细胞瘤进展而来，侵袭力较原发肿瘤弱。常伴发神经纤维瘤病1型、利－弗劳梅尼（Li-Fraumeni）综合征、特科特（Turcot）综合征、内生软骨瘤病（Ollier病）、马富奇（Maffucci）综合征。大体病理表现为灰红色肿瘤，中心可见坏死，部分肉眼可见出血。镜下可见坏死及微血管增生，有丝分裂活跃，核异型性明显。

【相关临床】★△

好发于45～75岁男性。临床上常表现为癫痫发作、头痛、头晕、呕吐及精神状态改变等。预后差，多在发病9～12个月内死亡。

【影像学检查方法】★★△△

CT 及 MRI 均可用于诊断，最佳影像检查方法为 MRI 并增强扫描。

【影像学表现】★★★△△△

胶质母细胞瘤好发于幕上脑白质，额叶多见，基底节及丘脑少见，儿童以小脑、脑干部位多见。典型表现可沿胼胝体扩散到对侧，呈“蝴蝶状”。

1. CT 表现 平扫病灶为不规则混杂密度肿块，坏死出血常见，占位效应明显，可见瘤周水肿，钙化罕见，增强扫描明显不均匀强化，多边缘强化。

2. MRI 表现 多表现为混杂 T1 混杂 T2 信号，DWI 上呈高信号，部分可见流空血管，增强扫描与 CT 强化方式一致。

【鉴别诊断】★★△△

1. 脓肿 环形强化边缘较胶质母细胞瘤薄，DWI 上中央脓液区域呈高信号。

2. 转移瘤 多位于灰白质交界区，较少呈浸润性生长，水肿明显，单发病变有时鉴别较困难。

3. 中枢神经系统淋巴瘤 常发生于深部脑白质，常累及胼胝体，T2 信号偏低，坏死出血少见。

4. 动静脉畸形 常表现为多发流空血管影，占位效应轻，如伴有出血，则鉴别较困难。

四、少突胶质细胞肿瘤

【概况】★★△△

少突胶质细胞肿瘤包括少突胶质细胞瘤（oligodendroglioma）和间变性少突胶质细胞瘤（anaplastic oligodendroglioma），占原发颅内肿瘤的 1.3%～4.4%，占颅内神经上皮肿瘤的 5%～10%。国内报道男女发病比例为 2.13：1。绝大多数（95.91%）发生在幕上，仅少数（4.09%）发生在幕下。

【相关临床】★△

少突胶质细胞肿瘤一般为实体性肿块，呈粉红色，易脆质硬，境界可辨，但无包膜。肿瘤外生性生长，有时可与脑膜相连。肿瘤深部也可囊变，出血、坏死不常见，约 70% 的肿瘤内有点状或结节状钙化。少突胶质细胞肿瘤大多生长缓慢，病程较长。临床表现与肿瘤部位有关，50%～80% 有癫痫发作，1/3 有偏瘫和感觉障碍，1/3 有颅内压增高，还有患者出现精神症状等。

【影像学检查方法】★★△△

CT 可以很好地观察肿瘤的钙化，MRI 对于观察病灶边界及周围水肿效果更好，X 线平片观察效果欠佳。

【影像学表现】★★★△△△

1. X 线表现 显示肿瘤钙化呈团絮状或条带状。血管造影偶尔可见肿瘤血管，但是轮廓模糊。

2. CT 表现 钙化是少突胶质细胞瘤的表现特征，大约 70% 病例有钙化，而间变性肿瘤钙化比例低。钙化可呈局限点片状、弯曲条带状、不规则团块状。少突胶质细胞肿瘤多呈类圆形，边界不清。可为混杂密度、低密度、高密度和等密度，间变性肿瘤常有囊变和出血。肿瘤周围水肿占 37.9%，多为轻度水肿，但间变性肿瘤易发生周围水肿，而且占位表现突出。

增强扫描检查时，少突胶质细胞瘤（Ⅱ级）常无对比增强，而间变性少突胶质细胞瘤（Ⅲ级）的非钙化肿瘤实质部分，密度常显著增加，多数为均匀强化，少数为环形强化。

3. MRI 表现 少突胶质细胞瘤在 T1WI 为低信号，T2WI 为高信号。钙化在 T1WI 与 T2WI 上均为低信号。恶性度低的Ⅱ级肿瘤边界清楚、锐利，周围无水肿或仅有轻度水肿，占位征象轻；恶性度高的Ⅲ级肿瘤钙化不明显，水肿与肿瘤分界不清楚，占位征象明显。MRS 对肿瘤的定性有帮助。

【鉴别诊断】★★★△△△

1. 节细胞胶质瘤 少见，好发于儿童及青年人，80% 发生在 30 岁以下，发病部位较少突胶质细胞瘤深在。

2. 低分级星形细胞瘤 位置常稍深在，肿瘤密度偏低，钙化量较少呈点状或斑片状，部分患者瘤周水肿较重。

3. 脑膜瘤 基底邻贴脑膜或颅骨板，与颅骨成钝角，局部颅骨可有增生性改变，瘤内钙化多呈沙粒状；增强扫描示肿瘤强化明显。

4. 血管畸形 CT 可显示为高密度，但钙化相对少见且范围较小，常无占位效应。

（袁 飞 洪 楠）

第3节　其他星形细胞瘤

一、毛细胞型星形细胞瘤

【概况】★★△△

毛细胞型星形细胞瘤（pilocytic astrocytoma，PA）是指边界清楚，缓慢生长的囊性星形细胞瘤，常发生于儿童和青少年，显微镜下可见典型的嗜酸性粒细胞体及罗森塔尔（Rosenthal）纤维。PA是一种低级别的良性胶质瘤，WHO肿瘤分类中将其列为Ⅰ级星形细胞瘤。该病好发于儿童及青少年。

【相关临床】★△

毛细胞型星形细胞瘤发病率低，多见于20岁以下青少年，成年人发病则以幕上多见，男女比例大致相等。临床症状取决于肿瘤侵犯部位。脑积水患者可出现高颅压症状，如头痛、恶心、呕吐等；视神经通路病灶以视物模糊、视力丧失为主；小脑受累患者可出现共济失调，发生于幕上者则可引起癫痫。治疗首选外科切除，完全切除后患者5年生存率为85 %～100 %。

【影像学检查方法】★★△△

CT检查常用，诊断首选MRI增强检查。

【影像学表现】★★★△△△

1. 典型特征

（1）多发生于小脑幕下及中线结构，尤以小脑蚓部常见。

（2）表现为囊性小脑肿块伴有壁结节强化。

2. CT表现

（1）边界清晰的囊实性肿块。

（2）瘤周水肿轻微。

（3）实性成分为等密度或低密度。

（4）偶可见钙化，出血少见。

（5）囊壁可呈环状强化，并伴有一强化的壁结节，有时囊壁无强化，只可见附壁结节强化。

3. MRI表现

（1）T1WI：囊性部分为均匀低信号，实性部分则为均匀或不均匀的等/低信号，瘤周水肿不明显。

（2）T2WI为较均匀的高信号，肿瘤和周边的水肿带不易分辨。

（3）FLAIR序列病变呈等/高信号。

（4）增强扫描实性成分轻到中度强化，包括附壁结节，囊壁偶可见强化。

（5）MRS：胆碱（Cho）升高，N-乙酰天冬氨酸（NAA）峰降低，乳酸峰升高。MRS代谢类型类似侵袭性病变，但不能据此反映肿瘤的组织学行为。

4. 血管造影表现　乏血供性肿块，偶可见肿块内新生血管形成。

【鉴别诊断】★★△△

1. 髓母细胞瘤　也好发于儿童颅后窝，但T2WI信号不高，与灰质相似，囊变少见。

2. 室管膜瘤　第四脑室多见，常穿出第四脑室孔向外生长，可伴有钙化、出血、囊变，肿瘤强化不均匀。

3. 血管网状细胞瘤　多见于成人，伴发von Hippel-Lindau综合征，其肿瘤以大囊小结节为特征。

4. 脱髓鞘/炎症　视神经炎（MS/ADEM）与肿瘤类似，诊断需结合病史。

5. 囊性转移瘤　好发于中老年人，多有原发肿瘤病史。瘤周水肿及占位效应明显，一般无壁结节。

二、室管膜下巨细胞星形细胞瘤

【概况】★★△△

室管膜下巨细胞星形细胞瘤（subependymal giant cell astrocytoma，SGCA）属于神经上皮肿瘤中的星形细胞肿瘤，是一种伴发于结节性硬化（tuberous sclerosis，TS）的少见的中枢神经系统良性肿瘤（WHO Ⅰ级），占结节硬化患者的10%～15%，好发于侧脑室前角及孟氏孔区。

【相关临床】★△

SGCA发病年龄多小于20岁，男女无差别。临床主要表现为继发性阻塞性脑积水引起的高颅压症状、面部皮脂腺瘤、癫痫等。肿瘤生长缓慢，有较长的生存期。手术切除后一般不复发。

【影像学检查方法】★★△△

CT可以评价结节钙化情况；MR不仅可以发现肿块，还能较好的显示其他结节性硬化征象。建议每1～2年随访MR增强检查，评价有无新发SGCA。

【影像学表现】★★★△△△

1. 典型特征

（1）结节性硬化患者脑室内孟氏孔区的圆形、境界清楚的肿块，呈分叶状，钙化常见。

（2）肿瘤直径常超过 2 cm，并引起梗阻性脑积水。

（3）多数患者有结节性硬化的其他特征。

2. CT 表现

（1）脑室壁散在分布、突向侧脑室内的多发结节，呈等或高密度，内部多有钙化。

（2）增强扫描不均匀明显强化。

（3）脑积水。

3. MRI 表现

（1）T1WI 呈等或稍低信号，T2WI 呈混杂高信号，增强后明显均匀 / 不均匀强化。

（2）钙化灶在 T1WI 及 T2WI 均为低信号。

（3）FLAIR 可显示脑室周围间质源性水肿。

（4）MRS：NAA 峰轻度降低。

4. 血管造影表现　血供中等，可有或无丘脑豆纹静脉纡曲（脑积水）。

【鉴别诊断】★★△△

1. 脉络丛乳头状瘤　常见于 10 岁以下儿童，侧脑室三角区常见，呈分叶状或菜花状，增强后常明显均匀强化，脑积水常见。脉络丛乳头状癌常伴有脑实质浸润及瘤周水肿。

2. 室管膜下瘤　好发于第四脑室及侧脑室前角，发病年龄多在中年，增强后无或轻微强化为其特征。

3. 中枢神经细胞瘤　年轻人多见，好发于孟氏孔及透明隔，囊变、钙化常见，增强后不均匀强化。

三、多形性黄色星形细胞瘤

【概况】★★△△

多形性黄色星形细胞瘤（pleomorphic xanthoastrocytoma，PXA）是中枢神经系统少见的肿瘤，属于低级别星形细胞瘤（WHO Ⅱ级）。该病多见于儿童和青少年，好发于脑浅表部位，且常累及软脑膜，是一种具有明显组织学恶性特征和相对良性临床病程的星形细胞瘤。

【相关临床】★△

PXA 起病较缓慢，可发生于任何年龄段，但一般 10～30 岁多见。肿瘤多位于大脑的表浅部位，常见于颞叶，其次为顶叶、枕叶、额叶，也可发生于小脑、脊髓、鞍区等。患者可有较长的癫痫病史，部分患者具有高颅压症状及运动、语言功能障碍。治疗以手术为主，多数患者预后较好，但也有少数复发及恶变，对此应考虑放射治疗。

【影像学检查方法】★★△△

MR 增强检查敏感性高，多平面 MR 成像更有助于评价颞叶。CT 则有助于发现颅骨改变。

【影像学表现】★★★△△△

1. 典型特征

（1）肿瘤位置表浅，多呈囊实性，表现为幕上大囊性病灶伴显著强化的壁结节。

（2）邻近脑膜强化，呈“脑膜尾征（dural tail sign）”。

2. CT 表现

（1）含壁结节的囊性或囊实性肿块。

（2）瘤周几乎无水肿。

（3）实性成分呈等密度、低密度或略混杂密度。

（4）偶可见钙化、出血及颅骨破坏。

（5）增强扫描壁结节及实质部分明显强化，囊壁部分可强化或不强化。

3. MRI 表现

（1）T1WI：囊性部分呈低信号，壁结节和实性部分呈等 / 低信号，边界较清，可有轻度的瘤周水肿。

（2）T2WI：囊性部分为高信号，实性部分呈略高信号。

（3）FLAIR 序列病变呈等信号或混合信号。

（4）增强扫描壁结节及实性部分常明显强化，囊性部分位于肿瘤边缘，不增强；邻近脑膜部位常强化，呈“脑膜尾征”。

4. 血管造影表现　乏血供性肿块，血供丰富提示坏死性或侵袭性 PXA。

【鉴别诊断】★★△△

1. 节细胞胶质瘤　30%～40% 可见钙化。肿瘤边界清楚、生长缓慢、位置表浅，常引起邻近颅骨局部压迫性骨吸收。

2. 毛细胞形星形细胞瘤　发病年龄较低，好发于小脑、视交叉 - 下丘脑及脑干。一般无出血、坏死，水肿较轻；肿瘤可强化，但无“脑膜尾征”。

3. 少突胶质细胞瘤　多见于成人，钙化常见。典型表现为肿瘤内弯曲索条样钙化；肿块常较 PXA

大，浸润明显，可有颅骨的重塑和侵蚀。

4. 脑膜瘤 老年人常见，有典型轴外肿瘤表现，伴“脑膜尾征”。

5. 胚胎发育不良性神经上皮瘤（DNET） 边界清楚的表浅皮质肿块，呈多囊“气泡”样改变，T2WI 呈高信号，增强扫描无或轻度强化。

（袁 飞 洪 楠）

第4节 室管膜肿瘤

【概况】★★△△

室管膜起源的肿瘤发病率占原发颅内肿瘤的5%，占颅内神经上皮源性肿瘤的12%。发病高峰年龄为1～5岁，但也见于成人。可发生于脑室系统的任何部位，以第四脑室最为常见，约占65%。

幕上室管膜瘤常位于脑实质，占30%。

【相关临床】★△

室管膜瘤为一种生长缓慢的胶质瘤，肿瘤分化程度不一。肿瘤大体形态可呈结节状或分叶状，肿瘤的形态常随其所在空间形状而变化。肿瘤膨胀性生长，界限较清楚；亦可浸润生长，界限不清楚。肿瘤可有玻璃样变、出血、囊变和坏死。可因为肿瘤细胞脱落或手术种植而发生转移。

临床表现常有头痛、恶心、呕吐、共济失调和眼球震颤等。室管膜瘤肿瘤并无特异性的临床表现，症状取决于肿瘤所在的位置。癫痫和高颅压征常见，脑室内的肿瘤缺乏定位体征。

【影像学检查方法】★★△△

CT 检查常用，MRI 增强检查病变显示更清晰。

【影像学表现】★★★△△△

1. CT 表现

（1）平扫肿瘤呈菜花状的等密度或混杂密度肿块。

（2）肿瘤位于第四脑室时，一般在瘤周可见残存的脑室。

（3）呈带状或新月形局部阳性脑脊液密度区，幕上肿瘤常发生在脑室周围，多位于顶、枕叶。

（4）20%肿瘤有钙化，呈单发或多发点状，幕下者多见，幕上者少见。

（5）肿瘤常有囊性变，增强扫描肿瘤呈中等强化。

（6）可发生阻塞性脑积水。

2. MRI 表现 室管膜瘤在 T1WI 上为低信号或等信号，T2WI 为高信号，肿瘤血管显示为低信号；注射 Gd-DTPA 后肿瘤明显强化，囊变区则无强化；常有脑积水。

【鉴别诊断】★★★△△△

1. 星形胶质细胞瘤发生在幕上，以下3点鉴别有重要价值。

（1）肿瘤实性部分有条状或点状钙化应该考虑室管膜瘤，星形胶质细胞瘤钙化罕见。

（2）室管膜瘤周围水肿较轻或无水肿，星形胶质细胞瘤常伴较明显水肿。

（3）室管膜瘤多见于青少年，星形胶质细胞瘤临床发病年龄多为40～50岁。

2. 少突胶质细胞瘤与室管膜瘤比较，强化不显著为两者主要鉴别点。

3. 胶质母细胞瘤多发生于50岁以上者，肿瘤进展快，常沿白质束扩展，通过胼胝体、前联合和后联合扩展到双侧大脑半球，呈蝶样。另外，胶质母细胞瘤出血较多。

4. 巨大单发淋巴瘤一般无钙化，MR 信号较均质，通常呈均质显著强化，而室管膜瘤不均质且强化不规则。

（袁 飞 洪 楠）

第5节 其他胶质瘤

一、第三脑室脊索样胶质瘤

【概况】★★△△

第三脑室脊索样胶质瘤（chordoid glioma of the third ventricle，CGTV）是1998年最先由 Brat 等报道的一种罕见第三脑室肿瘤，具有独特的临床病理特征。《2007 WHO 中枢神经系统肿瘤最新分类》将第三脑室脊索样胶质瘤与血管中心型胶质瘤、星形母细胞瘤均列为其他神经上皮来源肿瘤，WHO 分级为Ⅱ级。多数病例免疫组织化学检查胶质纤维酸性蛋白（GFAP）及波形蛋白（Vimentin）呈阳性，Ki-67＜5%。

【相关临床】★△

第三脑室脊索样胶质瘤成人多见，男女比例约为 1：2～3，常发生于第三脑室、鞍上及下丘脑，生长缓慢，临床症状有头痛、视物模糊等。

【影像学检查方法】★★△△

CT 检查常用，诊断首选 MRI 增强检查。

【影像学表现】★★★△△△

1. CT 表现　发生于第三脑室、鞍上及下丘脑的病变，呈等密度或稍低密度影，增强呈明显均一强化。钙化少见，病灶可见囊变。第三脑室脊索样胶质瘤影像学特点不具有特异性。

2. MRI 表现　发生于第三脑室、鞍上及下丘脑的病变，MRI 呈等 T1、稍长 T2 信号，增强呈明显均一强化时应考虑到该病的可能，部分病灶可见囊变。

【鉴别诊断】★★★△△△

1. 鞍区生殖细胞瘤　多见于儿童，女性多见，90% 患者出现尿崩症，T1WI/T2WI 上多为等信号，边界相对比较清楚；可见于第三脑室、鞍上及鞍内，位于第三脑室者多体积较大，出现坏死、囊变，呈明显不均匀强化。

2. 视神经胶质瘤　常发生于 10 岁以下儿童；视神经呈梭形、管状或球状增粗，边缘清楚；增强后增粗的视神经呈轻度至明显强化。

3. 脑膜瘤　肿瘤以鞍结节、前床突、后床突为中心向周围匍行生长，形成特征性的"蕈伞样"外观；平扫等 T1 等 T2 信号；增强后明显均匀强化，可有"脑膜尾征"。

4. 颅咽管瘤　肿瘤呈不均匀等 T1 长 T2，形状不规则；增强后明显不均匀强化，内见微囊状不强化区。

5. 鞍区毛细胞型星形细胞瘤　多见于青少年。不规则分叶状肿块，边界清楚，体积较大；增强后明显均匀强化。

二、血管中心性胶质瘤

【概况】★★△△

一类少见的低级别胶质瘤，其预后较好，但血管中心性胶质瘤发病罕见，对其组织学起源、临床转归的认识尚存明显不足。

【相关临床】★△

血管中心性胶质瘤患者多为儿童及青少年，临床症状主要为癫痫。

【影像学检查方法】★★△△

CT 检查常用，诊断首选 MRI 增强检查。

【影像学表现】★★★△△△

CT 及 MRI 表现：好发于额叶，其次为颞、顶叶，多位于皮质及皮质下白质。肿瘤信号 / 密度均匀，边界欠清，常有灶性脑回扩大，钙化少见。受累皮质 T1WI 呈等 / 低信号，伴周边环样高信号；T2WI 及 FLAIR 上呈等 / 高信号。部分病例类似囊肿，呈液性长 T1、长 T2 信号。皮质病变下伴窄条白质异常，呈茎状向邻近脑室延伸，垂直于脑室壁，为其特征性表现，但并非每个病例均可见到此特征。肿块占位及周围水肿轻或无，增强后无强化。CT 主要呈高密度。

【鉴别诊断】★★★△△△

与发生在青少年大脑表浅部位的其他肿瘤鉴别困难。

鉴别诊断应考虑到胚胎发育不良性神经上皮肿瘤（DNET）、神经节细胞瘤、节细胞胶质瘤、弥漫性星形细胞瘤等。

三、星形母细胞瘤

【概况】★★△△

星形母细胞瘤多发生于大脑半球表浅部位，常表现为边界清楚的皮质或皮质下肿物。由于该肿瘤在起源方面一直存有争议，1989 年 Rubinstein 和 Herman 认为，该肿瘤细胞的特点介于室管膜细胞和星形细胞之间，可能起源于伸长细胞。

【相关临床】★△

星形母细胞瘤常见于儿童和年轻人，先天性及＞50 岁的病例也偶见报道。女性多于男性（约 2.5：1）。临床症状和体征取决于肿瘤部位和大小，多表现为颅内压增高（头痛、呕吐），局部神经功能缺失症状和癫痫发作。肿瘤多位于幕上大脑半球皮质浅层，最多见于额顶叶，其次是颞叶和枕叶，小脑、视神经、胼胝体、脑干、马尾和中脑等部位少见，脑室内罕见。

【影像学检查方法】★★△△

CT检查常用，诊断首选MRI增强检查。

【影像学表现】★★★△△△

1. 肿块发现时体积常较大。

2. 肿块位置较表浅，位于皮质或皮质下。

3. 囊实性，多发囊变围绕实性成分形成“发泡样”改变。

4. 肿瘤边界较清，与周围脑组织分界清楚，周围水肿较轻。

5. CT呈略高密度，常见点状钙化，增强后明显不均匀强化。

【鉴别诊断】★★★△△△

1. 脑膜瘤与血管外皮瘤 星形母细胞瘤位置表浅，首先需与脑外肿瘤鉴别，后者常出现皮质扣压征，周围环绕扩张的蛛网膜下腔或流空血管影，较少囊变。

2. 间变性星形细胞瘤与胶质母细胞瘤 高级别星形细胞瘤患者年龄常较大，病变多位于深部白质，肿瘤内钙化少见，中心坏死常见，囊壁常不规则，周围水肿及占位效应明显。

3. 少突胶质细胞瘤 肿瘤常累及皮质，瘤体较大并可有多发囊变，与星形母细胞瘤较类似。但70%～90%的少突胶质细胞瘤有结节状或团块状钙化，与星形母细胞瘤的点状钙化不同，且少突胶质细胞瘤强化不如后者明显。

4. 毛细胞型星形细胞瘤与多形性黄色星型细胞瘤 两者均可表现为囊实性肿块，位置表浅，强化明显，但病灶内出血罕见。当星形母细胞瘤内无出血时，与之鉴别较困难。

（袁　飞　洪　楠）

第6节　脉络丛肿瘤

一、脉络丛乳头状瘤

【概况】★★△△

脉络丛乳头状瘤（choroid plexus papilloma，CPP）是起源于脉络丛上皮（WHO Ⅰ级）的脑室内乳头状肿瘤。

【相关临床】★△

1. 50%发生于10岁以下，而10岁以下患儿中86%发生于5岁以下。CPP是1岁以下儿童最常见的脑肿瘤，占1岁以下脑肿瘤的13.1%。

2. 临床可表现为颅骨巨大，恶心、头痛、步态不稳，2岁以下出现颅压增高的症状和特征。

【影像学检查方法】★★△△

CT检查常用，诊断首选MRI增强检查。

【影像学表现】★★★△△△

1. 一般特点 多见于儿童，脑室内分叶状肿块，明显强化。发生和正常脉络丛数量有关：50%位于侧脑室三角区，左侧＞右侧；40%位于第四脑室（后髓帆）和第四脑室侧孔；5%位于第三脑室（顶）；5%为多发病灶；发生于小脑脑桥角、鞍上、脑实质内者罕见。

2. CT表现

（1）NECT：脑室内分叶状肿块，75%为等密度或高密度，25%有钙化，有脑积水。

（2）CECT：显著均匀强化，偶见轻度脑实质浸润，罕见血管蒂扭转造成CPP缺血梗死和密集的钙化（“脑石”）。

（3）CTA：脉络丛动脉扩张供应侧脑室（三角区）CPP。

3. MRI表现

（1）T1WI：边界清楚的分叶状肿块，呈等信号到低信号。

（2）T2WI：等信号到高信号肿块；伴或不伴内部线样和分枝状血管流空影；巨大CPP可能包埋在脑实质内，广泛浸润生长提示脉络丛肿瘤；脑水肿。

（3）FLAIR：脑室周围高信号；同侧非对称性T2WI高信号可能提示肿瘤浸润和脉络丛肿瘤。

（4）T1WI C+：显著均匀强化，偶有囊肿和小坏死灶，伴或不伴脑脊液种植病灶。

（5）MRA：肿块内血流相关信号，扩大的脉络丛动脉（三角区肿块）。

4. 血管造影表现 前或后脉络丛动脉扩张，血管显影时间延长。

【鉴别诊断】★★★△△△

1. 室管膜瘤

（1）儿童常见于第四脑室，成人好常见于侧脑室。

（2）不均匀强化肿块，强化程度较 CPP 弱。

2. 脑膜瘤

（1）边界清楚，可见强化。

（2）可伴发神经纤维瘤病 2 型。

（3）不伴有交通性脑积水或阻塞远端脑积水。

（4）多见于老年人。

二、脉络丛乳头状癌

【概况】★★△△

脉络丛乳头状癌是起源于脉络丛上皮的一种极罕见的恶性肿瘤，占颅内肿瘤的 0.05%～0.1%。脉络丛肿瘤多见于儿童，极少数病例于出生前或出生时确诊。肿瘤多发生于脑室有脉络丛存在的部位，发生部位与发病年龄之间有一定的相互关系，通常侧脑室和第三脑室是儿童脉络丛肿瘤好发部位；发生于第四脑室的脉络丛肿瘤更易见于成人。少数肿瘤可发生于脑室以外，如桥 - 小脑角（CP 角）。多数人认为这是肿瘤由第四脑室直接蔓延至此；也有学者认为，CP 角也可以是脉络丛肿瘤的原发部位。

【相关临床】★△

临床症状常由于脑脊液循环受阻导致颅内压增高所引起，也可能由于肿瘤压迫周围脑组织引起各种神经系统症状、体征。颅内继发性与原发性肿瘤的区别在于前者常较早出现高颅压，而后者仅表现为肿瘤缓慢生长的症状和体征。

【影像学检查方法】★★△△

CT 检查常用，诊断首选 MRI 增强检查。

【影像学表现】★★★△△△

1. CT 表现　乳头状或分叶状肿块，边缘较清楚。肿块密度较高，均匀，周围有低密度水肿灶，瘤内有点状高密度钙化灶。增强扫描，瘤体明显强化，周围低密度水肿灶不强化。

2. MRI 表现　实性分叶状肿瘤，边界清楚，其内掺杂斑点状短信号。增强扫描瘤体明显强化，可有囊变，囊变部分不强化。

【鉴别诊断】★★★△△△

1. 转移瘤　往往多发，好发灰白质交界区，呈环状及结节状强化，常有原发于肺、乳腺、前列腺及结肠等部位的恶性肿瘤。

2. 畸胎瘤　以松果体区多见，有钙化，部分可见脂肪成分，易侵及丘脑和顶盖，并有脑脊液转移。

3. 室管膜瘤　好发于第四脑室，可有钙化，瘤周水肿轻。

4. 脉络丛乳头状瘤　主要局限于脑室内，边界清楚，脑积水重，与瘤体小不成比例，瘤体没有凸出到脑室外，无中线结构移位。

（冉姗姗　袁　飞　洪　楠）

第 7 节　神经元和混合性神经元 - 胶质肿瘤

一、胚胎发育不良性神经上皮瘤

【概况】★★△△

胚胎发育不良性神经上皮瘤（dysembryoplastic neuroepithelial tumor，DNET）是一种较少见的颅内良性肿瘤，由法国病理学家 Daumas-Duport 于 1988 年首次发现并命名，2007 年 WHO 在中枢神经系统肿瘤分类中将其列入神经元和混合神经元 - 神经胶质肿瘤类，分级为 I 级。典型的组织病理学特征是具有特异性胶质神经元成分（specific glioneuronal element，SGE），是由不同比例的星形细胞、少突胶质细胞和神经元共同构成，细胞间有丰富的黏液样基质。

【相关临床】★△

DNET 好发于儿童及青少年，初次发病年龄多＜20 岁，男性略多于女性，典型症状为药物难治性复杂部分性癫痫，亦可出现头痛、视觉障碍、记忆力减退等症状，发作间期一般无神经系统阳性体征。DNET 生长缓慢，手术切除效果好，无须进行放化学治疗。

【影像学检查方法】★★△△

CT 检查常用，诊断首选 MRI 增强检查。

【影像学表现】★★★△△△

首先，在发病部位上，DNET多位于幕上皮质，以颞叶最常见，其次为额叶；较少见者位于脑室周围白质、胼胝体周围、透明隔等，亦有位于小脑、脑干等部位；其次，在形态上，DNET在冠状位上的典型表现呈底部位于大脑表层，尖端指向大脑深部的楔形或倒三角形改变，即“倒三角征”，可能与神经纤维通路放射状分布有关；最后，病灶周围多无水肿，占位效应轻。

1. CT表现 DNET多表现为皮质或皮质下的低密度灶，少数病灶呈等低混杂密度，边界清晰，钙化少见，增强扫描多无明显强化，少数病灶可见结节样强化，病灶周围多无水肿，占位效应较轻，邻近颅骨可见受压吸收变薄，提示其慢性病程及稳定性。

2. MRI表现 DNET表现为T1WI上低信号、T2WI上高信号的假囊样或多囊样改变，部分病灶内可见细线状分隔，其信号强度类似于正常皮质。多数病灶在FLAIR序列上可见环状高信号影，即表现为“环形征”。DWI上表现为低信号。增强扫描多无明显强化，部分病灶可见轻度强化。在MRS上，与正常脑组织相比，病灶的NAA降低，Cho/NAA比值相对增高，但NAA/Cho、NAA/Cr、NAA/（Cho+Cr）及Cho/Cr比值无显著性差异。

【鉴别诊断】★★△△

1. 低级别的星形细胞瘤 包括毛细胞型星形细胞瘤和多形性黄色星形细胞瘤。前者常见于青少年，多位于鞍区及幕下小脑，可呈实性为主病灶或囊性病灶，实性成分一般多明显增强；多形性黄色星形细胞瘤多发生于儿童和年轻人，以颞叶多见，典型影像学表现为囊性肿块伴壁结节，囊性区因含蛋白质和出血，表现为略高于脑脊液的液性密度，增强后实性部分一般明显强化。

2. 少突胶质细胞瘤 多见于成人，发生在脑白质内，病灶边缘常显示尚清，钙化较常见。

3. 节细胞胶质瘤 该病与DNET都是诱发难治性癫痫的脑皮质病变，好发部位都以颞叶为多见，且节细胞胶质瘤亦表现为实质病变或囊性病变伴囊壁结节，影像学上与DNET较难鉴别，但是节细胞胶质瘤钙化发生率较高，最终还需根据病理结果鉴别。

4. 局限性脑皮质发育不良 影像学特点为局部皮质增厚，灰白质界面不清、白质减少，局部脑回巨大、脑沟增深而宽。T2WI与FLAIR序列上灰白质分界模糊和皮质下白质内高信号是最常见表现。特征性表现是白质内异常信号从皮质向侧脑室延伸，并逐渐变细形成“漏斗”状。

5. 神经上皮囊肿 一般以脉络膜裂和侧脑室内较多见，脑实质内的神经上皮囊肿少见，为脑实质内边缘锐利、境界清楚的囊性病变，囊壁一般无钙化，增强扫描囊内液体和囊壁均不强化。

二、节细胞胶质瘤

【概况】★★△△

颅内节细胞胶质瘤（ganglioglioma，GG）是一种以发育不良的神经节细胞和新生的胶质细胞混合存在的肿瘤，是颅内少见的神经系统肿瘤，占所有颅内肿瘤的0.4%～2.0%。Perkins于1926年首次提出了节细胞胶质瘤的概念，Courville在1930年正确阐明了节细胞胶质瘤的组织成分，2000年WHO将神经节细胞胶质瘤定为Ⅰ～Ⅱ级，间变性神经节细胞胶质瘤定为Ⅲ级，其中低级别者相对常见。GG组织学上混合存在神经元细胞和胶质细胞，其神经元细胞通常分化良好，胶质细胞主要为星形细胞。

【相关临床】★△

GG好发于儿童及青少年，30岁以下占80%，男女发病率无明显差别。大多数患者的临床表现是癫痫，多为长期性、顽固性癫痫反复发作，常常以药物难以控制就诊。也可出现头痛、头晕、视物不清等症状。该肿瘤被认为是良性肿瘤，生长缓慢，手术预后良好。

【影像学检查方法】★★△△

CT检查常用，诊断首选MRI增强检查。

【影像学表现】★★★△△△

GG多数为单发病灶，大多数位于幕上，以颞叶最常见，其次为额叶、顶叶及枕叶，主要发生于皮质及灰质核团，病灶累及两个叶的功能区少见。病灶多边界清楚，常见囊变、钙化和壁结节形成。肿瘤占位效应轻，周围一般无水肿或轻度水肿。

1. CT表现 GG常见钙化、囊变，其中囊变为30%～60%，钙化为10%～50%。钙化通常表现为结节状、环状、斑片状或点条状，因此钙化被认为是节细胞胶质瘤的重要征象。

2. MRI表现 GG表现多种多样，缺乏一定特异性，根据其形态学改变可分为完全囊性，囊实性及实性。大多数呈囊实性表现，很少出现完全囊性变，囊实性病变表现为囊性成分呈长 T1 长 T2 信号，FLAIR 呈低信号，实性结节呈稍长 T1 稍长 T2 信号，FLAIR 呈稍高信号。肿瘤占位效应、瘤周水肿及强化程度与肿瘤间变关系密切：低级别者肿瘤占位效应多不明显，周围脑水肿少见，增强扫描后病灶多无强化，也可有轻度强化；间变性神经节细胞胶质瘤一般瘤体更大，水肿及强化明显，囊实性病灶可见其实性壁结节强化。在 MRS 上，病灶较正常组织 NAA 轻度降低，Cho 不升高；Cho/Cr 较胶质瘤低，NAA/Cr 较胶质瘤高，这与节细胞胶质瘤含有肿瘤性的神经元成分有关。

【鉴别诊断】★★△△

1. 胚胎发育不良性神经上皮瘤（DNET） 儿童多见，常见于颞叶皮质或以皮质为主，钙化少见，无强化或轻度强化，瘤周无或轻度水肿。

2. 少突胶质细胞瘤 好发于额叶，钙化为其特征性表现，多为条带状钙化，囊变较少，增强扫描强化不明显。

3. 低级别的星形细胞瘤 包括毛细胞型星形细胞瘤和多形性黄色星形细胞瘤。前者好发于儿童和青少年，常见于小脑半球或蚓部，多表现为大囊小结节，增强后壁结节明显不均匀强化，瘤周无或轻度水肿，与 GG 有时难以鉴别；后者以年轻人多见，好发于颞叶表浅部位，钙化少见，多表现为大囊变伴附壁结节，增强扫描壁结节明显强化，临近脑膜亦常见强化。

4. 节细胞瘤 较节细胞胶质瘤少见，是一种单纯神经元肿瘤，由神经节细胞组成，不含肿瘤性胶质细胞成分，无论从组织学上还是影像学均不易鉴别。

5. 脑囊尾蚴病 脑实质型单发脑囊尾蚴病位于皮质下区，呈边界清楚长 T1 长 T2 信号，边缘无或轻度强化，也可类似囊性的神经节细胞胶质瘤，病灶内“点征”和感染史是其鉴别要点。

（袁　飞　洪　楠）

第 8 节　松果体区肿瘤

【概况】★★△△

松果体细胞瘤（pineocytoma）（WHO Ⅱ级）和松果体母细胞瘤（pineoblastoma）（WHO Ⅳ级）均起源于松果体主质细胞，是真正的松果体本身的肿瘤，较生殖细胞瘤和畸胎瘤少见，尽管两种肿瘤类型不同，但是可共存在同一肿瘤内或一种过渡类型的肿瘤内（WHO Ⅱ和Ⅲ级）。

【相关临床】★△

松果体细胞瘤多见中老年，早期无明显症状，晚期可有高颅压的相关症状。肿瘤多为边界清楚的实性肿块，呈分叶状，大小均匀，细胞成熟，与松果体细胞相似。坏死、囊变、出血少见，无明显侵袭性，极少引起脑脊液种植。

【影像学检查方法】★★△△

CT 检查常用，诊断首选 MRI 增强检查。

【影像学表现】★★★△△△

CT 平扫呈均匀高密度或等密度，MR T1WI 呈稍低信号或等信号，T2WI 呈稍高信号或等信号。肿瘤呈圆形或类圆形，轮廓光滑，边界清楚，密度及信号均匀，坏死、出血、囊变少见，内可见散在钙化。瘤体常较小，局限于松果体区，周围无水肿，无明显占位效应，一般不累及邻近结构。增强扫描肿瘤多呈轻 - 中度均匀强化。

【鉴别诊断】★★△△

1. 松果体细胞瘤主要应与生殖细胞瘤见鉴别。

（1）松果体细胞瘤的 CT 密度和 MR 信号与生殖细胞瘤相似，但是增强扫描时其强化常稍低于生殖细胞瘤。

（2）松果体细胞瘤内可出现钙化斑点，无明显占位效应，而生殖细胞瘤常推挤钙化的松果体移位。

（3）生殖细胞瘤可多发，鞍上池、基底节区或脑实质其他部位同时有肿瘤存在时，应考虑生殖细胞瘤。

2. 松果体母细胞瘤多见于儿童，细胞丰富，向周围浸润性生长，形态多不规则，有明显的分叶，边界欠清，肿瘤内坏死及出血常见。松果体母细胞瘤早期即可沿蛛网膜下腔、软脑膜及室管膜瘤种植转移。另外，其还有一罕见类型，称为“三侧性视网膜母细胞瘤”，为一种遗传异常综合征，表现为双侧视网膜母细胞瘤同时合并松果体母细胞瘤。松果体母细胞瘤

CT平扫时多呈等密度或稍高密度，MRI中多为与灰质相似的信号，瘤内坏死、囊变、出血、钙化多见，密度或信号不均，增强扫描呈明显强化，其与其他多种松果体区实性肿瘤鉴别诊断困难。

（袁 飞 洪 楠）

第9节 胚胎性肿瘤

【概况】★★△△

髓母细胞瘤（medulloblastoma，MB）：是一种小细胞恶性肿瘤，75%见于儿童（<10岁），多数诊断时为5岁，男：女为2～4：1，占小儿脑肿瘤的15%～20%，占儿童颅后窝肿瘤的30%～40%，成人少见；主要位于小脑蚓部，易突入第四脑室，成年人易发生在小脑半球。

【相关临床】★△

最常表现为共济失调、颅内压增高（恶心、呕吐）等症状，在婴儿表现为巨头畸形伴骨缝开裂；症状出现时间相对较短（<1个月）。生长迅速，早期蛛网膜下腔播散，多以手术切除为主，辅助性化学治疗，如患者>3岁，脑脊髓照射治疗。

【影像学检查方法】★★△△

CT检查常用，诊断首选MRI增强检查。

【影像学表现】★★★△△△

1. CT表现 小脑蚓部实性占位，突入第四脑室，90%高密度，20%存在钙化，出血少见；40%～50%出现囊肿或坏死，增强扫描常呈均匀显著强化；95%可见脑积水。

2. MRI表现 T1WI为低信号，T2WI为等或高信号，FLAIR呈高信号，DWI呈高信号，ADC值降低，增强扫描常均匀强化，如脑脊液播散，表现为脑表面线形的糖衣样强化。

【鉴别诊断】★★★△△△

1. 小脑毛细胞性星形细胞瘤 年龄较大的儿童，小脑半球受累，囊肿伴强化结节。

2. 室管膜瘤 年龄较大的儿童，钙化和出血更常见，通过第四脑室孔或枕骨大孔延伸生长，较高的ADC值（细胞少）。

3. 脉络丛乳头状瘤 第四脑室更少见，显著均匀强化，占位效应较小。

4. 不典型畸胎瘤样/横纹肌样瘤 影像学难以鉴别，年龄较小儿童，出血概率更大，CPA受累更常见。

（袁 飞 洪 楠）

第10节 颅内和椎旁神经肿瘤

一、施万细胞瘤

【概况】★★△△

施万细胞瘤（神经鞘瘤）（schwannoma）：起源于神经鞘膜细胞的良性肿瘤，由已分化的肿瘤施万细胞（Schwann cell）组成，CPA区前庭蜗神经最好发。

【相关临床】★△

所有神经鞘瘤中的99%位于脑外，99%合并脑神经受累，<1%患者累及脑实质。95%神经鞘瘤与第Ⅷ对脑神经相关——前庭神经鞘瘤（vestibular schwannoma，VS）。非前庭神经鞘瘤占颅内神经鞘瘤的1%～5%，其中以三叉神经瘤最为常见。

【影像学检查方法】★★△△

CT及MRI均可用于神经鞘瘤的诊断。MRI为首选检查方法，MRI扫描序列包括：T1WI、T2WI，FLAIR序列，加轴位、冠状位T1WI增强序列。

【影像学表现】★★★△△△

典型表现：明显强化的CPA区圆柱形（内听道）或“圆筒冰激凌”形（桥小脑角）肿块。

1. CT表现 平扫呈等或低密度，桥小脑角-内听道池内轮廓清晰的强化肿块，无钙化，可出现由坏死囊变所致的非强化区，肿瘤较大时可能使内听道出现强化，肿瘤较小时CT可能会遗漏。内耳道可出现漏斗状扩大，部分有骨质破坏。肿瘤增大可压迫脑干及小脑，也可压迫第四脑室，形成梗阻性脑积水。

2. MRI 表现　可清晰显示内耳道内肿瘤，大部分肿瘤伴有一定程度内耳道扩大，T1WI 肿瘤表现为低 / 等信号，若出现罕见的出血可出现高信号，T2WI 表现为高信号的脑脊液内充盈缺损，增强扫描表现为桥小脑角 - 内听道池内以内耳门为中心的局灶性强化肿块，肿瘤实性部分明显强化，坏死囊变部分无强化。肿瘤较大时可出现明显脑外占位征象，其表现与 CT 扫描相同。

【鉴别诊断】★★△△

1. 表皮样囊肿　边缘清楚的桥小脑角病灶，不进入内听道。所有 MRI 序列均与脑脊液信号相同，DWI 无扩散受限。

2. 蛛网膜囊肿　可能与罕见的囊性前庭神经鞘瘤相似，T1WI 增强病变不强化，DWI 扩散受限（高信号）。

3. 脑膜瘤　内听道内脑膜瘤可能与前庭神经鞘瘤相似，但脑膜瘤位置偏离内耳门，CT 扫描可见以硬脑膜为基底部的钙化肿块，MRI 增强扫描脑膜瘤呈明显均匀强化，可见"脑膜尾征"。

二、神经纤维瘤

【概况】★★△△

神经纤维瘤（neurofibroma，NF）可分为丛状神经纤维瘤（PNF）和孤立性神经纤维瘤（SNF）等亚型。

PNF：浸润性神经外肿瘤，只发生在 1 型神经纤维瘤（neurofibromatosis type 1，NF1）患者。

SNF：圆形或卵圆形皮下占位，通常单发，不合并 NF1。

【相关临床】★△

神经纤维瘤是神经来源的良性肿瘤，但部分肿瘤侵犯周围组织，神经纤维瘤可以独立存在，也可以作为 NF1 的一部分。头颈部神经纤维瘤是较难根治的良性肿瘤，部分肿瘤复发率高、治愈率低，伴有 NF1、临床分型为侵袭型或弥漫型的患者预后差。

【影像学检查方法】★★△△

CT 及 MRI 均可用于诊断，最佳影像检查方法为 MRI 加增强扫描。

【影像学表现】★★★△△△

PNF：NF1 患者伴边界不清、蠕虫样的软组织占位，侵及头皮、眼眶或腮腺。头颈部 PNF 最常见于眼眶（CN V1），PNF 可使眶上裂增大，可延伸入海绵窦，病灶呈弥漫性浸润。

SNF：边界清晰的圆形或卵圆形头皮占位，发生部位为皮肤、脊髓或周围神经根，少见累及脑神经，病灶边界清晰。

CT 增强扫描呈中或高度强化。

MRI 表现：T1WI 呈等信号，T2WI 呈高信号，T1WI+C 呈明显强化，常为不均匀强化。

【鉴别诊断】★★★△△△

1. 神经鞘瘤　通常是单发，边界清晰；可累及中枢神经及神经根（头皮少见）。

2. 转移瘤　无潜在的骨或硬膜受累，头皮病变少见。

3. 恶性周围神经鞘瘤　浸润性、侵袭性生长。

4. 淋巴瘤　颅骨、硬膜常受累。

（贾晓璇　袁　飞　洪　楠）

第 11 节　脑　膜　瘤

【概况】★★△△

脑膜瘤（meningioma）是起源于蛛网膜帽状细胞的肿瘤。WHO 分类将脑膜瘤分为典型脑膜瘤（typical meningioma，TM）、非典型性脑膜瘤（atypical meningioma，AM）、恶性脑膜瘤（malignant meningioma）。

【相关临床】★★△△

为常见的成人原发性颅内肿瘤，中老年好发，女性多见，男女比例为 1 ： 2。

脑膜瘤起病缓慢，病程长，初期症状体征不明显，之后逐渐出现高颅压及局部定位症状和体征，症状与肿瘤发生部位有关。

以手术治疗为主，良性、非典型性或恶性脑膜瘤均可发生脑浸润，有脑浸润的脑膜瘤较易复发。

【影像学检查方法】★★△△

CT及MRI均可用于脑膜瘤的诊断。CT平扫一般为稍高密度，较MRI平扫敏感性高。

【影像学表现】★★★△△△

（一）典型脑膜瘤

典型脑膜瘤主要好发于幕上（90%），好发部位依次为矢状窦旁、大脑镰、脑突面、嗅沟、鞍结节等，幕下少见（10%），桥小脑角为最好发部位。

1. CT表现 平扫可见肿物呈圆形或椭圆形的均匀等密度或稍高密度灶，与硬脑膜广基相连，20%～25%可见钙化，部分呈沙粒样，囊变、坏死少见。多数灶周可见低密度水肿带。临近颅骨骨质增生硬化，骨皮质不规则，内生骨疣常见。可见白质塌陷征及脑膜尾征。增强扫描，绝大多数肿块呈均匀明显强化。部分可见脑浸润征象。

2. MRI表现 肿块信号与脑皮质信号相近，在T1WI上呈等信号，在T2WI上呈等或略高信号。肿块信号可不均匀，可见血管流空影。增强扫描绝大多数肿块呈明显强化，常不均匀。肿瘤包膜及肿瘤周围小血管在T1WI上表现为肿块与周围水肿间的纤细的低信号环。FLAIR可见瘤周水肿明显，DWI信号明显增高。可见硬膜尾征。MRS可查看丙氨酸峰、谷氨酸/肌酐比值，在15×10^{-6}出现丙氨酸峰可提示脑膜瘤。

（二）不典型脑膜瘤

1. CT表现 平扫呈略低或等密度，少数呈低等混合密度，增强后多呈均匀强化，可见脑膜尾征。

2. MRI表现 肿瘤呈不规则圆形或类圆形，轮廓光整或呈分叶状，T1WI呈等信号或低信号，少数为低信号、等信号混杂信号或等信号、高信号混杂信号。T2WI呈等信号或高信号。增强多呈斑片状不均匀强化或明显强化，硬膜尾征可呈短粗不规则形。

（三）恶性脑膜瘤

1. CT表现 除具有脑膜瘤一般特征外，尚具有下列特征性表现。

（1）肿瘤边缘不规则或呈锯齿状，边界不清。

（2）肿瘤平扫或增强密度不均，斑片状强化、囊变、出血可见。

（3）肿瘤周围出现明显水肿而本身无或轻微钙化。

（4）肿瘤附近明显骨质破坏并可向颅外蔓延。

（5）肿瘤侵犯半球呈蘑菇伞状，又称蘑菇征。

（6）增强扫描肿瘤可见较大深静脉引流。

2. MRI表现 除典型脑膜瘤表现外，尚具有下列特征性表现。

（1）肿瘤信号不均匀。

（2）形态不规则，呈分叶状、结节状或锯齿状。

（3）肿瘤包膜不完整，厚薄不一。

（4）粗短不规则的硬膜尾征。

（5）向颅外生长。

【鉴别诊断】★★★△△△

（一）典型脑膜瘤的鉴别

1. 硬脑膜转移瘤 可有已知病史，乳腺癌为最常见的原发肿瘤；颅骨常受侵，呈多灶性。

2. 肉芽肿 可有结节病或结核病史。

3. 特发性肥厚性硬脑膜炎 硬脑膜活检对本病确诊及鉴别有重要意义。

（二）不典型脑膜瘤/恶性脑膜瘤的鉴别

1. 典型脑膜瘤 通常为非侵袭性，但可能需要病理明确诊断。

2. 硬脑膜转移瘤 可有已知病史，表现多样，可有成骨或溶骨表现。

3. 淋巴瘤（颅内转移） 可有硬膜外和颅外部分的溶骨性损害。

4. 骨肉瘤 有溶骨伴软组织肿物和边界不清，肿瘤钙化可呈“日光放射状”。

（袁飞 洪楠）

第 12 节　间质，非脑膜上皮性肿瘤

一、孤立性纤维性肿瘤 / 血管外皮细胞瘤

【概况】★★△△

颅内血管外皮细胞瘤（haemangiopericytoma，HPC）是一种较为罕见的中枢神经系统肿瘤，分级在Ⅱ～Ⅲ级（Ⅱ级为非间变性 HPC，Ⅲ级为间变性 HPC）。HPC 因在临床及影像学上与脑膜瘤有很多相似特征，故曾被认为是血管网状细胞瘤型脑膜瘤的血管外皮亚型，但它并非起源于蛛网膜颗粒处的原始脑膜上皮细胞，而是起源于毛细血管的外皮细胞（Zimmerman 细胞），占颅内肿瘤的 0.29% ～ 1%，80% 位于幕上，好发部位与脑膜瘤相仿，但也有较多见于枕区、窦汇周围并附着于静脉窦的报道。HPC 好发于中年人，平均发病年龄 42 岁，男性略高于女性，术后易复发、可发生颅外转移，尤其以肺部及骨骼转移为著。5 年、10 年、15 年生存率分别为 67%、40%、23%；本病对放射治疗、化学治疗均不敏感。

【相关临床】★△

临床表现无特征性，主要取决于肿瘤的部位及大小，多表现为高颅压引起的头痛、头晕、呕吐等。

【影像学检查方法】★★△△

CT 及 MRI 均可用于诊断，最佳影像检查方法为 MRI 加增强扫描。

【影像学表现】★★★△△△

1. CT 表现　可呈高、中、低密度，边界较清晰，低密度者与瘤周水肿分界不清，钙化少见。具有脑外肿瘤特征，HPC 多呈分叶状，易跨幕生长，侵犯静脉窦并累及颅骨，邻近颅骨骨质常呈溶骨性破坏。

2. MRI 表现　HPC 容易囊变、出血和坏死，信号不均匀，肿瘤实性部分 T1WI 呈等低信号，T2WI 呈等高信号，常见血管流空信号，肿瘤增强后明显不均匀强化，部分病例可见宽或窄基底与邻近脑膜相连，可见脑膜尾征；在 DWI 序列上 HPC 可表现为低信号、等信号或高信号，但病灶 ADC 值均增高；PWI 上呈明显高灌注；在 MRS 上，MI 峰显著增高具有特征性，NAA 峰明显降低、Cho 峰明显升高。

【鉴别诊断】★★★△△△

主要与脑膜瘤相鉴别，两者均为脑外肿瘤，且临床表现、发病部位及影像学表现类似。一般认为，HPC 表现为最大径＞4 cm，呈分叶状生长，邻近颅骨溶骨性骨质破坏；而肿瘤内出现钙化、邻近颅骨骨质增生则为脑膜瘤的征象。但是 HPC 与不典型及恶性脑膜瘤鉴别较为困难。

二、血管网状细胞瘤

【概况】★★△△

血管网状细胞瘤（angioreticuloma）是成人的血管生长极丰富的肿瘤，又称 血管母细胞瘤（hemangioblastoma，HGBL），最常见于小脑、脑干、脊髓。明确的组织来源未知。

【相关临床】★△

1. 散发的 HGBL　好发年龄为 40～60 岁，通常为良性肿瘤，伴缓慢性生长，症状通常与囊肿扩张有关，头痛（85%）、头晕、平衡失调为最常见的临床表现。

2. 家族性　脑视网膜血管瘤（von Hippel-Lindau syndrome，VHL）相关的血管网状细胞瘤发病年龄较小，视网膜血管网状细胞瘤平均发病年龄 25 岁，眼出血常为 VHL 第一表现，其他可见由肾细胞癌、红细胞增多、内淋巴囊肿瘤所引起的症状。

【影像学检查方法】★★△△

CT 及 MRI 均可用于诊断，最佳影像检查方法为 MRI 加增强扫描。

【影像学表现】★★★△△△

1. 诊断要点　脑实质颅后窝肿物，伴随囊性成分，增强的邻接软脑膜的囊壁结节。

2. CT 表现　平扫可见低密度囊性成分＋等密度结节；增强扫描可见结节显著增强，相对均匀，囊壁常无增强。

3. MRI 表现　T1WI 可见结节相对大脑呈等信号，囊性成分相对结节呈轻微 / 重度增高信号，增

强扫描可见结节增强极其显著，实性肿瘤增强少见。T2WI结节和囊性部分均为高信号，部分病例可见显著流空。DWI上可见囊性部分呈轻度或显著低信号。FLAIR可见结节和囊性部分均为高信号。若肿瘤存在血液产物，T2*GRE上可见"开花征"。

【鉴别诊断】★★★△△△

1. 脑视网膜血管瘤病（VHL） 25%～40%的血管网状细胞瘤发生在VHL，多发的血管网状细胞瘤是VHL的典型症状，其他标志（内脏囊肿、肾透明细胞癌）+家族史可助鉴别。

2. 转移瘤 孤立的颅后窝转移瘤不常见，但在中年、年长的成年人最常见的实性颅后窝肿物是转移瘤。也可表现为血管生长丰富，实性>囊性，多发>单发。

3. 星形细胞瘤 毛细胞性星形细胞瘤（TA）常见于儿童。

4. 海绵状血管瘤（CM） 在血管网状细胞瘤中，肉眼可见的瘤内出血罕见；在海绵状血管瘤中，完整的含铁血黄素边缘常见。

（成婧一　袁　飞　洪　楠）

第13节　黑色素细胞肿瘤

【概况】★★△△

颅内黑色素瘤，是一种较为少见的颅内恶性肿瘤。临床病程进展迅速，恶性程度较高。颅内黑色素瘤的血运丰富，易侵犯血管引起瘤内出血和广泛血行播散转移。体表恶性黑色素瘤的发病率大约是1.8/10万，其中约半数可向颅内转移，成为继发性颅内黑色素瘤。

【相关临床】★△

依据肿瘤所在部位、形态、大小及数目不同，临床表现亦不同。

1. 颅内压增高症状 表现为头痛，呈进行性加重，伴恶心、呕吐、视盘水肿。

2. 神经系统损害定位症状 肿瘤发生于脑实质或侵入脑室内可发生偏瘫、失语、偏盲、癫痫、精神症状等。

3. 蛛网膜下腔出血或肿瘤卒中症状 当肿瘤侵及血管时，可发生肿瘤内脑实质内或蛛网膜下腔出血。临床上可出现突发性意识障碍、呕吐，甚至发生脑疝。

4. 其他 肿瘤位于颅底可侵及多组脑神经，出现多组脑神经损害。肿瘤代谢产物对软脑膜或蛛网膜的刺激可产生蛛网膜炎或脑膜炎症状。蛛网膜炎性反应及肿瘤细胞在蛛网膜下腔扩散、聚集可引起脑积水，继而出现颅内压增高症状。

【影像学检查方法】★★△△

CT及MRI均可用于诊断，最佳影像检查方法为MRI加增强扫描。

【影像学表现】★★★△△△

1. CT表现 可显示肿瘤的部位、大小、数目和范围，但诊断特异性较差。CT扫描病灶多表现为高密度影，少数也可为等密度或低密度影，增强扫描呈均匀或非均匀性强化。

2. MRI表现 MRI对颅内黑色素瘤的诊断敏感性和特异性均优于CT，典型MRI表现为短T1和短T2信号，少数不典型MRI表现为短T1长T2或等T1等T2信号，这取决于瘤中顺磁性黑色素含量和分布及瘤内出血灶内顺磁正铁血红蛋白含量。

3. 脑血管造影 颅内黑色素瘤的血运丰富，易侵及血管壁引起瘤内出血和广泛血性转移。脑血管造影可见丰富的肿瘤循环和染色，有较高诊断价值。

【鉴别诊断】★★★△△△

1. 颅内胶质瘤 与颅内黑色素瘤在临床上相似，极易误诊。CT及MRI有明显占位效应及大片水肿带。在MRI扫描中，病变呈均匀的短T1和短T2信号为黑色素瘤的特征性表现。

2. 脑血管病及自发性蛛网膜下腔出血 部分颅内黑色素瘤由于生长迅速，发生瘤卒中性出血。肿瘤组织也可侵及脑表面血管导致蛛网膜下腔出血。CT及MRI扫描可以鉴别。儿童自发性蛛网膜下腔出血除考虑颅内先天性血管畸形外，还应考虑颅内黑色素瘤伴出血的可能性。

（袁　飞　洪　楠）

第14节　淋　巴　瘤

【概况】★★△△

中枢神经系统淋巴瘤包括原发中枢神经系统的淋巴瘤和全身淋巴瘤侵入中枢神经系统的继发性淋巴瘤。该病发病率低，占中枢神经系统肿瘤的1%～3%。随着免疫抑制剂的应用，近年来该病发病率有上升趋势。原发于中枢神经系统的淋巴瘤约占8%，约50%的颅内淋巴瘤病例伴有全身淋巴瘤。

【相关临床】

临床表现最常见精神状态改变，局灶性神经功能缺损，其他包括认知、神经精神障碍以及颅压增高表现、癫痫发作等。

【影像学检查方法】★★△△

CT及MRI均可用于诊断，最佳影像检查方法为MRI加增强扫描。

【影像学表现】

60%～80%位于幕上，额、颞、顶叶最常见，单发或多发，常见于基底节区和（或）脑室周围白质，病变可横跨胼胝体，可邻近室管膜表面、沿室管膜蔓延，颅后窝、鞍区及松果体区不常见，脊髓受累罕见，可累及软脑膜或硬脑膜。

影像学表现因患者免疫状态及治疗过程而变化。

1. CT表现　典型病例呈高密度，也可能成等密度，可有出血、坏死（免疫力低下者）；增强扫描常见中度均匀强化（免疫力正常者），少见环形强化（免疫力低下者），罕见无强化（浸润性）。

2. MRI表现　T1WI相对于皮质，免疫力正常者呈均质低信号，免疫力低下者呈等/低信号，因出血、坏死等可呈异质性；T2WI相对于皮质，免疫力正常者呈均质性等/低信号，免疫力低下者呈等/低信号，因出血、坏死等可呈异质性；轻度周围水肿是特征表现；FLAIR呈均质性等/低信号，免疫力低下者呈等/低信号，也可呈高信号；T2*GRE：可见血液产物或钙化的“开花征”（免疫力低下者）；DWI呈高信号，ADC值较恶性胶质瘤低，PWI中相对CBV比值较恶性胶质瘤低；T 1 WI增强扫描免疫力正常者呈显著均匀强化，免疫力低下者呈周围强化并中心坏死，或呈均匀强化。

【鉴别诊断】

1. 获得性弓形体病　累及基底节、皮髓交界区，病变增强，呈“偏心靶”征，无室管膜播散，常规MR常难以鉴别，DWI、DTI、灌注成像有助于鉴别，SPECT、PET呈等/低代谢也有提示作用。

2. 多形性胶质母细胞瘤　“蝶形神经胶质瘤”累及胼胝体，出血常见，通常不均匀强化，95%坏死伴环形强化。

3. 脓肿　T2边缘低信号，通常DWI高信号，周边强化伴中心坏死，病变靠近脑室侧增强常较薄，MRS囊腔的氨基酸峰增高（低TE）。

4. 进行性多灶性脑白质病　白质T2高信号，无强化，累及皮质下的U形纤维和胼胝体。

5. 脱髓鞘　较年轻患者，可累及胼胝体，常呈不完整、“马蹄形”强化，开口朝向皮质。

6. 转移瘤　常见多发，伴显著的血管源性水肿。

7. 神经类肉瘤病　可见典型“花边样”软脑膜强化，硬脑膜、软脑膜受累多于脑实质，多数患者有全身性病变。

8. 继发性中枢神经系统淋巴瘤　常见淋巴瘤性脑膜炎和硬脑膜病变，可有单发或多发的深部、脑室周围病变。

（刘　蓉　袁　飞　洪　楠）

第15节　组织细胞肿瘤

【概况】★★△△

朗格汉斯组织细胞增生症（Langerhans cell histiocytosis,LCH）是一种以树突状细胞和网状细胞克隆样增殖为特点的罕见疾病，常见于婴儿和儿童。LCH的病因尚不清楚，但普遍认为与免疫功能紊乱有关。目前局限于中枢神经系统的LCH报道较少见，累及大脑半球的LCH尤其鲜见。

【相关临床】★△

主要临床表现为癫痫发作、局灶性神经功能缺损以及颅内压增高症状。传统分为三种临床类型即莱特勒-西韦病（Litterer-Siwe disease，简称L-S病），汉-许-克病（Hand--Schùller--Christian disease，简称H-S-C病）及骨嗜酸肉芽肿（eosinphilic granuloma of bone，EGB）。

【影像学检查方法】★★△△

CT及MRI均可用于诊断，CT观察骨病变更佳。

【影像学表现】★★★△△△

1. CT表现 颅内多为低密度灶，周围有水肿，并有均匀一致强化。颅骨破坏从虫蚀样改变直至巨大缺损或呈穿凿样改变，形状不规则、呈圆形或椭圆形缺损，边缘锯齿状。初发或进展病灶边界模糊，且常见颅压增高，骨缝裂开或交通性脑积水，可伴有头痛。但于恢复期，骨质于边缘逐渐清晰，出现硬化带，骨质密度不均，骨缺损逐渐变小，最后完全修复不留痕迹。

2. MRI表现 影像表现多变，T1WI多为等或低信号，T2WI多为高信号，增强检查有明显的均匀强化，病灶伴有明显周围水肿。颅骨病变观察效果不如CT。

【鉴别诊断】★★★△△△

颅内病灶影像学特点类似于淋巴瘤、白血病或者感染性疾病如结核瘤等，需与以上病变鉴别。但上述疾病在MRI上多界限清楚，且颅骨一般无相应特征性改变。该疾病中枢系统影像学表现不典型，诊断较为困难。

（袁 飞 洪 楠）

第16节 生殖细胞肿瘤

一、生殖细胞瘤

【概况】★★△△

生殖细胞瘤（germinoma）是生殖细胞肿瘤（germ cell tumors，GCT）中最多见的类型，所占比例为50%～70%，占原发颅内肿瘤的0.5%～2%，好发于松果体区，其次为鞍上池、丘脑和基底节区等，多见于儿童和青少年，90%患者<20岁，发病高峰期为10～12岁，性别差异因部位而异，发生于松果体区者男：女约为10：1，鞍区则女性更常见，对于所有中枢神经系统生殖细胞瘤，男：女为1.5～2：1。

【相关临床】★△

生殖细胞瘤由原始生殖细胞衍生而来，好发于中线部位，80%～90%中枢神经系统生殖细胞瘤位于中线靠近第三脑室，其中松果体区为50%～65%，鞍区为25%～35%，基底节/丘脑为5%～10%（单侧/双侧），约21%生殖细胞瘤同时见于松果体区和鞍区，也有报道同时发生中线及偏离中线的生殖细胞瘤，多部位受累时，在某些学者视为转移。

生殖细胞瘤脑脊液播散和邻近脑组织的侵袭常见，生殖细胞瘤对放射治疗敏感，单纯生殖细胞瘤预后最好，β-HCG中度升高（<50 U/L）也提示预后良好，恶性生殖细胞瘤的预后与其对放射、化学治疗敏感度密切相关。

【影像学检查方法】★★△△

CT及MRI均可用于诊断。

【影像学表现】★★★△△△

好发于中线部位，松果体区比例最高，其次为鞍区，也可两者并存或偏离中线区。

1. CT表现 平扫呈局限性高密度肿块，松果体区生殖细胞瘤表现为第三脑室后部边缘清晰、包绕松果体的高密度肿块，"吞食"样钙化，鞍上区表现为非囊性非钙化的高密度肿块，可合并梗阻性脑积水；较大的生殖细胞瘤（尤其基底节区）出现囊性变、坏死、出血并不少见；增强扫描肿块明显均匀强化，可合并脑脊液种植播散，后者在松果体区可表现为第三脑室后壁浸润，鞍上则可出现垂体柄增厚，第三脑室底、侧壁和穹隆前柱的浸润等；放射治疗后肿块内可出现低密度囊性变。

2. MRI表现 T1WI相对于灰质呈等/高信号；T2WI相对于灰质呈等/高信号，可有高信号囊变/坏死区；FLAIR：相对于灰质呈略高信号；T2*GRE钙化，出血（罕见）；DWI呈高信号；T 1 WI增强扫描明显均匀强化，可有CSF种植或脑组织浸润；MRS：胆碱峰上升，NAA峰下降，乳酸峰可能上升或下降。

【鉴别诊断】★★★△△△

年轻患者，松果体肿物，伴"吞食"样钙化，或鞍区等中线区肿物，显著均匀强化，可有脑脊液播散或周围脑组织受侵。

1. 松果体区其他生殖细胞来源肿瘤

（1）混合性生殖细胞肿瘤、卵黄囊瘤、绒癌或胚胎癌：不均匀明显强化，钙化明显，出血。

（2）畸胎瘤：内含钙化、脂肪、软组织、囊肿成分，强化不明显。

2. 松果体来源肿瘤

（1）松果体实质肿瘤："炸开样"而不是"吞食样"钙化。

（2）不典型松果体囊肿：常＞15 mm，边缘强化，囊内容物信号不定，可有顶盖受压。

3. 颅咽管瘤　囊性、实性及钙化成分。

4. 下丘脑 / 视交叉的星形细胞瘤　均匀强化，合并尿崩症罕见。

5. 其他松果体区肿瘤　星形细胞瘤、转移瘤、脑膜瘤、视网膜母细胞瘤（三侧性视网膜母细胞瘤，检测眼眶及鞍上区）。

6. 其他鞍上区肿瘤　PNET、错构瘤（相对于灰质呈等信号，无强化）、鞍上蛛网膜囊肿（密度 / 信号同脑脊液，无强化）、朗格汉斯细胞组织细胞增生症、结节病、转移瘤。

二、其他恶性生殖细胞肿瘤

【概况】★★△△

生殖细胞肿瘤（GCT）两个主要类型分别是生殖细胞瘤、非生殖细胞瘤性 GCT，后者包括畸胎瘤、胚胎癌（embryonal carcinoma）、卵黄囊瘤（yolk sac tumor），绒毛膜癌（choriocarcinoma）、混合性生殖细胞肿瘤（mixed germ cell tumors）。生殖细胞瘤及畸胎瘤组织学明确，而非生殖细胞瘤性恶性 GCT，包括畸胎瘤恶性变、卵黄囊瘤、绒毛膜癌，源于未分化的上皮细胞，组织成分常混杂，仅依靠影像学，鉴别困难。多见于青春期，发病高峰期 10～15 岁，＜4 岁者少见，松果体区肿瘤患者男：女约为 14∶1。

【相关临床】★△

临床表现常见下丘脑或垂体功能障碍引起内分泌或视觉症状，颅压增高表现等，或灶性神经功能障碍。可伴发克兰费尔特综合征（Klinefelter syndrome，又称 47XXY 综合征））、唐氏综合征（又称 21 三体综合征），实验室检查可出现人绒毛膜促性腺激素（human chorionic gonadotropin，hCG）升高，尤其见于绒毛膜癌，其他包括甲胎蛋白（Alpha-fetoprotein，AFP）、胎盘碱性磷酸酶（placental alkaline phosphatase，PLAP）升高等。

非生殖细胞瘤性恶性 GCT 可有局部脑组织受侵，伴潜在脑脊液播散、颅外转移可能，预后极差，中位生存期＜2 年，5 年存活率＜25%，其中，原发性颅内绒毛膜癌被认为是恶性度最高的颅内 GCT，出血风险高，脑脊液播散或颅外转移常见。手术切除、术后化学治疗及全脑脊髓放射治疗可能提高存活率。

【影像学检查方法】★★△△

CT 及 MRI 均可用于诊断，MRI 增强扫描效果更佳。

【影像学表现】★★★△△△

好发于中线部位，常见于松果体区及鞍区，可同时出现在前述两处，其次可见于脑干等。

1. CT 表现　平扫呈异质性，呈混杂等 / 高密度，可合并囊肿、出血；增强扫描可见强化。

2. MRI 表现　T1WI 相对于灰质呈低 / 等信号，可有蛋白质、血液或脂肪所致的短 T1；T2WI 相对于灰质呈等 / 稍高信号；FLAIR 实质成分呈高信号，可有脑积水；T2*GRE 可示出血；DWI 实性成分高信号；T1WI 增强扫描不均匀强化，可有 CSF 播散；MRS：胆碱峰、脂肪峰和乳酸峰上升，NAA 峰下降。

【鉴别诊断】★★△△

青春期患者、第三脑室附近阻塞性中线异质性占位，可有灶性神经功能障碍，需考虑非生殖细胞瘤性恶性 GCT，仅靠影像学检查鉴别困难。需与幕上原始神经外胚层肿瘤、星形细胞瘤、皮样囊肿、第三脑室脉络丛肿瘤等鉴别，另外要考虑从睾丸起源的胚胎性癌转移，而伴脑出血和多发假性动脉瘤的患者，也要考虑其他部位起源的绒毛膜癌转移。

（刘　蓉　袁　飞　洪　楠）

第17节 鞍区肿瘤

一、颅咽管瘤

【概况】★★△△

颅咽管瘤（craniopharyngioma）是由外胚叶形成的颅咽管残余的上皮细胞发展起来的一种常见的胚胎残余组织肿瘤，占颅内肿瘤的1%～5%，多见于20岁以下的青少年，大多数肿瘤位于蝶鞍上，也可位于蝶鞍外沿颅咽管的各部位。

【相关临床】★△

其临床表现包括以下几个方面：肿瘤占位效应及阻塞室间孔引起的高颅压表现；肿瘤压迫视交叉、视神经引起的视力障碍；肿瘤压迫下丘脑、垂体引起的下丘脑-垂体功能障碍；肿瘤侵及其他脑组织引起的神经、精神症状。

【影像学检查方法】★★△△

CT和MRI检查对诊断具有重要意义，此2项检查可显示肿瘤的位置、大小、有无囊变、肿瘤对邻近脑组织的侵袭情况、是否有脑积水存在。一般来说，MRI在显示肿瘤的结构及其与邻近脑组织（如视交叉）的关系方面优先于CT，但不能像CT那样显示钙化灶。

【影像学表现】★★★△△△

1. 颅骨X线平片 80%～90%的患者头颅X线平片有异常改变。儿童头颅平片有异常改变的占94%，成人占60%。主要异常表现为以下三个方面。

（1）肿瘤钙化：颅咽管瘤的钙化有各种形态，为颅咽管瘤的显著特征，鞍上型和鞍内型肿瘤均有钙化，而其他鞍部病变极少出现钙化（钙化发生率多在1%以下）。钙化在儿童中比成人中常见，儿童鞍内钙化时，应高度考虑为颅咽管瘤。钙化灶可大可小，可分散，也可集中在一起，有时可呈弯曲细线状。钙化常出现在中线区，偶尔较大的病变可以只限于周围部分钙化。60%～81%的患者出现肿瘤钙化斑，呈单个或散在状，亦可融合成蛋壳状。

（2）蝶鞍改变：儿童患者因TSH和GH缺乏，骨X线片可显示骨龄减小。绝大多数颅咽管瘤位于蝶鞍的上部，可向下压迫蝶鞍，故在头颅平片上可发现蝶鞍变扁平，床突受损。少数颅咽管瘤位于鞍内，在头颅平片上可见蝶鞍扩大。实际上，任何类型的蝶鞍改变都可以见于颅咽管瘤，可以是典型的鞍上肿瘤改变，也可以是鞍内肿瘤的改变。35%患者蝶鞍呈盆形或球形扩大或破坏，后床突及鞍背可削尖、脱钙、消失。蝶鞍有明显的改变时，常提示有巨大的病变，反之则不一定。

（3）颅内压增高征象：60%患者在头颅X线平片上可见颅内压增高的征象，表现为鞍背脱钙，颅骨内板脑回压迹明显、颅底变平等表现，小儿可有颅骨骨缝分离等。

2. CT表现 为鞍区肿瘤改变，非增强扫描者实质性肿瘤表现为高密度或等密度影像，钙化斑为高密度，囊性者因瘤内含胆固醇而呈低密度像，CT值为-40～10 Hu，囊壁为等密度。病变边界清楚，呈圆形、卵圆形或分叶状，两侧侧脑室扩大。强化扫描时约2/3的病例可有不同程度的增强，CT值增加12～14 Hu，囊性颅咽管瘤呈环状强化或多环状强化，而中心低密度区无强化，少数颅咽管瘤不强化。一般具有钙化、囊腔及强化后增强三项表现的鞍区肿瘤，即可确诊为颅咽管瘤。。

3. MRI表现 多数颅咽管瘤囊性部分所含的物质呈短T1与长T2信号，但也可T1加权像上呈低信号，T2加权像上呈高信号；若为实质性颅咽管瘤，则呈长T1与长T2信号。钙化斑呈低信号区。

【鉴别诊断】★★★△△△

以高颅压为主要表现的颅咽管瘤需与其他颅内占位性病变鉴别；以视力、视野改变的需与其他鞍部病变如垂体腺瘤、视神经胶质瘤、鞍区脑膜瘤、颈内动脉瘤及胚胎瘤等相鉴别，因为这些鞍部病变亦可损及视交叉、视神经及视束而引起类似症状；以腺垂体功能减退为主要表现的需与其他引起腺垂体功能减退的疾病相鉴别。

1. 垂体腺瘤 应首先与垂体腺瘤相鉴别，因为两者均可出现内分泌及视力障碍，临床表现相似，有时实质性颅咽管瘤鞍内型在CT上也难以与垂体腺瘤相区别。垂体腺瘤占鞍区肿瘤的第一位，多见于20～50岁成人，以视力、视野障碍为主要表现，多为双颞侧偏盲，眼底几乎均为原发性视盘萎缩。腺垂体功能低下为主，一般不产生颅内压增高。蝶鞍多呈球形扩大而无钙化。CT扫描表现为等密度或略高密度肿块，强化扫描可见均匀增强。

2. 鞍结节脑膜瘤　除了垂体腺瘤及颅咽管瘤，鞍区肿瘤即属鞍结节脑膜瘤常见，居第三位。25～50 岁为高发年龄。早期一般无内分泌障碍，可有视力障碍及头痛。晚期可出现视野障碍及眼底原发性视盘萎缩。蝶鞍改变不明显，有的可见鞍结节增生或破坏，钙化少见。CT 扫描呈略高或等密度肿块，肿瘤呈均匀明显强化。

3. 鞍区生殖细胞瘤　即异位松果体瘤，占第四位，70% 患者年龄分布于 7～20 岁。多有内分泌障碍，但以尿崩症为突出症状，可伴有性早熟，亦可有视力、视野改变，蝶鞍正常。

4. 视交叉胶质瘤　多发生于 7～20 岁，内分泌症状少见，多以视力改变为主，表现为单眼突出、视力障碍、头痛等。视神经孔多扩大，无钙化。CT 扫描为低密度肿块，一般无强化或轻度强化。

5. 鞍区表皮样囊肿　很少见，绝大多数发病年龄在 23～37 岁，以视力、视野障碍为主要表现，一般无内分泌障碍，颅内压增高症状也很少发生。蝶鞍正常、无钙化，CT 扫描示鞍区低密度病灶，CT 值多为负值，不强化。

6. 脊索瘤　多发生在 35 岁左右，以多条脑神经损伤为主要表现，常有钙化，蝶鞍部及斜坡部有明显骨质破坏。CT 显示为不规则略高密度肿块，其中有钙化点，多数不发生强化，少数可有均匀轻度强化。

7. 鞍区动脉瘤　罕见，多见于中年人，以突发头痛、动眼神经麻痹为特征，蝶鞍一般无改变，脑血管造影可确诊。术中穿刺为鲜血，肿物不塌陷。

8. 第三脑室前部胶质瘤　多发生在成年人，一般无内分泌症状，以颅内压增高为主要表现。蝶鞍一般无改变，肿瘤很少有钙化，CT 扫描可以鉴别。

9. 视交叉蛛网膜炎　多见于成人，以视力、视野改变为主要表现，视野改变一般无规律，呈不规则变化，视野缩小，一般无内分泌障碍及颅内压增高。蝶鞍正常，CT 扫描无鞍区占位性病变。

10. 原发性空蝶鞍　很少见，中年发病，以视力、视野障碍，头痛为主要表现，有时出现内分泌症状，临床上有时很难与颅咽管瘤相鉴别，CT 扫描显示鞍内为空腔。

11. 鞍区蛛网膜囊肿　罕见，以小儿多见，亦可见于成人，主要症状为脑积水引起的高颅压，可有视力、视野改变，少数患者有内分泌症状，蝶鞍扩大或双鞍底，CT 扫描见脑脊液密度的圆形低密度区。

二、鞍区颗粒细胞肿瘤

【概况】★★△△

颗粒细胞瘤起源于神经垂体胶质细胞，也曾称为迷芽瘤、颗粒细胞成肌细胞瘤，好发于 40～50 岁，性别优势有待后期更大数据的总结证实。

【相关临床】★△

颗粒细胞瘤体积通常非常小且无明显临床症状，偶有头痛、视觉缺损等症状，有些患者于体检时偶然发现，也有些患者因垂体受压出现高泌乳素血症，而垂体机能减退、性机能减退、尿崩症等其他内分泌激素失调症状少见。

【影像学检查方法】★★△△

CT 及 MRI 均可用于诊断，最佳影像检查方法为 MRI 加增强扫描。

【影像学表现】★★★△△△

1. CI 表现　病变位于垂体柄，类圆形孤立的肿块，CT 平扫呈略高密度，钙化及囊变罕见，增强后病灶明显均匀强化，少数不均匀强化。

2. MRI 表现　T1WI 以等信号为主，T2WI 信号与脑白质大致相仿，呈等信号或低信号，体积较大时，肿块内部信号欠均匀，可见多发点状长 T1、短 T2 低信号；增强后大多数病灶明显均匀强化，少数不典型病灶或不均匀强化；T2FLAIR 显示鞍上区肿瘤伴有视神经水肿应该考虑到颗粒细胞瘤。

【鉴别诊断】★★★△△△

1. 垂体腺瘤　多鞍内生长，体积较大时向鞍上生长，“束腰征”多见，可以囊变并且包绕颈内动脉生长，磁共振上肿瘤多呈等 T1 等 T2 信号，通常正常垂体不可见。垂体腺瘤通常伴有内分泌激素改变。然而这些特征在颗粒细胞瘤中罕见。

2. 颅咽管瘤　囊性或囊实性多见，完全实性颅咽管瘤少见，好发于 20 岁以下和 50～70 岁，信号特点多变，钙化是颅咽管瘤的典型表现。

3. 脑膜瘤　肿瘤形态不规则，多呈宽基底，典型病例通常信号较均匀，钙化可见，不典型病例信号不均，囊变坏死可见，而颗粒细胞瘤信号基本均匀。脑膜瘤起源于硬脑膜，因此，“脑膜尾征”为典型脑膜瘤特征性表现。而颗粒细胞瘤无脑膜附着，且病灶与垂体柄分界不清。

4. 生殖细胞瘤 多见于青少年，T2WI信号较颗粒细胞瘤高，垂体柄明显增粗，正常垂体后叶短T1高信号消失，囊变可见，常具有侵袭性，通常伴有甲胎蛋白或人类绒毛膜促性腺激素异常，尿崩症可见。

5. 鞍区黄色肉芽肿 磁共振多表现为短T1、长T2信号改变，增强后病灶无强化，CT上无钙化。

6. 垂体朗格汉斯细胞组织细胞增生症：垂体柄增粗并明显强化，正常垂体后叶短T1高信号消失，临床上也可见尿崩症。影像上常伴有全身多处溶骨性破坏。

7. 淋巴细胞垂体柄神经垂体炎 垂体柄增粗及正常垂体后叶短T1高信号消失，增强后病灶明显强化，临床上也可见尿崩症。

8. 垂体柄血管网状细胞瘤 罕见，T2WI呈高信号，通常强化较颗粒细胞瘤明显。

9. 垂体转移瘤 垂体信号不均，垂体柄增粗并强化，常伴有全身广泛转移，肿瘤标记物明显增高。

（袁 飞 洪 楠）

第18节 转 移 瘤

【概况】★★△△

身体其他部位的恶性肿瘤转移至颅内者。所有肿瘤患者中，脑转移瘤的发病率为15%～40%，是最常见的颅内肿瘤（约占50%），随着诊疗技术的提高以及肿瘤患者生存周期的延长，其发病率呈逐渐上升趋势。其中最常见的器官、组织来源分别是肺、乳腺、皮肤、肾及胃肠道。

【相关临床】★△

脑转移瘤常见的症状是头痛、神经功能障碍以及癫痫。头痛出现于40%～50%的患者中，常继发于颅内压增高；神经功能障碍如偏瘫、偏盲、失语以及认知功能降低等；癫痫发生率占15%～20%。；少数患者会出现脑出血症状及短暂性脑缺血发作（TIA）相似症状。脑转移瘤预后通常较差，大部分患者死于诊断后6个月内。

【影像学检查方法】★★△△

CT及MRI均可用于诊断，最佳影像检查方法为MRI加增强扫描。

【影像学表现】★★★△△△

1. 典型特征

（1）大脑中动脉供血区的灰白质交界处多见。

（2）80%位于大脑半球，15%位于小脑，5%位于脑干。

（3）50%为单发，20%为双发，30%为多发；乳腺癌、肾癌、结肠癌、甲状腺癌易单发，肺癌、黑色素瘤易多发。

（4）病变周围水肿明显。

（5）明显强化。

2. CT表现

（1）灰白质交界区等或低密度肿块，病变周围水肿较大，明显点状、结节状或环形强化。

（2）部分可引起瘤内出血（黑色素瘤、小细胞肺癌、甲状腺癌、肾癌常见），呈高密度。

（3）黑色素瘤转移瘤常表现为高密度肿块。

（4）极少数转移瘤病灶可见钙化，原发肿瘤常为卵巢癌或骨肉瘤，CT观察效果优于MRI。

3. MRI表现

（1）T1像肿瘤呈低或等信号，周围可见低信号水肿带；T2像肿瘤及周围水肿带均呈高信号；明显强化，呈环形、结节状或点状。

（2）部分瘤内出血T1像呈高信号；黑色素瘤转移瘤由于顺磁效应，T1像呈高信号，T2* 可识别出更多黑色素瘤转移灶。

（3）部分转移瘤T2像呈低信号，如黏液性肿瘤（胃肠道肿瘤和肺腺癌）以及富细胞肿瘤（淋巴瘤、神经母细胞瘤等）。

（4）FLAIR序列常为中度的高信号，伴显著高信号的交界区水肿。

（5）T1 SPGR序列对于小转移瘤病灶的诊断敏感性高于T1WI。

4. DWI与DTI表现

（1）转移瘤通常在DWI呈低信号，ADC值升高，但与部分原发肿瘤ADC值相似，瘤周水肿ADC值升高。

（2）小细胞癌DWI呈高信号，ADC值减低。

（3）DTI中瘤周水肿带MD值及FA值出现明显改变，反映局部脑白质受累。

5. MRS表现

（1）肿瘤内Cho升高，NAA降低。

（2）瘤周水肿，Cho/Cr低于恶性胶质瘤。

【鉴别诊断】★★△△

1. 恶性胶质瘤 边缘不规则，呈浸润性生长，多为单发，水肿常累及胼胝体；瘤周水肿 ADC 值、MD 值低于转移瘤，Cho/Cr 值升高，相对脑血容量（rCBV）值高于转移瘤。

2. 脓肿 壁环形强化，内壁无壁结节突入；DWI 信号增高，ADC 值减低；MRS 呈现乳酸峰及氨基酸峰；MRP 脓肿 rCBV 值降低。

3. 其他颅内原发肿瘤 单发转移瘤可发生在脑室内、松果体区、鞍区等少见部位，很难与该部位的常见肿瘤相鉴别，鉴别诊断主要依靠原发病史、临床表现及实验室检查等。

（郅 新 袁 飞 洪 楠）

参 考 文 献

[1] Videtic GM, Gaspar LE, Aref AM,et al. American college of radiology appropriateness criteria on multiple brain metastases. Int J Radiat Oncol Biol Phys, 2009,75(4): 961-965.

[2] Fox BD, Cheung VJ, Patel AJ, et al. Epidemiology of metastatic brain tumors. Neurosurg Clin N Am, 2011, 22(1): 1-6.

[3] Fink KR, Fink JR. Imaging of brain metastases. Surg Neurol Int, 2013,4 (Suppl 4): S209-S219.

第 12 章　颅内囊性病变

第 1 节　蛛网膜囊肿

【概况】★★△△

蛛网膜囊肿（arachnoid cyst，AC）：蛛网膜囊肿是指脑脊液样的无色透明的液体被包裹在蛛网膜所构成的袋状结构内而形成的囊肿。

【相关临床】★△

颅内蛛网膜囊肿是颅内常见异常征象之一，大多数无临床症状。蛛网膜囊肿是指脑脊液被包裹在蛛网膜所形成的囊袋状结构内而形成的囊肿。任何年龄均可发病，多发生于儿童，发病率男 / 女比例约为 3∶1。

颅内蛛网膜囊肿大多发生于较大脑池内，如侧裂池、鞍上池、四叠体池、枕大池、额叶凸面、桥小脑角区等，其次是后颅凹、中脑或大脑凸面。病灶形态不一，大多呈不规则四边形，其次为扇形、类圆形等。

关于蛛网膜囊肿的类型，根据临床症状、影像学特点及囊肿内部压力特点，将蛛网膜囊肿分为两种临床类型。一类是等压性的蛛网膜囊肿，此类型的特点是虽然有蛛网膜囊肿的存在，有的甚至占据脑半球的大部分，但囊肿区域颅骨无变薄甚至反而增厚，脑组织无受推挤表现；此类蛛网膜囊肿的形成可能是由于脑组织某一局部先天性发育不良，或是在发育的过程中受某种限制性因素的影响，出现局部缺失，脑组织缺失区域被脑脊液充填，表现为蛛网膜囊肿样表现。二是高压性的蛛网膜囊肿，即由于先天发育或后天颅内炎症、外伤、出血等因素导致蛛网膜下腔局部粘连，脑脊液在此局部出现循环障碍，脑脊液容易进入此区域但不易排出，使脑脊液在局部积聚形成蛛网膜囊肿，此积聚是高压性的，其压力的增高速度与局部脑脊液循环障碍的程度相关，影像学检查对于那些囊肿出现较早、进展缓慢者可见囊肿区域颅骨变薄甚至外凸，囊肿发展较快或体积较大者脑组织会出现受推挤表现，此类患者临床症状较为明显而且与囊肿的位置、体积以及增大速度有关。

【影像学检查方法】★★★△△

X 线片：无特异性，敏感性低。

颅脑 CT：对 AC 诊断的敏感性和特异性较 X 线片明显增高，但对于 AC 的进一步定性诊断，即明确 AC 与蛛网膜下腔是否交通，则需要进一步检查

CT 蛛网膜下腔 - 脑池造影（CTC）：注入对比剂后采用头低斜坡位，半小时之内行 CTC 检查，利用造影剂的比重大于脑脊液这一特点，通过脑脊液的自身循环以及造影剂的重力引流作用，经椎管进入颅内蛛网膜下腔，进而观察囊肿内有无造影剂显影来定性。CTC 检查观察囊肿腔内无造影剂充盈，即囊肿内密度的高低来判断交通性蛛网膜囊肿或非交通性蛛网膜囊肿，囊腔内造影剂充盈，呈明显高密度者为交通性蛛网膜囊肿。采用短时间窗进行 CTC 检查，有效地避免了造影剂通过渗透作用进入囊肿腔，避免了假阳性的发生，目前临床较少使用。

颅脑 MRI：对 AC 诊断的敏感性和特异性最高，充分显示病变部位、形态及与周边脑实质的相互关系，利于准确评估囊肿大小及对周边脑实质的推压移位改变，对分析囊肿内的构成具有巨大优势。

【影像学表现】★★★△△△

AC 在 CT 上表现为脑皮质外边界清楚的低密度灶，与脑脊液密度完全一致，CT 值均在 7.2～15 HU，囊壁无增强效应，呈圆形或椭圆形，周围蛛网膜下腔可变形移位，局部脑组织受压萎缩或发育不全，可出现侧脑室扩大（脑积水）和中线移位的占位效应，囊肿合并出血时表现为高密度。

MRI 表现为脑外占位，囊肿内信号一致，边界清楚，T1 加权像上呈低信号，T2 加权像上呈高信号，DWI 及 FLAIR 呈低信号，局部脑组织受压萎缩，周

围无水肿，增强后扫描无强化。

【鉴别诊断】★★△△

1. 神经胶质囊肿　来自神经管上皮细胞，罕见；脑实质内较脑实质外多；额叶最常见；壁薄，为脉络丛上皮细胞（立方上皮）或室管膜上皮（柱状上皮）；囊液为清亮液体，似脑脊液。CT 或 MR 上表现为脑实质内（类）圆形薄壁脑脊液样密度或信号，境界清，周围脑实质信号无异常或轻度异常。

2. 血管周围间隙扩张　软脑膜包绕小血管进入脑实质形成间隙；常见部位：基底节下部、前穿质、中脑、岛叶皮质下、外囊、大脑半球白质区。CT 或 MR 上表现为圆形或泪滴状边界光滑的小囊；各序列和脑脊液信号相仿，Flair 序列周围无或轻微高信号；无强化，无占位效应。

3. 表皮样囊肿　先天性包涵囊肿，占颅内原发占位的 0.2%～1.8%，是皮样囊肿的 4～9 倍；偏中线生长，最常位于 CPA（40%～50%），是 CPA 第三常见占位（神经鞘瘤和脑膜瘤之后）；其他部位包括第第四脑室（17%），鞍区（15%）；无症状或有占位效应，偶尔破裂引起肉芽肿性脑膜炎；起源于胚胎 3～5 周神经管闭合时外胚层的夹杂物，继发性表皮样囊肿由外伤引起；形态不规则，可包绕邻近的神经或血管生长；囊壁为复层扁平上皮，囊内容有细胞碎屑、水、角蛋白和胆固醇；不含表皮附属物。CT 或 MR 表现为脑脊液样肿物，钻缝样生长，包绕血管或神经；CT 大部分表现为境界清晰的低密度影，10%～25% 钙化，形状不规则呈分叶状；T1WI 信号等于或稍高于（75%）脑脊液，外周信号较中心高；T2WI 信号等于（65%）或稍高（35%）于脑脊液；弥散受限；多数不强化，有些病例轻度环形强化（约 25%）。

4. 皮样囊肿　与表皮样囊肿发病机制类似，发病率低；中线生长，常见鼻额部、鞍区正中或第四脑室、小脑蚓部；囊壁更厚，钙化比表皮样囊肿更多见；囊内容物包含表皮附属器，毛囊、皮脂腺、汗腺及其分泌物；少数有恶变倾向。CT 或 MR 未破裂病变囊肿信号与脂质信号类似，因为含有液体胆固醇；T1WI 多为高信号，T2WI 不定；无强化或轻微环形强化；囊肿破裂表现为脑沟脑池和脑室内的脂滴；引起脑膜炎时可有软脑膜强化。

5. Rathke 囊肿　鞍内或鞍上常见的囊肿，尸检阳性率 13%～33%；40% 位于鞍内，60% 可突入鞍上，单独位于鞍上罕见；一般位于神经垂体和腺垂体之间；无症状或对垂体、下丘脑、视神经压迫症状；为先天性内胚层良性囊肿；囊壁与原肠道囊肿和胶样囊肿类似，假复层上皮或柱状上皮；囊内容物从清亮液体到黏液（含胆固醇和蛋白）。CT 或 MR 表现为蝶鞍内无强化囊肿，T1WI 高（50%）等或低信号，T2WI 以高信号为主（70%）；囊内可见小结节，一般呈 T2WI 低信号；周围强化部分代表被压迫的垂体组织。

6. 原肠囊肿　脊柱较颅内相对更多见（3 倍）；大部分位于颅后窝，典型位于脑桥前方；CPA 和斜坡可见，幕上极少；为先天性内胚层良性囊肿；脊索和前肠分离失败导致原始内胚层细胞进入脊索发展而成；一般小于 2 cm，类圆形，壁薄、光滑透明；囊壁立方或柱状上皮；有上皮样细胞排列，可有纤毛和杯状细胞，与胃肠道黏膜相似。CT 或 MR 表现为脊髓或脑干前方类圆形或分叶状肿块，境界清晰无强化，罕见轻度环形强化；T1WI 信号因蛋白成分多少各异，最常见稍高于脑脊液信号；T2WI 高信号为主；Flair 序列呈高信号，DWI 可有轻度弥散受限。

7. 穿通囊肿　有先天性和获得性。先天性：宫内感染或血管疾病；后天性：外伤、手术、缺血或感染；大脑半球（皮质和皮质下均可）内与脑室系统相通的囊肿；内部充满脑脊液；周围合并胶质增生或白质水肿。CT 或 MR 表现为大脑实质内与脑室相连的脑脊液密度式信号，相关脑室扩张，邻近白质 T2WI 及 Flair 序列高信号。

（陶　磊　张志强　卢光明）

第 2 节　胶 样 囊 肿

【概况】★★△△

胶样囊肿（colloid cyst，CC）又称为线粒体囊肿、室间孔囊肿或脑上旁体囊肿，是一种罕见的颅内病变。

【相关临床】★△

本病占颅内肿瘤的 0.14%～2%。Russell 和 Rubincein 报道占尸体证实颅内肿瘤中的 2%。男性为女性的两倍。胶样囊肿起源于内胚层，而不是神经外胚层。绝大多数胶样囊肿见于25-40岁的中青年，少数也可见于儿童和婴幼儿。

胶样囊肿一般在第三脑室前部，个别长于侧脑室、脑外、鞍区、透明隔及松果体区。一般认为是在形成第三脑室室管膜、脉络丛、脑上旁突体过程中，由原始神经上皮变异而成的。胶样囊肿呈球形或卵圆形，0.3～4.0 cm大小，光滑、囊壁薄而完整，内含黄绿色胶冻状物质，是囊壁室管膜柱状细胞分泌的黏稠体，也可为肉芽中心，部分可有钙化与出血。囊肿内含有浓稠的高蛋白成分。

临床表现取决于囊肿大小及脑室阻塞的程度。小的囊肿可终生无症状，仅在尸检中偶然发现。囊肿常引起室间孔或中脑导水管阻塞，导致阻塞性脑积水及颅内压升高，故多以头痛、呕吐为主要症状。

【影像学检查方法】★★★△△

X线片：无特异性，敏感性低。

颅脑CT：对CC诊断的敏感性和特异性较X线片明显增高，但对于CC的进一步定性诊断，即明确CC内部成分则需要进一步检查。

颅脑MRI：对CC诊断的敏感性和特异性最高，充分显示病变部位、形态及与周边脑实质的相互关系，利于准确评估囊肿大小及对周边脑实质的推压移位改变，对分析囊肿内的构成具有巨大优势。

【影像学表现】★★★△△△

1. CT表现 CT平扫病灶呈圆形或卵圆形，边缘锐利，边缘清晰高密度影，增强后典型表现为无强化，少数可有轻度强化。

2. MRI表现 ①第三脑室前部圆形或卵圆形肿物；②MRI信号变化较大，最常见表现为T1WI呈高信号，T2WI呈低信号；部分胶样囊肿在T1WI上呈等信号，在T2WI呈高信号；③囊肿内信号多不均匀；④梗阻性脑积水，双侧侧脑室扩大，第三脑室缩小或显示不清；⑤增强后少数囊肿可见不同程度的强化。

【鉴别诊断】★★△△

1. 脉络丛囊肿 又名黄色肉芽肿，最常见的神经上皮囊肿，占尸检约50%；侧脑室三角区多见，常双侧发生；体积较小，2～8 mm，超过2 cm罕见；绝大部分无症状，少数使脑室扩张；脉络丛球内土黄色结节；囊状、结节状或囊实性；被覆脉络丛上皮细胞；内含脂质和脉络丛上皮脱落细胞碎片。CT表现为与脑脊液相等或稍高密度，钙化常见；T1WI等或稍高信号（相比脑脊液），T2WI高信号，Flair序列高信号；2/3弥散受限；增强扫描从无强化到明显环形强化、结节状强化。

2. 室管膜囊肿 神经上皮囊肿，较少见；最常见于侧脑室或侧脑室周围（额叶或颞顶叶交界区）脑实质，也可发生于蛛网膜下腔、脑干或小脑；囊壁薄，为室管膜细胞，分泌清亮的液体。CT或MR上表现为侧脑室或脑实质内脑脊液样密度/信号；薄壁；无强化。

3. 中枢神经细胞瘤 源于透明隔，与透明中隔呈宽基底相连，CT平扫呈稍高密度肿块，密度不均，形态不规则，增强后扫描呈显著强化，MRI信号多变。

4. 脑室内皮样囊肿 最好发于四脑室，成分复杂多样。CT及MR检查可见四脑室扩大，CT密度/MR信号依据成分不同而有不同表现，增强扫描囊液及囊壁无强化。

5. 脑室内表皮样囊肿 第四脑室多见，偶见于三脑室和侧脑室，CT平扫呈脑脊液密度，也可因囊内含较多蛋白，密度高于脑脊液。T1WI信号常高于脑脊液，T2WI图像信号更高，信号不均匀，可继发脑积水。侧脑室表皮样囊肿多位于前角。表皮样囊肿DWI呈高信号。

（陶　磊　张志强　卢光明）

第3节　表皮样囊肿

【概况】★★△△

表皮样囊肿（epidermoid cyst，EC）也称为胆脂瘤或珍珠瘤，多数为先天性，是由神经管闭合期间外胚层细胞移行异常所致，少数获得性，多因外伤引起上皮组织植入形成。表皮样囊肿囊壁薄，由一层表皮组织形成。肿瘤内容物主要由细胞碎屑、脂肪酸、角蛋白和胆固醇结晶组成。先天性表皮样囊肿通常位于硬膜内，颅底部多见，以桥小脑角区最常见，其余为第四脑室、鞍旁及颅中窝底部，少数病例可位于脑实质内或硬膜外。

【相关临床】★★△

本病发病率甚低，约占颅内原发肿瘤的 0.2% to 1.8%。表皮样囊肿通常生长缓慢，可发生与任何年龄，发病高峰年约为 40 岁。临床症状与病灶的部位及其与颅底的神经、血管有关，主要有头痛、V - Ⅷ脑神经瘫、疼痛；表皮样囊肿破裂，囊内容物进入蛛网膜下腔和脑室内，可致化学性脑膜炎，引起相应临床症状。

【影像学检查方法】★★★△△

CT 在显示表皮样囊肿病灶的钙化、对局部颅骨的侵蚀较 MRI 有优势。

MRI 具有软组织分辨率高，多序列成像特点，对病灶的诊断和鉴别诊断有很大帮助，同时又避免了 CT 颅底伪影对病灶显示的影像，是颅内表皮样囊肿首选检查。

【影像学表现】★★★△△△

病灶形态多呈不规则形或分叶状，常包绕邻近血管、神经，病灶沿蛛网膜下腔蔓延，具有“见缝就钻”的特点。

1. CT 表现　病灶大部分为低密度，少数可呈稍高密度或高低混杂密度，部分病灶伴有钙化，板障内表皮样囊肿可见骨侵蚀、与皮质界限清晰，增强病灶无强化。

2. MRI 表现　T1WI 呈低信号，信号强度略高于 CSF（含有三酸甘油或不饱和脂肪酸），T2WI 呈高信号，T2-FLAIR、DWI 呈高信号，增强无强化。

【鉴别诊断】★★△△

1. 蛛网膜囊肿　蛛网膜囊肿和表皮样囊肿均可为脑脊液样囊性肿块，且两者发生部位相通，影像上需进行鉴别诊断。表皮样囊肿质地较软，常形态不规则，具有“见缝就钻”的特点，常包绕临近血管和神经，而蛛网膜囊肿则常推移压迫邻近神经血管。表皮样囊肿囊内由上皮碎屑、角蛋白和胆固醇组成，FLAIR 和 DWI 呈高信号，而蛛网膜囊肿囊内为脑脊液，FLAIR 和 DWI 呈低信号。

2. 皮样囊肿　与表皮样囊肿发病机制类似，发病率低；CT 或 MR 未破裂病变囊肿信号与脂质信号类似，CT 平扫囊内容物多为负值，均质或不均质，MRI T1WI 表现为高信号，为其特征性表现。

（胡建平　戚荣丰　卢光明）

第 4 节　扩大的脑血管周围间隙

【概况】★★△△

血管周围间隙（perivascular space，PVS）又称作 Virchow-Robin 间隙，是脑穿支血管经蛛网膜下腔进入脑实质时，临近软脑膜内陷形成软脑膜细胞与脑内血管间的潜在间隙。大脑皮质和基底节区动脉周围有两层软脑膜细胞，将 PVS 与蛛网膜下腔隔开，使得 PVS 与蛛网膜下腔间接相通，而基底节区静脉周围只有一层软脑膜细胞，此处的 PVS 与蛛网膜下腔直接相通。PVS 可见于任何年龄，通常小于 2.0 mm，随着年龄的增长，呈增多、增大趋势，若大于 2.0 mm 称大血管周围间隙。PVS 扩大的发生机制目前尚未阐明。

【相关临床】★★△△

大多数无临床症状，少数可有非特异性临床表现，如头痛、眩晕、注意力或记忆力减退、视觉改变、眼球运动障碍等。

【影像学检查】★★★△△△

CT 敏感性及特异性低均较低。

MRI 为首选检查，可直接显示病变的形态、信号特征，增强扫描有助其与其他病变的鉴别诊断。

【影像学表现】★★★△△△

扩大血管周围间隙按其典型分布部位可分为 3 型，Ⅰ型见于豆纹动脉经前穿质进入基底节处，Ⅱ型见于穿髓动脉经大脑皮质凸面灰质并延伸到皮质下脑白质处，Ⅲ型见于中脑。其他少见部位包括丘脑、小脑、岛叶、最外囊及海马。根据扫描层面及方位不同病灶形态可呈孤立类圆形囊状、多发条状、线状。病灶多呈簇状分布，边界清，形态规则。少数血管周围间隙可表现不典型，形态较大，只累及一侧大脑半球，形态较奇特；部分位于中脑 PVS 甚至产生占位效应，压迫第三脑室，引起脑积水。

CT 仅能分辨大的 PVS，表现为边界清楚低密度，增强无强化。MRI检出率与磁场强度、空间分辨率及扫描序列等密切相关。肉眼观察PVS在MRI的各种成像序列均与脑脊液信号一致。表现为T1WI低信号，T2WI高信号，FLAIR低信号，DWI上弥散不受限。增强扫描PVS本身无强化，有时可在扩大的PVS内看到细小强化血管，具有特征性。

【鉴别诊断】★★★△△

1. 腔隙性脑梗死 急性腔隙脑梗死在T2WI和FLAI R上呈高信号，T1WI呈低信号，DWI呈高信号，ADC图呈低信号。慢性腔隙性脑梗死在T2WI呈高信号，T1WI呈低信号，FLAIR成像上中央呈低信号，边缘因神经胶质增生呈高信号。而PVS在FLAIR边缘无高信号可与其鉴别。

2. 囊性脑室旁白质软化 患者多有围产期缺血缺氧病史。典型囊性脑室旁白质软化MRI表现为：脑室周围白质出现异常信号灶，T1WI呈低信号，T2WI呈高信号，由于病灶围绕增生的神经胶质，在FLAIR上呈高信号，这与扩大的血管周围间隙易于鉴别。此外，囊性脑室旁白质软化由于脑室周围白质显著丢失可致附近脑室代偿性扩大，胼胝体变薄。

3. 多发性硬化 位于脑室周围和皮质下白质的多发性硬化斑块可呈卵圆形，有时要与扩大血管周围间隙相鉴别。多发性硬化病灶长轴多垂直侧脑室排列，急性期T1WI呈低信号或稍低信号，慢性期T1WI呈低信号，T2WI、FLAIR呈高信号，急性期增强呈结节状或环形强化，慢性期无强化。

4. 脑囊虫病 脑囊虫病囊泡期，病灶在所有序列上与脑脊液信号类似，有时需与于扩大的血管周围间隙相鉴别。病灶内头节可轻度强化，临床病史及实验室检查有助于鉴别诊断。

5. 囊性脑肿瘤 个别巨大的PVS会产生占位效应，易误诊为颅内囊性肿瘤。颅内囊性肿瘤多有实性成分，增强可有强化，囊性成分的信号多与脑脊液信号不一致，而PVS的信号与脑脊液一致。

6. 神经上皮囊肿 神经上皮囊肿，较罕见，是良性非肿瘤性囊肿性病变，可发生于大脑半球、丘脑、中脑、脑桥及内侧颞叶接近脉络膜裂处。病灶多呈圆形和卵圆形，MRI呈脑脊液样信号的囊肿，周围无水肿，增强后无强化，但PVS常多发、呈簇状分布，有助于鉴别诊断，孤立的PVS有时神经上皮囊肿与难以鉴别。

（胡建平 戚荣丰 卢光明）

参考文献

[1] 卢光明. 临床CT鉴别诊断学. 江苏：江苏科学技术出版社，2011：66.

[2] 鱼博浪. 中枢神经系统CT和MR鉴别诊断. 2版。陕西：陕西科学技术出版社，2005：430-434.

[3] 龚洪翰，肖香佐. 颅脑病变CT与MR对比临床应用. 北京：人民卫生出版社，2010：294.

[4] Osborn. DIAGNOSTIC IMAGING BRAIN. First edition. AMIRSYS. 2004: 1-7-4.

[5] 卢光明. 临床CT鉴别诊断学. 江苏：江苏科学技术出版社，2011：66.

[6] 鱼博浪. 中枢神经系统CT和MR鉴别诊断. 2版. 陕西：陕西科学技术出版社，2005：430-434.

[7] 龚洪翰，肖香佐. 颅脑病变CT与MR对比临床应用. 北京：人民卫生出版社，2010：294.

[8] Osborn. DIAGNOSTIC IMAGING BRAIN. First edition. AMIRSYS.2004: 1-7-8.

[9] Ochi M, Hayashi K, Hayashi T, et al. Unusual CT and MR appearance of an epidermoid tumor of the cerebellopontine angle. *AJNR Am J* Neuroradiol, 1998, 19: 1113–1115 .

[10] Hakyemez B, Aksoy U, Yildiz H, et al. Intracranial epidermoid cysts: diffusion-weighted, FLAIR and conventional MR findings. Eur J Radiol, 2005, 54(2): 214-220.

[11] Osborn AG, Preece M. Intracranial Cysts: Radiologic-Pathologic Correlation and Imaging Approach. Radiology, 2006, 239: 650-664.

[12] Kwee RM, Kwee TC. Virchow-Robin spaces at MR imaging. Radiographics, 2007, **27:** 1071–1089.

[13] Tsutsumi S, Ito M, Yasumoto Y, et al. The Virchow-Robin spaces: delineation by magnetic resonance imaging with considerations on anatomofunctionalimplication s. Childs Nerv Syst, 2011, 27(12): 2057-2066

[14] Heier LA, Bauer CJ, Schwartz L, Zimmerman RD, etal. Large Virchow-Robin spaces: MR-clinical correlation. AJNR Am J Neuroradiol, 1989,10: 929–936.

第13章 鞍区病变

第1节 垂体腺瘤

【概况】★★△△

1．起源于腺垂体的良性肿瘤，是最常见的垂体肿瘤，约占所有颅内肿瘤的15%。

2．肿瘤包膜完整，较大肿瘤常因缺血或出血而发生坏死、囊变，偶有钙化。肿瘤向上生长入鞍上池，向下可侵入蝶窦，向两侧可侵入海绵窦，包绕颈内动脉。

3．按其是否分泌激素可分为非功能性和功能性腺瘤。功能性腺瘤包括泌乳素腺瘤、生长激素腺瘤、性激素腺瘤和促肾上腺皮质激素腺瘤等。肿瘤直径≤1 cm时称为微腺瘤。肿瘤直径>1 cm时称为垂体大腺瘤。

【相关临床】★△

75%为功能性肿瘤，可出现视野缺损、闭经和泌乳等症状。常见于20～40岁，60%为大腺瘤，40%微腺瘤。一般生长缓慢，侵袭性垂体腺瘤术后易复发。

【影像学检查方法】★★★△△

X线：显示蝶鞍扩大。

CT：宜采用冠状位薄层增强扫描。CT对显示钙化比较敏感，能观察周围骨质情况。

MRI：对微腺瘤显示优于CT，是垂体瘤的首选检查。采用冠状位薄层动态增强检查。

DSA：显示颈内动脉受压情况。

【影像学表现】★★★△△△

1．垂体微腺瘤

（1）垂体增大，高度大于9 mm，其内见低密度区，垂体上缘对称性或不对称性膨隆。CT增强扫描周围正常垂体明显强化，肿瘤呈低密度区。少数情况下，微腺瘤可呈等密度。冠状位可以显示鞍底骨质变薄、凹陷或侵蚀。

（2）T1WI呈低信号，T2WI呈高信号。动态增强扫描强化高峰较正常垂体晚，表现早期相对低信号结节，晚期与正常垂体呈相等信号。

2．垂体大腺瘤

（1）CT显示鞍区等或低密度肿块，肿瘤较大时突破鞍隔，向周围侵犯。肿瘤内囊变、坏死常见，可出现出血，增强扫描呈不均匀强化。

（2）T1WI呈等信号，T2WI呈高信号，伴囊变出血时，T1WI及T2WI呈混杂信号；增强扫描呈不均匀明显强化。肿瘤向鞍上生长，冠状面呈“束腰征”。垂体柄移位，视交叉常受压、变扁和上移。病变向两侧包绕及侵犯海绵窦。颈内动脉受压、移位及包绕。

【鉴别诊断】★★△△

1．颅咽管瘤 好发于儿童。常伴钙化，囊变，增强扫描呈环形、结节状强化。

2．脑膜瘤 鞍上或鞍旁病变，由上向下生长，常见脑膜尾征，一般可见正常垂体。

3．Rathke囊肿 垂体腺瘤伴出血、囊变需要与Rathke囊肿鉴别。增强扫描垂体腺瘤实性部分常可见强化，Rathke囊肿壁不强化。

4．垂体增生 垂体功能基本正常，可发生于原发性甲状腺功能减退或终末期器官衰竭的病人。增强扫描垂体均匀强化。

5．动脉瘤 偏心，鞍上区多见。钙化常见，T2WI上可见流空信号，垂体正常。

6．转移瘤 偶见于垂体柄、垂体转移。常伴弥漫性颅骨及脑实质异常。

（罗　松　张志强　卢光明）

第2节　Rathke囊肿

【概况】★★△△

1. 起源于垂体前部和中部之间的Rathke囊袋。

2. 为胚胎12周时没有消失而形成的憩室样结构。

3. 囊袋内分泌物增加，囊袋扩张超过10 mm时，称为Rathke囊肿。

【相关临床】★△

临床主要表现为头痛、视力下降或视野缺损、垂体功能障碍等。多见于成人，发病年龄多在30岁以上。

【影像学检查方法】★★★△△

CT：常用检查之一。

MRI：优于CT，首选检查。

【影像学表现】★★★△△△

1. CT表现　鞍内或伴鞍上延伸，可为低、等、高或混杂密度，与囊液的成分有关；含脂质或清亮液体时呈低密度，黏液或黏稠胶冻状物时呈等或略高密度；含多种成分时呈混杂密度；增强扫描囊壁及囊内容物不强化；囊壁强化可能为周围受压垂体组织的强化或伴有炎症反应。

2. MRI表现　囊肿的信号多种多样。T1WI呈低信号，T2WI呈高信号，蛋白浓度低；T1WI、T2WI均呈高信号，蛋白浓度增高。囊肿中见到漂浮囊内结节，为黏蛋白块，主要成分为胆固醇和蛋白，可伴有出血。增强扫描不强化。

【鉴别诊断】★★△△

1. 颅咽管瘤　中心位于鞍上，体积通常比Rathke囊肿大，常伴钙化，增强扫描肿瘤的实性部分可见强化。

2. 垂体瘤伴囊变或出血　一般位于鞍内，垂体瘤伴囊变时，囊壁较厚，增强扫描可见强化。

3. 鞍区蛛网膜囊肿　无钙化，无强化，MRI上呈脑脊液信号。

（罗　松　张志强　卢光明）

第3节　淋巴细胞性垂体炎

【概况】★★△△

1. 淋巴细胞性垂体炎（lymphocytic hypophysitis，LYH）是一种临床少见的以淋巴细胞浸润和不同程度垂体功能破坏为特征的慢性自身免疫性疾病。

2. LYH作为一种自身免疫性疾病，其自然病程复杂多变，可以自然缓解，也可能治疗后复发，受损的垂体功能可以恢复正常，也可进行性减退。

【相关临床】★★△△

1. 女性多发，男女比为1：8.5，多发生于妊娠期的后6个月或者分娩后的最初6个月内；也可见于绝经后、非妊娠妇女和男性，儿童发病率低。

2. 淋巴细胞性垂体炎的临床表现，主要由炎性因子影响腺垂体及占位效应本身引起。

（1）腺垂体功能障碍：是最常见、最主要的临床表现。通常表现为垂体多种内分泌功能受损。最常见为促肾上腺皮质激素受损，约半数病人受累，主要表现为乏力、食欲减退、体重下降等；其次为促甲状腺激素低下，表现为表情冷漠、怕冷、全身水肿等；促性腺激素低下，男性表现为性欲减退、脱发等，女性表现为闭经、泌乳等。神经垂体功能障碍：约1/3病人抗利尿激素向神经垂体运输及储存障碍，引起尿崩症。

（2）占位效应引起的临床表现：垂体外形肿大可引起头痛、恶心等颅高压症状，也可压迫视交叉引起视力受损，侵犯周围海绵窦可导致海绵窦综合征。

（3）自身免疫性疾病的症状：20%～30%病人常合并其他自身免疫性疾病，如慢性淋巴细胞性甲状腺炎、银屑病、干燥综合征等。

3. 实验室检查中最重要的是内分泌功能检查，主要为了评估垂体功能。LYH常表现为多种垂体分泌激素水平下降，而泌乳素水平可升高，但多数只较正常升高1～2倍。

4. 目前针对淋巴细胞性垂体炎的主要治疗方式包括激素治疗、手术治疗、免疫抑制、靶向治疗及对症治疗。

【影像学检查方法】★★△△

CT：敏感性及特异性差，但可通过多平面重建观察颅底骨质情况。

MRI：对其诊断敏感性及特异性高，为首先的检查方法。MRI可以多方位尤其是冠状位、矢状位显示病灶大体形态、信号特征、生长方式及与周围结构毗邻关系，但需注意扫描层厚多不大于3 mm。

【影像学表现】★★★△△△

MRI平扫：垂体弥漫性增大，上缘隆起，并向鞍上、鞍旁生长，垂体柄增粗，鞍底骨质通常无破坏。病变信号多均匀，T1WI呈等、稍低信号，T2WI呈等信号，增强扫描呈均匀强化。其中垂体柄明显强化并沿着下丘脑方向的“舌形”改变为其特征性表现；邻近硬脑膜可明显强化，类似 “硬膜尾征”改变。病变后期，由于炎症进展和病灶纤维化，上述表现可能会消失，继而出现空蝶鞍表现。

【鉴别诊断】★★△△

1. **垂体腺瘤**　垂体腺瘤是鞍区最常见的病变，CT骨窗可显示鞍底骨质塌陷；MRI显示垂体柄向健侧偏移，增粗少见，垂体后叶T1WI高信号存在，增强后病灶呈轻度强化，”硬膜尾征”罕见；侵袭性垂体瘤可累及双侧海绵窦，冠状位呈“8”字改变。

2. **生殖细胞瘤**　T1WI呈等或低信号，T2WI呈等或稍高信号，信号混杂，增强扫描呈不均匀明显强化。典型病例可在松果体区及鞍区同时发现相同病灶。

3. **朗格汉斯细胞组织细胞增多症**　多见于儿童和青少年。尿崩症和垂体前叶分泌功能低下是下丘脑-垂体轴受累最常见的症状。MRI表现为垂体柄增粗，直径多大于4.5 mm，信号均匀，T1WI及T2WI呈等信号，增强扫描呈明显均匀强化。

4. **垂体柄胶质瘤**　一般多见于低级别胶质瘤，包括星形细胞瘤，毛细胞星形细胞瘤，少枝胶质细胞瘤等。T1WI呈等或低信号，T2WI呈等或稍高信号，可囊变及钙化，强化方式多样。

5. **Rathke囊肿**　典型表现为圆形或类圆形的囊性病变，多位于鞍内，可向鞍上生长，边界清晰。病变内容物成分复杂可致T1WI及T2WI信号多样化，增强扫描囊壁及囊内容物无强化。

6. **垂体细胞瘤**　起源于成人神经垂体或垂体柄的梭形星形细胞肿瘤，多发生于成人，位于鞍区或鞍上，膨胀性生长，边界清晰，T1WI呈等或稍低信号，T2WI呈等或稍高信号，囊变少见，增强扫描呈明显均匀强化为特征性表现。

（李建瑞　张志强　卢光明）

第4节　垂体脓肿

【概况】★★△△

1. 垂体脓肿是垂体少见的感染性疾病，发病率不到垂体占位性病变的1%。

2. 原发性和继发性。原发性垂体脓肿多经血源性感染或邻近感染病变直接蔓延所致，如副鼻窦炎，尤其蝶窦炎、蝶鞍周围骨髓炎等；继发性垂体脓肿多发生于鞍区病变合并感染或垂体病变术后，如垂体腺瘤、Rathke囊肿等。

【相关临床】★★△△

1. 多见于青少年和成人。

2. 临床表现无特异性，感染征象如发热等不明显，主要表现为头痛、视力障碍、内功能紊乱、尿崩等症状。

【影像学检查方法】★★△△

CT：敏感性及特异性差，主要价值可评估病变是否存在钙化，以及鞍底骨质是否破坏。

MRI：对其诊断敏感性及特异性高，是其首选的影像学检查方法。需注意扫描层厚，增强后冠状位加做脂肪抑制序列有助于发现邻近海绵窦细微改变。

【影像学表现】★★★△△△

MRI示病变在T1WI呈等、低或高信号，T2WI呈高信号，信号混杂，主要与脓液的内容物有关，脓液内的蛋白质含量增多，T1WI信号可增高；如炎症导致肉芽组织增生，T2WI信号可减低；DWI示脓腔呈明显高信号，ADC值明显降低，脓肿壁呈低信号，为其特征性表现之一，与脑内脓肿的DWI表现相似。

增强扫描脓肿壁呈均匀、环状强化，脓腔无强化，为其特征性表现之二。脓肿如累及邻近组织，如视交叉、脑膜等，均可表现病变组织增厚并异常强化。

【鉴别诊断】★★★△△△

1. 垂体瘤囊变或卒中 垂体瘤囊变的囊壁薄厚不均，增强扫描囊壁环状强化，但囊壁内常可见强化结节；垂体瘤卒中时可见液平面，增强扫描出血区域不强化，实性部分有不同程度强化。

2. Rathke囊肿 囊肿壁薄而均匀，增强扫描囊壁多无强化，如合并感染可轻度环状强化，有时鉴别困难。

3. 颅咽管瘤 大多位于鞍上并向后生长，与受压的垂体分界清晰，颅咽管瘤内含胆固醇结晶，信号混杂，CT上可见囊壁“蛋壳样”钙化，MRI增强囊壁及实性结节强化。

4. 垂体结核 多继发于结核的血行播散、结核性脑膜炎或鼻旁窦结核的直接蔓延。以中青年女性多见，T1WI呈低信号，T2WI呈高信号，增强扫描呈中度强化，边缘强化为主。

（李建瑞　张志强　卢光明）

第5节　颅咽管瘤

【概况】★★△△

1. 良性，起源于Rathke囊上皮的肿瘤，分为造釉细胞型和鳞状乳头型。

2. 最常见的儿童非胶质源性颅内肿瘤。

3. 占所有颅内肿瘤的1.2%～4%。占所有儿童颅内肿瘤的6%～9%。发病高峰5～10岁和60岁。

【相关临床】★△

症状与肿瘤位置、大小及病人年龄有关。可有晨起头痛，视野缺损，颞侧偏盲等症状，可出现内分泌异常，可导致梗阻性脑积水。

【影像学检查方法】★★★△△

X线：可显示鞍区钙化、蝶鞍异常等。

CT：常用的检查手段之一，定位、定性均较准确，对钙化显示优于MRI。

MRI：定位、定性均较准确，显示肿瘤范围及与周围结构的关系优于CT。

DSA：可显示颈内动脉移位。

【影像学表现】★★★△△△

1. CT表现 90%囊实性，90%可见钙化；乳头型为实性等密度，钙化少见；90%明显强化，Willis环移位，室间孔阻塞可出血脑积水。

2. MRI表现 T1WI可呈高信号、等信号、低信号或混杂信号，与病灶内成分有关。T2WI以高信号多见，钙化可为低信号。增强扫描肿瘤实性部分呈均匀或不均匀强化，囊性部分呈壳状强化。MRA显示血管包绕移位。

【鉴别诊断】★★△△

1. Rathke囊肿 无钙化，无强化，无实性成分。

2. 垂体大腺瘤 蝶鞍明显扩大，正常垂体结构消失。

3. 脑膜瘤 鞍结节有骨硬化表现，一般无蝶鞍扩大，肿瘤以宽基底附着于鞍结节，MRI矢状位显示肿瘤的中心位于鞍结节上方而不是垂体上方。

4. 生殖细胞瘤 鞍上池生殖细胞瘤一般无钙化，增强扫描呈明显均匀强化。

5. 脊索瘤 鞍区脊索瘤一般较大，CT上常见斑片状或斑点状钙化，斜坡、蝶鞍骨质破坏。增强扫描典型者呈蜂房样不均匀强化。

6. 鞍上蛛网膜囊肿 无钙化，不强化，信号均匀，T1WI呈低信号，T2WI呈高信号。

7. 下丘脑、视交叉星形细胞瘤 一般为实性，小的囊变坏死肿瘤，钙化罕见，增强扫描呈轻度强化。

（罗　松　张志强　卢光明）

参考文献

[1] Park M, Lee SK, Choi J, Kim SH, Kim SH, Shin NY, Kim J, Ahn SS. Differentiation between Cystic Pituitary Adenomas and Rathke Cleft Cysts: A Diagnostic Model Using MRI. AJNR Am J Neuroradiol, 2015, 36(10): 1866-1873.

[2] Lucas JW, Zada G. Imaging of the pituitary and parasellar region. Semin

Neurol, 2012, 32(4): 320-331.

[3] Ouyang T, Rothfus WE, Ng JM, Challinor SM. Imaging of the pituitary. Radiol Clin North Am, 2011, 49(3): 549-571.

[4] Zada G. Rathke cleft cysts: a review of clinical and surgical management. Neurosurg Focus, 2011, 31(1): E1.

[5] Han SJ, Rolston JD, Jahangiri A, Aghi MK. Rathke's cleft cysts: review of natural history and surgical outcomes. J Neurooncol, 2014, 117(2): 197-203

[6] Hindocha A, Chaudhary BR, Kearney T, et al. Lymphocytic hypophysitis in males. J Clin Neurosci, 2013, 20(5): 743-745.

[7] Kalra AA, Riel-Romero RM, Gonzalez-Toledo E, et al.Lymphocytic hypophysitis in children: a novel presentation and literature review. J Child Neurol, 2011, 26(1): 87-94.

[8] Gutenberg A, Hans V, Puchner MJ, et al. Primary hypophysitis: clinical-pathological correlations. Eur J Endocrinal, 2006, 155(1): 101-107.

[9] 杨众，任祖潘，苏长保，等. 经蝶窦入路手术切除垂体腺瘤的严重并发症分析. 中国微侵袭神经外科杂志，2008，13（3）：107-109

[10] Saiwai S, Inoue Y, Ishihara T, et al. Lymphocytic adenohypophysitis: skull radiography and MRI. Neuroradioloy, 1998, 40(2): 114-120.

[11] Kotani H, Abiru H, Miyao M, et al. Pituitary Abscess Presenting a very rapid progression: report of a fatal case. Am J Forensic Med Pathol, 2012, 33: 280-283.

[12] Bangera S, Chattopadhyay, Singh RK, et al. Primary pituitary abscess with coexisting pyogenic meningitis: an unexpected diagnosis. Am J Med Sci, 2013, 345: 75-77.

[13] Danilowicz K, Sanz CF, Manavela M, et al. Pituitary abscess: a report of two cases. Pituitary, 2008, 11: 89-92.

[14] Müller HL. Childhood craniopharyngioma--current concepts in diagnosis, therapy and follow-up. Nat Rev Endocrinol, 2010, 6(11): 609-618.

[15] Chin BM, Orlandi RR, Wiggins RH 3rd.Evaluation of the sellar and parasellar regions. Magn Reson Imaging Clin N Am, 2012, 20(3): 515-543.

[16] Rao VJ, James RA, Mitra D. Imaging characteristics of common suprasellar lesions with emphasis on MRI findings. Clin Radiol, 2008, 63(8): 939-947.

第14章 癫　痫

【概况】★★△△

癫痫是一种反复发作的神经元异常放电导致短暂性脑功能障碍性疾病，是最常见的慢性神经系统疾病之一，居神经系统疾病发病第二位。癫痫病生机制及临床表现复杂，至今对其机制的认识及临床诊治还存在较多挑战。癫痫在发作类型上分为部分性发作、全面性发作两种；但癫痫病因分类近年来变动较大，传统分为“症状性”、“特发性”、“隐源性”，国际抗癫痫联盟（ILAE）在2010年对癫痫分类采用“结构-代谢异常性”、“遗传性”及“分类不明性”。

神经影像学特别是MRI对癫痫的诊断非常重要。发现与癫痫发作相关的脑结构异常，尤其是局灶性异常，是诊断症状性癫痫、排除特发性癫痫的最重要证据之一，其决定了随后的癫痫治疗策略与预后。

【相关临床】★★△

癫痫可见于各个年龄段。儿童癫痫发病率较成人高，随着年龄的增长，癫痫发病率有所降低。进入老年期（65岁以后）由于脑血管病、老年痴呆和神经系统退行性病变增多，癫痫发病率又见上升。由于异常放电的起始部位和传递方式的不同，癫痫发作的临床表现复杂多样，国际抗癫痫联盟（ILAE）在2010年将癫痫发作类型总结为全面性发作（强直-阵挛、失神、肌阵挛、阵挛、强直、失张力），局灶性发作（无意识或知觉损害、有意识或知觉损害）和不能明确的发作。结构-代谢异常源性癫痫有明确病因和脑器质性病变，包括脑发育异常、获得性脑损伤、缺血缺氧性脑病、中枢感染、颅内肿瘤等，其中许多颅内肿瘤以癫痫发作为唯一症状，多为发生在大脑皮质或邻近皮质的偏良性肿瘤（I～II级），以胚胎发育不良性神经上皮瘤、节细胞神经瘤等神经元、下丘脑错构瘤和神经胶质异常增生的良性肿瘤多见。下面介绍2种常见结构-代谢异常源性癫痫的相关临床。

1. 内侧颞叶癫痫海马硬化　在所有类型癫痫中，颞叶癫痫占30%～35%，其中2/3起源于内侧颞叶，1/3起源于外侧颞叶。外科手术病例中，发现的最常

表2-14-1　引起癫痫的局灶性病变

疾病	海马硬化	皮质发育不良	肿瘤	外伤后神经胶质增生
癫痫可能机制	突触再联系	突触失联系	胶质细胞或神经元细胞相互作用	胶质细胞或神经元细胞相互作用
病史	热性癫痫，4岁前外伤或感染，可以是家族性。	可以是家族性	无	外伤、缺血或炎症
潜伏期	1～5岁	0～50岁	很短	变化很大
受累区域	颞叶内侧多为双侧	任何部位，双侧性	70%为颞叶	任何部位
抗癫痫药物反应	不能控制癫痫发作	不能控制癫痫发作	癫痫很快缓解	差异较大
MR	敏感性88%～98%，15%为双侧	敏感性56%～70%，双侧发病率为20%	敏感性96%～99%，单侧	变化较大
PET	敏感性90%，大范围低代谢区	敏感性80%～85%，大范围低代谢区	局灶性低代谢区	无代谢障碍
SPECT	敏感性70%，大范围低灌注区	发作期SPECT敏感性92%，为大范围低灌注区	局灶性低灌注区	无灌注减低
术后癫痫解除率	67%	58%	75%	—
1年后复发率	14%	25%	1%	—

见病理改变是海马硬化，其病理改变是海马 CA1 及 CA3 段的锥体细胞核颗粒细胞神经元丢失、胶质细胞及毛细胞增生造成突触再联系。其发生年龄分布在 2 岁到成年早期，与幼年热惊厥、感染及遗传等有相关性。MRI 是诊断海马硬化的一级证据，其基本表现包括海马萎缩及海马信号的异常。典型的颞叶癫痫发作表现为可有腹气上升感、错觉、幻觉、似曾相识感等的无意识损害的先兆发作，可发展为有意识损害的自动症和运动性发作，并可继发强直 - 阵挛发作。

2. 局灶性皮质发育不良 是一组主要累及大脑新皮质的局灶性脑皮质发育异常；约占儿童癫痫外科病理的 50%，成人癫痫外科病理的 20%。2011 年新分型把局灶性皮质发育不良分为 3 型：Ⅰ型为皮质分化结构异常；Ⅱ型为皮质结构异常伴有异常细胞（有异形神经元 IIa、异形神经元及气球细胞 IIb）；Ⅲ型为前两者之一，并且伴有其他病灶（如海马硬化合并颞叶皮质异常Ⅲ a，胶质瘤附近的分层异常Ⅲ b，血管畸形附近皮质分层异常Ⅲ c，早年获得性脑损害如外伤、缺血脑炎等皮质分层异常Ⅲ d）。

脑电图检查是诊断癫痫发作和癫痫的最重要的手段，并且有助于癫痫发作和癫痫的分类。临床怀疑癫痫的病例均应进行脑电图检查。神经影像学，特别是 MR 在癫痫诊断中具有与 EEG 同样重要的地位，特别是能为结构 - 代谢异常源型癫痫发现准确的病因。

癫痫内科治疗主要使用抗癫痫药物，而部分癫痫患者药物治疗效果较差。MRI 对异常病灶的检出，增加癫痫手术治疗的可能性以及提示较好的手术治疗效果。颞叶前部切除术是最常见的癫痫手术，适用于海马硬化，手术切除包括颞叶前部、海马大部分以及部分杏仁核。病灶切除术适用于解剖意义的非功能区的病变，如海绵状血管瘤、动静脉畸形、肿瘤、错构瘤、局灶性皮质发育不良，手术切除范围包括病灶和病灶周围皮质。

【影像学检查方法】★★★△△

1. MRI 在癫痫诊断中具有重要的地位。癫痫 MRI 不应同于临床常规的标准 MRI，因为在癫痫患者中，除部分范围较大病变有明显的影像异常，较多表现为微小、隐匿的病灶，相当部分患者为 MRI 阴性，所以，MRI 扫描时，首先应以尽可能薄的层面全脑覆盖扫描，条件允许的设备尽可能采用三维容积采集。其次，应根据癫痫灶的病理特征及流行病分布特征选择合适的扫描方案。在癫痫局灶脑异常中，海马硬化、脑发育畸形、胶质瘢痕、良性肿瘤及血管畸形等为最常见的病理基础；所以，选用对胶质增生比较敏感的 T2FLAIR、对灰白质结构对比敏感的翻转恢复序列等，T2FLAIR、T2WI、出血敏感序列、翻转恢复的 T1WI 及 T1WI 增强扫描分别对局灶性异常的检出率贡献为 84.8%、6.84%、5.77% 及 2.98% 及 0.59%。并且，应采用平行海马长轴、而非常规平行前 - 后联合方向的扫描方式，有利于局灶异常的检出。第三，根据癫痫的临床诊断信息，挑选合适的扫描序列。比如典型内侧颞叶症状患者应以海马硬化诊断为检查重点，一些特发性、全面发作性癫痫、则不宜以局灶病灶检出为目标，而以随访脑形态结构的改变为目标。

（1）对于初诊，尤其是新发癫痫，推荐以下基本扫描方案

1）以≤4 mm 的薄层 T1WI 沿海马长轴平面扫描，或容积扫描。

2）以≤4 mm 的薄层 T2WI 沿海马长轴平面扫描，或容积扫描。

3）以≤4 mm 的薄层 T2-FLAIR 垂直海马层面扫描，或容积扫描。

4）以≤4 mm 的薄层弥散加权成像沿海马长轴平面扫描，重点观察 T2* 信号的改变。

（2）在此基础上，结合具体临床情况，酌情加用特定序列

1）怀疑内侧颞叶癫痫患者（根据临床或电生理证据，包括幼年高热惊厥史、有意识损害的部分性发作症状、特异性肢体症状、内侧颞叶症状，颞区或额颞区尖棘慢波），加扫海马体积测量及磁共振波谱。

2）先天性脑结构异常，包括灰质异位、脑裂畸形、胼胝体发育不全患者，应保证有翻转恢复序列 T1WI 及三维高分辨 T1WI。

3）占位性病变、感染性病变、弥漫性病变，行 T1WI 增强扫描。

4）怀疑动静脉畸形、烟雾病等血管畸形，加做 MRA 及 T1WI 增强扫描。

5）怀疑陈旧性出血病变，包括海绵状血管瘤、小血管微出血、外伤后，在 T2* 的基础上，行 SWI；对怀疑钙化性病变（如结节性硬化、少肢胶质细胞瘤）结合 SWI 或 CT 扫描。

6）怀疑原发全面性癫痫患者，行三维高分辨结构 T1 成像。扫描中如发现结构异常，则按部分性发作癫痫方案扫描。

（3）癫痫的随访复查：癫痫作为一种慢性疾病，部分癫痫类型如难治性内侧颞叶癫痫呈渐进性发展。适时的 MRI 复查对判断疾病的进展、转归及时调整治疗方案具有重要的意义。

1）癫痫手术后患者，术后1、3、6、12个月及初始3年每年复查。

2）对于伴有海马硬化的颞叶癫痫，以及其他类型的难治性癫痫患者，应每年复查MRI，观察脑损害的进展情况。或有明显持续性异常神经体征出现时进行MRI复查。

3）药物控制效果良好的患者，可3～5年行MRI复查。

4）确诊的良性癫痫，尤其对于年龄相关性良性癫痫，如儿童失神性癫痫、伴中央颞区棘波的儿童良性癫痫、青少年肌阵挛癫痫等，在药物控制良好的情况下，不需要频繁的MRI复查。

5）2岁以下婴幼儿髓鞘发育尚不完全，在T1WI上表现为高信号，随着髓鞘的发育信号会发生改变，这与病灶的异常高T2WI信号相混淆，导致一些病灶在髓鞘发育的不同时间段内消失或重新出现。2岁以下的婴幼儿患者需要每6个月复查一次，直到4岁。

2. SPECT 在癫痫发作时局部脑灌注减低。

3. PET 发作间期FDG-PET可显示出局部脑代谢减低。

4. CT 能发现一些对脑结构影响较大皮质发育异常（脑裂、脑沟及脑回发育畸形，较明显的灰质异位和严重的海马硬化等），但敏感性和特异性不如MRI。

功能神经影像学（PET、SPECT和fMRI）检测个体大脑代谢或血流障碍是MRI的重要补充。

【影像学表现】★★★△△△

1. 癫痫MRI诊断分析思路

癫痫除了具有自身特点的扫描方案，在影像诊断时，也有相对特色的诊断思路。因为癫痫大部分为微小或隐匿性病灶，对于癫痫的MRI诊断，系统的分析思路可以提高隐匿轻微病灶的检出。

（1）注意观察海马的体积和信号对称性；用于海马硬化的诊断。

（2）内耳道的形态。提醒在观测海马及局部脑组织对侧性之前，需要注意通过判断内耳道的对称性来判断扫描时头颅的位置及进行旋转调整。

（3）注意观察侧脑室周围灰质异位等异常。

（4）脑表面改变。

（5）观察脑沟形态异常。

（6）萎缩。

（7）灰质的增厚。

（8）前颞叶局部脑膨出等，该部分用于观察隐匿的皮质发育畸形。

（9）明显的病灶。

2. 内侧颞叶癫痫海马硬化

（1）海马萎缩：①海马形态变小、内部正常结构消失及侧脑室颞角的扩大，还可以表现为相邻颞叶结构的萎缩，以及同侧丘脑、杏仁核及纹状体的萎缩。②相比大体观察法和定量海马体积测量可以提高海马萎缩（海马硬化）的检测效能。定量化海马体积有多种方法。传统手动轮廓描记法多在高灰白质对比的T1WI（翻转恢复序列上）进行，在垂直于海马长轴的4 mm间隔斜冠状位上，分别自海马头部（注意通过颞角及海马隔与前上方杏仁核区分）至海马尾部(可通过视辐射的白质衬托勾勒)逐层面描记海马的轮廓；记录各层海马的面积之和，乘上层厚得到海马的绝对体积，与个体颅腔体积（测量板障下长、宽、高各方向的最长径）进行标准化。正常中国成年人海马标准体积（$\bar{x}\pm1.5$ S）：左侧2.48 cm^3，右侧2.62 cm^3，低于正常海马体积者认为是海马萎缩。

（2）海马信号的异常：①基本征象是表现为T2WI信号的增高，在脑脊液自由水抑制的T2FLAIR序列上更加明显，如果同时观察病变侧杏仁核的T2FLAIR高信号，则提示往往较好的手术疗效；T2WI成像可以显示病变海马T2弛豫时间的延长。②磁共振波谱也常被用作内侧颞叶癫痫海马异常的测定分析，表现为硬化海马N-乙酰胆碱（NAA）峰降低，胆碱（Cho）和肌酸（Cr）峰升高，常用NAA/Cho＋Cr比值作为临床观察指标。同时对于怀疑单侧颞叶癫痫的患者，还可以采用双侧海马波谱比值的偏侧化指数（病侧比值－对侧比值）×2/（病侧比值＋对侧比值）来检测，超过0.05～0.07可认为有意义。

需要注意伴海马硬化多重病灶的诊断，一般来说，发生于外侧颞叶的Ⅲ型局灶性皮质发育不良、胚胎发育不良性神经上皮瘤，以及颅内感染后所致伴海马硬化的颞叶癫痫需要注意海马外的其他异常。

双侧海马萎缩及异常信号在临床中也较常见，结合定量化测量比较观察损伤程度，结合MRS及其他电生理检查可帮助进行颞叶癫痫定侧。

3. 局灶性皮质发育不良

（1）约60%病灶位于颞叶内，Ⅰ型常见于颞叶，Ⅱ型常见于额叶，Ⅲ型为前两者之一，并且伴有其他病灶。病变局限性地累及皮质及皮质下区，部分可广泛地累及白质。

（2）脑皮质局限性带状、结节状增厚，灰白质分界模糊，皮质及皮质下白质出现T1WI低，T2WI高，T2FLAIR更明显的异常信号。病变部位脑白质信号形态多样，可呈片状、条状、三角形或沿灰白质交界走行的曲线状高信号，可伴或不伴皮质增厚。

（3）IIb 型 FCD 可表现为特征性的放射带表现，或称跨皮质征，为异常的白质信号从脑回冠或脑沟的底部皮质向脑室逐渐变细，呈漏斗状表现。

（4）脑沟裂及侧脑室改变，受累的脑回增宽，脑沟形态位置改变；部分皮质发育异常临近区域皮质体积减小，脑脊液间隙局限扩大，称为皮质浅凹征。

（5）MRI 增强病变本身无强化。

【鉴别诊断】★★△△

局灶性皮质发育不良需与低级别胶质瘤和胶质增生鉴别。低级别胶质瘤：需要与皮质病变为主的局灶性皮质发育不良相鉴别。低级别胶质瘤一般具有占位表现，病变较局限，境界相同比较清楚，多表现为略长 T1 长 T2 信号。胶质增生：需要与累及白质的局灶性皮质发育不良相鉴别。胶质增生多继发于缺血缺氧脑病、外伤及卒中等脑损伤之后，多伴有脑坏死液化灶。但对于局灶性皮质发育不良Ⅲ d 型二者难以鉴别。

（张其锐　张志强　卢光明）

参 考 文 献

[1] Meinardi H, Scott RA, Reis R, Sander JW. The treatment gap in epilepsy: the current situation and ways forward. Epilepsia, 2001, 42(1): 136-149.

[2] BERG A T, BERKOVIC S F, BRODIE M J, et al. Revised terminology and concepts for organization of seizures and epilepsies: report of the ILAE Commission on Classification and Terminology, 2005-2009. Epilepsia, 2010, 51(4): 676-685.

[3] PanayiotopoulosCP. The Epilepsies: Seizures, Syndromes and Management. Panayiotopoulos Syndrome, 2005.

[4] Hauptman JS, Salamon N, Mathern GW. Neuroimaging in the definition and organization of the epilepsies: we're not there yet. Epilepsia, 2012, 53(Suppl): 2: 22-27.

[5] Bronen RA, Fulbright RK, Kim JH, Spencer SS, Spencer DD. A systematic approach for interpreting MR images of the seizure patient. AJR Am J Roentgenol, 1997, 169(1): 241-247.

[6] Urbach H, Hattingen J, von Oertzen J, et al. MR imaging in the presurgical workup of patients with drug-resistant epilepsy. AJNR Am J Neuroradiol, 2004, 25(6): 919-926.

[7] Wellmer J, Quesada CM, Rothe L, Elger CE, Bien CG, Urbach H. Proposal for a magnetic resonance imaging protocol for the detection of epileptogenic lesions at early outpatient stages. Epilepsia, 2013, 54(11): 1977-1987.

[8] Berg AT, Mathern GW, Bronen RA, et al. Frequency, prognosis and surgical treatment of structural abnormalities seen with magnetic resonance imaging in childhood epilepsy. Brain, 2009, 132(Pt 10): 2785-2797.

[9] Duncan JS. Imaging in the surgical treatment of epilepsy. Nat Rev Neurol, 2010, 6(10): 537-550.

[10] 卢光明张志强. 癫痫多模态磁共振成像研究进展. 磁共振成像，2014，A01：43-45.

[11] Van Paesschen W, Revesz T, Duncan JS, King MD, Connelly A. Quantitative neuropathology and quantitative magnetic resonance imaging of the hippocampus in temporal lobe epilepsy. Ann Neurol, 1997, 42(5): 756-766.

[12] 吴建伟，宋兆祺，陈君坤，等. 癫痫病人 MRI 海马结构体积测定. 中华放射学杂志，1998，32（4）：224-227.

[13] Blumcke I, Thom M, Aronica E, et al. International consensus classification of hippocampal sclerosis in temporal lobe epilepsy: a Task Force report from the ILAE Commission on Diagnostic Methods. Epilepsia, 2013, 54(7): 1315-1329.

[14] Vattipally VR, Bronen RA. MR imaging of epilepsy: strategies for successful interpretation. MagnReson Imaging Clin N Am, 2006, 14(2): 225-247.

[15] Farid N, Girard HM, Kemmotsu N, et al. Temporal lobe epilepsy: quantitative MR volumetryin detection of hippocampal atrophy. Radiology, 2012, 264(2): 542-550.

[16] Salmenpera TM, Symms MR, Rugg-Gunn FJ, et al. Evaluation of quantitative magnetic resonance imaging contrasts in MRI-negative refractory focal epilepsy. Epilepsia, 2007, 48(2): 229-237.

第 15 章　Von Hippel-Lindau 综合征

【概况】★★△△

Von Hippel-Lindau（VHL）综合征为常染色体显性遗传性肿瘤综合征，发病率为 1/5.3 万～1/3.1 万，此病可有遗传因素及家族史，涉及多个系统，表现为多系统的良性和恶性肿瘤。

【相关临床】★△

VHL 综合征是常染色体疾病，故而没有性别差异，发病年龄一般较年轻，多在 30～40 岁。VHL 综合征累及的器官及肿瘤各自发生概率为：中枢神经系统血管网状细胞瘤（44%～72%）、视网膜血管网状细胞瘤（45%～59%）、脊髓血管网状细胞瘤（13%～59%）、肾囊肿（59%～63%）、肾细胞癌（25%～45%）、嗜铬细胞瘤（0～60%）、胰腺囊肿（50%～91%）、胰腺内分泌肿瘤（5%～17%）和胰腺浆液性囊腺瘤（12%）；对于男性，则有 10%～60% 的患者具有附睾乳头状囊腺瘤。VHL 综合征的诊断包括以下 3 条中的任意 1 条即可：①中枢神经系统 1 个以上的血管网状细胞瘤；② 1 个中枢神经系统血管网状细胞瘤及 1 个或多个内脏病变；③ 1 个中枢神经系统血管网状细胞瘤或本病的内脏病变加上明确的家族史。

VHL 综合征可根据其临床表现及分子生物学变化，分为Ⅰ型、无嗜铬细胞瘤；Ⅱ型、有嗜铬细胞瘤，其中伴有肾癌者为Ⅱ A 型，不伴肾癌者为Ⅱ B 型；近年，又将仅有孤立性嗜铬细胞瘤者归为Ⅱ C 型。

中枢神经系统血管网状细胞瘤是 VHL 综合征特征性的病变，10%～40% 的中枢神经系统血管网状细胞瘤与 VHL 综合征相关。

【影像学检查方法】★★★△△

中枢神经系统血管网状细胞瘤的筛查：患 VHL 肿瘤者或有 VHL 肿瘤风险者建议从青年起每 12～36 个月进行一次颅脑（含或不含脊髓）的 MRI 检查。

视网膜血管网状细胞瘤的筛查：患 VHL 肿瘤者或有 VHL 肿瘤风险者应每年进行一次详细的眼科检查，从婴儿期或儿童早期开始。

体部肿瘤的筛查：患 VHL 肿瘤者或有 VHL 肿瘤风险者应该从 16 岁开始每年行体部 MRI 检查。CT 是检测腹部脏器肿瘤最敏感的检查方法，但 MRI 和超声优先用于随访研究，以避免大量的辐射累积负担。

【影像学表现】★★★△△△

1. 中枢神经系统血管网状细胞瘤　表现为单发和多发的血管网状细胞瘤，其好发部位与散发患者相同，90% 以上发生于小脑，其次也见于第四脑室、脑干、脊髓和大脑等部位。血管网状细胞瘤可分为大囊小结节型、实质型以及单纯囊型。①大囊小结节型约占 60%，肿瘤由大囊和小附壁结节构成，呈圆形或椭圆形，境界清楚，囊腔张力高，囊液在 CT 上呈低密度，T1WI 常呈稍高于脑脊液的低信号，T2WI 呈高信号，DWI 上呈低信号。附壁结节通常直径在 0.5～2.0 cm，附于一侧囊壁，CT 上呈等密度，MRI T1WI 高于囊性部分，呈等信号或稍低信号，T2WI 稍低于囊性部分，呈稍高信号。有时可见附壁结节内或肿瘤周围有流空血管影存在，是其较特征性的改变。增强扫描附壁结节呈显著均匀强化，囊壁无强化或轻度强化。②实质型约占 40%，表现为完全实质性肿瘤，没有明显的囊性成分。形态常不规则，信号混杂，T1WI 呈低信号或等、低混杂信号，T2WI 呈高信号，异常肿瘤血管呈低信号。增强扫描病灶呈显著强化。③单纯囊型比较少见，为类圆形，除无壁结节外与大囊小结节型信号变化相仿。有时可能是由于附壁结节很小而不能显示，整个肿瘤呈囊性占位。囊液信号接近脑脊液信号，T1WI 呈均匀低信号，T2WI 呈高信号。增强扫描部分囊壁可见轻度强化。

2. 视网膜血管网状细胞瘤　眼底造影可清晰显示眼底肿瘤。CT 和 MRI 表现为位于眼球后环的结节，CT 上呈等密度，MR T1WI 呈等信号或等高信号，增强扫描表现为显著均匀强化。

3. 肾脏表现

（1）两侧多发肾囊肿为最常见的表现，这些囊肿内多为清亮液体，但也有含蛋白囊肿，这与囊肿内出血有关。

（2）肾细胞癌：可为实性，也可以为囊性或囊实性。肾细胞癌发生于皮质，血供丰富，CT 或 MRI 增强扫描为实质肿块强化呈快进快出表现，部分囊性患者则可能因实性成分较少而被囊肿遮蔽。

4. 肾上腺嗜铬细胞瘤 肾上腺嗜铬细胞瘤边界清晰，血供丰富，内部可有坏死、出血和囊变。CT 与 MRI 的特点为肿瘤实质部分增强扫描动脉期迅速显著强化，强化程度与动脉相近，延迟期后持续强化。对于异位嗜铬细胞瘤，其发病部位多位于腹主动脉旁，影像表现与肾上腺嗜铬细胞瘤相仿，但体积可能更大。

5. 胰腺表现

（1）最常见的胰腺改变是多发囊肿，囊肿的数量可以由数个到上千个不等。数量较少的为散在分布，较多的则弥漫性分布，以致胰腺实质难以显示。囊肿内为清亮的浆液，在 MR T2WI 上呈高信号，这些囊肿不阻塞主胰管及较大的分支胰管，不会引起阻塞性胰腺炎。

（2）胰腺内分泌瘤可单发或多发，这些肿瘤呈膨胀性生长，不阻塞胰管。CT 上表现为境界清楚的实性肿块，平扫呈等或等低密度，增强扫描动脉期与门静脉期呈显著强化，延迟期持续强化，这与肿瘤内部富含血供有关。当肿瘤直径较大（如＞5 cm）时，囊变、钙化较常见。VHL 综合征的胰腺内分泌瘤在影像表现方面除了数量可以多发外，与散发的同类肿瘤并无特别不同，但这些肿瘤大部分为无功能性肿瘤，即不引起内分泌功能紊乱。

（3）浆液性囊腺瘤表现多样，常见类型为多囊型、寡囊型和蜂窝型。三者的共性为胰腺多囊性肿块，但在囊腔数量上有差异，增强扫描囊腔无强化，而囊腔分隔结构则因为富含血供呈明显强化，使得囊腔显示更为清晰。

【鉴别诊断】★★△△

1. 转移瘤 VHL 综合征大囊小结节型血管网状细胞瘤需与囊性转移瘤鉴别，鉴别诊断有赖于病史及临床资料。影像学检查囊性转移瘤囊壁常厚薄不均，增强扫描囊壁显著强化，肿瘤实质的强化程度不如血管网状细胞瘤明显，但瘤周水肿较后者明显。

2. 胶质母细胞瘤 胶质母细胞瘤可多发，但一般见于老年人，发生在颅后窝少见。一般 VHL 综合征患者发病年龄较年青，且大多位于幕下。此外，胶质瘤母细胞瘤境界不清，呈弥漫性、浸润性生长，而 VHL 综合征血管网状细胞瘤一般边界清晰，囊壁边缘光滑。

（戚荣丰　张志强　卢光明）

参 考 文 献

[1] Leung RS, Biswas SV, Duncan M, Rankin S. Imaging features of von Hippel-Lindau disease. Radiographics, 2008, 28(1): 65-79, quiz 323.

[2] Ayadi K, Mahfoudh KB, Khannous M, Mnif J. Endolymphatic sac tumor and von Hippel-Lindau disease: imaging features. AJR Am J Roentgenol, 2000, 175(3): 925-926.

[3] Choyke PL, Glenn GM, Walther MM, Patronas NJ, Linehan WM, Zbar B. von Hippel-Lindau disease: genetic, clinical, and imaging features. Radiology, 1995, 194(3): 629-642.

[4] Kilickesmez O. Endolymphatic sac tumor in a patient with von Hippel-Lindau disease: MR imaging findings. Diagn Interv Radiol, 2006, 12(1): 14-16.

[5] Marcos HB, Libutti SK, Alexander HR, et al. Neuroendocrine tumors of the pancreas in von Hippel-Lindau disease: spectrum of appearances at CT and MR imaging with histopathologic comparison. Radiology, 2002, 225(3): 751-758.

第 16 章　立体定向放射神经外科

【概况】★★△△

立体定向放射神经外科（stereotactic radiosurgery，SRS）首先由瑞典神经外科医生 Lars Leksell 提出，是根据立体定向原理，使用大剂量放射线定向性摧毁颅内感兴趣区域的外科手术方法。高能量的射线束具有电离作用，能够对 DNA、蛋白质及脂质造成不可逆的损害，导致细胞死亡。SRS 的特点是放射线在靶区汇聚高剂量，而靶区周围剂量呈迅速递减地分布，使毁损的靶区达到近似于手术刀切除的效果，而靶区周围组织几乎不受损伤。

SRS 由立体定向系统、放射源、准直系统、计算机成像系统、剂量设计系统和治疗床等组成。立体定向系统是一个特制的坐标系，患者在立体定位系统中固定后，通过 CT 或 MRI 设备对病灶进行断层扫描显示出病灶与坐标系各参照点间的相对位置。随后，治疗计划系统自动对 CT 或 MRI 扫描的图像进行后处理，重建颅骨、病灶及其周围组织的三维形态，并依据医生给予的处方剂量进行治疗计划的设计，计算出治疗需要的靶点数、靶点坐标、照射时间和每个靶点使用的准直器等。电气控制系统根据相应的参数依次将各靶点送到焦点，并打开相应的准直器进行定量的照射。SRS 具有以下特点：①立体定向技术在三维空间准确定位靶点；②产生高能量的平行放射束并在射向靶点后锐减放射能量；③最小限度地照射周围正常脑组织。

尽管 SRS 和放射治疗的定义相似，但二者方法不尽相同。传统的放射治疗是利用肿瘤组织和周围正常组织对放射线的敏感性不同来实现治疗目的，敏感性越大治疗效果越好，周围正常组织会因受到较大剂量照射而造成损伤，主要用于治疗恶性肿瘤。而 SRS 将射线汇聚于靶区并保留周围正常的组织，故可用来治疗良性病变。

目前常见的 SRS 方法包括：伽马刀或γ- 刀、直线加速器放射外科或 X 刀和带电粒子束放射外科治疗。

γ- 刀是利用放射性同位素 ^{60}Co 所发射的γ射线对靶区的照射作用。目前大多数正在使用的为 Leksell B 型γ- 刀，其放射源是由 201 个钴源（每个源体长 20 mm，直径 1 mm，又称钴针）组成，通过对应的准直器形成狭窄的γ射线束，一次性将大剂量的γ射线聚焦在靶点上，使靶点内的组织发生炎性反应、变性、坏死等一系列病理过程。同时通过调整准直器不同孔径大小（4 mm、8 mm、14 mm、18 mm）可以改变射线的剂量及其分布的几何形状，在靶点区域产生一个直径范围 4～25 mm、形状各异的破坏区。

X-刀是利用医用电子直线加速器产生的 X 射线束对靶区的照射作用。X-刀和γ-刀一样，都是产生不带有电荷的光子束，两者的操作方法相同，只是所带的能量不同，前者产生的平均能量较大，为 4～10 MeV；后者产生的平均能量为 1.25 MeV。

带电粒子束放射外科治疗原理与 X-刀、γ-刀不同，其利用回旋加速器产生带正、负电荷的粒子束（质子束、中子束、电子束、介子束等）进行大剂量照射，可将粒子束的衰减点调节到靶区边缘，而边缘上的放射性衰减非常锐利，使周围正常组织所受的损伤极小，理论上是 SRS 最理想的立体定向放射治疗工具。它具有准确计算射线剂量和放射生物学方面的优点，并可以治疗直径大于 3 cm 以上的病灶的功能。但其价格昂贵、设备相对笨重，限制了临床的全面推广。但随着设备技术的不断发展，将会在放射外科治疗中起到重要的作用。

SRS 发展迅速，目前作为微创神经外科的重要手段已成为现代神经外科的一个主要分支。SRS 主要用于肿瘤、血管疾病和功能紊乱的治疗，如脑肿瘤（听神经瘤、生殖细胞瘤、脑膜瘤、转移瘤）、三叉神经痛、动静脉畸形、颅骨肿瘤、帕金森病、癫痫等。治疗前临床评价内容包括：病灶类型、病理类型、部位、年龄及健康状况。手术适应证：①直径小于 3 cm 的病灶；②病灶位于重要的神经功能区或者位置较深无法手术根除；③病人一般状况好或者无症状；④病人无法耐受手术；⑤神经功能性疾病的病人；⑥手术后残留或复发。禁忌证包括：病灶范围太广或者数量太多。

脑组织受到大剂量放射线照射后可能发生不同程度的病理改变：①脑屏障受损，血管通透性增加导致脑水肿的发生，颅内压升高；②脑血管内皮细胞增生、淋巴细胞和巨噬细胞浸润、纤维蛋白沉积、血栓形成，可能导致动脉血管闭塞，供血区出现缺血性脑梗死；③放射线可造成神经细胞发生脱髓鞘、变性甚至坏死，神经细胞的放射敏感性高于胶质细胞，相同剂量射线照射时神经细胞反应早于胶质细胞，照射剂量越大，神经元损伤越大；④放射线对神经细胞的直接损伤、脑血管继发性损伤以及免疫损伤机制等多方面因素共同作用可导致放射性坏死的形成。因此合理地制定放射线剂量和照射范围的计划对于正常脑组织功能的保留具有至关重要的作用。

随着计算机技术、放射影像学、放射生物学、放射物理学的不断发展，立体定向放射神经外科已经成为神经外科手术的重要组成部分，需要神经外科医师、肿瘤放射科医师、放射诊断科医师及放射物理学专家等多学科合作，共同参与手术方式、剂量计算、照射范围等重要方案的制定。

（张宇阳　邢　振　曹代荣）

参考文献

[1] Linskey ME, Lunsford LD, Flickinger JC. Radiosurgery for acoustic neurinomas: early experience. Neurosurgery, 1990, 26(5):736-744.

[2] Shin M, Maruyama K, Kurita H, et al. Analysis of nidus obliteration rates after gamma knife surgery for arteriovenous malformations based on long-term follow-up data: the University of Tokyo experience. J Neurosurg, 2004, 101(1):18-24.

[3] Wood K, Jawahar A, Smelley C, et al. Exposure of brain to high-dose, focused gamma rays irradiation produces increase in leukocytes-adhesion and pavementing in small intracerebral blood vessels. Neurosurgery, 2005, 57(6):1282-1288.

[4] Izawa M, Hayashi M, Chernov M, et al. Long-term complications after gamma knife surgery for arteriovenous malformations. J Neurosurg, 2005, 102(1):34- 37.

[5] Gorgulho A1, De Salles AA, McArthur D, et al. Brainstem and trigeminal nerve changes after radiosurgery for trigeminal pain. Surg Neurol, 2006, 66(2):127-135.

第 17 章　脊柱、脊髓先天畸形

第 1 节　开放性神经管闭合不全

【概况】★★△△

开放性神经管闭合不全系妊娠 3 周末，神经管关闭时皮肤外胚层与神经外胚层不完全分离，使未闭合的神经基板和神经根组织从背部中线暴露或疝出，周缘粘附于皮肤表面和硬脊膜，表面没有皮肤覆盖。

【相关临床】★△

脊髓脊膜膨出和脊髓膨出是开放性神经管闭合不全最常见的两种类型。好发于腰骶部中线处。两者均为神经基板从背部中线较大的骨质缺损疝至体表，但两者神经基板与皮肤缺损相对位置不同。脊髓脊膜膨出由于有蛛网膜下腔扩张，神经基板位置高于缺损的皮肤位置；脊髓膨出的神经基板与缺损皮肤位于同一水平面。神经系统症状多样，取决于畸形发生的部位和范围，多表现为相应节段感觉的短缺、骨骼肌部分或完全的瘫痪。

当羊水或母体血清中甲胎蛋白（AFP）高于相应胎龄正常中位值 2.5 倍或以上时可能存在开放性神经管闭合不全。开放性神经管闭合不全胎儿羊水中可出现乙酰胆碱酯酶（AChE）值升高。

【影像学检查方法】★★★△△

X 线平片：可用于显示脊柱裂等脊柱畸形骨性结构改变。

CT：密度分辨率高，横断面扫描及冠状面、矢状面重组可多平面显示脊柱畸形及膨出内容物。

MRI：软组织分辨率高，能满意区分硬膜内外、椎管内外及脊髓，对诊断先天畸形疾病有较高价值。

【影像学表现】★★★△△△

1. X 线表现　脊柱正侧位片可见脊柱裂，椎板棘突缺损部位和程度，脊柱的畸形以及椎弓根变窄、其间距增宽、相应部位外凸的软组织肿块影等。

2. CT 表现　能显示椎弓、棘突等骨骼发育缺损、膨出的方向和膨出内容物不同组织密度，脑脊液为低密度，神经组织为中等密度等。

3. MRI 表现　是首选的检查方法。矢状面显示脊柱骨质缺损，脊髓低位，脊髓变形从背侧骨质缺损处突向背侧。横断面显示两侧椎板外翻，背侧神经根从腹侧发出，蛛网膜下腔位于腹侧；脊髓脊膜膨出与脊髓膨出的不同点在于膨出物中除脊髓外尚含有脊膜和脑脊液。

（林　娜　邢　振　曹代荣）

第 2 节　隐性神经管闭合不全

【概况】★★△△

1. 隐性神经管闭合不全是一种先天性发育异常，特指躯干、中线、骨骼、神经组织融合不全或不融合，病变处无暴露的神经组织，背侧皮肤完整。

2. 隐性神经管闭合不全包括：脊膜膨出、脂肪脊髓脊膜膨出、脊髓纵裂、原发性脊髓栓系综合征、背侧上皮窦等。

【相关临床】★△

绝大多数隐性神经管闭合不全的患者均有不同程度的神经系统损害症状，如下肢运动障碍、大小便失禁等。脊膜膨出及脂肪脊髓脊膜膨出有明显的背侧外突性肿块，肿块表面有完整的皮肤覆盖，但可以有局部皮肤异常如色素斑、血管瘤等；100% 上皮窦患者腰骶部中线附近皮肤表面出现小孔，孔内有时可见纤细毛发，周围可见小血管瘤；50%～85% 的脊髓纵裂者，病变部位覆盖的皮肤有异常表现，如毛发丛、痣、血管瘤等。

【影像学检查方法】★★★△△

X 线平片：主要用于显示脊柱畸形、脊柱裂等骨性结构异常改变。

CT：密度分辨率高，对于显示骨质的细微改变与病灶内的钙化等优于 MRI。

MRI：软组织分辨率高，能满意区分硬膜内外、椎管内外及脊髓，能明确显示隐性神经管闭合不全的部位、范围、信号改变及其与邻近组织的关系，是目前诊断该病的最有效检查方法。

一、脊膜膨出

【概况】★★△△

脊膜膨出系病变处脊膜和脑脊液通过棘突裂疝入背侧软组织内，以蛛网膜做内衬，突出物中一般不含神经组织，偶尔有部分神经根进入囊内，但不与囊壁粘连。80% 位于腰骶部，其他可位于头颈交界处、颈段及胸段。

【影像学表现】★★★△△△

1. X 线表现　脊柱裂、侧位见背侧软组织肿块。

2. CT 表现　清楚显示椎骨缺损情况，棘突裂，外突的脊膜囊，囊内为低密度的脑脊液，无其他软组织密度影。

3. MRI 表现　清楚显示背侧棘突裂，并可显示脊膜和脑脊液通过骨质缺损突向背侧皮下，囊内容物信号均匀，在各个序列上均与脑脊液信号一致，囊与椎管相通，外侧覆盖皮肤及皮下脂肪，伴有或不伴有脊髓低位。

二、脊髓脂肪瘤

【概况】★★△△

脊髓脂肪瘤是指成熟脂肪组织的肿块与软脊膜或脊髓相连；根据脂肪瘤部位的不同分为脂肪脊髓脊膜膨出、硬膜内脂肪瘤、终丝脂肪瘤。

（一）脂肪脊髓脊膜膨出

【相关临床】★△

1. 占脊髓脂肪瘤的 84%，是脊髓栓系的最常见原因。

2. 男：女为 1：1.5～1：2。

3. 主要位于腰骶部，呈外突的肿块，皮肤表面可有血管瘤、毛发等。

4. 神经系统损害；大小便失禁，下肢感觉异常，运动障碍等。

【影像学表现】★★★△△△

1. X 线表现　正位：棘突裂、椎弓根间距增宽；侧位：背侧软组织肿块，可伴脊柱分节不全畸形。

2. CT 表现　显示棘突裂及外翻椎板，椎管内低密度脂肪瘤经棘突裂与背侧脂肪相连，脊髓随脂肪瘤疝出椎管。

3. MRI 表现

（1）首选检查方法。

（2）腰骶部椎管增宽，椎板外翻。

（3）脊髓、圆锥形态异常，圆锥低位，脊髓背侧可见脂肪瘤与之相连，该脂肪瘤与脊髓通过棘突裂与背侧脂肪相连。

（4）突出物中同时可见脊髓及脑脊液信号。

（5）背侧神经根从腹侧发出，蛛网膜下腔位于腹侧。

（6）与脊髓脊膜膨出的区别在于可有脂肪瘤和完整的皮肤。

（7）可出现半椎体、蝴蝶椎、椎体分节不全、骶骨及骶髂关节畸形、脊髓空洞症、Chiari I 型。

（二）硬膜内脂肪瘤

【相关临床】★△

1. 占脊髓脂肪瘤 4%，颈、胸段多见。

2. 位于脊髓背侧或后外侧硬膜内，使脊髓发生旋转和移位，硬膜完整。

【影像学表现】★★★△△△

主要依靠 MRI 诊断，矢状图像示硬膜内条状或梭形脂肪信号，位于脊髓背侧与硬膜外脂肪有清楚硬膜分隔。

（三）终丝脂肪瘤

【相关临床】★△

1. 占脊髓脂肪瘤 12%。

2. 如不伴有脊髓栓系则为正常变异。

3. 可位于硬膜内终丝，也可位于硬膜外终丝，或两者同时受累。

【影像学表现】★★★△△△

MRI 如单纯影响内终丝，则表现为受累终丝增粗，T1WI、T2WI 均呈高信号，伴有或不伴有脊髓栓系；若影响外终丝，则脂肪瘤大，表现为终丝远端脂肪团块与硬膜外脂肪相连，腰骶管扩大，脊髓栓系。

三、脊髓纵裂

【概况】★★△△

脊髓纵裂是指脊髓或马尾节段性分裂，是较常见的脊髓先天发育畸形，常与其他神经管闭合不良并存。胚胎发育 3 周原始神经外胚层与内胚层粘连，致脊髓开裂，诱导发育成 2 个半脊髓，亦可诱导产生蝴蝶椎及半椎体畸形，髓核形成不良。

【相关临床】★△

1. 女性多见，儿童多见。

2. 背部皮肤异常，可见毛发丛、血管瘤、色素沉着，毛发丛是特征性表现。

3. 神经系统症状，下肢乏力，反射不对称、感觉下降、大小便失禁等。

【影像学表现】★★★△△△

1. X 线表现 显示伴发的脊柱发育异常，如半椎体、蝴蝶椎、脊柱分节不全等，如有骨性分隔，有时可显示椎管内骨刺影。

2. CT 表现 显示分裂的脊髓及椎管中线的纵形骨性分隔。

3. MRI 表现

（1）冠状面 T2WI 为首选序列。

（2）可为脊髓前后径完全开裂，也可为腹侧开裂、背侧正常的部分开裂。

（3）50% 纵裂脊髓位于一个硬膜囊内，另 50% 可各自拥有硬膜囊。

（4）纵裂的脊髓被骨、软骨或纤维分隔。

（5）常伴有脊髓栓系，纵裂以上脊髓易发生脊髓空洞症。

（6）常伴有其他隐性神经管闭合不全及椎体发育畸形。

四、原发性脊髓栓系综合征

【概况】★★△△

原发性脊髓栓系综合征是指脊髓圆锥低位，圆锥位于 L2 椎体以下，终丝增粗直径>2 mm，且变短，有时增粗的终丝可脂肪变性，同时排除其他导致脊髓栓系的原因。

【相关临床】★△

由于胚胎期尾侧神经管退行性分化异常或圆锥上升时终丝未能延长所致。临床常表现为背痛和神经系统功能损害症状，如：下肢肌力减退，感觉障碍，大小便失禁，足畸形等。

【影像学表现】★★★△△△

100% 伴发棘突裂。

MRI 表现：锥失去正常形态，位于 L2 椎体水平以下，终丝增粗直径>2 mm。

五、背侧上皮窦

【概况】★★△△

背侧上皮窦是指皮肤到深部组织的有上皮组织内衬的窦道。它的深度不一，可以仅仅局限于皮下，通过发育不全的椎板止于硬膜或进入椎管腔，止于脊髓、马尾。

【相关临床】★△

1. 背侧中线或旁中线可见皮肤窦口，窦口处可见毛发丛，周围皮肤可见色素沉着，海绵状血管瘤后皮赘等。

2. 不伴发椎管内病变和感染时常无症状。

3. 最常发生在腰骶部，窦道可与蛛网膜下腔相通，可能导致脑脊液漏，脑膜炎或者脓肿。椎管内脂肪瘤，皮样囊肿或错构瘤可共同存在。脊髓圆锥可能低于正常位置。

【影像学表现】★★★△△△

1. CT 表现 背侧低密度皮下脂肪中见中等密度的条状窦道影。

2. MRI 表现

（1）矢状面 T1WI 及 T2WI 示高信号皮下脂肪内相对低信号的线状窦道影。

（2）能显示硬膜下皮样囊肿、表皮样囊肿和脂肪瘤。

（3）常合并脊髓栓系。

（4）如合并感染增强检查可见病变呈弥漫性边缘强化，边界欠清。

（5）与潜毛窦的鉴别在于潜毛窦位于尾部近肛门处，窦口常见毛发，窦道止于尾骨背侧不与椎管相通，无临床症状。

六、神经肠管囊肿

【概况】★★△△

神经肠管囊肿是指囊肿内壁有类似胃肠道上皮及能分泌黏液的上皮组织，又称为肠源性囊肿。最常见于下颈段及上胸段，发生腰骶段少见，好发于硬膜下脊髓腹侧，很少位于硬膜下脊髓背侧或脊髓内。

【影像学表现】★★★△△△

1. CT 表现　用于评估合并的椎体缺陷，如小裂口或椎管情况。

2. MRI 表现

（1）是诊断本病的最好检查方法。

（2）表现为圆形、椭圆形、边界清楚，脊髓局部受压变扁。

（3）T1WI 呈等 - 稍高于脑脊液信号，T2WI 呈等 - 稍低于脑脊液信号，增强一般不强化，少数可见囊壁不均匀环形强化。

（4）横断面或矢状面图像上囊肿部分或大部分被镶嵌在脊髓中，呈“脊髓嵌入征”。

（林　娜　邢　振　曹代荣）

第 3 节　脊索裂畸形

【概况】★★△△

脊索裂畸形系胚胎 3 周原始神经外胚层与内胚层粘连，脊索开裂，发育成 2 个半脊髓，可伴有蝴蝶椎、半椎体畸形、髓核形成不良等。

【相关临床】★△

脊索裂畸形是一种罕见的脊索纵向隔断的病变，包括脊髓纵裂和双脊髓，两者在影像上不能鉴别。根据分隔是否含有骨性成分及硬脊膜的形态可分为 2 型：1 型：有 2 个独立的硬脊膜鞘，有骨性或软骨性成分隔断；2 型：有完整的软脊膜分别包裹分裂的脊索，但共同包裹于同一蛛网膜下腔及硬脊膜囊内。无骨性成分，由纤维组织隔断。

【影像学检查方法】★★★△△

X 线平片：可以直观显示脊柱骨质改变。

CT：CT 横断面扫描有助于显示椎管内的骨性分隔。

MRI：软组织分辨率高，其多维成像特点能显示整个脊柱和脊髓，能直观显示脊索裂畸形。

【影像学表现】★★★△△△

1. X 线表现　显示伴发的脊柱异常、脊椎分节不全等。

2. CT 表现　显示分裂的脊髓及椎管中线的纵行骨性分隔。

3. MRI 表现　T2WI 为首选序列。可显示脊髓分裂的程度、范围、位置，纵裂分隔的成分（如骨性、软骨或纤维成分）及分型、有无脊髓栓系、椎体发育畸形等。

（林　娜　邢　振　曹代荣）

参 考 文 献

[1] Egloff A, Bulas D. Magnetic Resonance Imaging Evaluation of Fetal Neural Tube Defects. Elsevier Inc, 2015, 36(6): 487-500.

[2] Moldenhauer JS. In utero repair of spina bifida. Am J Perinatol, 2014, 31(7): 599-604.

[3] 吉士俊．先天性脊髓发育异常的临床表现与治疗原则．中国实用儿科杂志，2006，21（8）：567-568.

[4] 杜湘珂，粟周海，赵克秋．脊髓纵裂及其影像学诊断．中华放射学杂志，1993，27（1）：52-53.

[5] 鱼博浪．中枢神经系统 CT 和 MR 鉴别诊断．3 版．陕西：陕西科学技术出版社，2014：640-704.

[6] Badve C A, Khanna P C, Phillips G S, et al. MRI of closed spinal dysraphisms. Pediatric Radiology, 2011, 41(10): 1308-1320.

第 18 章　脊髓炎症与感染性疾病

第 1 节　脊　膜　炎

【概况】★★△△

1. 脊膜炎包括硬脊膜炎、蛛网膜炎及软脊膜炎。

2. 硬脊膜炎主要为受累硬脊膜弥漫或局部增厚、粘连、肉芽组织形成，可牵拉包裹神经根、也可包裹形成鞘膜囊肿，少数可引起脑脊液循环通路部分阻塞，可导致进行性神经功能缺损症性改变。

3. 蛛网膜炎主要表现为蛛网膜增厚、粘连、瘢痕组织形成和收缩，粘连可牵拉包裹神经根，也可包裹形成蛛网膜囊肿，引起脑脊液循环通路部分或完全阻塞。各个节段均可发生，以腰段最为常见。

4. 软脊膜炎有急性、亚急性之分，多合并蛛网膜炎。

【相关临床】★△

硬脊膜炎好发部位为颈椎和胸椎，也可见于脊柱的其他部位，常为多节段受累。多见于成年人，男性多于女性，儿童较少见。硬脊膜炎的病原菌可分为细菌、病毒、真菌或寄生虫。临床表现为脊髓和神经根受压的症状，常伴多组神经根性疼痛及功能损害症状。早期可表现为神经根性疼痛，由间歇性逐渐发展为持续性，继之出现肌无力和肌萎缩。晚期可出现痉挛性麻痹、括约肌功能失调等。诊断“金标准”为硬膜活检病理诊断。

蛛网膜炎以青壮年多见，多急性起病。病因有蛛网膜下隙感染、出血、损伤，椎管内麻醉术后或药物对比剂椎管内注射后等。临床表现与病变程度有关，早期表现为肢体麻木无力，伴有感觉障碍，可迅速发展为双下肢瘫痪及大小便失禁。起病前 1-2 周多有发热病史，脑脊液检查白细胞数及蛋白含量增高。

软脊膜炎病原菌包括结核杆菌、包囊虫、各种真菌感染。临床诊断大多数经腰穿后脑脊液生化分析和培养可明确。当发生椎管内广泛粘连时，腰穿可出现“干抽”现象，此时诊断较困难。

【影像学检查方法】★★★△△

CT：增强扫描有助于脊膜炎粘连包裹范围及程度的显示，但相较于 MRI 软组织分辨率较低。且有辐射危害。

MRI：具有多轴位成像、高软组织分辨率等优势，对病变早期或较小病变显示更加清楚、敏感，更准确评估病变部位、范围和严重程度，观察病变进展。可避免椎管造影蛛网膜下隙注射对比剂而引起的脊膜炎。

【影像学表现】★★★△△△

1. 硬脊膜炎

（1）CT 平扫表现为受累硬脊膜增厚，呈规则或不规则新月形包绕脊髓，增厚的硬脊膜呈等或略高密度，可伴有局部高密度影或钙化灶。

（2）MRI 平扫表现为受累硬脊膜不均匀增厚，T1WI 及 T2WI 均呈低或等信号。横断面增厚的硬脊膜呈新月形，蛛网膜下腔变窄。相邻脊髓受压变细，T2WI 可见条片状高信号影。

（3）增强后 CT 及 MRI 均可见围绕脊髓和神经根的硬脊膜增厚，增厚可表现为 3 种形式：线性强化、小结节状强化灶、弥漫性增厚强化类似于硬脊膜下占位。

（4）硬脊膜弥漫性增厚强化以硬脊膜纤维组织及血管增生，继而压迫神经根及其伴随的血管，从而使脊髓缺血。最好发于颈段脊髓背侧，两侧次之，腹侧最少见。

2. 蛛网膜炎

（1）CT 增强扫描可明确区分粘连包裹或蛛网膜囊肿及粘连范围程度。病变与正常脊髓间界限不清，脊髓肿胀、增粗。

（2）MRI 可明确显示神经根不对称性及蛛网膜

下隙粘连。根据粘连程度分为：Ⅰ型：表现横断面MRI上神经根正常形态和对称性消失；Ⅱ型：表现为椎管内神经根粘连于硬脊膜上，呈现“空椎管”形态；Ⅲ型：表现为椎管内神经根完全凝集成单一肿块。

（3）MRI 扫描显示病变边界不清，上界可高出临床感觉约 1 个椎体水平。脊髓肿胀、增粗，颈胸段增粗一般均匀一致；胸腰段者以圆锥部明显，马尾神经束增粗且不光整；腰骶段者多表现为蛛网膜下腔填塞，马尾神经束则显示不清。病变 T1WI 呈低信号，T2WI 呈高信号，少数可表现为 T1WI 点状高信号，为病灶内小出血灶。

（4）增强后呈长条状、小斑片状轻度强化或无强化。

3. 软脊膜炎

（1）CT 可显示神经根蛛网膜下隙的变形及蛛网膜下隙的梗阻范围和程度。

（2）MRI 增强后可见软脊膜沿着脊髓和神经根表面呈薄层强化，线样、结节状或弥漫强化。严重者可见厚层强化，可能伴有肉芽组织完全充盈蛛网膜下隙，且被覆在未强化的脊髓和神经根的表面。

（3）软脊膜炎常伴颅内软脑膜炎。

【鉴别诊断】★★△△

1. 椎管内蛛网膜下腔出血、硬膜外血肿　发病突然，病情危重。早期 CT 扫描呈高密度，密度和信号随时间发生变化。

2. 神经鞘瘤　易发生在神经根鞘部位。病变呈圆形或卵圆形，相应脊髓受压，易向椎间孔方向生长，呈“哑铃状”改变。CT 平扫呈稍高密度，MRI 病灶信号不均匀，易囊变、坏死，T1WI 呈等、稍低信号，T2WI 呈高信号，增强后呈明显均匀或不均匀强化。

3. 脊膜瘤　好发于中年女性，病灶边界清楚，有完整包膜，宽基底附着于硬脊膜。瘤体内可见不规则钙化，邻近骨质可增生。CT 平扫呈等、稍高密度，MRI 平扫 T1WI 呈等、稍低信号，T2WI 呈等、稍高信号，增强后呈均匀明显强化。

4. 转移瘤　有原发肿瘤病史。脊膜局限性增厚，CT 平扫可为阴性。MRI 平扫 T1WI 呈等信号，T2WI 呈稍高信号，增强后弥漫型者脊髓或神经根表面见线样强化，严重者可见整个硬脊膜包壳样强化，多侵犯邻近脊髓；局限型者可见软脊膜上多发结节样强化。

（吴吟晨　邢　振　曹代荣）

第2节　脊髓感染

【概况】★★△△

1．脊髓感染包括脊髓炎（病）、髓内脓肿及髓内肉芽肿，以脊髓炎多见。

2．脊髓炎是指由于感染或变态反应导致的脊髓神经功能障碍。放射性损伤、中毒、血管病、代谢病等引起的称为脊髓病。可分为急性、亚急性和慢性三期。急性脊髓炎（acute myelitis）常指急性横贯性脊髓炎（Acute Transverse Myelitis，ATM），即病变贯穿整个脊髓横断面。胸段最常受累，其次为颈段、腰段。

3．80% 由 MS 引起的 ATM 3-5 年后转变为临床确诊的 MS。

4．髓内脓肿十分罕见，指髓内急性化脓性感染，多继发于全身其他部位的感染。胸段最常受累，多为单发脓肿，偶可波及大部分脊髓。

5．髓内肉芽肿少见，可由于梅毒、结节病、结核、肺吸虫病等导致。

【相关临床】★△

ATM 以冬末春初或秋末冬初较为常见，多见于青壮年，无性别差异。病因主要有感染、疫苗接种、系统性疾病、与多发性硬化相关等。临床表现为因脊髓损害而引起的运动、感觉的缺失及自主神经功能障碍；可出现双侧体征或 / 和症状，存在明显的感觉平面。

髓内脓肿临床可表现为发热、神经根疼痛、神经功能异常等。可在短时间内出现脊髓压迫症状。急性临床表现类似 ATM，亚急性、慢性临床表现为渐进性过程。血行播散是最常见的感染途径。

髓内肉芽肿常亚急性或急性起病，临床表现为神经根痛，病变平面以下感觉、运动障碍，括约肌功能障碍。根据不同病因，还可有相应全身其他系统症状。

【影像学检查方法】★★★△△

1. CT　可显示脊髓形态变化及明显的密度改变，增强扫描有助于病变的定位和定性，但由于脊髓相对细小，病变与正常脊髓的密度差异并不明显，所以对诊断仍存在不足。且有辐射危害。

2. MRI　目前唯一能直接显示急性脊髓炎的影

像学检查手段，无需使用含碘对比剂。运用多种脉冲序列成像，不仅可显示脊髓形态变化，还可反映脊髓病变的病理变化。

【影像学表现】★★★△△

1. ATM 表现

（1）病变多位于胸段或颈段及上胸段；通常累及5个椎体节段以上，病变呈连续性。

（2）病变区脊髓可形态正常或脊髓肿胀，程度常均匀一致，轮廓光整，与正常脊髓间缓慢过渡。

（3）MRI 矢状位可见脊髓肿胀，T1WI 呈稍低信号，T2WI 呈高信号，边界尚清。横断位示病变累及脊髓断面全部或大部，T2WI 呈均匀或不均匀高信号。增强后可无强化，也可轻度弥漫、散在斑片状或环形强化。

（4）MS 引起的脊髓炎常累及小于 2 个椎体节段，呈多发病灶，横断位示病灶呈椭圆形，偏侧性。

（5）特发性横贯性脊髓炎常累及 2 个以上椎体节段，常位于胸段。

2. 髓内脓肿

（1）病变区脊髓增粗，形态不规则。

（2）CT 呈稍低密度，边界较清楚，增强后呈环形强化；脓肿尚未完全成熟时，也可呈片状、结节状强化。

（3）MRI 急性期：T1WI 低信号，T2WI 高信号，增强后呈斑点状、斑片状不规则强化。

（4）MRI 液化 - 包膜形成期：脓液 T1WI 低信号，T2WI 高信号。脓肿壁 T1WI 稍高或等信号，T2WI 低或稍高信号。周围水肿带 T1WI 低信号，T2WI 高信号。增强后脓肿壁呈显著环形强化，壁薄均匀，无附壁结节，脓腔内及水肿带无强化。

3. 髓内肉芽肿

（1）病变区脊髓增粗，形态不规则。

（2）CT 呈低密度，增强后见不同程度的不均匀强化。

（3）MRI T1WI、T2WI 病灶信号不均匀，增强后呈不均匀强化。

（4）肺吸虫病引起的髓内肉芽肿可合并冷脓肿，T1WI 呈低信号，T2WI 呈高信号。早期出现脊髓扩张，后期成虫死亡或逸出，出现脊髓萎缩、蛛网膜下腔扩大。两期均可伴有蛛网膜粘连。

【鉴别诊断】★★△△

1. 髓内胶质瘤 生长缓慢，病史较长。范围较广时脊髓增粗显著，边缘不规则，凹凸不平。常出现囊变或近端脊髓空洞形成。增强后明显强化，偶可见延迟强化。

2. 多发性硬化 中青年女性多见，临床症状反复交替发作。病灶常位于脊髓侧后部，散在的 T1WI 低信号，T2WI 高信号。长度多小于 2 个椎体水平。脑白质内常同时存在病灶。

3. 外伤后脊髓挫伤、水肿 结合病人外伤病史，可合并骨性椎管损伤同时存在。水肿范围相对较广泛。CT 密度减低，MRI 平扫 T1WI 等或稍低信号，T2WI 高信号。合并坏死时，形态欠规则，T2WI 信号不均匀，治疗后不能完全恢复，可见原病灶处囊变，伴有局部萎缩。

4. 脊髓空洞症 脊髓膨大或萎缩，呈圆形或卵圆形，髓内见边界清楚的低密度囊腔，CT 值与脑脊液密度相同。MRI 各序列呈脑脊液信号。

（吴吟晨　邢　振　曹代荣）

参考文献

[1] Hunter JV, Morriss MC. Neuroimaging of Central Nervous System Infections. Semin Pediatr Infect Dis, 2003, 14(2): 140-164.

[2] Singh B, Garg RK, Singh MK, et al. Computed tomography angiography in patients with tuberculous meningitis. J Infect, 2012, 64(6): 565-572.

[3] Lury K, Smith JK, Castillo M. Imaging of spinal infections. Semin Roentgenol, 2006, 41(4): 363-379.

[4] Tins BJ, Cassar-Pullicino VN. MR imaging of spinal infection. Semin Musculoskelet Radiol, 2004 8(3): 215-229.

[5] Beh SC, Greenberg BM, Frohman T, et al. Transverse myelitis. Neurol Clin, 2013, 31(1): 79-138.

[6] Phalke VV, Gujar S, Quint DJ. Comparison of 3.0 T versus 1.5 T MR: imaging of the spine. Neuroimaging Clin N Am, 2006, 16(2): 241-248.

[7] Phalke VV, Gujar S, Quint DJ. Comparison of 3.0 T versus 1.5 T MR: imaging of the spine. Neuroimaging Clin N Am, 2006, 16(2): 241-248.

[8] 耿道颖. 脊柱与脊髓影像诊断学. 北京：人民军医出版社. 2008, 11：49-50.

第19章 椎管内病变

第1节 髓外硬膜下肿瘤及肿瘤样病变

【概况】★★△△

1．髓外硬膜下肿瘤是最常见的椎管内肿瘤，占椎管内肿瘤的60%～75%，以神经源性肿瘤、脊膜瘤较为常见，而副神经瘤、转移瘤少见。

2．病变位于髓外硬膜下的定位依据：

（1）肿瘤位于蛛网膜下腔，推压脊髓向健侧移位，或压迫神经根使鞘膜囊变形。

（2）病变对侧蛛网膜下腔狭窄或闭塞。

（3）病变处上下缘可见杯口状充盈缺损，蛛网膜下腔增宽，远侧蛛网膜下腔逐渐变细，并向正常宽度移行。

【影像学检查方法】★★★△△

X线平片：价值有限，可观察椎间孔及邻近骨质的改变。

CT：可较准确地对病灶进行定位诊断，显示病灶与邻近结构的关系，以及邻近骨质的改变。

MRI：具有良好的软组织分辨率，是显示髓外硬膜下病变的首要检查方法，能直接显示病灶的部位、范围以及其与蛛网膜下腔的关系等，多参数多序列成像能较好地显示病灶内部的信号的改变，有助于病灶的定位和定性诊断。

一、神经瘤源性肿瘤

【概况】★★△△

1．神经源性肿瘤是最常见的椎管内肿瘤，约占全部椎管内肿瘤的1/3，包括神经鞘瘤和神经纤维瘤。

2．神经鞘瘤又称施万细胞瘤，是最常见的髓外硬膜下肿瘤，占25%～30%，较神经纤维瘤多见。恶性神经鞘瘤罕见，约占其发病的1%～3%。

3．多发性神经源性肿瘤见于神经纤维瘤病，往往同时并有椎管、骨骼内脏方面的异常。部分神经纤维瘤患者可发生恶变，形成神经纤维肉瘤。

【相关临床】★△

神经鞘瘤好发于20～60岁，男性略多于女性；神经纤维瘤好发于20～40岁，无性别差异。主要表现为神经根性疼痛，以后出现肢体麻木、酸胀感或感觉减退。可出现运动障碍，随着病情进展可出现瘫痪及膀胱、直肠功能障碍等脊髓压迫症状。绝大多数神经瘤在显微镜操作下可以获得理想的全切除，预后良好。

【影像学表现】★★★△△△

1．X线表现

（1）肿瘤较小，无阳性发现。

（2）肿瘤较大时，特别是跨椎间孔生长时，可见椎间孔增大，椎弓、椎板被推移和压迫性骨质吸收。

2．CT表现

（1）肿瘤呈圆形或卵圆形实性肿块，密度略高于脊髓密度，相应的脊髓受压、移位。

（2）肿瘤实性部分呈中等程度强化，囊变部分不强化。

（3）肿瘤易向椎间孔方向生长，可引起椎管或椎间孔扩大，椎弓根骨质吸收破坏。

（4）肿瘤穿过硬脊膜囊并沿神经根鞘向硬脊膜外生长时，可形成哑铃状肿瘤。

3．MRI表现

（1）神经鞘瘤

1）矢状位显示脊髓背侧局限性肿块，边界光滑清楚，相应水平脊髓受压变扁、移位，肿瘤两端蛛网膜下腔增宽。

2）冠状或横断位上，能清晰显示肿瘤经椎间孔穿出硬膜的走行方向、哑铃状肿瘤的全貌及扩大的椎间孔。

3）肿瘤T1WI呈与脊髓相等或略高于脊髓信号，少数低于脊髓信号，T2WI呈高信号。由于肿瘤内含有Antoni A区和Antoni B区，T2WI信号可不均匀，部分肿瘤内可发生囊变、出血或坏死，T1WI及T2WI呈现相应信号变化；增强扫描，所有神经鞘瘤均见强化，实质性肿瘤强化均匀，而合并囊变、坏死的肿瘤呈不均匀强化。

（2）神经纤维瘤：肿块T1WI呈低或等信号，T2WI呈等或高信号，增强扫描，肿块呈明显强化。“靶征”为其特征性表现，即病灶中心T2WI呈低信号，周边呈环形高信号，其中心低信号为胶原纤维组织，周边高信号为黏液基质成分。

【鉴别诊断】★★△△

1. 脊膜瘤与神经鞘瘤信号变化相仿，但前者向椎间孔侵犯者较少，很少出现哑铃状改变。同时，脊膜瘤常见于胸段，上下径常较大，钙化较神经瘤多见，囊变少见。

2. 小的神经纤维瘤还需与严重的椎间盘突出相鉴别，在增强CT或增强MR扫描时，肿瘤呈均质显著强化，而突出的椎间盘组织不强化或周围肉芽组织呈环形强化。

二、脊膜瘤

【概况】★★△△

脊膜瘤是髓外硬膜下较常见的良性肿瘤，居椎管内肿瘤的第二位，占25%，仅次于神经源性肿瘤。

【相关临床】★△

脊膜瘤的男女发病率约为1：3，以40～60岁年龄组人群多见，临床表现与神经瘤相类似，主要表现为运动和感觉障碍。绝大多数脊膜瘤生长缓慢，手术切除预后良好，少数可见术后复发，极少数可见恶变。

脊膜瘤是来源于异常分化的蛛网膜颗粒细胞。脊膜瘤好发于中上胸段，颈段次之，腰段少见。肿瘤组织学上有多种类型，以上皮型常见。多为圆形或卵圆形的实性肿块，质地较硬，有明显边界，可见钙化，囊变少见，包膜上覆盖有较丰富的小血管网。肿瘤基底较宽，与硬脊膜粘连较紧。脊髓受压移位、变形，可出现水肿、软化甚至囊变。

【影像学表现】★★★△△△

1. X线表现

（1）肿瘤较小时，X线平片阴性。

（2）肿瘤较大时，X线平片可见椎管局部增宽。

2. CT表现

（1）平扫可见脊髓背侧椭圆形或圆形的实性肿块，密度略高于脊髓，有时瘤体内可见不规则钙化，有完整包膜，邻近骨质可有增生性改变。

（2）增强扫描可见肿块呈较均质中度强化。

（3）CT椎管造影可见肿瘤部位蛛网膜下腔增宽，脊髓受压向对侧移位，对侧蛛网膜下腔变窄或消失。

3. MRI表现

（1）平扫见肿块多呈卵圆形，T1WI多呈等或略低信号，T2WI多呈等或略高信号，钙化在T1WI及T2WI均呈低信号。

（2）肿块以宽基底或无蒂附着在脊髓背侧的硬脊膜上，也可在脊髓的前方和侧后方，很少超过两个节段。脊髓常向健侧移位，但很少引起脊髓内水肿。少数恶性脊膜瘤可突破硬脊膜长入硬脊膜外。

（3）增强扫描可见肿块呈持续性均匀强化，伴明显钙化或囊变时呈轻度强化，邻近的硬脊膜可见“尾巴状”线性强化，即“脊膜尾征”，颇具特征性。

【鉴别诊断】★★△△

脊膜瘤与神经鞘瘤和神经纤维瘤鉴别诊断较困难。肿瘤位于胸段背侧，矢状位肿瘤上下径大，肿瘤内出现钙化应多考虑脊膜瘤。肿瘤位于枕大孔区时也应考虑脊膜瘤可能性大。若肿瘤引起椎间孔扩大，沿椎间孔向椎管外生长时，则应考虑神经纤维瘤或神经鞘瘤。

三、副神经节瘤

【概况】★★△△

副神经节瘤是一类少见的神经内分泌肿瘤，来源于由神经嵴外胚层发育而成的副神经节细胞，体内多部位可发生，绝大部分于肾上腺髓质，而肾上腺外则大部分发生于以颈动脉体及颈静脉球部，发生在椎管内罕见。椎管内的副神经节瘤通常位于马尾区及终丝。

【相关临床】★△

椎管内副神经节瘤好发年龄在50岁左右，其临床症状常是由瘤体增大压迫周围组织尤其是神经所致，表现为腰腿痛、肌力减退、括约肌功能障碍等。与其他部位的副神经节瘤不同，绝大多数的椎管内副神经节瘤不分泌儿茶酚胺，因此没有儿茶酚胺异常增多的临床表现。

【影像学表现】★★★△△△

1. X线表现 多无阳性发现。

2. CT表现 椎管内结节状肿块，密度均匀，略高于脊髓密度，如出血，病灶内可出现斑片状高密度影，推挤终丝、马尾，增强扫描呈明显均匀强化。

3. MRI表现

（1）椎管内边界清楚的肿块，长轴与椎管一致。

（2）与脊髓相比，T1WI呈等信号，T2WI呈等或稍高信号，病灶内富含血管，T2WI肿瘤内或周围有时出现条状或点状的血管流空信号影。

（3）少数肿瘤内可有点状出血信号，囊变少见。

（4）增强扫描肿瘤呈明显强化，肿瘤上下邻近血管也可强化。

【鉴别诊断】★★△△

副神经节瘤主要应与脊膜瘤及神经鞘瘤鉴别。

1. 脊膜瘤多发生在胸段，呈宽基底与硬脊膜相连，在T1WI上呈等信号，在T2WI上呈等或稍高信号，增强扫描呈均匀明显强化，“脊膜尾征”是其特征性表现。

2. 神经鞘瘤一般T1WI上呈低信号，T2WI上呈高信号，易囊变是其特点，增强后实性部分明显强化。

四、转移瘤

【概况】★★△△

硬膜下转移瘤极少见，多数是位于蛛网膜下腔沿脑脊液播散的转移性肿瘤，原发肿瘤包括中枢神经系统肿瘤或神经系统以外的肿瘤。

【相关临床】★△

1. 早期症状不典型，晚期主要是脊髓和神经根受压引起的脊髓功能障碍和顽固性疼痛。

2. 75%的脑脊液检查可见肿瘤细胞。

【影像学表现】★★★△△△

1. X线表现 多无阳性发现。

2. CT表现 椎管内紧贴脊髓表面单个或多个结节，中等或略高密度，增强扫描呈中等程度强化。

3. MRI表现

（1）T1WI蛛网膜下腔紧贴软脊膜的单个或多个大小不等结节，与脊髓信号相仿。

（2）T2WI呈高信号，但如结节较小可掩盖在高信号脑脊液中。

（3）增强扫描呈明显均匀强化，可显示对神经根和脊髓的压迫、侵犯情况。

【鉴别诊断】★★△△

需与硬膜下其他肿瘤如神经鞘瘤、脊膜瘤等鉴别，单纯从影像上鉴别较难，需结合临床病史，如有原发脑肿瘤病史并出现脊髓症状，应考虑到转移瘤的可能。增强扫描可发现小的转移灶。

（陈德华 曹代荣）

第2节 髓内肿瘤及肿瘤样病变

【概况】★★△△

1. 髓内肿瘤占椎管肿瘤的10%～15%，以室管膜瘤、星形细胞瘤和血管网状细胞瘤多见，转移瘤少见。

2. 髓内肿瘤的定位依据：

（1）脊髓沿长轴近于对称性增粗，与正常脊髓逐渐移行。

（2）双侧蛛网膜下腔对称性狭窄或闭塞。

【影像学检查方法】★★★△△

X线平片：价值有限。

CT：可较准确地对病灶进行定位诊断，显示病灶与邻近结构的关系。CT可很好的显示病灶内的出血、钙化，以及引起的椎管的改变如压迫性吸收、扩大等。

MRI：由于具有良好的软组织分辨率，是显示脊髓病变的首要检查方法，能直接显示病灶的部位、范围以及其与蛛网膜下腔的关系等，多参数多序列成像能较好地显示病灶内部的信号的改变，有助于病灶的定位和定性诊断。增强扫描可判别肿瘤有无残留、复发及发现蛛网膜下腔的种植转移灶。

一、室管膜瘤

【概况】★★△△

室管膜瘤是成人最常见的髓内肿瘤，占所有髓内肿瘤约60%。室管膜瘤起源于脊髓中央管的室管膜细胞或终丝等部位的室管膜残留物。好发于腰骶段、脊髓圆锥及终丝。

【相关临床】★△

好发于30～70岁，男性多于女性。肿瘤生长缓慢，病史一般较长，症状轻，就诊时病灶常已较大。临床症状多表现为局限性腰背痛，逐渐出现的运动障碍和感觉异常。神经根受累时可出现根性疼痛。

肿瘤多位于脊髓中央，脊髓圆锥和终丝者易发生黏液样变，终丝室管膜瘤多为黏液乳头型。囊变发生在50%的病例中，肿瘤头尾两端囊变常见，瘤内囊变较少见；出血常见，特别是在肿瘤的上下缘。脊髓内室管膜瘤钙化不常见。肿瘤生长缓慢，对邻近脊髓以压迫为主而非浸润，因此与脊髓间存在裂隙而有助于手术剥离切除。圆锥和终丝的室管膜瘤可沿终丝进入神经孔向髓外和硬膜外生长。

【影像学表现】★★★△△△

1. X线表现 多为阴性。肿瘤较大时可见椎管扩大。

2. CT表现 平扫见脊髓膨大，与正常脊髓相比呈等或稍高密度，边缘显示不清楚，囊变呈更低密度，出血呈高密度，钙化较少见。碘对比剂增强后实性部分可明显强化。肿瘤较大压迫邻近骨质时，可见椎管扩大，邻近骨质吸收等改变。

3. MRI表现

（1）病灶多较局限（累及范围4～5个椎体节段），位于脊髓中央。与脊髓相比，T1WI呈等或低信号，囊变和出血常使病灶信号不均匀，呈现等低信号或高信号。T2WI病灶多呈高信号，也可呈等信号。

（2）20%～30%的肿瘤T2WI于其上下缘可见极低信号（继发于出血的含铁血黄素沉积），称为“帽征”。

（3）病灶周围可出现脊髓水肿。

（4）肿瘤头尾两端囊变常见，常伴脊髓中央管扩张。

（5）增强扫描可见不同程度强化。

【鉴别诊断】★★△△

1. 星形细胞瘤 多见于儿童和青少年，颈胸段多见，较少累马尾、终丝，病变范围多较广泛，多位于脊髓偏侧或后部，与正常脊髓分界模糊。而室管膜瘤好发于成人，好发于腰骶段、脊髓圆锥及终丝，病灶较局限，多位于脊髓中央，境界多较清楚。

2. 急性脊髓炎 起病急，病变范围较广，脊髓肿胀较轻，外缘光整，不出现肿瘤囊变及脊髓空洞症，增强一般不强化或轻度斑片状强化。临床前驱感染症状有助诊断。而室管膜瘤多生长缓慢，病灶局限，常引起脊髓膨大，累及范围不及脊髓炎广泛，易出现肿瘤两端囊变及脊髓空洞症，增强实性部分明显强化。

二、星形细胞瘤

【概况】★★△△

脊髓星形细胞瘤起源于脊髓的星形细胞，发病率仅次于室管膜瘤，约占髓内肿瘤的30%。但在儿童是最常见的髓内肿瘤，约占儿童髓内肿瘤的60%以上。好发于颈、胸段。

【相关临床】★△

星形细胞瘤好发于儿童及青少年，也可见于成人。

肿瘤恶性程度低，生长缓慢，可呈膨胀性生长或沿脊髓纵轴浸润性生长，范围较大，常累及多个脊髓节段，甚至脊髓全长。脊髓可增粗，表面有纡曲血管。肿瘤无包膜，与正常脊髓分界不清，上下两端常呈梭形。可发生囊变，可伴有脊髓空洞。临床表现为逐渐出现的运动障碍和感觉异常，晚期可出现神经脊髓功能不全症状。

【影像学表现】★★★△△△

1. X线表现 多为阴性。肿瘤较大时可见椎管扩大的表现。

2. CT表现 平扫脊髓不规则增粗，病灶常呈低密度，境界不清。囊变呈等低密度，但平扫CT难以区别囊变及肿瘤实质部分。增强扫描肿瘤内可出现不规则强化。可见椎管扩大，邻近骨质吸收等改变不如室管膜瘤常见。

3. MRI表现

（1）脊髓膨大增粗，脊髓内病变范围广泛，常累及多个脊髓节段。

（2）与脊髓相比，T1WI呈等或低信号，T2WI病灶多呈高信号。

（3）肿瘤常有囊变，包括瘤内囊（肿瘤囊变多小、偏心、不规则）和肿瘤两端囊。

（4）增强可轻度强化，实性部分也可显著强化；囊变部分囊壁可强化，头尾两端囊变囊壁不强化。

【鉴别诊断】★★△△

1. 室管膜瘤　好发于成人，常见于腰骶段、脊髓圆锥及终丝，病灶较局限，累及范围常小于 5 个椎体节段，肿瘤多位于脊髓中央，占据整个脊髓横径，境界多较清楚肿，瘤两端囊更常见。而星形细胞瘤多见于儿童和青少年，颈胸段多见，较少累及马尾终丝，多位于脊髓偏侧和后部，累及范围较广泛。

2. 多发性硬化　急性期可表现为脊髓增粗，信号减低，但其信号均匀，占位效应不明显，晚期常出现脊髓萎缩。

3. 急性脊髓炎　起病急，病变范围较广，脊髓肿胀较轻，外缘光整，不出现肿瘤囊变及脊髓空洞症。临床前驱感染症状有助诊断。而星形细胞瘤多呈缓慢生长，肿瘤范围长时脊髓增粗较显著，可出现囊变及脊髓空洞征象。

三、血管网状细胞瘤

【概况】★★△△

血管网状细胞瘤是起源于血管内皮细胞的良性肿瘤，好发于小脑半球，发生在脊髓者少见，大多数位于髓内，占髓内肿瘤 3%～5%，也可位于硬膜下或者硬膜外，可累及脊髓和神经根，多数为单发，多发者占 10%，后者多伴发小脑和延髓的血管网状细胞瘤（von Hippel-Lindau 综合征）。

【相关临床】★△

由于中胚层的血管内皮细胞在形成原始血管过程中发生障碍，残存的胚胎间质细胞形成肿瘤。在大体病理上，脊髓血管网状细胞瘤一般没有包膜，边界清楚，呈红色或橘红色结节样肿块。由囊性部分和壁结节构成，囊性部分可以很大，囊液常含有蛋白，可以由以前的出血或者肿瘤液体的渗漏所致，壁结节常位于脊髓背侧的表面，代表肿瘤实性部分，富含血管成分，并可见粗大的滋养动脉和引流静脉，有广泛生长倾向，多位于颈胸段。

1. 多见于 30～40 岁中青年，无性别差异。

2. 缓慢进展的脊髓功能损害，如肢体无力、放射性疼痛、感觉障碍，少见的有蛛网膜下腔出血，大部分病例于病灶上下方伴有脊髓空洞症。

3. VHL 综合征患者除神经系统症状外，还伴有视网膜血管瘤，胰、肾、肺、附睾囊肿、肾癌、嗜铬细胞瘤等。

【影像学表现】★★★△△△

1. X 线表现　多数为阴性，少数可见椎管增宽。

2. CT 表现　受累脊髓不均匀增粗，可见大范围低密度影，低密度影背侧可见结节状高密度影，结节可发生钙化，增强检查结节呈明显强化，而囊液和囊壁不强化。

3. MRI 表现

（1）T1WI 囊液依其蛋白含量不同可表现低至高信号，T2WI 囊性部分表现为高信号；壁结节 T1WI 为等或稍低信号，T2WI 为等或不均匀略高信号；增强扫描壁结节明显均匀强化，囊壁和囊液不强化。

（2）肿瘤内或肿瘤上下邻近区域见葡状的流空信号（扩大的滋养动脉和引流静脉）则可确立诊断。

（3）肿瘤上下脊髓常见继发性脊髓空洞或囊性变。

【鉴别诊断】★★△△

1. 室管膜瘤　好发于低位脊髓、圆锥和终丝，颈髓及上部胸髓少见，多位于脊髓中央，部分肿瘤边缘在 T2WI 可见含铁血黄素沉着导致的低信号“帽征”，增强也可见结节状强化，但多数不均匀，且强化程度不如血管网状细胞瘤明显，大多数血管网状细胞瘤在 T2WI 或增强上可见血管流空信号或明显高信号血管影。

2. 转移瘤　有原发恶性肿瘤病史，发病年龄较大，病情发展较快，脊髓转移瘤很少出现囊肿，增强扫描可见大的囊变区内肿瘤结节，可区分肿瘤囊变与非肿瘤性囊肿或脊髓囊腔，脊髓水肿范围广，病灶大小与肿瘤周围水肿相比不成比例，T2WI 及增强无血管流空影。

四、转移瘤

【概况】★★△△

脊髓转移瘤临床少见，仅占所有脊髓内肿瘤的 1%～3%。其原发肿瘤以肺癌最多见。

【相关临床】★△

1. 多见于老年人，无明显性别差异，多突然起病，病情发展较快。

2. 胸段多见，其次为颈段，常出现脊髓功能损害表现，如肢体麻木、无力、根性疼痛、感觉减退、瘫痪、排便排尿功能障碍。

【影像学表现】★★★△△△

1. X线表现 如不伴有骨质转移破坏，X线常无阳性发现。

2. CT表现 呈多节段跳跃分布，病变节段脊髓增粗，表现为均匀或不均匀密度，与正常脊髓分界不清，少数病例可见髓内软化灶，增强检查呈均匀或不均匀强化。

3. MRI表现

（1）经血行转移者病灶局限，但瘤周水肿严重，脊髓增粗显著。

（2）种植转移者病变范围广，但水肿较轻，脊髓增粗相对轻。

（3）可为多发或单发病灶，T1WI为低至等信号，T2WI为等至高信号，平扫病灶边缘显示不清，增强检查呈明显均匀、不均匀强化或环形强化，延迟检查可使病变范围显示更大，境界更清楚。

（4）伴随征象包括脊髓增粗、周围水肿、邻近脊膜强化等。

【鉴别诊断】★★△△

1. 血管网状细胞瘤 中青年多见，多为实质型，位于脊髓背侧或背外侧，增强检查呈结节状明显均匀强化，可见低信号流空血管影，具有特征性。

2. 星形细胞瘤 是儿童髓内最常见肿瘤，肿瘤边界不清，增强后多呈不均匀强化。

3. 室管膜瘤 是成人髓内最常见肿瘤，多位于脊髓中央，肿瘤边界清楚、均匀强化，部分肿瘤边缘在T2WI可见含铁血黄素沉着导致的低信号"帽征"。

（黄 楠 邢 振 曹代荣）

第3节 髓内非肿瘤病变

一、脊髓脱髓鞘病变

【概况】★★△△

脊髓脱髓鞘病变指髓鞘已正常形成后，被内源性或外源性因素破坏而轴索相对完整的一类病变，可以是原发性免疫介导的如多发性硬化、视神经脊髓炎和急性播散性脑脊髓炎等，也可是继发于其他疾病的如中毒、代谢、肿瘤和感染等因素引起。

【影像学检查方法】★★★△△

X线平片：价值有限。

CT：可显示脊髓形态变化及明显的密度改变，但由于脊髓相对细小，病变与正常脊髓的密度差异并不明显，所以对诊断仍存在不足。

MRI：由于具有良好的软组织分辨率，是显示脊髓病变的首要检查方法，能直接显示病灶的部位和范围，多参数多序列成像能较好地显示病灶内部的信号的改变。

（一）多发性硬化

【概况】★★△△

多发性硬化（multiple sclerosis，MS）是一种以中枢神经系统白质炎症性脱髓鞘病变为主要特点的免疫介导性疾病。MS病变具有时间多发和空间多发的特点。

【相关临床】★△

1. 多见于20～40岁青壮年，男女患者比率为1∶2。

2. 绝大多数以亚急性起病，临床表现呈时间和空间多发性。

3. 位于脊髓，主要累及侧索和后索，出现感觉运动障碍、性功能和大小便功能障碍。

4. 脑脊液检查免疫球蛋白增高，以IgG升高为主。

【影像学表现】★★★△△△

1. MS脊髓病变多位于颈胸髓，与脊髓长轴平行，长度相对短（<2个椎体节段），病变以侧索和后索多见，多累及脊髓周边白质区，偏心分布，小于脊髓横截面面积的1/2。

2. 急性期表现为脊髓局限性轻度肿胀增粗，髓内见条带状等或稍长T1、稍长T2信号，增强明显强化。

3. 静止期及复发缓解期呈长T1、长T2信号，增强无强化，可伴有脊髓萎缩。

4. 脊髓MS患者多合并有颅内MS病灶，但5%～24%可无幕上病灶。

【鉴别诊断】★★△△

1. **髓内肿瘤**　脊髓明显肿大，灰白质同时受累，而 MS 脊髓肿胀不明显，脊髓白质受累；髓内肿瘤多合并出血、坏死和囊变，且常无颅内 MS 斑块

2. **急性播散性脑脊髓炎**　小儿多见，常有病毒感染和疫苗接种史，病程为单向性，无反复发作。

（二）视神经脊髓炎

【概况】★★△△

视神经脊髓炎（neuromyelitis otica，NMO）又称 Devic 病，是一种不同于多发性硬化的选择性和侵袭性损伤视神经和脊髓的自身免疫性脱髓鞘病。

【相关临床】★△

1. 临床上呈单向或复发病程，根据病程主要分为单时相 NMO 和复发型 NMO，其中 80%～90% 为复发型 NMO。

2. 任何年龄均可发病，平均发病年龄接近 40 岁。单时相 NMO 男女患病比为 1：1，而复发型 NMO 中男女患病比为 1：（9～12）。

3. 脊髓损伤的典型表现为脊髓完全横贯性损害，在数小时至数天内出现运动、感觉和自主神经功能严重受损。

4. 约 70%NMO 患者血清中可检出特征性的视神经脊髓炎抗体（NMO-IgG4）。

【影像学表现】★★★△△△

1. NMO 脊髓病变多位于脊髓中央和背侧，累及脊髓灰质为主，双侧对称，范围较长（>3 个椎体节段）。

2. 病变呈 T1WI 低信号、T2WI 高信号，急性期增强后明显强化，静止期无强化。

3. 视神经、视交叉增粗，信号异常。

【鉴别诊断】★★△△

多发性硬化：累及的脊髓节段一般不超过 2 个，常累及脊髓白质，偏心分布，而 NMO 受累脊髓节段较长，一般超过 3 个椎体，累及脊髓灰质为主。

（三）急性脊髓炎

【概况】★★△△

急性脊髓炎（acute transverse myelitis，AS）是指各种感染后变态反应引起的急性横贯性脊髓炎性病变。

【相关临床】★△

1. 任何年龄均可发病，青壮年居多，无性别差异。

2. 约半数患者病前 1～2 周内有上呼吸道感染或胃肠道感染的病史，部分有疫苗接种史。

3. 急性起病，表现为病损水平以下运动、感觉和自主神经传导束的功能障碍，数小时或数日内出现脊髓横贯性损害。

4. 脑脊液检查，蛋白质和淋巴细胞可增高，脊髓坏死后多核细胞可增高。

【影像学表现】★★★△△△

1. AS 脊髓病变好发于上胸段（T3～T5），其次为颈段和腰段。病变范围长，可达 5 个椎体平面，呈连续性。

2. 急性期脊髓水肿增粗，受累脊髓内显示斑片状 T1WI 低信号、T2WI 高信号影，横断面病灶常累及脊髓全部（灰白质），增强病灶呈斑片状及点条状强化。

3. 病变严重晚期病变区脊髓萎缩。

（四）急性播散性脑脊髓炎

【概况】★★△△

急性播散性脑脊髓炎（acute disseminated encephalomyelitis，ADEM）是一种广泛累及中枢神经系统白质的急性炎症性脱髓鞘病，以多灶性或弥漫性脱髓鞘为主要病理特点。

【相关临床】★△

1. 好发于儿童和青壮年，无性别差异。

2. 常有前驱感染和疫苗接种史，多在感染和疫苗接种后 1～2 周急性起病。

3. 发热、头痛、呕吐、癫痫、意识障碍等大脑、脑干和脊髓弥漫受累症状。

4. 病程呈单向发展，有自限性、不复发。50% 可完全恢复，少数急剧恶化，迅速死亡。

5. 脑脊液检查，细胞数正常或轻度增高，以单个核细胞为主。蛋白轻度至中度增高。

【影像学表现】★★★△△△

1. 脊髓内与脊髓长轴平行的条状 T1WI 低信号、T2WI 高信号影，病变节段较长，急性期增强后呈斑片状强化。

2. 大脑白质多发散在T1WI低信号、T2WI高信号区，以双侧半卵圆中心和侧脑室周围为主，可融合，双侧不对称，部分可见于丘脑。

二、脊髓血管畸形

【概况】★★△△

脊髓血管畸形是指脊髓内外、椎管内的血管畸形病变，组织病理学分为动静脉畸形、海绵状血管瘤，海绵状静脉畸形和毛细血管扩张症等；依据病变部位和影像学可分为髓内动静脉畸形（intramedullar-yarteriovenous malformation，AVM）、髓周动静脉瘘（perimedullaryarterio-venousfistula，AVF）、硬膜动静脉瘘（dural arterio-venousfistula，AVF）和混合型动静脉畸形。

【相关临床】★△

1. 髓内AVM 由供血动脉、畸形血管团和引流静脉构成，脊髓实质可有坏死与萎缩，伴胶质增生和出血。

2. 髓周AVF 在脊髓或软脊膜外，由一支或多支根髓动脉分支与根髓静脉属支直接交通，两者之间无毛细血管网，分小瘘、中瘘及巨瘘型。

3. 硬膜AVF 椎间孔平面神经根袖表面动静脉的异常短路，可分为两型，Ⅰ型：单一的供血动脉；Ⅱ型：两根以上的供血动脉。

4. 混合型AVM 累及范围广，病变血管构成复杂，可为AVM、AVF、海绵状血管瘤等多种病变的合并存在。

脊髓血管畸形的临床表现主要为不同程度的脊髓功能受损。

【影像学检查方法】★★★△△

1. X线平片 价值有限。

2. 数字减影血管造影（DSA） 可清晰显示畸形血管的部位和特征，是该病变诊断和正确分型的金标准。

3. CT血管造影（CTA） 具有高对比度和高分辨率，结合CT平扫还可敏感显示出血灶及钙化灶，目前可作为该病的首选检查方法。

4. MRI 检查无需使用碘对比剂，无辐射伤害，是确诊该病的重要手段，可显示异常的流空血管，并可显示脊髓的缺血性和出血性改变。

【影像学表现】★★★△△△

1. CT表现

（1）脊髓增粗；脊髓水肿。

（2）如伴出血或钙化可显示高密度灶。

（3）CTA可显示髓内或髓周异常增粗的纡曲血管。

2. MRI表现

（1）清晰显示髓内或髓周的异常流空血管：在T1WI及T2WI上均表现为纡曲的匍行状或点条状无信号影，沿脊髓背侧走行的粗大引流静脉呈蚯蚓状无信号影。

（2）显示动静脉瘘窃血导致的脊髓缺血及出血：脊髓增粗；脊髓缺血及水肿时，T1WI表现为边界不清的低信号影，T2WI呈高信号；脊髓出血时，依据出血的不同期相，可表现为不同的MR信号特征。

（3）清晰显示传统脊髓血管造影无阳性发现的隐匿性血管畸形。

3. DSA表现

（1）髓内AVM：可显示供血动脉、异常血管团和引流静脉。

（2）髓周AVF：显示由一支或数支脊髓前、后动脉的分支和脊髓前、后静脉直接交通，两者之间无毛细血管网。

（3）硬膜AVF：由一支或数支硬脊膜动脉分支，经硬膜瘘口引流到纡曲扩张的脊髓后静脉内，可累及数个脊髓节段或脊髓全长。

（4）混合型AVM：为以上各型的并存。

【鉴别诊断】★★△△

血管网状细胞瘤：血管母细胞瘤在脊髓背侧也可见粗大的流空血管影，但在髓内多存在伴有壁结节的囊实性病变，增强后壁结节可明显强化。而脊髓血管畸形无脊髓囊变区，且无强化的壁结节。

三、脊髓梗死

【概况】★★△△

脊髓梗死是继发脊髓缺血性病变基础上脊髓进一步缺血、坏死、功能障碍的血管性疾病。

【相关临床】★△

1. 短暂性脊髓缺血发作 症状发生在24 h内，可恢复。

2. 脊髓梗死 发病时有突然发作的神经根性疼痛，梗死后疼痛减轻甚至停止，依据梗死动脉血供及脊髓缺血部位出现不同的脊髓损害表现。

【影像学检查方法】★★★△△

1. X线平片 价值有限。

2. 数字减影血管造影（DSA） 可显示病变邻近

的动脉改变，具有创伤性。

3. CT 血管造影（CTA） 可以无创伤性地显示病变邻近的动脉改变。

4. MRI 检查无需使用碘对比剂，无辐射伤害，是确诊该病的重要手段，可显示脊髓病变缺血性改变。

【影像学表现】★★★△△△

1. X 线表现及 CT 表现 诊断困难。

2. MRI 表现 急性期脊髓增粗，呈长 T1 长 T2 信号，增强检查可见细小斑片状强化；慢性期显示脊髓萎缩、变细。

3. 血管造影 可显示中断的肋间动脉、腰动脉及根髓动脉分支。

【鉴别诊断】★★△△

需与脊髓脱髓鞘病变及脊髓血管畸形鉴别诊断。

1. 多发性硬化 病变以侧索和后索多见，多累及脊髓周边白质区，偏心分布，小于脊髓横截面面积的 1/2，而脊髓梗死常累及脊髓灰白质。

2. 脊髓血管畸形 缺血及水肿脊髓周围见多发异常血管影，而脊髓梗死处见中断小动脉影。

四、脊髓积水和脊髓空洞

【概况】★★△△

脊髓积水是指衬以室管膜的中央管扩张，常由先天性原因如 Chiari 畸形或后天原因如炎症粘连等至第四脑室出口不畅，具有波动性的脑脊液通过正中孔不断冲击中央管使之扩张。脊髓空洞是指脊髓内衬以胶质细胞的囊腔，可由肿瘤、外伤、炎症引起，但两者常同时存在，相互交通，影像学无法区分，因此统称脊髓空洞症。

【相关临床】★△

25～40 岁多发；典型表现为痛、温觉功能紊乱、肌萎缩，上肢深部腱反射减弱，痉挛性偏瘫。

【影像学检查方法】★★★△△

X 线平片：价值有限。

CT：可显示脊髓形态变化及明显的密度改变。

MRI：由于具有良好的软组织分辨率，是显示脊髓病变的首要检查方法，能直接显示病灶的部位和范围，多参数多序列成像能较好地显示病灶内部的信号的改变。

【影像学表现】★★★△△△

1. X 线表现 严重者可见椎弓根间距增宽。

2. CT 表现 髓内低密度病灶，边界清，CT 值与脑脊液相同，相应脊髓膨大，增强检查无强化。

3. MRI 表现 矢状面能很好地显示病变范围、程度，往往能同时发现病因。脊髓增粗，脊髓中央管状扩张呈长 T1 长 T2 信号，与脑脊液信号相似，有时 T2WI 由于脑脊液波动造成信号丢失，表现为低信号，出现此征象说明积水压力高，可能需要外科引流。

（佘德君 邢 振 曹代荣）

参 考 文 献

[1] Ando K, Imagama S, Ito Z, et al. Differentiation of spinal schwannomas and myxopapillary ependymomas: MR imaging and pathologic features. J Spinal Disord Tech, 2014, 27(2): 105-110.

[2] Chung J Y, Lee J J, Kim H J, et al. Characterization of magnetic resonance images for spinal cord tumors. Asian Spine J, 2008, 2(1): 15-21.

[3] Takemoto K, Matsumura Y, Hashimoto H, et al. MR imaging of intraspinal tumors--capability in histological differentiation and compartmentalization of extramedullary tumors. Neuroradiology, 1988, 30(4): 303-309.

[4] Zimmerman R A, Bilaniuk L T. Imaging of tumors of the spinal canal and cord. Radiol Clin North Am, 1988, 26(5): 965-1007.

[5] Taschner CA, Brendecke S, Freiman T, et al. Freiburg neuropathology case conference: an intradural mass lesion of the lumbar spine. Clin Neuroradiol, 2012, 22(2): 175-179.

[6] Koeller KK, Rosenblum RS, Morrison AL.Neoplasms of the Spinal Cord and Filum Terminale: Radiologic-Pathologic Correlation. Radiographics, 2000, 20(6): 1721-1749.

[7] Yasuda T, Hasegawa T, Yamato Y, et al. Relationship between Spinal Hemangioblastoma Location and Age. Asian Spine J, 2016, 10(2): 309-313.

[8] Li X, Wang J, Niu J, et al. Diagnosis and microsurgical treatment of spinal

hemangioblastoma. Neurol Sci, . 2016, 37(6): 899-906.

[9] Pruksakorn P, Siwanuwatn R, Snabboon T. Spinal hemangioblastoma. Am J Med Sci, 2011, 342(3): 240.

[10] Boo S, Hartel J, Hogg JP. Vascular abnormalities of the spine: an imaging review. Curr Probl Diagn Radiol, 2010, 39(3): 110-117.

[11] Yang KH, Lee HR, Yi SY, et al. Intramedullary spinal cord metastasis from rectal cancer. Ann Coloproctol, 2014, 30(5): 237-240.

[12] Rykken JB, Diehn FE, Hunt CH, et al. Intramedullary spinal cord metastases: MRI and relevant clinical features from a 13-year institutional case series. AJNR Am J Neuroradiol, 2013, 34(10): 2043-2049.

[13] Polman CH, Reingold SC, Banwell B, et al. Diagnostic criteria for multiple sclerosis: 2010 revisions to the McDonald criteria. Ann Neurol, 2011, 69(2): 292-302.

[14] Kearney H, Miller DH, Ciccarelli O. Spinal cord MRI in multiple sclerosis-diagnostic, prognostic and clinical value. Nat Rev Neuro, 2015, 11(6): 327-338.

[15] Pekcevik Y, Mitchell CH, Mealy MA, et al. Differentiating neuromyelitis optica from other causes of longitudinally extensive transverse myelitis on spinal magnetic resonance imaging. Mult Scler, 2016, 22(3): 302-311.

[16] Yonezu T, Ito S, Mori M, et al. “Bright spotty lesions” on spinal magnetic resonance imaging differentiate neuromyelitis optica from multiple sclerosis. Mult Scler, 2014, 20(3): 331-337.

[17] Wingerchuk DM, Banwell B, Bennett JL, et al. International consensus diagnostic criteria for neuromyelitis optica spectrum disorders. Neurology, 2015, 85(2): 177-189.

[18] Lee J, Lim Y M, Suh DC, et al. Clinical presentation, imaging findings, and prognosis of spinal dural arteriovenous fistula. Journal of Clinical Neuroscience, 2016, 26: 105-109.

[19] Jain VK, Kumar S, Singh RK, et al. “Spinal intramedullary cavernous venous malformation” : A dormant volcano. Egyptian Journal of Radiology & Nuclear Medicine, 2016, 47(1): 263-265.

[20] Zogopoulos P, Nakamura H, Ozaki T, et al. Endovascular and Surgical Treatment of Spinal Dural Arteriovenous Fistulas: Assessment of Post-treatment Clinical Outcome. Neurologia medico-chirurgica, 2015, 15(3): 279-282.

[21] Munyon CN, Hart DJ. Vascular disease of the spine. Neurologist, 2015, 19(5): 121-127.

[22] 祁吉. 放射学高级教程. 北京：人民军医出版社，2009.

第三篇

头　颈　部

第20章 耳和颞骨

第1节 检查技术及正常解剖

一、CT影像解剖

CT是目前耳部及颞骨最主要的影像学检查方法，基本扫描位包括横断位及冠状位，横断位扫描基线通常为眶下缘与外耳孔连线，上达颞骨岩部，下至外耳道底。冠状位基线大致与听眦线垂直。CT扫描采用小扫描野，一般14 cm×14 cm～18 cm×18 cm。矩阵512×512，层厚通常为1～2 mm。

CT影像解剖：横断位前半规管层面主要显示前半规管，其下走行弓下动脉。总脚层面可见上、后半规管及前庭导水管。前庭-半规管层面显示前庭、外半规管、后半规管、前庭导水管、内耳道及面神经管迷路段。砧镫关节层面主要显示锤骨头与砧骨体形成的砧镫关节，鼓室内侧壁可见面神经鼓室段，内耳结构可见前庭、耳蜗、后半规管、内耳道。前庭窗层面可见镫骨、锤骨及砧骨长脚。蜗窗层面内耳结构可见耳蜗、前庭窗、蜗窗、耳蜗导水管，鼓室内可见锤骨柄、砧骨长脚、鼓膜张肌，鼓室后壁可见椎隆起，椎隆起内侧为鼓室窦，外侧为面神经隐窝。鼓岬层面可见外耳道、锤骨柄、耳蜗底周。咽鼓管层面可见咽鼓管骨性段、下鼓室、外耳道、颈动脉管、颈静脉窝、面神经管乳突段。冠状位膝状窝层面可见面神经管膝部、下方为鼓膜张肌。耳蜗层面可见耳蜗顶周及中周。耳蜗外上方面神经管迷路段和鼓室段，鼓室段下方可见鼓膜张肌。上鼓室层面可见鼓室上隐窝，前庭窗层面可见外耳道、砧骨长脚、前半规管、外半规管、前庭、耳蜗底周、鼓岬、内耳道等结构。蜗窗可见蜗窗、前半规管、外半规管、前庭、面神经管鼓室段。后半规管层面可见后半规管和前庭导水管。

二、MRI影像解剖

MRI常规检查序列通常采用二维自旋回波序列或快速自旋回波序列，检查序列包括横断位、冠状位、脂肪抑制序列及非脂肪抑制像、T1WI以及T2WI。增强扫描采用快速自旋回波序列。内耳水成像是通过重T2WI突出液态水信号，常采用三维快速自旋回波序列或双激发平衡式稳态进动序列，层厚采用0.5 mm或1 mm。

MRI解剖简述：耳部MRI主要显示内耳及内耳结构，内耳迷路影像解剖类似CT，在内听道层面可区分内听道内面神经和听神经，正常情况下耳蜗、前庭及半规管信号与脑脊液信号一致，耳蜗中央稍低信号为蜗轴结构，面神经在T1WI和T2WI均呈中等信号。

（李　铮　鲜军舫　王振常）

第2节 变异及先天畸形

一、外耳道畸形

【概况】★★△△

1. 先天性外耳道畸形（congenital malformations of the external ear）为先天性耳郭和外耳道的发育异常，包括外耳道闭锁及狭窄。

2. 先天性外耳道闭锁可分为骨性闭锁及膜性闭锁，以骨性闭锁最为常见。

3. 可合并中耳畸形或合并其他同源腮弓发育异常，如面神经管异常，但较少合并内耳畸形。先天性外中耳畸形，又称先天性小耳畸形，以耳郭呈肉赘样改变，外耳道闭锁，中耳畸形为主要表现。

【相关临床】★△

临床表现为耳郭不同程度的畸形，无外耳道或外耳道狭窄、小鼓膜，多合并中耳结构发育异常及面神经管走形异常。家族性或伴其他综合征（如Crouzon综合征）者多为双侧发病，不合并者多为单侧，患者会出现传导性聋。

【影像学检查方法】★△

高分辨颞骨CT是最佳检查方法，结合多平面重建技术可较准确地测量闭锁板厚度。

【影像学表现】★★★△△△

1. 不同程度的耳郭畸形。

2. 外耳道骨性或膜性闭锁：多为鼓骨发育异常所致，骨性闭锁表现为外耳道位置为骨性闭锁板；膜性闭锁表现为外耳道骨管发育，在鼓室外下方髁突与乳突之间软组织影填充。

3. 外耳道狭窄：外耳道前后径或上下径<4 mm，常伴小鼓膜。

4. 先天性外耳道闭锁常伴胆脂瘤，表现为外耳道膨胀性软组织影，骨性外耳道扩大。

5. 常伴中耳畸形：包括鼓室狭小、锤砧骨形态异常，锤砧关节融合，镫骨缺如等，还可伴有前庭窗闭锁、面神经鼓室段低位和乳突段前移及颞骨畸形。

【鉴别诊断】★★△△

1. 外耳道外生骨疣：常为双侧，位于外耳道峡部内侧；常有冷水游泳史；耳郭及中耳正常。

2. 外耳道骨瘤：单侧多见，多表现为位于外耳道峡部外侧的骨性隆起；耳郭及中耳结构正常。

3. 外耳道胆脂瘤：外耳道内软组织肿块伴周围骨质吸收膨大；耳郭正常；可累及听小骨。

二、中耳畸形

【概况】★★△△

1. 单纯性中耳畸形可分为听骨链畸形；前庭窗及蜗窗畸形；中耳其他结构畸形，如面神经管畸形、咽鼓管畸形等。

2. 中耳畸形常合并外耳畸形。单纯中耳畸形少见，以镫骨畸形最为常见。

【相关临床】★△

先天性中耳畸形有三种情况：1. 外耳道、鼓膜已发育，仅中耳畸形，如镫骨、锤砧或砧镫关节畸形，表现为传导性聋。2. 伴有外耳道闭锁，小耳畸形。3. 伴有颌面部、颅脑或其他畸形。中耳畸形的听力损失>30 dB，呈传导性聋，听力损失超过60 dB且有骨传导下降时，可能合并内耳畸形。

【影像学检查方法】★△

高分辨颞骨CT是最佳检查方法。MPR技术可以更直观地显示听骨链畸形。

【影像学表现】★★★△△△

1. 鼓室壁畸形 岩鳞裂未闭合，鼓室上壁、下壁缺如，致颈静脉球凸入鼓室腔。

2. 鼓室腔畸形 鼓室腔狭小或形态异常，多见于伴有外耳道先天闭锁的患者。

3. 听骨畸形 主要为听小骨融合固定、听小骨部分或全部未发育、听小骨位置异常以及听小骨与鼓室壁发生粘连固定。其中以锤骨柄、砧骨长脚发育不全、锤砧关节融合及砧镫关节离断最为常见，镫骨畸形及缺如也较为常见。

4. 面神经管畸形 HRCT常见面神经管位置异常。多为鼓室段下移，可在前庭窗下方横越鼓岬，或在镫骨足弓间穿越足板，遮盖前庭窗。乳突段前移，表现为在正常部位前方或后方下行，或不经过茎乳孔在蜗窗水平弯向前方。

5. 两窗畸形 前庭窗未发育或狭窄（<1 mm的裂隙状）。前庭窗缺如常伴有蜗窗缺如、面神经畸形、内耳畸形等。

6. 咽鼓管畸形 可伴有咽鼓管狭窄或增宽，无圆枕或咽鼓管咽口闭塞等。

7. 乳突、鼓室窦畸形 鼓室窦畸形可出现小鼓室窦、鼓室窦缺如或内移。乳突畸形可有鳞乳缝未闭、乳突尖为发育等。

8. 可合并先天性胆脂瘤 多位于岩尖、乳突、鼓室及鳞部。

【鉴别诊断】★★△△

1. 胆脂瘤或慢性中耳炎听骨链破坏 中耳炎患者多有流脓病史，中耳乳突骨质常硬化，中耳乳突内软组织影，听小骨可部分或全部缺损，但残存听小骨位置形态正常。中耳炎合并胆脂瘤时可见局部外耳道、鼓室腔扩大、膨胀，鼓室盾板变钝。

2. 外伤后听骨链损伤 既往听力正常，外伤病史；颞骨鳞部或乳突部见骨折线，中耳乳突积液；位置或对位异常，局部骨质连续性中断，但听小骨整体形态正常。

三、内耳畸形

【概况】★★△△

1．内耳畸形是导致儿童感音神经性耳聋的主要原因。

2．内耳畸形可发生于骨迷路和膜迷路，其中20%为骨迷路畸形，80%为膜迷路畸形。膜迷路畸形可无影像学改变。

3．内耳畸形可发生于一侧或双侧。

四、耳蜗畸形

（一）Michel畸形

【概况】★★△△

1．妊娠第3周听基板分化受阻所致。为内耳结构完全未发育，是内耳畸形中最严重的一型。

2．少见，在内耳畸形中所占比例不到1%。

【相关临床】★△

患者出生时即出现完全性感音性耳聋，人工耳蜗电极无法植入，是人工耳蜗植入的绝对禁忌证。

【影像学检查方法】★△

首选颞骨HRCT。

【影像学表现】★★★△△△

颞骨岩部无耳蜗、前庭、半规管等内耳结构，相应部位为骨性密度。MR T2WI迷路区没有正常的高信号。

（二）耳蜗未发育

【概况】★★△△

耳蜗未发育为胚胎第3周末发育障碍所致，约占耳蜗发育畸形的3%左右。

【相关临床】★△

患者完全无听力。

【影像学检查方法】★△

首选颞骨HRCT。

【影像学表现】★★★△△△

耳蜗结构缺如，前庭与半规管融合成囊状。MR内耳水成像见正常耳蜗缺如，前庭及半规管融合成高信号圆形囊状结构。

（三）共腔畸形

【概况】★★△△

共腔畸形为胚胎第4周发育障碍所致，已经分化成听囊，但耳蜗、前庭及半规管尚未形成。

【相关临床】★△

患者可有部分听力，人工耳蜗植入治疗有效。

【影像学检查方法】★△

首选颞骨HRCT。

【影像学表现】★★★△△△

1．耳蜗与前庭融合，呈哑铃状、椭圆形或圆形，中间有一骨性分隔或隆起。

2．耳蜗内无螺旋板结构。

（四）耳蜗不完全分隔I型

【概况】★★△△

耳蜗不完全分隔I型为胚胎第5周发育障碍所致。

【影像学检查方法】★△

首选颞骨HRCT。

【影像学表现】★★★△△△

1．耳蜗呈囊状，无蜗轴，耳蜗不足一周。

2．前庭常扩张。

（五）耳蜗发育不全

【概况】★★△△

耳蜗发育不全为胚胎第6周发育障碍所致，约占耳蜗发育异常的15%。

【影像学检查方法】★△

首选颞骨HRCT。

【影像学表现】★★★△△△

1．前庭和耳蜗结构分开。耳蜗形态异常，螺旋板小于两周。

2．常伴有前庭扩大和半规管畸形。

（6）耳蜗发育不全II型

【概况】★★△△

1. 耳蜗发育不全II型为胚胎第7周发育障碍所致。

2. 又称 Mondini 畸形，是最常见的耳蜗畸形。

【相关临床】★△

感音性耳聋，以低频听力受损为主。

【影像学检查方法】★△

首选颞骨 HRCT。

【影像学表现】★★★△△△

1. 耳蜗发育约1.5周，耳蜗顶、中周融合呈囊腔，底周正常或轻度扩大，蜗轴发育不良。

2. 可伴有前庭导水管扩大，前庭扩大，半规管短小畸形，内耳道发育不良。

五、前庭畸形

【概况】★★△△

1. 前庭畸形常见前庭扩大、前庭缺如、前庭发育不全，可伴发于多种耳蜗畸形。

2. 前庭畸形中以前庭扩大最为常见。

【相关临床】★△

伴有耳蜗等畸形时出现感音性耳聋。

【影像学检查方法】★△

首选颞骨 HRCT。

【影像学表现】★★★△△△

1. 前庭扩大：横断面前庭左右径超过3.4 mm，冠状面左右径超过3.2 mm。

2. 前庭发育不全：前庭短小。

3. 前庭缺如：前庭结构被骨质结构代替。

六、半规管畸形

【概况】★★△△

1. 半规管畸形以外半规管畸形最常见。

2. 常合并前庭畸形，表现为前庭扩大，外半规管短粗。

【影像学检查方法】★△

首选颞骨 HRCT。

【影像学表现】★★★△△△

1. 半规管畸形可表现为半规管增宽、短粗或缺如。

2. 最常表现为半规管骨岛小或缺如，半规管与前庭融合呈腔。

七、前庭导水管扩大

【概况】★★△△

前庭导水管扩大，也称大前庭导水管综合征，是最常见的内耳畸形，常双侧多发。

【相关临床】★△

婴幼儿时出现渐进性或波动性听力下降。

【影像学检查方法】★△

首选颞骨 HRCT，MRI 可显示内淋巴囊扩大。

【影像学表现】★★★△△△

1. 前庭导水管开口呈喇叭状，中点直径＞1.5 mm，或有与总脚相通的趋势。

2. MRI 表现为内淋巴囊骨内部中点直径＞1.5 mm，骨外部＞3.8 mm。

八、内听道及听神经发育畸形

【概况】★★△△

1. 内听道畸形表现为内听道缺如、狭窄或扩大。

2. 听神经发育畸形主要表现为蜗神经或前庭神经发育不良，以蜗神经缺失或纤细最为常见。

【影像学检查方法】★△

颞骨 HRCT 观察内听道及蜗神经孔，MRI 3D-FIESTA 垂直和平行于内听道扫描可更好的显示蜗神经情况。

【影像学表现】★★★△△△

1. 内听道狭窄：内听道直径＜2 mm，常伴有蜗神经发育不良，蜗神经孔狭窄或闭锁。

2. 内听道扩大：内听道宽度＞6 mm。

3. 听神经发育不良：表现为前庭神经或蜗神经

细小或缺失，蜗孔狭窄（≤1.5 mm）或闭锁。

九、颈内动脉走行异常

【概况】★★△△

1. 颈内动脉走行异常，也称为迷走颈内动脉，是一种少见的血管畸形，20岁以下年轻女性多见。

2. 为颈内动脉管与中耳腔之间骨板缺失，颈内动脉突入中耳腔所致。

【相关临床】★△

患侧可无临床体征，或表现为进行性听力下降、耳鸣、眩晕、耳痛等症状。耳镜表现为红色肿块。

【影像学检查方法】★△

高分辨颞骨CT、MRI或MRA都可选择，血管造影可帮助确诊。

【影像学表现】★★★△△△

颈内动脉管与中耳腔之间骨性结构缺失，颈内动脉岩骨段纡曲，突入下鼓室内。

【鉴别诊断】★★△△

鼓室球瘤：中年女性多见，搏动性耳鸣；鼓岬外侧的下鼓室内小肿块，颈内动脉管与中耳腔之间骨性结构完整，增强后病变明显强化。

（李　铮　鲜军舫　王振常）

第3节　颞骨病变

一、坏死性外耳道炎

【概况】★★△△

1. 坏死性外耳道炎：外耳道皮肤及骨质的进行性坏死性炎症。是一种可以致死的感染性疾病。

2. 多发生于糖尿病或机体免疫力下降的患者。

【相关临床】★△

1. 致病菌多为铜绿假单胞杆菌，其分泌的内外毒素可破坏周围组织。

2. 常发生于糖尿病患者，表现为持续性耳痛、耳闷、流脓和听力下降。耳痛较剧烈且一般抗炎治疗效果不佳。

3. 可扩散至颅内，引起颅内感染。

【影像学检查方法】★△

颞骨CT可观察病变对病变区及周围骨质的侵蚀破坏。MRI可清楚地显示外耳道周围、颅底软组织及颅内的感染情况。

【影像学表现】★★★△△△

1. 坏死性外耳道炎多发生于外耳道骨部与软骨部交界处。

2. CT：早期仅表现为外耳道软组织增厚，随病情进展可出现外耳道骨壁虫蚀样骨质破坏，多首先表现为下壁受累，并逐渐累及周围结构，如面神经管等。

3. MRI：可显示外耳道周围软组织，邻近骨髓腔及颅底、颅内受累情况。

【鉴别诊断】★★△△

外耳道癌：两者影像表现相似，但外耳道癌患者多不伴有糖尿病或免疫抑制状态，抗炎治疗无效，需依靠病理学检查确诊。

二、中耳乳突炎

【概况】★★△△

1. 中耳乳突炎分为急性中耳乳突炎、慢性中耳乳突炎及胆脂瘤型中耳乳突炎。

2. 急性中耳乳突炎：多见于儿童，常由于上呼吸道感染向上经咽鼓管累及中耳及乳突腔。

3. 慢性中耳乳突炎：病程较长，多由于毒力较低的细菌感染或急性中耳炎迁延不愈引起。

4. 胆脂瘤型中耳乳突炎：即获得性胆脂瘤，详见胆脂瘤部分。

【相关临床】★△

急性中耳乳突炎：多有上呼吸道感染病史；耳闷、耳胀、耳痛及听力下降；耳镜检查可见鼓膜内陷，充血水肿。

慢性中耳乳突炎：外耳道长期流脓、流水，反复发作；传导性听力下降。

【影像学检查方法】★△

颞骨HRCT为首选检查方法，当患者出现迷路炎、面神经症状及颅内感染时应联合 MRI 检查。

【影像学表现】★★★△△

1. 急性中耳乳突炎 乳突蜂房、乳突窦及鼓室腔等区域透亮度减低，内见软组织密度影。蜂房间隔多完整，严重者可破坏骨质，引起颅内感染。

2. 慢性中耳乳突炎 常伴有鼓膜增厚、穿孔；乳突蜂房、乳突窦及鼓室腔等区域透亮度减低；中耳乳突区骨质增生硬化，听小骨骨质毛糙或破坏；可伴有鼓室硬化症，表现为中耳乳突区高密度钙化灶。

【鉴别诊断】★★△△

各种类型中耳乳突炎之间进行鉴别，可根据临床病史帮助鉴别。

三、胆脂瘤

【概况】★★△△

1. 胆脂瘤：角化鳞状上皮聚集所形成，可破坏周围骨质。

2. 根据起源可分为先天性胆脂瘤和后天性（获得性）胆脂瘤。先天性胆脂瘤可进一步分为颞骨先天性胆脂瘤和先天性中耳畸形伴中耳胆脂瘤，后天性胆脂瘤又可分为后天原发性胆脂瘤和后天继发性胆脂瘤。

【相关临床】★△

1. 先天性胆脂瘤：多位于颞骨岩部；呈白色豆渣状。

2. 后天原发胆脂瘤无化脓性中耳炎病史，起病隐匿。后天继发性胆脂瘤继发于慢性化脓性中耳乳突炎。

【影像学检查方法】★△

颞骨 HRCT 为胆脂瘤术前的首选检查方法，有助于了解病变范围和骨质破坏情况。MRI 可以更好地发现胆脂瘤对于迷路及颅内的累及情况，DWI 序列可作为鉴别诊断的重要依据。

【影像学表现】★★★△△

1. 先天性胆脂瘤 最常见于岩尖部；岩尖骨质膨胀，内见软组织肿块，边缘骨质硬化。

2. 后天性胆脂瘤 中耳上鼓室腔内听小骨外侧软组织肿块；鼓室盾板和前部骨嵴受侵蚀；鼓室上隐窝扩大；听小骨及鼓室天盖可见受侵蚀，严重者可累及颅内。

3. 外耳道胆脂瘤 外耳道软组织肿块伴外耳道扩大；下壁受累为主，边缘硬化；病变较大时可累及中耳结构。

4. 胆脂瘤 MRI 特点 与脑灰质相比，T1 呈等至略低信号，T2 呈等或稍高信号，DWI 呈明显高信号，增强后病变本身不强化，周围并发炎症时有环形强化。

【鉴别诊断】★★△△

1. 胆固醇肉芽肿 T1、T2 均为高信号。

2. 慢性化脓性中耳炎 骨质以硬化为主，一般无鼓室盾板破坏和鼓室上隐窝扩大。

3. 鼓室球瘤 增强后病变明显强化。

4. 外耳道癌 好发生于中老年人，骨质破坏严重，耳镜检查结果可帮助鉴别。

四、迷路炎

【概况】★★△△

1. 迷路炎为细菌、病毒或其他病原体引起的内耳迷路的感染性病变，主要分为局限性迷路炎、浆液性迷路炎及化脓性迷路炎。

2. 最常见于中耳乳突炎直接侵犯迷路所致。

【相关临床】★△

1. 局限性迷路炎：临床症状包括发作性或继发性眩晕，可伴有自发性眼震和传导性聋。

2. 浆液性迷路炎：纤维素渗出为主的非化脓性炎，表现为持续性眩晕、呕吐及平衡失调等，出现感音性及混合性聋。

3. 化脓性迷路炎：多由中耳或颅内等迷路周围结构感染引起，若患者出现发热、头痛、脑脊液压力增高伴白细胞增高者多提示颅内感染。

【影像学检查方法】★△

MRI 为首选检查方法，可用于观察迷路内信号情况，可在较早期发现病变，CT 检查价值在于排除导致迷路感染的其他病变或伴发的内耳畸形，晚期时可用于评价迷路骨化程度，对迷路骨质改变评估优于 MRI。

【影像学表现】★★★△△

1. 局限性迷路炎及浆液性迷路炎 MRI T2 信号

局灶性或弥漫性减低，增强后迷路内可有轻度强化，CT多无阳性发现。

2. 化脓性迷路炎 急性期及亚急性期MRI可见迷路内T2液性高信号减低，增强后可见强化。慢性期迷路逐渐出现骨化表现，骨质沉积可为局灶性或弥漫性，耳蜗底周多见，CT见迷路内骨螺旋板增厚、迷路腔狭窄至消失；MRI显示迷路内T2高信号减低或消失，完全骨化者无法辨认迷路结构。

【鉴别诊断】★★△△

1. Michel畸形 多无颅内感染病史；耳蜗和前庭缺如，迷路外侧缘偏平或凹陷。

2. 耳蜗型耳硬化症 耳蜗周围骨质密度减低，双环征。

3. 迷路内肿瘤 迷路内神经鞘瘤为主，好发于耳蜗底周和中周，T2呈等或略低信号，增强后病变明显、均匀强化。

五、耳硬化症

【概况】★★△△

耳硬化症为骨迷路致密骨质被富含细胞和血管的海绵状骨质所代替而产生的疾病，病因尚不明。

【相关临床】★△

1. 耳硬化症最常见的症状为耳聋和耳鸣。耳硬化症中85%为窗型，15%为耳蜗型，成人传导性耳聋中前庭窗型耳硬化症约占90%。

2. 约半数患者骨导曲线可出现卡哈切迹，少数患者耳镜检查可见鼓膜后方彩色血管区，即Schwartze征。

【影像学检查方法】★△

颞骨HRCT为首选检查方法。

【影像学表现】★★★△△△

1. 耳硬化症最常累及前庭窗前区，蜗窗区，耳蜗周围，病变范围较大时可以相互融合，CT表现为病变区骨质密度减低，多双侧发病。

2. 前庭窗前区为病变最好发区域，主要累及镫骨底板，匙突和鼓岬之间的区域。蜗窗型可见蜗窗边缘低密度灶。

3. 耳蜗型表现为耳蜗周围条状骨质密度减低区，典型者呈“双环征”，包绕耳蜗或半规管周围。

【鉴别诊断】★★△△

1. 先天性镫骨固定 患者自幼耳聋，无听力渐进性减低，HRCT多无阳性表现。

2. Paget病 颅骨弥漫性受累，患者年龄多大于50岁，骨质密度不均匀减低，呈棉絮状或花生壳状。

3. 骨纤维异常增殖症 多见于30岁以下，骨质肥厚，骨小梁模糊呈磨玻璃改变。

六、前半规管裂综合征

【概况】★★△△

前半规管裂综合征是一种由前半规管局部骨质缺失所导致的前庭和耳蜗相关症状的综合征，国外发病率约0.5%。

【相关临床】★△

主要表现为平衡障碍、眩晕、低频听力下降、耳鸣、低频气骨传导差值增大，特征为自声增强、强声刺激诱发眩晕。特征检查主要有前庭诱发肌源性电位阈值减低，强声刺激后诱发慢性偏向健侧的垂直旋转性眼震。

【影像学检查方法】★△

颞骨HRCT为首选检查方法，多平面重组技术重建前半规管最大层面（重建Posch位）可帮助诊断。

【影像学表现】★★★△△△

典型表现为连续两个或两个以上层面见半规管骨壁局部缺失，以顶壁最多见。

【鉴别诊断】★★△△

颞骨外伤：常有明确外伤史；颞骨多结构受累，常可见清晰骨折线；常伴中耳乳突区积液、积血。

七、颈静脉球瘤

【概况】★★△△

颈静脉球瘤多来源于颈静脉球壁内的副神经节，女性较多见，男女比例约1：5，发病年龄跨度较大，平均年龄50岁。

【相关临床】★△

患者常出现搏动性耳鸣，病变可向上侵入鼓室内，破坏迷路及周围骨质，范围较大者可累及多组脑神经。病变血供丰富，术前对肿瘤责任血管进行栓塞治疗可减少术中出血，术后可复发。

【影像学检查方法】★△

MRI为首选检查方法，可观察肿瘤位置、范围及周围结构受累情况。血管造影可作为术前辅助诊治手段。

【影像学表现】★★★△△△

1. CT表现 颈静脉孔区扩大伴骨质侵蚀破坏，呈虫蚀样，边缘毛糙，病变可向上累及鼓室腔内。

2. MRI表现 病变T1呈等信号，T2为等高信号，增强后病变明显强化，内见点、条状的血管流空影，称为“胡椒盐征”。

【鉴别诊断】★★△△

1. 单侧颈静脉窝高位 颈静脉孔骨性边缘完整，形态规整。

2. 颈静脉孔区神经鞘瘤 颈静脉受压，颈静脉孔可扩大，边缘硬化，多呈囊实性，增强后实性部分中等至明显强化，无“胡椒盐征”。

3. 颈静脉孔区脑膜瘤 肿瘤密度、信号均匀，基底部骨质增生肥厚，MRI增强后可见脑膜尾征。

八、面神经鞘瘤

【概况】★★△△

面神经鞘瘤起源于面神经鞘的Schwann细胞，是一种生长缓慢的良性肿瘤，为最常见的面神经肿瘤，以面神经鼓室段最为好发，其次为膝状神经节和乳突段。

【相关临床】★△

典型表现为渐进性面瘫，发生于膝状神经节区的肿瘤出现面瘫症状较早。病变还可引起感音神经性或传导性聋，眩晕和耳鸣等症状。

【影像学检查方法】★△

CT和MRI为主要检查方法，CT主要发现肿瘤部位及周围骨质改变，MRI主要观察肿瘤部位、形态和信号特征。

【影像学表现】★★★△△△

1. CT表现 颞骨膨胀性改变，沿面神经走行区的软组织肿块，膝状神经节窝内的病变可见周围骨质翘起，呈抱球状。

2. MRI表现 T1呈等低信号，T2呈等高信号，增强后病变强化不均匀，常见囊变区。

【鉴别诊断】★★△△

1. Bell麻痹 增强后病变呈线状强化，无结节或肿块影。

2. 面神经血管瘤 CT显示肿瘤内部骨针样改变，增强后病变明显强化，多位于膝状神经节窝。

3. 胆脂瘤 面神经管骨质缺失，边缘硬化，增强后无强化或边缘强化，DWI呈高信号。

九、听神经瘤

【概况】★★△△

1. 听神经瘤起源于内听道内第Ⅷ对脑神经的神经鞘瘤。多起源于前庭神经，大多数桥小脑角区肿瘤为听神经瘤。

2. 双侧听神经瘤时需要考虑神经纤维瘤病II型。

【相关临床】★△

早期患者可出现耳鸣、听力下降、眩晕的症状。晚期病变可累及后颅窝引起颅内压增高，压迫小脑后可出现小脑功能障碍。

【影像学检查方法】★△

MRI检查为目前确诊听神经瘤的金标准。

【影像学表现】★★★△△△

1. CT表现 内耳道扩大，呈喇叭状，病变邻近骨质可出现压迹。病变长入桥小脑角池，可导致脑池增宽。

2. MRI表现 病变位于内听道内时，常呈椭圆形或管状，长入桥小脑角池时呈冰淇淋样，T1呈等低信号，T2呈等高信号，增强后病变呈囊实性不均匀强化，实性部分强化明显。

神经纤维瘤病II型患者可表现为双侧听神经瘤，还可伴有其他神经鞘瘤（三叉神经鞘瘤较多见）和脑膜瘤等。

【鉴别诊断】★★△△

1. 表皮样囊肿 T2Flair不完全抑制，呈“脏脑脊液”样，DWI呈高信号，增强后无强化，感染后可见环形强化。

2. **蛛网膜囊肿** 与脑脊液信号一致，增强后无强化。

3. **脑膜瘤** 宽基底与颞骨岩部相连，邻近骨质增生，T1、T2信号均匀，与脑灰质相比呈等信号，“脑膜尾征”。

十、外耳道癌

【概况】★★△△

外耳道癌以鳞癌最为常见，其次为腺癌，多起源于外耳道和耳郭。老年人较多见，常有慢性外耳道炎病史。

【相关临床】★△

早期多表现为耳痛，耳流脓、流血，传导性耳聋等症状，晚期可累及中耳腔，可出现耳前及颈部淋巴结转移。耳镜检查见外耳道内触之易出血的溃疡性肿块。

【影像学检查方法】★△

CT可观察病变对周围骨质破坏情况，MRI可更好的显示外耳道癌对周围组织的浸润情况，两者相结合为最优。

【影像学表现】★★★△△△

1. **CT表现** 外耳道内不规则软组织肿物，病变邻近的外耳道骨质多侵蚀破坏。病变易向中耳鼓室及深部蔓延。增强后病变明显不均匀强化。

2. **MRI表现** 外耳道内病变常呈等T1信号，T2呈等高信号，部分病变内可见不同时期出血信号，增强后病变明显不均匀强化，可见多发囊变坏死区。

【鉴别诊断】★★△△

1. **坏死性外耳道炎** 多见于老年糖尿病或免疫缺陷的患者，外耳道周围可见弥漫性炎性水肿，确诊需依靠病理检查。

2. **外耳道胆脂瘤** 病变常导致外耳道膨胀性扩大，边缘骨质硬化，增强后病变常边缘强化。

十一、中耳癌

【概况】★★△△

中耳癌是少见的头颈部恶性肿瘤，约0.2%，病理类型以鳞癌多见，其他包括腺癌、腺样囊性癌、基底细胞癌等。80%的中耳癌患者有慢性化脓性中耳炎病史。

【相关临床】★△

中耳癌常见的临床症状包括：耳内出血或血性、脓性分泌物，听力下降，耳闷、耳堵、耳鸣，面瘫，眩晕。患者常伴有中耳炎病史，早期常漏诊。

【影像学检查方法】★△

HRCT可准确显示病变对周围骨质的侵犯，MRI具有较高的软组织分辨率，可更好的显示肿瘤的范围及对周围组织的浸润情况，两者相结合为最优。

【影像学表现】★★★△△△

1. **CT表现** 表现为以中耳鼓室为中心的不规则软组织肿块，病变边缘不清，周围骨质毛糙，呈虫蚀样改变，边缘无硬化边。肿瘤易沿咽鼓管蔓延浸润。

2. **MRI表现** 病变T1多呈等、略低信号，T2呈等、略高信号，病变信号不均匀，增强后病变不均匀强化，病变多浸润咽鼓管、颈动脉管及面神经管等重要结构。

【鉴别诊断】★★△△

1. **颈静脉鼓室球瘤** 搏动性耳鸣；增强后病变明显强化。

2. **胆脂瘤** 病变多位于上鼓室，常破坏鼓室盾板，病变边缘骨质硬化，增强后病变不强化或环形强化。

3. **横纹肌肉瘤** 偶见于儿童或婴儿，骨质破坏广泛，增强后肿瘤不均匀明显强化。

（李 铮 鲜军舫 王振常）

第4节 耳部外伤

一、颞骨骨折

【概况】★★△△

颞骨骨折多见于头部外伤，以单侧为多。按骨折与岩尖关系可分成纵行骨折、横行骨折和混合性骨折。

【相关临床】★△

患者常表现为外伤后听力减退，常为传导性或混合性聋，内耳骨折时可出现感音性耳聋。患者还可出现脑神经损伤表现。

【影像学检查方法】★△

HRCT为最佳检查方法。

【影像学表现】★★★△△△

直接征象

1. 纵行骨折 最常见的类型，常由于顶部或颞骨外伤所致，颞骨骨折线与颞骨岩部长轴平行。纵行骨折又可分为前亚型（累及颞下颌关节）和后亚型（颞下颌关节未受累）。

2. 横行骨折 横行骨折常由于枕部外伤所致，骨折线与颞骨岩部长轴垂直。内侧亚型为骨折线通过内耳道底到面神经前膝部，外侧亚型为骨折线通过迷路，常伴有外淋巴漏。

3. 混合骨折 颞骨骨折同时包括横行骨折和纵行骨折。

间接征象主要包括中耳乳突区积液、积血，听小骨骨折、脱位，面神经管骨折。

【鉴别诊断】★★△△

主要与颅缝、血管沟鉴别，颅缝和血管沟形态自然，走行连续，边缘有骨皮质延续。颞骨骨折无骨皮质延续，常伴局部移位和中耳乳突积液。

二、听骨链外伤

【概况】★★△△

听骨链外伤包括听小骨脱位和骨折两种。脱位常发生于砧骨，骨折常发生于锤骨颈部、砧骨长脚和镫骨脚。

【相关临床】★△

患者均表现为传导性聋。

【影像学检查方法】★△

HRCT为最佳检查方法。

【影像学表现】★★★△△△

1. 听小骨脱位或半脱位常发生于锤砧关节、砧镫关节和镫骨前庭，常见关节间隙增宽、错位和分离。

2. 听小骨骨折常见部位有锤骨颈、砧骨长脚和镫骨脚。

【鉴别诊断】★★△△

主要与听小骨畸形鉴别。听小骨畸形患者既往听力欠佳或无听力，无外伤病史；听小骨形态不自然。听小骨外伤既往听力正常，外伤病史；颞骨鳞部或乳突部见骨折线，中耳乳突积液；听小骨整体形态正常。

三、外伤性脑脊液耳漏

【概况】★★△△

颞骨骨折导致硬脑膜撕裂，蛛网膜下腔与中耳相通，形成脑脊液耳漏。

【相关临床】★△

患者常伴有外耳道血性或清亮液体，鼓膜完整者可通过咽鼓管从鼻部流出。

【影像学检查方法】★△

MR水成像是最佳检查方法。

【影像学表现】★★★△△△

1. CT表现 外伤性脑脊液耳漏常见外、中、内耳或颅底骨折，中耳脑膜膨出以及乳突积液等改变。脑池造影可明确显示脑池内高密度造影剂进入中耳腔内。

2. MRI表现 水成像和T2WI可见颅腔内脑脊液高信号与耳内高信号直接相通，部分患者可见鼓室内脑膜膨出。

【鉴别诊断】★★△△

1. 渗出性中耳乳突炎 无外伤史，颅骨完整。

2. 外伤后中耳乳突积液 MR水成像显示脑池或蛛网膜下腔不相通。

四、面神经管骨折

【概况】★★△△

面神经管骨折多见于颞骨骨折或医源性损伤，外伤是引起周围性面瘫的第二常见原因。

【相关临床】★△

面神经管骨折常伴有头部外伤史，尤其是颞骨骨折，最常见的临床表现为面瘫。面神经损伤可分为三级：1. 神经传导功能障碍，2. 神经轴索中断，3. 神经断裂。

【影像学检查方法】★△

颞骨 HRCT 可直接显示面神经管骨折，MRI 可更好地显示面神经损伤程度和范围。

【影像学表现】★★★△△△

CT 可显示面神经管骨折部位，直接征象为骨折线通过面神经管壁、断端可成角或移位，患者出现面瘫症状时可间接判断面神经损伤。颞骨纵行骨折常累及面神经膝状神经节窝和鼓室段，横行骨折常累及面神经迷路段和内耳结构。

MRI 可见受损部位面神经水肿增粗、出血，甚至断裂。水肿表现为 T1 低信号，T2 高信号，增强后轻度强化，如 T1 出现高信号常提示出血。

（李 铮 鲜军舫 王振常）

参 考 文 献

[1] Reith W, Yilmaz U, Heumüller I, et al. Malformations and abnormalities of the petrous portion of the temporal bone. Radiologe, 2014, 54 (4): 327-335.

[2] Pelosi S, Koss S. Adenomatous tumors of the middle ear. Otolaryngol Clin North Am, 2015, 48 (2): 305-315.

[3] Corrales CE, Fischbein N, Jackler RK, et al. Imaging innovations in temporal bone disorders. Otolaryngol Clin North Am, 2015, 48 (2): 263-280.

[4] Greenberg G, Eyal A, Yakirevitch A, et al. Cholesteatoma and coexisting findings diagnosed incidentally on MRI. Ear Nose Throat J, 2016, 95 (6): 17-20.

[5] Vyas S, Bhatia V, Panda NK, et al. Labyrinthitis ossificans after meningitis: Superiority of high-resolution magnetic resonance imaging in demonstration of disease extent compared to high-resolution computed tomography. J Neurosci Rural Pract, 2016, 7 (2): 327-329.

[6] Dağkıran M, Dağkıran N, Sürmelioğlu Ö, et al. Radiological imaging findings of patients with congenital totally hearing loss. Int Adv Otol, 2016, 12 (1): 43-48.

[7] Zhang XA, Li Y, Dai CF, et al. Clinical manifestations of 20 cases of the superior semicircular canal dehiscence syndrome and the intervention strategies. Zhonghua Er Bi Yan Hou Tou Jing Wai Ke Za Zhi, 2016, 51 (2): 81-85.

[8] Matsushima T, Katsuta T, Yoshioka F. Anatomy of jugular foramen and hypoglossal canal. Nihon Jibiinkoka Gakkai Kaiho, 2015, 118 (1): 14-24.

[9] Sun Y, Huang Q, Yang J, et al. Management of jugular foramen Schwannomas. Zhonghua Er Bi Yan Hou Tou Jing Wai Ke Za Zhi, 2015, 50 (7): 546-550.

[10] Murphy M, Gilder H, McCutcheon BA, et al. Increased operative time for benign cranial nerve tumor resection correlates with increased morbidity postoperatively. J Neurol Surg B Skull Base, 2016 , 77 (4): 350-357.

[11] Ng SY, Pua KC, Zahirrudin Z. Temporal bone squamous cell carcinoma-Penang experience. Med J Malaysia, 2015 , 70 (6): 367-368.

[12] Schubl SD, Klein TR, Robitsek RJ, et al. Temporal bone fracture: Evaluation in the era of modern computed tomography. Injury, 2016, S0020-1383 (16) 30267-30264.

[13] Zakaryan A, Poulsgaard L, Hollander C, et al. Spontaneous Cerebrospinal Fluid Otorrhea from a Persistent Tympanomeningeal Fissure Presenting as Recurrent Serous Otitis Media. J Neurol Surg Rep, 2015 , 76 (1): e117-e119.

[14] 沙炎，罗德红，李恒国等。头颈部影像学 耳鼻咽喉头颈外科卷，北京：人民卫生出版社，2013。

第 21 章　眼球及眼眶病变

第 1 节　检查技术及正常解剖

一、CT 影像解剖

1. 眼眶 CT 多平面重建方法　横断面重组基线为听眶下线，冠状面重组基线为硬腭的垂直线，斜矢状面的重组基线平行于视神经。层厚≤2 mm，间距2～5 mm。怀疑眼球或眼眶异物时可适当增加层厚，无间距重建。骨算法和软组织算法重建，骨窗窗宽3000～4000 HU，窗位 500～700 HU，软组织窗窗宽采用 300～400 HU，窗位 40～50 HU。

视神经管重建方法：横断面重建基线为鼻骨尖至后床突上缘连线的平行线。冠状面为听眶下线的垂直线。斜矢状面平行于视神经。层厚 1 mm，间距 1 mm，骨算法重建，窗宽 3000～4000 HU，窗位500～700 HU。

2. CT 影像解剖　横断位可显示大部分 眶内及颅中窝结构。骨窗可显示眶内壁、眶外壁。眶尖区可显示眶上裂、眶下裂，视神经管的内外壁分别由蝶窦顶外侧壁、前床突构成。横断面上可显示视神经管眶口及颅口，眶顶壁、下壁不能在一个层面上完整显示。标准窗可在同一层面显示内直肌、外直肌、眼上静脉和视神经等结构。冠状面可在同一层面显示眼眶四壁骨质，眶尖区各孔道，眶上裂及眶下裂呈八字形结构，眶上裂将蝶骨大翼、小翼分开，眶下裂位于蝶骨大翼眶板与上颌骨眶板之间，视神经管由蝶骨小翼的两个根和蝶窦外上壁围成。标准窗显示上睑提肌及上直肌，合称眼上肌群。眼上静脉在其下方，内直肌上方可见上斜肌，眼眶内上象限前部近眶内壁处偶见骨化的滑车纤维软骨。眼球赤道层面眼球与眶下壁之间可见下斜肌，其上可见下直肌断面。眼球后面四个直肌及上斜肌围成肌锥内间隙，中间有视神经通过。眼动脉与其并行。下直肌外侧外直肌内下的血管为眼下静脉。

二、MRI 影像解剖

1. 磁共振扫描参数　一般采用横断面和冠状面。基线同 CT 扫描基线。视神经病变、眶顶、眶底以及视交叉病变须加扫斜矢状面。T1WI：TR＝350～500 ms，TE＝15～20 ms；T2WI：TR＝2000～4000 ms，TE＝15～20 ms。激励次数 2～4 次，矩阵 288×256，FOV 为 16～20 cm，层厚 3～5 mm，间距 0～0.5 mm，平扫发现球内或眶内病变时可行增强 MRI 检查。

2. MRI 影像解剖　眶壁骨皮质无信号，骨髓腔呈高信号，眶内脂肪呈高信号，眶内血管呈流空信号。T1WI 上球壁、眼外肌及视神经呈等信号，玻璃体呈低信号，晶状体呈等低信号，常显示不清。横断面主要显示眼眶内壁、外壁和内直肌、外直肌及视神经的形态，以及眼球轴面。T2WI 晶状体呈极低信号，玻璃体呈高信号，球壁及眼外肌呈低信号。视神经呈略低信号。周围蛛网膜下腔呈高信号。冠状位 STIR 序列可以显示视神经及其周围蛛网膜下腔，视神经管内段及颅内段难以观察，视交叉位于鞍上池内，为横行短棒状低信号。增强后抑脂序列可见虹膜、睫状体及脉络膜明显强化，视网膜显示不清，巩膜低信号，眼外肌及泪腺均匀强化，视神经无强化。

（李　铮　鲜军舫　王振常）

第2节 变异及先天畸形

一、眼部结构缺损

【概况】 ★★△△

眼部结构缺损（coloboma）可累及胚胎裂的任何结构，原发性后巩膜缺损包括视盘缺损（coloboma of optic disc）和脉络膜视网膜缺损（choroidoretinal coloboma）。与视盘缺损相关病变包括牵牛花综合征和视盘周围葡萄肿，其他缺损性病变还包括虹膜、睫状体、晶状体或眼睑缺损。

【相关临床】 ★△

1. 视盘缺损为胚胎时期眼泡胚胎裂闭合不全所致的先天病变，常伴有脉络膜缺损，临床表现为视力障碍，眼底检查见视盘较大，缺损区呈淡青色，边缘清晰，凹陷深，无巩膜筛板。

2. 脉络膜视网膜缺损典型表现为三角形或卵圆形缺损，尖端指向视盘，缺损部位呈白色或灰白色，边缘色素沉着。多见双眼发病，常伴有小眼球、虹膜、视盘或晶状体缺失。

3. 牵牛花综合征为特殊类型的先天性视盘缺损，表现为视力障碍，眼底检查可见视盘周围扩大，中央呈漏斗形凹陷，底部可见胶质组织填充。视盘及周边可见放射状血管，视盘周围可见脉络膜视网膜色素环，常伴小眼球、斜视、房角发育异常，脉络膜缺损、黄斑缺损等，还可伴有颅底脑膨出，Moyamoya 病和胼胝体发育不良。

【影像学检查方法】 ★△

CT 和 MRI 主要显示其他伴随异常或检眼镜看不到眼底时帮助诊断。

【影像学表现】 ★★★△△△

1. 双侧眼球后壁视神经处局限性缺损伴玻璃体凸出，呈壁龛状，少数患者呈单侧发病。如伴有眼球后缺损性囊肿，缺损可较大，可与眼球相通，常伴随小眼球、视束和视交叉萎缩。

2. CT 表现为视盘缺损与玻璃体密度相等，少数可有钙化，常伴球后缺损性囊肿，如伴有出血可见视网膜下高密度影。MR 见视盘缺损与玻璃体信号相同，出血时视网膜下信号不均。

3. 牵牛花综合征增强后缺损区胶质增生可见强化，其余缺损区无强化。

【鉴别诊断】 ★★△△

1. **获得性后巩膜葡萄肿** 巩膜和葡萄膜一起向后膨出，眼环扩张、变薄，眼球增大，与高度近视有关。

2. **小眼囊肿** 小眼球伴有邻近囊肿。

3. **视盘周围葡萄肿** 视盘未见缺损，未见神经胶质细胞增生和异常血管，葡萄肿凹陷深于牵牛花综合征，常单眼发病。

二、永存原始玻璃体增殖症

【概况】 ★★△△

永存原始玻璃体增殖症（persistent hyperplastic primary vitreous，PHPV），为胚胎发育 7～8 个月时原始玻璃体不能正常退化继而继续增殖所致的罕见的玻璃体发育异常的先天疾病。典型者表现为血管纤维性增殖物在晶状体向后连接于视盘，一般为单眼发病。

【相关临床】 ★△

病变多数为单眼发病，临床表现为白瞳症和不能矫正的视力下降，常伴有先天性小眼球、白内障、继发性青光眼等。双眼发病常伴有 Norrie 综合征和 Warburg 综合征等。

【影像学检查方法】 ★△

超声检查是首选检查方法。

【影像学表现】 ★★★△△△

1. 小眼球，前房浅，晶状体小。

2. B 超表现：玻璃体内锥形光团，尖端向后连于视盘处，底部向前连于晶状体后壁，内探及血流信号。

3. 晶状体后部三角形略高密度（CT 表现）或等信号（MRI 表现）的纤维血管性增殖物与残余玻璃体管相连，形成高脚杯样改变，一般无钙化，增强后多可见强化。

4. 常合并视网膜脱离及视网膜下积液，导致玻璃体密度 / 信号不均匀。

【鉴别诊断】★★△△

1. 视网膜母细胞瘤 眼球大小正常或增大，CT检查球内不规则肿块伴钙化。

2. Coats病 发病年龄较PHPV患者大，常4～8岁发病，常表现为视网膜下积液，呈倒三角状或“V”字型，无小眼球，增强后无强化。

3. 早产儿晶状体后纤维增生症 早产、多次高浓度氧气治疗。常表现为双侧小眼球、前房浅及白瞳症。

（李 铮 鲜军舫 王振常）

第3节 眼眶血管性病变

一、海绵状血管瘤

【概况】★★△△

海绵状血管瘤是成人最常见的眼眶原发良性肿瘤，多见于成年女性（60%～70%），20～40岁多见。肿瘤多为单侧发病，双侧发病者可见于Maffucci综合征患者。

【相关临床】★△

肿瘤生长缓慢，较大者可导致患侧眼球突出、视力受损、复视、眼球运动障碍等症状。海绵状血管瘤是良性肿瘤，治疗以手术为主，预后佳。

【影像学检查方法】★△

MRI可明确肿瘤的发病部位、范围、信号特点及强化方式，是海绵状血管瘤的首选检查方法。动态增强扫描是最佳显示和诊断的方法。

【影像学表现】★★★△△△

多发生于眼眶肌锥内间隙，呈圆形或椭圆形，边缘光整。

1. CT表现 病变呈等密度，少数有钙化。

2. MRI表现 病变T1呈略低信号，T2呈略高信号，周围见低信号“环征”，为包膜及化学位移伪影所致。增强后病变呈渐进性（扩散式）强化特点。

【鉴别诊断】★★△△

1. 神经鞘瘤 MRI显示病变信号不均，部分病变呈囊实性甚至囊性，增强后不均匀强化，无渐进性强化特点。

2. 淋巴管瘤 儿童多见，多位于肌锥外间隙，形态不规则，包绕眼球生长，MRI可见不同时期出血信号和液平面。

3. 视神经鞘脑膜瘤 多见于中年女性，渐进性视力下降，MRI增强检查多可见“双轨征”。

二、淋巴管瘤

【概况】★★△△

淋巴管瘤又称静脉淋巴管畸形，是一种由大小不等的淋巴管组成的血管畸形。好发于儿童，男女无明显差异，好发部位主要有颈部、纵隔、腹膜后等，眼眶内发病较少。

【相关临床】★△

淋巴管瘤生长缓慢，在儿童时期可出现明显症状。主要由淋巴管组成。内为淋巴液，可自发出血。临床症状主要表现为眼球突出、眼睑肿胀。

【影像学检查方法】★△

MRI可显示病变范围、鉴别病变与眼外肌及视神经等结构的关系，并可准确显示病变内出血的特征征象。

【影像学表现】★★★△△△

1. 淋巴管瘤多位于肌锥外间隙，病变通常弥漫，部分病变局限，表现为边缘清晰的不规则肿块。

2. CT：由于淋巴管瘤内多自发出血，密度多混杂，部分病变可见点状高密度钙化，病变可压迫周围骨质致眶腔扩大。

3. MRI：病变内多见亚急性期出血信号，T1、T2呈高信号，典型者可见液-液平面，慢性出血者可见含铁血黄色沉积。

4. 病变增强后不均匀强化，以边缘强化为主，内部液性部分无强化。

【鉴别诊断】★★△△

1. 炎性假瘤 成人多见，多有眼眶炎症病史，常伴有眼外肌、眼睑或泪腺肿胀，纤维化期病变T2信号减低。

2. 横纹肌肉瘤 生长迅速，破坏周围眶壁骨质，病变形态不规则，密度 / 信号不均，增强后不均匀强化。

3. 淋巴瘤　病变信号均匀，多包绕眼球生长，T2 多呈等信号，DWI 显示病变弥散受限，40 岁以上更易发生。

4. 神经鞘瘤　T2 信号略高，信号不均匀，多囊变区，增强后不均匀强化。

三、颈动脉海绵窦瘘

【概况】★★△△

颈动脉海绵窦瘘是指颈动脉或其分支与海绵窦直接或间接交通所致的一组神经眼眶综合征。按病因可分为外伤性、自发性及先天性三种。按解剖部位可分为颈内动脉海绵窦瘘，硬脑膜海绵窦瘘。按严重程度可分为高流量瘘和低流量瘘。

【相关临床】★△

临床上颈内动脉海绵窦瘘多见于中青年人，多有头部外伤史；硬脑膜海绵窦瘘多见于中老年女性，自发性多见。临床症状主要有眼球表面血管怒张和红眼，眼球突出及搏动，耳内血管杂音，复视和眼外肌麻痹等。颈内动脉海绵窦瘘症状及体征严重，多需要手术治疗，硬脑膜动静脉瘘约半数患者可自愈。

【影像学检查方法】★△

彩色多普勒超声可以作为颈动脉海绵窦瘘的首选检查方法，CT、MRI 可帮助诊断及鉴别诊断，DSA 可作为最终确诊方法。

【影像学表现】★★★△△△

1. 超声表现　眼上静脉扩张伴搏动；眼上静脉反向或动脉化血流；眶内软组织肿胀。

2. CT 表现　眼上静脉扩张、纡曲；平扫呈软组织密度，增强后明显强化，当血栓形成时可无明显强化；眼内软组织肿胀，如眼外肌肥大、眶脂体肥大等；患侧海绵窦扩张。

3. MRI 表现　眼上静脉扩张纡曲，T1、T2 多呈流空信号，MRA 可显示扩张的海绵窦及眼静脉，甚至硬脑膜海绵窦瘘。

【鉴别诊断】★★△△

1. 眼眶动静脉畸形　动静脉畸形表现为搏动性肿块，位置表浅，多普勒检查可见混杂血流信号，动脉造影检查发现供血动脉、畸形血管团及引流静脉。

2. 颅内动脉瘤　无眼上静脉扩张；超声检查无反向血流或动脉化血流。

3. 海绵窦血栓　部分患者伴有口唇部感染病史，可出现寒战高热、白血病等症状；超声检查多无眼上静脉反流信号。

（李　铮　鲜军舫　王振常）

第 4 节　肿瘤性病变

一、眼球肿瘤

（一）视网膜母细胞瘤

【概况】★★△△

视网膜母细胞瘤是婴幼儿最常见的眼球内原发恶性肿瘤，3 岁以下多见，为先天性肿瘤，起源于视网膜内层神经上皮，单侧发病多见，少数患者同时出现双侧视网膜母细胞瘤和鞍旁肿瘤，称为三侧性视网膜母细胞瘤。

【相关临床】★△

视网膜母细胞瘤临床主要分为眼内期、青光眼期、眼球外期和转移期。典型表现为白瞳症，眼底见灰白色或黄白色半球形肿物。

【影像学检查方法】★△

CT 是首选检查方法，对肿瘤钙化显示率高达 90% 以上，MRI 可显示肿瘤沿视神经蔓延和颅内转移征象。

【影像学表现】★★★△△△

1. 视网膜母细胞瘤不同分期影像学表现　眼球内期：肿瘤局限于眼球内，眼球体积无变化；青光眼期：眼球玻璃体内甚至前房内充满肿块，眼球体积增大；眼外期：肿瘤穿破巩膜或侵犯视神经；转移期：肿瘤沿视神经侵犯颅内或远处转移。

2. CT 典型表现为眼球内含有钙化的肿块，MRI T1WI 病变与玻璃体相比呈稍高信号，T2 呈不均低信号，增强后病变不均匀强化。

【鉴别诊断】★★△△

1. **Coats 病** Coats 病发病年龄较大，好发于5～10岁儿童；Coats 病极少发生钙化；患侧眼球无增大；增强后渗出性病变不强化。

2. **PHPV** 患侧小眼球；无眼内钙化；晶状体小且不规则；晶状体与视网膜间见管状或圆锥形软组织，呈高脚杯样改变。

3. **脉络膜骨瘤** 成人多见，高密度钙化位于眼球壁，多无明显软组织肿块。

（二）脉络膜骨瘤

【概况】★★△△

脉络膜骨瘤病因不清，多认为是一种骨性迷离瘤。

【相关临床】★△

多见于20～30岁年轻女性，单侧发病多见，可无症状或轻微视力减退。

【影像学检查方法】★△

CT 是首选检查方法。

【影像学表现】★★★△△△

CT 主要表现为眼球壁的高密度肿物，多呈弧形或梭形，可伴视网膜脱离。

【鉴别诊断】★★△△

1. **视盘玻璃疣** CT 表现为双侧视盘表面的孤立性高密度影。

2. **眼内骨化** 常由外伤、严重或先天发育畸形所致，CT 可见患侧眼球内高密度影。

3. **视网膜母细胞瘤** 多见于3岁以下儿童，CT 表现为眼内软组织肿块伴钙化。

（三）脉络膜黑色素瘤

【概况】★★△△

脉络膜黑色素瘤是成人最常见的眼球内原发恶性肿瘤，常发生于40～60岁，好发于眼球后极部的脉络膜外层，少数可发生于虹膜或睫状体。

【相关临床】★△

临床症状主要与发生部位有关，主要表现为视力下降或视野缺损，病变较大时可出现视网膜脱离甚至失明。检眼镜下可见色素分布不均的肿块。

【影像学检查方法】★△

MRI 对脉络膜黑色素瘤诊断及鉴别诊断价值较大。

【影像学表现】★★★△△△

1. 肿瘤典型形态呈蘑菇形，窄颈宽基底，部分病变呈结节形、半月形等，常伴有视网膜脱离，随病变发展可累及眼球外。

2. CT 为高密度实性肿块，增强后轻度至中度强化。

3. MRI 病变呈半球形或蘑菇形，MRI 呈特征性 T1 高信号，T2 低信号。部分可发生囊变、出血或坏死，信号可不均匀，动态增强后可观察肿瘤强化程度。视网膜下积液信号多样，增强后不强化呈低信号。

【鉴别诊断】★★△△

1. **脉络膜黑色素细胞瘤** 良性病变，生长缓慢，病变多较小，增强后无强化。

2. **脉络膜血管瘤** 好发生于眼球后极部脉络膜的良性肿瘤，可合并颜面部血管瘤（Sturge-Weber 综合征），MRI 呈等 T1、中等略高 T2 信号，增强后病变明显强化，检眼镜检查病变呈橘红色。

3. **脉络膜转移瘤** 病变呈扁平状，T2 多呈等高信号，有原发病灶。

二、眼眶肿瘤

（一）视神经鞘脑膜瘤

【概况】★★△△

视神经鞘脑膜瘤是起源于眶内段或颅内段蛛网膜细胞或硬脑膜内面的内皮细胞的肿瘤。为良性肿瘤，少数可恶变，多见于30～50岁女性。

【相关临床】★△

临床视力下降与眼球突出不成比例，眼球突出明显而视力下降相对较轻微。

【影像学检查方法】★△

脂肪抑制后的增强 T1WI 可清晰显示病变特征及范围，CT 可显示钙化、邻近骨质硬化和视神经管扩大。

【影像学表现】★★★△△△

1. **CT 表现** 视神经呈管型或梭形增粗，呈略高密度。20% 病变可伴钙化，冠状面可显示包绕视神经的环形高密度钙化，邻近骨质增生硬化，可伴有视神经管扩大。

2. MRI 病变多呈等 T1 等 T2 信号，少数病变可呈低信号。增强后病变明显强化而视神经无明显强化，即横断面呈“双轨征”，冠状面呈“袖管征”。

部分视神经鞘脑膜瘤伴有神经纤维瘤病Ⅱ型，儿童常见。MRI 可显示双侧听神经瘤及其他颅内肿瘤。

【鉴别诊断】★★△△

1. 视神经胶质瘤 儿童多见，增强后视神经明显强化，无双轨征或袖管征。

2. 视神经炎 视力下降速度快，激素治疗有效，视神经不增粗或轻度增粗，冠状位 STIR 序列病变视神经信号增高。

（二）视神经胶质瘤

【概况】★★△△

视神经胶质瘤起源于视神经胶质细胞，占颅脑肿瘤的 1%，多发生于视神经和视交叉，亦可累及下丘脑和视束。多见于 10 岁以下儿童，成人少见。儿童视神经胶质瘤为Ⅰ级，少数视神经胶质瘤可为Ⅱ～Ⅲ级，主要见于成人。双侧视神经胶质瘤是神经纤维瘤病Ⅰ型的特征表现。

【相关临床】★△

患者早期出现视力下降。病变进展可出现视神经受累的相关症状，视力下降、视野缺损、视神经萎缩和视盘水肿等。眼球突出出现较晚。

【影像学检查方法】★△

MRI 为首选检查方法，可显示视神经胶质瘤范围、形态及信号特征。

【影像学表现】★★★△△△

视神经呈梭形或管型增粗、纡曲，肿瘤压迫视神经蛛网膜下腔使前端蛛网膜下腔增宽，CT 显示病变呈等密度，可见低密度囊变区，少数病变可见钙化。MRI 显示病变呈 T1 低信号，T2 高信号，增强后病变呈轻度至明显强化。

【鉴别诊断】★★△△

1. 视神经鞘脑膜瘤 成人多发，增强后可见特征性“双轨征”。

2. 视神经周围炎型炎性假瘤 眼痛、结膜充血等炎症表现，激素治疗有效；视神经周围不规则占位，边缘不清，可包绕眼球呈“铸型”。

（三）眼眶神经鞘瘤

【概况】★★△△

神经鞘瘤来源于神经外胚层的 Schwann 细胞，约占眼眶肿瘤的 1%～6.43%，是最常见的眼眶神经源性肿瘤。21～50 岁多见。部分患者伴有Ⅰ型神经纤维瘤病。眼眶神经鞘瘤起源于第Ⅲ、Ⅳ、Ⅴ、Ⅵ对脑神经，以及交感神经、副交感神经和睫状神经的神经鞘肿瘤。多来源于三叉神经的眼支和上颌支。

【相关临床】★△

肿瘤生长缓慢，患者主要以眼球突出来诊，起源于运动神经的神经鞘瘤少见，但早期就可出现眼外肌运动障碍和复视。肿瘤位于眶尖周围可引起眼球固定和视力下降。组织学分为两种类型：Antoni A 型和 Antoni B 型，前者肿瘤细胞排列紧密，后者肿瘤细胞松散于黏液基质内。

【影像学检查方法】★△

MRI 为首选检查方法，可清楚显示病变内的特征性囊变区，并可清楚显示肿瘤与邻近组织结构的关系及病变范围。

【影像学表现】★★★△△△

病变可位于肌锥内间隙、肌锥外间隙，也可形成颅眶沟通性病变。肿瘤常呈椭圆形、梭形或哑铃型。其中几种特殊形态有助于诊断，小尾巴征为肿瘤一端连于神经。哑铃状常见于颅眶沟通性病变。

1. CT 表现 病变多为等密度，较大的囊变区表现为低密度。

2. MRI 表现 病变实性区呈等 T1 等 T2 信号，增强后明显强化，囊变区多呈长 T1 长 T2 信号，T1 可为高信号，增强后囊变区无强化。

【鉴别诊断】★★△△

1. 孤立性神经纤维瘤 两者鉴别困难，较神经鞘瘤少见，孤立性神经纤维瘤形态多不规则，CT 和 MRI 显示病变一般呈等密度或等信号，可伴有囊变。

2. 海绵状血管瘤 T2 呈明显高信号，增强后呈扩散式强化。

3. 视神经鞘脑膜瘤 CT 多呈等密度，部分病变内可见钙化，增强后可见“双轨征”或“袖管征”。

（李　铮　鲜军舫　王振常）

第5节　眼眶炎性和淋巴增生性病变

一、眼眶蜂窝织炎

【概况】★★△△

眼眶蜂窝织炎为细菌性感染引起的眼眶内软组织急性炎症，常由鼻窦炎、外伤、睑腺炎、颜面部化脓性感染所引起。多见于儿童。

【相关临床】★△

眼眶蜂窝织炎多继发于鼻窦炎，临床表现为眼睑肿胀，结膜充血水肿，眼球运动障碍，可伴有视力减退。如感染不能及时控制，可导致眼上静脉血栓性静脉炎，眶内脓肿。颅内受累可出现血栓性静脉炎，脑膜炎和硬膜下脓肿。

【影像学检查方法】★△

MRI为首选检查方法，可显示病变发生的部位、范围、并且可以显示不同时期信号特点，DWI有助于诊断及鉴别诊断。

【影像学表现】★★★△△△

1. CT表现　病变可累及肌锥内、外间隙，表现为眶脂体密度增高，累及眼外肌时表现为眼外肌增粗，边缘模糊，累及眼睑的表现为眼睑增厚，皮下脂肪间隙密度增高。增强扫描可见显示颅内受累情况及环形强化的脓肿壁。

2. MRI表现　病变多呈T1等信号，T2高信号，边缘不清，形态不规则，常伴有邻近鼻窦炎，增强后病变不均匀强化。脓肿形成时可见DWI序列呈明显高信号，增强后脓肿壁环形强化。MRI还可发现继发的脑膜炎及颅内脓肿。

【鉴别诊断】★★△△

主要与眼眶内发病速度较快的肿瘤相鉴别，如横纹肌肉瘤。眼眶蜂窝织炎范围更弥漫，可累及颅内，脓肿形成后可见环形强化，眶骨破坏较少，横纹肌肉瘤范围相对局限，密度、信号相对均匀，眶骨破坏严重。

二、炎性假瘤

【概况】★★△△

炎性假瘤，又称特发性眼眶炎性假瘤，是一种原因不明的非特异性肉芽肿，镜下所见为慢性炎性细胞浸润。炎性假瘤常见于成人，单侧多见。在成人中，双侧发病往往提示系统性血管炎或系统性淋巴细胞异常增生。

【相关临床】★△

病理学根据细胞成分不同，将病变分为三种类型：淋巴细胞浸润型、纤维增生型和混合型。常见的临床表现主要为局部疼痛和水肿，眼球突出、移位、眶内结节或肿块，视力减退、视盘水肿或萎缩，复视和眼球运动障碍。

【影像学检查方法】★△

MRI是诊断炎性假瘤的首选方法。可显示不同时期和不同病理类型的炎性假瘤表现。

【影像学表现】★★★△△△

1. CT表现　病变多呈不规则软组织肿块，累及眼外肌时可表现为一条或多条眼外肌弥漫性增粗，肌腹、肌腱均增粗。累及泪腺者表现为泪腺增大，眶部和睑部可同时受累，病变密度均匀，呈网格状改变，眼睑亦可增厚。累及球筋膜囊者可出现眼球后壁增厚，边缘毛糙，周围脂肪间隙模糊，增强后可见强化。累及视神经鞘膜者可出现视神经边缘增厚，模糊不清，增强后视神经鞘强化。弥漫性炎症者可出现多部位受累并沿孔道结构蔓延累及眶外结构，眶壁骨质多无受累。

2. MRI表现　以淋巴增生为主者病变呈等T1等T2信号，以纤维增生为著的病变T1及T2信号较低。增强后扫描病变呈不同程度强化。

【鉴别诊断】★★△△

1. 淋巴瘤　以淋巴细胞增生为主的炎性假瘤难以与淋巴瘤相鉴别。以纤维增生为主者病变T2信号较淋巴瘤低；淋巴瘤多见于中老年人；淋巴瘤多起源于眶隔前间隙的淋巴组织。

2. Graves眼病　眼肌增粗通常不累及肌腱。

三、Graves眼病

【概况】★★△△

甲状腺相关性免疫眼眶病，又称Graves眼病，是一种影响甲状腺、眼眶软组织和四肢皮下组织的自身免疫性疾病，是最常见的眼球突出病因。甲状腺功能亢进、功能正常或低下的患者均可伴有该病。男女均可发病，中年女性居多，大多数伴有弥漫性甲状腺肿。甲状腺功能正常的眼部病变称为眼型 Graves 病。

【相关临床】★△

临床表现主要为无痛性突眼，其他还包括眼睑肿胀，眼球运动障碍，复视以及视力减退等。

【影像学检查方法】★△

MRI 是诊断 Graves 眼病的首选方法，具有较高的软组织分辨能力。

【影像学表现】★★★△△△

影像学表现为双侧或单侧眼球突出，多发、对称的眼外肌增粗，以肌腹增粗为著，肌腱多不受累，也可累及单条眼外肌。以下直肌、内直肌增粗最为常见，其次是上直肌和上睑提肌。其他征象包括眶内脂肪片状密度增高影，眶脂体疝，泪腺增大、脱垂，视神经增粗等表现。

MRI：急性期增粗的眼外肌 T2 呈稍高信号，中晚期呈等或稍低信号。当 T1 内见斑点状高信号时多提示脂肪变性。增强后眼外肌轻 - 中度强化。

【鉴别诊断】★★△△

1. **IgG4 相关眼病**　自身免疫性疾病，常累及眼眶；双侧泪腺受累弥漫性增高，其次表现为眼外肌增粗，以眼上肌群增粗最为常见，肌腹肌腱均增粗；常见三叉神经分支受累增粗，眶脂体炎性浸润，实验室检查血清 IgG4 浓度多异常增高。

2. **眼眶炎性假瘤**　患者临床上有眼红肿、疼痛的症状，激素治疗有效，单条眼外肌增粗较多见；周围脂肪间隙模糊，肌腹、肌腱均增粗，T2 信号略低。

（李　铮　鲜军舫　王振常）

第 6 节　眼 部 外 伤

一、眶骨骨折

【概况】★★△△

1. 眼眶骨折可分为直接骨折、爆裂骨折及复合骨折。

2. 眼眶爆裂骨折是外力作用于眼部使眼眶内压力骤然增高，致使眶壁发生骨折而眶缘无骨折。多发生于眼眶下壁和内壁。

3. 眼眶直接骨折是指外力作用于眶壁而发生的骨折，可见于眼眶各壁，多见于眼眶前缘。

4. 眼眶复合骨折包括直接骨折及爆裂骨折。

【相关临床】★△

眼眶骨折主要临床表现为复视、眼球运动障碍、眼球内陷、突出、固定、斜视等。伴发视神经管骨折时常表现为失明。

【影像学检查方法】★△

薄层多体位骨算法重建和软组织算法重建的 CT 显示眼眶骨质最佳。

【影像学表现】★★★△△△

1. **直接征象**　眶壁或视神经管骨质连续性中断、粉碎或移位。间接征象：骨折周围软组织改变包括眼外肌增粗，移位及嵌顿；眶内容物脱出、血肿形成；视神经管骨折常可见蝶窦内密度增高或出现液气平面。

2. **爆裂骨折**　眶壁骨折而眶缘无骨折。直接骨折：眼眶前缘骨折。复合骨折：两者混合存在。

【鉴别诊断】★★△△

需要与眼眶正常孔、管、沟等结构鉴别。正常孔道结构边缘骨质光整，可见连续骨皮质，周围软组织正常，邻近鼻窦内常无气液平面。

二、眼部异物

【概况】★★△△

眼部异物是机械性外伤中常见的，也是损伤最为严重的一类疾病，容易导致眼球内容物脱出，合并眼内大量出血，导致眼球完整性和视觉功能受损。眼部异物既可直接损害眼球，又可因异物存留在眼内或者眶内造成感染或化学损伤。

【相关临床】★△

眼部异物可出现多种并发症，如晶状体浑浊、玻璃体浑浊或机化、视网膜脱离、脉络膜脱离、眼球壁裂伤、眼内炎、眼球萎缩、眼内及眼眶积气、眼肌损伤、眶内出血、眶壁骨折等。

【影像学检查方法】★△

高分辨率CT薄层扫描技术，多平面重组，结合骨窗与软组织窗可显示大部分异物，是目前显示眼部异物的最佳方法。

【影像学表现】★★★△△△

1. CT表现 分辨率高，根据异物的密度和伪影可以大致确定异物性质，根据层面和象限并利用多种重建技术可确定异物位置。CT可直接显示异物与眼球壁的关系，其他间接征象还包括眼球体积减小，眼球壁增厚，晶状体外伤后密度减低、脱位，眶脂体出血、眼外肌损伤及眶壁骨折等征象。

2. MRI表现 禁止应用于铁磁性异物检查，仅用于高度怀疑木质、塑料异物存在者。

（李 铮 鲜军舫 王振常）

参考文献

[1] Somma AT, Moura CM, Lange RR, et al. Congenital cataract associated with persistent hyperplastic primary vitreous and persistent tunica vasculosa lentis in a sambar deer (Rusa unicolor) - clinical, ultrasonographic, and histological findings. Clin Case Rep. 2016, 4 (7): 636-642.

[2] Nomura M, Mori K, Tamase A, et al. Cavernous Sinus Dural Arteriovenous Fistula Patients Presenting With Headache as an Initial Symptom. J Clin Med Res. 2016, 8 (4): 342-5.

[3] Nassiri N, Rootman J, Rootman DB, et al. Orbital lymphaticovenous malformations: Current and future treatments. Surv Ophthalmol. 2015, 60 (5): 383-405.

[4] Niendorf T, Paul K, Graessl A, et al. Ophthalmological imaging with ultrahigh field magnetic resonance tomography: technical innovations and frontier applications. Klin Monbl Augenheilkd. 2014, 231 (12): 1187-1195.

[5] Alroughani R, Behbehani R. Optic Nerve Sheath Meningioma Masquerading as Optic Neuritis. ase Rep Neurol Med. 2016; 2016: 5419432.

[6] Vanikieti K, Preechawat P, Poonyathalang A. Pediatric primary optic nerve sheath meningioma. Int Med Case Rep J. 2015, 8: 159-163.

[7] Doganis D, Pourtsidis A, Tsakiris K, et al. Optic pathway glioma in children: 10 years of experience in a single institution. Pediatr Hematol Oncol. 2016, 33 (2): 102-108.

[8] Koktekir BE, Kim HJ, Geske M, et al. Orbital schwannomatosis in the absence of neurofibromatosis. J Craniofac Surg. 2014, 25 (6): 2109-2111.

[9] Li J, Ge X, Ma JM. Relationship between dacryoadenitis subtype of idiopathic orbital inflammatory pseudotumor and paranasal sinusitis. Int J Ophthalmol. 2016, 9 (3): 444-447.

[10] Higashiyama T, Nishida Y, Ohji M. Changes of orbital tissue volumes and proptosis in patients with thyroid extraocular muscle swelling after methylprednisolone pulse therapy. Jpn J Ophthalmol. 2015, Nov; 59 (6): 430-435.

[11] Betts AM, O'Brien WT, Davies BW, et al. A systematic approach to CT evaluation of orbital trauma. Emerg Radiol. 2014, 21 (5): 511-531.

[12] Adeyemo WL, Akadiri OA. A systematic review of the diagnostic role of ultrasonography in maxillofacial fractures. Int J Oral Maxillofac Surg. 2011, 40 (7): 655-661.

[13] 鲜军舫，史大鹏，陶晓峰，等，头颈部影像学：眼科卷，北京：人民卫生出版社，2013.

第 22 章　鼻部及鼻窦病变

第 1 节　检查技术和正常解剖

一、CT 影像解剖

CT 空间分辨率高，结构无重叠，解剖细节显示好，已成为鼻与鼻窦重要的检查方法。一般病变诊断可采用 CT 平扫，肿瘤、脓肿等病变需要观察病变血供或相邻血供受累情况时，应采用增强扫描。冠状面更利于显示鼻与鼻窦的解剖结构，因此 CT 检查应以冠状面为主，横断面及旁矢状面为辅。

扫描方法：横断面扫描基线为听眶下线，范围为硬腭至额窦；冠状面扫描基线垂直于硬腭。一般采用 HRCT 检查（层厚 1～2 mm 扫描，采用骨算法重建），强调横断及冠状面同时观察。

外鼻由鼻骨、鼻软骨、皮肤及肌肉（鼻额缝及鼻骨间缝）。鼻腔位于筛窦和上颌窦之间，鼻中隔将其分成左右两半，前通鼻前庭，后达鼻咽腔，呈顶窄底宽的狭长腔隙。鼻腔由内、外、顶、底壁围成，顶壁大部分由筛骨的筛板构成；底壁前 2/3 为上颌骨腭突；后 1/3 为腭骨水平部；内壁为鼻中隔；外壁由鼻骨、上颌骨额突和泪骨组成，外侧壁从上至下附着上、中、下鼻甲。鼻窦左、右成对，包括额窦、筛窦、上颌窦和蝶窦，前组鼻窦（上颌窦、前 - 中组筛窦、额窦）开口于中鼻道；后组鼻窦（后组筛窦和蝶窦）分别引流于上鼻道的后部和蝶筛隐窝。窦口鼻道复合体（ostiomeatal complex，OMC）是指以筛漏斗为中心的附近区域，包括筛漏斗、半月裂、钩突、筛泡、中鼻甲、前组鼻窦开口等一系列结构。与鼻窦相关的孔道：（1）鼻泪管开口于下鼻道；（2）眶下沟、眶下管：眶下神经和血管至眶下孔；（3）视神经管，视神经；（4）圆孔，上颌神经；（5）翼管，翼管神经和动脉。

冠状面扫描可以很好显示窦口鼻道复合体区的解剖，筛板、筛顶、软腭、硬腭及相邻颅底、鼻窦上下壁等结构。横断位扫描对鼻中隔、梨状孔、后鼻孔与各鼻窦的前、后及内、外侧壁显示较好，对鼻咽部及相邻解剖结构，如颞下窝、翼腭窝等解剖显示也满意，对腭、嗅裂、筛板、筛顶及窦口鼻道复合体的结构显示较差。

二、MRI 影像解剖

MRI 软组织对比优于 CT，无电离辐射，通过显示病变内的信号特点，可为病变的定性诊断提供更多依据；显示病变对颌面的软组织及颅内的侵犯较 CT 更为明确。显示骨皮质异常的敏感度低于 CT，但显示骨髓异常方面的敏感性高于 CT。

1. 扫描体位

（1）横断面扫描基线为听眶下线。

（2）冠状面扫描基线为听眶下线的垂线。

（3）矢状面扫描基线平行于正中矢状面。

2. 扫描序列

（1）横断面 T1WI 和 T2WI 为基本扫描序列，冠状面和矢状面对于某些病变是必需的。

（2）脂肪抑制技术：在显示病变的最佳断面行 T2WI。

（3）增强扫描后：可进行动态扫描梯度回波 T1WI，有助于判断病变范围。

（陈　钰　鲜军舫　王振常）

第2节 发育变异和异常

一、Onodi 气房

视神经管在最后筛房的外侧壁形成凸向窦内的隆起，称为视神经结节，该结节的最后筛房膨大时称为 Onodi 气房（蝶筛气房），由于视神经结节的存在，手术时应特别注意，勿损伤视神经。

二、Haller 气房

眶下筛房（infraorbital ethmoid cell）也称为 Haller 气房，是沿眶内侧壁向上颌窦延伸的筛房，源自前筛窦，位于筛泡下方，与上颌窦开口关系密切。鼻窦冠状位 CT 是诊断眶下筛房的方法，在 CT 图像上观察，眶下筛房位于眼眶下方，通常为一个大气房，也可以是 2～3 个小气房。由于眶下筛房的存在，同侧上颌窦体积常变小。

三、鼻中隔偏曲

鼻中隔偏曲是指鼻中隔偏向一侧或两侧，或局部有突起，并引起鼻腔通气功能障碍或产生症状者。鼻中隔偏曲有先天性畸形和某些病变引起的继发性偏曲两种。特点：偏曲多位于筛骨垂直板软骨隔与犁骨的连接部，偏曲的中隔尖端常形成骨嵴，骨嵴压迫中鼻道，引起鼻塞。

四、先天性后鼻孔闭锁

【概况】★△

先天性后鼻孔闭锁是胚胎期颊鼻膜或咽鼻膜始终保存所致，闭锁可发生于单侧或双侧后鼻孔，闭锁组织可分为膜性、骨性或混合性，一般认为骨性常见，单侧多于双侧。患儿可伴有鼻部其他畸形或其他部位先天发育畸形。

【相关临床】★△

1．单侧性后鼻孔闭锁一般症状较轻，主要为单侧鼻塞、鼻腔分泌物较多，早期不容易发现。

2．双侧后鼻孔完全性闭锁症状较重，出生时即出现阵发性发绀，吮奶时呼吸困难、憋气，张口啼哭时症状缓解，鼻腔分泌物较多，常伴有肺部感染。

【影像学检查方法】★△

CT 为非侵入性无创检查，结合 MPR 多层面冠矢状位重建可以清楚显示闭锁组织的部位、性质、厚度及毗邻结构的解剖关系。

【影像学表现】★★★△△△

1．骨性闭锁横断位表现为后鼻孔狭窄，犁骨后缘与蝶骨翼突内侧板呈骨性融合；矢状位重建图像显示蝶骨体底部、硬腭间骨性结构将连续充气鼻窦与鼻咽部分隔；冠状位重建图像显示鼻腔后部逐渐狭窄，硬腭、犁骨、蝶骨体底部及翼突内侧板增厚直至融合。

2．混合性闭锁横断位表现为犁骨后缘、蝶骨翼突局部增厚，其间为膜性结构连接；矢状位重建图像显示骨性分隔部分层面出现膜性结构；冠状位重建图像显示逐渐狭窄的鼻腔后部出现膜性闭锁结构。

3．膜性闭锁骨质变化不明显。

【鉴别诊断】★★△△

需要与先天性鼻腔狭窄、后天性瘢痕粘连狭窄及后鼻孔息肉相鉴别，根据详细病史、结合临床检查进行鉴别。必要时进行 MRI 成像，MRI 软组织分辨率高，可根据信号的差异来区分炎性组织与纤维瘢痕。

五、脑膜或脑膨出

【概况】★★△△

脑膜或脑膜脑膨出是指脑膜或/和脑组织从颅骨的先天缺损即颅裂向外膨出，特别是鼻额部疝出，疝囊位于鼻周及眶周部。大多数学者认为它是在神经管闭合后不久发生，脑组织通过将要发育形成颅骨和硬膜的间充质缺损区膨出。根据膨出的程度及膨出物所含不同的内容，分为脑膜膨出、脑膜脑膨出和脑室脑膨出三类，其所形成的囊内可包含有脑组织或脑脊液。临床上根据脑膜脑膨出的部位将其分为枕后型、囟门型和基底型三大类，其中主要为枕后型，约占 75%。

【相关临床】★△

一般沿头部中线发生，大小不等，呈半球状，质软，有搏动，啼哭等用力时张力增高，有逐渐增大趋势，不及时治疗常破裂而感染。发生在鼻部的脑膜脑膨出临床表现主要为一侧或两侧鼻阻塞，因鼻阻塞常导致呼吸困难和喂养困难。

【影像学检查方法】★△

1. CT：可显示缺损骨质、疝口、疝囊。

2. MRI：对膨出的内容物分辨率较高，可观察蛛网膜下腔、脑实质、脑室的形态，在一定程度上对区分脑膜脑组织、炎性及恶性组织提供帮助。

【影像学表现】★★★△△

1. CT 表现　①颅骨缺损，缺损骨质边缘呈膨胀性压迫；②膨出的囊呈脑脊液密度；③膨出的脑组织呈软组织密度；④脑室受牵拉而变形、移位或与囊腔相通；⑤并发畸形时，有相应的 CT 表现。

2. MRI 表现　冠状位和矢状位能很好显示鼻部病变是否与脑内病变连续。

【鉴别诊断】★★△△

鼻腔的脑膜脑膨出要和鼻腔息肉、鼻腔肿瘤和血管瘤相鉴别。影像学检查一般可以明确诊断，冠状位鼻窦 CT 一般均能发现颅底骨缺损，但新生儿因其颅骨钙化不全，颅骨透光性较强，有时难以判断颅骨缺损处。

（陈　钰　鲜军舫　王振常）

第3节　鼻腔、鼻窦炎性病变

一、化脓性鼻窦炎

【概况】★★△△

化脓性鼻窦炎又称鼻窦炎，可分为急性化脓性鼻窦炎和慢性化脓性鼻窦炎，急性化脓性鼻窦炎是鼻窦黏膜的急性化脓性炎症，重者可累及骨质，主要来源于鼻腔和齿根感染、外伤骨折。上颌窦炎的发病率最高，依次为筛窦和额窦炎，蝶窦炎最少。慢性化脓性鼻窦炎多因急性化脓性鼻窦炎反复发作未彻底治愈而迁延所致，故其病因和致病菌与急性化脓性鼻窦炎相似。

【相关临床】★△

临床表现以鼻塞、流脓涕、局部压痛为主，甚至表现为头痛。急性期还可以出现全身症状如畏寒、发热等。急性化脓性鼻窦炎多继发于急性鼻炎，鼻窦黏膜明显充血、水肿，黏液性分泌物多。慢性化脓性鼻窦炎除窦腔黏膜水肿增厚外，可伴发息肉、囊肿、纤维化等改变。

【影像学检查方法】★★△△

CT 为首选检查方法，可观察窦壁的骨质改变；MRI 对于筛窦蝶窦病变优于 CT，并可观察窦壁外颅内侵犯情况。

【影像学表现】★★★△△△

1. CT 表现　鼻甲肥大，鼻窦黏膜增厚，表现为窦壁或分隔表面平行状或分叶状等密度影，急性期可见窦壁骨质破坏，慢性期窦壁骨质硬化增厚，可合并窦腔内息肉；增强扫描见黏膜强化呈高密度，而分泌物不强化。

2. MRI 表现　窦腔内含气消失，增厚的黏膜 T1WI 呈低或等信号；T2WI 呈高信号。分泌物较多时可见窦腔内水样信号，气液平面为其特征表现。分泌物或渗出液信号受蛋白含量影响。

【鉴别诊断】★★△△

1. 鼻窦肿瘤　窦腔内实性肿块，增强扫描强化明显，骨质破坏多见，无流涕或分泌物。

2. 真菌性鼻窦炎　病变区片状高密度影。

3. 鼻窦囊肿　密度均匀，边界清楚，不随体位变化。

二、真菌性鼻窦炎

【概况】★★△△

真菌性鼻窦炎（fungal rhinosinusitis，FRS），又称霉菌性鼻窦炎，是鼻窦黏膜组织，甚至骨质的真菌感染性疾病，或鼻窦黏膜对真菌的反应性疾病，或真菌在鼻窦内呈团块状积聚的一类鼻窦常见的炎性疾病。近年，FRS 的发病率有上升趋势，可能与抗生素的广泛使用、环境污染有关，也可能由于体检工作普遍开展、影像学的进步使 FRS 发现率提高。由于引起致病的真菌种类不同，FRS 的临床类型、诊断、治疗及效果均有各自的特点。临床上最常见的是曲霉菌病。

【相关临床】★△

FRS 的临床类型是以其病理学为依据的。从病理学角度分为两大类型：非侵袭型真菌性鼻-鼻窦炎和侵袭型真菌性鼻-鼻窦炎。非侵袭型又依据其不同病理改变分为真菌球和变应性真菌性鼻-鼻窦炎，侵袭型则分为急性侵袭性真菌性鼻-鼻窦炎和慢性侵袭性真菌性鼻-鼻窦炎。FRS先单侧鼻窦起病，以上颌窦发病率最高，其次为蝶窦、筛窦，额窦罕见。进一步发展累及多个窦。其临床表现视不同类型和严重程度而异。常见症状为鼻塞、血涕、脓性和恶臭分泌物、面部疼痛、头痛等。内窥镜所见：干酪性分泌物。

【影像学检查方法】★★★△△

CT为首选检查方法，具有高对比性，可以很好地显示骨质结构、鼻窦气房和软组织。鼻窦冠状位和水平位CT扫描对鼻窦病变的鉴别诊断很有帮助。MRI作为真菌性鼻窦炎辅助检查手段，显示腔外受累及霉菌球具有明显优势，但对骨质破坏和高密度影的显示不如CT。

【影像学表现】★★★△△△

1. CT表现

（1）大于90%的患者表现为单个窦腔内全部或大部分区域密度不均匀的不透光影，病变可向鼻腔或邻近鼻窦膨出。上颌窦最常见，其次为蝶窦，筛窦少见，且常与上颌窦同时发生。

（2）软组织窗显示鼻腔鼻窦病变中可有片状高密度影，CT值为80～160 HU，常见于真菌性鼻窦炎，故具有诊断价值。

（3）病变鼻窦骨壁可出现破坏，多因真菌块压迫性骨质吸收引起，而无恶性肿瘤病变引起的虫咬样边缘改变。

2. MRI表现 窦腔内病变T1WI呈低及等信号，T2WI呈高低混合信号。MRI可以清楚显示霉菌球，呈短T1、短T2信号，病变中含有金属锰成分。窦壁骨质增生相对窦腔减小，高密度影呈长T1、短T2信号。

【鉴别诊断】★★△△

1. 鼻窦炎 鼻窦炎累及多个鼻窦，黏膜增厚，可见液平，少见高密度影。

2. 鼻窦肿瘤 MRI上软组织信号相对均匀，常呈长T2信号，骨质破坏常不伴骨质增生，可作为鉴别诊断。

三、鼻腔鼻窦息肉

【概况】★★△△

鼻息肉是鼻部常见疾病，也与某些全身疾病有关。它是由于鼻黏膜长期炎性反应引起组织水肿的结果。鼻息肉多来源于窦口鼻道复合体和筛窦，高度水肿的鼻黏膜由中鼻道、窦口向鼻腔膨出下垂而形成息肉。病理表现为大小不等的质软、半透明状水肿样组织块。镜下息肉为高度水肿的疏松结缔组织，组织间隙明显扩大，有嗜酸性细胞、中性粒细胞和淋巴细胞浸润。

【相关临床】★△

鼻息肉双侧多发，单侧较少。常见的症状为持续性鼻塞，随息肉体积长大而加重。鼻腔分泌物增多，时伴有喷嚏。多有嗅觉障碍。鼻塞重者说话呈闭塞性鼻音，睡眠时打鼾。息肉蒂长者可感到鼻腔内有物随呼吸移动。后鼻孔息肉可致呼气时经鼻呼气困难，若息肉阻塞咽鼓管口，可引起耳鸣和听力减退。息肉阻塞鼻窦引流，可引起鼻窦炎，患者出现鼻背、额部及面颊部胀痛不适。

【影像学检查方法】★★★△△

CT检查可以显示各鼻窦及其毗邻区域的细微结构，可观察鼻息肉的数量、范围及邻近骨质改变，为首选检查。MRI检查用于复杂病变的鉴别诊断。

【影像学表现】★★★△△△

1. CT表现 鼻腔或鼻窦内略低密度软组织肿块，边缘光滑，上颌窦多见，有蒂；鼻窦黏膜增厚、鼻腔软组织肿块，增强扫描呈轻度线条状强化。来自上颌窦者，可见同侧鼻腔与上颌窦有软组织影相连，窦口、鼻腔增宽。息肉充满窦腔，窦壁呈膨胀性改变。

2. MRI表现 鼻腔或鼻窦内等T1长T2信号肿块，信号均匀，增强后可不强化或线条状轻度强化。如有出血则T1WI及T2WI均为高信号，增强后均匀强化。

【鉴别诊断】★★△△

1. 乳头状瘤 单侧发病常见，鼻腔内肿物质硬，易出血，CT强化明显，病变侵蚀、破坏邻近骨质，MR增强扫描可见特征性的“脑回状强化”。

2. 变应性真菌性鼻窦炎 CT示窦腔内散在片状高密度影。

四、鼻源性眼眶炎症

【概况】★★△△

鼻窦与眼眶的解剖关系密切，鼻窦炎极容易引起眶内的感染。机体免疫力降低，鼻息肉、中鼻甲肥大和鼻中隔高位偏曲妨碍鼻窦引流，以及鼻窦外伤、手术操作相关眶壁，是鼻窦感染引发眶内并发症的重要原因。

【相关临床】★△

1. 眶内炎性水肿，又称骨壁骨炎和骨膜炎。首发症状是眼睑水肿和轻压痛。

2. 眶壁骨膜下脓肿，表现为眼睑充血、肿胀和压痛，也可以有视力减退、眼球移位、突出和运动障碍等。

3. 眶内蜂窝织炎和眶内脓肿属严重并发症。局部表现为眼球明显突出、眼球运动受限、视力下降迅速、球结膜水肿和眶深部剧痛。全身症状较重，可出现高热和白细胞增多。炎症如沿眶内静脉向后发展则可引起海绵窦血栓性静脉炎和脑膜炎。

4. 球后视神经炎，表现为视神经水肿而致视力下降，眼底检查可见视盘充血或苍白。

【影像学检查方法】★★△△

CT 多层面重组为首选检查，可以同时显示眼眶、邻近鼻窦的软组织病变及其邻近骨质改变。MRI 用于复杂病变的鉴别诊断及病变范围的进一步认定。

【影像学表现】★★★△△△

1. CT 表现　除相应鼻部病变特征外，眼眶改变表现为（1）眶内蜂窝织炎和眶内脓肿：眶内脂肪密度增高，眼外肌增粗，边缘模糊，眼睑和眼环增厚，后期出现软组织肿块，边界不清，密度不均匀，形成脓肿时，可出现气体影。（2）骨膜炎为眶骨内缘带状高密度影与肌肉密度相似，出现骨质破坏与增生。（3）球后视神经炎：视神经增粗，边缘模糊。

2. MRI 表现　眼眶脂肪间隙模糊，可见长 T1、长 T2 信号，范围局限或弥漫，增强后 T1WI 脂肪抑制可见弥漫性强化。骨膜下间隙脓肿表现为眶壁下宽基底的等或长 T1、长 T2 信号，未跨越骨缝，边界清楚或模糊，周边强化。眼静脉血栓形成时，眼静脉流空消失，信号增高。

【鉴别诊断】★★★△△

1. 骨膜下血肿　有外伤史，多伴有眶壁骨折。

2. 炎性假瘤　位于肌锥内或肌锥外间隙，范围相对局限，多伴有眼环增厚、眼肌增粗等。

五、鼻源性脑脓肿

【概况】★★△△

多见由额窦炎引起额叶脓肿，蝶窦炎引起颞叶脓肿者则少见。鼻腔、鼻窦与颅底密切的解剖关系是发生鼻源性脑脓肿的基础。

【相关临床】★△

临床表现为头痛、呕吐、视盘水肿和视神经萎缩。额叶脓肿发病症状轻而缓慢，可无症状。急性者类似化脓性脑膜炎，常很快死亡，慢性期症状为：一般脑炎症状、颅压增高症状和局灶性症状。眼底显示颅压高的视盘水肿征。

【影像学检查方法】★★△△

CT 可以显示鼻窦病变周围骨质改变的情况。MRI 可显示脑脓肿，对软组织分辨率高，对脑膜病变易检出，为首选影像检查方法。

【影像学表现】★★★△△△

额叶多见，其次为颞叶。

1. CT 表现

（1）局限性脑膜脑炎表现为边界不清、形态不规则的低密度区，呈斑点状或脑回状强化。

（2）化脓期表现为不规则低密度区，呈环状强化，周围水肿明显，可引起中线移位。

（3）包膜形成期表现为中心低密度影，呈环形强化，壁完整、薄厚均一。

2. MRI 表现　脑实质内大片状长 T1、长 T2 信号，脓肿壁在 T1WI 上多呈圆形或椭圆形中等信号，在 T2WI 呈相对低信号。增强后脓肿壁呈薄而光滑的环形强化，厚薄均匀一致，无壁结节。邻近脑膜常增厚、强化。

【鉴别诊断】★★★△△

1. 胶质瘤　水肿带多在脑深部，强化可为不规则状、分叶状或结节状，壁薄厚不一，试验性抗生素治疗效果不明显。

2. 转移瘤　多能找到原发病灶，常多发，囊壁厚薄不均，呈环状强化。

3. 脑囊虫　多来自疫区，多发，脑脊液及血囊虫聚集试验阳性。

六、囊肿性病变

【概况】★★△△

鼻窦囊肿分为黏液囊肿、黏膜囊肿和发生于上颌骨的牙源性囊肿。黏液囊肿为鼻窦口长期闭塞，窦内分泌液体潴留而形成。黏膜囊肿系窦黏膜的黏液腺或浆液腺管口堵塞，腺体分泌膨胀而形成。

【相关临床】★△

黏液囊肿早期无症状，增大后压迫窦壁可引起疼痛。局部膨隆，触及有弹性的肿块。囊肿突入眶内，可出现眼球突出。黏膜囊肿临床无症状，常为意外发现。可有头痛，如果囊肿破溃从鼻腔流出黄色液体。

【影像学检查方法】★★△△

CT对囊肿和鼻窦骨质改变显示清晰，是首选的检查方法。MRI可明确病变范围、与周围组织的关系及病变的信号特点，可帮助鉴别复杂囊肿。

【影像学表现】★★★△△△

1. CT表现

（1）黏液囊肿显示窦腔膨大、窦壁菲薄，继发感染可见骨质吸收、破坏，腔内密度均匀且较低，轮廓规则，增强扫描囊内无强化，如边缘强化提示感染。囊肿累及眼眶，可继发眼球突出、眼外肌和视神经受压。

（2）黏膜囊肿表现为窦腔内圆形或椭圆形低密度影，或呈基底部位于窦壁的半球形或球形低密度影，密度均匀，水样密度，边界清楚、锐利，病变一般较小；增强扫描无强化，表面黏膜可有轻度强化，。

2. MRI表现

（1）黏液囊肿囊内液体信号取决于囊液中的蛋白含量，黏蛋白少、水分多则T1WI为中低信号，T2WI为高信号；黏蛋白较多时T1WI及T2WI均为中等或高信号；若水分吸收而囊内分泌物十分黏稠时，T1WI及T2WI均为低信号。

（2）黏膜囊肿因渗出液含蛋白量较低，呈长T1长T2信号，信号均匀。黏液潴留囊肿T1WI略低或中等信号，T2WI呈高信号。增强后囊肿内部无强化，覆盖于囊肿表面的黏膜呈线状强化或环形强化。

【鉴别诊断】★★△△

1. 黏液囊肿需要与鼻窦恶性肿瘤鉴别，鼻窦恶性肿瘤骨壁呈侵蚀性破坏，广泛而不规则，窦腔扩大不如囊肿明显。

2. 多发性黏膜囊肿易明确诊断，单发者需要与鼻息肉鉴别。

（陈 钰 鲜军舫 王振常）

第4节 鼻腔、鼻窦肿瘤性病变

一、血管瘤

【概况】★★△△

血管瘤为脉管组织良性肿瘤，鼻及鼻窦为血管瘤好发部位之一。本病可发生于任何年龄，但多见于青、中年。鼻及鼻窦血管瘤可分为毛细血管瘤和海绵状血管瘤，前者约占80%，好发生于鼻中隔，后者好发于下鼻甲和上颌窦内。

【相关临床】★△

临床症状以鼻出血为主，出血可表现为进行性鼻塞，肿瘤较大可压迫致鼻中隔偏向对侧，进而导致双侧鼻塞。肿瘤向后突入鼻咽部可造成咽鼓管阻塞，出现耳鸣、听力下降。瘤体生长较大后可致面部隆起、眼球移位等类似鼻窦恶性肿瘤的临床表现。

【影像学检查方法】★★△△

MRI可明确病变部位、范围及肿瘤的信号特点，是鼻腔鼻窦血管瘤最重要的影像检查方法，HRCT可清楚显示病变的骨质改变和病变内高密度影，有助于鉴别诊断。

【影像学表现】★★★△△△

1. CT表现 鼻腔或上颌窦内软组织密度肿块，较大者密度可不均匀，沿缝隙生长，相邻骨质可吸收变薄，增强明显，伴坏死时强化不均匀。

2. MRI表现 肿瘤表现为T1WI中等信号，T2WI高信号，信号不均匀，可见血管流空现象。

【鉴别诊断】★★△△

1. **鼻息肉** 周围无骨质破坏，无强化。

2. **内翻性乳头状瘤** 形态不规则，有特征性的“脑回征”。

3. **鼻内恶性肿瘤** 溶骨性破坏，生长速度快。

二、内翻性乳头状瘤

【概况】★★△△

鼻腔和鼻窦内翻性乳头状瘤为常见鼻及鼻窦良性肿瘤。发病原因不清，可能与人乳头状瘤病毒感染有关。好发生于鼻窦或鼻腔侧壁，病理特点为表层上皮过度增生，向基质内呈乳头状增生，可表现为鳞状上皮、移行上皮及纤毛柱状上皮同时存在。

【相关临床】★△

多见于 50～60 岁男性。多单侧发病，一侧鼻腔出现持续性鼻塞，渐进性加重，伴脓涕，偶有血性涕，或反复鼻出血。偶有头痛和嗅觉异常。随肿瘤增大和累及部位不同而出现相应症状和体征。

【影像学检查方法】★★△△

MRI 可明确病变发生的部位、范围和肿瘤信号特点，是鼻腔鼻窦内翻性乳头状瘤的确诊检查方法。CT 可清楚显示病变周围的骨质改变及鼻区结构的变异。

【影像学表现】★★★△△△

1. CT 表现 表现为鼻腔或鼻窦内软组织密度肿块，呈乳头状，密度均匀，增强后轻度强化。可发生骨质吸收破坏或骨质增生，如发生恶变、骨质破坏更加明显。CT 平扫一般不容易区别肿瘤与继发炎性改变，此时可行增强扫描，实性肿块部分有强化改变。

2. MRI 表现 肿块 T1WI 呈等信号，T2WI 呈混杂等、高信号，增强后病变不均匀强化，呈现脑回状，较有特征。

【鉴别诊断】★★△△

1. 鼻窦炎及息肉 多双侧发病，一般无骨壁破坏，无强化，息肉密度较低。

2. 鼻血管瘤 增强后强化明显。

3. 恶变后与恶性肿瘤鉴别 恶性肿瘤多呈浸润性生长，骨质破坏明显。

三、恶性肿瘤

分为恶性上皮性、非上皮性肿瘤及转移瘤。上皮性肿瘤病理上包括鳞状细胞癌、腺癌、腺样囊性癌等，以鳞状细胞癌最常见。非上皮性肿瘤包括黑色素瘤，非霍奇金淋巴瘤，嗅神经母细胞瘤。

（一）鳞状细胞癌

【概况】★★△△

鳞状细胞癌占鼻腔鼻窦恶性肿瘤的 60%～70%，是鼻腔鼻窦最常见的恶性肿瘤，原发于上颌窦最多见，约占 70%，其次为筛窦及鼻腔。好发年龄为 40 岁以上中老年人，以男性居多。

【相关临床】★△

鼻腔癌的症状包括鼻塞、反复鼻出血、鼻部麻木感、顽固性头痛、嗅觉障碍等，体检发现鼻腔内息肉样、乳头样红色新生物，表面粗糙，质硬且脆，触之易出血，可同时伴有鼻腔息肉。上颌窦癌可以引起面部麻木及胀痛感、顽固性牙痛或头痛、牙齿松动，晚期出现一侧面部隆起变形、眼球突出、Trotter 综合征等。筛窦癌引起眼眶内侧疼痛，额窦癌和蝶窦癌可引起头痛。鼻腔鼻窦癌的淋巴结转移率较低，约 2%～12% 的患者可能伴有面颈部淋巴结转移。

【影像学检查方法】★★△△

CT 可显示肿瘤的位置、范围和强化程度，尤其对骨质改变显示较清晰，有利于判断肿瘤的良恶性，应作为首选的影像学检查方法。MRI 肿瘤信号特点更明显，有助于区分肿瘤组织和炎症，是非常重要的补充检查方法。

【影像学表现】

多数继发于鼻窦、外鼻或鼻咽部，肿块常侵占中鼻道、总鼻道，并逐步占据整个鼻腔。

1. CT 表现 鼻腔、鼻窦癌多为结节状增生，与肌肉相比，平扫呈等密度，密度多不均匀，钙化少见，肿块可与鼻腔及鼻窦内分泌物相混淆，不易区分；增强后肿块实性部分中等到明显强化，强化多不均匀，肿块内可见低密度液化坏死灶。鼻腔癌肿块较小时可以仅有鼻甲轻微吸收，增大后可压迫鼻中隔向对侧偏曲，并见中下鼻甲吸收破坏。上颌窦癌多呈广泛侵袭性骨质吸收破坏，以内侧壁最常见，偶尔见骨膜反应。筛窦癌可以呈肿块样生长，也可以呈弥漫的浸润性生长，肿块边界不清。早期仅见筛窦间隔轻度吸收，病变进展后筛窦间隔和纸板呈广泛侵蚀性骨质吸收破坏。额窦癌及蝶窦癌较少见，发现时常已占据大部分窦腔，侵犯周围结构。

2. MRI 表现 鼻腔鼻窦癌在 T1WI 上呈等信号，T2WI 呈等或略高信号，肿块 T2WI 信号常常较混杂，增强后肿块呈明显强化，强化不均匀，肿块内常出现液化坏死灶，T2WI 呈片状高信号，无强化，肿瘤侵犯颅底可见颅底骨皮质低信号带不连续，在颅内形成软组织肿块。鼻腔或鼻窦内常混有阻塞性炎症，T1WI 呈稍低或等信号，T2WI 信号高于肿瘤，无强化。

【鉴别诊断】★★★△△

1. 鼻息肉 鼻腔内最常见良性肿块，好发于筛窦、上颌窦，多数累及中鼻道，平扫呈低密度，密度均匀，边界较清楚，MRI上呈长T1、长T2信号，增强后一般无明显强化，边缘可有轻度强化，多数伴同侧鼻窦炎症。

2. 乳头状瘤 以中鼻道多见，并累及后鼻孔，其次见于上颌窦和筛窦，呈不规则软组织结节影，可有分叶状改变，内部可伴钙化灶，MRI增强后出现“脑回”状强化，对鉴别诊断有帮助。

3. 嗅神经母细胞瘤 位于鼻腔顶部，肿块密度（信号）多不均匀，增强后肿块明显强化，肿瘤向上突破筛板侵犯前颅窝是较典型表现。

4. 淋巴瘤 NK/T淋巴瘤位于鼻前庭、下鼻道、鼻中隔，呈弥漫性生长，沿鼻黏膜蔓延，增强后不均匀强化，病变进展迅速，可致鼻中隔、硬腭穿孔。

5. 侵袭性真菌性鼻窦炎 急性暴发型见于免疫功能低下或缺陷患者，引起广泛的骨质破坏，易侵犯周围结构，甚至侵入颅内；慢性型病程较长，病变内可出现高密度影，窦腔可呈膨大性改变，有局限性骨质破坏，为环形强化或分隔状强化。

（二）腺癌

【概况】★★△△

鼻腔鼻窦非涎腺型腺癌有两种类型，包括：肠型腺癌和非肠型腺癌，约占鼻部恶性肿瘤的6.3%。好发于40～50岁以上人群，男性多见。最常见于筛窦，其次为中鼻甲，并蔓延至眼眶，向上侵犯前颅窝。

【相关临床】★△

肿瘤起病较为隐匿，生长缓慢。多数以鼻塞为首发症状前来就诊，可伴有鼻出血、嗅觉丧失，其次有面部麻木、胀痛感，肿瘤侵犯周围结构可出现眼痛、视物不清、眼球外突、溢泪、张口困难等，晚期可出现脑神经症状。

【影像学检查】★★★△△

CT可以清楚显示肿瘤对骨质侵犯情况，有助于鉴别肿瘤的良恶性，为首选的检查方法。MRI显示肿瘤的信号特点，可以区分肿瘤与周围的炎症，有助于明确肿瘤侵犯的范围，是重要的补充方法。

【影像学表现】★★★△△△

腺癌最多见于筛窦，其次为中鼻道，常位于鼻腔中后段和后鼻孔，上颌窦亦常受侵犯，肿瘤呈团块状软组织影，形态不规则，呈浸润性生长，边界欠清楚或不清楚。

1. CT表现 与肌肉比较，肿块呈等或稍低密度，密度可不均匀，部分肿块内可见到残留的致密骨性成分或钙化灶，肿块多数呈轻到中度强化，部分强化较明显，强化不均匀，有时可见斑片状低密度液化坏死或囊变灶。骨壁以侵蚀性吸收破坏为主要表现，也可伴有压迫性吸收。筛窦肿块最常见侵犯同侧鼻腔，其次侵犯眼眶，鼻腔肿块常常侵入上颌窦内，或经过鼻孔侵犯鼻咽侧壁，向上侵犯前颅窝。

2. MRI表现 与脑灰质相比，T1WI平扫呈等及略低信号，T2WI呈等信号或等高混杂信号，增强后肿块明显强化，强化不均匀，有时可见斑片状低信号灶。

【鉴别诊断】★★★△△

1. 腺样囊性癌 上颌窦最好发，常见囊性变，有沿周围神经和骨性孔裂浸润生长的特点。

2. 鳞癌 多见于鼻腔、上颌窦及筛窦，肿块密度不均匀，边界不清楚，强化不均匀，可伴液化坏死，骨壁广泛性虫蚀样吸收破坏。

3. 嗅母细胞瘤 以鼻顶嗅区为中心的软组织肿块，常侵犯筛窦，易向上侵及前颅窝，呈浸润性生长，不均匀强化。

4. 内翻性乳头状瘤 中鼻道多见，常累及后鼻孔，也可位于上颌窦及筛窦，呈不规则软组织结节影，内部可伴钙化灶，MRI增强后呈“脑回”状强化，有助于鉴别诊断。

（三）腺样囊性癌

【概况】★★△△

一种生长较为缓慢的低度恶性肿瘤，好发于头颈部的大小涎腺以及上消化道黏膜，约占涎腺肿瘤的10%～20%，以小涎腺为多，原发于鼻腔鼻窦者少见，约占全部鼻腔恶性肿瘤的5%，原发于上颌窦最常见，占50%以上，其次是鼻腔和筛窦。好发年龄为20～60岁，女性多见。

【相关临床】★△

主要症状包括鼻塞、鼻出血、面部麻木和胀痛感，其他症状有突眼、溢泪、牙齿松动、头痛等，体检发现鼻腔内红色或暗红色肿块，质脆，易出血。肿瘤起病较为隐匿，生长缓慢，出现临床症状较晚，发现时常为晚期，已有周围结构的侵犯。虽然其预后较鳞癌好，但局部容易复发，也可向远处转移。

【影像学检查方法】★★△△

CT 能清楚显示骨质吸收破坏的情况，以及骨性孔裂、管道的扩大，是重要的检查手段。MRI 对显示肿瘤内的囊性变和侵犯范围更清楚，可作为首选影像学检查方法。

【影像学表现】★★★△△△

1. CT 表现 肿瘤呈不规则团块状增生，与肌肉相比，等密度为主，其内混杂斑点状、片状低密度灶，有时可见小片略高密度灶，增强后肿块不均匀强化，其内散在大小不等斑片状、片状囊样低密度区，肿瘤没有完整包膜，边界不清楚，较大肿块可致窦腔扩大，窦壁骨质既可见压迫性吸收，也可呈侵蚀性破坏，病灶内有时可以见到小片状高密度残留骨组织，肿瘤常常侵犯周围结构。肿瘤最大特点为沿周围神经和骨性管道、孔裂广泛浸润，可呈“跳跃性”生长，相应孔裂扩大伴骨质虫蚀样吸收破坏。

2. MRI 表现 与脑灰质相比，T1WI 呈等信号，T2WI 呈等、高混杂信号，信号不均匀，病灶内可见略低信号分隔，增强后肿块不均匀强化，并见散在分布的大小不等低信号囊样改变，当肿瘤侵犯周围神经和骨性管道时，MRI 可以显示间隙内脂肪信号消失，并出现软组织信号影，还能显示神经增粗和强化。

【鉴别诊断】★★★△△

1. 鳞癌 发病较迅速，症状出现早，病灶呈不规则软组织团块影，不均匀强化，常见低密度液化坏死，骨质多为虫蚀样骨质破坏，易侵犯周围结构。

2. 腺癌 多见于筛窦和鼻腔，边界不清楚，密度（信号）欠均匀或不均匀，肿块内见残留骨片或钙化，强化不均匀，骨壁以侵蚀性吸收破坏为主。

3. 淋巴瘤 常见于前鼻腔和鼻中隔侧面，沿黏膜蔓延，多数呈弥漫性生长，中线骨质易穿孔、破坏。

4. 嗅神经母细胞瘤 多数起源于鼻腔顶部和筛窦，肿块密度（信号）不均匀，增强后肿块明显强化，肿块常常向上突破筛板侵犯前颅窝。

（四）鼻腔恶性黑色素瘤

【概况】★★△△

鼻腔恶性黑色素瘤是原发于鼻腔来源于色素细胞的恶性肿瘤，来源于胚胎神经嵴，起源于鼻腔黏膜中的树状突黑色素细胞，属弥漫的神经内分泌系统。恶性程度高，可侵犯鼻窦、眼眶，致面部隆起畸形，并且早期远处转移，治疗难以彻底，预后差，为临床难治疾病之一。

【相关临床】★△

本病好发于 40～70 岁的老年人，鼻腔为最常发生的部位，其次为鼻腔和鼻窦联合发生，肿瘤较大时，可累及多个鼻窦。鼻塞、鼻出血及涕中带血是其常见的三大临床症状，鼻腔检查示肿瘤外观呈实性息肉，结节状或菜花状，多为黑色或紫褐色，大多数肿瘤有溃疡，质软、易出血。

【影像学检查方法】★★★△△

典型黑色素瘤 MRI 具有特征性的短 T1 短 T2 信号表现，应作为首选的检查方法。CT 可以清楚地显示肿瘤对骨质侵犯情况，有助于鉴别肿瘤的良恶性，并能提示颅底骨有无侵犯，是重要的补充方法。

【影像学表现】★★★△△

1. CT 表现 鼻腔内密度均匀、形态不规则的软组织肿块。肿瘤早期仅局限于鼻腔内，呈结节状，好发于鼻腔的中鼻甲、下鼻甲、鼻中隔和嗅区黏膜；肿瘤晚期易侵犯多个鼻窦、眼眶和前颅窝底，表现为眼球突出或神经系统症状。

2. MRI 表现 鼻腔恶性黑色素瘤的 MRI 表现有一定特征性，T1WI 上呈高信号，T2WI 上呈低信号，与其他肿瘤的信号表现相反，为其特点。MRI 对黑色素极敏感，由于黑色素内稳定自由基的不成对电子与自由水的相互作用能够缩短 T1 及相对缩短 T2，因此，肿块在 T1WI 呈高信号 、在 T2WI 呈低信号为黑色素细胞瘤的特征性表现。

【鉴别诊断】★★★△△

1. 鼻腔癌 表现为鼻腔内密度不均匀、形态不规则的肿块，有明显外侵征象。

2. 嗅神经母细胞瘤 好发年龄为 10～20 岁及 50～60 岁，好发于鼻腔顶部，鼻腔顶部肿块并可穿越筛板侵犯嗅沟区是嗅神经母细胞瘤的特征性表现。腺样囊性癌可呈“生姜”状不规则生长，密度不均匀，呈筛样改变，早期侵犯神经，可沿神经跳跃性生长。

3. 鼻腔淋巴瘤 多发生于鼻腔前部，骨质破坏较轻，骨质轮廓仍存在及邻近皮肤改变为本病的重要特征。

（五）非霍奇金淋巴瘤（NHL）

【概况】★★△△

原发于鼻腔的 NHL 主要有 NK/T 细胞、T 细胞和B细胞来源，我国以NK/T细胞和T细胞来源多见，与EB病毒感染有关，西方则以B细胞来源较多见。原发于鼻腔及鼻窦的淋巴瘤仅占全部NHL的2.0%～8.3%，占结外淋巴瘤的1/3左右。本病好发于成年男性。

【相关临床】★△

临床症状依次为进行性鼻塞、鼻出血、流涕、反复感染、面部肿胀、颈淋巴结肿大、感染后有脓性分泌物、常有恶臭，易误诊为鼻窦炎及鼻息肉等。本病预后较差，以早发现早诊断为防治关键，早期以放疗为主，中晚期放、化疗结合，可提高生存率。鼻腔淋巴瘤多为单侧发病，好发于鼻腔的前部。

【影像学检查方法】★★△△

CT可以明确周围骨质侵犯情况，是重要的补充手段。MRI可以清楚显示肿块的范围和信号特点，明确病变对周围结构的侵犯，有助于与周围炎症区分，可作为首选检查。

【影像学表现】★★★△△△

1. CT表现 鼻腔淋巴瘤多为单侧发病，无外侵时表现为局限于鼻腔内的结节状或条片状软组织影，鼻腔淋巴瘤向外侵犯时最易浸润单侧鼻前庭、鼻翼、鼻背部及颌面部皮肤，表现为软组织病变。向后易侵犯后鼻道、咽环及鼻咽部，并可向外蔓延侵犯眼眶、口咽、颞下窝、翼腭窝及颅底等。鼻腔淋巴瘤虽可侵犯鼻中隔及中下鼻甲骨质，但骨质破坏轻微。一般不伴有颈部及颌下淋巴结肿大。鼻腔淋巴瘤多伴有鼻窦阻塞性炎症，以上颌窦及筛窦多见，表现为窦腔黏膜增厚或液性密度影。

2. MRI表现 病灶在T1WI上呈等、稍低信号，在T2WI上呈等、稍高信号，增强后呈中度均匀性强化，部分淋巴瘤强化不均匀，表现为肿块内明显的分隔样强化。

【鉴别诊断】★★★△△

1. 鼻息肉 常发生于双侧鼻腔、中下鼻道，呈多发结节状软组织影，增强后中度强化，可造成邻近骨质的受压或吸收改变。

2. 内翻性乳头状瘤 多位于鼻腔中后部或鼻腔外侧壁，病灶常沿中鼻甲长轴生长，呈长柱状、边缘规则的软组织影，增强后轻度强化。局限于鼻腔的内翻性乳头状瘤与占据整个鼻腔的NHL鉴别较困难，但内翻性乳头状瘤易向上颌窦及筛窦侵犯蔓延，可造成邻近骨质的吸收、破坏，有特征性的“脑回征”。

3. 鼻腔恶性黑色素瘤及神经内分泌肿瘤 好发于鼻腔前部，呈结节状软组织密度影，增强后明显强化，病灶一般体积较小但可出现其他器官的转移。

（六）嗅神经母细胞瘤

【概况】★★△△

嗅神经母细胞瘤是一种较少见的低度恶性肿瘤。发生于嗅神经上皮分布的部位，即鼻腔顶、筛板、上鼻甲和鼻中隔的上部，发病年龄有两个高峰，即10～20岁和50～60岁。肿瘤呈息肉状，表面有黏膜覆盖，呈灰色、浅红色或棕色，质地较软，略脆，触之易出血。

【相关临床】★△

临床表现主要为鼻阻塞和鼻出血，其次是嗅觉缺失、头痛，侵犯眼眶引起眼球突出、视觉障碍等。

【影像学检查方法】★★△△

CT可以显示颅底骨质的吸收破坏，是重要检查方法之一。MRI能较清楚地显示肿瘤侵犯的范围，尤其是冠状位和矢状位扫描对显示颅内及脑实质受侵有较高的价值，并且容易鉴别肿瘤组织与炎症改变，是首选的影像学检查方法。

【影像学表现】★★★△△

1. CT表现 肿瘤大多是位于鼻腔顶部，表现为鼻腔内密度均匀的软组织肿块，轻度强化，易侵犯前颅底，显示筛板骨质破坏，肿块累及嗅沟区；可伴有继发性鼻窦炎改变。晚期肿瘤可侵及邻近结构。常见骨质破坏，反应性骨质增生少见。

2. MRI表现 肿块T1WI呈等低信号，T2WI呈高信号，信号混杂，并有中度至明显强化。侵犯眼眶表现为眶内壁骨质破坏、眼眶内肿块信号与鼻腔内肿块信号一致。

【鉴别诊断】★★△△

1. 筛窦癌 以筛窦为中心，骨质破坏明显。

2. 鼻腔脑膜瘤 骨质增生肥厚，明显强化。

3. 转移癌

【概况】★★△△

鼻腔及鼻窦转移癌，多来自于肾，其次为胃、结肠、子宫、肺等。

【相关临床】★★△△

临床症状多表现为鼻肿胀、鼻出血、头痛、面部疼痛、视力减退、听力下降、单个或多个脑神经损伤等，通过鼻腔或鼻窦活检可明确诊断。因此，有恶性肿瘤病史的患者，当出现鼻部症状时，应想到转移癌的可能。

【影像学检查方法】★△

CT 可发现转移癌对骨质的侵犯和软组织肿块。MRI 可以明确肿块的发生部位、侵犯范围及信号特点。

【影像学表现】★★★△△

1. CT 表现 肿块呈等密度、密度不均匀，增强后不均匀强化。肿块的密度及强化表现常与原发灶相似。常伴周围结构的侵犯。肝癌的转移，肿瘤可首先侵犯鼻窦骨质，表现为骨壁毛糙，并出现虫蚀样骨质破坏或溶骨性破坏，在骨壁周围形成软组织影。若合并成骨性改变，肿瘤刺激骨膜，形成放射状骨膜反应。另外，转移性肿瘤更易侵犯眼眶，而眼眶与鼻腔鼻窦相邻，眼眶转移癌也常常累及鼻腔鼻窦。

2. MRI 表现 转移癌的 MRI 信号特点与原发肿瘤类似，与脑灰质相比，T1WI 呈等或略低信号，T2WI 呈等或等高信号，信号欠均匀，病变内出血灶在 T1WI 上呈高信号、T2WI 呈偏低信号，液化坏死或囊性病变在 T2WI 上呈片状更高信号，增强后不均匀强化，可伴有低信号未强化区。

【鉴别诊断】★★△△

1. 鼻息肉 鼻腔内最常见良性肿块，好发于筛窦、上颌窦，多累及中鼻道，平扫呈等密度，密度均匀，边界较清楚，MRI 上呈长 T1、长 T2 信号，增强后一般无明显强化，边缘可有轻度强化，多数伴同侧鼻窦炎症。

2. 鳞癌 生长较迅速，常同时侵犯两个或以上窦腔，肿块形态不规则，边界不清楚，不均匀强化，常见液化坏死，骨壁呈广泛侵蚀性吸收破坏，易破坏周围结构。

四、骨源性病变

（一）骨瘤

【概况】★★△△

骨瘤突入窦腔内的岩石样坚硬肿块，是鼻窦常见的病变，来自胚胎性软骨残余。患者多为男性，生长缓慢。多发生于额窦，其次为筛窦，上颌窦和蝶窦均少见。病因不明，骨瘤分化良好，有蒂或广基，呈圆形或卵圆形，外表覆有光滑的正常黏膜。病理上骨瘤分为三型：致密型、松质型和混合型。

【相关临床】★△

小的骨瘤多无症状，只是通过影像学检查偶然发现。增大后可发生面部畸形，引起鼻塞、鼻溢、头痛，侵入眼眶出现眼球突出移位、视力障碍。

【影像学检查方法】★★△△

CT 检查可以显示骨瘤的部分、大小、范围和附着处，可明确诊断，是首选的检查方法。CT 检查应采用骨算法重建的骨窗显示，可帮助区别不同类型骨瘤。MRI 诊断价值不大。

【影像学表现】★★★△△△

1. CT 表现 骨瘤表现为骨质密度，额窦或筛窦内边缘清楚的骨密度肿块为其直接征象。CT 检查的目的是观察骨瘤位置、大小及继发改变，如向颅内、眼眶内侵及并引起眼球突出、眼外肌改变等。

2. MRI 表现 骨瘤在 T1WI 及 T2WI 上均为低信号。

【鉴别诊断】★★★△△

1. 骨化性纤维瘤 CT 表现为混杂高密度肿块，边缘为不完全骨性包壳。MRI 上 T1WI 呈等信号，T2WI 呈混杂高信号，增强后可见强化。

2. 骨纤维异常增殖症 窦壁肥厚，呈磨玻璃改变，多骨受累，增强后呈不均匀强化。

（二）骨化性纤维瘤

【概况】★★△△

鼻窦骨化性纤维瘤是临床上比较少见的疾病，儿童多见，20～40 岁也有发病，40 岁以上少见，女性多见。骨化纤维瘤好发于颅面部，其中 70% 以上发生于上颌骨和下颌骨，尤以上颌骨多见，额骨、筛骨、蝶骨均可发病，偶尔见于枕骨和颞骨。该病病因不明。

【相关临床】★△

骨化性纤维瘤生长缓慢，早期无自觉症状，不易被发现；肿瘤逐渐增大后，可引起面部畸形。此瘤好发于上颌骨，可波及上颌窦、眶壁及颧骨，出现鼻阻、眼球移位，部分可有复视等症状。

【影像学检查方法】★★△△

CT可以显示骨化纤维瘤的部位、大小、范围，是首选的影像学检查方法。MRI帮助鉴别一些与骨化性纤维瘤CT表现相似的非骨源性病变。

【影像学表现】★★★△△△

1. CT表现 可见骨皮质内囊状破坏，其间常有增生骨化所致的不规则高密度区，硬化成骨区的CT值500～1400 HU不等，骨皮质不规则增厚，向髓腔内突出致髓腔变形、变小，有时可致髓腔闭塞。

2. MRI表现 多数病灶在T1WI及T2WI上均为低信号，有时可在T2WI上表现为高信号，增强后不均匀明显强化。

【鉴别诊断】★★★△△

1. 骨纤维异常增殖症 窦壁肥厚，呈磨玻璃改变，多骨受累，增强后呈不均匀强化。

2. 纤维血管瘤 增强扫描有显著而均匀的强化。

3. 骨瘤 额窦或筛窦内见边缘清楚的骨密度肿块为其直接征象。

（三）骨纤维异常增殖症

【概况】★★△△

骨纤维异常增殖症是纤维组织大量增殖，代替了正常骨组织，可单骨、多骨、单肢或单侧多发，病因不明，是一种缓慢进展的自限性良性骨纤维组织疾病。

【相关临床】★△

发生在面颅骨的骨纤维异常增殖症主要表现为病骨区畸形肿胀，侵入鼻窦、眼眶及颅前窝底，临床呈恶性生长倾向，表现为鼻塞、嗅觉减退、面部不对称、眼球突出、移位、复视、视力障碍和张口困难等。蝶骨和蝶窦区骨纤维异常增殖，多有较严重的额顶或枕区疼痛。

【影像学检查方法】★★△△

CT为首选影像检查方法，可基本明确诊断。MRI价值不大。

【影像学检查方法及表现】★★★△△△

1. CT表现 ①磨砂玻璃样改变；②呈囊性改变，可表现为单囊或多囊，边缘多有硬化，边界清楚；③硬化改变，表现为骨质密度均匀一致性增高，皮髓质分解消失。

2. MRI表现 无特征性表现。T1WI上多为低信号，T2WI依含骨小梁、细胞成分、胶原、囊性变及出血等成分的不同，可以是高信号，也可以是低信号或混杂信号。增强后可见不同程度强化。

【鉴别诊断】★★★△△

1. Paget病 亦称畸形性骨炎，多见于中老年男性，CT表现为颅骨板障明显增宽，骨皮质不规则增厚，内板可伴有硬化表现，外板表现为疏松性改变。

2. 骨化性纤维瘤 CT表现为病灶呈轻度膨胀的骨质破坏区，内有不均匀高密度影，边缘伴有硬化，T1WI及T2WI均呈低信号。

3. 骨瘤 额窦或筛窦内见边缘清楚的骨密度肿块为其直接征象。

（四）软骨源性肿瘤

【概况】★★△△

软骨源性肿瘤包括软骨瘤及软骨肉瘤，起源于含有软骨的组织。鼻及鼻窦软骨瘤很少见，好发于筛窦，其次为上颌窦及蝶窦。病因未明。依其原发部位可分为两类，内生性及外生性。内生性指发生于正常情况下无软骨的骨组织内，可单发或多发，可见于筛骨、颌骨、蝶骨、鼻中隔及鼻侧骨。外生性指发生于软骨周围者，常见于鼻中隔前部，外耳道和喉软骨。

【相关临床】★△

具有强大的生长潜力，逐渐生长、膨大，受其长期压迫，可使周围软组织和骨壁吸收破坏，侵犯邻近器官，类似恶性肿瘤表现。据肿瘤的范围、大小、部位而有不同的症状。常表现为单侧渐进性鼻塞、涕多、嗅觉减退、头痛等。当肿瘤长大，侵入鼻窦、眼眶及口腔等处后，可发生面部变形、眼球移位、复视等。

【影像学检查方法】★★△△

CT和MRI联合应用有助于明确诊断及了解病变的侵及范围。

【影像学检查方法及表现】★★★△△△

1. CT 可显示髓腔内异常软组织影，密度略低于肌肉，其内可见小环形、点状或不规则钙化影。邻近皮质膨胀变薄，边缘光整、锐利，一般无中断，其内缘凹凸不平。增强扫描可见肿瘤轻度强化。

2. MRI 未钙化的瘤软骨呈长T1长T2信号，已钙化部分呈低信号，增强后不均匀强化。

【鉴别诊断】★★★△△

1. 骨囊肿 骨质破坏区内无钙化影。

2. 骨瘤 额窦或筛窦内见边缘清楚的骨密度肿块为其直接征象。

3. 骨化性纤维瘤 CT 表现为病灶呈轻度膨胀的骨质破坏区，内有不均匀高密度影，边缘伴有硬化，MRI 表现为 T1WI 及 T2WI 均呈低信号。

（五）骨肉瘤

【概况】★★△△

骨肉瘤（osteosarcoma）亦称成骨肉瘤（osteogenic sarcoma），是一种起源于未分化结缔组织的恶性骨肿瘤，多发生于长骨的干骺端，最常累及股骨远端和胫骨近端。颅面部骨肉瘤少见，文献报道约占全身各部位的 8%，最常见于颌部，下颌骨（45%）较上颌骨（38%）更多见，也可发生鼻窦、眼眶或颅骨等颅面部其他部位。鼻部骨肉瘤占鼻部所有肿瘤的 0.5%～1.0%。骨肉瘤起源于原始的成骨性结缔组织，后者向骨、软骨和纤维组织各个方向分化。骨肉瘤以肿瘤性成骨细胞直接形成瘤骨为特征。瘤内出血、坏死和囊性变等常见。

【相关临床】★△

多发生于 10～25 岁的青少年，男性多于女性。早期症状为局部疼痛和肿胀，疼痛最初为间歇性隐痛，迅速发展至持续性剧痛。全身症状明显，包括乏力、贫血，常出现肺部转移。血清碱性磷酸酶常增高。

【影像学检查方法】★★△△

CT 和 MRI 联合应用有助于明确诊断及了解病变的侵及范围。

【影像学表现】★★★△△△

1. CT 表现 可显示髓腔内异常软组织影，密度略低于肌肉，其内可见小环形、点状或不规则钙化影。邻近皮质膨胀变薄，边缘光整、锐利，一般无中断，其内缘凹凸不平。增强扫描可见肿瘤轻度强化。

2. MRI 表现 未钙化的瘤软骨呈长 T1 长 T2 信号，已钙化部分呈低信号。

【鉴别诊断】★★★△△

1. 骨囊肿 骨质破坏区内无钙化影。

2. 骨瘤 额窦或筛窦内见边缘清楚的骨密度肿块为其直接征象。

3. 骨化性纤维瘤 CT 表现为病灶呈轻度膨胀的骨质破坏区，内有不均匀高密度影，边缘伴有硬化，MRI 表现为 T1WI 及 T2WI 均呈低信号。

（陈 钰 鲜军舫 王振常）

第 5 节 鼻骨和鼻窦外伤骨折

一、鼻骨区外伤

【概况】★★△△

鼻骨凸于面部，易遭受外力，骨折常见。鼻骨骨折多为单侧，常见于鼻骨中下段。按照骨折的形态，可分为线形骨折，粉碎性骨折，凹陷骨折与复合性骨折。

【相关临床】★△

鼻部外伤史明确，多有骨折侧鼻背肿胀，鼻出血，鼻歪向外伤对侧，相应鼻腔黏膜肿胀。

【影像学检查方法】★★△△

X 线平片为首选检查。CT 显示鼻骨骨折优于 X 线平片，横断位与冠状面扫描，骨窗可显示鼻骨的骨折线与骨折片移位，软组织窗显示周围软组织肿胀。HRCT 能显示外伤后鼻骨质的细微改变。多层螺旋 CT 三维重组技术有助于显示骨折及移位情况。

【影像学表现】★★★△△△

1. X 线表现 鼻骨侧、横断位可显示鼻骨线形透亮影，横断位可观察骨折片移位。由于影像重叠，X 线平片的敏感度不高，移位较轻的鼻骨骨折容易出现假阴性。

2. CT 表现 鼻骨、上颌骨额突、骨性鼻中隔骨质中断或（和）移位，泪骨骨折常累及泪囊窝；骨缝分离增宽或（和）错位；软组织肿胀增厚。可伴发额骨、筛骨、上颌骨及眼眶等处骨折。

【鉴别诊断】★★△△

鼻骨骨折线需与正常骨缝鉴别，特别是鼻骨孔与额骨下缘中线的鼻棘，不要误为骨折。MDCT 薄层扫描 SSD 后处理影响有助于显示上述结构及鉴别。

【概况】★★△△

鼻和鼻窦骨折临床常见，病因以交通事故、暴力、坠落多见，外伤往往造成复合多发骨折。以鼻骨和上颌窦骨折多见。

二、鼻窦外伤

【概况】★★△△

鼻窦骨折多为直接暴力所致，呈累及多骨，或为复合性颌面部骨折或颅底骨折的一部分。以上颌窦骨折多见。

【相关临床】★★△△

根据受伤部位及程度不同，症状有所不同，通常都有出血、受伤处压痛、淤血、肿胀、鼻通气受阻及头痛等。由于眶壁的2/3是由鼻窦所构成，鼻窦骨折可伴眶骨骨折而出现复视、眼球移位、眼内积血、视力下降等。鼻窦外伤可影响到颅脑，轻者脑震荡，重者颅底骨折、脑脊液鼻漏，有时继发颅内感染。

【影像学检查方法】★★△△

多层螺旋CT骨算法重建，横断面、冠状面、矢状面为重建首选，鼻区骨折同时行VR重建。HRCT能显示外伤后鼻窦诸骨骨质的细微改变，为常规首选检查方法。三维重组技术有助于显示骨折及移位情况。

【影像学表现】★★★△△

1. CT表现 各区骨折表现如下

（1）上颌窦骨折：窦壁骨质中断、移位，上颌窦内积血、黏膜肿胀增厚等改变。上颌窦上壁骨质菲薄，又有眶下管、眶下沟走行，为骨质薄弱区，最易骨折。

（2）额窦骨折：多发生在额窦前壁。骨折分为单纯性及复杂性骨折。单纯性骨折指额窦前壁线性骨折；复杂性骨折指前壁、后壁或（和）底壁多处骨折并陷入窦腔内，可同时累及筛板和造成硬脑膜损伤，发生硬脑膜撕裂时，形成脑脊液鼻漏。

（3）筛骨骨折：常见骨折部位在筛骨纸板或筛板处。筛骨纸板骨折表现为纸板骨质中断，骨折片移位突出到筛窦内，实际上为眼眶内壁骨折，常伴有内直肌增粗肿胀；筛板骨折实际为颅前窝底的骨折，常伴有额叶损伤或形成脑脊液鼻漏。

（4）蝶窦骨折：蝶窦骨折多伴有蝶窦内密度增高或黏膜增厚。

（5）脑脊液鼻漏：CT横断面和冠状面可显示筛板、额窦、蝶窦骨折情况，并可显示颅内积气。

2. MRI表现 骨折线常难以显示，但能清楚显示窦腔内黏膜反应性肿胀和积液、积血，T1WI呈中等信号，T2WI呈高信号，窦腔内出血则信号混杂。

【鉴别诊断】★★△△

结合外伤史，CT可明确骨折诊断。诊断时须注意与神经血管沟和骨缝等相鉴别，不要误以为骨折线。

（陈　钰　鲜军舫　王振常）

参考文献

[1] Jao SY, Weng HH, Wong HF, Wang WH, Tsai YH. Successful endovascular treatment of intractable epistaxis due to ruptured internal carotid artery pseudoaneurysm secondary to invasive fungal sinusitis. Head Neck. 2011 Mar; 33 (3): 437-440.

[2] Aribandi M, McCoy VA, Bazan C 3rd. Imaging features of invasive and noninvasive fungal sinusitis: a review. Radiographics. 2007 Sep-Oct; 27 (5): 1283-1296.

[3] Groppo ER, El-Sayed IH, Aiken AH, Glastonbury CM. Computed tomography and magnetic resonance imaging characteristics of acute invasive fungal sinusitis. Arch Otolaryngol Head Neck Surg. 2011 Oct; 137 (10): 1005-1010

[4] 中华耳鼻咽喉头颈外科杂志编辑委员会鼻科组，中华医学会耳鼻咽喉头颈外科学分会鼻科学组．慢性鼻-鼻窦炎诊断和治疗指南（2012,昆明）．中华耳鼻咽喉头颈外科杂志，2013，48（2）：92-94.

[5] Habesoglu TE, Habesoglu M, Surmeli M, et al. Unilateral sinonasal symptoms. J Craniofac Surg, 2010, 21 (6) : 2019-2022 .

[6] Lee JY. Unilateral paranasal sinus disease: analysis of the clin-ical characteristics, diagnosis, pathology, and computed tomography findings. Acta Otolaryngol, 2008, 128 (6): 621-626.

[7] Chen HJ, Chen HS, Chang YL, et al. Complete unilateral maxillary sinus opacity in computed tomography..J Formos Med Assoc, 2010, 109 (10): 709-715.

[8] 黄砚玲，陈月洁，赵天琪，等．鼻腔鼻窦内翻性乳头状瘤的MRI表现．中国医学影像学杂志，2014，22（8）：568-571.

[9] Saha SN, Ghosh A, Sen S, et al. Inverted papilloma: aclinicopathological dilemma with special reference to recurrence and malignant transformation.Indian J Otolaryngol Head Neck Surge, 2010, 62 (4): 354-359.

[10] Minovi A, Kollert M, Draf W, et al. Inverted papilloma: feasibility of endonasal surgery and long-term results of 87 cases.Rhinology, 2006, 44 (3): 205-210.

[11] Osuch-Wójcikiewicz E, Wojas O, Nyckowska J, et al. Management of recurrent sinonasal inverted papilloma in the experience of ENT department medical university of warsaw. Otolaryngol Pol, 2010, 64 (7): 73-76

[12] Heo KS, Cushman HJ, Akaike M, et al. ERK5 activation in macrophages promotes efferocytosis and inhibits atherosclerosis. Circulation, 2014, 130 (2): 180-191.

[13] Iacovou E, Chrysovergis A, Eleftheriadou A, Yiotakis I, Kandiloros D.Neuroendocrine carcinoma arising from the septum. A very rare nasaltumor. Acta Otorhinolaryngol Ital. 2011；31: 50–53.

[14] Hoang JK, Eastwood JD, Tebbit CL, Glastonbury CM. Multiplanar sinus CT: a systematic approach to imaging before functional endoscopic sinus surgery.AJR Am J Roentgenol. 2010；194: W527–536.

[15] Wormald R, Lennon P, O'Dwyer TP. Ectopic olfactory neurobllastoma: report of four cases and a review of the literature Eur Arch Otorhinolaryngol, 2011, 268 (4): 555-560.

[16] Kodama S, Kawano T, Suzuki M. Endoscopic transnasal resection of ectopic esthesion euroblastoma in the pterygopalatine fossa: technical case report. Neurosurgery, 2009, 65 (Suppl 6): E112-E113; discussion E13.

[17] Zhang M, Zhou L, Wang DH, et al. Diagnosis and management of esthesion euroblastoma. ORLJ Otorhinolaryngol R elat Spec, 2010, 72 (2): 113-118.

[18] Cashman EC, Macmahon PJ, Smyth D. Computed tomography scans of paranasal sinuses before functional endoscopic sinus surgery. World J Radiol, 2011, 3: 199–204.

[19] 方卫英，崔凤，余美娟，等. 嗅神经母细胞瘤的影像表现. 中国临床医学影像杂志,2012,23(7): 495-497.

第 23 章　咽喉部病变

第 1 节　检查技术和正常解剖

咽部以软腭游离缘和会厌软骨游离缘为界分为鼻咽、口咽和喉咽三部分。

一、CT 影像解剖

1. 常用的咽喉部检查方法。

2. 横断面：基线为听眶下线。

3. 范围：包括全部病变，怀疑肿瘤患者扫描范围自颅底至胸廓入口，以观察颈部淋巴结转移范围。

4. 层厚：5 mm，怀疑喉部病变的为 2.5 mm，颅底孔道病变为 1～2 mm。

5. 横轴位。鼻咽侧壁可见咽鼓管咽口、咽隐窝及咽鼓管圆枕，咽外侧壁为咽旁间隙。翼腭窝位于翼突前方与上颌窦后壁之间，其主要内容物为蝶腭神经节。口咽腔包括软腭、舌的后 1/3、口咽双侧壁及口咽后壁。口咽侧壁含有扁桃体。下咽分为梨状窝、咽后壁及环后区三部分，梨状窝外侧壁为甲状软骨内表面，内侧壁为杓会厌皱襞，后外侧为杓状和环状软骨。下缘延伸至声带及环状软骨水平以下，开口于食管。环后区位于喉的后方，外侧为梨状窝，下至环状软骨下缘，上至杓状软骨尖。咽后壁从会厌谷至环杓关节水平。

6. 鼻咽周围间隙主要包括咽旁间隙、鼻咽缝间隙（咽后壁后方椎前肌之间三角形脂肪间隙）和颈动脉间隙。咽旁间隙起自颅底卵圆孔的内侧，向下达舌骨水平，外侧为咀嚼肌间隙和腮腺间隙，后外侧为颈动脉间隙，后内为咽后间隙，内侧为咽侧壁，其内为脂肪、小涎腺、腮腺深叶及三叉神经下颌支等。颈动脉间隙贯穿全颈部，自颅底至主动脉弓，其内容物为颈动脉、颈静脉、Ⅸ～Ⅻ对脑神经、交感神经链及颈内淋巴结。

7. 肿瘤性病变需要冠状及矢状重建以便观察淋巴结转移情况和咽旁间隙受累情况，喉部病变冠状面可直观显示杓会厌皱襞、假声带、喉室、真声带、喉旁间隙，喉腔以声带为界，分为声门上区、声门区及声门下区。喉室是室带游离缘与声带游离缘之间的空隙，是纺锤形隐窝。矢状面对舌根、会厌、会厌谷、咽后壁及会厌前间隙显示良好。

8. 增强检查可包括动脉期（延迟时间 20～30 s）、静脉期（延迟时间 70～100 s）。增强扫描能区分颈部血管与肌肉、淋巴结之间的关系，对淋巴结转移、血管源性病变鉴别有重要价值。

9. 正常咽腔黏膜细线样强化，厚度＜3 mm。

10. CT 检查可观察喉部软骨的骨化状况，评价下咽肿瘤对骨性结构的侵犯。

11. MSCT 及三维重组、仿真内镜可辅助观察喉部病变。

二、MRI 影像解剖

1. MRI 对咽部解剖的显示与 CT 相仿，但在软组织显示方面优于 CT，可清晰显示病变向周围侵犯的范围和病变性质，主要评价鼻咽、口咽及颈部淋巴结等病变。矢状面 MRI 对评价中线和中线旁病变优势更大，如来源于嘴唇、舌后部、会厌、软腭及硬腭的肿瘤。

2. 常规行横断面扫描，冠状面和矢状面作为补充，层厚 3～5 mm，间隔 1 mm。如 T1WI 显示病变为高信号时，需要同时行脂肪抑制 T1WI 扫描。

3. MRI 能区分单侧咽隐窝或梨状窝含气不佳导致的狭窄或闭锁是生理性还是病理性的，咽部黏膜线在 T2WI 和增强后 T1WI 较肌肉组织信号高，黏膜的完整性对评价有无病变很重要。MRI 还能清晰显示腭扁桃体和咽缩肌，显示环后区与咽后壁的界限。鼻咽周围间隙主要为脂肪构成，在 T1WI 和 T2WI 均呈高信号，平扫图像也能清晰勾勒中等略低信号的肌肉及无信号的流空血管。

（张竹花　王振常　鲜军舫）

第 2 节　鼻咽部病变

一、青少年鼻咽纤维血管瘤

【概况】★★△△

1．青少年鼻咽纤维血管瘤（Juvenile nasopharyngeal fibroangioma）是起源于蝶腭孔附近后鼻孔侧壁的良性肿瘤，好发于男性青少年。

2．瘤组织中含有丰富的血管，容易出血，肿瘤生长扩张能力强，虽为良性肿瘤，但可破坏颅底骨质及周围软组织，导致严重的并发症。

【相关临床】★△

1．青少年鼻咽纤维血管瘤常见症状为单侧鼻腔阻塞或鼻出血，面颊部疼痛和肿胀，常有反复鼻出血史，出血量较大。鼻咽镜可见淡红色的鼻咽部软组织肿块，表面有较明显的血管纹。

青少年鼻咽纤维血管瘤很少自发性退化，手术后局部复发率为 6%～24%，较大病变或伴有颅内受累的病变局部复发率更高。常用的治疗方法是血管栓塞加手术切除的联合治疗，对不能切除的颅内扩展或复发肿瘤可行放疗。

【影像学检查方法】★★★△△

MRI 增强扫描有助于显示病变侵犯的范围，CT 易于显示骨质改变。

【影像学表现】★★★△△△

1．CT 表现　鼻咽部后鼻孔区或蝶腭孔区不规则形软组织肿块，边界清楚，密度均匀，增强后明显强化。

2．MRI 表现　T1WI 呈等信号，T2WI 呈等或稍高信号，信号均匀，可见点条状血管流空影，增强扫描肿块实质部分呈明显强化，血管流空影不强化。

【鉴别诊断】★★△△

1．鼻息肉　不累及翼腭窝，病变向前疝入鼻腔前部，然后累及鼻咽部，没有进行性的骨质破坏，仅有病变周围强化。

2．鼻咽癌　肿瘤浸润生长，与邻近组织界限不清，咽隐窝消失，突向鼻咽腔和咽旁间隙，中度强化，病变容易向颅内侵犯，并可伴颈部淋巴结增大。

3．鼻咽部淋巴瘤　病变沿黏膜下生长，范围广泛，多伴有颈部淋巴结增大，中度至轻度强化。

二、鼻咽癌

【概况】★★△△

1．鼻咽癌是发生于鼻咽黏膜、以黏膜下侵犯为特点的鼻咽部恶性肿瘤，中国南部发病率较高。病因尚不明确，与 EB 病毒感染、饮食、遗传因素密切相关。中年男性多见。

2．鼻咽癌最常发生于鼻咽顶部，其次是侧壁，前壁和底壁较少见。组织学上以鳞状细胞癌多见，泡状核细胞癌次之，低分化腺癌较少。

【相关临床】★△

七大症状为回缩性涕血或鼻出血、鼻塞、耳鸣、耳聋、头痛、面部麻木、复视，其中以回缩性涕血最常见，三大体征为鼻咽部新生物、颈部淋巴结肿大、脑神经出现一支或多支麻痹。鼻咽癌以放射治疗为主。

【影像学检查方法】★★★△△

MRI 可以准确显示病变部位、大小、范围及浸润深度，是鼻咽癌的首选检查方法，CT 对颅底骨质破坏显示具有一定的优势，但对骨质髓腔受累的显示，MRI 优于 CT。

【影像学表现】★★★△△△

1．CT 表现　鼻咽局部黏膜增厚或鼻咽部软组织肿块，一侧咽隐窝变浅或消失，咽鼓管圆枕肿大，腭帆提肌、腭帆张肌肿胀，脂肪间隙消失，向周围结构侵犯时，向前侵犯鼻腔，达翼腭窝；向两侧侵犯咽旁间隙；向后侵犯咽后间隙以及椎前肌；向下侵犯口咽软腭和扁桃体；向上侵犯斜坡及颅底骨质，通过颅底孔道进入颅内。鼻咽癌常并发颈部淋巴结肿大。CT 增强扫描，肿块轻度强化，边界不清。

2．MRI 表现　显示肿瘤范围、周围结构的侵犯及颈部淋巴结肿大与 CT 基本相同，因 MRI 软组织分辨率较 CT 高，所以 MRI 能更早地发现病变，并准确显示病变部位、大小、范围及浸润深度。T1WI 上肿块相对于肌肉呈低 - 等混杂信号，T2WI 呈较高信号，增强后轻度强化。

【鉴别诊断】★★△△

1．非霍奇金淋巴瘤　黏膜下肿块明显，广泛累及腺样组织。

2．青少年鼻咽纤维血管瘤：男性青少年多见，患者反复大量鼻出血，可见明显强化的不规则肿物，所引起的骨改变多为外压性，很少为浸润破坏，无颈部淋巴结肿大。

3．腺样淋巴组织增生：常发生于青少年，腺样组织均衡性扩大。

4．脊索瘤：起源于枕骨斜坡，以之为中心向颅内外生长，鼻咽黏膜完整，肿物为T1WI低信号和T2WI高信号，有不规则强化。

（张竹花　王振常　鲜军舫）

第3节　口咽部病变

一、扁桃体周围脓肿

【概况】★★△△

1．扁桃体脓肿是由发生于扁桃体的急性化脓性渗出性炎症发展而成，未及时治疗可穿破咽旁间隙、咀嚼肌间隙、颌下间隙，形成扁桃体周围脓肿（peritonsillar abscess）。多见于青壮年。

2．最常见的致病菌是β溶血性链球菌、葡萄球菌、肺炎球菌、嗜血杆菌。

【相关临床】★△

扁桃体周围脓肿临床上可出现发热、咽痛、吞咽困难、颈部结节，如果出现牙关紧闭，应推荐影像学检查，以排除广泛的扁桃体周围脓肿。脓肿治疗采用穿刺或切开引流术、静脉注射抗生素。

【影像学检查方法】★★★△△

推荐CT增强扫描，能很好地显示深层的扁桃体周围炎症改变和脓肿形成，MRI作为补充检查。经皮或口腔超声检查可显示脓肿为低回声灶。

【影像学表现】★★★△△△

1．CT表现　扁桃体蜂窝织炎表现为扁桃体弥漫肿大，形态不规则，边界不清，同侧气道受压变窄。中心出现均匀低密度区提示脓肿形成，增强扫描脓肿中心为不强化的低密度影，边缘环形强化。当脓肿蔓延至咽旁间隙、咀嚼肌间隙及颌下间隙时扁桃体周围组织边缘不清。可见双侧颈部大量反应增生性淋巴结。

2．MRI表现　肿胀的咽扁桃体呈T1WI低信号，T2WI高信号，周围间隙水肿，增强扫描脓肿边缘强化。同样可见颈部反应增生性淋巴结。

【鉴别诊断】★★△△

1．扁桃体潴留囊肿　临床无症状，咽扁桃体局灶性液性区，不伴周围软组织肿胀或水肿，常伴有局灶性钙化。

2．扁桃体淋巴样组织增生　咽喉痛，不伴脓毒症，扁桃体双侧对称肿大，增强扫描可见强化分隔，常伴有腺样体增殖或颈部淋巴结肿大。

3．咽后脓肿　咽后化脓性淋巴结炎，溃破形成咽后间隙脓肿，表现为咽后壁明显增厚，伴全身中毒症状，最常见于6岁以下儿童。

4．小涎腺混合瘤　无症状的黏膜下肿块，边界清楚，呈圆形或卵圆形，较大者可呈分叶状。

5．扁桃体鳞状上皮癌　咽扁桃体黏膜表面有明显的糜烂灶，扁桃体肿块边缘不清伴局部侵犯，常伴有同侧颈部（Ⅱ区）淋巴结转移。

6．扁桃体非霍奇金淋巴瘤　黏膜下肿块明显，可为单侧扁桃体肿块，边缘清楚或局部侵袭，增强扫描无强化分隔，伴有大的无坏死的淋巴结。

二、扁桃体肿瘤

【概况】★★△△

扁桃体恶性肿瘤可发生鳞癌、淋巴肉瘤、网织细胞肉瘤及血管内皮瘤等恶性肿瘤，鳞癌多见，癌多见于40岁以上的病人，肉瘤则常发生于青年人和儿童。扁桃体良性肿瘤有以下几种：扁桃体乳头状瘤、扁桃体纤维瘤、脂肪瘤、平滑肌瘤、血管瘤等。

【相关临床】★△

扁桃体恶性肿瘤占口咽部恶性肿瘤的55.6%，鳞状上皮癌多见，癌肿最初局限于扁桃体窝内，继而可扩散至软腭、舌根或向咽旁间隙侵犯。临床症状可以有咽部阻塞感、异物感、吞咽困难、不典型的扁桃体炎、单侧咽痛、单侧扁桃体肿大、口臭等。

【影像学检查方法】★★★△△

对比剂增强MRI可清晰显示病变的范围，为扁桃体肿瘤首选检查方法。CT、MRI对早期肿瘤可漏诊，正常口咽结构可以不对称，早期肿瘤强化可以不明显。

【影像学表现】★★★△△△

1. CT 表现　恶性肿瘤表现为口咽部等或稍低密度软组织肿块，形态不规则，内部常见囊变、坏死更低密度灶，出血少见，钙化罕见，表面不光滑、不清晰，可伴有溃疡形成，向邻近结构如舌底、软腭、咽侧壁侵犯，可伴有淋巴结肿大。扁桃体癌通常分化差，不论原发灶大小，早期淋巴结转移发生率为 60%～70%，15%～20% 双侧发生。增强扫描有一定程度强化，内部囊变坏死区无强化。颈部淋巴结多表现为边缘强化。

2. MRI 表现　T1WI 呈略低信号（与肌肉组织相比），由于坏死、囊变多，T2WI 信号不均匀，大部分呈高信号，少部分为等信号；增强后肿瘤实质部分明显不均匀强化，而坏死、囊变不强化，呈低信号影。颈部转移性淋巴结与 CT 表现相似，但 MRI 敏感性更高，在淋巴结包膜侵犯方面，MRI 较具优势。

【鉴别诊断】★★△△

1. 扁桃体非霍奇金淋巴瘤　淋巴瘤一般较大，表面光滑，50% 可双侧发生，约 50% 可伴有腹膜后淋巴结增大。伴颈部淋巴结增大，提示预后不好。弥漫性大 B 细胞淋巴瘤较 NK/T 细胞淋巴瘤更容易沿淋巴管系统播散，而 NK/T 细胞型淋巴瘤容易经血液播散至其他器官，如皮肤、肝和肺。

2. 神经鞘瘤　生长缓慢，临床症状轻或无，单发，完整包膜的球形或椭圆形，囊变常见。增强后囊壁明显强化，囊内容物不强化。

3. 血管瘤　好发于儿童、青少年，女性多见。口咽部边缘不清的软组织肿块，海绵状血管瘤随回波时间延长，可表现出“灯泡”征。增强后明显不均匀强化。瘤内出现静脉石，有助于鉴别诊断。

4. 扁桃体炎及扁桃体周围脓肿　临床症状明显，急性炎症期无特异性，抗生素治疗有效。脓肿形成期，可见脓肿壁环形强化，中央液化、坏死区不强化。咽旁、咽后间隙及咽周肌群可被侵犯。

（张竹花　王振常　鲜军舫）

第 4 节　咽旁间隙肿瘤

一、多形性腺瘤

【概况】★★△△

咽旁间隙多形性腺瘤多起自小涎腺，以结构多形性为特征的良性肿瘤，可发生于任何年龄，30～60 岁多见，女性略多于男性。

【相关临床】★△

临床无明显症状，肿瘤生长缓慢，大多数直径在 2～5 cm，也有长至很大者；由于肿瘤结构不同，触之软硬不一，可活动，界限清晰。

【影像学检查方法】★★★△△

CT 及 MRI 检查均可以清晰显示病变的范围、大小及其与周围结构的关系。

【影像学表现】★★★△△△

1. CT 表现　咽旁间隙圆形或类圆形肿物，边缘光滑，边界清晰。呈等密度或略低密度，增强后均匀强化，但有囊变时，平扫及增强均显示其内有液体密度。

2. MRI 表现　T1WI 为等信号，T2WI 为略高信号或高信号，周围可见低信号薄壁，发生坏死囊变时呈长 T1 长 T2 信号，增强扫描实性部分有强化。

【鉴别诊断】★★△△

1. 腮腺深叶肿瘤　咽旁间隙所形成的透明带是鉴别腮腺深叶肿瘤和咽旁间隙原发肿瘤的标志。当肿瘤来自腮腺深叶时，透明带位于肿瘤与咽缩肌之间，而肿瘤与腮腺无透明带存在。

2. 神经鞘瘤　常位于茎突后咽旁间隙（即颈动脉间隙），密度或信号相似。

二、神经鞘瘤

【概况】★★△△

神经源性肿瘤多来自颈交感链或周围感觉神经，其次来自第Ⅸ～Ⅻ对脑神经的颅外段或膈神经。神经鞘瘤和神经纤维瘤均可发生，以神经鞘瘤多见。神经鞘瘤为施万细胞构成，组织学主要由细胞排列紧密的 Antoni A 组织及细胞少而富含脂质、黏液样基质的 Antoni B 组织构成，无其他神经成分，肿瘤有包膜，边缘清楚。多为单发，恶变罕见。

【相关临床】★△

临床表现为颈部无痛性坚实肿物，上、下方向移动性差，可沿左、右方向移动。

【影像学检查方法】★★★△△

MRI 对于显示肿瘤的位置、范围、包绕血管的情况优于 CT。

【影像学表现】★★★△△△

位于颈动脉间隙的神经鞘瘤多位于颈动脉间隙的后、内侧，将颈动脉向前或外方推移，茎突前移。迷走神经肿瘤则可以使颈动、静脉分离。

1. CT 表现 肿物边界清楚，平扫密度均匀或不均匀，增强扫描可呈均匀或不均匀强化，多数强化程度低于肌肉，神经鞘瘤内部多有斑驳状高低混杂密度，偶尔呈无强化囊性病变。

2. MRI 表现 Antoni B 区的黏液基质水分含量大，在 T1WI 呈低信号，在 T2WI 呈高信号，增强扫描后强化时相晚，呈缓慢延迟强化。Antoni A 区肿瘤细胞丰富、排列紧密，在 T1WI 与肌肉呈等信号，T2WI 呈稍低信号，增强扫描早期即出现明显强化。囊变区在 T1WI 呈低信号，T2WI 呈高信号，增强扫描无强化。70% 的神经鞘瘤在 MRI 可显示包膜。

【鉴别诊断】★★△△

1. 各种淋巴结病变 部位为其鉴别要点，淋巴结多位于颈动脉间隙颈深静脉链周围，多位于颈动静脉的前外侧或后方，多使血管向内侧移位。淋巴结病变常为单侧或双侧、多处多发病变，神经源性肿瘤常呈单侧单发。转移淋巴结 CT 扫描特点为边缘不规则，边界模糊，相互融合，不均匀强化，密度明显高于肌肉，中央常伴低密度坏死区，常有淋巴结包膜外侵犯。

2. 多形性腺瘤 位于茎突前间隙是与咽旁间隙神经鞘瘤鉴别的关键。

三、副神经节瘤

【概况】★★△△

副神经节瘤起源于副神经节组织，发生于脑神经及颈动脉外膜，以颈动脉体瘤最为多见，继而依次发生于颈静脉球、鼓岬区 Jacobson 神经、迷走神经、喉等。

【相关临床】★△

颈动脉体瘤可有搏动感及血管性杂音为其特征，约 10% 的颈动脉体瘤为双侧生长，10% 异位生长，10% 为恶性。

【影像学检查方法】★★★△△

CT 动脉期和静脉期增强扫描能显示血供丰富的特征。MR 有助于显示肿瘤的范围、肿瘤内流空的血管，以及有无包膜等。

【影像学表现】★★★△△△

颈动脉体瘤位于颈动脉分叉处，动脉分叉增宽。颈静脉球瘤位于颅底颈静脉孔处，颈静脉孔扩大，可呈浸润性骨破坏。

1. CT 表现 平扫呈等密度影，肿瘤血供丰富，CT 增强扫描时强化明显，密度与邻近的血管相仿。

2. MRI 表现 T1WI 呈中、低信号，T2WI 呈中、高信号，其内可见流空的肿瘤血管，为典型的“胡椒盐征”。

【鉴别诊断】★★△△

1. 巨大淋巴结增生 多见于纵隔，也可见于颈部，CT 表现为均质等密度，增强后明显强化，多数为单发，边缘光整。MRI 的 T1WI 呈中等信号，T2WI 信号稍高，肿物内及邻近见供血血管，有助于巨大淋巴结增生的诊断。

2. 颈部淋巴结转移 甲状腺乳头状癌的转移淋巴结常伴明显囊性变及钙化，囊壁可见明显强化的结节。

（张竹花　王振常　鲜军舫）

第5节　喉及下咽部病变

一、下咽癌

【概况】★★△△

下咽癌又称喉咽癌，95% 以上为鳞状细胞癌。多发生在梨状窝，其次为咽后壁和环后区。

【相关临床】★△

咽部异物感是下咽癌最常见的初发症状，但约 1/3 的患者是因颈部淋巴结肿大而就诊。下咽肿物进行性增大，可致吞咽困难，并伴有咽部疼痛感，若下咽肿物侵犯邻近软骨、软组织或合并感染时，疼痛加剧，可向耳部放射。当肿物侵犯喉部结构及邻近神经时，可出现声嘶、进食呛咳以及不同程度的呼吸困难等表现。

【影像学检查方法】★★★△△

影像学检查与内镜检查相结合。内镜检查被作为咽部最方便且最常用的筛查和临床检查方法，但在评价肿瘤的深部浸润以及淋巴结转移时，CT与MRI较内镜检查优越，MRI的软组织分辨率更高，能更准确地评估肿瘤的侵犯程度。

【影像学表现】★★★△△△

1. CT表现 平扫呈均质中等密度肿物，增强扫描有中度强化。

2. MRI表现 T1WI略低或等信号，T2WI信号增高，增强扫描有强化。梨状窝癌表现为梨状窝壁不规则增厚或软组织肿物，梨状窝癌容易侵及喉部。肿瘤位于梨状窝的下极或外侧壁时经常侵犯甲状软骨。环后区癌罕见。主要表现为环状软骨板后软组织增厚或肿物。肿瘤常侵犯杓状软骨及环状软骨后壁，大的环后区癌可侵犯梨状窝并使之变窄，并可通过环咽肌侵及颈段食管入口。咽后壁癌在发现时常常较大，在黏膜下沿纵轴上下蔓延，肿瘤向上可侵及口咽后壁，甚至侵犯扁桃体的后表面。侵袭性的咽后壁肿瘤常侵犯椎前肌和椎体。

【鉴别诊断】★★△△

梨状窝癌需要与声门上型喉癌鉴别。后者为原发于喉腔的肿瘤，可侵及会厌披裂皱襞，使之增厚，梨状窝也因而受压、缩小，但喉癌常累及声带，而梨状窝癌很少累及声带。

二、喉癌

【概况】★★△△

喉癌为喉部最常见的恶性肿瘤，其中鳞癌占95%～98%，好发于50～60岁，男性与女性一般为10∶1。喉癌常见于嗜酒者，声带过度疲劳、慢性喉炎、病毒感染、暴露于粉尘、石棉或电离辐射也与喉癌的发病有关。按肿瘤原发部位可分为声门上区、声门区、声门下区及跨声门区，以跨声门区最常见。

【相关临床】★△

因发病部位及病程长短而异，多为声音嘶哑、咽喉部不适、吞咽困难和呼吸困难，部分患者颈部扪及包块，为颈部淋巴结转移所致。喉癌治疗多主张手术加放疗。

【影像学检查方法】★★★△△

多层螺旋CT扫描及其后处理技术（多平面重建、容积再现、仿真内镜）可明确显示喉腔及其周围结构的解剖，对肿瘤局部浸润及肿瘤与周围结构的关系评价更为准确，目前为喉癌的基本检查方法。MRI可多方位扫描，软组织对比度好，能明确显示肿瘤的范围及浸润深度，为喉癌极有价值的检查方法。

【影像学表现】★★★△△△

1. 声门上型 癌肿恶性程度高，容易发生局部扩散和早期淋巴道转移，预后较差。CT平扫可见声门上区软组织不规则增厚，形成肿物，增强扫描呈轻至中度强化，局部会厌前间隙脂肪密度影消失。MRI检查，与肌肉相比，肿瘤在T1WI序列呈等或稍低信号，T2WI序列呈稍高信号，增强扫描不均匀强化。常见颈部肿大淋巴结。

2. 声门型 是喉癌最常见的类型，好发于声带的前中段。此处淋巴管较少，故很少发生淋巴转移。CT检查表现为声带不规则增厚，可见结节影。向前可侵犯前联合，当前联合厚度超过2 mm时，应怀疑受肿瘤侵犯。向后可侵犯杓状软骨，表现为一侧杓状软骨移位。向深部可达喉旁间隙，表现为低密度的脂肪影消失。MRI表现为声带不均匀增厚，可伴结节状肿物。病灶T1WI多呈等信号，T2WI多呈不均匀稍高信号，增强可见病灶不均匀强化。

3. 声门下型 位于声带游离缘至环状软骨之间，原发性较少，多数为声门型及声门上型向下侵犯所致。CT表现为气管与环状软骨间异常软组织密度影，周围的黏膜厚度＞1 mm即可视为异常。MRI表现可显示声门下区黏膜浸润增厚和结节影。

4. 跨声门型 为喉癌晚期表现。肿瘤多累及整个喉腔，常伴周围软组织广泛浸润及颈部淋巴结转移。CT和MRI表现为声门上及声门下区连续的软组织肿块影，轮廓不整，会厌前间隙及喉旁间隙常受侵，喉腔变窄。肿块通过环甲膜、环甲间隙，甚至破坏喉软骨直接蔓延至喉外。

【鉴别诊断】★★△△

1. 喉结核 常有咽喉部剧痛或吞咽困难。CT、MRI可见喉部软组织肿物或黏膜增厚，较少侵犯深部组织及骨质结构；发现颈部环状强化的肿大淋巴结和肺结核对诊断有重要的提示作用。

2. 乳头状瘤 发生于各个年龄，以儿童多见。常见于声带、室带或声门下区。单发的肿瘤边界较清楚，形态不规则；多发者可相互融合成团。肿瘤可呈广基底或带蒂状。

3. 恶性肉芽肿 可发生于儿童和老年人。可见会厌、会厌披裂皱襞及室带肿胀增厚，病变较弥漫，肿物影像表现缺乏特异性。常伴鼻腔等多部位受累；多无颈部肿大淋巴结。

（张竹花 王振常 鲜军舫）

第6节 颈部占位性病变

一、鳃裂囊肿

【概况】★★△△

在胚胎发育过程中有5对鳃囊和5对鳃沟。每一鳃囊各自演变为不同的器官：①第一对鳃囊演变为咽鼓管和中耳；②第二对鳃囊演变为扁桃体上窝；③第三对鳃囊背侧演变为甲状旁腺，腹侧演变为胸腺导管；④第四对鳃囊背侧演变为上甲状旁腺，腹侧演变为胸腺；⑤第五对鳃囊演变为腮体，将来参与甲状腺的形成。鳃裂囊肿、瘘管或窦道为胚胎期鳃器官异常发育所致，为胚胎发育期鳃器官未完全消失而残留或胚胎上皮细胞休眠而异位至其他特性的组织内，从而生长形成鳃裂囊肿、窦道或瘘管。第二鳃裂病变占所有鳃裂病变的92%～99%，其中绝大部分为鳃裂囊肿。

【相关临床】★△

典型临床表现为反复出现的颈部质软肿物，多在上呼吸道感染后增大，经抗生素治疗后可缩小。单纯囊肿常无明显症状。

【影像学检查方法】★★★△△

主要影像学检查方法为超声、CT、MRI。可清楚显示病变大小、部位及囊性结构。

【影像学表现】★★★△△△

典型部位为颈动脉间隙的外侧、颌下腺的后方、胸锁乳突肌的前缘。

1. CT表现 非感染的病变CT表现为黏液密度囊肿，壁薄而光滑，感染的囊肿CT表现为不规则囊壁增厚，增强后有强化。

2. MRI表现 T1WI表现为低至中等信号，T2WI为高信号。T1WI与囊肿内蛋白含量相关。

【鉴别诊断】★★△△

1. 甲状舌管囊肿 绝大多数位于中线部位，且位于舌骨附近；少数可位于舌骨上区的外侧，与第二鳃裂囊肿相似，但甲状舌管囊肿多有内突尾巴样改变指向舌骨，可以此与鳃裂囊肿鉴别。

2. 淋巴管瘤 好发于2岁以前的儿童，多位于后颈部；单房或多房，呈分隔状，边界清楚，也可以楔入肌肉之间。

3. 神经鞘瘤囊变 神经鞘瘤多位于颈动脉鞘内侧或椎旁，囊变的神经鞘瘤可有部分实性成分，实性部分有强化。

4. 转移淋巴结及化脓性淋巴结炎 多表现为多房或融合淋巴结，液化坏死周围的壁较厚，不规则，增强扫描呈不规则环形强化。

二、甲状舌管囊肿

【概况】★★△△

甲状舌管囊肿是最常见的先天性颈部肿物，约占颈部非牙源性囊肿的90%。90%位于中线，10%偏于一侧，以左侧居多（95%）。

【相关临床】★△

典型临床表现为颈部中线逐渐增大的肿物，活动性好，质软。当有感染时，肿物迅速增大，局部皮肤可有红肿。一般皮肤瘘管罕见。

【影像学检查方法】★★★△△

CT扫描为首选检查方法。

【影像学表现】★★★△△△

1. CT表现 表现为发生于舌骨周围的薄壁囊状均匀低密度影，可位于舌骨的上、下、前或后方，无强化，病变呈尾巴样改变指向舌骨，一些病变可突向会厌前间隙。感染后囊肿壁厚，增强后有强化，且囊肿内密度增高，与周围肌肉密度相近。

2. MRI表现 由于囊肿内蛋白含量不一，MRI

的T1WI表现为低至高信号，T2WI为高信号。

【鉴别诊断】★★△△

鳃裂囊肿：少数甲状舌管囊肿可位于舌骨上区的外侧，与第二鳃裂囊肿类似，但甲状舌管囊肿多有内突尾巴样改变指向舌骨，可与鳃裂囊肿鉴别。

三、淋巴管瘤

【概况】★★△△

淋巴管瘤是淋巴系统的先天畸形，为正常的淋巴管不能与静脉系统相通所致。占婴幼儿所有良性病变的5.6%。

【相关临床】★△

发病部位以颈部最多（75%），尤其是后颈部，其次为腋部（20%）、纵隔（5%），由颈部延伸至纵隔者超过10%。大的肿物可以越过胸锁乳突肌至颈前部软组织并越过中线，向上可达腮腺、颊部、口底及舌根部，向下可达腋部及纵隔。当肿块位于舌骨上时，可引起吞咽困难或呼吸困难。

【影像学检查方法】★★★△△

增强CT或MRI是首选检查方法。

【影像学表现】★★★△△△

1. CT表现　单房或多房的薄壁囊性肿物，水样密度，如有出血则密度可增高。边界清楚，也可以楔入肌肉之间。如合并感染，囊壁增厚和强化，周围脂肪结构内可有炎性浸润。

2. MRI表现　T1WI呈低信号，有囊内出血或囊液脂肪含量高者呈高信号，偶可见液-液平面，T2WI呈高信号。冠状面及矢状面对显示肿物的上、下边界及轮廓更为有利。

【鉴别诊断】★★△△

需要与鳃裂囊肿、甲状舌管囊肿、神经鞘瘤囊变相鉴别，鉴别诊断详见前面相关章节。

四、颈部淋巴结转移

【概况】★★△△

上呼吸道、消化道鳞癌及甲状腺癌是头颈部常见的恶性肿瘤，如果原发肿瘤能控制，有无颈部淋巴结转移是影响预后的最重要因素。对于上呼吸道、消化道鳞癌，无论原发肿瘤的部位，同侧有淋巴结转移患者的5年生存率将降低50%，如对侧或双侧有淋巴结转移，其5年生存率又降低50%，如果淋巴结有包膜外侵犯，5年生存率又降低50%。对于甲状腺癌，如有淋巴结转移，肿瘤的复发率将提高2倍。颈部淋巴结转移的影像学检查对临床制订治疗方案、治疗后随访观察及预后评估有重要价值。

【相关临床】★△

中老年多见，临床主要表现为单侧或双侧颈部单发或多发肿物，多无明显症状。触诊质硬，边界不清，少部分可伴有局部疼痛和（或）压痛。

【影像学检查方法】★★★△△

增强CT或MRI是主要检查方法，B超为有价值的检查方法，尤其可作为筛查方法。

【影像学表现】★★★△△△

1. CT表现　不同原发灶、不同病理类型的颈部转移淋巴结CT表现各不相同。鼻咽癌颈淋巴结转移多为双侧，形态规则，边缘清楚，平扫密度多较均匀，CT增强扫描常呈中等程度强化，40%内部可见低密度区，10%边缘不规则强化，内部见低密度坏死改变。其他头颈部鳞癌颈淋巴结转移多为单侧肿大淋巴结，典型CT表现为边缘不规则强化伴中央低密度坏死，形态不规则且边缘不清，常有明显外侵征象，约80%的喉癌及下咽癌淋巴结转移有此表现。甲状腺乳头状癌转移淋巴结的特征性表现为颗粒状钙化、囊性变、囊壁内明显强化的乳头状结节，边缘大多规则，无明显外侵征象，血供丰富，且有甲状腺组织的吸碘特性，可明显强化，略低于或与正常甲状腺强化程度一致。

2. MRI表现　T1WI为等信号，中央坏死区为低信号，T2WI为均匀或混杂高信号，中心出现更高信号灶提示有液化坏死灶，由于淋巴结位于脂肪间隙，脂肪抑制技术是必不可少的。增强扫描强化形式与增强CT扫描相似，脂肪抑制的T1增强对淋巴结包膜外侵犯更加敏感。MRI评价颈部淋巴结转移瘤的大小、形态、数目等诊断指标与CT相仿。T1WI多呈中低信号，T2WI呈中高信号。甲状腺乳头状癌转移淋巴结有囊变者，T1WI及T2WI上的信号强度与囊内的甲状球蛋白含量高低或有无出血有关，但也可以表现为一般的囊性病变特征，即T1WI低信号，T2WI高信号。MRI增强扫描后的表现与CT相似，T2WI淋巴结周边是高信号，中央是低信号。扩散加权成像（DWI）转移淋巴结多扩散受限，呈高信号，表观扩散系数（ADC）对鉴别淋巴结良恶性有很大帮助，以小于1.38×$10^{-3}$$mm^2/s$，作为诊断淋巴结转移瘤界值，准确性可达90%以上。

3. 如有原发肿瘤病史，颈静脉链淋巴结最小径≥8 mm可诊断淋巴结转移，甲状腺癌颈部淋巴结最小径5～8mm或气管食管沟的任何大小的淋巴结即需警惕转移。

【鉴别诊断】★★△△

1. **颈部淋巴结结核** 青少年多见，多数边界不清楚，浸润周围脂肪组织，淋巴结可相互融合，如出现不规则环形强化，内有多个分隔及多个低密度区，呈"花环状"改变，为颈部淋巴结结核的特征性改变，严重者可有窦道或"冷脓肿"。

2. **淋巴瘤** 淋巴结受侵部位广泛，主要为咽后组、颈静脉链周围及颈后三角区淋巴结，淋巴结边缘较清楚，密度均匀。最主要的鉴别点为CT增强后淋巴结轻度强化，与颈后三角区肌肉密度一致，MRI T1WI和T2WI呈等信号。

3. **巨大淋巴结增生** 多数为单发淋巴结肿大，边缘光整或呈浅分叶状，CT平扫密度均匀，增强扫描呈特征性均匀显著强化，部分可显示淋巴结周围的引流血管。MRI表现为T1WI呈均匀低信号，T2WI呈均匀中高信号。

4. **神经源性肿瘤** 多位于颈动脉间隙、椎旁间隙，位于颈动脉间隙的神经源性肿瘤容易与淋巴结转移鉴别，位于颈动脉间隙的神经源性肿瘤多位于颈动脉鞘的后、内侧，将颈动脉向前或外方推移，而淋巴结病变多位于颈动、静脉的前方、外侧和后方。神经源性肿瘤多为单发病变，边缘规则。增强扫描无明显强化，尤其是边缘呈等密度，内部可有斑驳状高、低混杂密度，与部分淋巴结转移边缘环状强化、内部呈低密度相反。

五、非霍奇金淋巴瘤（NHL）

【概况】★★△△

淋巴瘤是淋巴网状系统的恶性增生性疾病，起源于人类免疫系统细胞及其前体细胞的恶性肿瘤，分为霍奇金淋巴瘤和非霍奇金淋巴瘤两大类。头颈部非霍奇金淋巴瘤占全部NHL的10%～20%。

【相关临床】★△

头颈部非霍奇金淋巴瘤可分为：①单纯淋巴结病变；②单纯结外病变，可侵犯结外淋巴组织（咽淋巴环）及结外非淋巴组织（鼻、鼻旁窦、眼、甲状腺、涎腺、喉等）；③同时有结外及淋巴结病变。约20%可侵犯头颈部多个部位。

【影像学检查方法】★★★△△

主要影像学检查方法为超声、CT、MRI。超声检查简单、方便，可用于病变检出与复查。CT增强扫描可显示病变大小、部位及特征性表现，为首选检查方法。MRI组织对比分辨率高，对观察胸壁或胸膜、中枢神经系统病变，特别是脊髓、骨髓病变等是CT扫描的重要补充。对放射治疗复查的患者有助于鉴别纤维化或复发，目前是解决疑难问题或对碘过敏不能行CT增强扫描的患者的二线检查方法。近年来，DWI及ADC值的应用对于鉴别淋巴瘤与淋巴结转移癌有一定帮助。

【影像学表现】★★★△△△

淋巴结受侵部位广泛，主要为咽后组、颈静脉链周围及颈后三角区淋巴结，有时可侵及颌下及腮腺内淋巴结。常为双侧侵犯，淋巴结大小不一，直径可为1～10 cm。

1. **CT表现** 平扫多表现为密度均匀，边界清楚。CT增强扫描淋巴结分为：Ⅰ型，密度均匀，强化程度与肌肉相仿。Ⅱ型，不均匀强化，密度明显高于肌肉。Ⅲ型，不均匀强化，中央呈低密度，明显低于肌肉。Ⅳ型，规则薄环状强化，中央密度与肌肉相仿（即Ⅰ型淋巴结伴有被膜强化）。以Ⅰ型最多见，且Ⅰ型及Ⅳ型为特征性改变。

2. **MRI表现** 显示淋巴结边界清楚，信号均匀，T1WI呈低信号，T2WI呈中、高信号，增强扫描均匀强化。

【鉴别诊断】★★△△

1. **淋巴结结核** 多因病变内增殖及干酪成分混合存在而表现为不规则环形强化；多数边界不清楚，浸润周围脂肪组织；严重者可有窦道或"冷脓肿"；但对于以增殖性病变为主者，可与Ⅰ型淋巴瘤相仿，此时鉴别困难。

2. **淋巴结转移** 多数患者年龄较大，有头颈部原发肿瘤病史；转移淋巴结多位于原发肿瘤同侧淋巴

结引流区域；转移淋巴结呈不规则环形强化；边界不清楚，可侵犯周围组织。

六、颈部淋巴结结核

【概况】 ★★△△

颈部淋巴结结核是常见的肺外结核感染性病变，系结核分枝杆菌感染颈部淋巴结所致，好发于儿童及青年人。

【相关临床】 ★△

临床主要表现为单侧或双侧颈部无痛性肿物，部分患者有低热、盗汗、体重减轻等结核中毒症状，少部分患者合并肺结核或既往有肺结核病史。触诊质硬，边界不清，少部分可伴有局部疼痛或压痛。

【影像学检查方法】 ★★★△△

B超、增强CT为常用的检查方法，MRI为补充检查方法。

【影像学表现】 ★★★△△△

颈部淋巴结结核好发于颈静脉周围及后三角区淋巴结，以颈下深组及后三角组下区为多见。

1. CT表现 分为3型：Ⅰ型以增生为主，内见多发性结核性肉芽肿，CT密度大致均匀，增强后呈均匀明显强化；Ⅱ型淋巴结中央干酪样坏死，周围为结核性肉芽肿，CT中央见单发或多发小低密度区，增强后边缘呈环状强化，如果有多个结核性肉芽肿或多个干酪增殖淋巴结相互融合时，CT表现为多发分隔状强化及低密度区，呈"花环状"改变，为颈部淋巴结结核的特征改变；Ⅲ型为融合成片的干酪样坏死或液化坏死，正常淋巴结结构消失，病变中央见大的融合低密度区，增强后边缘呈环形强化，可形成窦道或"冷脓肿"。病变淋巴结边缘不清楚或与周围肌肉粘连，周围脂肪间隙密度增高及索条影，为病变直接侵犯、伴发感染及病变周围脂肪间隙内纤维组织增生所致。

2. MRI表现 肿大淋巴结T1WI呈低或等信号，T2WI上，肉芽肿呈高信号，干酪性坏死呈等或稍高信号，液化坏死呈高信号，纤维化与钙化呈低信号。增强MRI强化形式亦与不同病理分期相关，肉芽肿成分呈明显均匀或不均匀强化，坏死区无强化，部分可见分隔强化，纤维化及钙化区无强化。周围组织反应性增生呈片状、条索状轻中度强化，典型"花环样"强化占40%。

【鉴别诊断】 ★★△△

1. 淋巴瘤侵犯淋巴结 多表现为双颈多发肿大的淋巴结，密度均匀，与Ⅰ型淋巴结结核相似，但强化程度略低，两者均可与其他表现的淋巴结同时存在，且好发年龄及临床表现亦有重叠，必要时可行穿刺活检，以免贻误病情。

2. 化脓性淋巴结肿大 应与Ⅱ型及Ⅲ型的淋巴结结核鉴别，颈部的化脓性炎症多有明显临床症状，而其他特异性炎症均罕见。

3. 淋巴结转移 多数年龄较大，有原发肿瘤，尤其是头颈部原发肿瘤病史，转移淋巴结多发生于颈深组，可表现为边缘强化及中央低密度，但相互融合者少见。

七、巨大淋巴结增生

【概况】 ★★△△

该病又称Castelman病，又称血管淋巴滤泡增生症、血管瘤样淋巴结增生症、淋巴样错构瘤等，是一种少见的、介于炎症和肿瘤之间的不典型淋巴组织增生性疾病。在全身，巨大淋巴结增生60%位于纵隔淋巴结，也可见于颈部、腹膜后及盆腔淋巴结。在颈部，病变主要见于颈静脉链。结节大小不等，其直径约1～6 cm，发生在其他部位可以更大，甚至直径可达15 cm，呈圆形或椭圆形。

【相关临床】 ★△

临床分为局限型及弥漫型。局限型占90%，无全身症状，病程呈良性经过，手术切除后无复发。弥漫型常累及多处淋巴结，常有发热、贫血、体重下降、高丙种球蛋白血症等症状，预后差。病理镜检可分为以小血管玻璃样变为主的透明血管型及以淋巴滤泡之间浆细胞浸润为特征的浆细胞型，前者占80%～90%。

【影像学检查方法】 ★★★△△

CT和MRI增强扫描能显示病变特征性的强化方式，为首选的检查方法。

【影像学表现】 ★★★△△△

1. 孤立型（局限型） CT表现为单发肿大淋巴结，边缘光滑或呈浅分叶状，平扫密度均匀，几乎没有囊变坏死，可见钙化，以中心分支样钙化为特征性表现。增强扫描呈特征性均匀显著强化，其增强动态变化过程与主动脉相似，早期明显强化，延迟扫描显示强化程度减低，直径>5 cm者也可呈不均匀强化。MRI T1WI为低信号（与骨骼肌相比），T2WI为均匀中高信号，中心可出现星形低信号影，可能为纤维成分或钙化。增强扫描多数为显著均匀强化，少数可呈不均匀强化。

2. 多中心型（弥漫型） 一个或多个区域多发的大小相近的肿大淋巴结，直径一般为1.0～2.5 cm。少数浸润周围脂肪间隙，造成局部筋膜增厚，表现为结节边界不清。CT平扫密度均匀，增强后呈均匀中等程度强化，强化程度稍低于孤立型。MRI T1WI信号略低于骨骼肌，T2WI为中等稍高信号，增强扫描呈中等程度均匀强化。全身CT或MRI检查可见更多其他征象，如胸腹腔积液、肺间质性改变，肝、脾、肾等实质性脏器中等程度增大。

【鉴别诊断】★★△△

1. 颈动脉间隙神经纤维瘤及神经鞘瘤 强化不明显，可有囊变，神经鞘瘤内部有典型的斑驳状高低混杂密度存在；位于血管内侧，常使颈动静脉向外、向前移位。

2. 甲状腺癌淋巴结转移 颈深组、气管食管沟、纵隔内淋巴结肿大，可有钙化，淋巴结内可出现囊性变伴明显强化的囊壁乳头状结节，甲状腺内常有恶性特征的结节及肿物或有甲状腺癌病史。

3. 颈动脉体瘤 发病部位为颈动脉分叉处，造成颈内、外动脉呈分离移位，常包绕颈动脉，边界清楚，肿瘤血供丰富，CT增强扫描肿瘤呈明显强化，周围可见较多滋养血管。

（张竹花　王振常　鲜军舫）

参 考 文 献

［1］鲜军舫，王振常，罗德红，等. 头颈部影像诊断必读. 北京：人民军医出版，2007.

［2］沙炎，罗德红，李恒国，等. 头颈部影像学：耳鼻咽喉头颈外科卷. 北京：人民卫生出版社，2013.

［3］金征宇，冯敢生，冯晓源. 医学影像学. 北京：人民卫生出版，2005.

［4］Som PM, Curtin HD. Head and neck imaging, 5th ed, St Louis: Mosby, 2011.

［5］Thayil N, Chapman MN, Saito N, et al. Magnetic Resonance Imaging of Acute Head and Neck Infections. Magn Reson Imaging Clin N Am, 2016, 24 (2): 345-367.

［6］Gamss C, Gupta A, Chazen JL, et al. Imaging evaluation of the suprahyoid neck. Radiol Clin North Am, 2015, 53(1): 133-144.

［7］Landry D, Glastonbury CM. Squamous cell carcinoma of the upper aerodigestive tract: a review. Radiol Clin North Am, 2015, 53 (1): 81-97.

［8］La'porte SJ, Juttla JK, Lingam RK. Imaging the floor of the mouth and the sublingual space. Radiographics, 2011, 31 (5): 1215-1230.

［9］Abraham J. Imaging for head and neck cancer. Otolaryngol Clin North Am, 2015, 24 (3): 455-471.

第 24 章　甲状腺病变

第 1 节　甲状腺腺瘤

【概况】★★△△

甲状腺腺瘤是起源于甲状腺滤泡细胞的良性肿瘤，是甲状腺最常见的良性肿瘤。临床分滤泡状和乳头状实性腺瘤两种，前者多见。常为甲状腺囊内单个边界清楚的结节，有完整的包膜，大小为 1～10 cm。此病在全国散发，地方性甲状腺肿流行区稍多见。

【相关临床】★△

患者多为女性，年龄常在 40 岁以下，一般均为甲状腺体内的单发结节。病程缓慢，多数在数月到数年甚至时间更长，患者因稍有不适而发现或无任何症状而被发现颈部肿物。多数为单发，圆形或椭圆形，表面光滑，边界清楚，质地韧实，与周围组织无粘连，无压痛，可随吞咽上下移动。肿瘤直径一般在数厘米，巨大者少见。巨大瘤体可产生邻近器官受压征象，但不侵犯这些器官。有少数患者因瘤内出血瘤体会突然增大，伴胀痛，如乳头状囊性腺瘤；有些肿块会逐渐吸收而缩小；有些可发生囊性变。病史较长者，往往因钙化而使瘤体坚硬；有些可发展为功能自主性腺瘤，而引起甲状腺功能亢进。

【影像学检查方法】★★△△

高频 B 超扫描是检查甲状腺病变的常规检查方法。对于甲状腺肿物较大需评估病变与周围重要器官关系时应采用 CT 扫描，结节性甲状腺肿约 30% 可向下延伸进入纵隔内，扫描时应常规包括上纵隔。MRI 主要应用于评价病变范围及与动脉、气管、食管及周围肌肉的关系。

【影像学表现】★★★△△△

1. CT 表现　甲状腺内的孤立结节，边缘光滑，部分肿瘤与周围结构之间有明显被压缩的脂肪间隙。结节密度低于正常甲状腺或呈囊性低密度。增强扫描，结节的实性部分均匀强化，但强化程度低于正常甲状腺，囊性部分不强化。

2. MRI 表现　结节在 T1WI 上呈低或中等信号，如有出血可呈高信号，在 T2WI 上呈均匀或不均匀高信号。可见完整的低信号晕环（包膜），其厚薄不一。

3. B 超表现　甲状腺内孤立结节，多有完整包膜。结节内部呈等或低回声，边缘可见晕征。有出血、坏死、囊变、钙化时，结节内部回声不同。CDFI 可见结节周围环绕彩色血流，内有少量条状血管。

【鉴别诊断】★★△△

1. 结节性甲状腺肿　甲状腺双侧肿大，CT 平扫表现为低或混杂密度结节，增强扫描，结节呈不同形式、不同程度的强化，强化程度与正常甲状腺组织类似。可见粗大钙化。

2. 甲状腺癌　CT 平扫表现为不规则高低混杂密度肿块，增强扫描，实性部分不均匀强化，强化程度低于正常甲状腺。肿块内出现囊性变伴明显强化的乳头状结节。可见颗粒状钙化。也可出现淋巴结肿大、喉返神经麻痹、甲状软骨或其他喉软骨破坏等表现，有利于诊断。

（陈　钰　王振常　鲜军舫）

第2节 结节性甲状腺肿

【概况】★★△△

结节性甲状腺肿（nodular goiter）是甲状腺结节中最常见的一种良性病变，是由于患者长期处于缺碘或相对缺碘以及致甲状腺肿物质的环境中，引起甲状腺弥漫性肿大，病程较长者，滤泡上皮由普遍性增生转变为局灶性增生，部分区域则出现退行性变，最后由于长期的增生性病变和退行性病变反复交替，腺体内出现不同发展阶段的结节。实际上是单纯性甲状腺肿自然演变的一种晚期表现。

【相关临床】★★△△

患者有长期单纯性甲状腺肿的病史。发病年龄一般大于30岁。女性多于男性，病情进展缓慢，多数患者无症状。较大的结节性甲状腺肿可引起压迫症状，出现呼吸困难、吞咽困难和声音嘶哑等。结节性甲状腺肿出现甲状腺功能亢进症（Plummer病）时，患者有乏力、体重下降、心悸、心律失常、怕热多汗、易激动等症状，但甲状腺局部无血管杂音及震颤，突眼少见，手指震颤亦少见。老年患者症状常不典型。

【影像学检查方法】★★△△

高频B超扫描是检查甲状腺病变的常规检查方法。对于甲状腺肿物较大需评估病变与周围重要器官关系时应采用CT扫描，结节性甲状腺肿约30%可向下延伸进入纵隔内，扫描时应常规包括上纵隔。MRI主要应用于评价病变范围及与动脉、气管、食管及周围肌肉的关系。

【影像学表现】★★★△△△

1. CT表现 甲状腺弥漫性肿大，腺体结节边界不清，呈低密度，可有囊变和钙化。多结节性甲状腺肿可见多个低密度区，偶见高密度区。结节边缘可见弧样或粗斑点状钙化。增强扫描，结节实性部分强化，强化程度与正常甲状腺组织类似。可见受挤压的正常甲状腺组织围绕病变。腺瘤样增生结节呈实性，可有轻度强化。病灶内出现不规则结节，特别是出现砂粒样钙化提示癌变的可能。同时，结节突破甲状腺被膜，累及周围结构，考虑有恶变的可能。

2. MRI表现 甲状腺弥漫性肿大，结节信号不均，囊变区在T1WI呈低信号，蛋白含量高的腺体或出血则为中等信号或高信号。T2WI多呈高信号，急性出血为低信号，钙化为无信号区，无完整或无包膜，边界显示不清。

【鉴别诊断】★★★△△

1. 桥本甲状腺炎 甲状腺呈结节状弥漫性增大，结节往往较大，边缘模糊，密度低于正常甲状腺组织而类似于周围肌肉的密度。在T1WI和T2WI上信号均匀一致，增强扫描，有不均匀强化。

2. 甲状腺腺瘤 结节状甲状腺肿的结节强化程度与正常甲状腺组织类似，而甲状腺腺瘤的结节强化程度低于正常甲状腺组织。

3. 甲状腺癌颈部淋巴结转移 结节性甲状腺肿合并淋巴结肿大时，需要与之鉴别。甲状腺癌颈部淋巴结转移多位于Ⅳ、Ⅵ、Ⅶ区，淋巴结呈圆形，具有转移淋巴结的特征。

4. 甲状腺癌腺内播散 主癌灶呈低密度且密度不均，边缘不规则或不清楚，提示呈浸润性生长；子癌灶多与主癌灶同侧，比主癌灶小，呈低密度实性病变，边缘大致清楚，无坏死囊变，强化程度均不如正常甲状腺组织。

（陈 钰 王振常 鲜军舫）

第3节 甲 状 腺 癌

【概况】★★△△

甲状腺癌是人体内分泌系统最常见的恶性肿瘤，是来源于甲状腺上皮细胞的恶性肿瘤，绝大部分甲状腺癌起源于滤泡上皮细胞，按病理类型可分为乳头状癌（60%）、滤泡状腺癌（20%）、未分化癌及起源自滤泡旁细胞的髓样癌。甲状腺癌中以乳头状癌在临床上较为多见。

【相关临床】★△

甲状腺癌早期临床表现不明显，患者或家人与医生偶然发现颈部甲状腺有质硬而高低不平的肿块，多无自觉症状，颈部肿块往往为非对称性硬块，甲状腺结节肿块可逐渐增大，随吞咽上下活动，并可侵犯气管而固定，肿块易较早产生压迫症状，如伴有声音嘶哑，呼吸不畅，吞咽困难，或局部压痛等压迫症状，颈静脉受压时，可出现患侧静脉怒张与面部水肿等体征，为甲状腺癌的特征之一，如肺转移与骨转移等，甚至发生病理性骨折，应仔细检查甲状腺，晚期则多发生甲状腺功能减低。

【影像学检查方法】★★△△

高频 B 超扫描是检查甲状腺病变的常规检查方法。对于较大的甲状腺肿物，需评估病变与周围重要器官关系时应采用 CT 扫描，结节性甲状腺肿约 30% 可向下延伸进入纵隔内，扫描时应常规包括上纵隔。MRI 主要应用于评价病变范围及与动脉、气管、食管及周围肌肉的关系。

【影像学检查表现】★★★△△△

1. CT 表现　肿块形态不规则，边界模糊不清，常侵犯周围组织结构（气管、食管、颈动脉等），肿块密度不均匀，肿块内不规则高密度区内混杂不规则低密度灶为其特征性改变。增强扫描，肿块实性部分呈不均匀强化，强化程度低于正常甲状腺。肿块内出现囊性变伴有明显强化的乳头结节为甲状腺乳头状癌的特征性表现。此外，肿块内可见颗粒状、斑片状、斑点状钙化，其中颗粒状钙化较为特异。常见颈部淋巴结或纵隔淋巴结转移。

2. MRI 表现　与正常甲状腺相比，肿块在 T1WI 上呈低或中等信号，如有出血可呈高信号，在 T2WI 上常呈不均匀高信号。偶可有不完整的包膜。MRI 可清楚地显示肿瘤对周围组织结构的侵犯和肿大淋巴结。

【鉴别诊断】★★△△

1. 甲状腺原发淋巴瘤　甲状腺原发淋巴瘤与甲状腺未分化癌较难鉴别，老年女性病人，甲状腺内出现恶性肿瘤的临床及影像学表现时，应考虑淋巴瘤的可能。

2. 结节性甲状腺肿　甲状腺双侧肿大，CT 平扫表现为低或混杂密度结节，增强扫描，结节呈不同形式、不同程度的强化，强化程度与正常甲状腺组织类似。可见粗大钙化。

（陈　钰　王振常　鲜军舫）

参考文献

[1] 赵菁. 甲状腺癌、甲状腺腺瘤及结节性甲状腺肿 CT 诊断. 中华内分泌外科杂志，2014，8（4）：286-289.

[2] Ito Y, Miyauchi A, Kobayashi K, et al. Prognosis and growth activity depend on patient age in clinical and subclinical papillary thyroid carcinoma. Endocr J, 2014, 61 (3): 205-213.

[3] Thies ED, Tanase K, Maeder U, et al. The number of 131I therapy courses needed to achieve complete remission is an indicator of prognosis in patients with differentiated thyroid carcinoma. Eur J Nucl Med MolImaging, 2014, 41 (12): 2281-2290.

[4] Broecker-Preuss M, Baten J, S-Y SG, et al. Expression of the c AMP binding protein EPAC1 in thyroid tumors and growth regulation of thyroid cells and thyroid carcinoma cells by EPAC proteins. Horm Metab Res, 2015, 47 (3): 200-208.

[5] Massimiliano A, Chiara C, Luca P. Standardized Ultrasound Report for Thyroid Nodules: The Endocrinologist’s Viewpoint. Eur Thyroid J, 2013, 2 (1): 37-48

[6] 陈泽谷，吴莉. 基于双源 CT 双能量碘图定量参数值鉴别良恶性甲状腺结节. 中华放射学杂志，2015，9（9）：646-650.

[7] Jae YS, Kim EK, Baek JH, et al. Can Ultrasound Be as a Surrogate Marker for Diagnosing a Papillary Thyroid Cancer? Comparison with BRAF Mutation Analysis. Yonsei Med J, 2014, 55 (4): 871-878.

第25章　口腔及颌骨病变

第1节　颌骨病变

一、含牙囊肿

【概况】★★△△

颌骨含牙囊肿属滤泡囊肿，是由牙胚发育期的成釉器星网层变性所致，在牙硬组织形成前发生的囊肿，称始基囊肿；在牙硬组织基本形成之后发生的囊肿，常含牙，称含牙囊肿；发生于牙齿即将萌出时成为萌出期囊肿。含牙囊肿仅发生于恒牙，好发于上颌前牙区，其次为下颌前磨牙区或磨牙区。

【相关临床】★△

好发于青少年，多无明显自觉症状，常因含牙未萌、牙缺失或牙倾斜摄片而被发现，或缓慢生长至颌骨明显膨隆时始被发现。偶可伴有疼痛症状，合并感染时疼痛尤为明显。

【影像学检查方法】★★★△△

X线平片是牙源性颌骨囊肿的常规检查手段。CT对颌骨囊肿的部位、边缘及骨质显示具有优势，多层螺旋CT的曲面重建是首选的最佳检查方法，MRI观察囊内容物的性质较好，有助于鉴别，是重要的补充。

【影像学表现】★★★△△△

1. **X线表现**　颌骨内圆形或卵圆形透光区，多为单囊，也可为多囊，囊内含有一颗或多颗牙齿，所含牙的牙冠朝向囊腔中央，囊壁包绕牙颈。边缘清楚，可伴硬化边。

2. **CT表现**　颌骨内膨胀性生长的单囊或多囊、边缘光滑整齐的圆形或卵圆形囊性低密度占位，CT值20～45 HU，骨皮质变薄，为骨质受压吸收所致，周围骨质密度增高，为骨质增生硬化所致。继发感染的囊肿可见囊内气-液平面。

3. **MRI表现**　病变在T1WI呈低信号，T2WI呈高信号。角化囊肿的囊内容物信号不均匀。

【鉴别诊断】★★△△

1. **牙源性角化囊肿**　部分牙源性角化囊肿内可含牙，但其内所含牙齿的形态、数目多样，可为发育不同时期的牙齿且与囊壁的关系复杂。好发于下颌磨牙区，具有一定的侵袭性，单房者边缘常呈分叶状，囊肿区的骨皮质常不完整并可见中断，囊肿易沿颌骨长轴生长而呈长椭圆形。

2. **囊性牙瘤**　罕见，囊内所含牙齿与囊壁无关，可为大小不一、形态各异、杂乱堆积的发育不同时期的牙齿影，也可为各种牙硬组织异常组合成的高密度团块影。

3. **含牙型成釉细胞瘤**　好发于下颌角、磨牙及升支区，常为多房型。所含牙齿多位于囊内，与囊壁无关，常为未萌出的下颌第三磨牙。

三、造釉细胞瘤

【概况】★★△△

造釉细胞瘤是一种起源于造釉器官的真性肿瘤，多数认为来源于造釉器或牙板上皮，多见于青壮年，好发于下颌磨牙区及升支部。生长缓慢，病程较长，可数年至数十年。

【相关临床】★△

一般无明显自觉症状，临床表现为颌骨膨隆，颜面出现畸形，牙齿移位，牙根吸收、松动，并发感染可出现红肿、疼痛。采用手术治疗。本病虽属良性肿瘤，但呈局部浸润性生长，单纯挖除的手术方法容易复发，而且反复发作可发生恶性变。

【影像学检查方法】★★★△△

CT 及其二维曲面重建、三维重建是首选检查方法，观察病变与骨的关系及表现最佳。MRI 判断囊肿内壁结节或实性软组织肿块、囊内容物性质以及骨外蔓延部分较好。

【影像学表现】★★★△△△

1. **CT 表现**　下颌骨磨牙及升支区的单房或多房囊性低密度影，可呈分叶状改变，邻近骨质破坏明显，周围多无骨硬化缘，可含牙或不含牙，所含的牙常为未萌出的下颌第三磨牙。牙根吸收多呈截断状或锯齿状，常侵及邻近重要结构，如下颌管、上颌窦等。肿瘤也可呈等低混杂密度，等密度反应了病变内的实性成分。

2. **MRI 表现**　病变多为囊实性，囊壁较厚，内壁常见乳头状突起，囊性部分呈长 T1 长 T2 信号，实性部分呈等信号，增强检查囊壁、壁结节及乳头状突起明显强化。

【鉴别诊断】★★△△

1. **牙源性角化囊肿**　好发于下颌磨牙区，以单房为主。囊肿区的骨皮质膨胀破坏的程度不及成釉细胞瘤明显，病变与正常骨质之间可见硬化缘，囊肿易沿颌骨长轴生长而呈长椭圆形。囊壁较薄，为纯囊性，增强无强化。

2. **动脉瘤样骨囊肿**　罕见，多发生于青少年，约 90% 发生于下颌骨磨牙及升支区，多房为主。CT 示膨胀性骨质破坏，其内可见骨性分隔，囊内密度不均，有时可见液 - 液平面。MRI 示囊内因出血而致信号复杂多样，不同分房内信号不一，出现液 - 液平面是其特征性表现。增强检查病变无强化。

3. **骨巨细胞瘤**　发生于颌骨的骨巨细胞瘤少见，以下颌正中联合和前磨牙区多见。好发于成人，15 岁以下罕见。多房膨胀性生长，其内可见纤维或骨性分隔。

（张竹花　鲜军舫　王振常）

第 2 节　舌部和口底肿瘤

一、舌癌

【概况】★★△△

舌癌是最常见的口腔癌，发生于舌黏膜，男性发病率多于女性，85% 以上发生于舌体，舌体癌几乎 100% 为鳞状细胞癌，舌根癌中腺源性者占较高比例，主要为腺样囊性癌。

【相关临床】★△

多以舌部疼痛就诊，溃疡型或浸润型常见。病灶侵犯到舌肌时可引起舌运动受限、进食困难、言语不清。发生于舌根者可有同侧的放射性头痛或耳痛。早期即可发生颈淋巴结转移，主要发生在患侧，也可沿舌中央淋巴管向双侧颈部引流，发生双侧颈淋巴结转移，也可发生远处转移，一般多血行转移至肺部。

【影像学检查方法】★★★△△

显示肿瘤的浸润深度和范围首选 MRI，显示下颌骨、舌骨等骨骼受累情况首选 CT。

【影像学表现】★★★△△△

舌癌多起自舌外侧中后 1/3 交界处或舌的腹部，主要沿舌内肌或舌外肌的肌束浸润，多为类圆形，大者可呈不规则形。

1. **CT 表现**　呈低、等密度甚或高密度病灶，多数边界不清，轻到中度强化。

2. **MRI 表现**　T1WI 低或等信号，T2WI 高信号，肿瘤出现坏死时呈混杂信号，边界不清。

【鉴别诊断】★★△△

1. **创伤性溃疡**　多见于老年人，好发于舌侧缘后方，常有对应部位的刺激物。溃疡较深，表面有灰白色假膜，基底不硬。去除刺激物可自行愈合。

2. **结核性溃疡**　多发生于舌背，偶见于舌尖和舌边缘。溃疡表浅，紫红色，边缘不整，呈鼠咬状口小底大的潜行性损害，基底无浸润。患者常有结核病史。

二、口底癌

【概况】★★△△

口底癌系指原发于口底黏膜的鳞状细胞癌，不包括起源于舌下腺的涎腺恶性肿瘤。口底癌是常见的口腔癌，好发年龄在 40～60 岁，其发生与嗜烟酒有关。

【相关临床】★△

早期病灶表现为黏膜面的浅表溃疡、红斑或肉芽状、斑状隆起，边界不清。绝大多数为鳞状细胞癌，分化程度一般较好。多以口涎增多、舌运动受限、吞咽困难及语言障碍等症状就诊。早期即可发生淋巴结转移，转移率仅次于舌癌，一般转移至颏下、颌下及颈深上淋巴结。位于口底前份的癌灶常发生双侧颈淋巴结转移。

【影像学检查方法】★★★△△

颌骨皮质受累以CT显示为佳，观察肿瘤的范围、周围淋巴结及颌骨骨髓改变时首选MRI。

【影像学表现】★★★△△△

1. **CT表现** 肿瘤呈不规则形或类圆形，CT呈低、等密度，肿瘤越大，密度越不均匀，多数边界不清，一般中度强化。

2. **MRI表现** T1WI呈低信号，T2WI呈高信号，体积较大者信号不均。侵犯邻近骨质时，CT表现为虫蚀样或不规则形骨质破坏，MRI显示正常骨皮质线样低信号中断，骨髓高信号被肿瘤组织信号取代。

【鉴别诊断】★★△△

1. **良性溃疡** 良性溃疡一般7～10天可自愈，边缘整齐，基底不硬，周围可见炎性反应。必要时切除或切取活组织检查来确诊。

2. **口腔黏膜良性肿物** 如乳头状瘤、牙龈瘤等良性肿物可见乳头状突起，可有蒂或无蒂，表面一般无糜烂和坏死，基底不硬。必要时切除或切取活组织检查来确诊。

（张竹花　鲜军舫　王振常）

第3节　涎腺病变

一、涎石病

【概况】★★△△

涎腺导管或腺体内形成结石并引起一系列症状及病理变化时，称为涎石病。可有细菌感染导致涎腺导管炎症后管腔缩窄、肿瘤压迫或异物阻塞等使涎液排出受阻所致，涎石阻塞引起腺体继发感染，并反复发作。

【相关临床】★△

中年人发病率高，男性发病率高。颌下腺涎石最为常见，腮腺次之。导管内的涎石较腺体内的涎石为多，大多为慢性炎症表现。少数病例可伴有胆管或尿路结石。患者主要表现为阻塞症状，涎腺肿大，进食后相关腺体增大和剧烈胀痛，以后症状逐渐缓解。

【影像学检查方法】★★★△△

可用碘油X线腮腺导管造影或CT检查。

【影像学表现】★★★△△△

1. **X线腮腺导管造影** 可显示充盈缺损。

2. **CT表现** 可显示涎石的形状和部位，涎腺肿大，密度增高，形态不规则。慢性期CT可显示腺体萎缩。

【鉴别诊断】★★△△

1. **导管狭窄** X线腮腺导管造影有助于鉴别小结石，腺内或导管内结石。

2. **恶性肿瘤、转移性肿瘤或淋巴结增大** 无涎液滞留和涎腺炎症状，CT可显示肿块。

二、多形性腺瘤

【概况】★★△△

腮腺多形性腺瘤又名腮腺混合瘤。因肿瘤中含有肿瘤性上皮组织、黏液样组织或软骨样组织，组织学形态呈显著的多形性和混合性，故命名为多形性腺瘤或混合瘤。多形性腺瘤是最常见的腮腺良性肿瘤，约占腮腺良性肿瘤的70%～80%，多见于40岁左右的中年女性，性别无明显差异，病程较长，生长缓慢，常无意或体检时发现。预后较好，但如切除不彻底，术后易复发，少数可恶变。

【相关临床】★△

早期为腮腺无痛性肿块，生长缓慢，常无自觉症状，病史较长。发生在浅叶者易被发现，而发生在深叶者，常在肿物很大时才被发现。肿物大小不一，表面光滑或呈结节状，活动，界限清楚，硬度不一，囊变处触之有波动感。一般不引起面神经麻痹。当肿块增大迅速、粘连固定以及出现疼痛或面瘫时，应考虑有恶变的可能。

【影像学检查方法】★★★△△

CT 和 MRI 均能清晰显示腮腺多形性腺瘤的位置、形态、大小、边缘及周围组织的情况，能够对多数腮腺多形性腺瘤做出正确诊断。

【影像学表现】★★★△△△

腮腺区肿块影，圆形或类圆形，少数呈分叶状或不规则形，边缘清楚。肿瘤较小时病灶位于腮腺实质内，肿瘤增大可占据整个腮腺。

1. CT 表现　密度均匀或不均匀，可合并囊变、钙化，增强后强化明显。

2. MRI 表现　T1WI 呈低信号,T2WI 为高信号，常可见周边 T2WI 低信号包膜影，T2WI 信号增高且广泛信号不均匀常提示本病。T2WI 抑脂序列显示肿瘤较清楚。

【鉴别诊断】★★△△

1. 腮腺腺淋巴瘤　中老年男性多见，病灶多位于后下极，双侧发病或多灶性，贴边血管征或贴边血管浅分叶征为其特征线表现，增强扫描动脉期明显强化，静脉期强化减退。

2. 腮腺淋巴瘤　肿块单发或多发，单侧或双侧发病；肿块大而坏死少，密度相对均匀，边缘清楚，增强扫描明显强化；常伴有颈部淋巴结肿大，并可融合成团块状。

3. 腮腺转移瘤　呈单发或多发结节或肿块，常有其他部位淋巴结肿大，结合原发瘤病史可鉴别。

三、腺淋巴瘤（Warthin 瘤）

【概况】★★△△

腮腺腺淋巴瘤又称 Warthins 瘤或淋巴瘤性乳头样囊腺瘤，其发病率仅低于多形性腺瘤，约占腮腺良性肿瘤的 10%。目前多认为是迟发性过敏反应、淋巴结及淋巴组织内的涎腺组织异位增殖所致。多见于中老年男性，男女比约为 3.3：1，与长期吸烟密切相关。好发于腮腺后下极。手术易剥离，很少复发。

【相关临床】★△

1. 肿瘤病理　镜下由上皮和淋巴样组织组成。假复层上皮成分构成不规则的腺腔或囊腔，并呈乳头突入腔内。间质内富含淋巴细胞，可见淋巴滤泡。

2. 肿瘤生长缓慢，病程长短不一，表现为一侧或双侧腮腺肿物，一般无痛，部分病例伴有疼痛，可有消长史。查体见单个或多个肿物，表面光滑，活动度良好，质地较软。肿瘤的临床特征是时大时小，这与囊内容物的溢出和间质淋巴组织的变化有关，有的甚至可完全消失。

【影像学检查方法】★★★△△

CT 和 MRI 能清晰显示腮腺腺淋巴瘤的位置、形态、大小、边缘及周围组织情况，根据腺淋巴瘤的影像表现特征可做出正确诊断。

【影像学表现】★★★△△△

腮腺内边缘清楚的类圆形或椭圆形肿块，呈实性或囊实性，病灶可为单侧单发、单侧多发、双侧单发或双侧多发，多位于腮腺后下极，边缘清楚。

1. CT 表现　无钙化，增强扫描动脉期明显强化，静脉期强化减退，可见贴边血管征或贴边血管浅分叶征。

2. MRI 表现　T1WI 上呈等信号或稍低信号，T2WI 上病灶信号多变，可为中、高信号，也可为等、低信号。虽然信号缺乏特异性，一般 T2WI 低信号常提示本病。

【鉴别诊断】★★△△

1. 腮腺多形性腺瘤　多见于 40 岁左右中年女性，单侧发病，一般无疼痛。肿块密度均匀或不均匀，可合并囊变、钙化，增强后强化明显。MR T2WI 上信号增高且不均匀。

2. 腮腺囊肿　表现为腮腺囊性肿块，无实性成分，增强扫描内部无强化，可有囊壁强化。

3. 腮腺淋巴瘤和转移瘤　均可表现为双侧或多发的腮腺结节或肿块。淋巴瘤密度均匀，边缘清楚，肿块大而坏死少，常伴有颈部淋巴结肿大。并可融合成团块状；而腮腺转移瘤多有原发瘤病史，常伴有其他部位淋巴结肿大及转移。

四、黏液表皮样癌

【概况】★★△△

黏液表皮样癌是最常见的涎腺恶性肿瘤，多发生于腮腺、腭部。腮腺恶性肿瘤中，黏液表皮样癌发病率最高，约占 50%，居第一位。可发生于任何年龄，以30～50岁多见，儿童腮腺恶性肿瘤常为此型。女性较男性多见。分为低度恶性（高度分化）、中度恶性和高度恶性（低分化）3种类型，黏液表皮样癌多属低度恶性。

【相关临床】★△

临床表现随分化程度不同而有较大差别。高分化型多呈缓慢生长的无痛性肿块，界限清楚，质地中等。低分化型生长速度快，质地硬，界限不清，活动度差，与周围组织粘连甚至固定，可有疼痛，有面神经麻痹症状。

【影像学检查方法】★★★△△

黏液表皮样癌虽然为最常见的腮腺恶性肿瘤，但其CT和MRI表现缺乏特异性，有时能做出恶性肿瘤的诊断。CT和MRI能清晰显示肿瘤与周围组织的关系。

【影像学表现】★★★△△△

1. CT表现 高分化型呈良性特征，可囊变，还可有边缘清楚的出血，其表现与多形性腺瘤相似。中分化型很少囊变。低分化型多为实性，易囊变、出血及周围淋巴结转移。增强扫描呈轻至中度甚至明显强化。复发性黏液表皮样癌表现为边界不清的浸润性肿块，呈中度或明显强化。

2. MRI表现 T1WI呈低至中等信号，T2WI呈低至中等信号，增强扫描轻中度或明显强化。

【鉴别诊断】★★△△

1. 腮腺多形性腺瘤 多见于40岁左右中年女性，肿块可合并囊变、钙化，增强后明显强化。MR T2WI信号增高且信号不均匀。

2. 腮腺腺淋巴瘤 中老年男性多见，病灶多位于后下极，双侧发病或多灶性，贴边血管征或贴边血管浅分叶征为其特征性表现，增强扫描动脉期明显强化，静脉期强化减低。

3. 腮腺腺泡细胞癌 与黏液表皮样癌不易鉴别。

（张竹花　鲜军舫　王振常）

参考文献

[1] 鲜军舫，王振常，罗德红，等．头颈部影像诊断必读．北京：人民军医出版，2007.

[2] 沙炎，罗德红，李恒国，等．头颈部影像学．耳鼻咽喉头颈外科卷．北京：人民卫生出版社，2013.

[3] 金征宇，冯敢生，冯晓源．医学影像学．北京：人民卫生出版，2005.

[4] Som PM, Curtin HD. Head and neck imaging, 5th ed. St Louis: Mosby, 2011.

[5] Prasad RS. Parotid gland imaging. Otolaryngol Clin North Am, 2016, 49 (2): 285-312.

[6] Gohel A, Villa A, Sakai O.Benign Jaw Lesions, 2016, 60 (1): 125-141.

[7] Mandel L.Salivary gland disorders. Med Clin North Am, 2014, 98 (6): 1407-1449.

第四篇

呼 吸 系 统

第26章　总　论

第1节　X线检查方法

【概况】★★△△

胸部疾病最常用的检查方法是X线摄影，主要应用于健康普查、疾病初查及复查三个方面。呼吸系统疾病种类很多，X线检查多能指明病变的部位，甚至做出定性诊断。在临床上，一些胸部疾病需进行动态观察了解其变化、判断其疗效或是了解术后改变及术后复查情况。通过X线检查随访复查可了解病变的演变过程、转归和预后。

【检查方法】★★★△△

胸部X线检查方法有以下几种：

一、荧光透视

简称透视，其价格低廉，方法简单，通过改变患者体位可以动态观察病变，了解器官的动态变化，如观察呼吸时膈的运动、有无矛盾运动、有无纵隔摆动、肺部形态的变化等。但缺乏客观记录，并且患者接受的X线辐射剂量较大，且不易发现细微病变，已逐渐被其他检查所替代。

二、摄片

目前是胸部疾病最常用的检查方法。空间分辨率和密度分辨率均明显优于荧光透视。常规摄片包括胸部正位及侧位片，必要时加其他体位片。如观察肋骨骨折需加摄斜位片；观察锁骨后方病变及右肺中叶不张等需加摄前弓位片。

三、计算机X线摄影（CR）和数字X线摄影（DR）

图像清晰度和对比度均优于传统X线胸片。对传统X线胸片不能清晰显示部位如肋骨、纵隔和心影后的病变能较好地显示，但显示肺间质和肺泡病变则不如传统平片。

四、高千伏摄影

采用电压120 kV以上，一般为120～200 kV。高千伏摄影时X线穿透力强，可减少胸壁软组织和肋骨对肺内病变的干扰，使肺纹理显示清楚，有利于显示在常规摄影中被高密度组织或病变遮挡的正常组织或病理改变。现在高千伏摄影使用已不多，逐渐被CR、DR、CT等检查方法替代。

五、钼靶X线摄影

利用各种组织对不同质的软X线的吸收量有显著差异的原理，使密度相差不大的脂肪、肌肉、腺体等组织在X线片上形成良好对比的影像，有利于观察软组织形态变化，常用于乳腺检查。乳腺钼靶X线检查在显示钙化方面比MRI更具优势，两者结合可提高诊断效果。

六、造影检查

主要用于更好地显示那些缺乏自然对比的不同组织结构或病理改变，可将密度高于或低于该组织的一种物质引入组织内或其周围间隙，使之产生密度差别而在影像上被识别。包括支气管造影（bronchography）及血管造影（angiography）。随着CT的广泛应用，造影检查已很少应用。

（管 宇 刘士远）

第2节 CT检查方法

【概况】★★△△

胸部CT检查已成为呼吸系统疾病最重要的影像学检查手段，其在发现病变、定位诊断及定性诊断上都较普通X线检查有较大优势。CT检查可同时获得肺窗和纵隔窗图像，肺窗主要显示肺组织及其病变；纵隔窗主要显示纵隔结构及其病变。

【检查方法】★★★△△△

胸部CT检查主要有以下几种扫描技术：

一、平扫检查

系不使用对比剂的常规扫描，扫描范围通常从肺尖到肺底，也可根据病变位置，进行局部扫描。对多数胸部病变，平扫基本能满足诊断要求。

二、高分辨率扫描

高分辨CT扫描是着重提供空间分辨率的扫描方式。具体条件是应用高mAs、薄层（1～2 mm）、大矩阵（≥512×512）及骨重建算法。主要用于显示病灶的细微结构，对弥漫性肺间质病变及支气管扩张的诊断具有突出效果。

三、靶扫描

是指感兴趣区的放大扫描，即先设定感兴趣区，作为扫描视野，然后扫描。可提高空间分辨率。如肺结节靶扫描有利于征象显示，有助于准确诊断。

四、增强扫描

通常在平扫的基础上经静脉快速注射对比剂后再进行扫描。主要用于鉴别肺和纵隔病变的血管或非血管病变，了解病变的血供，明确纵隔病变与心脏大血管的关系，协助鉴别良、恶性病变等。

五、动态增强与CT灌注成像

动态增强即注射对比剂后对某感兴趣区行多时间点扫描，以了解对比剂的浓度变化，主要用于明确肺内病变的血供特点或鉴别血管性病变，可以获得增强模式、增强峰值以及动态增强曲线等信息。CT灌注成像在静脉快速团注对比剂后，对感兴趣区进行不间断连续CT快速扫描，通过特定的算法可获得肺组织或肺病变的血流量、血容积、平均通过时间、毛细血管积分、对比剂廓清率及增强斜率等信息，可有效地反映肺组织或肺病变的血流灌注功能信息，可用于鉴别诊断和疗效评价。

六、CT后处理技术

多层螺旋CT提高了纵轴方向的空间分辨率，层厚达到亚毫米级，使图像达到各向同性，使我们在扫描后的图像后处理工作中获得空间分辨率明显提高的各种重组或重建图像。可对肺部病灶提供丰富的观察角度，除了常用的多断面重建（MPR）、最大密度投影（MIP）、容积再现（VR）等技术外，还具有肺结节分析、肺支气管成像、肺气体含量测定及支气管仿真内窥镜等功能。这些技术的合理应用可使定位和定性诊断变得更加容易和准确，也使临床医师理解图像变得更加直观和简单。

七、CT血管成像（CT angiography，CTA）

CT血管成像（CT angiography，CTA）技术方便、安全、基本无创伤，具有以下优点：①重建的血管图像质量稳定，真实性好；②可从不同角度显示血管结构；③图像基本不受呼吸、吞咽、蠕动、和搏动等伪影影像；④可以识别钙化斑块。CTA可用于全身血管的检查，尤其随着CT机的改进对冠状动脉也能良好地显示，有很高的临床应用价值。不仅可用于血管本身疾病的检查，也可用来显示其他疾病引起的血管改变，如肺癌对肺血管的侵犯等。

虽然胸部CT诊断明显优于X线胸片，尤其显示病变方面敏感性很高，但在鉴别诊断中，在一些病变的定性诊断中尚缺乏特异性，如部分肺癌、肺结核、炎性假瘤的鉴别诊断可发生困难。在纵隔病变、胸膜病变的诊断中也时有误诊发生。

（管 宇 刘士远）

第 3 节 MRI 检查方法

【概况】 ★★△△

MRI 检查具有软组织对比分辨率高、多参数成像、无需重建的任意断面成像、无骨伪影、无放射线损伤等优点，所以 MRI 在肺部疾病诊断和鉴别诊断中的作用不容忽视，是 CT 的重要补充。

【检查方法】 ★★△△

肺部 MRI 检查包括：

1. 平扫检查 常规可获得横断面 T1WI 和 T2WI 图像。为多方位观察病变，可加行冠状位和矢状位成像。

2. 增强检查 对于平扫检查发现的胸部病变，大多需行 MRI 增强检查，以进一步评价病变的血供情况，确定是否存在囊变或坏死，明确病变与大血管的关系等，为胸部病变的诊断与鉴别诊断提供有价值的信息。

【适应证】 ★★★△△△

MRI 检查主要用于肺及肺门、纵隔、胸膜与胸壁、心胸大血管、膈等病变的诊断。

一、肺及肺门病变

适用于 CT 定位（如肺尖、纵隔或膈周围病变）或定性困难者，可以帮助定位、定性诊断；区分肺门肿块与肺不张和炎性实变；观察肿块内部结构（如出血、坏死、少量脂肪等）；评价肿瘤对血管和（或）胸壁的侵犯，观察肺门和纵隔淋巴结转移。

二、纵隔 MRI 病变

了解纵隔肿块部位、组织来源、囊性或实性、血管性或非血管性、良性或恶性以及肿瘤的侵犯范围与毗邻关系；对于肺或其他部位的恶性肿瘤，需了解纵隔淋巴结转移情况；纵隔淋巴瘤或其他恶性肿瘤治疗后复查。

三、胸膜与胸壁病变

了解胸膜、胸壁病变的性质；明确有无胸腔积液；区分胸膜凹陷或胸膜反应性增厚；明确胸膜、胸壁肿瘤的侵犯范围。

四、心脏大血管病变

由于血流低信号或无信号，故在心脏内血液和心脏结构之间形成良好的对比；由于 MRI 软组织分辨率高，故能清晰地分辨出心肌、心内膜、心包和心包外脂肪；若用心电门控，可动态观察心动周期心肌活动状态；无创伤、无需造影剂，即可显示心房、心室和大血管，检查十分安全；无需改变患者体位，即可获得任意断层的图像；快速成像序列已能对心脏、大血管的运动状态进行观察，对心脏功能做出定量分析；因此 MRI 适用于动脉瘤、夹层动脉瘤、心包病变、心肌病变、心瓣膜病、先天性心脏病及心脏肿瘤。

（管 宇 刘士远）

第 4 节 胸部检查方法的正确选择

【概况】 ★★△△

X 线、CT、MRI 在胸部疾病的诊断中各有优势和限度，彼此间可互相补充、互相印证，进行胸部影像检查时应根据临床拟诊疾病优选成像技术和检查方法。胸部某些疾病往往仅凭一种成像技术难以诊断，需要多种成像技术综合应用。充分掌握各种成像技术在胸部疾病诊断的优势和缺陷，是进行成像技术优选和综合应用的前提。

【检查方法】 ★★★△△△

1. 因肺组织具有良好自然对比度，X 线是最常用的检查方法，是各种影像检查的基础。X 线检查可大致明确胸部是正常还是异常，多能指明病变的部位，部分能做出定性诊断，如气胸和肋骨骨折等可做出明确诊断，并可根据胸片所见决定是否需要进一步进行其他检查。也可通过X线检查对一些胸部疾病进行动态观察，了解疾病演变过程、转归和预后或判断疗效，了解术后改变或术后病变的复发情况。体检筛查还可早期发现症状不明显的疾病。但X线的空间分辨率高，对比分辨率差，5 mm以下的软组织密度病灶不容易被发现，因此对于肺内微细病灶或隐匿性病灶易漏诊，对病变的定性诊断均有一定困难。

2. CT因其出色的空间分辨率所以在定位方面明显优于其他影像学方法。CT检查易于发现胸部病变和显示病变特征，还可显示胸片上心影后及后肋膈角等处隐匿性病灶，提高了病变的检出率和诊断准确率，已成为呼吸系统疾病主要检查方法。CT显示肺部病变形态特征最佳，并可根据原始横断位图像进行三维重建，包括多断面重建（MPR）、容积再现（VR）等。

3. MRI的肺部空间分辨率较低，肺内5 mm以下病灶及磨玻璃密度影基本不能发现，显示病灶的钙化也不敏感。虽然MRI对肺内病变的定性能力不如CT，但具有重要补充价值，如对瘤体内部坏死、纤维化的显示，MRI优于CT。胸部MRI常用于检查纵隔病变，还可了解肺部病变对纵隔的侵犯、纵隔病变对心脏大血管的侵犯等；鉴别纵隔或肺门病变与血管关系。

【应用原则】★△

胸部疾病影像学检查技术的优选和综合应用的原则：

一、经济优先的原则

在选择影像学检查的时候，应充分考虑病人的经济承受能力。能用X线检查解决诊断问题，就不用CT检查或MRI检查。能用CT或MRI平扫检查解决诊断问题，就不用CT或MRI增强检查。

二、简便优先的原则

在选择影像学检查方法的时候，应根据临床上病情的轻重缓急进行选择。如胸部外伤病人，急需了解肋骨是否骨折，是否有外伤性气胸等，就可先选择最简便的X线胸片检查。如病人突发胸闷、气急，听诊某侧未闻及呼吸音，临床上怀疑自发性气胸，也应首选X线胸片检查。

三、实用优先的原则

某种成像技术在胸部某些疾病的诊断中有其优势，如肺间质性病变、肺气肿及肺内粟粒性病变、支气管扩张等肺部疾病应选用X线检查或CT检查，不适用于MRI检查。鉴别纵隔内外病变、横膈上下病变、血管性与非血管性及侵袭性与非侵袭性病变等可直接选用MRI检查。

四、安全优先的原则

X线检查和CT检查具有一定的辐射作用。MRI检查不存在辐射损伤。对婴幼儿或孕妇尽可能选用MRI检查。多次重复检查或对生殖器官的检查尽可能应用无辐射的成像技术。

（管　宇　刘士远）

第5节　正常解剖及其影像学表现

一、支气管与肺

【正常解剖】★★△△

1. 肺大致呈圆锥形，具有一尖、一底、两面（肋面与内侧面）以及三缘（前、后、下缘）。

（1）肺门是支气管、肺动脉、肺静脉、支气管动脉、支气管静脉、淋巴管和神经出入肺的门户。这些结构由结缔组织包绕，构成肺根。

（2）肺实质指肺部具有气体交换功能的含气结构及间隙。主要包括：①1、2、3级呼吸性细支气管。②肺泡管。③肺泡囊。④肺泡。

（3）肺间质指肺的支架组织，包括：①支气管、血管、淋巴管及其周围的结缔组织。②肺泡间隔、小叶间隔。③胸膜下结缔组织。

根据不同解剖标志区分，肺组织可分为肺叶、肺段和次级肺小叶。

（1）肺叶：肺被肺裂分隔形成肺叶，右肺以水平叶间裂和斜裂为界分为上、中、下三个肺叶，左肺以斜裂分为上、下两个肺叶。

（2）肺段常呈圆锥形，尖端指向肺门，底部朝向肺的外围，肺段间没有明确边界。每个肺段有单独的段支气管。根据肺段支气管的分支分布，右肺分为10个肺段，而左肺上叶的尖段和后段支气管、下叶的内基底段和前基底段支气管常发自一个共干，故左肺分为8个肺段。

（3）次级肺小叶又称Miller次级肺小叶，常简称为肺小叶，是肺的解剖单位，是由每一个细支气管（或3～5个终末细支气管）所属的肺组织构成，也是具有纤维结缔组织间隔的最小肺结构，主要有如下特点：①呈多角形，其直径1～2.5 cm。②由小叶间隔包绕，小叶中心结构为小叶中心细支气管与伴行的肺小叶动脉构成。③小叶间隔内有淋巴管及肺小静脉伴行。

2. 气管与支气管 气管由颈部正中向下延伸至第5、6胸椎水平，分为左、右主支气管。支气管入肺后，反复分支，最后止于肺泡，其分支呈树枝状，称支气管树。左、右主支气管分为肺叶支气管，进入肺叶。右肺上叶支气管呈直角从右主支气管发出，分出尖、后、前三段。右中间支气管为右主支气管的直接延续，向外后下方走行于右下肺动脉干的内侧。右中叶支气管开口于中间支气管下端前壁，分出内、外两支段支气管。右下叶支气管是中间支气管的延续，发出背支后分出内、前、外、后4支基底段支气管。左主支气管分出上、下叶支气管。上叶支气管分为两支，即固有上叶支气管和舌段支气管，固有上叶支气管分为尖后段与前段。舌段支气管分为上支和下支。左下叶支气管分出背段支气管、内前基底段和后基底段支气管。

【解剖变异】★★△△

1. 副肺 副肺由肺组织构成，有器官样构造，但与正常肺组织分离。按照副肺所在的位置可分为气管的、支气管的、食管的、纵隔的、膈的和胸腔外的6种，其中支气管的副肺可归于肺的异常分叶。

2. 副叶 是由副裂深入肺叶所形成的，属于肺分叶的先天变异。常见者为奇叶，其次为下副叶。

（1）奇叶：胚胎发育时期奇静脉移行异常，局部胸膜折返陷入形成奇副裂，分隔右肺上叶，内侧部分成为奇叶。

（2）下副叶：下副裂自膈上内侧部分向上内斜行经下叶基底部达肺门，将内基底段分隔形成独立肺叶。下副叶呈楔形，底部贴于膈面，尖端指向肺门，位于下叶的前内侧，较常见，双侧均可发生，以右侧多见。

（3）后副叶：后副裂与水平裂约在同一层面，沿下叶背段下缘呈水平方向深入，将背段分隔为单独的肺叶。

（4）左中副叶：左横副裂将舌段与上叶其他部分分隔，形成独立的肺叶，相当于右肺中叶。

【正常影像学表现】★★★△△△

1. 正常X线表现

（1）肺

1）肺野：胸片上胸廓内及纵隔两旁含气组织表现为均匀一致较为透明的区域称肺野。临床上将一侧肺野在第2、4肋骨前端下缘引一水平线，将肺分为上、中、下三野。两侧肺纵行分为三等分，将肺分为内、中、外三带。

2）肺门：正位胸片上，肺门位于两肺中野内带，左侧比右侧高1～2 cm，分上、下两部。侧位上，双侧肺门不完全重叠。

3）肺纹理：自肺门向外呈放射分布的树枝状影，称为肺纹理，主要由肺动脉、肺静脉构成。在正位胸片上，肺纹理自肺门向肺野中、外带延伸，逐渐变细，下肺野纹理比上肺野多而粗。

4）肺叶和肺段：胸片上，多不能完整地显示肺叶和肺段的界限，但结合侧位片常可推断各肺叶的大致位置。肺段呈圆锥状，基底部位于肺野的外围，尖端在肺门方向。

（2）气管与支气管

1）气管位于上纵隔中部，约在第5、6胸椎水平分为左、右主支气管。气管分叉部下壁形成隆突，分叉角为60°～85°。

2）两侧主支气管逐级分出叶、段、亚段、小支气管、细支气管、呼吸细支气管直至肺泡管和肺泡囊。主支气管以下的分支在胸部平片上不能显示。

2. 正常CT表现

（1）肺

常规CT可从横断面上观察某一个断面的肺组织结构。

1）肺血管：双侧肺野可见由中心向外围走行的肺血管分支，由粗渐细；上下走行或斜行的血管则表现为圆形或椭圆形的断面影。有时中老年人双肺下叶后部近胸膜下区血管纹理较多，系仰卧位扫描时肺血的坠积效应所致。肺叶及肺段支气管与相应肺动脉分支血管的相对位置、伴行关系及管径的大小较为恒定，肺动脉的管径与伴行的支气管管径相近。

2）肺段：CT图像上不能直接显示肺段间的界限，只能根据肺段支气管及血管的走形大致定位。当发生肺段范围内的病变时，则可显示肺段的形态。

3）肺小叶：普通CT难以显示肺小叶结构。高分辨率CT可显示构成小叶肺动脉和细支气管，管径约1 mm。小叶实质主要为肺腺泡结构，其内可见高密度的斑点状微小血管断面影。小叶间隔构成肺小叶的边缘，主要由来自胸膜基质的结缔组织构成，表现为长10～25 mm的均匀线状致密影，易见于胸膜下，且与胸膜垂直。小叶间隔内的小静脉多可显示，表现为点状或伸向胸膜的线状影。

（2）气管与支气管

1）气管 CT图像上气管在胸廓入口以上层面多为圆形、胸段气管多为椭圆形，后壁略向内凹。气管管径为1.6～2.0 cm，男性略大于女性，前后径大于横径。

2）支气管 气管多呈圆形或椭圆形。气管壁的软骨40岁以后可发生钙化，表现为不连续的高密度影。右主支气管较左侧短而粗。当X线束与支气管的走形垂直时显示为横断面环形影，与支气管走形平行时显示支气管长轴形态，而与支气管走形斜交时则为卵圆形。CT检查常规层厚能显示肺叶支气管和肺段支气管，薄层扫描可显示亚段支气管。

3. 正常MRI表现

双侧肺表现为低信号，肺纹理显示较差。由于流空效应，心脏及血管腔内血流在SE序列无信号呈黑色，在梯度回波序列则呈高信号。心脏肌层及血管壁在SE序列呈中等信号。食管呈圆形中等信号。淋巴结多易于显示，T1WI和T2WI上均表现为中等信号的小圆形或椭圆形结构。气管与支气管的管腔表现为极低信号。

二、胸膜及胸壁、胸廓

【正常解剖】★★△△

1. 胸膜 胸膜是浆膜结构，分为脏层胸膜和壁层胸膜。脏层胸膜覆于肺表面，并伸入肺裂内，重叠的两层脏层胸膜组成肺裂。壁胸膜覆于胸壁内面及纵隔、膈表面。壁胸膜各部互相转折处形成胸膜隐窝，即胸膜窦。奇静脉弓下纵隔胸膜向右后折返形成凸向左的隐窝呈奇静脉食管窝，简称奇食窝；肋膈角处肋胸膜和膈胸膜形成半圆形的肋膈隐窝。壁层胸膜和脏层胸膜于肺门和下肺韧带处移行相接，围成封闭的胸膜腔，内含少量液体，通常不足5 ml。

2. 胸壁与胸廓 胸壁是由骨性胸廓支架和软组织组成，构成呼吸动力之一，骨性胸廓支架由脊柱胸段、肋骨、肋软骨，胸骨和肩胛骨组成。软组织由外至内包括皮肤、皮下脂肪、胸部肌肉。

【正常影像学表现】★★★△△△

1. 正常X线表现

（1）胸膜：在X线胸片上可见到下列胸膜结构：①肋骨伴随阴影。第1、2后肋下缘由胸膜返折形成的细条状阴影。②水平裂。为右肺上、中叶之间的脏层胸膜返折形成，内端指向肺门角，外端抵于侧胸壁。X线与胸膜走行方向平行时，胸膜可显示为线状致密影。③斜裂。左、右斜裂呈斜条状致密影。④纵隔胸膜。纵隔两侧轮廓凹凸不平，可见壁层胸膜线条状投影。

（2）胸壁与胸廓：胸部正位片可显示的胸壁软组织包括：胸锁乳突肌、锁骨上皮肤皱襞、胸大肌、乳房与乳头。女性乳房位于两肺下野，形成下缘清楚的半圆形致密影。乳头相当于第5前肋间左右，呈小圆形致密影，一般两侧对称，多见于年龄较大女性。正常胸廓两侧对称。在X线胸片上可见到骨性胸廓结构包括胸椎、肋骨、胸骨、锁骨和肩胛骨。正位片可显示不同节段的胸椎椎体和椎间隙。侧位及斜位片上胸骨可以显示全貌。肋骨共12对，呈弓状。标准的胸片两侧胸锁关节到胸部中线距离相等。肩胛骨内缘可在上肢投照旋转不足时与肺野外上重叠。

2. 正常CT表现

（1）胸膜：CT可以根据叶间裂识别肺叶。叶间裂呈一线形高密度影，有时线形影像不明显，根据无血管区域，判断其位置。

（2）胸壁及胸廓：胸壁软组织需在纵隔窗观察，骨骼需使用骨窗观察。胸壁各组肌肉均可显示，胸壁的最外部为皮肤及皮下组织。胸壁前方可见女性乳房的结构。胸骨柄呈前凸后凹的梯形，两侧后方的凹陷为锁骨切迹，与锁骨头形成胸锁关节。肋骨断面呈弧形排列。胸椎位于后胸廓中央。肩胛骨于胸廓背侧呈长斜条状结构，前方可见喙突，后方可见肩峰及肩关节盂的一部分。多层螺旋CT三维重组能立体显示胸部骨骼结构。

3. 正常MRI表现 胸壁肌肉组织在T1WI呈中等信号，T2WI呈更低信号。脂肪组织呈高信号。骨皮质内质子密度很低，呈低信号，而其中的骨髓由于含有大量脂肪而呈高信号。MRI不易显示胸膜。

三、纵隔

【正常解剖】★★△△

纵隔位于两肺之间，自上至下、自前至后把胸腔分为左右两半。纵隔是循环、呼吸、消化等器官的主要通道，其上缘为胸廓入口，下缘为横膈，前部为胸骨，后部为胸椎前缘及其两旁的脊柱旁沟，两侧为纵隔胸膜及肺门。

【正常影像表现】★★★△△△

1. 正常X线表现 由于纵隔投影区重叠组织多，故只能通过形态改变而提示较大病变的存在，定位定性能力有限。

根据解剖标志将纵隔纵向分为前、中、后部，轴向分为上、中、下部，从而把纵隔分为九个区。中纵隔为气管、心血管等重要脏器所占区域；心血管前方脂肪及结缔组织区域为前纵隔；食管走形后方为后纵隔，食管前壁是中后纵隔的分界，但在侧位平片上区分食管壁困难，通常以较易辨别的气管后壁作为分界。自胸骨柄下缘至第四胸椎椎体下缘做一连线，其上为上纵隔；第四前肋端至第八胸椎椎体下缘亦做一水平连线，其下为下纵隔；两线之间为中纵隔。

2. 正常CT表现 CT检查为纵隔疾病常用的影像检查方法，通常采用螺旋扫描方式采集薄层图像数据，轴位结合冠状及矢状面重组图像进行诊断。一般采用纵隔窗（窗宽300～500 HU，窗位30～50 HU）观察纵隔的结构，增强可以增加组织对比度，增加正常解剖结构的辨别能力及对病变的定性能力。怀疑骨骼病变还需采用骨窗观察骨质有无破坏。

（1）胸腺：青少年的胸腺多为梯形或帆形，为均匀软组织密度；随着年龄的增长，胸腺逐渐萎缩，成人胸腺在CT上呈三角形，基本为脂肪密度。

（2）食管：食管壁厚度一般不超过3 mm，食管腔内可有少量气体，但无扩张。

（3）淋巴结：纵隔淋巴结正常时很少显示。CT表现为圆形或卵圆形软组织密度影。正常纵隔淋巴结一般短径小于10 mm，超过10 mm为异常，≥15 mm视为病理性增大。

3. 正常MRI表现

心血管结构的管壁在MRI上呈中等信号，管腔呈流空信号；食管管壁呈中等信号；肺门与纵隔淋巴结呈边缘光滑的类圆形中等信号；青少年胸腺呈均匀的中等信号，中年胸腺以脂肪为主，与周围脂肪组织分界困难。

四、膈肌

【正常解剖】★★△△

膈肌为肌腱性结构，其上为胸膜，其下为腹膜；中央马蹄形腱膜为中央腱，四周为放射状的肌性部。正常膈呈穹窿状向胸腔突出，膈面上有三大孔：腔静脉孔、食管裂孔、主动脉裂孔，分别有相应结构通过。

【正常影像学表现】★★★△△△

1. 正常X线表现 膈在后前位X线胸片上，呈圆顶状，轮廓光滑，高度一般位于第5或6前肋间水平，一般右膈高于左膈1～2 cm。横膈内侧与心脏形成心膈角，左心隔角常有心包脂肪垫；横膈外侧与胸壁形成清晰锐利的肋膈角。肋膈角是锐角。X线侧位片上膈的前端与前胸壁形成前肋膈角，圆顶的后部与后胸壁构成后肋膈角，后肋膈角的位置低而深，是全膈的最低点。正常人在膈上缘有出现局限性半圆形隆起，称为局限性膈膨升。

2. 正常CT表现 膈为圆顶状的肌性结构，在CT轴位像上根据扫描层面的不同表现为圆形或弧形的线状影，冠状及矢状面重组图像有利于膈肌的显示。大部分紧贴于相邻脏器如心脏、肝脾等，且密度与邻近器官相似，CT常难以显示这些部位的膈影。膈后下部形成两侧膈肌脚，呈由前往后逐渐变细的软组织密度弧形影，为膈肌与脊柱前纵韧带相连续而形成，简称膈脚。较粗大或分叶状的膈脚类似淋巴结，连续层面可助鉴别。膈脚后部为胸腔，前部为腹腔。

3. 正常MRI表现 横膈呈2～3 mm宽的线状中低信号。冠状面及矢状面能较好显示横膈的高度和形态，表现为弧线状影。

（管 宇 刘士远）

第6节 肺部基本病变及其影像学表现

一、肺气肿

【定义】★★△△

肺气肿（emphysema）是指肺组织终末支气管远端部分包括呼吸性细支气管、肺泡管、肺泡囊和肺泡的膨胀和过度充气，导致肺组织弹力减退，容积增大。在病理上分为小叶中心型、全小叶型、间隔旁型和瘢痕旁型4种类型。按范围、病因和病变性质可分弥漫性肺气肿、局限性阻塞性肺气肿、代偿性肺气肿和间质性肺气肿，其中以弥漫性肺气肿最常见，主要由慢性支气管炎和哮喘引起。

【影像学表现】★★★△△△

1. X线表现 弥漫性肺气肿表现为①横肌低平，运动受限，肋膈角钝；②肺透亮度增高、不均，局部可出现肺大疱；③肺纹理稀疏、纤细、变直；④深呼、吸气时肺体积变化明显减小；⑤心影狭长呈垂位心型，心尖离开膈肌；⑥侧位胸片示胸骨后间隙增宽；⑦胸廓前后径增加，肋骨变平，肋间隙增宽。局限性肺气肿表现为肺内局限性透亮度增加，可为一侧肺或一个肺叶的透明度增加，肺纹理稀疏。纵隔移向健侧，病侧横膈下降。

2. CT表现 CT可敏感显示肺气肿，HRCT更可以区分小叶中心型、全小叶型、间隔旁型和瘢痕旁型。小叶中心型肺气肿表现为肺小叶中心部分密度减低，呈小圆形低密度区，边缘模糊，与正常肺组织相间存在，故密度不均匀。全小叶型肺气肿表现为肺小叶被均匀性破坏，整个病变区密度均匀一致性下降、肺血管变细、稀疏。间隔旁型肺气肿为胸膜下局限性低密度区，一般为1 cm以下。瘢痕旁肺气肿表现为肺纤维化及瘢痕病变周围的异常扩张的含气腔隙。此外CT对局限性肺气肿的检出比X线检查敏感，可显示阻塞的部位，甚至阻塞的原因。

肺大疱是肺气肿的一种特殊表现，其产生的原因是肺泡壁破裂融合，导致含气腔隙直径≥10 mm，有锐利的边缘，其壁不超过1 mm。肺大疱可单发或多发，多见于胸膜下区，通常合并肺气肿。

二、肺不张

【定义】★★△△

肺不张（atelectasis）指一个或多个肺段或肺叶的容积缩小，由于肺泡内空气被吸收、支气管血管束和间质组织聚集、肺泡实变等，使受累肺组织密度增高。导致肺不张的原因包括支气管阻塞、肺外压迫、或肺内瘢痕组织收缩引起，以前者最为多见。根据范围分为一侧性、肺叶、肺段和小叶的肺不张。

【影像学表现】★★★△△△

1. X线表现 ①一侧性肺不张：主支气管阻塞，患侧肺野呈均匀致密影，体积缩小，肋间隙变窄，胸廓变小，纵隔向患侧移位，横膈升高。健侧有代偿性肺气肿表现。②肺叶不张：叶支气管阻塞，不张肺叶缩小，密度均匀增高，相邻叶间裂呈向心性移位。纵隔及肺门可有不同程度的向患部移位。邻近肺叶可出现代偿性肺气肿。③肺段及小叶性肺不张：形态呈多样性，可呈线形、条带状、楔形、类圆形等阴影，肺段性肺不张引起的肺体积和周围器官改变较小。

2. CT表现 ①一侧性肺不张：不张侧肺缩小，呈均匀软组织密度结构，增强扫描可见明显强化，常可发现主支气管阻塞的部位和原因。②肺叶不张：右肺上叶不张表现为上纵隔右旁的三角形或窄带状软组织密度影，尖端指向肺门，边缘清楚。右肺中叶不张较常见，表现为右心缘旁三角形软组织密度影，其尖端指向外侧。左肺上叶不张表现为三角形软组织密度影，底部与前外胸壁相连，尖端指向肺门，其后外缘向前内方凹陷。肺下叶不张CT表现为脊柱旁的三角形软组织密度影，尖端指向肺门，其前外缘锐利，患侧横膈升高，肺门下移。③肺段不张：常见于右肺中叶的内、外侧段，表现为右心缘旁三角形软组织密度影，边缘内凹。特殊类型的肺不张包括盘状肺不张、圆形肺不张等。盘状肺不张是亚段性肺不张的一种特殊形态，多与肺部呼吸障碍、膈运动减弱有关，多见于一侧或两侧肺底，常显示为2～6 cm长的扁平状密度增高影。圆形肺不张与肺段解剖无关，病因不明，表现为圆形或类圆形的肿块，大小不等，常见于胸膜下，以下叶外基底段或背段多见，进入肿块的支气管和血管扭曲，肿块近肺门侧模糊，可见支气管充气征，邻近胸膜增厚，病变处肺容积缩小，周围代偿性肺气肿。

3. MRI表现 不张的肺叶或肺段在T1WI上表现为信号高于周围肺实质，T2WI上为高信号影。

三、肺实变

【定义】★★△△

肺实变（consolidation）是指无形成分（如液体）或有形成分（如细胞）充盈于肺的呼吸性细支气管和肺泡内，使其中的含气量减少或消失。常见的病理改变为炎性渗出、血液、肉芽组织或肿瘤组织等。分为完全性实变和不完全性实变。病变累及的范围可以是腺泡、小叶、肺段或肺叶，也可以多个腺泡、小叶受累而其间隔以正常的肺组织。

【影像学表现】★★★△△△

1. X 线 /CT 表现 完全性实变表现为均匀高密度影，大的病灶内常可见空气支气管征；不完全性实变可见实变夹杂不同程度的含气肺组织，病灶密度不均。段以下实变常常为斑点状、斑片状、团片状或不定形态，急性期一般边缘模糊，随着病程延长边界可以逐渐变得清楚；段以上实变则表现为节段形、楔形或大叶形均匀或不均匀的密度增高影，由于有叶间裂的阻挡，边界都比较清楚、光滑。炎症早期或吸收期，实变影空气间隙内的液体和（或）细胞成分少，表现为磨玻璃样阴影，内可见到肺血管纹理。随着实变的发展逐渐形成完全不透光区，有时可见支气管充气征。

2. MRI 表现 有时在病变区内可见含气的支气管影和流空的血管影。渗出物所含蛋白质的量不同，所表现的信号强度也就不同，如肺泡蛋白沉积症是以蛋白质和脂质沉积于肺泡为特征，可呈脂肪样信号特点，与其他渗出性病变的表现明显不同。

四、肺磨玻璃密度影

【定义】★★△△

肺磨玻璃密度影（ground-glass opacity，GGO）是指肺组织不完全实变，肺密度轻度增高，病灶内血管和支气管清晰可辨。可分为局限性磨玻璃密度影和弥漫性磨玻璃密度影。病理基础是肺泡内气体减少或框架结构增厚：①肺泡腔被有形或无形成分部分性充填；②肺泡壁或肺泡间隔增厚，可能是细胞浸润或纤维增生；③终末气道部分充填等。

【影像学表现】★★★△△△

GGO 影像学上表现为云絮状密度增高影。

1. 局限性磨玻璃密度影（focal ground-glass opacity，fGGO）：又可分为单纯性磨玻璃影和混合性磨玻璃影。可由多种病变引起，包括炎性病变、局限性纤维化、出血、腺癌和不典型增生等。胸部 X 线平片对 fGGO 不敏感，亦漏诊。在薄层 CT 肺窗上，单纯磨玻璃密度影表现为均一半透明密度影，边界清楚或不清楚，病灶内血管和支气管清晰可辨。混合性磨玻璃影表现为磨玻璃样病灶伴有中央条状、片状、带状或结节状致密影。纵隔窗上病灶往往不能显示或仅能显示磨玻璃样病灶中的实性成分。

2. 弥漫性磨玻璃密度影（diffuse ground-glass opacity，dGGO）：形成可归因为间质性疾病、通气 - 血流障碍及实质性疾病三大类。此外，肺挫伤、肺泡蛋白沉着症、病毒性肺炎等均可因实质和间质的损害，发生异常改变而表现为弥漫性磨玻璃密度影。对于 dGGO 的影像诊断和鉴别诊断应结合其形态、分布、伴随征象、病变的动态变化以及临床资料等综合考虑。非肿瘤性 dGGO 一般具有相应的临床病史和较显著的临床支持症状且病变多散在，形态无规律，边界欠清，经及时对症治疗后短时间内变化迅速，结合临床和实验室检查一般可以较快地诊断。对于恶性 dGGO 影像学诊断较困难，一般很少像孤立性 GGO 结节一样出现支气管充气征、空泡征、胸膜凹陷征等周围型肺癌的征象。

五、结节与肿块

【定义】★★△△

肺内肿瘤及肿瘤样病变表现为圆形或类圆形边界清楚的软组织密度病灶，其中直径≤3 cm 者称为结节（nodule），大于 3 cm 者称为肿块（mass）。结节或肿块可单发，也可多发。良性肿瘤及肿瘤样病变常见错构瘤和结核球，病变的边缘清楚、光滑。恶性肿瘤常见为周围型肺癌，由于肿瘤生长较快及浸润性生长，肿块或结节有分叶，边缘模糊、可见毛刺。

【影像学表现】★★★△△△

1. X 线表现 肺良性肿瘤或肿瘤样病变，如错构瘤可有“爆米花”样的钙化，结核球常为圆形，其内可有点状钙化，周围常有卫星病灶。肺恶性肿瘤常有短细毛刺、胸膜凹陷征。炎性假瘤肿块上方或侧方常有尖角状突起，病变近叶间胸膜或外围时可见邻近胸膜的粘连、增厚。转移瘤常多发，大小不一，以中下肺野较多，密度均匀，边缘整齐。

2. CT 表现 结节或肿块常见的 CT 征象有：①

密度改变：多为软组织密度，肺结节出现环形、同心圆、爆米花等形态钙化者多为结核球及错构瘤。病变内出现脂肪，多见于错构瘤。空泡征是指结节内的气体样低密度影，多数直径约1～2 mm，单个或多个，边界清楚，多见于早期周围型肺癌；空洞征是指病灶内较大而无管状形态的透亮影，病理上因病灶内有坏死液化，坏死物经支气管排出所致。支气管充气征是指病灶内上下层连续、长条或分支状、与支气管相关或与血管伴行的小透亮影，良性病变中支气管多为正常形态，恶性病变中的支气管由于受到侵犯，导致管腔狭窄、截断、内壁不光、管壁增厚僵硬等，同时肿瘤常有黏稠分泌物，可导致支气管扩张及支气管黏液嵌塞。②边缘征象：边缘光整的结节以良性病变多见。边缘毛糙为病变边界有细小的毛刺，毛刺征是肿瘤收缩牵拉周围的小叶间隔所致，为肺癌的常见征象。分叶征是指病变边缘呈多个弧形轮廓凸起，系肿瘤各个方向生长速度不同或生长过程中受到血管或支气管阻挡所致，多见于肺癌；棘状突起是指结节或肿块边缘向外围伸展的比较粗长的尖角状突起，两缘可呈凸弧形，多数情况下棘状突起是肿瘤性结构，是肺癌的直接延续。③周围征象：病灶周围常有多少不一、大小不等的小结节状卫星病灶及厚壁的引流支气管病灶，多见于结核球。胸膜凹陷征为结节与胸膜之间的线形或三角形影像，肺癌多见。④增强扫描：肿块或结节的强化模式、强化程度与肿瘤的良、恶性和血供有关。结核球仅周边环形轻度强化；肺良性肿瘤可不强化或轻度均匀性强化；肺恶性肿瘤常为较明显的均匀强化或中心强化，且常呈一过性强化。肺部炎性假瘤可呈环状强化或轻度均匀性强化。

3. MRI表现 因肿块内血管组织、纤维组织、肌组织及脂肪组织等成分不同，MRI信号亦不相同。慢性肉芽肿、干酪样结核或错构瘤等由于其内含有较多纤维组织与钙质，在T2WI上呈较低信号；恶性病灶如肺癌或肺转移瘤在T2WI上呈较高信号。肿块内坏死灶及囊性病灶T1WI上呈低信号，T2WI上呈高信号。血管性肿块如动静脉瘘，由于流空效应而表现为无信号。

六、空腔与空洞

【定义】★★△△

空腔（air containing space）是肺内生理腔隙的病理性扩大，包括肺大疱、含气肺囊肿及肺气囊等。根据形成原因不同，结构不同，如支气管扩张的壁为支气管壁，先天性肺气囊壁为发育不良的支气管壁，肺大疱为肺泡壁。

空洞（cavity）是病变发生坏死后坏死物经支气管排出后而形成。空洞壁可由坏死组织、肉芽组织、纤维组织、肿瘤组织以及洞壁周围薄层肺不张所形成。空洞多见于结核、脓肿及肺癌。分为虫蚀样空洞、薄壁空洞和厚壁空洞。①虫蚀样空洞为大片坏死组织中的小空洞，见于干酪性肺炎。②薄壁空洞的洞壁厚度≤4 mm，多见于肺结核。表现为圆形、椭圆形或不规则形状的环形，洞壁内外光滑清楚，一般洞内无液气平面，周围很少实变影。③厚壁空洞的洞壁厚度≥4 mm，多见于肺脓肿、结核和肺癌。

【影像学表现】★★★△△△

1. X线表现 空腔呈厚度均匀的环形阴影。空洞表现为大片阴影或肿块内的单发或多发性透亮区，空洞壁可薄可厚，空洞壁内外缘根据病变性质可光滑，也可不规则或模糊，合并感染时空洞内可出现液平，空洞多见于肺结核、肺脓肿及周围型肺癌，也见于肺转移瘤。

2. CT表现 空腔表现为囊壁薄而均匀，类似薄壁空洞，但壁更薄。如先天性肺囊肿的囊壁多较薄而均匀。肺大泡的壁较先天性含气肺囊肿的壁更薄，厚薄均匀，多发生于胸膜下区，大小差异很大。空洞主要观察洞壁、空洞的内部和空洞的周围。肺癌空洞壁厚薄不均、内缘凹凸不平，可见壁结节，外缘不规则或呈分叶状。肺结核以薄壁空洞多见，洞壁厚度较一致，内缘多较平滑或可凹凸不平，外缘光滑、清楚，周围有卫星灶。急性肺脓肿空洞内壁光滑，空洞内有液平，外缘有模糊不清的炎性病灶。

3. MRI表现 在T1WI和T2WI上，空洞内因有气体而呈低信号影，空洞壁则呈中等信号强度。但由于MRI空间分辨率较低，故对空洞壁细节的显示不及CT检查。

七、钙化

【定义】★★△△

钙化（calcification）指病变内钙盐的沉积，其形成原因包括病灶分泌、营养不良以及病变包埋。对于炎性病变表示病变愈合；对于肿瘤病变则需根据钙化的形态和密度具体分析，一般认为良性钙化多为弥漫性、同心圆形、中心性及爆米花样，钙化密度高，较粗大；恶性钙化多为砂砾状或斑片状，也可为细小点状、网状及不定形状，多见于体积较大肿瘤。肺内以钙化表现为主的病变常见于肺泡微石症、矽肺、原发性甲旁亢、维生素D中毒以及骨肉瘤或软骨肉瘤肺转移等。

【影像学表现】★★★△△△

1. X线/CT表现 ①密度很高、边缘清楚锐利、大小形状不同的阴影，CT值常可100 HU以上。②可为斑点状、块状或球形，呈局限或弥散分布。③肺结核或淋巴结结核钙化呈单发或多发斑点状。肺内愈合的结核灶钙化多位于双肺上野、形状不定，常伴有肺门淋巴结钙化。④错构瘤的钙化呈“爆玉米花”样；⑤尘肺时（矽肺）钙化多表现为两肺散在多发结节状或环状钙化，肺门淋巴结可发生蛋壳样钙化。⑥肺组织胞质菌病常在双肺野发生散在的小点状钙化。⑦肺囊肿或寄生虫囊肿壁可发生弧形钙化或沿囊肿壁分布的断续线样钙化。⑧周围型肺癌的钙化呈单发点状或局限性多发颗粒状、斑片状钙化。

2. MRI表现 因钙化无信号，较大病灶内的钙化灶表现为信号缺失区；当病灶完全钙化时则不能显示。

八、渗出

【定义】★★△△

渗出（exudation）是机体对于急性炎症反应，由于毛细血管透膜性增高，血管内的液体和细胞成分进入肺泡和间质的过程。肺泡腔内的气体被血管渗出的液体、蛋白及细胞所取代。渗出液可为浆液及血液，其中有白细胞、红细胞及纤维素，可在肺泡间互相蔓延，致病变与正常肺组织无明确分界，边缘模糊，可累及整个肺段或肺叶。受累肺组织的体积无或仅有轻微改变。见于各种肺炎、肺结核、肺出血及肺水肿等。

【影像学表现】★★★△△△

1. X线/CT表现 根据病变范围不同，影像表现不同。

1）由于炎性渗出液向邻近肺泡逐渐蔓延，形成片状致密影，密度不太高，但均匀，病变部分与正常肺组织间无清晰分界，所以边缘模糊。

2）如病变占据一个肺段或整个肺叶，则形成肺段或大叶性阴影。病变中心区密度较高，边缘区较淡。右侧病变密度较低，病变中可见重叠的血管影，称为磨玻璃密度。

3）病变密度与渗出成分及渗出量有关。以浆液渗出或水肿液为主密度较低，以脓性渗出为主密度较高，以纤维性渗出为主密度最高。

4）渗出病变变化较快，经恰当治疗后，肺炎多数于3～4周内可吸收，肺结核的渗出性病变吸收时间一般较长。

2. MRI表现 由于MRI对液体的成像效果好，因此对于显示肺泡的渗出性病变有一定帮助。渗出性实变通常T1WI上显示为边缘不清的片状略高信号影，T2WI上显示较高信号影。

九、增殖

【定义】★★△△

增殖（proliferation）：指肺组织形成以细胞和纤维为主的肉芽组织，与周围正常组织分界清楚。其主要病理特点是以成纤维细胞、血管内皮细胞和组织细胞增生为主。可见于：①成纤维细胞、血管内皮细胞和组织细胞增生为主的肺慢性炎症病变；②结核、矽肺结节等增生的炎性肉芽肿；③炎性假瘤。

【影像学表现】★★★△△△

X线/CT表现 ①病灶形态可表现为斑点状、结节状、肿块状肺段或肺叶阴影，密度较高，边缘清楚。一般肉芽肿性病变多呈结节状，炎性假瘤多呈球形或肿块状，慢性肺炎多呈肺段或肺叶性阴影，体积较正常缩小。②多病灶聚集在一起时也不互相融合。③动态变化缓慢，慢性肺炎、肉芽肿或炎性假瘤经几个月甚至几年病变无明显吸收，有的还可缓慢增大。

十、肺间质改变

【定义】★★△△

肺间质病变是指侵犯肺间质为主的病变，实际上常伴有肺含气间隙的改变。肺间质的病理改变可以是渗出或漏出、炎性细胞或肿瘤细胞浸润、纤维结缔组织或肉芽组织增生。根据肺间质病理改变的性质不同、时间不同，可表现为小叶间隔增厚、网状影及蜂窝影。

1. 小叶间隔增厚（interlobular septal thickening） 正常人的肺小叶间隔厚度约为0.1 mm。病理上由于间质液体成分增多、细胞成分浸润、纤维化等导致小叶间隔增厚。

2. 网状影（reticular shadow） 指纵横交叉的

线状或条状阴影所形成的网格样影像，网状间隔的宽度多为5～8 mm或更大。网、线、条状阴影的病理基础是肺间质性变化，多见于肺间质纤维化、硬皮病、癌性淋巴管炎、慢性支气管炎、组织细胞增多症X等。

3．蜂窝影（honeycomb） 是位于肺内的多个含气囊状空腔，内壁衬以支气管上皮细胞，壁上有致密的纤维组织成分，伴有肺结构破坏，见于几乎所有能够引起终末期肺纤维化的疾病中，如特发性肺纤维化、石棉肺等。蜂窝影通常提示纤维化末期。

【影像学表现】★★★△△△

1．X线表现 不同部位、不同病因所致的肺间质病变的表现不同：①支气管血管束周围的间质病变表现为肺纹理增粗、边缘模糊。小叶内间质和小叶间隔增厚，表现为网状、细线状影或蜂窝状影。②局限性线状影可见于肺内病变沿肺间质引向肺门或外围，如肺癌肿块与肺门之间或与胸膜之间的细线状影；肺结核愈合后，其周围肺间质可发生纤维化，表现为条索状影，走形不规则。③小叶间隔内有液体或组织增生，可表现为不同部位的间隔线，常见的有间隔B线，表现为双下肺野近肋膈角处的外带，有数条垂直于肋胸膜的线状影，长约2 cm，宽为1～2 mm，多见于肺静脉高压、肺间质水肿。

2．CT表现 可发现早期轻微肺纤维化，显示小叶间隔增厚等微细改变。① HRCT上小叶间隔增厚可以是光滑的、结节状或不规则状。光滑的小叶间隔增厚通常见于肺水肿、肺间质纤维化或慢性过敏性肺炎等；结节状或串珠状的小叶间隔增厚可见于癌性或淋巴瘤的淋巴道播散、结节病、硅沉着病等；不规则的小叶间隔增厚见于肺间质纤维化、石棉肺等。②病变明显时可呈多角形的网状影。肺纤维化时，由于广泛的小叶间隔增厚，相邻增厚的小叶间隔相连，在胸膜下1 cm以内，可见与胸壁平行的弧形线状影，长2～5 cm，称为胸膜下线。③肺纤维化后期，在两中、下肺野的胸膜下区可见蜂窝状影。表现为成群的囊性阴影，直径为数毫米至数厘米，囊壁清楚、较厚，内含气体。

3．MRI表现 正常情况下肺野信号很低，故对肺间质病变显示较差。仅能显示比较大的条索状病灶，T1WI及T2WI上均呈中等信号影。

（管　宇　刘士远）

参 考 文 献

[1] 白人驹，徐克．全国临床医学五年制医学影像学．7版．北京：人民卫生出版社，2013年．

[2] 刘士远，陈起航，吴宁．实用胸部影像诊断学．北京：人民军医出版社，2012年．

[3] Schaefer JF, Vollmar J, Schick F, et al. Solitary pulmonary Nodules: Dynamic Contrast-enhanced MR imaging-Perfusion Differences in malignant and benign lesions. Radiology, 2004, 232 (2): 544-553.

[4] Hisanobu Koyama, Yoshiharu Ohno, Shinichiro Seki, et al. Magnetic resonance imaging for lung cancer. J Thorac Imaging, 2013, 28 (3): 138-150.

[5] Yamashita K, MatsunobeS, TsudaT, et al. Solitary pulmonary nodule: Preliminary study of evaluation with incremental dynamic CT. Radiology, 1995, 194 (2): 399- 405.

[6] 刘士远，陈起航．胸部影像诊断必读．人民军医出版社，2007年．

[7] Hyde DM, Hamid Q, Irvin CG. Anatomy, pathology, and physiology of the tracheobronchial tree: Emphasis on the distal airways. J Allergy Clin Immunol, 2009, 124 (6): 572-577.

[8] Aziz A, Ashizawa K, NagaokiK, et al.High resolution CT anatomy of the pulmonary fissures. J Thorac Imaging. 2004, 19 (3):186-191.

[9] 范丽，于红，刘士远，等.3cm以下肺恶性局灶性磨玻璃结节与实性结节螺旋CT征象对照．中华放射学杂志，2010，44（1）：16-19.

[10] 王新莲，马大庆，关砚生，等．肺气肿的CT表现和临床应用研究．中华放射学杂志，2006，40（10）：1056-1059.

[11] Cardinale L, Ardissone F, Novello S, et al. The pulmonary nodule: clinical and radiological characteristics affecting a diagnosis of malignancy. Radiol Med. 2009, 114 (6): 871-889.

第 27 章　先天性病变

第 1 节　气管、支气管的先天性异常

一、气管憩室

【概况】★★△△

气管憩室（tracheal diverticulum），指发自气管中上段的气管旁含气影。在 CT 应用前，多于尸检偶然发现，单个巨大憩室偶见于支气管造影。在日常胸部 CT 检查中并不少见，Goo 等报告在 3645 例胸部 CT 扫描中其检出率为 2%。

【相关临床】★△

病人无症状，绝大多数病人均为查体或其他原因，做 CT 检查时偶然发现。

【影像学检查方法】★★★△△

X 线平片上除个别大的憩室能被显示外，对气管憩室的发现受条件限制。

多排螺旋 CT 的薄层扫描及三维重建均能清晰显示气管憩室的形态特点以及与周围结构的关系。

MRI 对这种异常的诊断价值与 CT 相仿，但如果憩室壁较薄有时可能不如 CT 甚至不能显示，多种序列的结合应用有利于病变的检出。

【影像学表现】★★★△△△

X 线平片上通常无法显示这一异常的直接征象，但合并其他气管异常时则可以显示。

CT 上多位于胸 1～3 水平，少数也可见于气管下段和气管分叉处，通常发生于气管右后外侧，发生于左侧少见。Goo 报告的 65 例中仅 1 例位于左侧，呈类圆形或不规则性，最宽径平均 10 mm，上下径平均 14 mm，31% 囊壁不规则增厚。文献报道约 8% 的憩室和气管之间可见带状交通。由于大多数憩室口细窄，常规厚层 CT 不易显示囊腔与气管之间的交通，应采用连续薄层扫描。在实时动态扫描中，憩室大小可随呼吸改变。气管憩室呈宽憩室口的罕见，表现为气管壁的局限膨出。

【鉴别诊断】★★△△

需与局限性不规则的食管含气、气管受牵拉扭曲形成的假性突出和少量局限纵隔气肿等相鉴别。

局限性不规则的食管含气或含气的食管憩室主要见于气管后方，与食管关系密切，复查 CT 显示含气腔通常消失或有明显变化，容易鉴别。

气管受肺内纤维组织牵拉或因术后容积减少而明显弯曲，可呈憩室样改变，但此时气管仅扭曲而非形成憩室，薄层扫描及三维重建可更好地显示其结构关系，结合肺内改变可做出诊断。

少量纵隔气肿位于气管旁时可与气管憩室相混淆，前者多呈长条状或类三角形，且常合并皮下气肿，容易鉴别。

另一个需鉴别的是颈部气管重复畸形，系喉气管沟先天性发育异常所致．可形成颈部包块。CT 上可见颈部气管旁一含气囊腔影，与气管无直接交通口，手术可见含气腔结构与气管壁连接。

【治疗转归】★△

本病绝大多数无临床症状，通常无需治疗。

二、支气管闭锁

【概况】★★△△

支气管闭锁（bronchial atresia）是一种罕见的先天性支气管变异，其特点是在胚胎发育时，叶、段或亚段的开口或近端发生闭塞，与远段气道不连续，远端气道和气腔可正常发育或不发育。因此产生一系列

变化：①由于近端支气管闭锁，其远端的气道内黏液聚积形成黏液囊肿，表现为肺门或肺门旁肿块样影，呈圆形或卵圆形，伴或不伴有分支状突出；②受累肺段肺实质透亮度增大，闭锁支气管远端肺泡通过侧支通气；③受累肺段肺实质低灌注，这是由于该肺段血管的反射性血管收缩和发育差所致。

【相关临床】★△

绝大多数病人无任何临床症状，为查体或其他原因行X线平片或CT检查时偶然发现，可见于任何年龄组，男女比例为2∶1。部分病人有反复肺感染病史，个别患者有气短症状，听诊时于受累肺段或肺叶区域常有呼吸音减弱体征。肺功能检查一般正常。

【影像学检查方法】★★★△△

CT明显优于胸片和支气管造影，一方面对支气管闭锁的形态、位置及其与周围结构尤其是支气管树的关系显示非常清晰，另一方面对伴随的肺内变化，如肺气肿、炎症、支气管扩张等可同时良好显示。此外，多排螺旋CT的各种后处理技术可从任意角度观察闭锁支气管的形态及其与支气管、血管的关系，仿真支气管镜有助于黏液嵌塞段支气管开口的判断。

【影像学表现】★★★△△△

X线平片表现为肺门区肿块影，呈圆形或卵圆形，典型时可呈肺门旁指套样阴影。肺局部透亮度可增高，其形成原因包括局部肺血减少和受累区含气容积增多。相邻的正常肺组织可受压移位，纵隔正常或略移位。文献报道肺门区肿块影和相应区域肺透亮度增高同时出现时应考虑有支气管闭锁的可能。病变发生于上叶尖段或后段最常见，发生于左上叶者约占64%，大多数为单侧性。

CT是诊断该病最敏感的影像学检查方法，支气管黏液栓及其周围肺空气潴留改变是支气管闭锁的典型表现。其特点为肺门旁肿块样影，是闭锁远端支气管腔内由于黏液嵌塞潴留而扩张形成的囊肿，一般呈椭圆形、类圆形、分叶状、分支状或呈多发、按支气管树走行方向分布的小棍样阴影，伴周围（肺段、亚段或更小范围）肺气肿样改变。分支状或指状结构与CT扫描层面平行时呈"V"形、"Y"形或多个分支条状，与CT扫描层面垂直时呈结节状。CT多平面重建技术可从任意角度观察黏液栓的形态及其与支气管、血管的关系。平扫肿块影多呈水样密度，CT值约−5～25 HU，部分可呈软组织样密度，增强扫描无明显强化。病灶周围肺实质密度低，常呈楔形，尖端指向肺门，其内血管较细，呼气末显示空气潴留征象。

MRI可以显示囊肿内黏液的特征性信号，对囊肿定性诊断有重要价值。在T2WI上囊肿呈高信号，表明其内容物为液体；在T1WI上呈高信号，提示囊肿内含有较高的蛋白质成分。

【鉴别诊断】★★△△

本病影像学上主要表现为黏液潴留引起的肺门旁肿块样阴影，因此其鉴别诊断主要包括变态反应性支气管肺曲菌病、支气管肿瘤、肺内型支气管囊肿、支气管扩张并黏液潴留、支气管异物、肺动静脉畸形或支气管良性狭窄等。

变态反应性支气管肺曲菌病产生的肿块为支气管扩张并黏液嵌塞，通常为两侧性、多发，临床上常有哮喘和外周嗜酸细胞增多。

肺内型支气管囊肿多为规则、光滑的圆形囊肿或空腔，与本病的囊肿在形态上差别较大，并且不伴有肺气肿样改变。

支气管肿瘤和异物均为实性病灶，病灶远端支气管内也可有黏液潴留，CT尤其是增强扫描有助于显示。支气管良性狭窄引起的远端黏液嵌塞也可以显示相似改变，主要鉴别点是病变周围的肺实质无明显密度减低改变。

肺动静脉畸形虽然在CT平扫时其形态容易与本病混淆，但病变多位于肺外周且不伴周围肺气肿样改变，增强CT检查可见畸形血管明显强化而确诊，MRI也有助于两者的鉴别。尽管本病为罕见疾病，但应了解其特点，从而避免误诊为肿瘤。

【治疗转归】★△

该病预后良好，如反复感染时建议外科手术切除。

三、肺内支气管囊肿

【概况】★★△△

支气管囊肿（bronchogenic cyst）是一种少见的先天性疾病，通常为单发病灶，多发生于纵隔内，占65～90%。仅发生于肺内罕见，也可见于胸膜、心包或膈肌，但极为罕见。纵隔支气管囊肿参见纵隔疾病，在此主要讨论肺内支气管囊肿。

【相关临床】★△

不同患者症状有明显差别，婴幼儿时期较大囊肿可压迫中央气道出现呼吸困难；儿童以反复呼吸道感染为主，少数咯血或无症状；成年人多无症状，为查体或其他原因做胸部检查时偶然发现，也可伴多种非特异性症状，如胸痛、咳嗽、咯血、呼吸困难和发热等。

【影像学检查方法】★★★△△

X 线平片容易发现病变，但缺乏特异性。

CT 或 MRI 检查可明确诊断，尤其是合并感染者，增强扫描有价值。

【影像学表现】★★★△△△

胸部 X 线平片的典型表现为肺内圆形或椭圆形结节或肿块，少数可呈分叶状，肿块边缘光滑锐利。下叶常见，大多数为单发，且多见于肺野中内带，两侧发生率相似。如病灶与支气管相通，可出现气–液平面，也可呈薄壁含气囊状影，不含液体。

典型的 CT 表现为肺内含液囊性病灶，圆形或椭圆形，内呈水样密度（CT 值－10～10 HU），壁薄、光滑。部分支气管囊肿由于内含蛋白成分可呈软组织密度，极少数含钙化使其呈高密度，CT 值可达 120 HU 以上，但增强扫描病灶无强化。含气囊肿呈大小不等的环状阴影，囊腔内有时可见细条分隔，囊肿壁较薄而光滑，周围一般无浸润。如继发感染则囊壁增厚，边缘毛糙不光滑，囊腔可增大，增强扫描可见不规则强化，与肺脓肿不易鉴别。

MRI 同样对支气管囊肿具有诊断价值，典型的支气管囊肿 T1WI 呈低信号，T2WI 呈均匀高信号，与脊柱中的脑脊液信号相似。如囊肿内含蛋白、出血或脂性成分时，T1WI 和 T2WI 可均呈高信号。如支气管囊肿发生感染时信号不均匀或多变。

【鉴别诊断】★★△△

肺脓肿液化坏死但未形成空洞时，增强扫描病灶中央也呈水样密度且不强化，但周边可见环状强化，另外病灶边缘稍模糊也有助于鉴别。表现为含气囊肿时，需与肺大泡、囊状支气管扩张、薄壁空洞等相鉴别。在 HRCT 上肺大泡通常呈无壁或菲薄的薄壁，两肺多发，常合并小叶中心型肺气肿改变，可与含气肺囊肿鉴别。囊状支气管扩张在 CT 上通常较局限，且可见囊状影与支气管之间直接相通，局部支气管壁增厚。薄壁肺空洞与肺内含气囊肿不易鉴别，如原有化脓性感染或结核等病史，有助于肺空洞的诊断，另外如病灶位于上叶尖后段、周围有少许纤维条索影有助于薄壁结核空洞的诊断。

【治疗转归】★△

病灶较小，不合并感染可不予特殊治疗。肺内支气管囊肿感染时手术是主要的治疗方法。

（李 琼 刘士远）

第 2 节 肺先天性疾病

一、新生儿肺透明膜病

【概况】★★△△

新生儿肺透明膜病（hyaline membrane disease，HMD）又称特发性呼吸困难综合征，为早产儿常见的呼气困难原因之一，生后可有窒息或进行性呼吸困难，生后不久至 8 h 内，少数迟至 12 h 发病，病情严重者在 24～72 h 内死亡。

【相关临床】★△

新生儿中以早产儿多见。大多数出生 1～3 h 出现症状，临床病情进展迅速，如果出生 12 h 后发病者往往不是该病。患儿出现呼吸急促，呼气性呻吟，吸气时出现“三凹征”，病情进行性加重，继而出现呼吸不规则、发绀、昏迷甚至呼吸衰竭。两肺呼吸音减弱，无发热及白细胞计数升高。血气分析氧分压降低，二氧化碳分压升高，剩余碱负值增大。患儿于生后 24～48 h 病情最重，病死率高。若能生存 3 天以上者，肺成熟度增加，可逐渐恢复。

【影像学检查方法】★★★△△

床边胸片尤其是 CR、DR 摄片是最重要的影像检查方法，应作为首选。CR、DR 摄片对于病变的显示明显优于普通 X 线摄影，尤其对支气管充气征的显示更加清晰，还可反映病变的一些早期征象如细颗粒、细网状影等，有助于对本病的早期诊断。另外，多次连续床边摄片可用来观察病情的动态变化，为临床治疗效果的追踪复查提供有力的依据。

因患儿肺野透亮度降低呈磨玻璃状，与正常新生儿深呼气相摄片肺野透亮度降低不易鉴别，且 X 线球管焦点越大，产生的边缘模糊越明显，故临床怀疑透明膜病者，应注意呼吸情况，采用小焦点深吸气相摄片。

危重症不能确立诊断，或疑并发症者应进行CT检查，指导治疗方向。

【影像学表现】★★★△△△

早期胸部X线摄片对定性诊断具有决定作用。少部分肺泡萎陷，X线表现为肺内颗粒影，肺内小血管充血则表现为网格状阴影。由于两下肺的肺组织较多，所以两下肺的X线表现明显。如临床有相关表现，即可考虑为不典型早期呼吸窘迫综合征（RDS），特别在早产儿、低体重儿更具有重要意义，也是临床早期治疗的重要依据。

随着病情的发展，萎陷的肺泡增多并且互相融合，透明膜形成，X线表现为肺透明度减低，肺纹理减少或显示不清，见程度不同的颗粒状及斑片状阴影。由于实变影的衬托，充气扩张的支气管会清晰显示，而心影和两膈则显示不清。此时由于肺泡内充满透明膜样物质，肺的体积不会缩小，所以不会出现肺不张的表现。

最后大部分肺泡萎陷并被透明膜样物质填充，肺的透明度进一步减低，呈"白肺"改变，与肝密度相同。支气管充气影像会更加明显，而心影及两膈则不能显示。

在这些表现中以充气支气管征和肺透明度减低最为典型，如果两者同时出现则更有诊断意义。治疗好转时，透亮度逐渐增加，恢复正常。

其他征象包括：①粟粒、结节影：病变早期见粟粒影散在分布，逐渐密集，融合成结节影，完全融合达"白肺"影；②充气支气管征：见于中、晚期，且充气支气管影常超过心缘，病变吸收好转至肺泡完全充气复张后，此征象消失；③小泡状透亮影：主要为末梢细支气管和肺泡管充气扩张所致，表现为弯曲不整的条状和小泡状透亮影散在分布；④气胸征和纵隔气肿征：当末梢气道内气体压力过高，与邻近间质腔隙形成压力差时，气体逸出至肺间质形成间质性肺气肿，然后进一步发展为气胸和纵隔气肿。

【鉴别诊断】★★△△

新生儿湿肺多见于足月儿，病程短，呈自限性，X线表现以肺泡、间质、叶间胸膜积液为主。新生儿吸入性肺炎多见于足月儿和过期产儿，呼吸困难不呈进行性发展，X线表现为两下肺纹理增粗，伴随斑片状模糊影，肺气肿明显。急性呼吸窘迫综合征（ARDS）多继发于严重窒息和感染，常在原发病后1～3天出现呼吸困难，胸片以肺浸润性改变为主，严重者可融合成大片状，肺泡萎陷不明显。

【治疗转归】★△

治疗主要包括对症、吸氧、机械通气、表面活性物质替代疗法等。中重度新生儿肺透明膜病死亡率及发生并发症的概率都很高。

二、先天性肺淋巴管扩张症

【概况】★★△△

先天性肺淋巴管扩张症（congenital pulmonary lymphangiectasia）是一种罕见的先天性异常，首次报告于1865年。Noonan将其分为三个类型：①全身性淋巴管扩张；②继发于肺静脉阻塞的肺淋巴管扩张；③原发性肺淋巴管发育异常。第1型合并小肠淋巴管扩张、偏身肥大和血管瘤病等，肺内改变较轻，患者预后相对较好；第2型继发于心脏疾病，合并肺静脉回流受阻，肺静脉高压，预后非常差，多为死胎或生后数天内死亡；第3型男性多见，预后较差，多数不能建立有效呼吸。

【相关临床】★△

先天性肺淋巴管扩张症半数为死胎，其余多在在新生儿出生时或几小时内即出现严重呼吸困难、发绀等症状，少数患者在婴幼儿期症状不明显，随着年龄增加出现进行性呼吸困难或咯血而就诊，多死于呼吸衰竭和心力衰竭。

【影像学检查方法】★★★△△

X线胸片可发现肺内弥漫性病变。

CT尤其是HRCT具有诊断价值。

MRI对本病的诊断有一定的意义，但显示肺内异常不如HRCT，其更重要价值是显示有否心脏异常，应用于婴幼儿患者较少。

【影像学表现】★★★△△△

典型的X线平片表现为两肺过度膨胀，呈网格结节状影，支气管壁增厚，少数患者可见局灶性小透亮灶。单侧性或肺叶性肺淋巴管扩张少见，可表现为局部透亮度增高，类似肺叶性肺气肿。胸腔积液在新生儿常见，以两侧为主，存活一周以后，胸腔积液不继续进展，随着年龄增大，到儿童甚至成年后胸腔积液变得少见，且多为单侧性。

HRCT显示两侧广泛小叶间隔和支气管血管束周围间质增厚；两肺灶性磨玻璃影，见于婴儿后的儿童，随着年龄增大可减少并消失，主要分布于胸膜下和肺门周围区，其大小可有变化，但分布区域不变。

MRI 也可用于该病诊断，冠状位 T1WI 可显示小叶间隔增厚和胸腔积液，轴位 T2WI 可显示高信号间质增厚和胸腔积液。

【鉴别诊断】★★△△

弥漫性主要与其他肺间质性疾病，如非特异性间质性肺炎、胶原血管性疾病、肺泡蛋白沉积症、含铁血红素沉积症和过敏性肺泡炎等肺间质性疾病相鉴别。局部性淋巴管扩张症需与先天性大叶肺气肿相鉴别。X 线平片很难鉴别，HRCT 有帮助。非特异性间质性肺炎主要表现为肺内蜂窝样阴影及肺结构扭曲，小叶间隔增厚程度较轻。含铁血红素沉积症和过敏性肺泡炎尽管也有磨玻璃样影但肺内以弥漫小结节影为主。肺泡蛋白沉积症的 HRCT 表现与本病很相似，单纯影像学上难以鉴别，可行肺泡灌洗。确诊仍需活检。

【治疗转归】★△

此病预后极差，多为死胎或生后数天内死亡，少数患儿可存活数月。

三、肺囊性纤维化

【概况】★★△△

肺囊性纤维化（cystic fibrosis）是家族性先天性隐性遗传疾病，主要累及外分泌腺。儿童多见，尤其白人多见，无性别差异，发病率 1/3300～32000，尚未见中国儿童发病报道。可累及鼻窦黏液腺，引起慢性鼻窦炎、鼻息肉；累及胰腺，引起胰腺囊肿与纤维化；也可累及小肠腺与十二指肠腺等。

【相关临床】★△

当累及呼吸系统时，主要表现为阵发性咳嗽、咳痰、呼吸困难，伴哮鸣音；反复咯血、咳脓痰；伴发绀、杵状指。当累及消化系统时，可出现新生儿胎粪性肠梗阻（10%），肠套叠、直肠脱垂，胰腺功能不全或吸收不良（80%）：慢性脂肪腹泻、营养不良、发育差。

【影像学检查方法】★★★△△

CT 明显优于胸片和支气管造影，尤其是 HRCT 具有诊断价值。建议必要时可加行深吸气相与深呼气相 CT。

MRI 能较好显示支气管黏液栓子及肺部感染性病变。

【影像表现】

X 线：早期主要表现为肺纹理改变，支气管扩张表现为肺纹理增强；小叶性肺炎样改变表现为段以下支气管阻塞、感染，形成小斑片状模糊阴影。可见支气管呈柱状、囊状扩张、支气管壁增厚，以上叶较为明显。同时可出现局限性阻塞性肺不张、肺气肿等。支气管造影检查表现为轻、中度柱状支气管扩张，常发生在两肺上叶。

CT：支气管管壁增厚、支气管周围间质增厚、支气管扩张可广泛分布于两肺各叶，尤其是两肺上叶多见，其中柱状支气管扩张最常见，囊状扩张次之，曲张型扩张最少见。两肺弥漫性肺气肿表现为肺野密度低而不均，在不同病例病变程度轻重不一，婴儿或儿童患者多见。支气管黏液栓由于黏液分泌物潴留在气管内形成，依据黏液潴留的支气管走向不同而形态各异，多呈圆形、椭圆形、管状或尖端指向肺门的 V 形或 Y 形高密度阴影，密度均匀，边缘光滑锐利，增强扫描无强化。薄壁含气囊腔因支气管扩张，气肿性肺大泡及间质性气囊肿形成大小不一囊腔，主要分布在两肺上部。斑片状阴影表现为感染性支气管肺炎和亚段肺不张，呈 1-3cm 大小不等的斑片状密度增高影，上肺野常见。

MRI：能较好显示支气管黏液栓子及肺部感染性病变，黏液栓子呈稍短和长 T1 信号，信号均匀，边缘光滑锐利，其形态各异，尖端指向肺门，继发性感染主要为小叶肺炎样变。

【鉴别诊断】★★△△

肺囊性纤维化常会出现囊性支气管扩张，所以需和一些引起囊性支气管扩张的疾病鉴别。感染性支气管扩张，发病年龄较晚，无家族遗传史，以曲张状或囊性支气管扩张较多，多位于下叶。过敏性支气管肺曲菌病，发病年龄较晚，无家族遗传史，支气管扩张多位于上叶和肺中央区，远侧支气管多正常，以囊状支气管扩张多见，黏液栓密度较高，常伴有肺实变、空洞，糖皮质激素治疗有效。

【治疗转归】★△

临床常对症处理，控制感染，预防、减慢肺功能恶化，并改善营养状态：高蛋白、高热量、低脂肪、富含维生素饮食。肺移植用于肺功能严重损害者。但预后较差，多数于婴幼儿期死亡。

（李　琼　刘士远）

第3节　肺血管的先天性异常

一、单侧肺动脉缺如

【概况】★★△△

单侧肺动脉缺如（unilateral absence of the pulmonary artery）是一种罕见的先天性疾病，表现为左侧或右侧肺动脉近段缺如，该病常合并其他先天性心脏病，如法洛氏四联征，房间隔或室间隔缺损等，单纯性肺动脉缺如少见。

【相关临床】★△

大多数单纯性单侧肺动脉缺如发现时有各种临床症状，包括反复肺感染，呼吸困难或运动受限，咯血等，肺动脉高压常见，仅少数患者没有任何症状。

【影像学检查方法】★★★△△

X线胸片仅能发现患侧肺容积及肺血管减少，CT广泛应用之前主要依靠肺动脉造影诊断。CT扫描，特别是增强检查能直接诊断。MRI也可用于该病的诊断。核素扫描为功能显像。

【影像学表现】★★★△△△

X线平片显示患侧肺容积减少，肺门明显缩小或消失，外周肺血管影变细，对侧肺血管影明显增粗，纵隔及心脏向患侧移位。

CT和MRI均能清晰显示单侧肺动脉缺如，同时显示体循环向远端肺动脉形成侧支血管。HRCT可显示患侧小叶间隔广泛增厚，是经胸膜侧支血管形成所致。

核素通气灌注扫描显示患侧肺野完全没有灌注，但通气正常。

【鉴别诊断】★★△△

X线平片的表现与单侧肺发育不全相似，不易鉴别，CT和MRI有助于直接诊断。单侧肺发育不全者患侧肺动脉存在但管径明显变细，而本病患侧肺动脉缺如。成人还需与Swyer-James综合征和纤维性纵隔炎鉴别。Swyer-James综合征在CT上的主要特点为细支气管炎和空气潴留，表现为单侧肺密度减低，肺血管影稍变细，但近段肺动脉管径未见明显变细，通气灌注扫描显示患侧通气异常，与本病有明显区别。纤维性纵隔炎，尤其是慢性纤维性纵隔炎如单纯肺动脉受累时可与本病有相似改变，尤其是X线平片很难鉴别，但通常患侧肺容积无明显减少，CT发现肺动脉结构存在但灌注减少可以鉴别。另外如发现纵隔淋巴结钙化、纵隔肿块或合并上腔静脉综合征等也有助于纤维性纵隔炎的诊断。

【治疗转归】★△

主要是对症治疗，如防治反复肺部感染、治疗咯血，改善肺动脉高压等，有助于提高生存率。手术治疗包括患侧肺动脉重建、选择性肺侧支血管栓塞和结扎、患侧全肺或肺叶切除等。

二、肺隔离症

【概况】★★△△

肺隔离症（pulmonary sequestration）指不通过正常支气管与中央支气管相通，且接收异常体循环供血的肺内病变。肺隔离症分为叶外型和叶内型，叶外型绝大多数为先天性，但叶内型是否为先天性有争议，多数学者认为叶内型大多数为获得性，可能由于慢性支气管阻塞导致反复肺感染所形成。叶内型比叶外型常见。

【相关临床】★△

先天性肺隔离症缺乏特异性临床症状，可发生于任何年龄，但大多数在婴幼儿期被发现。叶内型大多见于成人，常因合并感染才被发现，表现为发热、咳嗽、咯脓痰、胸痛、咯血或反复发作的肺部炎症；叶外型因具有独立的脏层胸膜和完整的解剖结构，肺部感染罕见，可表现为呼吸困难、发绀、喂养困难等，常合并其他先天性疾病如先天性膈疝、先天性心脏病等，可因其他原因做影像学检查时被偶然发现。

【影像学检查方法】★★★△△

影像诊断方法包括X线胸片、CT、MRI、DSA等。本病表现多样，并无特异性形态，鉴别诊断的重要依据之一是异常体循环血供。以往DSA显示异常供血血管被认为是金标准。目前增强CT、MRI扫描及后处理技术已能无创、可靠地显示异常供血动脉、回流静脉及其与病变的关系，可取代DSA成为首选检查方法。

【影像学表现】★★★△△△

典型 X 线表现为下叶后基底段的局部致密阴影，发生于上半胸部罕见，左侧多于右侧，双侧罕见。叶外型的肿块影内侧缘在胸片上通常不能显示，易误认为纵隔肿块，叶外型隔离症也可见于其他部位如心包、纵隔、膈肌和腹膜后等。叶内型仅位于膈上，表现为肺内肿块影，密度均匀，呈圆形、椭圆形或分叶状，部分病变边缘模糊，少数可含气体甚至出现气–液平面，个别可表现为肺内含气囊肿样改变，提示病变与周围肺组织或支气管有交通。抗感染治疗后肿块大小、密度变化较明显，一般规律是继发感染时，病变影增大且边缘模糊，炎症吸收后，病灶缩小但不会完全消失。

尽管 X 线平片上肺隔离症表现为实性病变，但 CT 上通常显示斑片状影内有不规则的囊性成分，少数可呈实性软组织病灶，呈结节或肿块样。叶内型多以囊肿型为主，囊壁厚薄不一，外形不规则，不具张力。病变周围肺组织内常可见肺气肿或空气潴留征象，其发生机制目前尚不清楚，这种改变可见于叶外型和叶内型，且叶外型比叶内型更常见。少数病变中可见钙化。

异常的体循环供应动脉多来自胸主动脉，部分直接起自腹主动脉，也可发自其主要分支，如腹腔干或脾动脉。大多数为单一异常血管供应，值得注意的是约 20% 的患者发现多支异常供应血管。随着多排螺旋 CT 和多种后处理血管显示技术的广泛应用，现在认为薄层增强 CT 扫描和 MRI 均能清晰显示异常供应血管。

【鉴别诊断】★★△△

肺隔离症的鉴别诊断包括坏死性肺炎、肺不张、支气管扩张、肺脓肿、肺内肿瘤合并坏死、后纵隔神经源性肿瘤等。叶内型肺隔离症感染时病灶中常出现气–液平面，边缘模糊，与坏死性肺炎和肺脓肿相似，但是其特殊的病变部位与一般肺脓肿和坏死性肺炎的好发部位不同，肺脓肿好发于上叶后段和下叶背段，而坏死性肺炎多见于肺外周带，短期内随访变化大，与本病好发于下叶后基底段，临床上有反复感染史且患者年龄较轻等特点有明显区别，最主要的鉴别点是发现异常供应血管。下叶局部节段性肺不张可与实性表现的肺隔离症相似，但肺不张有明显的肺叶容积缩小，无异常供应血管。支气管扩张合并黏液嵌塞时可表现为局部多发囊状影，也好发于左下肺，有时可与叶内型肺隔离症相似，但支气管扩张以小囊状或蔓状表现多见，且常合并所在肺叶的容积缩小，无异常供应血管。肺内肿瘤合并坏死时尽管增强扫描病灶中央有低密度区，但往往边缘不规则，周围软组织动脉期强化明显。叶外型隔离症主要表现为下叶纵隔旁软组织肿块影，可误认为后纵隔神经源性肿瘤，但后者多边界光整，可见局部椎骨或肋骨受压改变，如局部椎间孔增大更有利于神经源性肿瘤的诊断。

需要强调的是在肺隔离症的诊断和鉴别诊断中，应仔细寻找异常供应血管，并发现其来源及引流静脉回路。

【治疗转归】★△

无论是叶内型还是叶外型的肺隔离症都可能发生感染（真菌、结核等）、致命性的咯血、血胸、心血管疾病等。有症状的患者需在感染消退后择期手术切除病肺；对无症状的叶内型肺隔离症多数学者主张预防性手术切除，特别是影像学上与肿瘤或其他囊性病变难以区分时。本病可行介入治疗，即利用弹簧栓塞肺隔离症的供血动脉，是一种安全、无创的新型疗法，尤其适用于合并充血性心衰的患者。

三、肺动静脉畸形

【概况】★★△△

肺动静脉畸形（pulmonary arteriovenous malformation）是由于肺动脉与肺静脉的异常交通而形成。肺动静脉畸形绝大多数为先天性。继发性或获得性肺动脉畸形少见，其病因包括胸部外伤或手术、长期肝硬化、转移瘤、二尖瓣狭窄、感染（放射菌病、血吸虫病）和系统性淀粉样变性等。

【相关临床】★△

大多数患病的婴幼儿没有临床症状，只有当动静脉畸形足够大并产生明显的右向左分流时，可以出现发绀或左心功能不全的相应症状。大多数成人因其他原因行胸部 X 线或 CT 检查时偶然发现，少数患者可出现咯血、憋气、胸痛、杵状指等。右向左分流可以产生低氧血症，尤其当患者从卧位向立位转变时可出现血氧浓度下降。合并遗传性出血性毛细管扩张症（Rendu-Osler-Weber 病）时则可出现全身多脏器的相应症状，如全身性的脓肿或梗死（多见于脑部）、消化道出血等。不常见但威胁生命的并发症是咯血和血胸，咯血是由于动静脉畸形的破裂或支气管黏膜毛细血管扩张引起，而血胸可能为胸膜下病灶破裂所致。

【影像学检查方法】★★★△△

较大的病灶X线胸片可以显示，而小的单瘘或弥漫性的肺动静脉瘘显示困难而导致漏诊。肺内由于充气肺组织具有天然对比，CT尤其是多排螺旋CT增强扫描不但可直接证实并诊断X线平片发现的病变，而且可发现胸片漏诊的多发病变，尤其是位于肺门周围或膈下等区域的病灶或微小病变。目前肺动脉造影已不作为诊断性检查方法，只用于介入治疗。MRI只能显示较大病灶，通常不用于该病诊断。

【影像学表现】★★★△△△

肺动静脉畸形在X线胸片上表现为边缘清楚的结节或肿块影，位于下叶常见，大多数单发，少数可多发，多呈圆形或椭圆形，部分呈分叶状，直径约1～5 cm，密度均匀。位于肺周围的病变中多可见到供应和回流血管；位于肺门周围的病变则不易辨认。

CT上肺动静脉畸形因病灶与扫描方向关系的不同可以表现为纡曲条状影、椭圆形影和结节影，合并出血时病灶周围可见边缘模糊的磨玻璃密度影。CT能直接显示结节影及与其相连的供应和回流血管，多排螺旋CT的薄层扫描和后处理技术（最大密度投影或3D容积再现技术）可清晰显示病变的走行。增强扫描有助于更好地显示血管特性，病灶特征是动脉期迅速呈血管样强化，与相邻大血管同步，静脉期仍为高密度，与肺静脉及心腔呈等密度。如果左心房提前显影（肺动脉显影期或病灶强化显影期），且病灶内对比剂排空延迟（主动脉显影后仍然持续显影），且显影密度高于邻近心脏密度时，表明肺动静脉之间存在血流短路。

MRI也可检出较大的肺动静脉畸形，但由于其空间分辨率比CT低，小的病变易漏诊，临床应用受到限制。动静脉畸形存在流空效应，呈低信号。增强扫描有助于鉴别。

【鉴别诊断】★★△△

一般不需要鉴别，当肺内孤立性或多发结节没有增强时需要与肺动静脉畸形鉴别。与结节相连的供应和回流血管是诊断的关键。值得注意的是，如误诊为其他实性结节，且未作增强扫描而进行经皮肺穿刺活检术时可造成肺大量出血。

【治疗转归】★△

临床上当畸形血管直径小于3 mm时无需处理，如等于或大于3 mm的可考虑栓塞治疗甚至手术切除。

（李　琼　刘士远）

参考文献

[1] Goo JM, Im JG, Ahn JM, et al. Right paratracheal air cysts in the thoracic inlet: clinical and radiologic significance. AJR Am J Roentgenol, 1999, 173 (1): 65-70.

[2] 刘士远，陈起航，吴宁．实用胸部影像诊断学．北京：人民军医出版社，2012.

[3] Jederlinic PJ, Sicilian LS, Baigelman W, et al. Congenital bronchial atresia. A report of 4 cases and review of the literature. Medicine (Baltimore) , 1986, 66 (1): 73-83.

[4] al-Nakshabandi N, Lingawi S, Müller NL. Congenital bronchial atresia. Can Assoc Radiol J, 2000, 51 (1): 47-48.

[5] Ribet ME, Copin MC, Gosselin BH. Bronchogenic cysts of the lung. Ann Thorac Surg, 1996, 61(6): 1636-1640.

[6] McAdams HP, Kirejczyk WM, Rosado-de-Christenson ML, et al. Bronchogenic cyst: imaging features with clinical and histopathologic correlation. Radiology, 2000, 217 (2): 441-446.

[7] Nakata H, Egashira K, Watanabe H, et al. MRI of bronchogenic cyst. J Comput Assist Tomogr, 1993, 17 (2): 267-270.

[8] 徐赛英．实用儿科放射诊断学．2版．北京：北京出版社．1999：252-257.

[9] 刘栋志，王多得，仝铁，等．先天性肺淋巴管扩张症二例．中华放射学杂志，2001，35（11）：877-878.

[10] Bellini C, Boccardo F, Campisi C, et al. Congenital pulmonary lymphangiectasia.Orphanet Journal of Rare Diseases, 2006, 1 (51): 43.

[11] Nobre LF, Müller NL, de Souza, Júnior AS, et al. Congenital pulmonary lymphangiectasia: CT and pathologic findings. J Thorac Imaging, 2004, 19 (1): 56-59.

[12] Chung CJ, Fordham LA, Barker P, et al. Children with congenital pulmonary lymphangiectasia: after infancy. AJR Am J Roentgenol, 1999, 173 (6): 1583-1588.

[13] Loeve M, Lequin MH, de Bruijne M, et al. Cystic fibrosis: Are volumetric ultra-low-dose expiratory CT scans sufficient for monitoring related lung disease? Radiology, 2009, 253 (1): 223-229.

[14] de Jong PA, Ottink MD, Robben SG, et al. Pulmonary disease assessment in cystic fibrosis: Comparison of CT scoring systems and value of

bronchial and arterial dimension measurements. Radiology, 2004, 231(2): 434-439.
[15] Ten Harkel AD, Blom NA, Ottenkamp J. Isolated unilateral absence of a pulmonary artery: a case report and review of the literature. Chest, 2002, 122 (4): 1471-1477.
[16] Felker RE, Tonkin IL. Imaging of pulmonary sequestration. AJR Am J Roentgenol, 1990, 155 (6): 1343.
[17] Ikezoe J, Murayama S, Godwin JD, et al. Bronchopulmonary sequestration: CT assessment. Radiology, 1990, 176 (2): 375-379.
[18] Lehnhardt S, Winterer JT, Uhrmeister P, et al. Pulmonary sequestration: demonstration of blood supply with 2D and 3D MR angiography. Eur J Radiol, 2002, 44 (1): 28-32.
[19] Zhang XQ, Zhou JY. Bronchopulmonary sequestration: review of 27 cases. Zhonghua Jie He He Hu Xi Za Zhi, 2008, 31 (6): 421-424.
[20] Cottin V, Plauchu H, Dupuis-Girod S, et al. Pulmonary arteriovenous malformations in patients with hereditary hemorrhagic telangiectasia. J Vasc Interv Radiol, 2007, 18 (7): 938-939.
[21] Khalil A, Farres MT, Mangiapan G, et al. Pulmonary arteriovenous malformations. Chest, 2000, 117 (5): 1399-1403.

第 28 章　肺动脉高压及肺动脉栓塞

第 1 节　肺动脉高压

【概况】★★△△

1. 肺循环高压（pulmonary hypertension，PH）是指不同病因导致的以肺动脉压力和肺血管阻力升高为特点的一组临床病理生理综合征。肺循环高压是肺动脉高压、肺静脉高压和混合性肺动脉高压的总称。

2. 肺动脉高压（pulmonary arterial hypertension，PAH）是肺循环高压中的第一大类。

3. 肺循环高压的诊断标准：在海平面状态，右心导管检测静息时肺动脉平均压力＞25 mmHg，和（或）肺动脉收缩压＞30 mmHg，或运动时肺动脉平均压力＞30 mmHg。如诊断肺动脉高压时还需包括肺毛细血管嵌顿压＜15 mmHg。

4. 肺循环高压分类（2008 年第四届世界研讨会，加利福利亚洲达纳），见表 4-28-1。

表 4-28-1　肺循环高压分类（2008，加利福利亚洲达纳）

1. 肺动脉高压（PAH）
特发性
遗传性
药物和毒物诱发性
结缔组织疾病、HIV、门静脉高压、先天性心脏病、血吸虫病、慢性溶血性贫血相关性
持续性新生儿肺动脉高压
肺静脉阻塞性疾病 / 毛细血管瘤病
2. 左心病变引起肺动脉高压
收缩功能障碍
舒张功能障碍
瓣膜病
3. 肺部病变及低氧血症引起的肺动脉高压
慢性阻塞性肺疾病
间质性肺疾病
混合性限制 / 阻塞型肺疾病
睡眠呼吸紊乱
肺泡低通气病变
长期高原环境
发育异常
4. 慢性血栓栓塞性肺动脉高压
5. 未知的多因素机制导致的肺动脉高压
血液病
系统性疾病（结节病、肺组织细胞增生症、淋巴管肌瘤病、脉管炎）
代谢障碍（戈谢病、甲状腺疾病、糖原贮积病）
其他（肿瘤性阻塞、纤维性纵隔炎、慢性肾衰竭）

【相关临床】★△

肺动脉高压并不罕见，国外统计显示发病率为 15～35/100 万，其中特发性肺动脉高压占大多数。尽管老年人和幼儿均可发病，但多见于中青年，女性多发，为男性的 2～3 倍，且比男性发病年龄轻。如无特别治疗，从出现症状起中位生存期为 2.8 年，5 年生存率为 34%。

肺动脉高压患者临床上通常无特异性，最常见的首发症状包括活动性气短、眩晕或晕厥、胸痛、下肢水肿，部分患者可有咯血等。另外患者的其他相关病史也有助于诊断及分类，包括慢性支气管炎、肺气肿、肺间质性疾病、结缔组织疾病、先天性心脏病、心脏瓣膜疾病、肺栓塞、肝病、贫血、睡眠呼吸障碍等。体格检查可发现颈静脉怒张、发绀、杵状指、肺动脉瓣第二心音亢进等。心电图显示右心负荷，电轴右偏等。

【影像学检查方法】★★★△△

1. **X 线胸片**　简单且有效的诊断方法，但对进一步诊断具体类型的肺循环高压敏感性较低。

2. **胸部 CT**　对判断不同类型的肺循环高压（肺气肿、弥漫性间质病变、门脉高压等）有较大价值。增强扫描结合多种后处理技术可以更准确地测量肺动脉各主要径线、横截面积等，还能直接显示肺动脉占位，肺动脉管壁增厚或充盈缺损等，结合心电门控技术可显示一系列功能性参数，包括右肺动脉扩张度、右心室流出道的收缩和舒张径、舒张期右心室壁厚度等。

3. MRI 具有无辐射损伤、无需造影剂和心脏大血管结构图像清晰等优点，但同时存在肺实质成像较差，空间分辨率较低，扫描时间相对较长，患者配合度依赖性较高等缺点，可作为增强 CT 扫描的补充方法。但近年来 MRI 技术的发展，MRI 不仅能形态学成像，还具有评价右心功能改变的能力。肺灌注成像技术的逐渐成熟对了解肺小血管的异常和肺组织灌注异常非常有帮助，MRI 有望对肺动脉高压患者在诊断、预后和治疗效果评价等各方面发挥更大的作用。

4. 经胸多普勒超声心动图 是简便、有效、无创的检查方法，不仅能显示右心室的结构改变，还可以进行功能初步评估，包括肺动脉、右心室和右心房压力评估等，其对肺动脉收缩压与右心导管所测值具有很好的相关性，是临床可疑肺动脉高压的主要诊断方法，但通常过度估计，因此对于轻度异常者需进一步检查以除外假阳性。

5. 经导管肺动脉造影 是确诊肺动脉高压的金标准，但属有创检查，已基本被 CT 所替代。

【影像学表现】★★★△△

1. X 线表现 PAH 晚期特征性表现为中央肺动脉扩张及外周血管影变细或呈残根状。右下肺动脉管径>15 mm 时提示有肺动脉高压可能；肺动脉段膨隆，其高度>3 mm；可伴或不伴右心室增大。

2. CT 和 MRI 表现

（1）在肺动脉分叉近段 3 cm 内最宽处测量肺动脉主干直径，肺动脉主干横径超过 29 mm。

（2）三个段以上血管管径大于伴随的支气管。

（3）肺动脉主干直径大于同层面升主动脉。

（4）右肺动脉壁扩张度：采用心电门控技术，通过测量不同时相右肺动脉最大横截面积和最小横径面积的变化获得右肺动脉扩张度，采用每十分之一心动周期的数据进行测量以变化 16.5% 作为阈值时，敏感性 86%，特异性 96%，如仅测量收缩期与舒张期的变化，阈值为 13%。

（5）其他表现：①右心室肥厚增大：右心室壁厚大于或等于左心室壁厚。②下腔静脉反流：增强扫描后近段肝静脉显影早于远端下腔静脉显影。③肺内丛状肺动脉改变：周围小肺动脉扭曲，但与周围肺静脉无明确连接（以除外动静脉瘘）。④肺动脉壁钙化，心包积液，支气管动脉侧支循环形成等。

【鉴别诊断】★★△△

1. 肺循环高压其他类型的表现 家族性肺动脉高压；结缔组织疾病；先天性体 - 肺静脉分流；门静脉高压；肺静脉闭塞症和肺毛细血管瘤；左心疾病；慢性阻塞性肺疾病和间质性疾病；缺氧相关；慢性肺血栓栓塞性肺动脉高压；HIV 感染患者的肺动脉高压。

2. 需与肺循环高压相鉴别的其他疾病

（1）先天性肺动脉狭窄：瓣膜型肺动脉狭窄引起肺动脉段膨隆及左肺动脉单侧扩张，与肺动脉高压的两侧肺动脉扩张有明显区别。

（2）肺动脉瘤：是一类以肺动脉局部梭形或囊状增宽为特征的病变，包括肺动脉瘤和假性肺动脉瘤；肺动脉瘤是局限性的改变，异常与正常之间的界限是突然的，肺动脉高压引起的肺动脉扩张的范围较之广泛。

【治疗转归】

肺循环高压临床常见，致死率较高，不同类型其病理生理、临床表现及治疗方法均明显不同，因此明确亚型诊断对指导治疗有重要意义。

大多数肺动脉高压可采用相关药物治疗获得一定程度的缓解或好转。对于特发性肺动脉高压，药物治疗无效时有条件者可采用肺移植或心肺移植术。对于肺静脉闭塞症和肺毛细血管瘤患者常规药物治疗无效，肺移植是唯一有效的治疗手段。慢性血栓栓塞性肺动脉高压除药物治疗外可采用肺动脉血管内球囊扩张或金属内支架置入术，肺动脉血栓内膜剥脱术是近年来治疗该病的一种重要且有效的方法，术后患者有明显改善。对于不适宜该手术者也可考虑进行肺移植。

（望　云　刘士远）

第 2 节　肺动脉栓塞与肺梗死

【概况】★★△△

1. 肺动脉栓塞简称肺栓塞（pulmonary embolism，PE）是各种栓子阻塞肺动脉系统的一组疾病。

2. 肺血栓栓塞症（pulmonary thrombo embolism，PTE）是来自深静脉或右心的血栓堵塞肺动脉及其分支所致的疾病，是PE最主要的类型，按发病时间分为急性、慢性。临床上通常所指的肺栓塞指肺血栓栓塞症，其他栓子包括脂肪、羊水、空气、肿瘤等。

3. 肺栓塞常是深静脉血栓栓塞（deep venous thrombolism，DVT）的并发症，约10%的肺栓塞患者发生肺梗死。

【相关临床】★△

PE的临床表现多种多样，主要与栓子产生肺动脉堵塞的程度（栓子大小、数量、堵塞的部位和范围）、发病速度和发病前的身体状况相关。严重PE可致急性右心衰竭。最常见的症状包括呼吸困难，若出现迅速常提示中央肺动脉较大的栓塞，其次为胸痛，多为远端栓塞累及胸膜所致，有助于判断PE的位置；咯血少见，有可能提示肺梗死；大的PE或慢性PE并肺动脉高压可致晕厥。

实验室检查中最重要的是血浆D-二聚体检查，仅作为初筛的一种方法，其升高对PE无确诊价值，因为肿瘤、感染、外伤或手术、心梗等均可使其升高。且CTPA发现PE而D-二聚体正常的并不少见。

急性PE常采用抗凝和溶栓治疗，CTPA是很好的无创随诊观察方法，可显示治疗后肺动脉栓子的缩小程度和再通改变。对经积极非手术治疗无效的肺动脉主干或主要分支的栓塞或有溶栓禁忌证的患者，可手术取栓。

【影像学检查方法】★★★△△

1. X线胸片 无特异性，敏感性低。

2. CT肺动脉成像（CTPA） 对PE诊断的敏感性和特异性高，目前已成为可疑肺栓塞患者首选的影像学检查方法。CTPA联合CT肺灌注成像可检测肺外周小栓子。目前，低管电压、智能最佳kV、Flash扫描及迭代重建算法的应用可降低CTPA检查的辐射剂量及对比剂用量。

3. 下肢静脉CT成像 CT肺动脉成像可同时检查下肢深静脉。但下肢深静脉成像（CTV）并不推荐作为所有可疑PE患者扫描时的常规检查，只有当高度可疑PE、曾诊断下肢DVT或有恶性肿瘤病史的患者可增加下肢深静脉扫描。

4. 核素肺通气/灌注（V/Q）扫描 属功能检查，不能做准确的解剖诊断，假阳性或假阴性率较高，在CTPA之前曾作为诊断PE的首选检查方法。

5. MRI 能直接显示肺动脉内栓子，无需使用含碘对比剂，无辐射危害。但MRI对段以下肺动脉的小的栓塞诊断有限，且检查时间较长及磁场环境，重症患者不宜使用。MRI主要用于临床怀疑PE且对碘对比剂过敏的患者或临床症状较轻的患者。GRE MRI诊断下肢DVT准确性高，敏感性高于彩超，与普通静脉造影相似。

6. 经导管肺动脉造影 仍是确诊PE的金标准，但属有创检查，已基本被CTPA所替代。

7. 常规下肢静脉造影 曾作为诊断DVT的金标准，但并发症多，已被其他检查所替代。

【影像学表现】★★★△△△

1. 急性肺栓塞

（1）局部肺纹理减少或缺如，肺透明度增高。

（2）普遍性肺纹理减少，肺透明度增高，为广泛性肺小动脉栓塞所致。

（3）一侧肺门区某一支大肺动脉增粗，其远端突然变细或缺如。

（4）CTPA或肺动脉造影：①肺动脉或大分支完全阻塞，截断状、杯口状或向外隆起，肺动脉粗大、缩短，局部管径大于相邻同级别通畅的肺动脉管径，外围分支稀少；②肺动脉管腔内部有充盈缺损时，常呈分支状或蚯蚓状低密度影，周围可见对比剂，呈环状或轨道状显影，偏心性充盈缺损与血管壁呈锐角；③局部肺动脉淤积，即静脉显影期、肺动脉仍持续显影。

（5）可有右心扩大表现：右心室扩大，室间隔变直或向左侧膨隆，上腔静脉及奇静脉增粗，下腔静脉反流等。

2. 肺梗死

（1）典型表现为以胸膜为基底、尖端指向肺门的锥形或三角形的均匀磨玻璃影或实变影，但该征象缺乏特异性，肺炎、肿瘤、肺出血等其他疾病亦可呈类似表现。但对于PE患者，于相应区域出现楔形实变影且无明显强化可诊断肺梗死。

（2）可有空洞形成。

（3）患侧少量胸腔积液。

3. 慢性肺栓塞

（1）肺动脉完全不显影，管腔明显小于相邻同级别通畅的肺动脉。

（2）局部肺动脉管径变细、管壁增厚，管壁偏心增厚，可见钙化。

（3）部分充盈缺损呈偏心性，但与血管壁呈钝角。

（4）与急性肺动脉栓塞表现相似但持续存在3个月以上。

（5）肺实质改变：常为肺梗死后遗留的瘢痕影，包括不规则条带状影和基底位于胸膜的楔形影，偶见结节或空洞，主要位于双下叶外周带，病灶边缘较清楚。其他征象包括肺马赛克灌注及支气管动脉增粗等。

4. 深静脉血栓

（1）CTV 检查示受累静脉管腔增大、内见低密度充盈缺损。

（2）急性深静脉血栓形成时，增强 CT 还可见静脉壁强化。

【鉴别诊断】★★△△

1. 支气管内黏液储留　支气管壁因炎症反应在增强扫描时有强化，在相应层面可产生类似 PE 的改变，可上下层面连续追踪其行程有助于判断其支气管性质。

2. 肺血栓栓塞症应与非血栓性肺栓塞症进行鉴别

（1）脓毒血栓：含病原菌的栓子到达肺动脉所致，罕见，主要位于肺小动脉，CTPA 可能无法发现肺动脉充盈缺损改变。X 线胸片或 CT 示双肺多发圆形或楔形阴影，边缘模糊，呈游走性，以胸膜下及下叶多见，病灶出现空洞多见，多呈薄壁、无气液平，CT 可见支气管充气征，增强扫描示病变环形强化、中央呈低密度，多可见少量胸腔积液。

（2）脂肪栓塞：少见，栓子为脂肪密度，主要见于骨骼外伤或骨科大手术的并发症。

（3）肿瘤栓塞：栓子表面形态常不规则，增强扫描可见栓子强化，栓塞部位的肺动脉增大可较明显甚至侵犯肺动脉壁。有恶性肿瘤病史对诊断有帮助。

（4）羊水栓塞：罕见，死亡率高。X 线、CT 表现似肺水肿，结合病史对鉴别诊断很重要。

（望　云　刘士远）

参 考 文 献

[1] Hansmann G, Apitz C, Abdul-Khaliq H, et al.Executive summary. Expert consensus statement on the diagnosis and treatment of paediatric pulmonary hypertension. The European Paediatric Pulmonary Vascular Disease Network, endorsed by ISHLT and DGPK.Heart J.2016, 5, (102Suppl2): 86-100.

[2] Rahaghi FN, Ross JC, Agarwal M, et al.Pulmonary vascular morphology as an imaging biomarker in chronic thromboembolic pulmonary hypertension.Pulm Circ. 2016, 6 (1): 70-81.

[3] Terpenning S, Deng M, Hong-Zohlman SN, et al.CT measurement of central pulmonary arteries to diagnose pulmonary hypertension (PHTN): more reliable than valid?Clin Imaging. 2016, 40 (4): 821-827.

[4] Reiter U, Reiter G, Fuchsjäger M.MR phase-contrast imaging in pulmonary hypertension.Br J Radiol. 2016 89: 20150995.

[5] Devaraj A, Wells A U, Meister M G, et al. Detection of Pulmonary Hypertension with Multidetector CT and Echocardiography Alone and in Combination1. Radiology, 2010, 254 (2): 609-616.

[6] Revel M P, Faivre J B, Remyjardin M, et al. Pulmonary hypertension: ECG-gated 64-section CT angiographic evaluation of new functional parameters as diagnostic criteria. Radiology, 2009, 250 (2): 558-566.

[7] Grosse C, Grosse A. CT findings in diseases associated with pulmonary hypertension: a current review. Radiographics A Review Publication of the Radiological Society of North America Inc, 2010, 30 (7): 1753-1777.

[8] 刘士远．实用胸部影像诊断学．人民军医出版社，2012：141-155.

[9] Wittram C, Kalra MK, Maher MM, et al. Acute and chronic pulmonary emboli: angiography-CT correlation. AJRAm J Roentgenol, 2006, 186 (6 Suppl 2): 421-429.

[10] Han D, Lee KS, Franquet T, et al. Thrombotic and nonthromboticpulmonary arterial embolism: spectrum of imaging findings. Radiographics, 2003, 23 (6): 1521-1539.

[11] Stein PD, Chenevert TL, Fowler SE, et al. Gadolinium-enhanced magnetic resonance angiography for pulmonary embolism: a multicenter prospective study (PIOPED Ⅲ) . Ann Intern Med, 2010, 152 (7): 434-443.

[12] Meinel FG, Nance JW Jr, Schoepf UJ, et al.Predictive Value of Computed Tomography in Acute Pulmonary Embolism: Systematic Review and Meta-analysis.Am J Med, 2015, 128 (7): 747-759.

[13] Bauer RW, Frellesen C, Renker M, et al.Dual energy CT pulmonary blood volume assessment in acute pulmonary embolism-correlation with D-dimer level, right heart strain and clinical outcome.Eur Radiol, 2011, 21 (9): 1914-1921.

[14] McLaughlin PD, Liang T, Homiedan M, et al.High pitch, low voltage dual source CT pulmonary angiography: assessment of image quality and diagnostic acceptability with hybrid iterative reconstruction. EmergRadiol, 2015, 22 (2): 117-123.

第 29 章　气管及支气管疾病

第 1 节　气管支气管异物

【概况】★★△△

气管支气管异物是临床常见急症。右主支气管较粗短，故异物易落入右主支气管。75% 发生于 2 岁以下的儿童。

【相关临床】★△

异物经声门入气管时，必出现剧烈呛咳，有的同时出现短暂憋气和面色青紫。如异物进入气管或支气管，除有轻微咳嗽外可无其他症状。

【影像学检查方法】★★★△△

X 线透视或平片金属类不透光异物可得到直接证据，对透光异物不敏感。

CT 可用来显示异物的形态和位置。

【影像学表现】★★★△△△

1. X 线表现　不透光异物可直接显示异物形态、部位。

2. CT 表现　可显示异物部位、形态，以及引起的继发改变，如阻塞性肺炎、肺不张、肺气肿等。

【鉴别诊断】★△

临床病史支持诊断。

（聂永康　杨越清　赵绍宏）

第 2 节　局限性气管疾病

一、良性非肿瘤性气管狭窄

【概况】★★△△

气管非肿瘤性狭窄少见，包括外伤、气管插管后、感染后、移植后或其他少见疾病如克隆氏病、结节病、Behcet 病等。

【相关临床】★△

病人可无症状，可有气短、呼吸困难、喘鸣或支气管哮喘等表现，有时可咯血。

【影像学检查方法】★★△△

X 线平片不敏感，气管狭窄较轻时，显示正常，严重狭窄者可显示。

CT 薄层扫描及三维重建为最佳检查方法，能清晰显示气管管壁及管腔狭窄程度。

【影像学表现】★★△△

1. X 线平片　严重狭窄者，可显示管腔狭窄，但管壁厚度不能清楚显示。

2. CT 表现　利用二维和三维重建技术，可显示气管狭窄部位、程度及范围；对称型还是非对称型狭窄；同时有否管壁的改变。

【鉴别诊断】★★△△

与气管肿瘤性疾病相鉴别，包括气管鳞癌、腺样囊腺癌等，病史及胸部其他表现有助于鉴别。

二、气管肿瘤

【概况】★★△△

多数为恶性肿瘤，主要有鳞癌、腺样囊腺癌、类癌、鳞状细胞乳头状瘤、黏液上皮样癌。鳞状细胞乳头状瘤为最常见的良性肿瘤。

【相关临床】★△

病人可无症状，最常见体征/症状包括：哮喘伴有哮鸣、呼吸困难、喘鸣，常隐匿发作。可有咳嗽、咯血。

【影像学检查方法】★★★△△

X线平片不敏感，早期显示正常，严重时可显示。

CT能清晰显示气管肿瘤大小及范围，邻近结构侵犯情况，纵隔淋巴结转移情况。

MRI可直接冠状位和矢状位成像，显示病变长轴范围。

【影像学表现】★★★△△△

1. X线表现　气管病灶常被忽略，敏感性差。肺部多正常，即使气管接近闭塞。

2. CT表现　所有气管内肿瘤总体表现相仿。向腔外生长、环壁受累、分叶或边缘不规则、增强扫描后强化等支持恶性；有蒂或息肉样、仅限于管腔、边缘光滑锐利等支持良性。气管近段1/2以腺样囊性癌多见，而下1/3则以鳞癌多见。鳞癌及腺样囊腺癌表现相仿，鉴别点在于鳞癌可多灶（10%）、更多见局部淋巴结增大；而腺样囊腺癌纵轴长度范围>横轴范围，肿瘤常浸润气道管径超过180°。

【鉴别诊断】★★△△

非肿瘤性病变，如气管结核、结节病、韦氏肉芽肿病、淀粉样变性、复发性多软骨炎、气管支气管骨化病、喉气管乳头状瘤病等。支气管壁局部增厚、软组织肿块，增强后强化，有/无邻近结构受侵袭，提示气管肿瘤性病变。

（聂永康　杨越清　赵绍宏）

第3节　弥漫性气管和中央支气管疾病

一、弥漫性气管狭窄

【概况】★★△△

气管、支气管的弥漫性狭窄是各种原因引起的一组疾病，包括慢性炎性病变、淀粉样沉着、结节病、复发性多软骨炎、韦氏肉芽肿病等。

【相关临床】★△

病人可无症状，可有气短、呼吸困难、喘鸣或支气管哮喘表现，有时可咯血。

【影像学检查方法】★★△△

X线平片不敏感，气管狭窄较轻时，显示正常，严重狭窄者，可显示气管管腔变窄。

CT扫描：显示气管管壁厚度、内部结构（如钙化等）、管腔狭窄程度以及与周围结构的关系。

【影像学表现】★★△△

1. X线表现　严重狭窄者，可显示管腔狭窄，但管壁厚度不能清楚显示。

2. CT表现　与具体疾病有关，可表现为管壁增厚，形态规则或不规则，厚薄均匀或不均，其内有/无钙化，黏膜面轮廓光整或不规则，气管软骨环正常或不正常。

【鉴别诊断】★★△△

详见具体疾病。

二、气管支气管软化症

【概况】★★△△

气管支气管软化症是一种先天发育异常，特点为气管支气管树软骨缺乏或异常软弱，表现呼气时气管和中央支气管萎陷，吸气时扩张。分为原发性与继发性。

【相关临床】★△

临床特征取决于病变的部位、范围及严重程度。表现为非特异性的哮喘、喘息和咳嗽。

【影像学检查方法】★★★△△

X线平片不敏感，由于通常是在吸气末成像。

CT动态扫描为最佳检查方法，吸气末及呼气末检查，观察气道动态变化。

【影像学表现】★★★△△△

1. X线表现　平片可完全正常，由于图像多是在吸气末获得，低敏感性。

2. CT表现 常累及胸内段气管，吸气CT上，气管可表现为正常，而呼气时，气道管径减少>50%，气道管腔呈新月形，后壁膜部向前弓。

【鉴别诊断】★★△△

刀鞘样气管：在CT上表现为气管冠状径狭窄，而矢状径正常，但管壁可见弧形钙化，不同的呼吸时相上管腔的形态无变化。

三、剑鞘状气管

【概况】★★△△

剑鞘状气管特征为胸内气管冠状径缩小，而矢状径正常。多发生在50岁以上的人群中，其存在可能和慢性阻塞性肺病有密切关系。

【相关临床】★△

大多伴有上呼吸道梗阻症状，主要表现为气促、喘息、呼吸困难和喘鸣。

【影像学检查方法】★★★△△

X线平片正位片显示胸腔内气管径变窄，侧位片管径增大。

CT能显示气管管壁及管腔情况，利于测量。

【影像学表现】★★★△△△

1. X线表现 后前位平片显示胸内气管冠状径弥漫狭窄，胸外气管径正常，气管软骨常有明显的钙化；而从侧位看，气管增宽。

2. CT表现 气管冠状径≤2/3矢状径，胸外气管正常，气管壁的厚度正常，气管软骨常钙化。

【鉴别诊断】★★△△

气管软化症：气管软化症不同呼吸时相扫描，如深吸气末或尽力呼气后屏息扫描，气管管腔可有变化，而胸内刀鞘状气管则无此变化。

四、复发性多软骨炎

【概况】★★△△

复发性多软骨炎为罕见自体免疫性疾病，破坏软骨，尤其是耳、鼻、喉及气管支气管树等部位软骨，男女均可受累，气道病变以女性多见。

【相关临床】★△

呼吸道症状多表现为呼吸困难、声嘶、喘鸣、哮喘等。

【影像学检查方法】★★★△△

X线平片不敏感，多显示正常。

CT能清晰显示气管管壁受累部位和范围。

【影像学表现】★★★△△△

1. X线表现 气管常见钙化点，但易忽略。

2. CT表现 气管壁弥漫增厚，不累及气管后壁的膜部，气道壁密度从轻度增高到钙化，钙化常呈泥沙样或布丁样，且仅累及气道的软骨部，气管后壁膜部不受累（无软骨）。

【鉴别诊断】★★△△

气管支气管骨化病：起源于软骨壁多发小钙化结节，也不累及气管膜部，患者年龄较大，不伴有管腔狭窄。

五、气管支气管淀粉样变性

【概况】★★△△

淀粉样变性是一种蛋白多糖组成的淀粉样物质沉积于细胞外，可在体内各组织发生的疾病。表现为淀粉样物质沉积于气管和支气管的壁上，主要是黏膜下层、肌层和外层。确诊须经活检标本的特殊染色技术，如用刚果红染色。

【相关临床】★△

多发于50岁以上的成年人，发病率无男女偏向。本病起病缓慢，症状无特异性。气管支气管广泛累及时，临床上可有气短、呼吸困难、喘鸣或支气管哮喘表现。确诊有赖于支气管镜检查。

【影像学检查方法】★★★△△

X线平片不敏感。

CT扫描：可检出气道黏膜下异常，确定气道受累的范围，评价气道阻塞的继发改变。多平面重建，可以评价受累纵轴长度。

【影像学表现】★★★△△△

1. X线表现 无特征，可表现为肺不张、支气管扩张或阻塞性肺气肿。

2. CT 表现　管壁增厚，形态不规则，厚薄不均，其内有线状或斑点状钙化，黏膜面轮廓光整，气管软骨环正常，无气管软化。结节灶内弥漫性钙化或“骨岛”形成是诊断本病的重要依据。

2. MRI 表现　局灶或弥漫气道壁增厚，可产生管腔狭窄及阻塞，T1WI 信号高于正常气管壁，T2WI 相对于骨骼肌为低信号，增强扫描后强化。

【鉴别诊断】★★★△△△

1. 气管与气管骨化病　两者均可造成气管壁增厚，并都可有钙化出现。但气管狭窄的形态可能有助于鉴别，淀粉样变性管腔呈偏心性或向心性狭窄，而气管与气管骨化病的狭窄常表现为冠状径狭窄，而矢状径正常。

2. 支气管内膜结核　支气管内膜结核引起的支气管狭窄较广泛，也可见钙化，但不位于黏膜下，且肺内常有明显的支气管播散灶。

六、气管支气管骨化病

【概况】★★△△

气管支气管骨化病为气管内侧表面有多发的骨软骨结节，气管后壁膜部无累及。多数病人为 50 岁以上。病变部位为气管下 2/3 及主、叶支气管。

【相关临床】★△

多见于老年人，75% 为男性。常见的早期症状为气短、咳嗽、声嘶、咯血和反复肺部感染，病变进展缓慢。肺功能检查呈阻塞性改变。

【影像学检查方法】★★△△

X 线平片不敏感，气管骨化结节明显时可显示。

多排螺旋 CT 的薄层扫描及三维重建为最佳检查方法，能清晰显示气管管壁厚度及钙化情况。

【影像学表现】★★★△△

1. X 线表现　多发无蒂结节凸向气管腔内。钙化可明显也可不明显。异常的范围包括气管的较长节段。

2. CT 表现　气管软骨增厚，显示有不规则钙化。结节大小为 3～8 cm，自气管前壁和侧壁突人腔内，多不累及后膜部，无气管软化。发生在段叶支气管者，可发生肺不张和阻塞性肺炎。

【鉴别诊断】★★△△

淀粉样变性：伴有后壁累及者要考虑淀粉样变性。

（聂永康　杨越清　赵绍宏）

第 4 节　支气管扩张

【概况】★★△△

支气管扩张是指支气管管径的不可逆性扩张，为多种病理过程共同的终末结果。根据支气管扩张的形态分为三种类型：柱状支气管扩张、曲张样支气管扩张和囊状支气管扩张。

【相关临床】★★△△

支气管扩张的典型临床表现为慢性咳嗽、大量脓痰、反复咯血。病变加重或继发感染时可闻及湿罗音、哮鸣音，部分慢性患者有杵状指。

【影像学检查方法】★★★△△△

X 线平片敏感度较低且无特异性，诊断较困难，除非是最严重的病例。

CT 检查尤其是高分辨率 CT 检查成为目前确诊支气管扩张的首要检查方法。

【影像学表现】★★★△△△

1. X 线表现　最早期的征象是支气管壁增厚，显示为平行的线状影（即“轨道征”），当扩张的支气管内有黏液填充时可呈管状或卵圆形致密影，典型时呈指套状阴影，其内也可见液平面。

2. CT 表现　支气管扩张为支气管内径大于伴行的同级肺动脉直径，形成印戒征；还可为支气管管壁增厚和不规则；黏液嵌塞；肺气肿。

【鉴别诊断】★★△△

囊性肺疾病：有时会与支气管扩张相混淆，但囊性肺疾病的囊一般不与支气管相通。

（聂永康　杨越清　赵绍宏）

第5节　小气道疾病

小气道是指内径小于3 mm的支气管，主要包括细支气管和终末细支气管（12～16级），以及呼吸性细支气管，还包括部分内径较小的小支气管（7～11级）。小气道疾病就是发生在这些区域，以阻塞性病变为特征的临床疾病，也称为细支气管炎。

一、急性感染性细支气管炎

【概况】★★△△

主要见于病毒、支原体和分枝杆菌引起的急性炎症，也可见于一些细菌、衣原体和真菌感染（尤其是曲霉菌）。

【相关临床】★△

大多数患者临床上无任何症状，即使出现临床症状也通常无特异性，包括发热、咳嗽、咳痰、胸痛和气短等。

【影像学检查方法】★★★△△

X线平片敏感度较低，多数患者表现正常。

CT检查尤其是高分辨率CT检查是主要检查方法。

【影像学表现】★★★△△△

1. X线表现　支气管壁增厚，支气管周围小斑片影，肺空气潴留严重时可见肺透亮度增高。

2. CT表现　HRCT上树芽征和小叶中央结节是感染性细支气管炎的主要征象，其他包括空气潴留。一些小叶中央结节较大时，边缘可模糊，表示炎症已累及细支气管周围，部分可形成腺泡结节或小叶性阴影。

【鉴别诊断】★★△△

1. 小叶性肺炎　以小斑片影为主，边缘模糊，出现树芽征较感染性支气管炎少见。

2. 弥漫性泛细支气管炎　典型的临床表现及分布地域，病变范围广泛，多伴有细支气管扩张。

二、慢性支气管炎

【概况】★★△△

慢性支气管炎是一种常见的慢性气道疾病，随年龄增加发病率增长。

【相关临床】★△

主要依靠临床诊断，①慢性咳嗽、咳痰，每年发病至少3个月，并延续2年或2年以上；②排除具有上述症状的其他心肺疾病；③气流受阻的证据。

【影像学检查方法】★★★△△

X线平片敏感度较低，多数患者表现正常。

CT检查尤其是高分辨率CT检查是主要检查方法。

【影像学表现】★★★△△△

影像学检查的目的主要是帮助除外其他疾病。HRCT表现为支气管壁增厚的改变，灶性空气潴留，且常伴有不同程度的小叶中央型肺气肿。

【鉴别诊断】★★△△

1. 小叶中央型肺气肿：双上肺为著，多数患者有吸烟史，肺部间质改变少见。

三、弥漫性泛细支气管炎

【概况】★★△△

弥漫性泛细支气管炎是一种呼吸性细支气管的慢性炎症，好发于亚洲，为细支气管周围的急性和慢性炎症细胞浸润，伴细支气管扩大和管腔内炎症性渗出。

【相关临床】★△

大多数患者40岁以后出现明显症状，常伴有慢性鼻窦炎，初期症状有咳嗽、咳痰、呼吸困难、哮喘、低氧血症等，进展期痰量增多，出现黄痰伴发热。

【影像学检查方法】★★★△△

X线平片能够发现肺内异常，但特异性差。

CT检查尤其是高分辨率CT检查是主要检查方法。

【影像学表现】★★★△△△

1. X线表现　双肺弥漫结节，边缘不清，双下肺为著，可见肺透亮度增高；进展期可见支气管扩张改变。

2. CT表现　HRCT表现为分支状线样和结节影，此征是黏液栓和小气道增厚，伴有紧贴肺泡壁的渗出。其他表现还包括细支气管扩张、支气管扩张、马赛克灌注和空气潴留。

【鉴别诊断】★★△△

支气管扩张：主要为近端支气管扩张为主，树芽征相对少见，结合临床检查，鉴别不难。

四、呼吸性细支气管炎

【概况】★★△△

呼吸性细支气管炎是吸烟者常见的肺部改变，主要累及呼吸性细支气管，特征性改变是呼吸性细支气管轻度的慢性炎症及周围肺泡的巨噬细胞聚集。

【相关临床】★△

几乎见于吸烟患者，多数无明显临床症状，也可慢性咳嗽、进行性气短等。

【影像学检查方法】★★★△△

X 线平片几乎无异常发现。

CT 检查尤其是高分辨率 CT 检查可发现病变。

【影像学表现】★★★△△△

HRCT 表现为小叶中央结节，呈磨玻璃密度，弥漫分布，以双上肺为著；可伴有小叶中央肺气肿。

【鉴别诊断】★★△△

外源性过敏性肺泡炎：急性期及亚急性期可表现为磨玻璃密度影，可为小叶中央分布，以中下肺分布为主，有时可伴有肺气肿和实变。

五、闭塞性细支气管炎

【概况】★★△△

闭塞性细支气管炎为细支气管上皮和黏膜肌层之间的向心性纤维化，导致管腔显著狭窄和（或）闭塞。主要见于感染后、结缔组织疾病、有毒气体吸入、药物性、肺移植或骨髓移植患者。

【相关临床】★△

症状无特异性，有咳嗽、咳痰、呼吸困难。

【影像学检查方法】★★★△△

X 线平片不能发现病变。

CT 检查尤其是高分辨率 CT 检查是主要检查方法。

【影像学表现】★★★△△△

HRCT 主要表现为肺组织密度减低，伴吸气相扫描血管直径变小及呼气相空气潴留，出现马赛克灌注；也可出现细支气管扩张及树芽征。

【鉴别诊断】★★△△

1. 小叶中央型肺气肿 小叶中央型肺气肿尽管可见空气潴留征象，但其 HRCT 上的主要改变是两上肺为主的透亮区。

2. 哮喘 患者同样可见空气潴留、支气管管壁增厚和支气管扩张，但闭塞性细支气管炎的空气潴留更为广泛，且其内常见血管影变细，支气管扩张的发生率亦明显高于哮喘患者。

（聂永康　杨越清　赵绍宏）

第 6 节　支气管哮喘

【概况】★★△△

支气管哮喘（简称哮喘）是气道慢性炎症性疾病。发病机制可能与变态反应、气道炎症、气道高反应性和神经因素有关。

【相关临床】★△

临床表现为发作性喘息、伴有哮鸣音的呼气性呼吸困难、胸闷、咳嗽等症状，常在秋冬季节加重，体检胸部听诊可闻及哮鸣音，呼气音延长。

【影像学检查方法】★★★△△

X 线平片对哮喘的诊断作用有限，75% 患者的平片正常或非特异性改变。

CT 较平片更敏感，但也并非诊断哮喘的主要检查方法，主要用于评价并发症。

【影像学表现】★★★△△△

1. X 线表现 表现为正常或非特异性改变，主要的异常表现是肺过度充气和支气管壁增厚，还有助于显示患者的胸部并发症或并发症。

2. HRCT表现 表现包括支气管狭窄和管壁增厚，支气管扩张、黏液栓、马赛克征和小叶中心异常等。肺内实变影通常提示合并肺内感染。

【鉴别诊断】★★△△

慢性支气管炎：表现为支气管壁增厚、扩张，肺气肿，但临床症状多不如哮喘明显，结合病史不难做出诊断。

（聂永康 杨越清 赵绍宏）

参考文献

[1] 王学廷，丁炜. 气管、支气管异物的CT诊断. 中华放射学杂志 1998，32：210-211.

[2] 叶明，韩耀华. 128层螺旋CT低剂量扫描诊断儿童气管支气管异物。中国医学影像学杂志，2016，24：115-117.

[3] 周康荣. 胸部颈面部CT. 上海：复旦大学出版社，1995.

[4] 孙慧芳，张慧宇，丁昌懋，等. 原发性气管肿瘤的CT影像表现及诊断价值. 中国CT和MRI杂志，2016，14：34-36.

[5] 邱小明，陈军，周清华. 原发性气管肿瘤的诊断与治疗进展. 中国肺癌杂志，2011，14：58-62.

[6] Prince JS, Duhamel DR, Levin DL, et al. Nonneoplastic Lesions of the Tracheobronchial Wall: Radiologic Findings with Bronchoscopic Correlation. Radiographics 2002, 22 (Suppl 1): S215–S230.

[7] Czeyda-Pommersheim F, Hwang M, Chen SS, et al. Amyloidosis: modern cross-sectional imaging. Radiographics, 2015, 35: 1381-1392.

[8] Ribeiro GM, Natal MR, Silva EF, et al. Tracheobronchopathia osteochondroplastica: computed tomography, bronchoscopy and histopahtological findings. Radiol Bras, 2016, 49: 56-57.

[9] Pulmonology Portuguese Society Bronchiectasis Study Group. Recommendations for aetiological diagnosis of bronchiectasis. Rev Port Pneumol, 2016, 22 (4): 222-235.

[10] 陈起航. 小气道感染的影像学诊断. 中国医学计算机成像杂志，2010，16：366-370.

[11] 刘士远，陈起航，吴宁. 实用胸部影像诊断学. 北京：人民军医出版社，2012.

[12] Nishimura K, Kitaichi M, Izumi T, et al. Diffuse panbronchiolitis: correlation of high-resolution CT and pathologic findings. Radiology, 1992, 184: 779-783.

[13] 蔡祖龙，高元桂. 胸部CT与MRI诊断学. 北京：人民军医出版社，2005.

[14] 潘纪戍. 高分辨率肺部CT. 北京：人民军医出版社. 2007.

[15] Richards JC, Lynch D, Koelsch T, Dyer D. Imaging of asthma. Immunol Allergy Clin North Am, 2016, 36: 529-545.

[16] 邹利光，戚跃勇. 支气管哮喘的影像学诊断进展. 中华肺部疾病杂志（电子版），2012，5：376-379.

第 30 章　肺炎症性疾病

第 1 节　大叶性肺炎

【概况】★★△△

大叶性肺炎是发生于肺段以上解剖单元的急性纤维蛋白渗出性炎症。最常见的致病菌是肺炎双球菌。

【相关临床】★△

青壮年好发，起病突然，多有疲劳、受凉等病史。临床上多有畏寒、高热、典型者咳铁锈色痰。中性粒细胞明显升高。

【影像学检查方法】★★★△△

X 线胸片和 CT 为主要检查手段，X 线胸片为首选可明确诊断。

【影像学表现】★★★△△△

1. **X 线表现**　早期局部肺纹理增多、增粗或肺野透亮度减低。肺叶肺段大片状均匀密度增高影，内见支气管充气征，肺体积正常。

2. **CT 表现**　病变区弥漫分布条纹状及斑片状渗出改变，可为磨玻璃影，也可肺叶或肺段分布均匀实变，内见支气管充气征。吸收过程可见实变区范围缩小，密度变淡、不均。

【鉴别诊断】★★△△

1. **干酪性肺炎**　实变区密度不均匀，见蜂窝状空洞，病变肺叶体积有缩小，其他肺野有播散病灶。

2. **弥漫型肺腺癌**　实变按叶段或跨叶段分布，体积增大，相应叶间裂向外膨隆，内见蜂窝征和枯树枝样支气管。

（吴重重　赵绍宏）

第 2 节　小叶性肺炎

【概况】★★△△

小叶性肺炎又称支气管肺炎，是以细支气管为中心的肺化脓性炎症。

【相关临床】★△

好发于小儿、老年人及极度衰弱的患者。临床上多有畏寒、高热、脓性泡沫黏液痰和血性痰、呼吸困难等症状。白细胞计数多升高。

【影像学检查方法】★★★△△

X 线胸片和 CT 为主要检查手段，X 线胸片为首选。

【影像学表现】★★★△△△

1. **X 线表现**　肺纹理增粗，边缘模糊，或沿支气管分布的斑点状或小片状阴影，密度中等，边缘较模糊，可融合成片状，不局限于肺叶或肺段范围内。

2. **CT 表现**　可显示小叶水平的结构，表现为弥漫结节影，呈腺泡结节，也可为小斑片，或融合成大片，边缘模糊；周围可伴有肺气肿、肺不张，慢性期可见支气管扩张。

【鉴别诊断】★★△△

早期浸润性结核：好发于上叶尖后段、下叶背段，斑片状实变，数月病灶才有变化。

（吴重重　赵绍宏）

第3节 间质性肺炎

【概况】★★△△

间质性肺炎是以肺间质为主的炎症。急性间质性肺炎的致病菌常为病毒；慢性间质性肺炎则多继发于肺和支气管慢性炎症。

【相关临床】★△

呼吸道症状较轻，常见为发热、咳嗽，但少痰；重者可有胸闷、呼吸困难、发绀或呼吸窘迫。

【影像学检查方法】★★△△

X线胸片和CT为主要检查手段，X线胸片为首选，CT能显示肺内间质改变的细节。

【影像学表现】★★★△△

1. X线表现 广泛分布，好发于双肺中内带。表现为沿支气管、血管周围间质分布的纤维条状密度增高影。

2. CT表现 可见支气管轮廓增粗模糊，显示肺间质更清晰，肺门区可见支气管断面所致的厚壁环形影，称为"袖口征"。慢性期可表现为间质纤维化或支气管扩张。

【鉴别诊断】★★△△

1. 与大叶性肺炎吸收期、肺炎型肺癌以及部分间质性肺病（胶原病、尘肺、结节病、支气管炎、朗格汉斯组织细胞增多症）鉴别。

（吴重重 赵绍宏）

第4节 肺 脓 肿

【概况】★★△△

肺脓肿是由一种或多种病原体引起的肺组织化脓性病变，早期为化脓性肺炎，继而坏死、液化、脓肿形成。

【相关临床】★△

临床上起病急，好发于中青年；临床症状取决于肺脓肿的致病菌。典型表现为寒战高热、咳嗽咳痰，全身中毒症状，咳脓臭痰或血痰。

【影像学检查方法】★★★△△

X线胸片能显示脓肿内出现的气液平面，容易在检查中变换体位。

CT通过增强扫描可显示脓肿的内部结构及观察脓肿壁的形成。

【影像学表现】★★★△△△

1. X线表现 典型表现为肺实变伴有气-液平面的空洞，周围有炎性浸润阴影。血源性肺脓肿表现为双肺多发类圆形致密影，其内可有小空洞形成。

2. CT表现 肺脓肿常为软组织团块内有积气或气液平面，壁厚且内缘光整，外缘模糊，增强后脓肿壁有强化。肺内可有播散性炎性病灶，可合并脓胸或肺梗死。邻近胸膜增厚粘连。

【鉴别诊断】★★★△△△

1. 空洞性肺结核：一般为薄壁空洞，周围多有播散灶。

2. 肺韦氏肉芽肿病：表现为两肺单发结节或肿块影，>2 cm的结节常出现厚壁空洞，壁内缘粗糙不规则，无卫星灶和支气管播散灶。治疗后空洞壁变薄，甚至完全消失。

（吴重重 赵绍宏）

第5节 肺 结 核

【概况】★★△△

肺结核是由结核分枝杆菌引起的肺部感染性疾病，占全身结核病的80%～90%。

【相关临床】★★△△

肺结核可有低热、盗汗、咳嗽、咳痰和咯血，累及胸膜可有胸痛。急性粟粒性肺结核可有高热、寒战和气促等。

WHO 将肺结核分为 4 类：原发型肺结核、血行播散型肺结核、继发性肺结核、结核性胸膜炎。

【影像学检查方法】★★★△△

X 线胸片能显示结核的基本表现，对结核的影像诊断起了很重要的作用。

CT 对肺内结核病变和肺门、纵隔淋巴结的细节显示更好，尤其是增强扫描。

【影像学表现】★★★△△△

1. **原发型肺结核**　X 线和 CT 均可见肺门及纵隔淋巴结增大，肺内小片状实变影，病灶中心相对低密度区，少数可见空洞形成。

2. **血行播散型肺结核**　两肺弥漫性随机分布粟粒结节，边缘清晰，三“均匀”（大小均匀，分布均匀，密度均匀）。亚急性或慢性血行播散型肺结核为上中肺野分布，结节大小、密度、分布不均匀。

3. **继发性肺结核**　多在上叶尖后段及下叶背段。影像表现为多种多样，斑点和斑片实变或大片实变，其内密度不均并可形成空洞，还可见沿支气管播散小叶性病变，呈梅花瓣或树芽征的结核结节或结核球，周围卫星灶及索条，可伴空洞或钙化，增强后内部强化或边缘强化。长期慢性纤维性结核可见结节、斑片、空洞及钙化影并存，肺组织牵拉、支气管扭曲扩张，周围肺气肿，肺体积缩小，肺门及纵隔移位等。

4. **结核性胸膜炎**　X 线和 CT 检查均可见不同程度的胸腔积液，可局限包裹；后期可出现胸膜增厚、粘连及钙化等。

【鉴别诊断】★★★△△△

1. **肺癌转移性淋巴结**　常可见肺内原发灶，具有恶性征象，淋巴结的部位与肺内病灶的淋巴引流途径一致。

2. **大叶性肺炎**　大叶性肺炎呈肺叶肺段分布均匀实变，内见支气管充气征。临床感染症状明显。

3. **转移瘤**　转移瘤呈随机散在分布，以两下肺明显，大小不一，轮廓光整，有原发肿瘤病史。

（吴重重　赵绍宏）

第 6 节　机遇性肺炎

一、细菌性肺炎

【概况】★★△△

革兰阴性杆菌肺炎患者绝大多数为老年男性。最常见的致病菌为大肠埃希菌、肺炎克雷白杆菌、铜绿假单胞杆菌及军团菌。

【相关临床】★△

临床表现为咳嗽、咳痰、发热、痰中带血、胸痛、胸闷和呼吸困难。肺炎克雷白杆菌感染时痰黏稠脓性，量多带血，典型痰呈砖红色、胶冻状。

【影像学检查方法】★★★△△

X 线胸片和 CT 为主要检查手段，X 线胸片为首选，但特异性较差。

【影像学表现】★★★△△△

肺叶或肺段实变阴影多见于克雷伯杆菌肺炎，右肺上叶、双肺下叶多见，实变内伴多发蜂窝状脓肿形成；斑片状阴影多见于绿脓杆菌肺炎，通常为双侧性，浸润阴影为 1～2 cm，内见小脓腔；军团菌肺炎表现为双侧斑片影，境界不清，多从下叶开始，通常一叶的病变吸收后另一叶又有病变发生，有时出现空洞，可伴有少量胸腔积液。

【鉴别诊断】★★△△

间质性肺炎：一般从肺的下部、外周向上部、中央发展，多数无发热症状，急性期磨玻璃影及实变阴影对激素治疗有效，纤维化后牵拉性支气管扩张常见。

二、肺真菌病

（一）肺曲霉菌病

【概况】★★△△

肺曲霉菌病是一种由曲菌引起的感染性、进展性、变态反应性疾病。是真菌感染中最常见的一种，为条件致病菌。

【相关临床】★△

侵袭性肺曲菌病多发生于急性白血病和淋巴瘤患者。急性感染时表现为高热、咳嗽、咳痰、咯血和胸痛。变应性支气管肺曲霉菌病（ABPA）主要症状是哮喘（100%），可有外周血嗜酸粒细胞增高。曲菌球常寄生于空洞或空腔内。

【影像学检查方法】★★★△△△

X线胸片能够显示肺部感染的存在。床边摄片可动态观察病情演变。

CT检查能更好地显示病变的形态、范围、分布、播散以及影像特征等。

【影像学表现】★★★△△△

1. 曲菌球 典型表现为肺空洞或空腔性病变内球形内容物，呈"空气新月征"。改变体位扫描，内容物位置可发生变化，可有钙化，增强后无强化。

2. 侵袭性肺曲菌病 血管侵袭性曲霉菌病为多发结节（伴或不伴"晕征"）和空洞（伴或不伴"空气新月征"）及斑片状实变与磨玻璃样阴影；气道侵袭性曲霉菌病为小叶中央结节和"树芽征"及沿支气管分布的片状影，可形成坏死和空洞。

变应性支气管肺部曲菌病主要表现为中央支气管扩张，扩张支气管内含有密度较高的痰栓为特征性表现。

【鉴别诊断】★★★△△△

1. 肺结核 常发生于上叶尖后段或下叶背段，洞较大，壁薄呈圆形或椭圆形，空洞内球形内容物可为干酪样坏死性团块，密度不均，边缘不规则，无移动性，周围常有卫星灶。

2. 败血症肺脓肿 中青年好发，常有其他部位的感染灶，感染症状较明显，进展迅速。CT上特点为胸膜下、多发、绒毛状结节伴空洞，呈厚壁空洞，并可见液平，内壁较光滑，外壁模糊。

（二）肺隐球菌病

【概况】★★△△

隐球菌病是由新型隐球菌引起的一种急性、亚急性或慢性真菌病。它既能感染免疫功能正常的宿主（50%），也能感染免疫功能受损的宿主（50%）。其中，以隐球菌性脑膜炎最常见，其次肺部感染。

【相关临床】★△

临床症状通常无或仅表现为一般肺部感染症状，如咳嗽、咳痰、痰中带血等，亦可有发热、胸痛等；约24.10%的肺隐球菌病患者并发脑膜炎。

【影像学检查方法】★★★△△

X线胸片和CT为主要检查手段，均能发现肺内病变，X线胸片的特异性差，无法与其他肺部感染鉴别。

【影像学表现】★★★△△

1. X线表现 单侧或双侧肺部斑片状影或粟粒状结节，其内可见空洞，多为厚壁。隐球菌肺炎也可表现为孤立性结节或肿块样病灶，有时误诊为肺癌。

2. CT表现 单发或多发实变，大小不等，形态各异，可见支气管充气征或空泡征，部分可见坏死空洞。也可表现为多发结节或肿块，形态可不规则，40%结节周围环绕"晕征"。大多数病灶位于肺外带及胸膜下，可多样化病灶共存。儿童可出现淋巴结增大为主表现。

【鉴别诊断】★★△△

浸润型肺结核 病灶多位于肺尖部和下叶背段，可伴空洞形成，结节沿支气管分布，可见树芽征，很少见晕征，痰培养可确诊。

（三）耶氏肺孢子菌肺炎

【概况】★★△△

耶氏肺孢子菌肺炎是耶氏肺孢子菌引起的肺部机遇性感染。先天性免疫功能缺陷及获得性免疫功能抑制的患者是高危人群。

【相关临床】★△

临床表现呈非特异性，一般亚急性起病，早期低热，非刺激性干咳，无痰，进而出现高热、活动性呼吸困难、低氧血症，甚至发展成呼吸衰竭。

【影像学检查方法】★★★△△

X线胸片为主要检查手段，尤其病情较重时评估短期变化较方便；CT虽然能显示肺内改变的细节，但特异性不强。

【影像学表现】★★★△△

1. X线表现 可表现分为粟粒、结节、网状或网状结节样影，气腔实变以及直径>1 cm的含气囊腔。

2. CT表现 双侧对称磨玻璃影，呈片状、地图状分布，可见"铺路石征"。弥漫性分布或主要位于肺门周围及中下肺野，一般不累及肺尖、肺底和肺外带。不典型表现包括肺大疱、肺气囊、肺内结节、肺门和（或）纵隔淋巴结增大、胸腔积液、气胸及肺内空洞等。

【鉴别诊断】 ★★△△

病毒性肺炎：多呈间质性改变，需结合临床病史和影像学变化综合判断。

三、病毒性肺炎

【概况】 ★★△△

病毒性肺炎为吸入性感染，人与人之间通过飞沫或尘埃传染。机遇性呼吸道感染病毒最常见为巨细胞病毒。

【相关临床】 ★△

临床常伴有不同程度发热，热型多不规则，高热可在 40° C 以上。多数病例精神萎靡或烦躁不安，除咳嗽和呼吸困难外，喘憋为突出表现。

【影像学检查方法】 ★★★△△

X 线胸片对早期病变显示不敏感。

CT 能显示早期肺内改变。

【影像学表现】 ★★★△△△

巨细胞病毒影像学表现为沿支气管走行分布的不规则形磨玻璃影，表现为磨玻璃密度小结节影，呈粟粒状弥漫分布于两肺野，以双肺下叶和心缘旁多见，双侧肺门周围弥漫性的渗出，呈网状，结节状，迅速进展成蝴蝶状影，可以实变。

【鉴别诊断】 ★★△△

小叶性肺炎：小叶性肺炎以两肺中下野、内中带散在片絮状、斑点状模糊阴影，抗感染 1-2 周病灶吸收消散。实验室检查白细胞计数明显增高。

（吴重重　赵绍宏）

第 7 节　某些特殊病原体的肺炎

一、严重急性呼吸综合征

【概况】 ★★△△

严重急性呼吸综合征，国内又称为传染性非典型肺炎。是以发热、呼吸道症状为主要表现的具有明显传染性的肺炎。主要流行特点是急性起病，医院或家庭爆发性多人同时聚集性发病，传播速度快。

【相关临床】 ★△

前驱期多以发热起病，多数为持续性高热，常伴流感样症状。进展期以呼吸系统症状为主，症状重、体征轻是本病的特点之一。

【影像学检查方法】 ★★△△

X 线胸片无特异性，敏感性低。

CT 特别是高分辨 CT（HRCT）可以检出普通胸片难以发现的病变，明确病变范围和性质。

【影像学表现】 ★★△△

1. X 线表现　早期胸片可正常，或见间质浸润渗出性阴影；进展期呈弥漫性、斑片状影；晚期呈实变影。病变常为双侧，多见于外周肺野。

2. CT 表现　病灶主要位于肺野外带，呈边缘清楚的磨玻璃样阴影，可有肺部实变的表现，伴或不伴小叶内间质或小叶间隔增厚，磨玻璃影合并广泛的网状阴影时呈“铺路石”征。

【鉴别诊断】 ★★△△

1. 普通典型肺炎　常见病原体细菌多见，白细胞明显升高，胸部 X 线常呈大叶性肺炎的表现。

2. 普通非典型肺炎　常见病原体有支原体、衣原体、肺炎军团病菌和病毒。小儿或老人多见。实验室检查白细胞不增多或减少。痰中常找不到致病菌。胸部影像学呈间质性浸润。

二、禽流感肺炎

【概况】 ★★△△

禽流感是禽流行性感冒的简称，是由病毒引起的动物传染病，通常只感染鸟类，罕见感染人，死亡率达 60%。病毒只能通过禽传染人，不能通过人传染人。

【相关临床】 ★△

临床表现可因感染不同亚型而不同，早期症状与其他流感非常相似，但病情迅速加重，可有高热、严重的低氧血症、ARDS和呼吸衰竭等。抗生素治疗无效。

【影像学检查方法】★★△△

X线胸片无特异性，敏感性低。

CT能显示病变，但无特异性。

【影像学表现】★★★△△

禽流感肺炎的影像学表现早期呈炎症浸润性改变，以双侧多见，范围大，常累及2个或以上肺叶，并可在短期内迅速扩散。进展期多表现为局灶性肺实变，其内可见支气管充气征，可有胸腔积液和气胸。

【鉴别诊断】★★△△

应该与流感嗜血杆菌性肺炎鉴别，两者症状相似，但禽流感肺炎病情明显重，发展迅速，且两者流行病史明显不同。病原学检查可有明确诊断。

三、流感嗜血杆菌肺炎

【概况】★★△△

流感嗜血杆菌肺炎是由流感嗜血杆菌引起的肺部炎症性病变。人类是流感嗜血杆菌的唯一宿主。本病具两个高发年龄组，即6个月～5岁婴幼儿组和有基础疾病的成年组。

【相关临床】★△

流感嗜血杆菌肺炎于成人组好发于慢性肺部疾病、心脏病、低丙种球蛋白血症和长期吸烟患者。多数起病急，临床表现为发热等呼吸道感染症状。75%患者可出现胸腔积液，少数患者并发脓胸、脑膜炎和败血症。

【影像学检查方法】★★△△

X线胸片和CT均能显示病变，与其他感染无法鉴别。

【影像学表现】★★△△

流感嗜血杆菌肺炎的影像学表现分为两型：

1. 支气管肺炎型 一般发生于婴幼儿。

（1）X线：两肺下叶斑片影或多叶性浸润改变，很少形成肺脓肿，约20%发脓胸；并发可表现为弥漫性支气管肺炎或细支气管炎改变，间质水肿明显，呈“绒毛状”

（2）CT：细支气管扩张、管壁增厚伴周围渗出、小叶中心结节、树芽征、小叶间隔增厚、磨玻璃样改变等。

2. 大叶性肺炎型 成人多见。通常为肺叶或肺段实变，两叶或多叶受累，可发生于肺的任何部位，下叶多见。病变融合坏死可形成肺脓肿，延及胸膜则形成胸腔积液和脓胸。

【鉴别诊断】★★△

本病可根据流行病史、临床症状、影像检查提示诊断，但确诊及与其他肺炎的鉴别主要依靠病原学检查。

（吴重重　赵绍宏）

参考文献

[1] 蔡祖龙，高元桂．胸部CT与MRI诊断学．北京：人民军医出版社，2005.

[2] 刘士远，陈起航，吴宁．实用胸部影像诊断学．北京：人民军医出版社，2012.

[3] 刘士远，陈起航．胸部影像诊断必读．北京：人民军医出版社，2007.

[4] 伍建林，路希伟．临床结核病影像诊断．北京：人民卫生出版社，2011.

[5] 郭佑民，陈起航，王玮．呼吸系统影像学．上海：上海科学技术出版社，2011.

[6] SoubaniAO，ChandrasekarPH．The clinical spectrum of pulmonary aspergillosis. Chest，2002，121：1988-1999.

[7] 于红，刘士远，李惠民，等．肺部隐球菌病影像学．中国医学计算机成像杂志，2010，16：389-394.

[8] Lu S, Hou Y, Tan Y, et al. Clinicopathological analysisofprimarypulmonarycryptococcosis. Zhonghua Jiehe He Huxi Zazhi, 2009, 32: 430-433.

[9] 宋伟，严洪珍，三云，卡氏肺囊虫肺炎的X线、CT表现．中国医学影像学杂志，2000，8：299-300.

第31章 肺 肿 瘤

第1节 上皮性肿瘤

一、肺腺癌

【概况】 ★★★△△△

肺腺癌女性多见，在男性亦有增多的趋势。与吸烟关系不大，在周围型肺癌中以腺癌最为常见。2015年WHO将肺腺癌分为不典型腺瘤样增生（AAH），原位腺癌（AIS），微浸润腺癌（MIA），浸润腺癌（IPA）和浸润腺癌变异型。

【相关临床】 ★△

肺腺癌的早期一般没有明显的临床症状，往往在胸部X线检查时发现。早期癌肿生长较缓慢，但有的病例较早即发生血行转移，较常在呈现脑转移症状后才发现肺部原发癌肿。

【影像学检查方法】 ★★★△△

X线胸片：对磨玻璃结节和1 cm以下的实性结节肺腺癌的检出率不高。

CT成像：低剂量CT是早期肺癌筛查的首选方法，能够检出早期周围型肺癌。

【影像学表现】 ★★★△△△

1. X线表现 多数表现为外周型结节或肿块，见分叶、毛刺、胸膜凹陷、血管集束征，远端可见阻塞改变；伴有淋巴结转移可见肺门增大及纵隔增宽；出现骨转移时可见骨质破坏；胸膜转移可见胸腔积液。

2. CT表现 CT上周围型肺腺癌按照密度主要分为纯磨玻璃密度、混合磨玻璃密度（伴实性）和实性密度三种。病变表现主要包括瘤-肺交界面征象如分叶征、毛刺征，瘤邻近结构征象如血管集束征、胸膜凹陷征，瘤内征象如空泡征、空气支气管征等。增强后病灶不均匀强化，出现肺门及纵隔淋巴结转移，可见肺门及纵隔淋巴结不均匀强化。少数肺腺癌可表现为囊性肺腺癌；另一种肺腺癌的特殊类型为弥漫型肺腺癌。

【鉴别诊断】 ★★△△

1. 结核球 多为球形结节病灶，可伴钙化，周围卫星灶，周围肺结构可出现牵拉变形改变，增强后内部无强化或环状强化。

2. 机化性肺炎 为慢性感染，形态不规则，见长毛刺，内见支气管充气或支气管扩张，邻近胸膜增厚。增强后可见明显强化。

二、鳞状细胞癌

【概况】 ★★△△

肺鳞状细胞癌是最常见的类型，占原发性肺癌的40%～51%。肺鳞癌多见于老年男性，与吸烟有密切关系。肺鳞癌以中央型肺癌多见，肺鳞癌生长缓慢，转移晚，手术切除机会较多，5年生存率较高。

【相关临床】 ★△

肺鳞癌的早期症状主要是咳嗽，主要是阵发性刺激性咳嗽，无痰或少量白痰；可出现痰中带血或持续咯血；肿瘤形成支气管狭窄或阻塞是出现胸闷、气短等症状。

【影像学检查方法】 ★★★△△

X线胸片对早期中央型肺癌的腔内病变的显示敏感性差，肿瘤较大引起阻塞改变时易发现。

CT成像是检出肺鳞状细胞癌最常用的影像手段，对肿瘤的检出、分期及手术可切除性的评估有重要意义。

MRI成像的软组织对比度好，不用增强对比剂可显示肿瘤与纵隔结构的关系；区分肿瘤与阻塞改变；也用来评价肿瘤治疗效果等。

【影像学表现】★★★△△△

1. X线表现 多数情况仅发现继发的阻塞性肺不张和阻塞炎症改变，肿瘤较大时可表现为与肺门重叠的肿块影。

2. CT表现 可发现支气管壁增厚、狭窄及腔内或肺门结节或肿块，病变远端的阻塞肺气肿、肺炎、黏液栓塞及肺不张。增强扫描主要用于显示肿瘤、淋巴结与血管的关系，判断肿瘤的可切除性；同时可区分肿瘤本身与阻塞不张和炎症。

3. MRI表现 中央型肺鳞癌表现为长T1、长T2信号，DWI呈高信号；T2和增强扫描容易区分阻塞不张与肿瘤本身，不张可表现为更高信号。

【鉴别诊断】★★△△

1. 支气管内膜结核 支气管内膜结核主要表现支气管狭窄或闭塞，狭窄范围多广泛，不引起支气管周围肿块；肺门及纵隔淋巴结可见钙化

2. 类癌 发生于中央大支气管较多，远端可引起阻塞改变，增强后病变多血供丰富。

三、神经内分泌肿瘤

（一）小细胞肺癌

【概况】★★△△

小细胞肺癌患者多为中老年，男女比例约4：1，多数患者为长期大量吸烟者，小细胞癌占支气管癌的20%左右，92%～95%为中央型，是肺癌中恶性程度最高的一种。

【相关临床】★△

临床症状明显，主要有咳嗽、胸闷、胸痛、血痰，可产生上腔静脉症候群；由肿瘤产生异位激素分泌可引起相应症状如Cushing综合征、类癌综合征等。

【影像学检查方法】★★★△△

X线胸片对小细胞肺癌的早期检出差，出现纵隔及肺门淋巴结转移时较容易。

CT成像是发现小细胞肺癌的有效手段，但由于小细胞肺癌转移早，早期发现仍比较困难。

【影像学表现】★★★△△△

1. X线表现 主要显示淋巴结转移造成的肺门增大及纵隔增宽，对小细胞肺癌原发灶的显示较困难除非病变足够大。

2. CT表现 支气管增厚，支气管突然截断，远端支气管黏液栓形成或阻塞炎症、不张；位于外周可表现为结节，多数发现时有肺门、纵隔淋巴结增大。

【鉴别诊断】★★△△

1. 肺鳞癌 多为中央型病变，可引起支气管壁增厚、狭窄及周围肿块，但淋巴结转移较晚。

2. 类癌 发生于中央大支气管较多，远端可引起阻塞改变，增强后病变多血供丰富。

（二）类癌

【概况】★★△△

类癌可看作分化好的、低度恶性神经内分泌癌。少数类癌是非典型类癌，多数是典型类癌，发病以中年人居多。不典型类癌可视为中分化神经内分泌癌，可发生转移。

【相关临床】★△

肺类癌多数无临床症状，也可出现咳嗽、胸闷、血痰，或出现肿瘤分泌异位激素造成的症状如同小细胞肺癌。血清SCC指标对诊断可一定有提示作用。

【影像学检查方法】★★★△△

X线胸片在类癌没有形成阻塞改变时不容易发现，多数是在X线检查偶尔发现，主要是支气管阻塞改变。

CT成像能发现较小的支气管腔内病变，有阻塞改变时则较容易；外周结节也能较早发现。

【影像学表现】★★★△△△

1. X线表现 位于中央的类癌主要表现支气管阻塞引起的肺不张、肺炎、肺气肿、支气管黏液栓塞；位于外周多在亚段支气管附近，很少位于外周部，表现为结节。

2. CT表现 可分为中央型和周围型；位于中央较大支气管的类癌，主要表现为支气管阻塞改变，如黏液栓、肺不张、阻塞炎症、肺气肿；增强后可见肿瘤明显强化且较均匀，而远端阻塞黏液栓无强化。周围型类癌

主要发生在亚段支气管，也造成阻塞改变，也可表现为结节，边缘光滑，增强后明显强化，偶可伴有钙化。

【鉴别诊断】★★△△

1. **肺鳞癌** 多为中央型病变，可引起支气管壁增厚、狭窄及周围肿块，但增强后血供不如类癌丰富。

2. **小细胞肺癌** 发生于中央大支气管较多，远端可引起阻塞改变，早期出现纵隔、肺门淋巴结转移，出现“小病灶，大转移”。

四、大细胞癌

【概况】★★△

肺大细胞癌发病率较低，却是肺癌中的一个重要病理组织学类型，主要发生于老年男性，且多数为吸烟患者；约占所有肺原发肿瘤的 10%。

【相关临床】★△

主要症状仍是咳嗽、咳痰带血。临床上常有发热，有时持续高热，白细胞升高。具有内分泌功能的肿瘤可出现激素分泌引起的相应症状。

【影像学检查方法】★★△△

X 线胸片多数可发现肺内病变。

CT 成像较早发现肺内病变，显示病变细节，有助于与其他肿瘤的鉴别。

【影像学表现】★★△△

1. **X 线表现** 表现为外周结节或肿块，与其他肿瘤鉴别困难。

2. **CT 表现** 典型表现为外周型结节或肿块，类似肺腺癌，但不具备典型肺腺癌的征象，少有毛刺、胸膜凹陷等，病灶边缘形态不确定或有分叶。容易出现淋巴结转移及胸膜受累。

【鉴别诊断】★★△△

肺腺癌：多为外周型病变，实性结节表现出典型的恶性征象如分叶、毛刺、血管集束征、胸膜凹陷征、空泡征等。

五、腺鳞癌

【概况】★△

肺腺鳞癌是侵袭性较强、恶性度高、进展快、转移早、预后差的肺部恶性肿瘤。腺鳞癌包含鳞癌和腺癌两种成分。各种成分的比例至少在 10 % 以上。肺腺鳞癌的发生与吸烟有关。

【相关临床】★△

临床症状无特异性，主要症状仍是咳嗽、咳痰，伴咯血、胸痛，也可伴有发热。

【影像学检查方法】★△

X 线胸片和 CT 成像可以发现病变，但没有与其他类型肺癌相区别的特征性征象。

【影像学表现】★△

X 线胸片和 CT 成像：多数表现为外周结节或肿块，可伴有空洞形成；肿瘤多数较大；以腺癌为主的腺鳞癌可表现出腺癌的一些影像征象。

【鉴别诊断】★△

1. **肺腺癌** 多为外周型病变，早期表现为磨玻璃密度或混合磨玻璃密度，实性结节表现出典型的恶性征象如分叶、毛刺、血管集束征、胸膜凹陷征、空泡征等。

2. **肺鳞癌** 多为中央型病变，可引起支气管壁增厚、狭窄及周围肿块；外周型鳞癌影像征象不典型。

六、肺肉瘤样癌

【概况】★△

肺肉瘤样癌是一种非常罕见的非小细胞肺癌，其侵袭性较一般肺癌高，预后较差。2015 年 WHO 分为 5 个亚型：多形性癌，梭形细胞癌，巨细胞癌，癌肉瘤，肺母细胞瘤。

【相关临床】★△

临床症状无特异性，主要症状有咳嗽、咳痰、气短、咯血、胸痛、发热。

【影像学检查方法】★△

X 线胸片和 CT 成像可以发现病变，但没有与其他类型肺癌相区别的特征性征象。

【影像学表现】★△

1. **X 线表现** 为肺部肿块影，难以与其他肺部肿瘤相鉴别，术前诊断困难。

2. CT表现 为肺内孤立的软组织肿块，多为单发。CT增强仅周围不规则或厚环状强化，中央强化不明显，呈大片状低密度区。可出现纵隔淋巴结及脑、骨、肾上腺的远处转移。

【鉴别诊断】★△

周围型肺癌：实性结节或肿块多表现出典型的恶性征象如分叶、毛刺、血管集束征、胸膜凹陷征、空泡征等，增强后可均匀或不均匀强化。所以单纯影像表现不容易与肺癌鉴别。

七、唾液腺型肿瘤

【概况】★△

原发性肺涎腺肿瘤属肺低度恶性肿瘤，2015年WHO将其称为涎腺肿瘤，主要包括黏液表皮样癌、腺样囊性癌、上皮-肌上皮癌和多形性腺瘤四类。

【相关临床】★△

临床病程相对较长，主要症状为刺激性咳嗽、偶伴痰血，肿瘤较大致管腔阻塞，出现进行性呼吸困难、喘鸣、咳嗽、咯血等。

【影像学检查方法】★△

X线胸片和CT成像可以发现病变，但没有与肺癌相区别的特征性征象。

【影像学表现】★△

因为混合腺和透明软骨存在于3级以上支气管黏膜下层，因此原发性肺涎腺肿瘤多为中心型。

腺样囊性癌好发于中央气道，影像表现主要为支气管增厚，腔内壁大多光滑，或伴腔内外结节、肿块形成，肿瘤较大时引起管腔狭窄，产生相应的阻塞改变。

黏液表皮样癌多数发生于叶或段支气管，CT表现为支气管腔内与管腔长轴平行的软组织密度结节或肿块，增强扫描肿瘤明显强化或轻度强化，可出现支气管狭窄或阻塞所致的阻塞性肺炎、肺不张，黏液栓塞较常见。

【鉴别诊断】★△

1. 中央型肺癌 老年人多见，支气管增厚、狭窄、或软组织肿块，可出现淋巴结转移。

2. 类癌 支气管内病变，远端出现阻塞改变，增强扫描显示肿瘤血供丰富。

八、乳头状瘤

【概况】★△

乳头状瘤为儿童常见的喉部良性肿瘤，常发生于气管和/或近端支气管，单发或多发，呈息肉状突出于腔内。2015年WHO肺肿瘤分类中包括鳞状上皮乳头状瘤，腺样乳头状瘤和混合性鳞状细胞和腺样乳头状瘤三类。

【相关临床】★△

多数无症状，临床症状也无特异性，主要出现咳嗽，咳痰，咯血等，也可出现发热。

【影像学检查方法】★★★△△

X线胸片和CT成像可以发现病变及阻塞改变。

【影像学表现】★★★△△△

肺乳头状瘤影像学表现为肺内孤立性结节，大小不一，增强有明显强化，可不均质并出现空洞。

【鉴别诊断】★★△△

硬化性肺细胞瘤：近肺门区结节或肿块，可跨叶生长；密度均匀，增强后血供丰富；肿瘤生长缓慢；周围磨玻璃影及空气新月征。

九、良性硬化性肺细胞瘤（原硬化性血管瘤）

【概况】★★△△

良性硬化性肺细胞瘤是一种少见的良性肿瘤，约占肺原发肿瘤的1%，多见于中老年女性。

【相关临床】★★△△

患者多无临床症状，有症状者多为咳嗽、咳痰、胸闷、胸痛，部分患者可有咯血。

【影像学检查方法】★★★△△

X线胸片和CT成像均能发现肺内病变。

【影像学表现】★★★△△△

肺内圆形或类圆形孤立性结节，多数位于肺野内、中带，平扫密度多均匀，可有偏心、粗点状钙化，增强扫描表现为病灶不均匀显著强化。可跨叶生长，周围出现磨玻璃密度和空气新月征被认为是本病的特征性征象。

【鉴别诊断】★★★△△△

1. 类癌 中央支气管腔内病变，造成阻塞改变；而硬化性肺细胞瘤与支气管关系不密切，多较大。

2. 周围型肺癌 可出现典型的恶性征象如分叶、毛刺、血管集束征、胸膜凹陷征、空泡征等，硬化性肺细胞瘤多边缘光滑。

（赵绍宏）

第2节 间叶组织肿瘤

一、肺错构瘤

【概况】★★△△

是最常见的肺内良性肿瘤，是肺部原有组织在胚胎发育时异位造成。

【相关临床】★△

患者无临床症状，多数在查体时发现。

【影像学检查方法】★★★△△

X线胸片和CT成像：能发现肺内孤立结节。

【影像学表现】★★★△△△

肺内圆形或类圆形孤立性结节，边缘光滑，略有浅分叶，少数可见深分叶；多数位于肺周边，可含有脂肪或钙化，钙化典型为爆米花样或点状，病变内含有脂肪密度和钙化诊断较具特征性。

【鉴别诊断】★★★△△△

1. 结核球 有上叶尖后段或下叶背段好发部位，周围卫星灶及牵拉改变。

2. 周围型肺癌 分叶、毛刺、血管集束征、空泡征、支气管充气征等多较典型。

二、血管周上皮样细胞肿瘤

（一）肺淋巴管平滑肌瘤病

【概况】★★△△

发生在育龄妇女的罕见疾病，绝经后妇女偶有报道，儿童及男性患者极少。其发病机制为淋巴管、小血管、小气道壁及其周围平滑肌细胞进行性增生导致的肺部改变。

【相关临床】★★△△

进行性加重的呼吸困难，自发性气胸或乳糜胸，咯血。

【影像学检查方法】★★★△△△

X线胸片敏感性差，可发现气胸及胸腔积液。

CT成像最敏感的影像手段，尤其是高分辨CT。

【影像学表现】★★★△△△

CT表现为两肺弥漫性分布的薄壁囊腔，无分布差异，囊壁间可见正常肺组织。还有胸腔积液、胸膜下肺大泡、气胸、肺间质纤维化、淋巴结病变等。

【鉴别诊断】★★★△△△

1. 肺朗格汉斯细胞组织细胞增生症 吸烟相关疾病，病变以双上肺为著，肋膈角区多不受累，囊腔形态不规则。

2. 肺气肿 小叶中央型肺气肿以中上肺野分布为主，无明显囊壁，内见小叶核心结构，可伴有肺大泡。

三、弥漫性肺淋巴管瘤病

【概况】★★△△

弥漫性肺淋巴管瘤病为罕见淋巴管良性肿瘤，由胸部淋巴系统异常发育和弥漫增生导致，该病以胸膜、胸膜下小叶间隔内和沿支气管血管淋巴途径出现大量复杂的相互吻合的淋巴管为特征。

【相关临床】★△

主要表现包括慢性咳嗽咳痰、呼吸困难或喘憋、乳糜胸、乳糜心包、咯血和发热等。呈缓慢进行性进展患者常因呼吸衰竭或继发感染而死亡。

【影像学检查方法】★★△△

X线胸片可以发现肺内异常改变，但特异性较差。CT成像能较好地显示肺内病变的细微结构改变和病变范围。

【影像学表现】★★★△△

1. X线表现 主要为双肺纹理弥漫性增粗模糊，尤以双侧下肺明显，纵隔增宽，边缘模糊，双侧胸腔积液或心包积液致心影普遍增大。

2. CT表现 主要表现为纵隔软组织弥漫性浸润和增厚、中轴支气管血管束和小叶间隔弥漫性增厚、双肺弥漫性磨玻璃样密度增高、胸腔积液、胸膜增厚和心包积液等。

【鉴别诊断】★★△△

弥漫性肺淋巴管扩张症：分原发性和继发性2种，原发性为先天发育异常，婴幼儿常见；继发性主要因手术、感染、肿瘤、外伤等致淋巴循环障碍，表现为弥漫性间质增厚及囊性变。

四、炎症性肌纤维母细胞瘤

【概况】★★△△

炎性肌纤维母细胞瘤是一种较为少见的肿瘤性病变，可发生于任何年龄的任何部位，最常见的好发部位为肺。

【相关临床】★△

临床表现无特异性，部分患者可伴有咳嗽、低热、胸痛、贫血、体重减轻等症状，实验室检查可见血沉增快、血小板增多，但多数患者无明显症状，实验室检查多正常。

【影像学检查方法】★★△△

X线胸片和CT成像能发现肺内结节或肿块，CT能显示病变细节。

【影像学表现】★★△△

影像表现多样，可为浸润型、结节或肿块型，但多表现为圆形或类圆形病变，病灶单发多见，常位于肺周边表浅部位，边缘清晰，部分病例可见粗长毛刺及棘状突起，增强扫描病灶多呈明显不均匀强化，病灶常伴有邻近胸膜肥厚，可侵犯邻近肋骨。

【鉴别诊断】★★△△

周围型肺癌：肌纤维母细胞瘤无深分叶，可见棘状突起，成桃尖征或尖角征；多伴胸膜增厚而无胸膜凹陷征；增强后强化均匀，且明显。

五、胸膜肺母细胞瘤

【概况】★★△△

胸膜肺母细胞瘤是儿童时期罕见的胚胎性恶性肿瘤，恶性程度高，侵袭性强。可为囊性、实性或囊实混合。囊性多见于婴幼儿，实性多见于较大儿童。

【相关临床】★△

临床多表现为非特异性呼吸道症状，少见的症状有胸痛及腹痛等。

【影像学检查方法】★★△

X线胸片和CT成像能发现肺内结节或肿块，CT能显示病变内是否有囊变或实性。

【影像学表现】★★△

病变多发生于肺周边或胸膜。可表现为多房性肺气囊或单房巨大肺气囊，增强扫措可显示肿瘤实性成分不均匀明显强化，可见肿瘤血管，可见延迟强化。伴实性成分病变易出现浸润和转移，可转移至脑、脊髓、骨、肝、区域淋巴结及肾、胰腺及肾上腺。

【鉴别诊断】★★△

胸壁恶性肿瘤：病变主体位于胸壁，且胸壁内外均可见软组织，可致邻近骨质破坏。

（赵绍宏）

第3节 淋巴组织肿瘤

肺部淋巴瘤分两种，原发性和继发性。继发性肺淋巴瘤为淋巴瘤侵犯肺组织所致，临床上比较常见；而原发性肺淋巴瘤为原发于肺内淋巴组织的恶性肿瘤，病理学上分为霍奇金淋巴瘤（HL）和非霍奇金淋巴瘤（NHL）两大类，其中大部分为NHL。而NHL最常见的类型为黏膜相关结外边缘区B细胞淋巴瘤和弥漫大B细胞淋巴瘤，前者占多数。

一、肺黏膜相关性淋巴组织结外边缘区淋巴瘤(MALT淋巴瘤)

【概况】 ★★△△

肺黏膜相关性淋巴组织结外边缘区淋巴瘤起源于肺内的淋巴组织，为非霍奇金淋巴瘤中的成熟B细胞淋巴瘤。

【相关临床】 ★△

常发生于60～70岁老年人，其临床症状缺乏特征性，很难与呼吸系统其他疾病相鉴别。常见的临床表现为咳嗽、咳痰、胸闷、发热、气促等。

【影像学检查方法】 ★★★△△

X线胸片和CT成像：能发现肺内结节或肿块，CT能显示肺内间质改变。

【影像学表现】 ★★★△△△

可表现为单发或多发结节或肿块，也可表现为实变及磨玻璃密度，病变界限清楚，内见支气管充气征，增强后均匀中度至明显强化，且可见血管造影征；可见小叶间隔增厚。

【鉴别诊断】 ★★△△

1. 弥漫型肺癌 支气管呈枯树枝征，叶间裂膨凸，咳大量白色泡沫痰。

2. 大叶性肺炎 多有典型的临床症状，如咳嗽、发热、寒战、白细胞升高等，抗感染治疗吸收好转。

二、弥漫性大B细胞淋巴瘤

【概况】 ★★△△

弥漫性大B细胞淋巴瘤是一组临床表现多样化、形态学各异的淋巴瘤，是非霍奇金淋巴瘤（NHL）最常见的亚型，占NHL的30%～40%，结外最常见的部位是胃肠道，其次为骨与软组织，而原发于肺的罕见。

【相关临床】 ★△

发病年龄60～70岁，男性多见；半数以上无症状，一些患者可表现为咳嗽，胸闷，胸痛，体重减轻等非特异症状。

【影像学检查方法】 ★★★△△

X线胸片和CT成像：能发现肺内结节或肿块，CT能显示肺内间质改变。

【影像学表现】 ★★★△△△

主要表现为肺内单发或多发结节或片状影，边缘模糊或清楚，密度较低且不均匀，内常见有充气支气管征。充气支气管征的形成被认为肺原发性恶性淋巴瘤的较具特征性表现；病灶内空洞或支扩、胸水或局部胸壁侵犯少见；肺门和纵隔淋巴结肿大罕见。

【鉴别诊断】 ★★△△

1. 弥漫型肺癌 支气管呈枯树枝征，叶间裂膨凸，咳大量白色泡沫痰。

2. 大叶性肺炎 多有典型的临床症状，如咳嗽、发热、寒战、白细胞升高等，抗感染治疗吸收好转。

三、淋巴瘤样肉芽肿病

【概况】 ★★△△

肺淋巴瘤样肉芽肿属于淋巴组织增生性疾病的一种，介于良性淋巴组织增生与恶性淋巴瘤之间，起源于支气管黏膜相关淋巴组织。在病理学上以血管中心性和血管破坏性肉芽肿病变为特征。

【相关临床】 ★△

肺淋巴瘤样肉芽肿可发生于任何年龄组，以40～60岁多见。临床表现复杂多变，表现为咳嗽、咳痰、气促及胸痛、消瘦和全身机能减退。常伴发热、不适、肌痛和关节痛。实验室检查一般无特殊发现，偶见贫血及血沉快、白细胞增加或肝酶轻度增高。

【影像学检查方法】 ★★△△

X线胸片可以发现本病，但缺乏特异性改变。

CT成像主要影像检查手段。

【影像学表现】 ★★△△

1. X线表现 以双肺下叶周边多发的片状阴影、肿块影、多发结节影多见，沿支气管血管束和小叶间隔分布，可累及胸膜出现胸水。

2. CT表现 可表现为类肺炎型，病灶内可见含气支气管；可为肿块型，表现为两肺多发大小不等的不规则肿块，肿块边缘不光整、欠锐利，增强扫描呈明显强化；也可为结节型，表现为两肺多发大小不等的结节，以两肺中下野多见，结节边缘欠锐利；也可为上述表现的混合型。

【鉴别诊断】★★△△

1. **大叶性肺炎** 表现为含支气管气相的肺实变，患者会有发热、咳黄痰等。

2. **韦氏肉芽肿病** 可表现为双肺多发结节、肿块，多数患者有鼻部等上呼吸道受累表现，双肺多发结节或肿块边缘多较清晰。

3. **淋巴瘤** 当肺部受累时，往往有肺门淋巴结肿大、脾脏受累；肺淋巴瘤样肉芽肿淋巴结肿大、脾脏受累较前者少见。

四、肺朗格汉斯细胞组织细胞增生症

【概况】★★△△

肺朗格汉斯细胞组织细胞增生症是一种罕见的以朗格汉斯细胞增生为特点的肺弥漫性疾病，可发生于任何年龄，多见于20～40岁男性，与吸烟关系密切。

【相关临床】★△

一般起病隐匿，患者最初有不同程度的间断咳嗽、咳痰症状，活动后气短，痰中带血，伴胸闷、气短，偶尔以气胸就诊，且反复发作。

【影像学检查方法】★★★△△

X线胸片和CT成像能发现肺内结节，CT能显示结节及内部空洞的形态。

【影像学表现】★★★△△△

X线胸片仅能显示较大结节及空洞性结节，后期显示纹理增多、结节及网格影。

CT尤其是高分辨CT主要表现为结节、囊腔结节、囊腔、融合囊腔或混合表现，早期以结节为主，后期以囊腔表现为主，可融合，囊腔怪异形，以中上肺野为著，肋膈角区较少受累。少数患者出现磨玻璃影、细网格影及气胸。病变进展最终出现纤维化及蜂窝表现。

【鉴别诊断】★★△△

肺淋巴管平滑肌瘤病：仅见于育龄期女性，囊腔分布无肺野差别，肋膈角区也存在，结节少见，胸腔积液及气胸更常见。

（赵绍宏）

第4节　异位起源肿瘤

【概况】★△

肺异位起源肿瘤非常罕见，2015年WHO分为生殖细胞肿瘤，肺内胸腺瘤，黑色素瘤和脑膜瘤，在肺部多数为个案报道。

【相关临床】★△

无特殊临床症状，发病年龄较宽，

【影像学检查方法】★△

X线胸片和CT成像均能能发现肺内病变，但无特异性。

【影像学表现】★★△

X线和CT均显示肿瘤直径1～10.0 cm，肺外周形成结节或肿块，CT主要表现为境界较清楚的病变，无法与肺内其他肿瘤鉴别。

【鉴别诊断】★△

周围型肺癌：术前鉴别较困难。

（赵绍宏）

第5节　转　移　瘤

【概况】★★★△△△

肺是发生转移性肿瘤较多的部位，肺转移途径主要有血行转移和淋巴路转移两种，以血行转移为主；少数也可通过支气管转移。

【相关临床】★★★△△△

大多数肺转移瘤不引起临床症状，多表现为原发肿瘤的临床表现。最常见的原发肿瘤有肺癌、乳腺癌、胃癌、胰腺癌、结直肠癌、前列腺癌、宫颈癌、甲状腺癌等。

【影像学检查方法】★★★△△△

X 线胸片是转移瘤的重要检查手段，但检出率远不如 CT。

CT 成像是肺转移瘤检出最敏感的影像手段。但对于微小结节及早期肺癌性淋巴管炎需要薄层或高分辨 CT 扫描才能显示清楚。

【影像学表现】★★★△△△

1. X 线表现 血行转移显示为多发大小不等的结节；癌性淋巴管炎表现为纹理增粗，近肺门侧血管支气管束增厚网状影。

2. CT 表现 血行转移表现为双肺多发随机分布的小结节，大小不等，以肺外带及下肺为著，多数结节密度均匀，界限清楚；但转移结节亦可伴有空洞、钙化等。癌性淋巴管炎表现为血管支气管束和小叶间隔增厚，光滑或结节状，伴或不伴有纵隔、肺门淋巴结增大，肺结构无变形，可伴有胸腔积液；可为双肺弥漫分布，也可局限区域分布。

【鉴别诊断】★★★△△△

1. 粟粒性肺结核 血行播散粟粒性肺结核多数患者出现发热等临床症状，粟粒结节较转移小，分布更加均匀（急性）或双上肺多（亚急性）；而转移结节多界限清楚。根据患者原发恶性肿瘤病史，多数血行转移诊断不难。

2. 结节病 当癌性淋巴管炎出现小结节表现时与结节病鉴别困难，需要结合临床实验室检查等。结节病可出现肺结构的变形，胸水出现概率不如癌性淋巴管炎常见，淋巴结的坏死在结节病不常见。

（赵绍宏）

第6节 肺内孤立结节/肿块的病因及诊断

一、肺内孤立结节/肿块的病因

（一）炎症/感染

1. 肉芽肿性结节：结核，隐球菌等
2. 球形肺炎
3. 球形肺不张
4. 局限机化性肺炎
5. 韦氏肉芽肿病
6. 黏液栓（支气管炎，变应性支气管肺曲霉菌病）

（二）恶性肿瘤

1. 周围型肺癌
2. 肺淋巴瘤
3. 转移瘤
4. 间叶组织恶性肿瘤

（三）良性肿瘤

1. 错构瘤
2. 硬化性肺细胞瘤
3. 乳头状瘤
4. 异位起源性肿瘤

（四）血管性

1. 动静脉畸形
2. 肺动脉瘤
3. 外伤血肿

（五）先天性

1. 肺支气管囊肿
2. 肺隔离症
3. 支气管闭锁
4. 先天性囊性腺瘤样畸形

（六）假性结节

1. 叶间积液
2. 骨岛
3. 胸壁或胸膜病变
4. 异物

二、肺内孤立结节/肿块的影像诊断

（一）定义

肺内单发圆形或类圆形密度增高影，直径≤3 cm（直径>3 cm称肿块）。

（二）肺内孤立肺结节/肿块的影像诊断要点

1. 大小 病变大小是判断结节良恶性的重要指标。病变越小，良性概率越大，病变越大，恶性的概率越大。5～10 mm结节中，68%为良性，而大于20 mm结节中，85%为恶性。对少数小结节，仅凭大小判断良恶性价值有限，小结节也存在恶性可能。

2. 密度 可均匀或不均匀，可为纯磨玻璃密度、混合磨玻璃密度和实性密度；结节内可出现钙化、脂肪、囊腔或空洞及支气管充气征等。良恶性肿瘤均可见钙化，钙化并不是良恶性肿瘤的鉴别点；中央性、实性钙化多为良性病变，爆米花样钙化是典型错构瘤的表现；无定形、偏心、斑点状钙化是恶性肿瘤的表现。脂肪密度多见于错构瘤和脂肪瘤。空泡征或囊腔病变多见于肺腺癌；裂隙样空洞或新月形空洞见于结核，不规则空洞见于肺癌。支气管充气征在肺腺癌多见，也可见于炎性病变。长期存在（≥3个月）磨玻璃密度存在肺癌可能。

3. 边缘 边缘清楚、光滑锐利多见于良性；弧弦距/弦长比值大于等于2/5为深分叶，小于等于1/5为浅分叶，深分叶见于恶性肿瘤。毛刺征或锯齿征多见于恶性肿瘤。结节周围晕征可见于炎性病变或肿瘤。

4. 邻近结构改变 胸膜凹陷征、血管集束征多见于恶性肿瘤，慢性炎症或肉芽肿有时也会出现类似胸膜凹陷的表现；血管集束征主要指血管自病变穿过、在病变内截断或受病变牵拉向病变移位，而血管受推移不被认为是血管集束征。病变远侧可出现小片影、气肿等，多见于恶性肿瘤阻塞小气道所致。卫星灶多见于结核，结节可表现为树芽征，偶尔肿瘤也可在周围形成转移类似卫星灶。

5. 增强后强化表现 增强值是指增强后病变CT值减去增强前病变CT值。一般认为强化值>30 HU为明显强化，20～30 HU为中等度强化，≥10 HU为轻度强化。轻度强化或不强化多见于良性病变，≥60 HU多见于炎性病变，20～60 HU之间良恶性病变有重叠。强化方式可为均匀强化或不均匀强化，结核多见环状强化。时间密度曲线在恶性肿瘤表现为速升速降型，良性肿瘤多表现为低平或无强化，炎性病变可呈持续上升趋势。

（赵绍宏）

参考文献

[1] Travis WD, BrambillaeE, Nicholson AG, et al. The 2015 world health organization classification of lung tumors: impact of genetic, clinical and radiologic advances since the 2004 classification. J Thorac Oncol, 2015, 10: 1243-1260.

[2] 刘士远，孙铁英. 肺癌影像诊断与临床新进展. 北京：人民卫生出版社，2015：148-168.

[3] 蔡祖龙，高元桂. 胸部CT与MRI诊断学. 北京：人民军医出版社. 2005：227-300.

[4] 聂永康，蔡祖龙. 早期中央型肺癌CT诊断与支气管镜及病理组织对照. 中华放射学杂志，2002，7：588-560.

[5] Carter BW, Glisson BS, Truong MT, Erasmus JJ. Small cell lung carcinoma: staging, imaging, and treatment considerations. Radiographics, 2014, 34 (6): 1707-1721.

[6] Caplin ME, Baudin E, Ferolla P. Pulmonary neuroendocrine (carcinoid) tumors: European neuroendocrine tumor society expert consensus and recommendations for best practice for typical and atypical pulmonary carcinoids. Ann Oncol, 2015, 26 (8): 1604-1620.

[7] Dincer HE, Podgaetz E, Andrade RS. Pulmonary neuroendocrine tumors: Part 1. Spectrum and characteristics of tumors. J Bronchology Interv Pulmonol, 2015, 22 (3): 267-273.

[8] 李智勇，张丽芝，王克礼，等. 肺大细胞癌的MSCT影像学表现. 使用放射学杂志，2004，20：995-997.

[9] 吴宁，吕宁，陈雁，等. 肺腺鳞癌的影像学表现和病理对照研究. 中华肿瘤杂志，1997，19：434-436.

[10] 余建群，杨志刚，张尚福，等. 肺腺鳞癌的螺旋CT表现与病例对照研究. 临床放射学杂志，2003，22：840-843.

[11] 吴红珍，江新青，魏新华，等. 原发性肺肉瘤样癌的CT诊断. 中国医学影像学杂志，2013，21：85-87.

[12] 庞颖，夏黎明，曾祥芹，等. 肺肉瘤样癌的影像学表现. 发射学实践，2011，26：168-171.

[13] 封俊，高德培，张大福，等. 原发性肺涎腺肿瘤的临床及CT表现. 临床放射学杂志，2015，34：1909-1912.

[14] 陆鸣，柳玮华. 原发性肺涎腺肿瘤临床病理特点. 心肺血管病杂志，2011，30：420-423.

[15] 周涛，潘爱珍，高强，等. 肺硬化性血管瘤的临床、病理及MSCT表现. 放射学实践，2015，30：37-40.

[16] 王英伟，赵绍宏，李杰，等. 肺硬化性血管瘤CT征象及病理分析. 军医进修学院学报，2010，31：555-557.

[17] 周康荣. 胸部颈面部CT. 上海：复旦大学出版社，1996，30：37-40.

[18] 曾祥民，巴照贵，赵绍宏. 肺淋巴管肌瘤病的临床及多层螺旋CT特点分析. 医学影像学杂志，2010，20：1449-1451.

[19] 王仁贵，陈孝柏，段永利，等，MSCT直接淋巴管造影在弥漫性肺淋巴管瘤病中的诊断价值. 中国医学影像技术，2012，28：185-189.

[20] Swensen SJ, Hartman TE, Mayo JR, et al. Diffuse pulmonary lymphangiomatosis: CT findings. JCAT, 1995, 19: 348-352.

[21] 薛鹏，刘志，皇甫幼田，等. 肺炎性肌纤维母细胞瘤的CT表现. 现代医学影像学，2012，21：16-19.

[22] Jindal T，Kumar A，Kumar R. Inflammatory myofibroblastic tumor. Euro Respir J, 2010, 35：448-450.

[23] 徐文彪，吴慧莹，田金生，等. 儿童胸膜肺母细胞瘤的CT表现. 中国医学影像技术，2016，32：389-393.

[24] 孙厚长，王镇章，李喜梅，等. 原发性肺淋巴瘤的CT诊断与鉴别. 医学影像学杂志，2015，25：1002-1005.

[25] 赵倩，赵绍宏，蔡祖龙，等，原发性肺淋巴瘤的CT表现，中国医学影像学杂志，2009，17：222-225.

[26] 吴伟清，张亿星. 原发性肺淋巴瘤的CT诊断与鉴别. 中国CT与MRI杂志，2010，8：21-23.

[27] 段立，潘铁成，魏翔，等. 原发性肺大B细胞淋巴瘤的临床病理研究. 临床肺科杂志，2009，14：1004-1005.

[28] 庞涛，王新怡，柳澄，等. 肺淋巴瘤样肉芽肿的CT特征. 医学影像学杂志，2010，20：1300-1302.

[29] 高凯波，吴坚，胡罗建，等. CT诊断肺朗格汉斯细胞组织细胞增生症. 中国医学影像技术，2016，32：741-744.

[30] 蹇顺海，刘钧，文彬. 肺内胸腺瘤1例. 临床与实验病理学杂志，2009，25：487-488.

[31] 仝丽，史亮，蔡毅然，等. 肺原发黑色素瘤1例报告并文献复习. 北京医学，2014，36：454-457.

[32] Webb WR, Muller NL, Naidich DP. High-resolution CT of the lung. Lippincott Williams&Wilkins, 2001.

第 32 章　弥漫性肺疾病

第 1 节　结　节　病

【概况】★★△△

结节病是一种病因未明的以非干酪性肉芽肿为特征的多系统疾病，以呼吸道受累为著。

【相关临床】★△

多数病人为自限性过程，少数发展为肺纤维化。20～40 岁多见，女性发病多于男性。临床症状轻或无症状。

【影像学检查方法】★★★△△

CT 对于发现肺门纵隔淋巴结肿大较 X 线平片敏感，对肺内小结节、间质改变的显示优于平片，MRI 对肺门纵隔淋巴结的显示好。

【影像学表现】★★★△△△

X 线胸像参照 Scadding 等提出的分期：0 期：无异常 X 线表现；Ⅰ期：仅两侧肺门或（和）纵隔淋巴结肿大；Ⅱ A 期：两侧肺门或（和）纵隔淋巴结肿大，伴肺内弥漫性浸润；Ⅱ B 期：仅有肺内弥漫性浸润而无胸腔淋巴结肿大；Ⅲ：肺纤维化。胸内淋巴结肿大，多为双侧肺门淋巴结肿大，状如土豆，也可见淋巴结蛋壳样钙化。肺弥漫病变，最常见为上叶分布为主网状结节影，或结节、团块、磨玻璃影。支气管受压狭窄，晚期支气管扭曲、变形。胸膜增厚，胸腔积液，或气胸。

CT 表现为肺门、纵隔淋巴结肿大、钙化。肺内结节：小结节（<5 mm）或融合结节主要位于胸膜下、叶间裂旁及沿支气管血管束分布。不规则线影：小叶间隔线、非间隔线、蜂窝或囊状影。局灶磨玻璃影。

【鉴别诊断】★★△△

1. 淋巴结结核　肺门淋巴结结核以一侧为主，纵隔淋巴结结核多见于右侧气管旁，多有钙化，增强可有环形强化。

2. 淋巴瘤　纵隔淋巴结肿大为主，胸外淋巴结肿大多见。

3. 转移性淋巴结肿大　肺内病变特征及原发肿瘤史有助于诊断。

【治疗转归】★△

多数 2 年内自愈。

（宋　兰　隋　昕　宋　伟）

第 2 节　特发性间质性肺炎

弥漫性间质性肺疾病是一大组不同性质的肺部疾病，病变主要侵犯周边肺组织，呈弥漫分布。特发性间质性肺炎是弥漫性间质性肺疾病其中之一，其又分为：特发性肺纤维化（idiopathic pulmonary fibrosis，IPF）、非特异性间质性肺炎（nonspecific interstitial pneumonia，NSIP）、隐源性机化性肺炎（cryptogenic organizing pneumonitis，COP）、急性间质性肺炎（acute interstitial pneumonia，AIP）、呼吸性细支气管炎伴间质性肺病（respiratory bronchiolitis associated interstitial lung disease，RB-LID）、脱屑型间质性肺炎（desquamative interstitial pneumonia，DIP）和淋巴细胞型间质性肺炎（lymphocytic interstitial pneumonitis，LIP）。

特发性间质性肺炎、慢性支气管炎和胶原病等所致肺纤维化的临床表现缺少特异性，HRCT 表现相似，单纯病理学诊断不能区分特发性和有病因的间质性肺炎，因此，特发性间质性肺炎的诊断应该是临床，影像学和病理学的综合诊断，不能单纯依靠病理学诊断。若根据临床特点与 HRCT 表现足做出特发性肺纤维化诊断，则无须进一步病理活检。影像学检查还可除外一些肺内疾病并提供确切的活检部位。

一、特发性肺纤维化

【概况】★★△△

特发性肺纤维化呈典型的普通型间质性肺炎的组织学特点：正常肺组织间为不同程度的间质炎症与纤维化，新旧病变同时存在。炎症主要由淋巴细胞、浆细胞、嗜酸细胞构成，肉芽肿少见。病变侵犯肺泡壁、肺泡腔，进而可发展为弥漫性肺间质纤维化。

【相关临床】★△

好发于中年患者，男性比女性多见。起病隐匿，临床上多无特异性，典型表现为进行性呼吸困难和干咳。大部分患者可见杵状指，于两肺底常可闻及吸气末期的细爆裂音或细湿音。肺功能检查为限制性通气障碍和弥散功能障碍，并肺容量减少。本病对甾体类激素不敏感，预后差。

【影像学检查方法】★★★△△

胸部 HRCT 首选，但特异性不强。

【影像学表现】★★★△△△

X 线表现为两下肺野外周网状阴影，通常不对称。病变进展后，多表现为两侧中、下肺野弥漫的粗大网状结节影，可伴有小囊；可出现肺气肿、肺大泡、细支气管扩张；下肺容积减少，膈位升高；最后呈广泛蜂窝样改变。部分患者胸像显示正常。

早期 IPF 的 HRCT 表现为斑片状或大片状磨玻璃样阴影，多位于双侧中下肺叶的胸膜下。进展期 IPF 的 HRCT 表现为小叶内间质增厚，细网状影及蜂窝阴影，可出现胸膜下不规则索条影、小叶中央型肺气肿、小支气管牵拉性扩张、肺实变等。晚期 IPF 的 HRCT 表现为：胸膜下蜂窝状阴影，提示为不可逆改变。

根据 HRCT 显示的磨玻璃样阴影可以估计 IPF 的活动性并提示可能对激素治疗有反应。在随诊中，磨玻璃样阴影可有吸收，但更多患者进展为纤维化或蜂窝影。

二、非特异性间质性肺炎

【概况】★★△△

NSIP 分为细胞型和纤维型。细胞型的主要表现为肺泡间隔的淋巴细胞伴浆细胞浸润，纤维型的表现为肺泡间隔纤维化，伴或不伴少量炎症细胞。细胞型 NSIP 的预后明显好于纤维型的。

【相关临床】★△

NSIP 的发病原因及诱因有多种，如吸烟史、棉花接触史、养宠物史及其他基础疾病史。NSIP 发病以中老年为主，常呈亚急性起病，主要症状为胸闷、咳嗽、呼吸困难，病程较 IPF 短，而明显长于 AIP。肺功能检查常为限制性通气障碍，血气分析常表现为Ⅰ型呼吸衰竭。采用糖皮质激素治疗，NSIP 疗效明显优于 IPF。

【影像学检查方法】★★★△△

胸部 HRCT 首选，但特异性不强。

【影像学表现】★★★△△△

HRCT 常表现为双侧中下肺叶胸膜下的斑片状磨玻璃样阴影，病变范围较 AIP 及 IPF 局限，很少形成双肺弥漫性病变；不规则条状或网状阴影、斑片状气腔实变影、小叶内间质增厚、牵引性支气管扩张等可见，蜂窝影和实变影相对少见。患者采用糖皮质激素治疗后，HRCT 显示磨玻璃影吸收，同时肺功能也有好转。

三、隐匿型机化性肺炎

【概况】★★△△

COP 的病理表现为肺泡腔内、呼吸性细支气管内及肺泡管内有成纤维组织，伴肺泡壁内不同程度的纤维化与慢性炎症，病变呈灶性分布。

【相关临床】★△

本病多见于中年人，发病时间较短，平均少于三个月。临床表现与下呼吸道感染相似，常为不同程度的咳嗽和呼吸困难，可有清痰，甚至浓痰。肺功能呈限制性通气障碍，可伴轻度阻塞性改变。本病用皮质激素治疗有效，但部分病人在减量后或停药后可复发。

【影像学检查方法】★★★△△

胸部 HRCT 首选，但特异性不强。

【影像学表现】★★★△△△

HRCT 常表现为下肺胸膜下或支气管周围的实变，内可见充气支气管征，病变区域常有轻度柱状支气管扩张。大多数病人经治疗能好转，可残留少许条索影。

四、急性间质性肺炎

【概况】★★△△

AIP 早期出现弥漫性的肺泡壁的水肿与炎性细胞浸润，肺泡腔内充满蛋白分泌物，肺泡透明膜形成。AIP 进展期出现成纤维组织，最终变为成熟的胶原，小到中等动脉中常有血栓形成。

【相关临床】★△

本病的发病年龄范围较大，平均 50 岁左右，无性别差异。通常起病急骤，病人起初常有类似上呼吸道感染表现，几天后进展为呼吸困难、难以纠正的呼吸衰竭，其临床过程与急性呼吸窘迫综合征（ARDS）相似。肺功能检查呈限制性通气障碍伴弥散量减少。目前，本病无有效的治疗方法，大部分病人对各种抗感染治疗或糖皮质激素治疗均不敏感，死于发病后 1～2 个月内，仅少数患者可完全恢复。

【影像学检查方法】★★★△△

胸部 HRCT 首选，但特异性不强。

【影像学表现】★★★△△△

HRCT 常表现为两肺局灶性或弥漫性分布的磨玻璃样阴影或实变，多伴有支气管扩张和肺结构扭曲；小叶间隔增厚及蜂窝影少见（图 4-2-1-24）。少数能存活病人的 HRCT 表现为双肺网状、囊状影或蜂窝影，可伴有肺结构扭曲，双肺磨玻璃样阴影和实变明显吸收。

五、剥脱性间质性肺炎 / 呼吸细支气管炎伴间质性肺炎

【概况】★★△△

DIP 病理表现为肺泡腔内大量巨噬细胞聚集，纤维化程度轻，病变弥漫分布但受累范围病变程度较为均一。RB-LID 表现为呼吸性细支气管内与相邻肺泡内有巨噬细胞，细支气管壁内与相邻肺泡壁内可有轻度纤维化和炎症。

【相关临床】★△

DIP 与 RB-LID 主要见于 30-50 岁的吸烟者，男女比例为 2：1。大多数病人有轻微的临床症状，呈干咳和气短，逐渐加重，可进展为呼吸衰竭。肺功能检查呈限制性通气障碍。本病用皮质激素治疗有效，预后良好。

【影像学检查方法】★★★△△

胸部 HRCT 首选，但特异性不强。

【影像学表现】★★★△△△

HRCT 常表现为磨玻璃样阴影，蜂窝影少见，不规则条状或网状影可见于双下肺。DIP 的磨玻璃样阴影多位于双侧中下肺叶的胸膜下；RB-LID 的磨玻璃样阴影多分布于上叶，常伴小叶中心性肺气肿、支气管壁增厚。经激素治疗后磨玻璃样阴影可完全消失，少数磨玻璃样阴影可进展为网状影或网状结节影，纤维病变吸收不明显。

六、淋巴细胞型间质性肺炎

【概况】★★△△

LIP 病理表现为广泛肺泡间隔的淋巴细胞浸润，肺淋巴管内的淋巴滤泡常见。确诊需要采用免疫组织化学检查。

【相关临床】★△

LIP 好发于 50～60 岁，女性多见。其临床表现不明确，起病缓慢，呈逐渐增多的咳嗽，气短等。

【影像学检查方法】★★★△△

胸部 HRCT 首选，但特异性不强。

【影像学表现】★★★△△△

HRCT 常表现为两侧肺弥漫分布的磨玻璃样阴影和模糊的网状小结节影，囊状影和蜂窝影可见，可伴有肺大泡、小叶间隔增厚，偶可见广泛片状实变影。

（宋 兰 隋 昕 宋 伟）

第 3 节　结缔组织疾病相关肺疾病

结缔组织疾病（connective tissue diseases，CTD）是一组自身免疫性疾病，最容易侵犯关节滑膜、浆膜以及各种脏器中的结缔组织和血管等。由于肺具有丰富的结缔组织和血管，故易受侵犯。系统性红斑狼疮、干燥综合征、类风湿性关节炎、硬皮病、风湿性肺炎、皮肌炎等为最常见的结缔组织疾病。血管炎（vasculitis）是一组不同病因引起的血管炎症和破坏的疾病，分为原发性和继发性。原发性血管炎主要包括结节性多动脉炎、韦格纳肉芽肿、变态反应性肉芽肿和血管炎、大动脉炎、白塞氏病等，继发性血管炎主要包括结缔组织病的血管炎、药物性血管炎、感染性血管炎等。

结缔组织疾病的病理改变具有一定共性：结缔组织具有黏液样水肿和类纤维蛋白变性，小血管炎性坏死，同时伴有淋巴细胞、浆细胞浸润。血管炎可累及全身的各种血管，病理表现为炎性细胞浸润，引起血管狭窄或瘤样变。

结缔组织疾病大多起病缓慢，病程长，缓解与加重交替出现。该病往往具有一些共同的临床表现，病人常有不规则发热、关节痛、具有多脏器损害的特点。原发性血管炎的临床表现复杂，缺乏特异性，一般与受累血管的种类、大小、解剖位置及受累范围等有关。

结缔组织疾病和原发性血管炎的肺部影像改变没有特征性，且不同的结缔组织疾病和原发性血管炎可有类似的肺部影像表现，因而定性诊断不能单纯依靠胸部的影像学表现，必须综合临床、实验室检查。

一、系统性红斑狼疮

【概况】★★△△

系统性红斑狼疮（systemic lupus erythematosus，SLE）是一种侵犯全身结缔组织的自身免疫性疾病，常同时累及肾脏、心脏、浆膜、关节及血管等。病程迁延反复，缓解和复发交替出现。死亡率较高，感染、肾功能衰竭、中枢神经系统损伤、心血管系统合并症是死亡的主要原因。在结缔组织疾病中，SLE 易累及胸膜和肺，主要表现为胸膜、心包的增厚和渗出，以及肺内的感染、狼疮肺炎及纤维变。

【相关临床】★△

SLE 多见于青年女性，临床表现复杂多样。早期症状不典型，不易诊断。病变反复发作，侵犯多脏器后，可出现相应的临床症状。全身症状主要为发热、体重减轻、乏力等；皮肤黏膜症状主要为皮肤红斑、光过敏、口腔溃疡、雷诺现象等；骨骼肌肉系统症状主要为僵硬、关节疼痛、肌痛等；呼吸系统症状常有干咳，或咳少许黏痰并有气急和胸痛；还可出现淋巴结肿大、肝脾肿大、心包炎等症状。颜面部蝶状红斑，为急性皮肤红斑狼疮的特殊性表现，但出现率不超过 50%。

患者多有溶血性贫血、白细胞降低、血沉加速。免疫学异常：血清 γ 球蛋白升高，抗核抗体（ANA）、抗 ds-DNA、抗 SM 抗体、抗 RNP、抗 SSA、抗 SSB 阳性，C3、C4 降低。在周围血液和骨髓中找到 SLE 细胞，具有特殊的诊断意义。胸腔积液：渗出液，很少呈血性。白细胞计数不高，以单核细胞为主。积液中有时可找到 SLE 细胞。积液中 ANA 阳性，积液 ANA：血浆 ANA≥1。

【影像学检查方法】★★★△△

胸部 HRCT 首选，但特异性不强。

【影像学表现】★★★△△△

早期胸部影像表现多正常，而大部分病人可在病程的某一阶段出现某些异常表现。

胸膜炎：发生率较高。病理表现为淋巴细胞、浆细胞浸润胸膜，胸膜增厚，血管周围纤维素性坏死及纤维蛋白性渗出。影像表现为胸膜增厚或胸腔积液，多为小或中等量胸腔积液，胸腔积液可自行消失，然而大部分病人需用激素治疗，病变方可消失。大量胸腔积液往往提示合并感染。

急性狼疮肺炎发生率低。病理改变为淋巴细胞为主的间质浸润、急性肺泡壁损伤、肺泡出血、肺泡水肿和透明膜形成。影像表现为密度不均匀的斑点状或片状浸润性阴影，分布在一个肺段、肺叶或两肺中下野，可呈游走性，常合并胸膜病变，用激素治疗效果良好。红细胞压积急剧下降时，可能有肺泡出血，但患者很少有咯血。

慢性狼疮肺炎发生率低。病理改变为肺泡壁增厚、水肿，淋巴细胞和浆细胞浸润，及非特异性肺间质纤维化。影像表现为网状索条影或网状结节状阴影，以两中下肺多见，多伴有代偿性肺气肿，肺大泡。晚期可出现蜂窝状肺、肺体积缩小、膈肌升高。

肺水肿系狼疮性肾炎肾功能衰竭所致尿毒症引起，多出现于该病晚期，预后差，病死率高。影像表现为两肺门周围及中下肺野绒毛状或蝴蝶翼状实变阴影。

心影普遍性增大，多系心包（炎症和积液）和心肌病变所致；以左室增大为主的心脏增大，多系肾性高血压所致。

呼吸肌病为 SLE 累及呼吸肌所致。患者出现双侧膈肌抬高，肺容积缩小，呼吸困难及限制性通气障碍，即肺萎缩综合征。

肺动脉高压和肺栓塞：发生率低。

【鉴别诊断】★★△△

SLE 胸部影像表现是非特异性的，必须结合临床资料和影像表现考虑肺内病变性质。SLE 继发性肺内感染亦表现为浸润性阴影（图 5-6-93a、b、c），故诊断急性狼疮肺炎时，首先要除外病毒、细菌、真菌、结核等感染性肺炎，患者发烧，血白细胞增高，抗生素治疗有效，多为肺内感染。合并霉菌或病毒感染，则鉴别比较困难。SLE 胸腔积液应与结核性胸膜炎鉴别，后者积液量较大且单侧性居多，肺内尚有结核病灶，结核菌素试验强阳性。恶性肿瘤所致的胸腔积液及心包积液多为血性。

附：1985 年全国风湿病学会制定的红斑狼疮诊断标准，共 13 项：①蝶形红斑或盘状红斑；②光敏感；③口腔黏膜溃疡；④非畸形性关节炎或多关节痛；⑤胸膜炎或心包炎；⑥癫痫或精神症状；⑦蛋白尿、管型尿或血尿；⑧白细胞少于 4×10^9/升或血小板少于 100×10^9/升或溶血性贫血；⑨荧光抗核抗体阳性；⑩抗双链 DNA 抗体阳性或狼疮细胞阳性；⑪抗 Sm 抗体阳性；⑫O 降低；⑬皮肤狼疮带试验（非皮损部位）阳性或肾活检阳性。符合上述 13 项中任何 4 项者，可诊断为红斑狼疮。

二、类风湿病

【概况】★★△△

类风湿性关节炎（rheumatoid arthritis，RA）是以关节慢性炎症和毁损为主要表现的全身性疾病，可累及肺、胸膜。RA 影响肺部的形式是多种多样的。类风湿性关节炎愈严重，并发肺间质纤维化的机会愈多，约占 2%～5%。

【相关临床】★△

类风湿性关节炎的女性发病率高于男性，但男性易出现肺部受累。关节疼痛、变形及周围软组织肿胀为常见症状。呼吸系统的症状主要为气急、咳嗽、胸痛和杵状指。有皮下结节者，较多并发肺部间质性病变。

免疫学检查可见类风湿性因子阳性，部分患者 ANA 阳性。胸腔积液检查：一般为草黄色渗出液，少量呈脂性乳糜状，蛋白及乳酸脱氢酶增高，胸水糖降低甚至无糖而血糖正常，这是诊断类风湿性胸水的重要指标，也是与狼疮性胸水的鉴别诊断要点。补体 C3、C4 降低，部分病人的胸水中类风湿性因子浓度高于血液浓度或类风湿性因子仅存在于胸水中。

【影像学检查方法】★★★△△

胸部 HRCT 首选，但特异性不强。

【影像学表现】★★★△△△

胸膜炎较常见。胸膜增厚和胸腔积液是类风湿性病最常见的改变。类风湿性关节炎尸检时发现约半数病人有胸膜粘连或胸腔积液。胸腔积液自少量到大量，可短时间吸收亦可变成慢性。炎风湿病累及胸膜多为少量或中等量胸腔积液而没有临床症状的无痛性胸膜炎，与狼疮性胸膜炎不同，后者往往有反复明显的胸痛。

弥漫性肺间质纤维化是 RA 最常见的肺部表现。早期病理表现为淋巴细胞、浆细胞等间质浸润，之后以纤维组织增生为主。早期影像表现为双肺底弥漫性斑片、实变或磨玻璃样阴影，内常可见支气管充气征。随后表现为弥漫性大小不等的网状结节状阴影，晚期表现为蜂窝状肺，肺容积缩小，膈升高。

类风湿性肺结节比较少见，通常见于重度类风湿性关节炎和有多发皮下结节的患者。病理表现为胸膜下或肺间质的坏死性结节，结节的中心为不规则的类纤维蛋白坏死，外面由排列成栅栏状的大单核细胞和一层肉芽组织包围，组织结构与类风湿性皮下结节相同。影像表现为肺结节，可为单发亦可多发，多分布在胸膜下，大小不等平均为 1～2 cm 直径，最大者可达 7 cm 直径，边缘光整，有的可形成空洞。结节的进展与缩小与 RA 的病情相并行。

类风湿尘肺或 Caplan 综合征指患矽肺的病人同时患类风湿性关节炎，在肺内出现结节。表现为边缘清晰的单发或多发圆形结节，直径 0.5～5 cm，半数可见空洞，多分布于肺野周边。偶尔结节发生得非常突然和迅速，与矽肺伴缓慢发展引起的团块状纤维不同。

两上肺纤维化合并囊泡或空洞形成多数发生在出现关节症状之后，偶发生在关节症状出现前数年，伴有肺叶收缩，肺门上提。

偶发生肺动脉炎和肺动脉高压，常与雷诺现象同时存在。还可并发 BOOP、支气管扩张。

【鉴别诊断】

胸膜、肺的损害可出现在关节炎症状之前，此时诊断困难。

胸腔积液糖降低甚至无糖而血糖正常、类风湿因子阳性是鉴别类风湿性胸水与狼疮性胸水的要点。

单发类风湿肺结节与肺结核球、周围型肺癌鉴别，前者常伴有关节症状，RF 阳性，有时需进行活检以明确诊断。

RA 的肺间质纤维化与特发性肺纤维化不同之处为肺组织免疫荧光染色无类风湿因子阳性反应，而且临床症状较特发性肺纤维化轻微，发展缓慢，病程较为良性。

三、硬皮病

【概况】 ★★△△

硬皮病（scleroderma）以系统性硬化（systemic sclerosis，SSc）和局灶性硬皮病最常见，系统性硬化是一种缓慢进展的结缔组织病，以皮肤炎性、变性、增厚和纤维化进而硬化和萎缩为特征，可引起消化道、肺、心脏、肾等多器官损害。女性发病率是男性的 3 倍，发病年龄多在 30～50 岁之间。肺的病理表现为广泛的肺小动脉、毛细血管等增生、闭塞和纤维变或纤维性肺泡炎进展至肺间质纤维化。

【相关临床】 ★△

雷诺现象见于 90% 患者，常为本病首发症状。皮肤改变是诊断硬皮病的主要依据，病程可分 3 个阶段即水肿期、硬化期和萎缩期。水肿期皮肤红肿、红斑、水肿、增厚、缺乏弹性；硬化期皮肤呈蜡样，皱纹和皱襞消失，全身性黑色素沉积，毛细血管扩张及皮下钙化现象，皮肤硬化致病人面部缺乏表情；萎缩期皮肤萎缩变薄。病变累及呼吸系统常出现咳嗽、气急、呼吸困难、发绀等。

实验室检查有免疫学异常，约 90% 的患者 ANA 阳性，抗 ds-DNA 抗体多阴性。肺功能检查示肺功能低下、肺容量降低和限制性通气功能异常。

【影像学检查方法】 ★★★△△

胸部 HRCT 首选，但特异性不强。

【影像学表现】 ★★★△△△

约 25%～82% 病人有不同程度的肺间质性病变，X 线表现为两肺弥漫性线条状、网状或网状结节阴影，以两中下肺为著。晚期形成蜂窝肺，常可见肺大泡和小气囊。部分患者可见肺动脉高压、肺动脉扩张和右心扩大。少数患者可见胸膜增厚、胸腔积液。

CT 表现为小叶间隔增厚、胸膜下线，多位于中下肺及胸膜下。双肺网状影和网状结节影，晚期呈蜂窝肺。部分患者有胸膜增厚或心包积液。

食管造影示食管有不同程度的扩张，蠕动减弱以至消失，食管排空时间延长、黏膜皱襞消失、后期可并发食管裂孔疝或食管炎。

【鉴别诊断】

该病应与引起肺间质病变的其他疾病相鉴别，若仅有肺内改变，而皮肤表现不明显或缺如者，诊断比较困难，必要时可进行皮肤或肺的活检。如有关节畸形应注意与类风湿性关节炎相鉴别。

四、多发性肌炎和皮肌炎

【概况】 ★★△△

多发性肌炎（polymyositis，PM）和皮肌炎（dermatomyositis，DM）为一组主要累及皮肤和肌肉，为原因不明的横纹肌非化脓性炎症，并可侵犯结缔组织和内脏。在各种结缔组织疾病中，皮肌炎伴发恶性肿瘤的机率最高，多见于 40 岁以上的病人，以鼻咽癌的发病率最高，其次为乳腺癌、肺癌、女性生殖器癌、胃肠道癌等。肺的病理改变为大量巨噬细胞及炎性细胞浸润，肺间质纤维化和肺血管壁增厚，与特发性肺间质纤维化无明显区别。

【相关临床】 ★△

发病年龄 30～60 岁，女性是男性的两倍。起病缓慢，患者常出现对称性近端肌无力，伴低热、四肢轻度疼痛、皮疹等。呼吸系统的症状有气急、声音嘶哑、呼吸困难、发绀等。

实验室检查多有ESR升高，肌红蛋白升高，肌酸激酶升高。免疫学检查异常：部分患者ANA阳性，多数合并肺间质纤维化的患者抗JO-1抗体阳性，血清中可出现PL-7，PL-12，Ku抗体。C3、C4降低，γ球蛋白增高。肌电图示肌源性损害。肺功能检查示限制性通气障碍和弥散性通气障碍。

【影像学检查方法】★★★△△

胸部HRCT首选，但特异性不强。

【影像学表现】★★★△△△

弥漫性肺间质纤维化是较常见的肺部损害。早期为间质性肺炎，X线表现为磨玻璃样阴影，随后表现为索条状、网状或网状结节影，以中下肺野为显著。部分患者可见胸膜增厚、胸腔积液、膈肌运动减弱、盘状肺不张、慢性进行性心脏普遍性增大、肺动脉高压或肺心病等征象。咽部及食管上段肌肉炎症、萎缩易引起吸入性肺炎。大量肾上腺皮质激素的应用容易引起机遇性感染。

早期CT表现为小斑片，多位于中下肺。随后可见小叶间隔增厚、胸膜下线，中下肺可见弥漫的网状影和网状结节。蜂窝肺少见。

【鉴别诊断】

在诊断皮肌炎病人时，要特别注意有否恶性肿瘤的存在。

五、干燥综合征

【概况】★★△△

干燥综合征（Sjögren’s syndrome，SS）是一种主要累及全身外分泌腺的慢性自身免疫性疾病，以唾液腺、泪腺为主，其他器官、系统也可受累。SS易出现MALT淋巴瘤和其他恶性淋巴瘤。SS常常合并其他结缔组织病，最常见的为类风湿性关节炎，其次为红斑性狼疮、硬皮病等。呼吸道损害的病理表现为外分泌腺体、上下呼吸道黏膜的淋巴细胞浸润，腺体上皮先增生，随后萎缩，被增生的纤维组织取代；细支气管病变可使管腔出现不同程度的狭窄阻塞，肺间质病变也可为局部血管炎引起。肺MALT淋巴瘤可见肺内淋巴组织浸润（成熟的B淋巴细胞），淋巴结不被累及，没有其他恶性淋巴瘤的表现。恶性淋巴瘤可见肺组织内有未成熟的淋巴细胞浸润。

【相关临床】★△

女性与男性患病率比例为9：1，好发于50岁以上的老年人。口眼干燥为主要的症状，约10%的患者出现呼吸道症状。呼吸系统的症状有干咳、声嘶、发绀和杵状指。

实验室免疫学检查：多数患者抗核抗体阳性，以抗SSA抗体、抗SSB抗体阳性率高。高球蛋白血症。部分患者RF阳性。肺功能检查：限制性通气功能障碍和弥散功能下降。腮腺唾液流量降低，唇黏膜活检可见淋巴细胞或单核细胞浸润。

【影像学检查方法】★★★△△

胸部HRCT首选，但特异性不强。

【影像学表现】★★★△△△

影像表现为两中下肺网状结节状阴影，密度低且边缘模糊，互相融合可呈斑片状、纤维索条和网状结节状阴影密度高、边界清晰，肺容积缩小，膈升高，甚至出现蜂窝状肺。

肺MALT淋巴瘤表现为两肺弥漫性粗糙的大小不等的结节、腺泡状浸润，最后可融合成大片状阴影，如大叶性肺炎，可见支气管气象，进展缓慢，预后较好，可存活多年。恶性淋巴瘤表现为大小不等的孤立结节、弥漫性网状结节或两肺基底明显的肺泡浸润、肺门淋巴结肿大，偶尔出现胸腔积液。当病人出现单克隆高γ球蛋白血症、巨球蛋白血症、IgM降低，类风湿性因子转阴时，表示为有潜在恶性淋巴瘤的可能，预后不良。还可见胸膜增厚和积液、膈肌炎或肺内血管炎或肺内淀粉样变性等。

【鉴别诊断】

SS的继发性间质病变应与特发性肺间质纤维化、结节病及其他结缔组织病鉴别，SS有口眼干燥症状，腮腺唾液流量降低，唇黏膜活检可见淋巴细胞或单核细胞浸润，而后者没有。

（宋兰 隋昕 宋伟）

第 4 节 肺泡微石症

【概况】★★△△

肺泡微石症是一种罕见的慢性肺疾病，以肺泡内广泛存在的小结石为特征。微结石由不同钙磷复合物组成，肺无明显炎性反应及间质变化。三分之一有家族史。

【相关临床】★△

病程发展缓慢，儿童期多无明显症状或表现为慢性咳嗽及活动后气短，成年后出现呼吸困难、发绀及杵状指（趾）。肺功能检查显示限制性通气障碍、弥散功能减低。

【影像学检查方法】★★★△△

X 线胸像可以进行诊断。胸部 HRCT 显示小结石、小叶间隔增厚等微小病变优于 X 线胸像。

【影像学表现】★★★△△△

患者临床症状轻微，但影像学表现严重。X 线胸像为双肺分布的细砂粒样结节，呈 " 沙暴样 " 或 “鱼籽样”，结节密度较高，边界清晰，随诊短期无变化。病变进展，微结节增多密集，呈中下肺重，上肺轻的特点。还可见网状影、肺尖肺大泡、胸膜黑线（在肺实质和肋骨间的高透明线）。HRCT 表现为小于 1 mm 的钙化结节，弥漫分布或中下肺分布（沿心缘）；双肺磨玻璃样密度影，小叶间隔增厚伴钙化，间隔旁型肺气肿。

【鉴别诊断】

肺泡微石症应与粟粒性肺结核、播散性组织包浆菌病、尘肺、结节病和肺含铁血黄素沉着症鉴别，前者结节细小且密度高，影像表现与临床症状不一致，痰、支气管肺泡灌洗液中可见小结石。

（宋 兰 隋 昕 宋 伟）

第 5 节 肺泡蛋白沉积症

【概况】★★△△

肺泡蛋白沉积症（pulmonary alveolar proteinosis，PAP）以肺泡及终末呼吸性细支气管内大量的表面活性蛋白质及脂质沉积为特征，但其发病机制至今仍不清楚。

【相关临床】★△

该病好发年龄为 20-50 岁，临床表现多无特征性，典型表现为活动后气促。肺功能检查示限制性通气功能障碍，CO 弥散下降，低氧血症。

【影像学检查方法】★★★△△

胸部 HRCT 首选。

【影像学表现】★★★△△△

胸部 HRCT 表现为双肺弥漫分布、以中下肺野为主的磨玻璃样改变，内可见肺血管；也可表现为双肺弥漫分布、形态不规则的斑片影，与周围正常肺组织分界清楚。2/3 以上患者可同时有以上两种表现。少数患者合并细网状影呈“铺路石样”。一般没有胸内淋巴结肿大、胸腔积液。患者行灌洗治疗后，灌洗前后及复发后的病变位置相对固定。

【鉴别诊断】

由于肺泡蛋白沉积症发病率低，影像表现复杂多样，诊断困难。

肺泡蛋白沉积症与叶或段肺炎不同之处在于：前者病程长，病变呈弥漫分布且变化缓慢，抗炎治疗无效；后者常伴有发热、咳痰等症状，病变呈段或叶分布，经抗生素治疗有效。

肺泡蛋白沉积症与特发性肺间质纤维化不同之处在于：前者病变非越近胸膜病变越重，多蜂窝肺或肺大泡，肺泡灌洗液中极少见细胞结构，PAS 染色阳性；后者病变以胸膜下为重，常有网状结节影、蜂窝肺或肺大泡，灌洗液中可发现较多细胞成分。

肺泡蛋白沉积症与弥漫型肺癌不同之处在于：前者病程较长，多为磨玻璃样阴影，与周围肺组织分界清晰，无纵隔淋巴结肿大；后者进展迅速，多表现为磨玻璃样阴影伴密度较高的小节结状阴影，有融合趋势。

经纤维支气管镜肺灌洗即可确诊本病，同时还能治疗。

（宋 兰 隋 昕 宋 伟）

第6节 肺 水 肿

【概况】★★△△

肺水肿是由于毛细血管内液体大量渗入肺间质和肺泡所致。病理上肺水肿分为间质型肺水肿和肺泡型肺水肿，临床上较常见心源性肺水肿和肾性肺水肿。

【相关临床】★△

患者先出现心悸、血压升高等症状，然后逐渐出现呼吸困难。间质性肺水肿听诊有喘鸣音；肺泡型肺水肿听诊有湿啰音，咳泡沫样痰。

【影像学检查方法】★★★△△

X线胸片检查是诊断肺水肿的重要方法，可用于肺水肿的早期诊断和了解病变的动态变化。胸部CT显示细节更佳。

【影像学表现】★★★△△△

间质性肺水肿的X线表现为两上肺静脉分支增粗，两下肺野的血管纹理相对较细；肺纹理和肺门阴影边缘模糊；肺脏透亮度下降；支气管袖套征常见的为上叶前段支气管，表现为支气管的环形阴影厚度增加，外缘模糊；间隔线阴影主要是KerleyB线，表现为边缘清楚、锐利的细线形阴影，厚度为1～2 mm，长约2 cm，与胸膜垂直，后前位胸片上于两下肺野外带肋膈角处胸膜下最为清楚，侧位胸片B线在后肋膈角处可见；胸膜下水肿表现为类似胸膜增厚的阴影；严重的肺水肿可引起少量胸腔积液。在间质性肺水肿的X线征象中，肺纹理模糊和间隔线是主要的。常合并心脏扩大。

肺泡型肺水肿表现为腺泡结节、斑片状和大片融合阴影，有时可见支气管空气征，病变边缘模糊。中央性分布的肺水肿肺内阴影主要分布在两侧肺野的中内带，呈蝶翼征。弥漫性分布的肺水肿是指肺内病变广泛分布于肺野的各个部位。

间质性肺水肿的高分辨CT表现为小叶间隔增厚，其边缘光滑；支气管血管束增粗，光滑；肺内磨玻璃影；胸膜增厚，可有叶间积液。肺泡型肺水肿的高分辨CT表现为小叶中心结节、小片状、大片融合实变，有支气管气象。

【鉴别诊断】

不同病因的肺水肿X线表现有差异，肺水肿的病因和临床表现对鉴别诊断有重要的参考价值。

心源性肺水肿的最常见病因是左心衰竭，间质性肺水肿的X线表现无特殊，实变为中心性分布或主要位于两肺基底部，左心室增大。肾源性肺水肿见于急性和慢性肾功能衰竭，患者除有心源性肺水肿X线表现外，肾源性肺水肿时，上下肺野肺纹理均较正常时增粗，上腔静脉、奇静脉等大血管增宽。肺微血管损伤性肺水肿可由多种原因引起，如毒性气体吸入、胃液吸入、过量使用毒麻药、溺水、颅内压升高、高原性肺水肿、复张性肺水肿等，X线表现为肺血分布正常，无袖套征，无间隔线，斑片状实变往往在肺野外围部分布，心影不大。

急性肺水肿与肺炎的不同之处在于：肺水肿的实变密度较均匀，如磨玻璃状，伴有间质改变，如肺纹理模糊、增粗及间隔线影，实变动态变化快，几天或几小时内可有显著增多或减少，而肺炎阴影明显变化一般在两周左右。

（宋 兰 隋 昕 宋 伟）

第7节 特发性肺含铁血黄素沉着症

【概况】★★△△

特发性肺含铁血黄素沉着症，也称为特发性肺出血，是以弥散性肺泡毛细血管反复出血、肺间质含铁血黄素沉着为显著特点的疾病。该病少见，病因不明，一般认为与遗传、免疫、牛乳过敏、环境因素和铁代谢异常有关，目前认为与免疫相关。好发于儿童（成人约占20%）。

【相关临床】★△

患者表现为反复咯血、缺铁性贫血。首次起病多突然多表现为发热、咳嗽、咯血及贫血，严重时可出现大量咯血。肺部多无特异体征。患者间断反复发作，发作时有上述表现，缓解期常咳棕色痰或痰中可见棕色小颗粒。多年反复发作造成肺纤维化，呼吸困难、发绀常见，并可导致肺源性心脏病，患者常有肝脾肿大、杵状指趾。

患者常有不同程度的贫血，以中度贫血多见。血清铁蛋白降低。发作期常有间接胆红素增高。少数患者 Commbs 试验可以阳性。痰、胃液、支气管肺泡灌洗液中找到含铁血黄素细胞（普鲁氏蓝染色可见细胞内有蓝色颗粒，即含铁血黄素颗粒），据此可明确诊断。

【影像学检查方法】★★★△△

胸部 HRCT 首选，X 线胸像容易漏诊。

【影像学表现】★★★△△△

急性出血期的 X 线胸像、HRCT 表现为双肺对称分布的实变或磨玻璃样阴影，也可表现为两肺弥漫分布网状结节影。病变多在 2～4 日吸收消散。患者反复发作后，肺内逐渐出现细网状影、粗网状影、弥漫结节状影或粗索条影及小囊状透亮区，也可出现肺气肿、肺动脉高压、肺心病等改变。

【鉴别诊断】

特发性肺含铁血黄素沉着症与 Goodpasture 综合征、肉芽肿性血管炎（韦氏肉芽肿）、显微镜下血管炎、急性狼疮肺炎的影像学表现有相似之处，鉴别应从实验室检查、病理学特点。

（隋　昕　宋　兰　宋　伟）

第 8 节　肺朗格汉斯细胞组织细胞增生症

【概况】★★△△

朗格汉斯细胞组织细胞增多症（Langerhans' cell histiocytosis，LCH）是以大量朗格汉斯细胞增生、浸润和肉芽肿形成，累及骨骼、肺脏、中枢神经系统、皮肤等，导致器官功能障碍为特征的一组疾病。肺朗格汉斯细胞组织细胞增多症指病变仅累及肺脏或者肺脏是主要受累器官，通常在青年人发病，与吸烟密切相关，多为良性和迁延的病程。

【相关临床】★△

约 1/4 的患者没有呼吸道症状，最常见的症状是干咳和活动后呼吸困难。部分患者伴有全身症状，如消瘦、乏力、发热等。少数患者以气胸为首发症状。

半数以上的患者一氧化碳弥散量（DLCO）下降。多数患者支气管肺泡灌洗检查（BALF）示灌洗液中 CD1a 阳性的朗格汉斯细胞大于 5%（正常小于 1%）。

【影像学检查方法】★★★△△

胸部 HRCT 首选。

【影像学表现】★★★△△△

肺朗格汉斯细胞组织细胞增生症的肺部病变呈现从肺结节到结节与囊腔（稍厚壁、薄壁），最后为薄壁囊腔的变化规律。

早期的 X 线胸片表现为双肺边界不清的微结节或网结节，以中上肺为著，肋膈角通常不受累，可伴有囊腔。随诊疾病进展，囊腔逐渐增多。终末期的肺朗格汉斯细胞组织细胞增生症表现为多发囊腔。少数早期患者（＜10%）胸片正常。

早期的 HRCT 表现为小叶中心性结节，伴少量囊腔，以中上肺野为著。随着疾病进展，囊腔逐渐增多且囊壁逐渐变薄，弥漫分布，形态不规则，大小不一。晚期表现为弥漫薄壁囊腔。

【鉴别诊断】

支气管肺泡灌洗检查（BALF）有助于鉴别结节病、过敏性肺炎、肺结核、肺癌和肺泡出血。

（隋　昕　宋　兰　宋　伟）

第 9 节　肺淋巴管平滑肌瘤病

【概况】★★△△

肺淋巴管平滑肌瘤病是由于平滑肌异常增殖导致支气管、淋巴管及小血管阻塞，呈进行性进展的全身性疾病。病因未明，好发于 16-68 岁女性，尤其是育龄期妇女。肺部最易受累。

【相关临床】★△

患者常有呼吸困难、自发性气胸、乳糜胸等表现。肺功能检查示肺容积增大，阻塞性通气功能障碍，弥散功能显著降低。

【影像学检查方法】★★★△△

胸部 HRCT 首选。

【影像学表现】★★★△△△

早期 X 线胸像可无明显异常。随病情进展渐出现囊腔。可见单侧或双侧胸腔积液、自发性气胸。HRCT 表现为两肺囊腔，弥漫均匀分布，边界清楚，圆形，薄壁，大小常为 1 cm 左右，可大至 5 cm。囊腔间肺组织正常。可伴有纵隔淋巴结肿大、气胸、胸腔积液。无明显的肺间质病变和结节。

【鉴别诊断】

支气管扩张的囊腔沿支气管分布，壁厚且常有液平。肺气肿的低密度区中可见小叶中央动脉，多无小叶间隔增厚。肺间质纤维化的囊腔小且壁较厚，多位于胸膜下，伴有小叶间隔增厚、牵拉支扩和肺结构变形。肺朗格汉斯细胞组织细胞增多症的囊腔常伴有多发结节，病变多位于两肺上叶。结节性硬化累及肺时，影像学表现与 LAM 基本一致。但上述诸病多无乳糜胸。

（隋　昕　宋　兰　宋　伟）

第10节　肺血管炎

一、结节性多动脉炎

【概况】★★△△

结节性多动脉炎（polyarteritis nodosa，PAN）引起全身广泛性中小动脉壁的进行性炎性病变和坏死，多见于血管分叉处，以血管阶段性病变为特征，有时也可侵犯小静脉。病变最易累及肾、心脏、肾上腺，其次为胃肠道、肝、脾和肺部。典型的病理改变包括动脉壁全层的粒细胞、单核细胞浸润，类纤维蛋白变性和坏死，可发生动脉瘤样扩张、破裂，并有血栓形成。晚期由于内膜增生和血栓形成，血管腔狭窄、闭塞。肺内肉芽肿或肺梗死形成的单个或多发的肺结节。

【相关临床】★△

早期症状为乏力、发热和肌肉疼痛，以后出现皮肤病变（即沿动脉排列的皮下结节）及多器官或系统症状，以高血压、腹痛及肾功能衰竭最常见。冠状动脉受累时，可出胸闷，但很少引起心肌梗塞。呼吸系统的症状较少，有咳嗽、血痰和胸痛，有些患者伴有支气管哮喘。

外周血白细胞及中性粒细胞增多，部分患者外周血嗜酸性粒细胞增多；部分患者 HBsAg 或抗 HBsAg 抗体阳性。γ 球蛋白增高，ANCA 阳性少见。累及肾脏时，血 BUN、肌酐增高，尿中可见红细胞、白细胞、管型和蛋白。

【影像学检查方法】★★★△△

胸部 HRCT 首选，但特异性不强。

【影像学表现】★★★△△△

X 线胸像表现为肺内单发或多发斑片影、结节影，偶见空洞，有继发感染者可有气液平面。可见肺内网状阴影或网状小结节影。少部分患者可见胸腔积液、心肌病变可引起心影增大、肺动脉高压致肺门血管影增粗。肾功能衰竭者，可出现肺水肿 X 线表现。

CT 检查示双肺边界较清晰的斑片实变，多位于中下肺。也可见双肺多发结节，边界清楚，有时可见空洞。部分患者可见胸腔积液、心包积液。

血管造影检查示多发性动脉瘤及闭塞血管，肾动脉和肠系膜动脉常受累。需除外动脉粥样硬化或肌纤维发育不良等其他原因。

【鉴别诊断】

本症是结缔组织疾病中诊断最困难的一种，必须除外其他常见类似的疾病，才可考虑本病的诊断。因影像学表现缺乏特征性，只能作为综合诊断的参考。

二、白塞病

【概况】★★△△

白塞病（Behcet’s disease）是一种以口腔溃疡、外阴溃疡、眼炎及皮肤损害为临床特征的，累及多系统、多器官的全身性疾病。病程呈反复发作和缓解交替过程。基本病理改变为毛细血管、不同口径的动脉和静脉的阶段性血管炎，血管周围有中性多形核细胞、淋巴细胞、单核细胞浸润，管壁纤维素样坏死和免疫复合物沉积，造成血管局限性狭窄和 / 或动脉瘤。此外血管内血栓形成，也使血管腔变窄。动脉瘤较动脉阻塞多见，大静脉阻塞多见。

【相关临床】★△

患者常表现为复发性口腔溃疡及外阴溃疡，皮肤结节红斑、毛囊炎，眼葡萄膜炎。呼吸系统常表现为咯血、呼吸困难、咳嗽等。

抗核抗体、ANCA 等阴性。60% 以上患者出现针刺反应阳性。累及肺部后，部分患者出现阻塞性通气功能障碍，V/Q 肺显像示肺灌注缺损。

【影像学检查方法】★★★△△

胸部 HRCT 首选，但特异性不强。肺动脉造影检查慎用。

【影像学表现】★★★△△△

肺动脉瘤的 X 线胸像表现为肺门血管突出或肺门快速增大，肺门周围边界清晰的圆形致密影。肺动脉瘤破裂或肺血管炎表现为肺局限性或弥漫性浸润影。肺梗死表现为肺实变、胸腔积液。上腔静脉血栓或头臂静脉血栓表现为上纵隔增宽。

肺内动脉瘤平扫 CT 表现为肺内边界清晰的结节或肿块，中心肺动脉增粗，周围肺动脉呈枯枝样改变，上腔静脉可增粗。增强扫描肺动脉瘤强化程度与血管强化程度一致，血栓呈相对低密度。上腔静脉血栓呈相对低密度，其上方可见明显强化的结节或条形影，为扩张的侧支循环血管。

肺动脉造影常表现为肺动脉高压，肺动脉狭窄或闭塞，肺动脉瘤。

【鉴别诊断】

多种结缔组织疾病都可出现口腔溃疡、关节炎和血管炎，应结合实验室检查、影像学检查进行鉴别。

三、变态反应性肉芽肿和血管炎

【概况】★★△△

变态反应性肉芽肿和血管炎，又称为 Churg- Strauss 综合征（Churg-Strauss syndrome，CSS），是主要累及中小动脉和静脉的坏死性血管炎。病理表现为血管壁嗜酸性粒细胞浸润，血管外肉芽肿及坏死性血管炎。

【相关临床】★△

患者除变应性鼻炎、哮喘外，皮疹、多发性单神经根炎也较常见。

患者外周血嗜酸性粒细胞明显升高，血清 IgE 升高。多数患者 ANCA 阳性。

【影像学检查方法】★★★△△

胸部 HRCT 首选，但特异性不强。

【影像学表现】★★★△△△

X 线胸像多表现为肺内斑片状磨玻璃样阴影，吸收较快；肺气肿，肺内纹理细小；边缘不规则结节状阴影；胸腔积液。

CT 检查多表现为磨玻璃样阴影，多位于胸膜下；肺外周动脉可见星状或不规则的扩张；实性肺结节，内可见支气管充气征，空洞少见。

【鉴别诊断】

本病常需与结节性多动脉炎、韦格纳肉芽肿鉴别。本病患者多有哮喘，嗜酸性粒细胞明显升高，很少累及肾脏，多发结节性空洞少见。韦格纳肉芽肿多累及上呼吸道，易累及肾脏，多发结节空洞多见。结节性多动脉炎易累及肾脏，患者无哮喘。有时需进行活检以明确诊断。

（隋 昕 宋 兰 宋 伟）

第 11 节 职业性肺病

一、硅沉着病与煤工尘肺

【概况】★★△△

硅沉着病又称为矽肺，是长期吸入大量含有游离二氧化硅（石英）粉尘所致的永久性肺组织瘢痕，在职业性肺病的尘肺中最为常见的类型。

煤工尘肺是指煤矿工人长期吸入生产环境中粉尘所引起的肺部病变的总称，长期吸入煤尘（含 5% 以下游离二氧化硅）引起的肺组织的纤维化的称为煤肺，长期吸入大量煤矽尘引起的肺纤维化称为煤矽肺。

若粉尘中游离二氧化硅含量高，环境空气中的浓度大，粉尘的颗粒小（0.5～2 μm），接触时间长，呼吸道的防御功能差则矽肺 / 煤工尘肺的发生发展快。即使脱离接触粉尘，也可能发生。硅沉着病常伴发结核、慢性支气管炎和阻塞性肺气肿、自发性气胸。

【相关临床】★△

早期矽肺与煤工尘肺患者多无临床症状，随着病变的进展，逐渐出现咳嗽、咳痰、胸闷、气短等。若出现反复大咯血，可能合并肺结核或支气管扩张。晚期煤工尘肺患者多咳黑色黏液状痰。早期患者的体征较少，患者逐渐出现胸部叩诊过清音、桶状胸、杵状指、紫组等。晚期重症患者可出现端坐呼吸、不能干卧。

肺功能检查主要是作为劳动能力鉴定的依据，而诊断意义不大。

【影像学检查方法】★★★△△

硅沉着病与煤工尘肺的职业病鉴定依靠X线胸像。胸部HRCT能够很好显示细节，但不用于职业病鉴定。

【影像学表现】★★★△△△

国际劳工组织的尘肺的X线胸像分类中，根据病变的大小、形状进行描述。圆形小阴影描述为："p"＜1.5 mm，"q" 1.5～3 mm，"r" 3～10 mm。不规则小阴影描述为："s"＜1.5 mm，"t" 1.5～3 mm，"u" 3～10 mm。若小阴影基本为同一形态和大小时，将其字母符号分别记录在斜线的上面和下面（p/p、t/t等）；若小阴影的形态和大小不同时，主要的小阴影的字母符号记录在斜线上面，次要的且记录在斜线下面（p/r，s/p等）。小阴影密集度是一个连续的渐变的过程，分为：0级（0/-、0/0、0/1）指没有小病变或数量少于1级；1级（1/0、1/1、1/2）指少量小病变，肺纹理正常；2级（2/1、2/2、2/3）指大量小病变且肺纹理特别模糊；3级（3/2、3/3、3/+）指小病变数量很大且完全掩盖肺纹理。先将小阴影进行分类，若小阴影密集度与标准片基本相同则记录为1/1、2/2、3/3；若认为较高一级也应认真考虑，则记录为1/2、2/3、3/+；若认为较低一级也应认真考虑，则记录为1/0、2/1、3/2。大的阴影描述为："a"有1个或多个1 cm＜病变＜5 cm，"b"有1个或多个比A大的阴影，面积总和小于右肺上区，"c"有1个或多个阴影，面积总和大于右肺上区。

无尘肺：0指无尘肺表现；0+指尚不够诊断为Ⅰ。一期尘肺：Ⅰ指有分布范围至少达到两个肺区的总体密集度1级的小阴影；Ⅰ+指有分布范围超过4个肺区的总体密集度1级的小阴影，或分布范围达到4个肺区的总体密集度2级的小阴影。二期尘肺：Ⅱ指分布范围超过4个肺区的总体密集度2级的小阴影或分布范围达到四个肺区的总体密集度3级的小阴影；Ⅱ+指有分布范围超过4个肺区的总体密集度3级的小阴影且或有小阴影聚集或有大阴影，但尚不够诊断为Ⅲ者。三期尘肺：Ⅲ指出现长径不小于20 mm、短径不小于10 mm的大阴影；Ⅲ+指单个大阴影的面积或多个大阴影面积的总和超过右上肺区。

矽肺与煤工尘肺的X线胸像与HRCT表现基本一致。

矽肺以q阴影较多见，散在分布于中上肺，边界清晰，多较小，常有钙化。矽肺常可见肺门、纵隔、锁骨上及腹腔内淋巴结蛋壳样钙化。早期煤工尘肺以P阴影占优势，到Ⅱ期后r阴影才逐渐增多，多分布以两肺中区、下区，两肺上区相对较少。I期煤工尘肺可见少许s、t阴影，晚期可见u阴影。大阴影多见于Ⅲ期煤工尘肺，呈蝶翼样，多位于肺上叶周围带，随着时间缓慢向肺门迁移。大阴影多伴有点状、线状或块状钙化。大阴影与胸膜间常有瘢痕旁型肺气肿，肺上叶体积缩小。煤工尘肺的淋巴结钙化、胸膜改变相对少见。

类风湿尘肺多表现为两肺多发的0.3～2 cm的圆形阴影，密度较均匀，边界较清楚，多位于两肺中下野。类风湿尘肺的圆形阴影可逐渐增大、增多，甚至融合。

【鉴别诊断】

急性粟粒性肺结核也表现为两肺粟粒结节，大小一致，但患者无矽尘接触史，有明显的全身中毒症状，经抗结核治疗粟粒病灶可以吸收。细支气管肺泡癌也可表现为两肺弥漫性结节，但分布不均，大小不等，不成团块或大片融合，很少有网状影和肺气肿，病变进展快。患者无矽尘接触史。肺含铁血黄素沉着症也表现为两肺弥散性小结节，但小结节多位于肺门旁，常伴有左心房扩大。患者无矽尘接触史，常有二尖瓣狭窄的风湿性心脏病，反复发作心力衰竭。肺泡微结石症的小结节多为1 mm左右，边缘清楚，多位于肺门旁，患者无矽尘接触史。

二、石棉肺

【概况】★★△△

石棉肺（asbestosis）属于职业病尘肺，是长期吸入石棉粉尘引起的慢性、进行性的肺间质纤维化、胸膜病变。石棉肺患者易发生肺、胸膜恶性肿瘤。

【相关临床】★△

起病多隐匿，患者多在接尘 7 年以上出现症状，少数患者在接尘后 1 年左右出现症状。主要症状为咳嗽、咳痰、胸痛等，缓慢出现且逐渐加重的呼吸困难。如合并肿瘤可发生咯血，合并感染时始有发热、咳脓痰。手指屈面、手掌和足底可见石棉疣。早期常无异常体征，后出现两下肺捻发音，干、湿性啰音。晚期患者可有杵状指(趾)，发绀等。

石棉肺患者易并发呼吸道感染、自发性气胸、肺源性心脏病、肺结核等。

【影像学检查方法】★★★△△

石棉肺的职业病鉴定依靠 X 线胸像。常规 CT 检查发现胸膜增厚及肺纤维化比 X 线胸像敏感，而 HRCT 比常规 CT 具有更高的敏感性

【影像学表现】★★★△△△

石棉肺的肺部病变表现为中、下肺野的内中带细网状影，后期形成粗网状影、蜂窝影。球形肺不张表现为圆形或椭圆形阴影，多位于中下肺野，以胸膜为基底，邻近支气管血管束弯向阴影边缘（“彗尾征”），伴肺体积缩小。肺门密度增高，无肿大淋巴结。石棉肺也可累及胸膜，且胸膜改变往往比肺改变出现得早而且明显，表现为：①胸膜斑：是石棉肺最常见的表现，多位于中、下胸壁，双侧性，可不对称，常有钙化。②弥漫性胸膜增厚：胸膜光滑均匀增厚并与消失的肋膈角连续，可逐渐累及叶间胸膜并出现钙化。③反复发生的双侧胸膜积液。；胸膜改变累及心缘，以及右中叶、左舌叶的纤维化致心脏边缘模糊(“蓬发心)

HRCT 表现为小叶内间隔增厚、小叶间隔不规则增厚、胸膜下线、蜂窝肺以及长索条；圆形或椭圆形致密影，以胸膜为基底，伴“彗尾征”、肺体积缩小，增强后明显强化。。

X 线胸像的诊断标准与分期参见“硅沉着病与煤工尘肺”章节。若两侧胸壁局限性胸膜斑，则“0+”可定为“Ⅰ”；胸膜改变累及部分心缘膈面且使其变模糊，则“Ⅰ”可定为“Ⅱ”；若出现“蓬发心”，可定为“Ⅲ”。

【鉴别诊断】

石棉肺与其他继发及原发肺间质性疾病不同之处在于石棉粉尘接触史。另外石棉肺的胸膜改变具有一定特征，多为双侧，大小常固定，可数月无变化。结核、炎症、创伤性胸膜改变则单侧居多，常随着治疗有一定变化。间皮瘤等胸膜改变在短期内多有进展。

（隋 昕 宋 兰 宋 伟）

参考文献

[1] Brauner MV, Lenior S, Grenier P, et al. Pulmonary sarcoidosis: CT assessment of lesion reversibility. Radiology, 1992, 182: 349-354.

[2] Remy-Jardin M, Giraud F, Reny J, et al. Pulmonary sarcoidosis: role of CT in the evaluation of disease activity and functional impairment and in prognosis assessment. Radiology, 1994, 191: 675-680.

第 33 章　胸膜及胸壁病变

第 1 节　胸腔积液及其性质鉴定

【概况】★★△△

1. 胸腔积液（pleural effusion） 当胸膜腔内蓄积的液体量超过正常时即为胸腔积液。

2. 病因 可以是全身性、局部性或腹部病变所引起，前者包括低蛋白血症，后者包括感染、免疫疾病、肿瘤等，其中感染是最常见原因，以结核性最常见，次为其他细菌感染。

3. 机制 当液体生成速度增加（如心力衰竭）或吸收速度减低（如肿瘤导致淋巴管闭塞）时，即可产生胸腔积液。

4. 类型 依生化成分不同可分为：渗出液、漏出液、脓液、血液、乳糜液等；依液体流动状态分为游离性积液和局限性积液，后者含包裹积液、叶间积液、肺下积液、纵隔积液等。

【相关临床】★△

胸腔积液多以感染、免疫疾病、肿瘤等引起各种胸膜炎为诱因，因此在急性期可有高热、气急、胸痛等为主要症状，慢性期中毒症状减轻，主要以慢性消耗性症状为主。

【影像学检查方法】★★★△△

1. X 线平片 积液 250 ml 以上者可以显示，但不能鉴别积液性质。

2. CT 检查 可显示 X 线平片无法发现的少量积液，并可大致提示积液性质。

3. 超声检查 简便、易行、无辐射，有助于胸腔积液的显示，并可以定量。

4. MRI 检查 可敏感显示更加少量的胸腔积液，应行横轴位的 T2WI 扫描。

【影像学表现】★★★△△△

1. 游离性胸腔积液（free pleural effusion）

（1）少量积液：积液上缘在第 4 肋前端以下。①X 线平片上，液体首先积聚在后肋膈角，随着积液量增多依次闭塞外侧肋膈角，掩盖膈顶、肺下野和心缘，膈面以上呈均匀的密度增高影，其上缘呈外高内低的弧形凹面。②CT 与 MRI 上，后胸壁内缘与胸壁平行的弧形带状液体样密度或长 T1 长 T2 信号影。

（2）中量积液：积液上缘达第 4 肋前端以上、第 2 肋前端以下者。①X 线平片上，典型征象为液体上缘外高内低的边缘模糊的弧线影（渗液曲线），下方肺野呈均匀致密影并掩盖肺结构与膈肌。②CT 与 MRI 上，后胸壁内缘新月形液体样密度或长 T1 长 T2 信号影，边缘清晰。

（3）大量积液：积液上缘达第 2 肋前端以上。①X 线平片上，患侧胸腔呈均匀致密影，肋间隙增宽，横膈下降，纵隔向健侧移位。②CT 与 MRI 上，患侧胸腔几乎均被液体样密度或长 T1 长 T2 信号影占据，肺被压缩于肺门区呈软组织影，其内可见含气的支气管影，纵隔向健侧移位。

2. 局限性胸腔积液（localized pleural effusion）

（1）包裹性积液（encapsulated pleural effusion）：胸膜炎时导致脏、壁层胸膜发生粘连而使液体局限于胸膜腔某一部位。多位于侧后胸壁。①X 线平片上，切线位表现为贴附于胸壁边缘清晰的向肺野突出的半圆形阴影，密度均匀，上下缘与贴附的胸壁呈钝角。②CT 与 MRI 上，位置及形态与 X 线表现一致，其内呈液体密度影或长 T1 长 T2 信号影。

（2）叶间积液（interlobar pleural effusion）：液

体局限在水平裂或斜裂脏层胸膜之间。

① X 线平片上，投照方向与叶间裂一致时，表现为边缘清晰、密度均匀的梭形阴影，其长轴与叶间裂方向一致，两端细长而尖；位于斜裂时以下部较多见。② CT 与 MRI 上，位置及形态与 X 线表现一致，其内呈液体密度影或长 T1 长 T2 信号影。

（3）肺下积液（subpulmonary pleural effusion）：积液位于肺底和横膈之间的胸膜腔内。

① X 线平片上，右侧多见；由于肺下积液向上推挤邻近肺下缘呈圆顶状上升，而出现假性“膈升高”现象，其特点是圆顶最高点位于外 1/3 处，肋膈角变深而锐利，向一侧倾斜 60° 或仰卧位检查时可见游离性积液的征象。② CT 与 MRI 上，行冠状位重组或直接冠状位扫描时，可直观显示肺底积液，呈液体样密度影或长 T1 长 T2 信号影。

【鉴别诊断】★★△△

1. 横膈附近胸腔积液与腹水的鉴别

（1）横膈征：胸腔积液与腹水并存时，患侧横膈可显示为弧形线状影，其内侧液体为腹水，外侧液体为胸腔积液。

（2）膈脚移位征：胸腔积液积聚在膈脚和脊柱之间，可推挤膈脚向前外侧移位；而腹水积聚在膈脚的前外侧，可将膈脚推向后内侧。

（3）界面征：胸腔积液与肝脾间有膈肌，致使两者交界面模糊；而腹水直接紧贴肝脾，故两者之间交界面清晰。

（4）裸区征：肝脏后部无腹膜覆盖而直接附着于后腹壁，属于裸区，该区阻断腹水不能到达脊柱右侧，而胸腔积液则可积聚于脊柱右侧。

2. 胸腔积液性质的鉴定

（1）胸部 X 线平片可显示一定量的胸腔积液，但不能鉴定积液的性质。

（2）CT 与 MRI 某些征象有助于胸腔积液性质的鉴定：①高密度的积液几乎均为渗出液。②接近或高于软组织密度的积液可提示为血性积液，有时可见不同密度的液平面；MRI 上，亚急性或慢性出血在 T1WI 和 T2WI 均表现为高信号。③乳糜积液是指含有淋巴液的渗出液，其内含有大量的三酰甘油，CT 值低于水的密度，MRI 上可呈脂肪样信号特征。④充血性心力衰竭所致胸腔积液多为双侧，胰腺炎常可导致左侧胸腔积液，少数亦可为右侧。

（王　亮　伍建林）

第 2 节　气胸与液气胸

【概况】★★△△

1. 气胸（pneumothorrax） 是指各种原因引起脏层或壁层胸膜破裂，致使空气进入胸膜腔内，称之为气胸。

2. 液气胸（hydropneumothorax） 是指气胸与胸腔积液并存的状态。

3. 气胸原因

（1）脏层胸膜破裂，多为自发性肺泡破裂引起，常见于肺大泡、肺囊肿、肺结核空洞和胸腔压突然升高等。

（2）壁层胸膜破裂，多为胸壁外伤、胸部手术、穿刺活检、人工胸腔穿刺等引起。

【相关临床】★△

气胸及液气胸的主要临床表现为突发性呼吸困难及胸痛等。

【影像学检查方法】★★★△△

1. X 线平片　可显示较大量的气胸，但不易发现少量或局限性气胸。

2. CT 检查　为最佳检查方法，不仅可敏感显示少量气胸，还可提示可能的病因。

3. 超声检查　不建议采用。

4. MRI 检查　不建议采用。

【影像学表现】★★★△△△

1. 气胸

（1）典型表现为肺脏被压缩至肺门区呈萎陷状态，气胸处不见肺组织。

（2）少量气胸时胸部 X 线平片不易被发现，呼气相 X 线平片或 CT 扫描可显示。

（3）大量气胸可导致纵隔向健侧移位，患侧膈肌下移。

（4）壁层与脏层胸膜粘连可导致气胸局限于胸腔某一区域，称为局限性气胸。

（5）如透视下见纵隔随呼吸而摆动，则为开放性气胸的特征性表现。

（6）气胸量估计：肺脏被压缩至肺野的 1/2 时，肺容量则被压缩 75%；若肺脏被压缩至肺野外 1/3

时，则肺容量被压缩50%。

2. 液气胸

既可见胸腔内气-液平面，又可见平面之上的气体和被压缩的肺组织；也可为包裹性

液气胸或多房性液气胸，后者液平面表现为长短、高低不一。

【鉴别诊断】★★△△

气胸主要需与肺浅表的肺大疱鉴别，后者有时类似于张力性气胸，体积可逐渐增大，但增大速度相对缓慢，位置也较为固定，一般不随体位而发生变化。

（王　亮　伍建林）

第3节　胸膜增厚、粘连及钙化

【概况】★★△△

1. 胸膜增厚、粘连及钙化（pleural thickening, adhesion and calcification）是由于纤维蛋白沉着于胸膜面上和/或肉芽组织增生等病变引起；通常胸膜增厚与粘连同时发生，有些病因（如结核性胸膜炎、化脓性胸膜炎、外伤性血胸、滑石肺及石棉肺等）易导致胸膜钙盐沉积形成钙化。

局限性胸膜增厚常见原因包括各种胸膜炎、胸膜下肺部病变等；广泛性胸膜增厚常由于大量血胸或脓胸引起。

【相关临床】★△

由于胸膜增厚、粘连及钙化是一个慢性过程，故在临床上一般无症状或症状轻微；但在早期的胸膜炎阶段可出现发热、气急、胸痛等症状；在晚期的广泛性胸膜增厚、粘连及钙化者可出现患侧胸部不适、呼吸困难、胸廓塌陷等。

【影像学检查方法】★★★△△

1. X线平片　可显示较严重的胸膜增厚与粘连，伴有钙化者易于显示；还有助于显示广泛性胸膜增厚、粘连及钙化引起的胸廓变形、纵隔与横膈移位等。

2. CT检查　系显示胸膜增厚、粘连与钙化的最理想影像学方法，具有敏感、清晰、直观和易于诊断等优点，尤其是钙化显示的“金标准”；同时，还易与少量胸腔积液及胸膜外脂肪等鉴别。

3. MRI检查　较少使用，当观察胸膜增厚有无继发肿瘤性病变时可建议使用。

【影像学表现】★★★△△△

1. 直接征象

胸膜增厚、粘连常同时发生，表现为沿胸壁内缘线样或条带状软组织密度影，厚薄不均，表面欠光滑，可见尖刺状或波浪状改变；伴有钙化者呈点状、线样、条状、片状及斑块状，其CT值很高，有时接近于骨骼。

2. 间接征象

（1）X线平片上，患侧肋膈角变钝、变浅或变平，膈肌外侧平直，动度减弱。

（2）胸膜肥厚区域肺野密度增高，其内肺纹理走行正常或见不规则条、片状高密度影。

（3）广泛者可见患侧肋间隙变窄，胸廓缩小，纵隔向患侧移位，横膈升高及固定，脊柱向对侧侧凸。

（4）发生于肺尖部呈弧形密度增高影，称“肺尖帽”；严重者可出现患侧肺门上提，下肺纹理呈“垂柳状”改变。

（5）发生于膈面者似蓬顶状向上呈三角形或细带状阴影，常延伸进入斜裂。

此外，在CT上显示叶间胸膜阴影厚度超过1 mm则提示有病理意义。胸膜增厚达2 cm以上及纵隔胸膜增厚者均提示恶性病变可能。

石棉肺引起的胸膜增厚多为双侧性，好发于肺底横膈胸膜及腋部，多位于壁层。

【鉴别诊断】★★△△

该病变的影像学表现具有一定特征性，诊断较容易。但明显或不规则胸膜增厚者需与胸膜间皮瘤或胸膜转移瘤等鉴别，后两者多有明显的胸痛等临床症状及相应病史，影像学上多呈结节、肿块或波浪状，有融合倾向，可伴有胸腔积液征象；有时须经穿刺活检确诊。

（王　亮　伍建林）

第4节 胸 膜 斑

【概况】★★△△

胸膜斑（pleural plaques）是指发生于壁层胸膜上凸起的局限性瘢痕性斑块，质地硬，

呈灰白色，半透明，状似软骨；常位于两侧中、下胸壁，呈对称性分布；多见于石棉肺，偶见于尘肺、感染与外伤后等。

【相关临床】★△

胸膜斑无临床症状，多在胸部 X 线或 CT 检查时偶然被发现。

【影像学检查方法】★★★△△

1. X 线平片 较小和无钙化的胸膜斑不易显示。

2. CT 检查 是显示和诊断胸膜斑的最佳方法，可同时显示钙化及其他伴随病变。

3. MRI 检查 空间分辨力低，对纤维化及钙化不敏感，不适合胸膜斑的检查。

【影像学检查方法】★★★△△

1. X 线表现 在切线位上表现为紧贴于侧胸壁胸膜上的局限性凸起影，中央较厚，两侧逐渐变薄，亦可表现为扁平状，其厚度在 2～5 mm 之间，最厚可达 10 mm；其内常可发生钙化，多位于 5～9 肋骨之间，肺尖、肋膈角部位较为少见。有学者将其形态分为五型：①三角形。②条形。③弧形。④不规则形。⑤地图形。

2. CT 表现 透明胸膜斑表现为条状或局限性隆起，局限于壁层胸膜，并有线样脂肪层与肋骨分开；CT 值 25～35 HU 之间；钙化者呈不规则片状、点状及条状影，CT 值多大于 100 HU（多在 300～7000 HU 之间），通常无肋间隙变窄或胸廓变形；不伴胸腔积液等改变；增强扫描时胸膜斑无强化。

【鉴别诊断】★★△△

1. 胸膜间皮瘤 有研究认为胸膜斑是胸膜间皮瘤发生的危险因素，但后者通常体积与范围较大，局限型者厚度多大于 10 mm，钙化少见；弥漫型者表面为结节或波浪状，可有胸壁破坏；增强扫描可出现强化，临床上多有胸痛等症状，一般不难鉴别。

2. 胸膜增厚、粘连及钙化 好发于侧肋膈角区，范围更加广泛，多呈紧贴胸廓内表面的线样或条状致密影；可发生斑片状钙化，可引起肋间隙变窄及胸廓变形。

（王 亮 伍建林）

第5节 圆形肺不张

【概况】★★△△

圆形肺不张（rounded atelectasis，RA）是指伴有反折的纤维性胸膜和增厚的纤维性小叶

间隔的圆形肺萎陷。多位于胸膜下肺基底部，一般认为可能由于石棉性胸膜炎产生胸膜增厚粘连和胸腔积液，肺组织漂浮在胸腔积液中并与胸膜粘连，当积液吸收横膈上升时肺组织不能充分复张所致。也称为折叠肺综合征、螺旋形肺不张、Blesovsky 综合征、胸膜假瘤等。

【相关临床】★△

形成圆形肺不张的基础患者较多，如石棉接触、结核性胸膜炎及人工气胸等。总之，可发生于任何原因的胸膜纤维化中；早期多无临床症状，但出现胸膜炎或胸腔积液时可出现相应的症状如胸闷、胸痛、呼吸困难等。

【影像学检查方法】★★★△△

1. X 线平片 位于显著部位和较大者可以发现，而隐蔽部位或较小者不易显示。

2. CT 检查 不仅可显示肿物位置与形态，而且有助于观察细节征象如"彗星尾"征等。

3. MRI 检查 较少应用。

【影像学表现】★★★△△△

1. X 线表现

（1）肺阴影：下肺基底部呈圆形、椭圆形或分叶状软组织影，直径约 2～5 cm，密度较均匀，部分边缘清楚，部分边缘模糊（多见血管支气管进入）；典型征象为肺阴影附近血管纹理聚拢成束，朝向肿块，即"彗星尾征"。少数可见裂隙状透亮区，或呈囊样改变。

（2）局限性胸膜增厚：多与圆形肺不张相连，亦称向心性胸膜肥厚。

（3）相应肺容积减少：如叶间裂移位、邻近肺过度充气等，但X线平片难以显示。

2. CT表现

（1）"彗星尾"征（comet tail sign）：支气管血管束呈弧形或弓形卷入肿块中，为较特异性征象。

（2）胸膜下肿物影：呈类圆形软组织密度，多与胸膜相交成锐角；肿物外侧缘相对锐利清晰，内侧缘较模糊，有时可见空气支气管征，与胸水或增厚的胸膜相贴，直径多在3.5～7.0 cm。

（3）增强改变：呈明显均匀性强化。

（4）胸膜及邻近改变：肿物邻近部位的胸膜增厚；受累肺叶体积缩小并相邻肺组织过度充气。

3. MRI表现

（1）T1WI：在T1WI上信号强度较肌肉信号高、脂肪信号低。

（2）T2WI：在T2WI上信号强度与脂肪信号相等或稍低。

（3）增强：呈明显均匀性强化。

【鉴别诊断】

出现"彗星尾征"的典型圆形肺不张诊断不难。非典型者需与胸膜下周围型肺癌和局限性胸膜间皮瘤鉴别。前者边缘多较清晰，无"彗星尾"征，但常见深分叶征、毛刺征、胸膜凹陷征和血管集束征，增强是呈中度强化；后者起源于胸膜，与胸壁相交呈钝角，内侧缘清晰，多不伴胸膜增厚等改变，增强后呈轻中度均匀强化。

（王　亮　伍建林）

第6节　胸膜及胸壁肿瘤

一、胸膜间皮瘤

【概况】★★△△

1. 胸膜间皮瘤（pleural mesothelioma） 是起源于胸膜间皮细胞最常见的原发性胸膜肿瘤，约占所有累及胸膜肿瘤的5%。既往分为局限型胸膜间皮瘤（localized fibrous tumor，IFT）和弥漫型胸膜间皮瘤（diffuse mesothelioma of pleura，DMP）两种类型。目前认为，前者是起源于胸膜间皮下的纤维基质，故称为"胸膜局限型纤维性肿瘤"。

2. 局限型纤维性肿瘤 大多为良性，约1/3为恶性。与石棉吸入无关，约80%起自于脏层胸膜，生长缓慢，形成大小不一的结节或肿块；组织学上，该肿瘤结构与纤维瘤相似，可发生黏液性变性、囊变和出血，可呈富血管结构。

3. 弥漫型胸膜间皮瘤 均为恶性，约80%患者发病与石棉接触有关，其潜伏期可达20～25年。多起自于胸膜壁层，可侵犯纵隔、肺及肋骨等；其病理类型可分为三种：上皮细胞型、肉瘤样型和混合型。

【相关临床】★△

1. 局限型胸膜间皮瘤 发病高峰在50岁以上，生长缓慢，多无明显症状，肿块较大时可出现相应的压迫症状。

2. 弥漫型胸膜间皮瘤 好发年龄为60岁以上，男女发生比例约为4～5：1，预后极差；临床上可表现为非劳累性、非胸膜炎性胸痛（多为剧痛）、呼吸困难、咳嗽、体重减轻等，部分患者出现肺性肥大性骨关节病。常伴有胸腔积液，可呈浆液性、渗出性或血性。渗出液的细胞学检查有时可检出肿瘤细胞；细胞学检查对间皮瘤的确诊率为35%～50%。

【影像学检查方法】★★★△△

1. X线平片 价值有限；可显示体积较大和处于切线位病变；有时仅见胸腔积液征象。

2. CT检查 最常用而有效的检查方法，薄层CT更有利于显示微小的病变以及病变与胸膜的关系，尤其显示钙化更加敏感，还有助于发现少量的胸腔积液。

3. MRI 软组织分辨力高、无辐射、多方位断面成像，有助于发现叶间裂的肿物；在显示纵隔胸膜、心包、淋巴结受累范围及程度、邻近血管受侵等方面优于X线与CT。

4. PET-CT 肿瘤呈高代谢，故有助于显示胸膜间皮瘤的微小病变及转移性病变。

【影像学表现】★★★△△△

1. 局限型胸膜纤维性肿瘤

（1）X线表现：较大者可见突入肺野的结节或肿块影，其基底部较宽平，贴附于相应的胸膜上，多与胸壁相交成钝角；有时仅可见胸腔积液的征象。

（2）CT 表现：该肿瘤多见于肋胸膜，形态呈类圆形或半球形，密度均匀，偶见钙化及出血坏死；边缘光滑锐利，多与胸壁呈钝角，邻近肋骨无破坏，少数有蒂者可随体位变化和呼吸运动而位置移动；增强扫描多呈均匀一致的强化。

（3）MRI 表现：形态较规则，信号较均匀，T1WI 呈等低信号，T2WI 呈略高信号；增强检查呈明显均匀强化，病变较大者亦可出现坏死性信号表现。

2. 弥漫型胸膜间皮瘤

（1）X 线表现：表现为起自横膈处局限的或向上延伸的弥漫性胸膜增厚的致密影，表面可呈结节状，易累及纵隔侧胸膜；可伴有邻近肋间隙狭窄或增宽，亦可伴有胸腔积液。

（2）CT 表现：呈多样性。主要征象为病变处胸膜不规则、结节状、弥漫性增厚，表面呈连续性的波浪状或驼峰状改变，严重者环绕患侧肺组织形成厚厚的“胸膜壳”；约 2/3 以上病例可引起叶间胸膜增厚，以及胸腔积液等改变；约 1/3 病例可伴有钙化。平扫时增厚的胸膜密度较低，有时难以与胸腔积液鉴别，增强扫描有助于二者区分，胸膜间皮瘤可呈明显均匀强化；该肿瘤的扩展方式主要为胸膜腔直接蔓延，可侵犯胸壁、纵隔、横膈及腹部等。

目前，弥漫型胸膜间皮瘤 CT 分级方案如下：

Ⅰ级　肿瘤局限于一侧壁层胸膜。

Ⅱ级　肿瘤侵及胸壁或胸膜外的纵隔结构。

Ⅲ级　肿瘤穿过横膈并侵及腹膜，对侧胸膜受累或胸部以外淋巴结受累。

Ⅳ级　远处血行转移。

（3）MRI 表现：形态表现与 CT 类似，信号表现在 T1WI 上呈较低信号，T2WI 呈稍高或高信号，增强检查呈明显均匀强化；有研究表明，依据 MRI 信号对胸膜恶性病变判断的敏感度为 100%，特异度为 87%。而且，MRI 在显示水平裂等叶间胸膜、横膈胸膜、膈下腹膜受累方面优于 CT。

（4）PET-CT 表现：胸膜间皮瘤原发灶及转移灶的 ^{18}F-FDG 摄取均明显增高，表现为沿胸壁内缘高低不平的连续性条状、结节状增厚的核素浓聚影。

【鉴别诊断】★★△△

1. 胸膜转移瘤　临床上可有原发恶性肿瘤病史。影像学表现为胸膜面上各自分离的多发结节，相邻的肋骨常见破坏，胸腔积液较少且多为双侧性。有时需行穿刺活检确诊。

2. 结核性胸膜炎　胸痛发生在早期（渗出期），如胸腔积液形成则胸痛消失，而胸膜间皮瘤呈进行性加重，且疼痛剧烈；胸腔积液大多为浅黄色，而胸膜间皮瘤多为血性，此外，还可伴有邻近肋骨破坏等恶性征象。

附：胸膜病变与邻近肺内病变鉴别

（1）病变形态：新月形与透镜状形态多提示病变起自于胸膜。

（2）与胸膜夹角：一般来说，呈锐角的病变常起自于肺内，呈钝角的病变多起自于胸膜。但较大或有蒂的胸膜病变也可嵌入肺实质而与胸膜呈锐角；张力较大呈类圆形的包裹性胸腔积液突入肺内，也可与胸壁之间形成锐角；此外，发生于肺外带的肺癌如浸润胸壁，亦可与胸壁呈钝角。

（3）与邻近肺组织界限：与邻近肺组织界限清晰的病变多起自于胸膜，反之多起自于肺实质。当出现胸膜外软组织肿块、骨质破坏或胸膜外脂肪移位，有助于确定病变的起源部位。但在 X 线平片与 CT 上，胸膜外、胸膜和肺实质病变的表现仍可有一定的重叠。

二、胸膜与胸壁转移瘤

【概况】★★△△

胸膜转移瘤（metastatic tumor of pleura）是最常见的胸膜肿瘤，占 90%～95%；系其他部位肿瘤细胞经血行或淋巴途径抵达胸膜所致，常见的原发恶性肿瘤为肺癌、乳腺癌和胃肠道肿瘤。

【相关临床】★△

临床上多有原发恶性肿瘤的病史，主要表现为胸痛，进行性加重，其次可出现胸闷、呼吸困难、消瘦等；亦可表现为原发癌的临床表现，如肺癌患者常出现咳嗽、咯血等。

【影像学检查方法】★★★△△

1. X 线平片　可显示较大病变及胸壁骨质破坏，亦可显示肺部原发病灶。

2. CT 检查　可清晰显示胸膜结节、肿块及胸腔积液等改变，也易于显示胸壁骨质破坏和肺内小结节病变；对于较多量胸腔积液者须增强扫描以显示其中的胸膜转移性病灶。

3. 超声检查　有助于发现胸腔积液和显示其中结节与肿块，但不如 CT 增强清晰。

4. MRI 检查　对于肺尖、纵隔、横膈胸膜及侧胸壁病变的显示具有优势。

【影像学表现】★★★△△△

1. X线表现 可显示为单侧或双侧胸腔积液，多为中量至大量积液；由于积液和肺不张致密影的掩盖，常难以显示胸膜结节或肿块影；但可显示肋骨破坏与软组织肿物。

2. CT表现 单侧或双侧胸腔积液；增强时有助于显示胸膜结节与肿块，常为多发性，类圆形或扁丘状，紧贴胸壁并突向肺内；有时可表现为弥漫性结节状或不规则胸膜增厚，厚度多超过1 cm，增强扫描时可见结节与增厚胸膜的明显强化；发生胸壁转移者可表现为肋骨破坏及软组织肿物影。

3. MRI表现 胸膜转移性结节或肿块呈长T1与稍长T2异常信号，常为多发性或弥漫性分布；伴发胸腔积液者呈长T1与长T2信号，如为血性积液，亦可表现为短T1和长T2信号；增强检查有助于显示较小的胸膜结节以及胸壁转移性病变。

【鉴别诊断】★★△△

1. 胸膜间皮瘤 局限型者形态规则，密度均匀，边缘光整，无胸壁骨质破坏；弥漫型者胸膜增厚不规则，表面呈连续性波浪或驼峰状，易引起叶间胸膜增厚和胸壁骨质破坏，可伴有钙化；增强扫描呈明显强化。如临床病史不明确和影像学表现相似，则需活检证实。

2. 胸壁结核 临床可出现发热、盗汗、局部疼痛等症状；表现为局部软组织肿物，界限不清，可见肋骨破坏、钙化，中央低密度；增强扫描呈明显的边缘强化和内部分隔样强化。

三、胸膜孤立性纤维瘤

【概况】★★△△

胸膜孤立性纤维瘤（solitary fibrous tumor of the pleura，SFTP）是一种少见的来源于间叶组织的梭形细胞肿瘤，约80%发生于脏层胸膜，过去又称为局限性纤维性间皮瘤、孤立性纤维性间皮瘤等。多为单个丘状、椭圆形肿块，界限清楚，部分病例有纤维性包膜。大多数生物学行为呈良性特点，但约有10 %者呈恶性表现。

【相关临床】★△

本病好发于中老年人，无明显性别差异。一般生长缓慢，早期常无明显病状，约半数患者行胸部体检时偶然发现。当肿瘤增大对周围正常组织造成压迫或侵犯时，可出现胸痛，胸闷，呼吸困难等症状；少数出现副肿瘤综合症，如杵状指、肥大性肺性骨关节病等。

【影像学检查方法】★★★△△

1. X线平片 可作为初筛性检查方法，可发现较大的或处于切线位的胸膜病变。

2. CT检查 为重要的影像学检查方法，可敏感的检出小病灶及多发性胸膜病变。

3. 超声检查 应用较少。

4. MRI检查 可三维成像，有助于显示肺尖、横膈及纵隔侧胸膜的病变。

【影像学表现】★★★△△△

1. X线表现 有时仅见胸腔积液；病变较大时可以显示突入肺野的结节或肿块影，瘤底部一般较宽平，贴附于胸膜上。

2. CT表现 邻近肺组织的推挤和“胸膜尾征”可作为胸膜SFTP的定位征象；多表现为孤立性肿块影，呈椭圆形、蕈伞形或分叶状，边界多清晰锐利，密度均匀，少数可发生钙化；病灶较小与胸壁呈钝角，较大者与胸壁呈锐角；当肿瘤向肺内生长，被肺组织包绕时呈“内翻瘤”表现。增强后可见斑片状及条索状强化，坏死囊变区无强化，呈“地图样”表现。

3. MRI表现 形态多规则，信号较均匀；T1WI上呈略高信号，T2WI上呈均匀或不均匀高信号；增强后可出现均匀或不均匀强化。如有血性胸腔积液T1WI、T2WI上均呈高信号。

【鉴别诊断】★★△△

1. 局限性胸膜转移瘤 可呈半圆形或蕈伞形，密度均匀或欠均匀，边缘可有分叶，有时可见胸壁骨质破坏，增强后呈明显不均匀强化。临床上多有原发恶性肿瘤病史。

2. 胸壁神经源肿瘤 基底紧贴胸壁的类圆形软组织密度结节或肿块，边界清晰，与邻近胸壁多呈钝角；相邻肋骨呈压迫性骨质吸收及肋间隙增宽；增强后中度强化，可见囊变区。

四、胸膜或胸壁脂肪瘤

【概况】★★△△

脂肪瘤（lipoma）是最常见的胸膜良性肿瘤之一，大多起源于胸膜外脂肪间隙的脂肪瘤而突入胸膜面生长；与胸膜紧密相连，可有完整包膜，与周围组织结构易于分离。

【相关临床】★△

临床上大多无明显症状而被偶然发现；体积很大者可出现相应的压迫性症状。

【影像学检查方法】★★★△△

1. X 线平片　诊断价值有限，但体积很大者可显示病变。

2. CT 检查　为该病首选和最佳的影像学检查方法，不仅可定位，而且有助于定性诊断。

3. 超声检查　简便无创，显示脂肪较为敏感，但靠近肺脏的肿块易受干扰。

4. MRI 检查　对脂肪成分显示较为敏感和准确，通过脂肪抑制序列有助于确定较小脂肪瘤并与其他病变进行鉴别。

【影像学表现】★★★△△△

1. X 线表现　由于胸壁脂肪瘤密度较低，X 线平片易于漏诊，但较大的病变亦可表现为胸壁中等偏低密度的肿物影，界限不清。

2. CT 表现　对脂肪成分显示十分敏感，不仅易于发现病变并进行定位，而且大多可作出定性诊断。典型者表现为类圆形或半球形脂肪密度的结节或肿块影向肺野或胸壁突出生长，外缘光滑锐利，与胸壁相交呈钝角，CT 值多在−40 HU～−120 HU 之间；少数脂肪瘤可呈“哑铃状”通过肋间隙而向胸壁内外生长；大多密度均匀，有时可见其中纤细分隔线；增强扫描无强化或轻微强化，提示为乏血供肿瘤。

3. MRI 表现　典型者表现为短 T1 和长 T2 信号，即 T1WI 与 T2WI 上均呈明显高信号影。

【鉴别诊断】★★△△

典型者诊断不难。有时需与包裹性胸腔积液及局限型纤维性肿瘤等鉴别，前者 CT 上多呈液体密度，在 MRI 上 T2WI 呈明显高信号，增强扫描无强化；后者呈软组织实性密度，有时可见带蒂，并随呼吸或体位变化而位置移动，增强时可出现均匀性中度强化。

五、胸壁神经源性肿瘤

【概况】★★△△

神经源性肿瘤（neurogenic neoplasm）主要来源于肋间神经，包括神经纤维瘤和神经鞘瘤等。

【相关临床】★△

多无临床症状，体积较大或增长迅速者可出现疼痛或相应压迫症状，起源于神经干者可引起感觉或运动障碍如放射性疼痛、肢体麻痹和支配肌肉萎缩等。

【影像学检查方法】★★★△△

1. X 线平片　为初筛检查方法，肿瘤较小者易漏诊；有时可见体积较大的肿瘤引起肋间隙增宽或骨质破坏等改变。

2. CT 检查　为常用和重要的检查方法，可显示肿块、钙化及肋骨破坏，多需增强检查。

3. 超声检查　可选择性使用，可进行引导穿刺活检。

4. MRI 检查　可三维成像，软组织分辨力高，有助于该病检出与诊断，亦需增强检查。

【影像学表现】★★★△△△

1. X 线表现　为大小不一的结节或肿块影，直径 3～13 cm，平均 5 cm；多数位于肋间隙部位，主要向胸壁内生长，具有胸壁肿瘤的定位特征，在切线位时可显示典型“胸膜外征”；可伴邻近肋骨下缘切迹或邻近局限性肋间隙增宽等改变。

2. CT 表现　可清晰显示起源于胸壁的呈软组织密度的结节或肿块影，边界清晰，基底紧贴胸壁，与邻近胸壁多呈钝角；密度均匀，较大者可见低密度区（尤以神经鞘瘤多见）；较大者可见相邻肋骨压迫性骨质吸收及肋间隙增宽；增强扫描呈中度强化，并有助于清晰显示瘤体内部的囊变区。

3. MRI 表现　可进行多方位成像，更加有利于显示胸壁肿物的位置与形态，尤其是增强扫描可见肿物明显强化及其邻近的“胸膜尾征”，并对肿物内部的囊变坏死显示更加清晰；有时肿物形态可呈“哑铃状”跨胸壁内外生长。

【鉴别诊断】★★△△

1. 胸膜孤立性纤维瘤　呈椭圆形、蕈伞形或分叶状，边界多清晰，密度均匀，邻近肺组织推挤和“胸膜尾征”可作为其 CT 定位征象，无肋骨破坏。增强后可有“地图样”表现。

2. 局限性胸膜转移瘤　亦可出现肋骨破坏，但多为溶骨性破坏并伴有软组织肿块，可呈分叶状，密度不均，增强后呈明显不均匀强化。临床上多有原发恶性肿瘤病史。

六、胸壁骨软骨瘤

【概况】★★△△

胸壁骨软骨瘤常起自肋骨、肩胛骨等的骨皮质，向邻近组织内突出生长，其瘤体结构与其他部位的骨软骨瘤一致。

【相关临床】★△

为良性骨肿瘤，在肋骨的发病率仅次于纤维异常增殖症而排名第二位，尤其在家族性多发的外生性骨疣患者中，近一半患者有肋骨或肩胛骨的骨软骨瘤。临床上大多无明显症状，多在无意识中触及或行胸部体检时偶然被发现。

【影像学检查方法】★★★△△

1. X线平片 有助于发现切线位或体积较大肿物，并显示与胸壁骨质相连及钙化。

2. CT检查 为重要的影像学检查方法，不仅可定位，而且有助于定性诊断。

3. MRI检查 有助于显示肿物立体改变及其内部结构信号特点，但显示钙化不敏感。

【影像学表现】★★★△△△

X线与CT表现 为起自于肋骨、肩胛骨、胸椎等骨皮质的不规则骨性结构影，表面可伴有软骨帽的钙化，可向胸部软组织内或肺野内突出生长。如肿块短期内增大，且出现大量不规则钙化则提示肿瘤恶变可能。

MRI表现 显示该肿瘤的骨性基底部信号与母体骨相同，软骨帽T1WI呈低信号，在脂肪抑制T2WI上呈明显高信号；钙化的软骨在T1WI、T2WI上均呈低信号，有时表面呈菜花状。

【鉴别诊断】★★△△

典型的胸壁骨软骨瘤诊断不难。有时需与骨旁骨瘤和胸壁软骨肉瘤鉴别，前者来自骨皮质表面，不与母体骨的髓腔相同；后者为恶性肿瘤，出现较大不规则钙化性肿块及邻近骨质破坏，短期内生长较快。

七、胸壁软骨肉瘤

【概况】★★△△

软骨肉瘤占原发性恶性骨肿瘤的20%～25%，最常见部位是长管状骨和中轴骨骼。该肿瘤是胸壁最常见的原发恶性骨肿瘤，其中90%者发生于肋骨，且大多数发生于前肋或肋软骨交界处，尤其是上部肋骨较多见。

【相关临床】★△

该病男性多于女性，以中年人多见；早期可无任何临床症状；出现症状典型者为持续性局部疼痛和肿胀，并可扪及质地坚硬的肿块影。较大肿块时可出现相应的压迫症状。

【影像学检查方法】★★★△△

1. X线平片 早期可无异常发现，但可显示体积较大的肿物及其钙化、骨质破坏等。

2. CT检查 可准确显示肿瘤的起源、范围、钙化或骨化及邻近骨质破坏等。

3. MRI检查 有助于立体显示肿物形态及其内部结构特点，但钙化显示不敏感。

【影像学表现】★★★△△△

1. X线表现 为体积较大的不规则钙化性肿块影，有时可见环弓形钙化具有特征性。

2. CT与MRI表现 为体积较大软组织肿块伴邻近结构的破坏性改变；CT上易显示其中单环状或环弓形钙化或骨化，以及邻近溶骨性骨质破坏等；MRI上，非钙化区在T1WI上呈类似于骨骼肌的等信号影，T2WI上，软骨小叶呈高信号，被低信号隔膜包绕；内部钙化在所有脉冲序列上均呈低信号；增强扫描后，可见特征性的外周和隔膜强化征象。

【鉴别诊断】★★△△

胸壁软骨肉瘤表现为典型征象如巨大不规则软组织肿块伴内部环弓形钙化或骨化者诊断不难。主要需与骨软骨瘤和骨肉瘤等鉴别，前者属于良性骨肿瘤，与母体骨髓腔相同，表面可见软骨帽；后者为恶性骨肿瘤，如溶骨破坏与肿块为主，无环弓形钙化，可见肿瘤骨。

八、胸壁Askin肿瘤

【概况】★★△△

胸壁Askin瘤系外周性原始神经外胚层肿瘤发生于胸部的特殊类型，属于小圆细胞肿瘤，由Askin等1979年首先报道，患者常有染色体异位。目前将Askin瘤和尤因肉瘤（EWS瘤）及外周型原始神经外胚层肿（PNET）共同归属于尤文氏家族肿瘤。

【相关临床】★△

Askin瘤主要发生于儿童和青少年，可见于胸壁，肋骨和肺。临床上主要表现为发热、咳嗽、胸痛、胸闷气短，此外，还可表现为胸壁进行性增大的肿块、胸腔积液、浅表淋巴结肿大以及肋骨骨折。该瘤恶性程度高，疗效差，局部易复发，骨和肺转移较常见。

【影像学检查方法】★★★△△

1. X线平片　有助于发现处于切线位或体积较大的肿物，并可显示胸壁骨质破坏。

2. CT检查　为首选和理想的影像学方法，可直观显示病变的部位、范围及其周围关系。

3. 超声检查　可选择性使用或引导穿刺活检。

4. MRI检查　软组织分辨力高和三维成像特点，有助于清晰显示肿物的位置、内部结构及其侵犯周围结构的情况；增强扫描有助于反映其血供情况。

【影像学表现】★★★△△△

1. X线表现　胸壁或突入胸腔的巨大肿块影，生长速度很快，可伴有肋骨骨质破坏。

2. CT表现　起自于胸壁的较大软组织肿块影，平均直径>5 cm，胸壁侧界限不清，呈弥漫浸润性生长，常伴同侧胸腔积液及邻近肋骨破坏；肿块密度不均，易发生坏死、囊变，钙化少见；增强后呈明显不均匀强化。影像学缺乏特异性，最终确诊主要依据病理组织学及免疫组化检查。

3. MRI表现　可直观显示肿块范围及侵犯周围结构情况，T1WI呈等低信号，T2WI呈不均匀高信号；增强后呈明显不均匀强化。

【鉴别诊断】★★△△

1. 横纹肌肉瘤　好发于儿童及青春期患儿，肿瘤体积相对较大，平扫呈较均匀等（或）稍低密度或等低混杂密度肿块；增强扫描呈不均匀轻或中度强化，周边强化明显，中央多见无强化坏死区，有时病灶内可见肿瘤血管。

2. 转移瘤　好发于中老年人，常有明确原发肿瘤病史，病灶常为多发，更易引起骨质破坏。

3. 恶性胸膜间皮瘤　好发于40岁以上男性，常有石棉纤维接触史。影像学表现为胸膜弥漫性结节样增厚，约40%～50%有钙化，多伴有胸腔积液，呈局限性软组织肿块者少见。

（王　亮　伍建林）

参考文献

[1] 祁吉. 放射学高级教程. 北京：人民军医出版社，2014.

[2] 白人驹，徐克. 全国临床医学五年制医学影像学. 7版. 北京：人民卫生出版社，2013.

[3] Fisk M, Branley H. Pleural effusion. British Journal of Hospital Medicine. 2013, 74(4): 207-210.

[4] Muzumdar H. Pleural effusion. Pediatrics in Review. 2012, 33(1): 45-47.

[5] McGrath E, Anderson PB. Diagnosis of pleural effusion: a systematic approach. American Journal of Critical Care, 2011, 20(2): 119-127.

[6] Choi WI. Pneumothorax. Tuberculosis & Respiratory Diseases, 2014, 76(3): 99-104.

[7] Kohli E, Makkar H. Hydropneumothorax and trapped lung. Emerg Med, 2014, 48(2): 211-212.

[8] Zarogoulidis P, Kioumis I, Pitsiou G, et al. Pneumothorax: from definition to diagnosis and treatment. Thoracic Dis, 2014, 6(Suppl 4): S372-376.

[9] Noppen M, De KT. Pneumothorax. Respiration, 2008, 76(2): 121-127

[10] 白人驹，张雪林. 医学影像诊断学. 3版. 北京：人民卫生出版社，2010.

[11] 郭佑民，陈起航，王玮. 呼吸系统影像学. 上海：上海科学技术出版社，2016.

[12] Kao S, Yen A, Nakanote K, et al. Silver lining: Imaging manifestations of pleural pathology. Applied Radiology, 2016, 45(6): 14-23.

[13] Jin KN, Sung YW, Oh SJ, et al. Association between image characteristics on chest CT and severe pleural adhesion during lung cancer surgery. PLoS One, 2016, 11(5): e0154694.

[14] Staveley DC. A Case of Pleural Calcification. Bmc Biotechnology, 2015, 15(1): 1-13.

[15] Kim Y, Kim JS, Kim YK. Asbestos-related Pleural Plaques: Radiographic and CT Correlation. 2015.

[16] Lim CK, Chen YF. Asbestos-related pleural plaques. QJM, 2014, 107(5): 403-404.

[17] Pairon JC, Laurent F, Rinaldo M, et al. Pleural plaques and the risk of pleural mesothelioma. J Natl Cancer Inst, 2013, 105(4): 293-301.

[18] 王兴义，罗娅红. 胸部肿瘤CT诊断学. 沈阳：辽宁科学技术出版社，2011.

[19] Sobociński M, Sobociński B, Jarzemska A, et al. Rounded atelectasis of the lung: A pictorial

review. Polish J Radiol, 2014, 79: 203-209.
[20] Cherian SV, Thampy E. A solitary lung mass in a 46-year-old man. Rounded atelectasis. Netherlands Journal of Medicine, 2014, 72 (2): 97-101.
[21] Anevlavis S, Bouros D. Rounded Atelectasis. Pneumon, 2013, 72 (6): 161-162.
[22] 黄振，凌春华，张芩. 恶性胸膜间皮瘤13例临床分析. 实用癌症杂志，2015, 30（8）：1234-1236.
[23] Zauderer MG. A new standard for malignant pleural mesothelioma. Lancet, 2015, 387 (10026): 1352-1354.
[24] Neumann V, Löseke S, Nowak D, et al. Malignant pleural mesothelioma: incidence, etiology, diagnosis, treatment, and occupational health. Deutsches Rzteblatt International, 2013, 110 (18): 319-326.
[25] Rengan R, Thomas C R. Pleural Mesothelioma. Springer Berlin Heidelberg, 2013, 35 (1): 631-635.
[26] Hoshino H, Ishikawa A, Kadoyama C. Metastatic chest wall tumor after resection of primary rectal cancer: A case report. The journal of the Japanese Association for Chest Surgery, 2013, 27: 54-59.
[27] Arita N, Ishida M, Miyahira Y, et al. A case of metastatic ovarian adult granulosa cell tumor in the chest wall after a long postoperative interval. 日本临床细胞学会杂志，2013, 52 (2): 134-138.
[28] 项光涨，丁国勇，刘克昌，等. 胸膜孤立性纤维瘤的影像学诊断. 中国临床医学影像杂志，2015，26（11）：827-830.
[29] Pinedo-Onofre JA, Robles-Pérez E, Peña-Mirabal ES, et al. Giant solitary fibrous tumor of the pleura. Asian Cardiovascular & Thoracic Annals, 2015, 23 (1): 72-74.
[30] Altuntaş B, Çalık, İlknur, Kır S B. Solitary Fibrous Tumor of the Pleura. Medical Oncology, 2013, 30 (2): 150-151.
[31] Marak C P, Dorokhova O, Guddati A K. Solitary fibrous tumor of the pleura. Medical Oncology, 2013, 30 (2): 150-151.
[32] Mitchell J D. Solitary fibrous tumor of the pleura. Medical Oncology, 2013, 30 (2): 150-151.
[33] Ji SH, Ji YC, Lee KY, et al. A case of a migrating pleural lipoma: the beginning of a thoracolith? Clinical Imaging, 2014, 39 (3): 516-519.
[34] Menon A, Marchand C, Medford A R L. Intrapleural lipoma mimicking a lung cancer. Qjm Monthly Journal of the Association of Physicians, 2014, 108 (8): 649-650.
[35] Sakellaridis T, Panagiotou I, Gaitanakis S, et al. Subpleural lipoma: Management of a rare intrathoracic tumor. International Journal of Surgery Case Reports, 2013, 4 (5): 463-465.
[36] 朱玉春，王建良，邢伟，等. 胸壁神经鞘瘤的CT表现与病理分析. 临床放射学杂志，2016，35（5）：723-726.
[37] Oruç M, Gürsoy K, Yıldız K, et al. Giant plexiform neurofibroma of the upper limb and anterior chest wall: Case report and review of the literature. European Journal of Plastic Surgery, 2015, 38 (4): 1-4.
[38] Ugare G, Omotosho J, Aetiuma A, et al. Neurofibromas as bilateral cystic chest wall swellings. Afr Health Sci, 2014, 14 (3): 774-776.
[39] Jun AS, Joo PK, Sung SJ, et al. Neurilemmoma showing a unique growth pattern in the lateral chest wall: Both inside and outside the thoracic cavity. Ann Thorac Cardiovasc Surg, 2014, 20 Suppl: 558-560.
[40] Abubakar U, Legbo JN, Opara AC, et al. Excision of a giant anterior chest wall neurofibroma and chest wall reconstruction with methlymethacrylate and vertical rectus abdominis musculocutaneous flap: case report. Niger J Med, 2014, 23 (4): 344-350.
[41] 全昌斌，敖国昆，董莘，等. CT在胸壁肿瘤及肿瘤样病变诊断中的应用. 中华临床医师杂志：电子版，2011，5（23）：6913-6917.
[42] 罗应斌，张吉美，李群英. 肋骨骨软骨瘤与肋骨软骨瘤的影像学表现并文献复习. 当代医学，2011，17（13）：163-164.
[43] Dikici AS, Bakan S, Kandemirli SG, et al. Suprascapular nerve compression due to rib osteochondroma: MR imaging features. Diagn Interv Imaging, 2016, 97 (1): 2355-2360.
[44] Kadu VV, Saindane KA, GoghateNK. Saindane. Osteochondroma of the Rib: a rare radiological apeareance. J Orthop Case Rep, 2015, 5 (1): 62-64.
[45] 彭志刚，李晓娜，赵振江，等. 前胸壁软骨肉瘤1例. 中国临床医学影像杂志，2007，18（8）：539.
[46] Foroulis CN, Kleontas AD, Tagarakis GA, et al. Massive chest wall resection and reconstruction for malignant disease. Onco Targets Ther. 2016 9: 2349-2358.
[47] He B, Huang Y, Li P, et al. A rare case of primary chondrosarcoma arising from the sternum: A case report.Oncol Lett, 2014, 8 (5): 2233-2236.
[48] Capps E, Shiller SM, Cheek S, et al. Chest wall chondrosarcoma. Proc (Bayl Univ Med Cent) .2009, 22 (4): 362-365.
[49] 李婷婷，张永高. 胸部腹外型侵袭性纤维瘤病的CT表现. 放射学实践，2016，31（4）：359-363.
[50] 刘伟南，刘晋波，贺中杰，等. Askin瘤的螺旋CT表现. CT理论与应用研究，2015，24（3）：

445-450.

[51] Zhang KE, Lu R, Zhang P, et al. Askin's tumor: 11 cases and a review of the literature. Oncol Lett, 2016, 11 (1): 253-256.

[52] Cremone G, D'Amora M, Rossi E, et al. Askin tumor of thoracopulmonary region in a child: Case report and literature review. Radiography, 2015, 22 (1): 93-96.

[53] Koenigkam-Santos M, Sommer G, Puderbach M, et al. Primary intrathoracic malignant mesenchymal tumours: computed tomography features of a rare group of chest neoplasms. Insights Into Imaging, 2014, 5 (2): 237-244.

第34章 膈肌病变

第1节 膈 疝

【概况】★★△△

膈疝（diaphragmatic hernia）是指腹腔内脏器和结构通过膈肌进入胸腔内的疾病。可分为先天性、后天性、外伤性、真性与假性、嵌顿性与滑动性等类型。虽然食管裂孔疝发病率最高，但通常将其归入消化系统疾病，在此不叙述。

先天性膈疝是由于膈肌结构缺损或薄弱，腹腔内或腹膜后器官或结构疝入胸腔内所致。以食管裂孔疝最为常见，其次还可见胸腹裂孔疝（婴幼儿最常见）、腰肋三角区裂孔疝（Bochdalek 疝）、胸骨旁裂孔疝（亦称胸肋三角区裂孔疝、Morgagni 疝）等。

外伤性膈疝是由于外伤引起膈肌破裂，致使腹腔内脏器疝入胸腔所致；常发生于左侧，多位于膈顶部，疝入胸腔的脏器可以是除直肠和泌尿生殖器之外的任何腹腔内脏器，有时可发生嵌顿或绞窄。

【相关临床】★△

小的胸腹裂孔疝可无任何临床症状，常体检时发现；大的胸腹裂孔疝由于心肺受压，可产生相应的呼吸、循环障碍，出现胸闷、气急、心率加快和发绀等；同时，可伴有胃肠道症状，如腹胀、反酸、吞咽困难等；当胃肠道出现梗阻时则出现腹痛、呕吐等，须急诊手术。

外伤性膈疝从形成到发现可以间隔数月或十几年。以左侧多见。多数患者表现为创伤愈合后，由于胃肠道、大网膜等脏器反复进入疝环，而出现左上腹间歇性隐痛、腹胀等症状；当内容物刺激膈神经时可引起左胸痛，并放射至左肩和左臂。

【影像学检查方法】★★★△△

1. **X 线检查** 透视有助于膈肌运动观察；摄片须照正侧位，可明确膈肌位置、形态及有无局部突出等。

2. **CT 检查** 横轴位需连续观察，可行冠、矢状位重组有助于直观显示膈肌位置与形态。

3. **超声检查** 应用较少，右膈肌通过肝声窗观察较清晰，左膈肌因胃底气体而影响观察。

4. **MRI 检查** 可直接行冠状位和矢状位成像，对膈肌完整性及其病变的显示具有较明显的优势。

【影像学表现】★★★△△△

1. **X 线表现** 膈疝较小时常无异常发现。较大者可表现为以下征象：①膈肌轮廓被遮盖而显示模糊。②若疝入实质性脏器则显示为胸腔内团块状软组织影。③若疝入胃肠脏器则可显示软组织影内气 - 液平面或肠腔内容物影。④纵隔常被推向健侧。⑤胸腹裂孔疝常发生于左侧，而胸骨旁疝常位于右侧。⑥对疝入胸腔内的胃肠脏器可行钡餐造影而得以确诊。

2. **CT 表现** 薄层扫描并冠状位、矢状位重组可清晰显示膈肌缺损与天然孔道的扩大，并可在胸腔内显示胃、肠和网膜等结构；如扫描前嘱患者口服一定量的 1%～2% 碘对比剂可明确疝入胸腔胃肠的结构性质；同时，CT 还可以显示腹部实质性脏器及胸壁结构等损伤的情况。

3. **MRI 表现** 利用软组织分辨力高和直接冠、矢状位成像等特点，有助于显示膈肌形态、缺损部位与大小以及疝入物的结构性质等。

【鉴别诊断】★★△△

1. **局限性膈膨升** 无任何临床症状及外伤病史，膈肌虽然局部升高，但无缺损，无腹腔脏器疝入胸腔内。

2. **膈肌肿瘤** 十分少见，肿物与膈肌关系密切，呈类圆形或梭形软组织影，密度较均匀，增强后呈轻中度较均匀强化，无膈肌缺损，无腹腔脏器疝入胸腔内。

（于 晶 伍建林）

第2节 膈肌肿瘤

【概况】★★△△

膈肌肿瘤（diaphragmatic tumor）分为原发性和转移性。前者十分罕见，大多起自于膈肌的健部或其前方肌性部分；其中良性者发病率稍高于恶性，左右膈肌受累机会均等；良性肿瘤包括脂肪瘤、间皮瘤、纤维瘤、神经源肿瘤和血管瘤等，恶性肿瘤主要为起自纤维或肌肉的肉瘤，以纤维肉瘤最为多见。后者多来自邻近肿瘤的直接侵犯如恶性间皮瘤、肺癌、胸部网状细胞肉瘤，亦可为淋巴道或血行转移至膈肌。

【相关临床】★△

肿瘤较小者多无临床症状，常于胸部体检时被发现；肿瘤较大者可出现相应的压迫性症状，累及肺脏或胸壁者可出现咳嗽、咯血及胸痛、呼吸困难等症状。

【影像学检查方法】★★★△△

1. X线平片　较大者可显示膈肌局部异常，引起膈肌麻痹者可见膈肌位置明显升高。

2. CT检查　横轴位结合冠、矢状位重组图像可显示膈肌局部增厚及形态改变；行增强扫描有助进一步确定肿块范围、结构及与周围结构的关系。

3. 超声检查　应用较少，可对右膈肌肿物进行观察，左膈肌肿物观察不佳。

4. MRI检查　软组织分辨力高、无辐射、直接三维成像，有助于膈肌病变的显示与诊断。

【影像学表现】★★★△△△

1. X线表现

（1）良性肿瘤：①表现为自膈顶突向上方或下方的半球形或分叶状软组织肿物影，轮廓光滑，密度均匀，少数可伴有钙化。②如结合透视观察，可见肿瘤随膈肌运动而上下移动，其形态与大小无相应变化。

（2）恶性肿瘤：肿块体积较大，可呈分叶状，常侵犯膈肌的大部分，酷似膈肌升高，可伴有胸腔积液或邻近肺组织受侵。

2. CT表现

较X线平片更易发现膈肌肿块影，表现为半圆形或梭形软组织密度影，外缘清晰，密度均匀，有钙化者易于显示；对脂肪瘤显示更加敏感，有助于确诊，CT值多在－50 HU以下。如为恶性肿瘤，多体积较大，呈分叶状，密度不均；增强扫描可显示病灶坏死区及侵犯邻近组织结构的情况。

3. MRI表现

冠、矢状位成像可显示向下生长的膈肌肿瘤，上缘贴附于膈肌表面；T1WI呈较低信号，T2WI呈略高信号；恶性肿瘤出现变性坏死者T2WI呈不均匀高信号；增强扫描可更加清晰显示肿瘤位置及内部结构。

【鉴别诊断】★★△△

1. 膈下病变　CT冠状位重组及MRI冠状位图像也有助于鉴别，但有时膈下炎性肿块较难以鉴别。

2. 膈疝　如疝入物为肝脏或脾，有时易误诊为膈肌肿瘤，但利用CT及MRI可显示该“肿物”与腹腔的肝脏及脾相连且密度或信号一致，有助于鉴别。

（于　晶　伍建林）

参考文献

［1］张力键．膈疝的影像学表现与检查方法．中国当代医药，2013，20（21）：123-124.

［2］Kaur R, Prabhakar A, Kochhar S, et al. Blunt traumatic diaphragmatic hernia: Pictorial review of CT signs. Indian Journal of Radiology & Imaging, 2015, 25 (3): 226-232.

［3］Benachi A, Cordier A G, Cannie M, et al. Advances in prenatal diagnosis of congenital diaphragmatic hernia. Seminars in Fetal & Neonatal Medicine, 2014, 19 (6): 331-337.

［4］Kharma N. Dysfunction of the diaphragm: imaging as a diagnostic too. Current Opinion in Pulmonary Medicine, 2013, 19 (4): 394-398.

［5］郭佑民，陈起航，王玮．呼吸系统影像学．上海：上海科学技术出版社，2016.

［6］龚文琴，冯枝霞．原发性膈肌巨大良性肿瘤1例．实用放射学杂志，2010，26（9）：1384-1384.

［7］Nitanda H, Taguchi R, Yamazaki N, et al. Tumors of the diaphragm, diagnosis and surgical treatment］. Kyobu Geka the Japanese Journal of

Thoracic Surgery, 2014, 67 (11): 982-989.
[8] Reitter A, Peters J, Wittekindt B, et al. Prenatal management of diaphragmatic rhabdomyosarcoma presenting with fetal hydrops. Ultrasound Obstet Gynecol, 2012, 40 (2): 235-237.
[9] Sukegawa R, Matsumoto A, Suzuki S, et al. Primary diaphragmatic schwannoma which needed to be distinguished from a liver tumor. Nihon Shokakibyo Gakkai zasshi, 2010, 107 (1): 93-101.

第35章 纵隔疾病

第1节 急性纵隔炎

【概况】★★△△

纵隔炎症（mediastinal inflammation）是指发生于纵隔结缔组织或淋巴组织的弥漫性蜂窝织炎性改变，可分为以下四种：①急性纵隔炎。②慢性纵隔炎。③纵隔脓肿。④纵隔淋巴结炎。其中慢性纵隔炎又包括肉芽肿性纵隔炎与特发性纤维性纵隔炎（硬化性纵隔炎）。

急性纵隔炎多由于链球菌和葡萄球菌感染所致，主要病因包括：气管与食管破裂后感染，胸壁或胸骨外伤及邻近气管感染扩散至纵隔，肿瘤坏死穿孔至纵隔内感染等。

【相关临床】★△

临床上可出现发热、寒战、白细胞增高等严重中毒症状，甚至可发生休克，还可出现胸骨后胸痛、吞咽困难等症状；如累及喉返神经可出现声音嘶哑；如压迫上腔静脉可出现颜面水肿、颈静脉怒张等。

【影像学检查方法】★★★△△

1. X线平片 可作为该疾病初步的检查方法，有时无任何异常发现。

2. CT检查 可发现早期和轻微的纵隔内炎性病变的存在及其范围。

3. MRI检查 可较敏感显示纵隔内异常信号及其与周围结构的关系。

【影像学表现】★★★△△△

1. X线表现 早期局限性病变可无任何X线表现。但病变进一步发展可表现为纵隔阴影增宽，边缘模糊，有时可见纵隔内气体影并蔓延至颈部；如发展成纵隔脓肿，则可形成向一侧或双侧纵隔突出的阴影，若与气管或食管相通则可出现气-液平面；短期内动态X线复查可见病变变化较快。

2. CT表现 可清晰显示纵隔内软组织弥漫性浸润及纵隔内气体影，并可见纵隔内及胸膜下正常脂肪线影模糊或消失，提示炎性渗出；如形成纵隔脓肿，CT可清晰显示其部位、范围、脓肿壁、气-液平面及其与周围结构的关系；增强扫描可见脓肿壁的明显强化。

3. MRI表现 炎性病变及渗出液在T1WI上呈低信号，T2WI上呈高信号，还可显示纵隔内血管受压狭窄等改变；增强检查亦可见脓肿壁明显强化。

【鉴别诊断】★★△△

纵隔炎症较为少见，常见病因为食管破裂，依据影像学表现并结合临床病史一般不难诊断。慢性纵隔炎有时需与纵隔肿瘤鉴别，通常各纵隔区肿瘤各具其病理及形态学特点，而纵隔炎症范围较广泛并缺乏肿瘤特点。

（于 晶 伍建林）

第2节 纤维性纵隔炎

【概况】★★△△

纤维性纵隔炎（fibrosing mediastinitis，FM）也称硬化性纵隔炎（sclerosing mediastinitis），以纵隔内广泛的纤维组织和肉芽肿异常增殖、聚集为特征，病因不明。也可合并其他部位纤维化如腹膜后纤维化，硬化性胆管炎和眼部炎性假瘤等。病理上可见块状白色纤维组织，包绕和压迫气管、支气管、上腔静脉、肺静脉以及食管等。

【相关临床】★△

发病年龄广泛，多为青年人。多无特异性症状及体征，当侵犯、包绕纵隔重要血管或器官时可导致相应的临床表现，如压迫上腔静脉可出现上腔静脉梗阻综合征表现，压迫肺静脉出现类似二尖瓣狭窄症状如咯血等，向后累及和压迫食管可出现吞咽困难等。

【影像学检查方法】★★★△△

1. **X线平片** 可作为筛选性检查方法，有时可无任何异常发现。

2. **CT检查** 为首选和重要的检查方法，较X线平片敏感，较MRI简便易行。

3. **MRI检查** 可作为辅助检查方法，易显示纵隔血管、气管与支气管受压等。

【影像学表现】★★★△△△

1. **X线表现** 可表现为上纵隔阴影增宽，边缘较清晰，有时可呈结节状轮廓；若伴上腔

静脉梗阻则表现为右上纵隔阴影明显增宽，边缘模糊；有时可伴有肺内纤维化改变。

2. **CT表现** 分为局灶型（约80%）或弥漫型FM两类，前者表现为纵隔内气管旁、隆突下或肺门旁的局限性结节或肿块影，约63%可伴有散在钙化；后者表现为纵隔多个区域受累的浸润性生长肿块影，通常无钙化，可伴有纵隔重要器官（气管、食管和大血管）的狭窄与包绕；增强扫描表现为轻度不均匀强化。

3. **MRI表现** 无需注射对比剂即可显示病变对肺血管及纵隔内血管、支气管包绕与压迫的情况，如狭窄或梗阻等；纤维化病变在T1WI和T2WI上均表现为等信号影。

【鉴别诊断】★★△△

FM主要需与纵隔内的恶性肿瘤如恶性胸腺瘤、淋巴瘤等鉴别。

1. **恶性胸腺瘤** 主要局限于前中纵隔，体积较大，呈分叶状软组织密度肿块影，增强扫描血供丰富，常发生变性坏死，可浸润周围结构和出现转移灶。

2. **淋巴瘤** 可位于纵隔多个部位，呈融合性软组织密度肿块影，增强扫描呈中度强化，中央可发生坏死，多在颈部或腋窝伴发淋巴结肿大；可同时累及肺部和胸壁。

（于　晶　伍建林）

第3节　前纵隔肿瘤与肿瘤样病变

一、胸骨后甲状腺肿

【概况】★★△△

胸骨后甲状腺肿是指位于胸骨后与颈部甲状腺相连或单独异位于胸骨后的甲状腺肿大或甲状腺肿瘤，后者发生率约为1%。大多位于前、中纵隔气管的一侧或偏前方。

【相关临床】★△

多见于50岁以上女性。肿物较小者无任何临床症状，多在胸部CT检查偶然发现；随着肿物的增大，由于压迫气管、食管、血管和神经等器官而出现相应的症状。

【影像学检查方法】★★★△△

1. **X线平片** 诊断价值不大。

2. **CT检查** 可明确与颈部甲状腺及气管的关系；增强检查可出现明显强化。

3. **MRI检查** 可显示与颈部甲状腺相连和气管受压等改变。

4. **核素显像** 有助于确定诊断，敏感度达93%，特异度为100%。

【影像学表现】★★★△△△

1. **X线表现** 前上纵隔密度增高影，可向一侧或双侧突出，边缘光滑，与颈部肿物相连；肿物可随吞咽而上下移动；有时肿块内可见钙化影；可见气管受压和移位。

2. **CT表现** 前上或中上纵隔肿物影与颈部甲状腺相延续；边缘清晰，密度多高于软组织达15 HU以上，增强扫描呈明显且持续性强化，有时接近于血管强化密度；体积较大者可引起气管受压变窄和移位；胸骨后甲状腺发生病变者，可表现为低密度、出血、囊变及钙化等；钙化既可见于良性病变亦可见于恶性病变，前者多呈结节状、斑块及环状；后者多呈微小钙化或针尖样弥散分布、簇状分布的钙化。

3. MRI表现 较正常甲状腺组织来说，胸骨后甲状腺肿在T1WI上呈略低信号，T2WI呈高信号，且信号欠均匀，如发生囊变则呈长T1长T2信号；对钙化显示不及CT敏感与准确；可直观显示肿物挤压邻近气管、血管的情况，但很少引起动静脉狭窄及血栓形成。

4. 核素显像 有助于显示和确诊纵隔内异位甲状腺，表现为该肿物的“聚碘效应”。

【鉴别诊断】★★△△

1. 气管支气管囊肿 为囊性肿物，与气管或支气管关系密切；但在X线平片或CT平扫上呈高密度者不易鉴别，需行CT增强或MRI检查有助于鉴别，表现为无强化和短T1长T2信号影。

2. 神经源性肿瘤 呈类圆形或哑铃型，密度均匀，常略低于周围软组织密度；好发生于后纵隔椎间孔附近，并导致其扩大和相应骨质吸收；增强扫描呈不同程度强化或出现囊变。

二、胸腺上皮肿瘤

【概况】★★△△

胸腺上皮肿瘤（thymic epithelial tumors，TETs）是前纵隔肿瘤中最常见的类型，约占纵隔肿瘤的15%～22%；其中胸腺瘤和胸腺癌是最常见类型。组织学分类包括：皮质型、髓质型、混合型，其中皮质型更具有侵袭性，预后差；国内也有学者将胸腺瘤分为非侵袭性和侵袭性两大类；国外Masaoka等还将胸腺瘤分为四期：即Ⅰ～Ⅳ期，后者再分为Ⅳa和Ⅳb。

【相关临床】★△

该肿瘤好发于40～50岁，无性别差异。约1/3患者有局部症状，如咳嗽、胸痛、吞咽困难、上腔静脉受压综合征等，约1/3患者表现为重症肌无力，另1/3无症状在胸部影像检查时偶然发现；但胸腺癌患者多不伴发重症肌无力。大约10%～15%的重症肌无力患者伴发胸腺瘤。

【影像学检查方法】★★★△△

1. X线平片 为常用的筛选方法，可发现位于胸骨后间隙体积较大的肿块，有时正位片上可见突向一侧外缘清晰的肿物影；但小病灶易漏诊。

2. CT检查 为最佳检查方法，应同时行平扫与增强检查，冠、矢状位重组像有助于定位和整体观察；其检出胸腺瘤的敏感度为85%，特异度为98.7%，准确性为95.8%。

3. MRI检查 可直接冠状位、矢状位成像，加之血管流空效应，有助于显示病变与心脏及大血管的关系。

【影像学表现】★★★△△△

1. X线表现 多位于前纵隔中部，小的胸腺瘤多不能显示；较大者可见单侧或双侧纵隔弧形或结节状阴影，外缘清晰，有时可见斑片状或弧形钙化影。恶性者体积较大，呈分叶状，外缘毛糙不整，短时间内生长迅速。

2. CT表现 部位及形态与X线表现相同。但CT在以下方面提供更多信息：

（1）外形与走行：多为类圆形或长椭圆形，边缘可呈波浪状，有时可沿主动脉弓平行走行。

（2）密度与结构：多呈均匀软组织密度，体积大者可出现坏死液化；少数可出现钙化，呈结节状、斑块状及蛋壳样。

（3）血供：增强扫描多呈轻至中度均质性强化，较大者可出现不均匀强化及坏死区；如血供丰富且不均匀强化者多见于侵袭性胸腺瘤。

（4）邻近结构：非侵袭性胸腺瘤与周围结构之间常见低密度透亮带，而侵袭性胸腺瘤该透亮带模糊或消失，并可推挤和侵犯周围结构如心脏、大血管、胸膜和肺组织，可伴有该侧胸腔积液等。

3. MRI表现 典型者T1WI呈均匀等或略低信号影（近似于邻近肌肉信号），约20%者可显示包膜影；在T2WI上呈略高信号，如有囊变则呈长T1长T2信号；侵袭性胸腺瘤在T1WI及增强图像上可显示肿块浸润周围结构的改变，并清晰显示肿大淋巴结。

【鉴别诊断】★★△△

1. 胸腺增生 是重症肌无力的常见原因之一。多无明确的结节或肿块，约50%以上者在CT上表现为胸腺弥漫性增大，形态正常，密度与正常年轻人的胸腺类似，多容易鉴别。

2. 淋巴瘤 常呈融合的软组织肿块影，形态多不规则，密度均匀或不均匀；增强后CT值多增加30 HU以上；除前纵隔结节与肿块之外，还可见颈部和纵隔其他部位肿大淋巴结。

三、纵隔畸胎瘤

【概况】★★△△

畸胎瘤（teratoma）在纵隔内的发病率仅次于胸腺瘤和神经源性肿瘤而排列第三位。好发部位为前中纵隔，其中良性者约占75%以上。该肿瘤可由来自2～3个胚层的多种组织构成，按其成熟度可分为成熟畸胎瘤和未成熟畸胎瘤，前者又再分为囊性（皮样囊肿）和实性；后者又名胚胎性畸胎瘤，临床上常为恶性。

【相关临床】★△

该病好发年龄为20～40岁，无明显性别差异。由于生长缓慢无明显症状，多在无意识中或胸部体检时被发现。当肿物很大或出现并发症时，可出现胸闷、胸痛、气短、咳嗽，或肿瘤溃破入胸腔、肺、支气管内，而引起发热、咯血，胸腔积液，有时可咳出毛发或皮脂样物，有助于该病的诊断。

【影像学检查方法】★★★△△

1. X线平片 对本病特征性成分如脂肪、钙化的检出敏感度低，价值有限。

2. CT检查 为最理想的检查方法，可敏感检出脂肪、钙化、骨骼等成分，并可清晰描绘出肿瘤的范围及其与周围结构的关系。

3. MRI检查 可准确检出脂肪成分，但显示钙化不敏感，并不能较CT提供更多信息。

【影像学表现】★★★△△△

1. X线表现 肿物位于前中纵隔，通常位置较低；体积较大者可单侧或双侧突出于纵隔外呈类圆形阴影；其内密度多不均匀，有时可显示其中较大钙化或骨骼影；皮样囊肿有时可出现周边的蛋壳样钙化。

2. CT表现

（1）成熟性畸胎瘤：形态呈圆形或类圆形，边缘多光滑锐利；其内结构及密度差异较大，可单房或多房，后者可呈分叶状，并见细条状间隔影；囊内密度较低，可出现液性、脂肪性、软组织样密度、钙化及骨骼或牙齿等，典型者可见脂肪-液体平面、液体-液体平面（最具诊断价值）；脂肪出现率约50%～60%，液性脂肪CT值多低于－100 HU；钙化出现率约30%～60%，可呈点状、条状、斑块状、爆米花样及蛋壳状。增强扫描囊壁及实性成分可见轻至中度强化。如肿物溃破，可进入胸腔出现胸腔积液与胸膜增厚、粘连，如破入肺内则出现肺部感染征象。

（2）未成熟性畸胎瘤：表现为具有侵袭行为的实性肿块影，含脂肪或钙化者较少，边缘不规则，与周围结构界限不清，常可侵犯纵隔胸膜、心包、大血管而出现相应的表现；易发生纵隔淋巴结转移或胸壁转移；增强扫描可出现较明显的不均匀性强化。

3. MRI表现 囊性畸胎瘤表现为单房或多房性肿块影，其内信号明显不均匀，在T1WI和T2WI上表现为高低混杂信号，如发现脂肪信号及信号缺失影（钙化或骨骼）有助于本病的诊断。依据MRI信号特点，较容易确定畸胎瘤的诊断，但难以区分其良恶性质，需结合形态和界限，如形态不规则，周围脂肪界限不清，侵犯邻近结构，则应考虑为恶性畸胎瘤。

【鉴别诊断】★★△△

1. 胸腺脂肪瘤 为实性肿块，CT上可见脂肪密度为主，并混杂少许条索状软组织成分，或不规则脂肪密度影镶嵌于软组织密度影之中，而不见骨骼、钙化及液性密度影。

2. 胸腺瘤 主要是非特异性囊性畸胎瘤需与囊变的胸腺瘤进行鉴别，前者囊壁较厚，厚薄均匀，有时可见少许脂肪成分；后者囊变灶形态不规则，少有囊壁显示。而实性畸胎瘤在影像学上较难与实性胸腺瘤鉴别，须密切结合病史，通常后者发生位置较高，形态多呈扁椭圆形，有时可沿主动脉弓方向走行。

四、心包囊肿

【概况】★★△△

心包囊肿（pericardial cyst）是一种先天性异常，好发于右侧心膈角区；该囊肿尽管与心包关系密切，但很少与心包腔相同；而心包憩室与心包腔相通。

【相关临床】★△

心包囊肿多见于青壮年，男性多见。多无自觉症状，常在胸部体检时偶然发现。当囊肿很大时可伴有胸部不适，胸痛等症状。

【影像学检查方法】★★★△△

1. X线平片 体积较大者在右心膈角区可有异常发现。

2. CT检查 可作为首选检查方法，有助于发现小的囊肿并可定量评估其中的密度。

3. MRI检查 可敏感显示囊肿内水样信号影，并有助于观察与心包腔的关系。

【影像学表现】★★★△△△

1. X线表现

（1）部位：60%发生在右心膈角区，30%发生左心膈角区，10%分布于上或中纵隔区域。

（2）形态：多呈圆形、椭圆形或三角形，有时呈“泪滴状”伸入斜裂下段，侧位片显示更为明显。

（3）边缘与密度：外缘清晰锐利，内缘与心包关系密切，多与心影相交成锐角，偶尔可见囊壁壳状钙化；其内密度较低而均匀。

（4）其他：肿物可随呼吸及体位变动而发生形态改变；透视下可见传导性搏动。

2. CT表现

（1）在右或左侧心膈角区呈水样密度的类圆形肿物影，与心影紧密相连，外缘光滑锐利，密度均匀，CT值多在10～20 HU之间，偶见囊壁弧形或壳状钙化。

（2）增强扫描，囊内容物无强化。

（3）尖角征，有时可见囊肿基底贴近心缘，尖角指向外方与斜裂相连呈尖角状改变。

3. MRI表现

心包囊肿的内容物多为浆液性成分，故在T1WI上呈均匀低信号，T2WI上呈明显高信号；如囊肿内出现较多黏液物质或慢性出血，则在T1WI和T2WI上均呈高信号影。

【鉴别诊断】★★△△

1. 心包憩室 可发生于心包任何位置，可呈扁圆形或泪滴状，其内呈均匀水样密度或信号影，囊壁菲薄，其主要鉴别点是与心包腔相通，尤其是MRI更易于显示。

2. 囊状淋巴管瘤 又称囊状水瘤，以右上纵隔气管旁区为好发，偶尔也发生于右侧心膈角区，呈单房或多房状水样囊性肿物，后者边缘可呈分叶状，囊壁菲薄，增强扫描无强化。

（于 晶 伍建林）

第4节 中纵隔肿瘤与肿瘤样病变

一、淋巴瘤

【概况】★★△△

淋巴瘤（lymphoma）是一组起源于淋巴结或结外淋巴组织的全身性恶性肿瘤。纵隔淋巴瘤可以是原发性，也可以是淋巴瘤全身性病变在纵隔的表现。

【相关临床】★△

临床上该病起病较缓，病程较长而症状隐匿，好发于青年，其次为老年人。常见的全身表现为咳嗽、低热、乏力等，多伴有全身多处浅表淋巴结无痛性肿大；局部症状可以为纵隔淋巴结增大压迫邻近结构引起的呼吸困难、上腔静脉梗阻综合征等。

病理上可分为霍奇金病（Hodgkin disease，HD）和非霍奇金淋巴瘤（non-Hodgkin lymphoma，NHL）两类，其主要区别是前者可以见到R-S细胞，而后者没有。前者以侵犯淋巴结为主，结外少见，常从颈部淋巴结开始，并向邻近淋巴结扩散，而后者常跳跃式，病变广泛，结外易受累。

【影像学检查方法】★★★△△

1. X线平片 初步检查方法，早期无异常，病变较大和广泛时可显示纵隔密度及形态异常。

2. CT检查 约10%胸片阴性者CT可发现肿大淋巴结，并对淋巴结的定位和分组明显优于X线平片；目前CT是显示淋巴瘤纵隔淋巴结病变的最佳影像学方法，应同时行增强检查。

3. MRI检查 对发现早期肿大的淋巴结更加敏感并优于CT，但准确性不如CT。

【影像学表现】★★★△△△

1. X线表现 正位片上主要表现为一侧或双侧纵隔阴影增宽，外缘清晰，可呈分叶状；侧位片上可见肿物影但边缘欠清。

2. CT表现 主要为纵隔淋巴结孤立性或融合性肿大，以前纵隔和支气管旁组最常见，其次为气管与支气管组和隆突下组。融合肿块较大者中央可发生坏死，但很少出现钙化；增强后多呈轻至中度强化，邻近结构可受压移位。累及纵隔的HD和NHL在影像学上不易鉴别，但也存在一定的差异，最终仍需组织学确诊和鉴别。

3. MRI表现 可早期显示纵隔内异常淋巴结的存在并明确其分布与范围。肿大淋巴结在T1WI上呈等信号，T2WI上呈中高信号；增强后可出现中度均匀或非均匀强化。

【鉴别诊断】★★△△

典型纵隔淋巴瘤依据其影像学表现并结合临床病史，多不难诊断。但须与以下疾病鉴别：①结节病：临床表现轻微，且多可以自愈；肿大淋巴结具有对称性且以肺门区分布为主。②淋巴结结核：多为单侧性，增强时多呈薄壁环形及分隔样强化；有时伴有肺部结核病变；临床上有结核中度症状。③淋巴结转移：多有原发癌病史，也多为一侧性，可融合坏死，多见于老年。

二、纵隔支气管囊肿

【概况】★★△△

支气管囊肿（bronchogenic cyst）是由于胚胎发育时期气管、支气管树或肺芽发育障碍导致的良性囊性病变。

纵隔型者以中纵隔为主，多位于气管旁及隆突下；虽然囊肿多紧贴气管或支气管生长，但极少与支气管相通，在二者交界面囊肿边缘呈扁平状或“D”字形，具有一定特征性。

【相关临床】★△

大多自幼年起病，早期和小的病灶常无症状。随着年龄增长，病灶增大压迫周围组织或并发感染时可导致相应症状，如咳嗽、咳痰、胸闷、胸痛等；少见者可出现咯血、吞咽不适等症状。本病见于任何年龄，以中青年多见，女性略多见。

【影像学检查方法】★★★△△

1. **X线平片** 诊断价值有限，较小的支气管囊肿多难以发现。

2. **CT检查** 易发现病变和显示位置关系，对高密度囊肿者须行增强扫描方有助于鉴别。

3. **MRI检查** 显示病变敏感和定位准确，并有助于鉴别其中的囊液及性质。

【影像学表现】★★★△△△

1. **X线表现** 多位于气管旁和隆突下，表现为紧贴气管或大支气管一侧的外缘清晰、内缘扁平的较低密度或软组织密度影，有时可见囊壁蛋壳样钙化；邻近结构可出现受压移位。

2. **CT表现** 以右上纵隔较多见，典型者出现囊肿与气管右壁交界处呈扁平状或“D”字形征象，具有一定的特异性。病灶以单发多见，多呈长椭圆形或类圆形，边缘光滑，呈均匀液性密度，但部分可呈软组织密度；偶尔可见囊壁弧形或线样钙化。

囊肿CT值与囊内成分相关，囊液含水分较高者类似浆液性囊肿，CT值0～20 HU；囊液蛋白质含量高（黏液性囊肿）或合并感染时，CT值可至20～60 HU；若合并出血CT值可达70～80 HU；增强检查有助于软组织密度囊肿与肿瘤性病变鉴别，囊肿壁轻度强化，其内容物无强化。

3. **MRI表现** 如为浆液性囊肿者呈长T1长T2信号，如为黏液性囊肿者呈短T1长T2信号，囊肿壁均呈线样等或略低信号。

【鉴别诊断】★★△△

典型的纵隔支气管囊肿容易诊断。有时需与胸腺囊肿和淋巴管囊肿鉴别，前者多位于前上纵隔，呈类圆形或扁圆形，其内密度很低，囊壁菲薄；后者多发生于婴儿期，好发于颈部和中轴区，可呈多房状或分隔状，形态柔软，囊内密度呈水样，囊壁菲薄。

三、Castleman 病

【概况】★★△△

Castleman病又称巨淋巴结增生症、淋巴结错构瘤等，系一种临床上较为少见的良性疾病。其病因与发病机制不十分清楚，可能与慢性炎症或感染有关。病理上可分为透明血管型和浆细胞型，前者占80%～90%，以淋巴滤泡、小血管增生及透明变性为主，故血供十分丰富；后者占10%～20%，血管成分少而有大量浆细胞浸润。

【相关临床】★△

该病为良性肿瘤样病变，临床多无症状，约1/3患者可出现咳嗽、乏力及胸骨后不适等症状。好发于15～30岁，约70%患者发病年龄在30岁以下。且70%以上发生在胸内，沿淋巴链分布为其特点，包括纵隔型、肺门型和肺内型，其中纵隔型最多见，肺门型次之。

【影像学检查方法】★★★△△

1. **X线平片** 为基本的筛选方法，但无特异性。

2. **CT检查** 为最常用的检查方法，常规应平扫加增强检查，对该病诊断价值很大。

3. **MRI检查** 也具有重要的诊断价值，亦应增强扫描，可显示供血血管的流空效应。

4. **血管造影** 有助于显示该肿物的供血动脉及病变的染色情况。

【影像学表现】★★★△△△

1. **X线表现** 纵隔型可显示向一侧肺内突出的

半圆形或分叶状（多个融合）边缘光滑、密度均匀的纵隔肿块影，以右上纵隔为多见；肺门型表现为肺门区、靠近叶裂或支气管分支的类圆形、边缘光滑、密度均匀的肿块影；肺内型很少见，有时可与肺门区肿大淋巴结共存，表现为肺内类圆形、边界光滑锐利的致密影。

2. CT表现 平扫表现为纵隔和/或肺门区圆形或类圆形实质性肿块影，外缘清晰光滑，较大者边缘可出现浅分叶，中央可出现低密度坏死区，少数可见钙化灶（5%～10%）；CT增强后，其特征性表现是病灶明显强化，CT值多大于100 HU以上，且延迟期依然持续强化。

3. MRI表现 T1WI上呈中等或略低信号（信号均匀），T2WI上呈中、高信号（信号欠均匀），病灶内或邻近可见流空信号血管影为其特点；增强MRI扫描时，肿块亦呈明显均匀持续性强化。

4. X线血管造影 可显示其供血动脉为扭曲扩张的纵隔或支气管动脉，静脉期肿物呈均匀致密的染色。

【鉴别诊断】★★△△

1. 淋巴瘤 常为多发性，位于纵隔多个部位，可融合成块；类圆形或分叶状，边缘清楚，密度多低于胸部软组织，中央可发生坏死；增强扫描呈轻至中度强化，中央坏死区无强化。

2. 结节病 典型者呈双肺门对称性淋巴结增大，可伴有纵隔内多处淋巴结增大，但无融合趋势；增强扫描呈中度均匀强化，中央多无坏死区；有时可见肺内多发小结节与网织影。

四、纵隔淋巴结增大鉴别诊断

【概况】★★△△

纵隔淋巴结增大系指短径大于1 cm者，但隆突下淋巴结正常情况即较其他部位淋巴结更大，故以1.2 cm作为判定其增大的阈值。CT虽然可以准确测量淋巴结大小，但不能进行内部结构的评价，因此正常大小的淋巴结也可能存在病理性成分。利用^{18}F-FDG的PET-CT成像可发现各种大小的异常高代谢淋巴结。

【相关临床】★△

依据纵隔淋巴结增大病因不同，其临床表现也各异。通常多数淋巴结增大患者无明显临床症状及体征；当淋巴结很大或多量淋巴结增大融合并压迫邻近结构时可发生相应症状如胸部不适、咳嗽、胸痛、吞咽困难、消瘦等。

【影像学检查方法】★★★△△

1. X线平片 对较小或未突出于纵隔阴影外者无诊断价值。

2. CT检查 为常用检查方法，需行增强扫描以区别周围血管结构，并有助于病因诊断。

3. MRI检查 无需增强即可清晰显示纵隔内淋巴结及其与周围结构的关系，并有助于提供小淋巴结内病理改变的信息。

【影像学表现】★★★△△△

有助于纵隔淋巴结增大鉴别诊断的征象如下：

1. 钙化的淋巴结

（1）常继发于肉芽肿性疾病如淋巴结结核、组织胞质菌病等。

（2）可见于AIDS病人的耶氏肺囊虫感染。

（3）感染性肉芽肿性疾病亦可伴有胸外脏器的钙化，如肝脏、脾、肾脏和肾上腺等。

（4）各种吸入性疾病如矽肺等亦常伴有淋巴结钙化，典型钙化形态为蛋壳样钙化，亦可为中央与周围同时钙化。

（5）某些原发癌的纵隔淋巴结转移可发生钙化，如骨肉瘤、黏液性卵巢癌或结肠癌、甲状腺乳头状癌或支气管肺癌等。治疗前的淋巴瘤罕见钙化。

2. 低密度淋巴结

（1）增强扫描图像较平扫图像更容易显示淋巴结中的低密度区。

（2）在增强图像上，由于外周的强化可衬托出淋巴结中央相对低密度，但也接近于软组织密度，而非液化坏死密度。

（3）伴有低密度的增大淋巴结可见于：囊性转移（如睾丸癌与卵巢癌）、坏死性转移（如支气管肺癌、食管癌、头颈部癌）、淋巴结结核或治疗前及治疗后的淋巴瘤等。

（4）在结核或真菌感染所致的淋巴结增大时，由于中央干酪样坏死和液化，增强扫描时可出现典型的周边“薄环征”及多个淋巴结融合形成的“分隔征”。

3. 强化的淋巴结

（1）富血供性转移，如肾细胞癌、黑色素瘤、甲状腺乳头状癌等。

（2）血管免疫母细胞的淋巴结增大。

（3）Castleman病，包括两种类型：①透明血管型：占80%～90%；好发于纵隔内或肺门区；CT平扫呈均匀软组织密度，增强扫描呈明显强化，CT值多超过100 HU；少数可见细小钙化；病灶很大时中央亦可发生变性而呈低密度区；MRI检查T1WI呈等或略高信号，T2WI呈很高信号，有时外周可见供血血管的流空现象，增强扫描呈明显强化。②浆细胞型：占10%左右，常起自纵隔外如颈部、腹膜腔后及肠系膜等；常伴有全身症状和广泛的淋巴结增大；在胸部常表现为多发淋巴结增大为特点的弥漫性过程，易累及前纵隔；增强扫描仅呈轻度强化。

（4）在HIV相关的淋巴结增大和Kaposi肉瘤所累及的淋巴结中，亦可出现富血供的增强表现。

（于　晶　伍建林）

第5节　后纵隔肿瘤与肿瘤样病变

一、神经源性肿瘤

【概况】★★△△

神经源性肿瘤（neurogenic neoplasm）是后纵隔最常见的肿瘤，约95%均位于后纵隔脊柱旁沟或脊柱旁，其中良性者占大多数，恶性仅占15%左右。组织学类型包括：神经鞘瘤、神经纤维瘤、神经节细胞瘤、神经母细胞瘤和副交感神经瘤等。

【相关临床】★△

神经鞘瘤与神经纤维瘤多见于成年人，交感神经节瘤多见于青年人，神经母细胞瘤则以小儿为多见。病灶较小时临床上大多无症状，较大时可出现压迫或神经症状如胸背部疼痛、节段性感觉过敏，或表现为脊髓压迫症状；若肿瘤位于中纵隔可压迫气管引起相应症状；嗜铬细胞瘤者可有阵发性高血压。

【影像学检查方法】★★★△△

1. X线平片　有助于显示肋骨骨质吸收和间隙增宽，体积较大肿瘤可见后纵隔肿物影。

2. CT检查　为重要检查方法，可清晰显示各种大小肿瘤，有助于显示钙化和骨质破坏。

3. MRI检查　对检出和诊断该病具有重要价值，应同时行增强扫描和三维成像，不仅有助于定位，而且可提供更多丰富和准确诊断信息，并有助于确定肿瘤起源和内部结构等信息。

【影像学表现】★★★△△△

1. X线表现　正位片可见纵隔一侧向肺野突出的肿块影，侧位片在后纵隔与脊柱重叠，外缘清晰光滑，呈类圆形者多与纵隔相交呈锐角；有时可见相应椎间孔扩大及肋骨骨质吸收。

2. CT表现　肿块位于脊柱旁沟，形态上多呈圆形或椭圆形，边缘光滑，可有浅分叶；呈软组织密度，CT值40～50 HU，钙化少见，但神经母细胞瘤者约25%可发生钙化，神经鞘瘤易发生囊变；增强扫描病灶呈中度强化，囊变坏死区无强化；良性者可伴有邻近肋骨、椎体骨质吸收性破坏，恶性者常引起广泛溶骨性破坏，发生于椎间孔内者可出现椎间孔扩大。

3. MRI表现　在T1WI上呈中等信号，T2WI上较高信号，有囊变者信号甚高；边缘清晰光滑，有时可显示包膜；增强扫描多呈明显均匀强化，神经鞘瘤易囊变而呈大小不等无强化区；可清晰显示跨椎间孔内外生长呈“哑铃状”肿瘤，也有助于硬膜腔内、外肿瘤的鉴别。

【鉴别诊断】★★△△

1. 椎旁脓肿　临床上发热与胸背疼痛明显；形态上多为梭形，中心为液化坏死区，周围可见纤维组织构成的壁，呈明显强化；再结合椎体结核的其他特征表现不难鉴别。

2. 脑脊膜膨出　多见于儿童和青年，多存在先天性脊椎畸形，结合病变与脊柱的关系及其内部的密度或信号多不难鉴别诊断。

3. 髓外造血组织增生　后纵隔区椎体及附件骨小梁稀疏、粗大；椎旁呈多发性结节或肿块影，外缘可分叶状，增强呈明显均匀强化，结合贫血等病史不难鉴别。

二、食管囊肿

【概况】★★△△

食管囊肿（esophageal cyst）又称食管重复畸形，来自胚胎前肠组织，多位于后纵隔。病理结构上类似食管和上消化道，囊肿内壁可为不同种类的消化道黏膜覆盖，囊壁具有肌层组织及肌间丛，囊肿呈圆形或管状似消化道外观，内含黏液或棕色浆液性液体。

【相关临床】★△

好发于儿童和青少年，男性多于女性，比例2～3：1。本病早期无任何临床症状，肿物增大时可出现相应的压迫症状，如咳嗽、喘息、呼吸困难、吞咽困难、反流、消瘦等。

【影像学检查方法】★★★△△

1. X线平片 为初步检查方法，平片多无异常发现，钡餐检查可见间接的外压征象。

2. CT检查 可显示后纵隔囊肿及合并椎体畸形，需增强扫描显示囊肿与周围结构的关系。

3. MRI检查 对该病诊断价值很大，可敏感显示囊肿本身、囊内成分及周围结构改变。

【影像学表现】★★★△△△

1. X线表现 囊肿较大时可见纵隔内类圆形阴影突向一侧，边缘光滑，如与支气管或食管相通则可见气-液平面；钡餐检查可见食管外压性改变，但食管黏膜光滑，管壁无僵硬。

2. CT表现 位于后纵隔与食管关系密切，囊肿可呈椭圆形，边缘清晰，囊内容物呈液体密度，囊壁可厚薄不均，有时可见条状或弧形钙化影；增强扫描囊壁可强化，囊内无强化。

3. MRI表现 形态上与CT表现类似，其信号的高低与囊肿蛋白含量多少有关，如为浆液性则呈长T1长T2信号；如蛋白含量较高或合并亚急性及慢性出血，则在T1WI、T2WI上均呈高信号影；增强扫描时仅囊壁可出现强化。

【鉴别诊断】★★△△

1. 支气管囊肿 也属于前肠源性囊肿，多发生于中纵隔，以气管右旁和隆突下为多见，紧贴气管或支气管一侧壁呈扁圆形，可随呼吸而上下移动或引起形态改变；临床上以中青年女性多见，可出现气道压迫性症状。

2. 淋巴管囊肿 多发生于婴幼儿或儿童期，好发于颈部和中纵隔区，可呈多房状或分隔状，形态柔软可变，囊内呈水样密度，囊壁菲薄。

三、髓外造血

【概况】★★△△

髓外造血（extramedullary hematopoiesis）是一种多能干细胞异常增殖生成血细胞方式，可生成红细胞、白细胞和淋巴细胞。部分严重贫血患者（如地中海贫血、缺铁性贫血、恶性贫血、骨髓纤维化等）可发生髓外造血组织增生，常见于肝脏、脾等器官，也可发生于后纵隔脊柱旁，但十分少见。

【相关临床】★△

一般无明显临床症状，如发生在椎管附近或硬膜外者易出现脊髓压迫症状。临床上常因对本病认识不足，易误诊为后纵隔神经源性肿瘤、淋巴瘤等。髓外造血是一种良性病变，无并发症时，一般无需外科手术。瘤样组织对小剂量放射线较敏感，输血及铁螯合剂治疗亦为目前较成功的方法。

【影像学检查方法】★★★△△

1. X线平片 对该病诊断价值不大。

2. CT检查 可显示后纵隔脊柱旁结节或肿块影，应同时行增强检查。

3. MRI检查 对该病的检出和诊断价值很大。应同时行增强和冠状位、矢状位成像检查。

【影像学表现】★★★△△△

1. X线表现 病灶较大者可显示后纵隔肿块影，可呈分叶状，有时可显示相应骨质疏松性改变。

2. CT表现 可见后纵隔区域的肋骨呈膨胀性改变，肋骨、椎体及其附件骨小梁稀疏、粗大；而髓外造血组织增生则表现为椎旁多发的结节或肿块影，边缘清晰，可呈分叶状，密度均匀；增强后呈中度或明显均匀强化，动脉期CT值可达90 HU以上，通常中央无坏死区。

3. MRI表现 在T1WI与T2WI上可见椎体及肋骨呈普遍性、均匀性低信号；髓外造血组织增生则表现为脊柱旁边界清晰的多发结节或肿块影，在T1WI上呈稍高信号影，T2WI上信号稍高且欠均匀；增强后呈较明显均匀性强化。

【鉴别诊断】★★△△

1. 神经源性肿瘤 多为单侧单发的结节或肿块影，无上述贫血病史，病灶的密度或信号可以不均匀如囊变等；病灶邻近骨质多有受压、吸收以及椎间孔增宽等改变；增强检查可见无强化的囊变区，有时可见“哑铃型”改变。

2. 淋巴瘤 大多发生中纵隔，可呈分叶状融合，通常合并其他部位如颈部及腋窝的淋巴结肿大；临床上无贫血病史，可出现发热、疼痛及消瘦等症状。

（于　晶　伍建林）

第6节 纵隔疾病的鉴别诊断

纵隔疾病种类繁多，组织来源复杂，影像表现丰富，可从以下几方面进行鉴别。

1. 位置

纵隔是很多重要的组织和器官分布和走行的区域，其位置大多相对固定。因此，可根据病变所处的位置分析其发源的器官或组织具有重要的意义。具体分析如下：

（1）气管周围可包括气管旁淋巴结、气管肿瘤、支气管囊肿等。

（2）食管周围包括食管肿瘤、食管扩张、食管憩室、胃肠道重复、膈食管裂孔疝等。

（3）心脏基底部周围包括胸腺瘤、畸胎瘤等。

（4）心膈角区包括脂肪垫、心包囊肿、淋巴管囊肿、胸骨旁裂孔疝等。

（5）由腹部进入纵隔者包括各种膈肌的裂孔疝、胃肠道重复、胰腺假性囊肿等。

2. 边缘

（1）边缘光滑者，纵隔病变的可能性大于肺部病变。

（2）边缘与纵隔交角，呈锐角者以胸膜以内或肺部病变可能性大；钝角者以胸膜以外的病变可能性大。

3. 形态

（1）分叶状多为肿大的淋巴结群（淋巴结融合性肿块），如淋巴瘤或肉芽肿等。

（2）"泪滴状"尖端指向起源，常为支气管囊肿。

（3）纵向梭形应用，可见于巨大食管。

（4）"船帆征"，如胸腺影。

4. 病变中特殊成分

（1）气体，多见于食管与气管病变、膈疝、纵隔脓肿、胃肠道重复等。

（2）脂肪，提示脂肪垫、脂肪瘤、畸胎瘤、大网膜疝等。

（3）液体或气液并存，食管病变、支气管囊肿、膈疝、脓肿。

（4）钙化，细环形或蛋壳状多见于囊肿；"花斑形"多见于甲状腺癌或肉芽肿；"爆米花"样可见于软骨瘤、错构瘤、畸胎瘤、肉芽肿；"分层状"多见于动脉瘤、结核瘤等；"同心层"状多见于静脉石。

（5）骨和牙齿，主要见于畸胎瘤。

5. 与周围结构关系

（1）气管旁肿瘤常使之受压、变窄和移位，附着于气管的肿瘤可随吞咽运动而上下移动。

（2）食管旁或起源于食管壁的肿瘤可使之受压和移位，钡餐可见食管变形及充盈缺损。

（3）主动脉附近的肿瘤需与主动脉本身的病变进行鉴别，可首选CT增强或MRI增强检查，特点是与主动脉直接相通，且同步同程度强化。

（4）骨骼附近的肿瘤如使之发生压迫性骨质缺损者多为良性肿瘤，发生侵蚀性骨质破坏者多为恶性肿瘤。

（于　晶　伍建林）

参考文献

［1］白人驹，张雪林．医学影像诊断学．3版．北京：人民卫生出版社，2010.

［2］周晓明，冯学威，李世煜，等．急性纵隔炎临床与影像学特征分析．医学临床研究，2012，29（1）：33-35.

［3］Kluge J. Acute and chronic mediastinitis. Chirurg, 2016, 87 (6): 469-477.

［4］Katabathina VS, Restrepo CS, Martinezjimenez S, et al. Nonvascular, nontraumatic mediastinal emergencies in adults: a comprehensive review of imaging findings. Radiographics, 2011, 31 (4): 1141-1160.

［5］Kerl HU, Zahn K, Kilian AK, et al. A child' s birthday with consequences. Radiologe, 2010, 50 (12): 1128-1131.

［6］余燕武，唐永华，魏鼎泰，等．特发性纵隔纤维化影像学诊断．中国中西医结合影像学杂志，2011，9（6）：510-512.

［7］Galván MF, Portal JAR, Gorarredona MPS, et al. Fibrosing mediastinitis mimicking sarcoidosis. Clinical Respiratory Journal, 2014, 9 (1): 125-8.

［8］Schade MA, Mirani NM. Fibrosing mediastinitis: An unusual cause of pulmonary symptoms. Gen Inter Med, 2013, 28 (12): 1677-1681.

［9］Koksal D, Bayiz H, Mutluay N, et al. Fibrosing mediastinitis mimicking bronchogenic carcinoma. Journal of Thoracic Disease, 2013, 5 (1): E5-E7.

［10］刘善廷，李鹏，冯露，等．胸骨后甲状腺肿的诊断和手术入路选择．中国医学创新，2013（21）：92-94.

［11］Fountoulakis S. The role of imaging

in the diagnosis and surgical approach of substernal goitre. Hellēnikē Cheirourgikē Acta Chirurgica Hellenica, 2015, 87 (1): 11-13.

[12] Coskun A, Yildirim M, Erkan N. Substernal goiter: when is a sternotomy required?. International Surgery, 2014, 99 (4): 419-425.

[13] Sakkary MA, Abdelrahman A M, Mostafa AM, et al. Retrosternal goiter: The need for thoracic approach based on CT findings: Surgeon's view. Journal of the Egyptian National Cancer Institute, 2012, 24 (2): 85-90.

[14] Mercante G, Gabrielli E, Pedroni C, et al. CT cross-sectional imaging classification system for substernal goiter based on risk factors for an extracervical surgical approach. Head Neck. 2011, 33 (6): 792-799.

[15] 胡玉川，孟菲，张贝，等. 胸腺上皮肿瘤WHO病理分型与CT特征的相关性. 放射学实践，2014（4）：404-407.

[16] Shen Y, Gu Z, Ye J, et al. CT staging and preoperative assessment of resectability for thymic epithelial tumors. Journal of Thoracic Disease, 2016, 8 (4): 646-655.

[17] Abdel Razek A A, Khairy M, Nada N. Diffusion-weighted MR imaging in thymic epithelial tumors: correlation with World Health Organization classification and clinical staging. Radiology, 2014, 273 (1): 268-275.

[18] Thomas A, Shanbhag S, Haglund K, et al. Characterization and management of cardiac involvement of thymic epithelial tumors. J Thorac Oncol, 2013, 8 (2): 246-249.

[19] 贾飞鸽，高德宏，沈比先，等. 纵隔生殖细胞肿瘤的MSCT诊断. 医学影像学杂志，2010，20（2）：179-181.

[20] Priola AM, Gned D, Veltri A, Priola SM. Chemical shift and diffusion-weighted magnetic resonance imaging of the anterior mediastinum in oncology: Current clinical applications in qualitative and quantitative assessment. Critical reviews in oncology/hematology. 2016, 98: 335-357.

[21] Takeda S I, M iyoshi S, Ohta M, et al. Primary germ cell tumors in the mediastinum: a 50-year experience at a single Japanese institution. Cancer, 2003, 97 (2): 367-376

[22] 郭佑民，陈起航，王玮. 呼吸系统影像学. 上海：上海科学技术出版社，2016.

[23] 郭立琳，田庄，方理刚，等. 心包囊肿的影像学诊断和临床治疗. 北京医学，2010，32（2）：90-92.

[24] Kassop D, Donovan MS, Cheezum MK, et al. Cardiac Masses on Cardiac CT: A Review. Current cardiovascular imaging reports. 2014, 7: 9281.

[25] Cummings KW, Green D, Johnson WR, et al. Imaging of pericardial diseases. Seminars in ultrasound, CT, and MR, 2016, 37 (3): 238-254.

[26] 任会丽，方伟军，刘文，等. MSCT对成人纵隔淋巴结结核与纵隔淋巴瘤的鉴别诊断价值. 实用癌症杂志，2014，（5）：558-560.

[27] Kligerman S J, Franks T J, Galvin J R. Primary Extranodal Lymphoma of the Thorax. Radiol Clin North Am, 2016, 54 (4): 673-687.

[28] Bhatt V R, Mourya R, Shrestha R, et al. Primary mediastinal large B-cell lymphoma. Cancer Treat Rev, 2015, 41 (6): 476-485.

[29] Miranda RN, Khoury JD, Medeiros LJ. Primary Mediastinal (Thymic) Large B-Cell Lymphoma/Atlas of Lymph Node Pathology. Springer New York, 2013, 71: 483-485.

[30] 伍建林，苗延巍，周勇. 胸部影像学. 北京：人民卫生出版社，2012.

[31] Ashizawa K, Okimoto T, Shirafuji T, et al. Anterior mediastinal bronchogenic cyst: demonstration of complicating malignancy by CT and MRI.The British Journal of Radiology, 2001, 74 (886): 959-961.

[32] Michele G, Sergio V, Fabio M, et al.CT and MRI findings of mucin-containing tumors and pseudotumors of the thorax: pictorial review. Eur. Radiol, 2002, 12: 181-189.

[33] 吕岩，谢汝明，周震，等. CT诊断与鉴别诊断胸部局限性巨大淋巴结增生症. 中国医学影像技术，2012，28（11）：2023-2027.

[34] Rajabiani AM, Abdollahi AM, Farahani ZM. Asymptomatic isolated retroperitoneal castleman's disease: A case report. Iran J Med Sci, 2015, 40 (5): 469-472.

[35] Guo H, Shen Y, Wang WL, et al. Castleman disease mimicked pancreatic carcinoma: report of two cases. World J Surg Oncol, 2012, 10: 154.

[36] Saeed-Abdul- R ahman I, Al-Amri AM. Castleman disease. Korean J Hematol, 2012, 47 (3): 163-177.

[37] Bonekamp D, Horton KM, Hruban RH, Fishman EK, et al. Castleman Disease: The Great Mimic1 Radiographics. 2011, 31 (6): 1793-1807.

[38] 祁吉. 放射学高级教程. 北京：人民军医出版社，2009.

[39] 蔡海波，张培喜，张宾，等. 纵隔淋巴结肿大21例临床观察. 临床肿瘤学杂志，2012，17（5）：463-465.

[40] 吴山，武志峰，鄂林宁. 纵隔淋巴结病变CT诊断及鉴别. 当代医学，2012，8（20）：91-93.

[41] Tokunaga T, Shimada K, Yamamoto K, et al. Retrospective analysis of

prognostic factors for angioimmunoblastic T-cell lymphoma: a multicenter cooperative study in Japan.Blood, 2012, 119 (12): 2837-2843.

[42] Bonekamp D, Horton KM, Hruban RH, et al. Castleman disease: the great mimic. Radiographics, 2011, 31 (6): 1793-1807.

[43] 吴小凯，王其军，张辉．纵隔神经源性肿瘤多层螺旋 CT 表现与病理对照研究．实用医学影像杂志，2014，15（1）：27-29.

[44] Bae SH, Hwang JH, Da Nam B, Kim HJ, Kim KU, Kim DW, et al. Multiple Ewing Sarcoma/Primitive Neuroectodermal Tumors in the Mediastinum: A Case Report and Literature Review. Medicine. 2016, 95 (7): e2725.

[45] Nakazono T, White CS, Yamasaki F, Yamaguchi K, Egashira R, Irie H, et al. MRI findings of mediastinal neurogenic tumors. AJR American journal of roentgenology. 2011, 197 (4): W643-652.

[46] 伍建林，苗延巍，周勇．胸部影像学．北京：人民卫生出版社．2012.

[47] Vargas D, Suby-Long T, Restrepo C S. Cystic Lesions of the Mediastinum. Seminars in Ultrasound CT &MRI 2015, 37 (3): 212-222.

[48] Dhooria S, Muthu V, Agarwal R. An unusual cause of posterior mediastinal cyst. Lung India, 2015, 32 (6): 609-610.

[49] Occhipinti M, Heidinger B H, Franquet E, et al. Imaging the posterior mediastinum: a multimodality approach. Diagn Interv Radiol, 2015, 21 (4): 293-306.

[50] 马永红，叶剑定，喻伟，等．胸部髓外造血与髓脂肪瘤的 CT 与 MRI 鉴别诊断．临床放射学杂志，2015，34（10）：1589-1593.

[51] 吴伟本，俞同福．胸内脊柱旁髓外造血的影像表现．中国临床医学影像杂志，2013，24（08）：595-597.

[52] 周翠屏，蓝博文，沈君，等．地中海贫血脊柱旁髓外造血的影像学特征．影像诊断与介入放射学，2012，21（1）：25-28.

[53] Orphanidou-Vlachou E, Tziakouri-Shiakalli C, Georgiades CS. Extramedullary hemopoiesis. Seminars in ultrasound, CT, and MR, 2014, 35 (3): 255-262.

[54] 张灵，黄仲奎，邓东．MSCT 在原发纵隔肿瘤或肿瘤样病变中的应用（92 例分析）．中国医疗前沿 2012，7（10）：56-57.

[55] 杨欣，杨州，李唯，等．纵隔囊性病变的 CT 诊断．实用医学影像杂志，2011，12（2）：93-96.

[56] Otrakji A, Digumarthy SR, Lo GR, et al. Dual-energy CT: spectrum of thoracic abnormalities. Radiographics, 2016, 36 (1): 38-52.

第五篇

乳腺疾病

乳腺作为性腺器官，受体内雌、孕激素水平的调节而发生变化。在月经周期的不同阶段，乳腺在各种激素的影响下，呈现周期性变化。由于水肿期发生在月经周期的分泌期（大约在经前7天内），所以为了避免这种与性激素相关的生理性增生对病变检出和诊断的干扰，在病情允许的情况下，建议乳腺影像学检查尽量安排在月经来潮后7～14天。

目前乳腺病变的检查方法主要包括临床触诊、影像学检查和实验室检查。由于缺乏特异性的肿瘤标记物，因此实验室检查尚不能作为乳腺癌的诊断方法，仅在肿瘤疗效监测中起一定的作用。临床检查特异性较高，但敏感性较低，只有当病灶增大到一定体积或患者出现明显临床症状时，才可能被发现。随着影像技术的发展，影像学检查已成为必不可少的诊断方法。影像学检查不仅准确性较高，还能早期发现病变。目前国内外公认的乳腺影像检查方法包括：乳腺X线摄影、超声检查、MRI及PET/CT。其中，X线摄影和超声检查是乳腺病变诊断的最佳组合或称为“黄金”组合。

乳腺X线摄影对钙化非常敏感，可发现2 mm以下的钙化灶，而细小钙化往往是早期乳腺癌的重要征象。但对于致密型乳腺，X线的敏感性则较低，且X线具有一定的辐射性。超声检查无放射性损害，简便易行，可在短期内重复检查，尤其适用于X线腺体极度致密者，此时超声检查的敏感性高于X线。但超声对细小钙化灶的显示能力明显低于X线，且对于大部分非肿块样病变的显示及鉴别诊断能力不如磁共振检查。MRI作为一种无辐射、无创性检查，其软组织分辨力较高，可多方位、多平面成像，有助于发现多中心、多灶性及对侧乳腺病变。乳腺MRI能检出X线摄影、超声及临床触诊等手段无法检出的小癌灶和早期癌。乳腺MRI在高危人群乳腺癌筛查、良恶性病变鉴别、乳腺癌术前评估、乳腺癌新辅助化疗疗效监测、保乳术后肿瘤残留的评估等方面具有重要价值。但MRI检查时间较长，需要注射对比剂，对钙化的显示不如X线摄影，价格相对较贵。PET-CT将病灶的代谢特点与解剖结构进行有机融合，具有较高的敏感性和特异性，可用于乳腺癌的诊断、淋巴结评估、术后复发转移、新辅助化疗的疗效监测及指导治疗等，但价格昂贵，且具有辐射性。

各种影像技术都有各自的优缺点，多种影像技术的综合运用在乳腺病变诊断中具有重要作用。同时，结合临床病史、触诊等信息，可给予影像科医师更大的诊断把握性。

1992年，美国放射学院（American College of Radiology，ACR）提出了乳腺影像报告及数据系统（breast imaging reporting and data system，BI-RADS），其后10年间经三次修订，于2003年出版了X线BI-RADS分类第四版，也增加了超声和MRI诊断。2013年底ACR发布了BI-RADS最新版，即X线为第五版，超声和MRI为第二版。对乳腺的诊断报告进行规范，使用统一的专业术语、标准的诊断归类及检查程序，减少了读片中主观因素的影响，提高了放射科医生诊断的一致性。同时，也加强了放射科和临床其他相关科室的协调与沟通，对临床医师的决策给予指导。

第 36 章　乳腺的正常解剖

【乳腺的结构和解剖】★★△△

乳腺的上界在第 2～3 前肋，下界在第 6～7 前肋，内侧缘在胸骨旁，外侧缘达腋窝前线，大部分乳腺外上方呈一个狭长腺体伸向腋窝。乳腺形态可分为：圆盘形、半球形、圆锥形及下垂形，半球形和圆锥形乳腺多见于未生育的成年女性，下垂形乳腺多见于生育或哺乳后的成年女性。

乳腺的中央区域为乳晕，乳晕的中央为乳头。乳腺腺体由实质及间质组成，实质包括：导管、小叶、腺泡；间质包括：结缔组织、脂肪组织、血管、神经和淋巴管。乳腺组织被结缔组织分隔成 15～20 个乳腺叶，每个乳腺叶以乳头为中心呈轮辐样放射状排列，各由一条导管向乳头引流，称为输乳管，输乳管的末端与腺泡相通，而在乳晕下则扩大形成输乳窦。每个乳腺叶由 20～40 个乳腺小叶组成，乳腺小叶是构成乳腺腺体的基本单位。

乳腺组织位于皮下浅筋膜的浅层与深层之间，浅筋膜的浅层纤维与皮肤之间有网状束带相连，即乳腺悬吊韧带（Cooper 韧带），浅筋膜的深层纤维与胸大肌筋膜之间的组织疏松呈空隙状，称为乳腺后间隙。

【乳腺的血液循环】★★△

乳腺的供血动脉由腋动脉、肋间动脉及内乳动脉及其分支组成。腋动脉分支主要供应乳腺外侧和上部区域，腋动脉 6 个分支中有 4 支为乳腺组织供血；肋间动脉的乳腺支主要供应乳腺后部区域；内乳动脉的 1～4 穿支供应乳腺的内侧区域，此穿支在胸骨旁相应的肋间隙穿出，穿过胸大肌而达乳腺的内侧缘。

乳房的静脉分深、浅两组。浅组静脉分横行和纵行两类，横行静脉向胸骨旁穿过胸肌，汇入内乳静脉；纵行静脉向锁骨上区走行注入下颈部浅静脉，然后汇入颈前静脉。深组静脉的引流路径如下：①经内乳静脉的穿支注入同侧无名静脉；②直接注入肋间静脉，再经肋间静脉与椎静脉的交通支，汇入奇静脉及上腔静脉；③直接汇入腋静脉，然后进入锁骨下静脉及无名静脉。

【乳腺的淋巴回流】★★★△△

1. 区域淋巴结

（1）腋窝淋巴结：乳腺大约 75% 的淋巴液引流至此区域，是乳腺癌最常见的淋巴转移部位，腋窝淋巴结分为 5 组： 前群胸肌淋巴结、后群肩胛下肌淋巴结、外侧群腋静脉淋巴群、中央群淋巴结和尖群锁骨下淋巴结。

（2）内乳淋巴结：位于胸骨两旁，沿胸廓内动、静脉排列。

（3）胸肌间淋巴结：位于胸大、小肌之间，沿胸肩峰动脉的胸肌支排列。

（4）锁骨上淋巴结：位于锁骨上内 1/3 侧的后方，与锁骨下淋巴结和内乳淋巴结相交通，汇入胸导管或右淋巴导管，也可以直接进入血液循环。

（5）肋间后淋巴结：位于脊柱旁、肋骨颈附近区域。

2. 淋巴引流路径

（1）乳腺外侧部和中央部淋巴管经胸大肌外侧缘，注入腋窝淋巴结。

（2）乳腺上部淋巴管可以直接穿过胸大肌，向上注入锁骨上淋巴结。

（3）乳腺内侧部淋巴管向内侧穿过胸大肌和第 1～5 肋间隙，注入内乳淋巴结。

（4）乳腺内侧部浅淋巴管与对侧乳腺淋巴管交通，一侧的淋巴液可流向对侧。

（5）乳房深部淋巴管可与腹直肌鞘和肝镰状韧带的淋巴管相通，使乳房深部的淋巴液引流向肝脏。

【乳腺的生理】★△

乳腺的生理活动是受垂体前叶激素、肾上腺皮质激素和性激素的影响和制约的。垂体前叶产生的乳腺促激素，直接影响乳房，同时又通过卵巢和肾上腺皮质间接地影响乳房，在卵巢卵泡刺激素和促肾上腺皮质激素的作用下，卵巢和肾上腺皮质均分泌雌激素，促使乳房的发育和生长。

在妊娠和哺乳期，由于胎盘分泌大量的雌激素和脑垂体分泌生乳素的影响，乳腺明显增生，腺管延长，腺泡分泌乳汁。哺乳期后，乳腺复退化而处于相对静止状态。在月经周期的不同阶段，乳腺的生理状态也在各种激素的影响下，也会呈现周期性变化。

（赵莉芸　李相生　李　静　周纯武）

参考文献

[1] 刘士远，陈起航，吴宁．实用胸部影像诊断学．北京：人民军医出版社，2012：730-732.

[2] 鲍润贤．中华影像医学（乳腺卷）．北京：人民卫生出版社，2002：13-17.

[3] 罗娅红．乳腺影像诊断学．辽宁：辽宁科学技术出版社，2016：58-61.

[4] 周纯武．中华临床医学影像学（乳腺分册）．北京：北京大学医学出版社，2016：30-36.

[5] Moore RD, Chapnick R, Schoenberg MD. Lymph nodes associated with carcinoma of thebreast.Cancer, 1960, 13 (5): 545-549.

[6] Spratt JS Jr. Anatomy of the breast. Major Probl Clin Surg, 1967, 5 (1): 1-11.

第 37 章　乳腺检查技术

乳腺检查方法包括乳腺 X 线摄影、超声、MRI 及 PET/CT 等，不同的检查方法都有其各自的适应证。临床常用的方法主要是乳腺 X 线摄影、超声及乳腺 MRI。

一、乳腺 X 线摄影★★★△△△

乳腺 X 线摄影目前仍是早期乳腺癌筛查的首选方法之一，与乳腺超声联合是临床上广泛采用的乳腺检查方法。

（一）乳腺 X 线摄影适应证

根据检查目的可分为筛查性乳腺摄影和诊断性乳腺摄影。筛查性乳腺摄影是对健康女性定期进行的以发现乳腺癌为目的的检查。诊断性乳腺摄影是给具有临床症状或阳性体征的患者进行明确诊断的检查。乳腺 X 线摄影适用人群：40 岁以下临床怀疑乳腺恶性病变；40 岁以下高位人群乳腺癌筛查；40 岁以上健康人群乳腺癌筛查。为避免与性激素相关的乳腺生理性改变对病变检出的干扰，在病情允许情况下，建议检查避开经前期，最佳检查时间是月经来潮后 7～10 天。绝经期妇女生理周期减弱或消失，检查时间不做特殊要求。

（二）乳腺 X 线摄影技术

乳腺 X 线摄影设备推荐使用数字化系统（DR）。投照方位命名根据 X 线自球管到影像接收设备的方向，结合人体解剖方位来确定。常规投照体位包括头尾位（Cranio-caudal，CC）和内外斜位（Medio-lateral oblique，MLO）。根据情况也使用侧位（Lateral view）替代内外斜位。

1. 标准的头尾位图像　应完全包括全部内侧乳腺组织，尽可能包括外侧乳腺组织（通常外侧乳腺组织可能有少部分不能包括在图像中）。胸壁肌前缘尽可能有少部分显示在乳后区域。乳头居中且位于乳腺前缘切线前方。双乳图像配对放置时，乳腺在图像中央，内外剩余空间宽度双侧应基本一致。

2. 标准的内外斜位图像　乳腺被推向前上，乳腺实质充分展开，乳后脂肪间隙和绝大部分乳腺实质显示在图像中。乳头在乳腺前缘切线前方。胸大肌上宽下窄投影于图像内，胸大肌下端应达到或低于乳头后线水平。乳腺下缘应包入图像内。双乳图像配对放置时，乳腺上下高度双侧应对称。

对于常规体位未能满意显示乳腺解剖结构时，可以根据需要进行补充投照，包括扩展头尾位、腋尾位、乳沟位、尾头位、切线位、旋转位等。为了评价在常规乳腺摄影中显示出的一些局灶性微小改变，还可进行点压放大摄影。

二、乳腺超声★★★△△△

乳腺超声在乳腺检查中起着重要作用，是乳腺癌筛查及诊断中的重要辅助检查。

（一）乳腺超声检查适应证：

1. 乳腺超声可作为乳腺筛查中发现异常的补充评估方法，可对于乳腺 X 线摄影及乳腺 MRI 中发现的乳腺病变进行补充性评估。
2. 对有症状的人群、可触及的乳腺肿块及其他乳腺相关症状及体征的特征进行描述和评估。
3. 作为 30 岁以下、怀孕或哺乳期女性乳腺检查首选方法。
4. 评估乳腺假体。
5. 超声引导下乳腺介入操作。
6. 对于致密性乳腺、乳腺癌高危人群、隐匿性乳腺癌等或不能接受 MRI 检查者的辅助检查手段。
7. 对伴有结构扭曲或可疑微钙化的肿块、但周围乳腺致密患者进行评估。

检查中应注意，尽管乳腺超声检查适应证很多，但不建议将其作为乳腺癌筛查的唯一方法，乳腺癌的筛查仍应采用乳腺 X 线摄影。对于乳腺癌高危人群，乳腺 MRI 仍是首选，不能做 MRI 检查的病人可考虑乳腺超声作为辅助检查手段。

（二）乳腺超声检查技术

乳腺超声检查采用高频线阵式换能器，中心频率常选择 7.5-10 MHz。特殊情况下，对于较大乳腺的深部组织观察或者病变较大时，可以降低频率。病人仰卧，双手位于身体两侧。

三、乳腺 MRI ★★★△△△

乳腺 MRI 作为一种无创性、无辐射检查方法，目前在临床上广泛应用。

（一）乳腺 MRI 检查适应证

1. 筛查

（1）乳腺癌高危人群、致密性乳腺。

（2）乳腺假体植入术后。

2. 已知恶性病变术前分期及术后或治疗后评价

（1）术前评价乳腺癌多灶性或多中心性。

（2）术前评价病灶对胸壁及皮肤的侵犯。

（3）保乳术后评价残余乳腺癌。

（4）辅助治疗后疗效评估。

3. 诊断

（1）其他影像方法不确定或可疑乳腺病变进一步检查。

（2）隐匿性乳腺癌的诊断。

（二）乳腺 MRI 检查技术

乳腺 MRI 须使用专用乳腺相控阵线圈，于高场强（≥1.5 T）MR 机并行采集。患者取俯卧位，双乳自然下垂，扫描范围包括双侧乳腺及腋窝区。扫描至少两个体位以更准确的定位病变，推荐以矢状位和横轴位结合。

1. 扫描序列 由于不同硬件及软件条件，并无统一扫描序列，主要需包括：

（1）高空间分辨率的快速抑脂 T1WI 动态序列，乳腺动态扫描序列包括平扫及注射含钆对比剂后至少扫描三次，延迟扫描时间以 8～10 min 为宜。

（2）脂肪抑制 T2WI，有助于囊肿、导管扩张及含黏液的纤维腺瘤和黏液腺癌的显示。

（3）DWI，*b* 值的选择设备不同很难统一。一般选择低 b 值为 0，高 b 值大于 500（通常 800-1000）。

2. 图像后处理

（1）时间 / 信号强度曲线：于工作站使用配套软件绘制病灶的时间 / 信号强度曲线。将感兴趣区放置在病灶内强化最快、最明显区，避开明显肉眼可见的出血、坏死区。

（2）图像减影：采用强化最明显的实相（1-2 min 的实相）与未打药前蒙片减影，得到更清晰强化病灶。

（3）MIP 重建：显示病灶血管。

除了临床常用的乳腺 X 线摄影、超声及乳腺 MRI，还有很多新技术如数字乳腺断层摄影（DigitalBreast Tomosynthesis，DBT）、对比增强乳腺 X 线摄影（Contrast-enhanced Mammography，CEM）、PET-CT 等也处在研究及临床早期应用阶段。

（姜　原　秦乃姗）

参 考 文 献

[1] Sickles EA, D'Orsi CJ, Bassett LW, et al. ACR BI-RADS® Mammography// ACR BI-RADS® Atlas, Breast Imaging Reporting and Data System. Reston, VA, American College of Radiology, 2013.

[2] Shetty MK. Breast cancer screening and diagnosis. New York, Springer, 2015: 131-136.

[3] Monsees BS. The Mammography Quality Standards Act. An overview of the regulations and guidance. Radiol Clin North Am, 2000, 38(4): 759-772.

[4] American Institute of Ultrasound in Medicine. AIUM practiceguideline for the performance of a breast ultrasound examination. J Ultrasound Med, 2009, 28: 105-109.

[5] Hong AS, Rosen EL, Soo MS, et al. BI-RADS forsonography: positive and negative predictive values of sonographicfeatures. AJR Am J Roentgenol, 2005, 184: 1260-1265.

[6] Saslow D, Boetes C, Burke W, et al. American cancer society guidelines for breast screening with MRI as an adjunct mammography. CA Cancer J Clin, 2007, 57: 75-89.

[7] Rausch DR, Hendrick RE.How to optimize clinical breast MR imaging practices and techniques on your 1.5-T system.Radiographics, 2006, 26 (5): 1469-1484.

[8] DeMartini W, Lehman C. A review of current evidence-based clinicalapplications for breast magnetic resonance imaging. Top MagnReson Imaging, 2008, 19 (3):

143-150.
[9] Boetes C. Update on screening breast MRI in high-risk women. Obstet Gynecol Clin North Am, 2011, 38 (1): 149-158.
[10] Kriege M, Brekelmans CT, Boetes C, et al. Efficacy of MRI andmammography for breast-cancer screening in women with a familialor genetic predisposition. N Engl J Med, 2004, 351 (5): 427-437.
[11] Sardanelli F, Boetes C, Borisch B, et al. Magnetic resonance imaging of the breast: recommendationsfrom the EUSOMA working group. Eur J Cancer, 2010, 46 (8): 1296-1316.

第 38 章　乳腺基本病变的影像学表现

第 1 节　乳腺基本病变 X 线表现

一、肿块★★★△△△

肿块可见于良性及恶性病变。对于肿块的分析应包括以下几方面：

（一）形状

肿块的形状可分为圆形、卵圆形和不规则形，按此顺序，良性病变的可能性依次递减，而癌的可能性依次递增。

（二）边缘

边缘特征可以是边缘光滑清晰、模糊、小分叶、边缘不清楚 、毛刺。肿块边缘清晰、锐利、光滑者多属良性病变；而小分叶、毛刺多为恶性征象。

（三）密度

依据与周围或对侧相同容积的正常乳腺组织密度进行比较，分为高密度、等密度、低密度和含脂肪密度。一般良性病变呈等或低密度；而恶性病变密度多较高，但少数乳腺癌亦可呈等或低密度。

（四）大小

肿物大小对良、恶性的鉴别并无意义，但当临床检查测量的肿块大于 X 线所示时，则恶性可能性较大，其原因为临床测量时常将肿块周围的浸润、纤维组织增生、肿瘤周围的水肿以及皮肤组织等都包含在肿物大小内。

二、钙化★★★△△△

乳腺良、恶性病变均可出现钙化。通常，良性钙化多较粗大，形态可呈颗粒状、爆米花样、粗棒状、蛋壳样、新月形或环形，密度较高，分布比较分散；而恶性钙化形态多呈细小砂粒状、线样或线样分支状，大小不等，浓淡不一，分布上常密集成簇或呈沿导管走行方向的线性及段性。钙化的大小、形态和分布是鉴别乳腺良、恶性病变的重要依据。依据 ACR 第五版乳腺影像报告和数据系统标准，将乳腺钙化表现类型分为典型良性和可疑恶性两类。

三、结构扭曲★★★△△△

乳腺局部正常结构紊乱、变形、失常，但无明确肿块，包括从某点发出的放射状条索或毛刺影，或是乳腺实质边缘的收缩或变形。

四、局限性不对称致密★★★△△△

与以前 X 线片比较，发现一新出现的局限致密区或两侧乳腺对比有不对称局限致密区，特别是当致密区呈进行性密度增高或扩大时，应考虑乳腺癌可能，需行活检。

五、皮肤增厚、回缩★★★△△△

多见于恶性肿瘤，但也可为手术后瘢痕或炎症性病变。由于肿瘤经浅筋膜浅层及皮下脂肪层而直接侵犯皮肤，或由于血供增加、静脉淤血及淋巴回流障碍等原因造成皮肤增厚，皮肤局限性增厚并向肿瘤方向回缩，即形成酒窝征（dimpling sign）。

六、乳头回缩★★★△△△

乳头后方的癌瘤与乳头间有浸润时，可导致乳头回缩、内陷，即漏斗征，但也可见于先天性乳头发育不良。

七、血供增多★★★△△△

多见于恶性肿瘤，由于血供增加，可在乳腺内出现增多、增粗、纡曲的异常血管影。

八、腋下淋巴结肿大★★★△△△

淋巴结肿大可为癌瘤转移所致，也可为炎症所致，病理性淋巴结一般呈圆形或不规则形，密度增高，低密度的淋巴结门结构消失、实变。

九、乳腺导管改变★★★△△△

乳腺导管造影可显示乳导管异常改变，包括导管扩张、截断、充盈缺损、受压移位、走行僵直、破坏、分支减少及排列紊乱等。

（刘佩芳）

第 2 节　乳腺基本病变 MRI 表现

通常，对乳腺病变的 MRI 检查分析包括形态学表现、信号强度和内部结构，以及动态增强后强化分布方式和血流动力学表现特征。如行 DWI 和 ^{1}H-MRS 检查，还可对乳腺病变的表观扩散系数（apparent diffusion coefficient，ADC）值和总胆碱化合物（Cho）进行测量和分析。

一、形态学表现★★★△△△

通常平扫 T1WI 有利于观察乳腺脂肪和纤维腺体的解剖分布情况，而 T2WI 则能较好地识别液体成分如囊肿和扩张的导管。但单纯乳腺 MRI 平扫检查除能鉴别病变的囊、实性外，在病变的检出及定性诊断方面与 X 线检查相比并无显著优势，故应常规行 MRI 增强检查。依据美国放射学院的 BI-RADS-MRI 诊断规范，乳腺异常强化被定义为其信号强度高于正常乳腺实质。乳腺异常强化的形态学表现可概括为灶性、肿块和非肿块病变。

（一）灶性强化

为小斑点状强化灶，难以描述其形态和边缘特征，无明确的占位效应，通常小于 5 mm。灶性强化也可为多发，呈斑点状散布于乳腺正常腺体或脂肪内，多为偶然发现的强化灶。

（二）肿块

为呈立体结构的异常强化的占位性病变。对乳腺肿块型病变的形态学分析与 X 线检查相似，通常提示恶性的表现包括形态不规则，呈星芒状或蟹足样，边缘不光滑或毛刺；反之，形态规则、边缘清晰则多提示为良性。

（三）非肿块

如增强后既非表现为灶性强化亦不表现为肿块强化，则称为非肿块强化。其中，导管性强化或段性强化多提示恶性病变。区域性强化、多发区域性强化或弥漫性强化多发生在绝经前妇女和绝经后应用激素替代治疗的女性，如两侧呈对称性表现多提示为良性增生性改变。

二、信号强度及内部结构★★★△△△

平扫 T1WI 上乳腺病变多呈低或中等信号；T2WI 上信号强度则依其细胞、胶原纤维成分及含水量不同而异，通常胶原纤维成分含量多的病变信号强度低，而细胞及含水量多的病变信号强度高。一般良性病变内部信号多较均匀，但部分纤维腺瘤和叶状肿瘤内部可有胶原纤维形成的分隔，其在 T2WI 上表现为低信号；恶性病变内部可有坏死、液化、囊变、纤维化或出血，而于 T2WI 表现为高、中、低混杂信号。动态增强检查，良性病变的强化多均匀一致或呈弥漫斑片样强化，表现为肿块的良性病变强化方式多由中心向外围扩散，呈离心样强化，或为均匀渐进性强化；而表现为肿块的恶性病变强化多不均匀或呈边缘环状强化，强化方式多由边缘强化向中心渗透，呈向心样强化，而表现为非肿块的恶性病变，多呈沿导管方向走行分布的导管性或段性强化。

三、动态增强后血流动力学表现★★★△△△

包括评价增强后病变的早期强化率和时间 - 信号强度曲线类型等。关于早期强化率，因所用设备和序列而不同，目前尚缺乏统一标准。对于异常强化病变的时间 – 信号强度曲线的分析包括两个阶段，第一阶段为早期时相（通常指注射对比剂后 2 min 内），其信号强度变化可分为缓慢、中等或快速增高；第二阶段为延迟时相（通常指注射对比剂 2 min 后），其变化决定了曲线形态。通常将动态增强曲线分为三型：①渐增型：在整个动态观察时间内，病变信号强度表现为缓慢持续增加；②平台型：注药后于动态增强早期时相信号强度达到最高峰，在延迟期信号强度无明显变化；③流出型：病变于动态增强早期时相信号强度达到最高峰，其后减低。一般而言，渐进性曲线多提示良性病变（可能性为 83%～94%）；流出型曲线常提示恶性病变（可能性约为 87%）；平台型曲线可为恶性也可为良性病变（恶性可能性约为 64%）。

四、MRI 扩散及波谱成像★★△△△

DWI 检查能够检测出与组织内水分子运动受限有关的病变，并有助于乳腺良、恶性病变的鉴别。通常恶性肿瘤在 DWI 上呈高信号，ADC 值较低；良性病变 ADC 值较高。MRS 是检测活体内代谢和生化成分的一种无创伤性技术，能显示良、恶性肿瘤之间的代谢物差异。在 ^{1}H-MRS 上，大多数乳腺癌可检出胆碱峰，相比仅有少数良性病变可出现胆碱峰。动态增强 MRI 结合 DWI 和 ^{1}H-MRS 检查可明显提高乳腺良、恶性病变诊断的准确性，亦可用于评估乳腺癌新辅助化疗疗效。

五、其他相关征象★★△△

乳腺其他相关征象包括乳头凹陷、皮肤增厚、乳腺水肿、淋巴结肿大、胸肌受累等，这些征象可见于乳腺癌、炎症性病变等。

（刘佩芳）

参考文献

[1] 鲍润贤．中华影像医学．乳腺卷．2版．北京：人民卫生出版社，2010：56-75.

[2] American College of Radiology (ACR). ACR BI-RADS@-Mammography. Breast Imaging Reporting and Data System. 5th Edition. 2013: 15-119.

[3] American College of Radiology (ACR). ACR BI-RADS@-Magnetic Resonance Imaging. Breast Imaging Reporting and Data System. 5th Edition. 2013: 11-123.

[4] 张敏鸣．格 - 艾放射诊断学．6版．北京：人民军医出版社，2015: 1644-1668.

[5] Stehouwer BL, Merckel LG, Verkooijen HM, et al. 3-T breast magnetic resonance imaging in patients with suspicious microcalcifications on mammography. European Radiology, 2014, 24 (3): 603-609.

第39章 乳腺炎症

乳腺炎种类繁多，一些具有明确的感染媒介，一些病因不明。

第1节 急性乳腺炎

【概况】★★△△

急性乳腺炎（Acute Mastitis）通常发生于产后前三个月，又称为产后或哺乳期乳腺炎，初产妇更为常见。

【病因学】★★△△

由于不正确的哺乳导致乳汁淤积，乳头皮肤皲裂，使致病微生物易于从皮肤入侵乳房内；而压力较大和较少睡眠又使产妇机体免疫力下降，从而造成乳腺急性化脓性感染。急性乳腺炎是乳腺组织内小叶间结缔组织的蜂窝织炎，常可导致脓肿形成甚至败血症，有报道称可以出现中毒性休克。最常引起感染的微生物是金黄色葡萄球菌，其次是链球菌类。感染几乎都是来自所喂养婴儿的鼻及咽喉。微生物被认为是通过皮肤裂隙或微小磨损或输乳管进入乳房的，几乎都可以从乳汁中培养出来。

【病理学】★★△△

急性乳腺炎镜下组织中见大量急、慢性炎细胞浸润，并脓肿形成，伴纤维组织增生、胶原化。有时可伴有导管扩张，腔内细胞聚集，上皮糜烂，导管周纤维母细胞增生，泡沫细胞聚集，小血管增生。

【临床表现】★★△△

急性乳腺炎患者会出现发热，乳房变得肿硬、发红、疼痛。少部分女性感染是亚急性或几乎是慢性的，首发临床表现为波动性的肿块。

【影像学表现】★★△△

1. 乳腺X线及超声表现

急性乳腺炎通常具有典型的临床症状及病史，不需要乳腺X线检查，除非症状不典型或怀疑恶性病变者。乳腺炎较重时可出现皮肤及乳腺小叶增厚。脓肿可表现为可疑的、边界不清的肿块影。当怀疑脓肿形成时，超声在诊断及指导治疗中起到重要作用。脓肿常表现为不规则低回声或无回声肿块伴后方回声增强。

2. 磁共振表现

急性乳腺炎MR表现多样，大部分表现为T2WI不均匀高信号，多区域性分布的非肿块强化，脓肿形成后表现为环形强化灶，中心坏死区域无强化，DWI可见高信号。时间信号曲线以平台型及流入型为主。

【诊断与鉴别诊断】★★△△

1. 诊断要点

（1）发病时间：哺乳期，最常见于哺乳的最初6周或断奶期。

（2）典型的临床症状及体征：发热、心率增快、白细胞增多的全身感染症状，乳房常表现为疼痛、皮肤红、肿胀、触痛，如果有脓肿形成，可触及波动感的肿块。

（3）MR表现为多发区域性非肿块样强化，脓肿形成后可见典型环形强化，中心坏死区DWI高信号。

2. 鉴别诊断

急性乳腺炎主要与炎性乳癌相鉴别。急性乳腺炎多发生于哺乳期女性，全身感染症状明显（发热、白细胞增高），乳房局部红肿热痛。而炎性乳癌多发生于绝经后女性，乳房增大、皮肤水肿进展迅速，皮肤可见“橘皮样”改变、并很快出现结节甚至破溃，而患者全身感染症状不明显。MR上炎性乳癌病灶信号不均匀，增强扫描病灶内部呈典型的网状或树枝状强化，时间信号曲线为平台型或流出型。但尚不能明确鉴别乳腺炎与炎性乳癌。

【治疗与预后】★★△△

早期可以鼓励产妇继续哺乳或使用吸奶器促使乳汁排除通畅，减轻淤积。如果可能应当在取得乳汁进行细菌培养后尽早使用敏感的抗生素治疗，以控制感染并防止脓肿形成。

一旦脓肿形成，可在超声引导下进行穿刺抽吸，局麻下将脓液抽干并冲洗脓腔。反复抽吸与抗生素联合应用可消除局部脓肿。当反复抽吸无效时，必须行切开引流，通常采用放射状切口，切口部位应选择感染导管上方波动感最明显的位置。

（姜　原　秦乃姗）

第2节　肉芽肿性乳腺炎

【概况】★△

肉芽肿性乳腺炎（Granulomatous Mastitis）是一类以肉芽肿为主要病理特征的乳腺慢性炎症，包括多个临床病种，如感染、异物及系统性自身免疫性疾病（结节病、韦格纳肉芽肿 Wegener’s granulomatosis）等所致的乳腺内肉芽肿性反应。在排除其他可能病因而病因不明确时称为特发性肉芽肿性乳腺炎（Idiopathic Granulomatous Mastitis），较为多见，因肉芽肿性炎症以乳腺小叶为中心，又称作肉芽肿性小叶炎（GranulomatousLobularMastitis GLM）。

【流行病学】★△

通常出现在妊娠后大约2年，确诊年龄17～42岁，平均33岁，年轻经产女性最常受累。

【病因学】★△

感染、异物及系统性自身免疫性疾病（结节病、韦格纳肉芽肿 Wegener’s granulomatosis）等可导致乳腺内肉芽肿性反应。明确病因除了组织病理学评价外还需要做微生物和免疫学检查。曾有研究者在肉芽肿性小叶炎的女性中分离出棒状杆菌，但这些结果尚需确认。

【病理学】★△

以小叶周围肉芽肿性炎为特征。镜下肉芽肿由上皮样组织细胞、朗格汉斯巨细胞组成，伴有淋巴细胞、浆细胞，偶见嗜酸性粒细胞。星状小体不常见，巨细胞中 Schaumann 小体也未见报道。有时出现脂肪坏死和含多形核白细胞的脓肿，但并非典型特征。病变融合时会掩盖以小叶为中心的分布特点。

【临床表现】★△

临床检查时常触及坚实的肿块，而不易与乳腺癌区分，或者表现为多发的或复发的脓肿。有些肿块触诊质地较软并伴有疼痛。

【影像学表现】★△

1. 乳腺X线及超声表现　乳腺X线表现多样，可无异常表现，也可表现为良性或恶性特征的肿块及局部不对称致密。超声表现为多发成组的管状低回声病灶，有时表现为大的低回声肿块，与恶性肿瘤不易鉴别。

2. 磁共振表现　MR平扫表现为双乳弥漫或局灶性不对称，增强扫描表现为边界不清肿块，不均匀强化。也可表现为节段性非肿块强化。脓肿形成后可见环形强化灶。同时伴有局部皮肤增厚、水肿。动态增强曲线被认为能够较好地鉴别良恶性病变，但很难将炎症与恶性病变区分开。这是因为不同阶段的炎性反应，其时间信号曲线类型不同。因此肉芽肿性乳腺炎不同患者、不同病灶、甚至同一病灶不同位置可出现不同的时间信号曲线。肉芽肿性乳腺炎MR表现缺乏特异性，这些征象很难与恶性肿瘤相鉴别。

【诊断与鉴别诊断】★△

肉芽肿性乳腺炎在临床及影像上均难与恶性乳腺癌进行鉴别。影像引导下穿刺活检常是明确诊断的唯一方法。

【治疗与预后】★△

特发性肉芽肿性乳腺炎推荐手术切除，需要时可添加类固醇治疗。即便恰当治疗后，也有大约50%的病例可能迁延不愈、复发或出现脓肿、窦道、慢性化脓等并发症，因此长期随访非常重要。

（姜 原 秦乃姗）

参考文献

[1] Merih G, Aysegul A. S. Benign Breast Diseases: Classification, Diagnosis, and Management. Oncologist, 2006, 11: 435-449.

[2] Tan H, Li R, Peng W, et al. Radiological and clinical features of adult non-puerperal mastitis.Br J Radiol, 2013, 86 (1024): 20120657.

[3] Rieber A, Tomczak RJ, Mergo PJ, Wenzel V, Zeitler H, Brambs HJ. MRI of the breast in the differential diagnosis of mastitis versus inflammatory carcinoma and follow-up. J Comput Assist Tomogr, 1997, 21: 128-132.

[4] Diesing D, Axt-Fliedner R, Hornung D, et al. Granulomatous mastitis. Arch Gynecol Obste, 2004, 269: 233-236.

[5] Paviour S, Musaad S, Roberts S, et al. Corynebacterium species isolated from patients with mastitis. Clin Infect Dis, 2002, 35: 1434.

[6] Al-Khawari HA, Al-Manfouhi HA, Madda JP, et al.Radiologic features of granulomatous mastitis.Breast J, 2011, 17 (6): 645-650.

[7] Sabaté JM, Clotet M, Gómez A, et al.Radiologic evaluation of uncommon inflammatory and reactive breast disorders.Radiographics, 2005, 25 (2): 411-424.

[8] Adam I. Riker. Breast Disease.New York, Springer, 2015.534-535.

第 40 章　乳　腺　病

第 1 节　乳 腺 增 生

【病理学】★★△

乳腺增生（mammary hyperplasia）的病理分类尚未取得一致性意见，国内一般将乳腺增生分为下述五类病变：

1．乳腺小叶增生：腺泡数量增多，小导管扩张，小叶内及周围淋巴细胞浸润。

2．乳腺囊性增生：小导管扩张并形成多发含液的小囊，多数囊大小在 0.01～1 cm 之间。

3．乳腺腺病：乳腺小叶内末梢导管或腺泡数目增多，乳腺小叶变形，纤维组织亦有明显增生。

4．硬化性乳腺病：腺泡致密增生，纤维增生超过腺管增生，腺管上皮受压扭曲变形，常伴有钙盐沉积。

5．放射状瘢痕：由于硬化造成乳腺小叶结构破坏，导致影像学及病理学表现类似于乳腺浸润性癌的良性增生改变。

【临床表现】★★★△△

多见于 20～40 岁的女性，最常见症状是乳腺胀痛或刺痛，疼痛常与月经周期密切相关，月经前疼痛明显，月经后减轻或消失。肿块常为双侧多发，触诊腺体呈结节状、斑片状或团块状改变，境界不清，范围广泛。5%～25% 的囊性增生患者可有清亮或淡黄色乳头溢液。

【X 线表现】★★★△△

1．可无明显异常改变。

2．可表现为双侧腺体致密、增厚，内部结构紊乱。

3．可表现为片状、结节状或团块状高密度影，密度高于腺体，病变范围可以广泛，也可较局限，边缘往往模糊不清。

4．钙化比较少见，偶尔可有沙砾状、杆状、小弧状钙化，钙化分布往往比较分散。

【MR 表现】★★△

1．T1WI 和 T2WI 可无异常表现；也可以表现为 T1WI 等信号或低信号、小片状、结节状或条索状 T2WI 高信号。动态增强后多表现为弥漫性斑片状或小结节状强化。

2．以囊性增生为主时，囊变区表现为 T2WI 类圆形高信号，增强后未见强化，合并感染时囊肿周边可见强化。

3．当纤维组织增生和腺瘤样结节形成时，T2WI 表现为不均匀高低混杂信号，动态增强扫描可以表现为局灶性结节样强化，但病变有随时间延长强化程度和强化范围逐渐增高和扩大的趋势。

4．放射状瘢痕在脂肪组织的衬托下可出现致密异常信号区边缘的放射状长毛刺，动态增强后常无强化或轻度强化。

5．血流动力学表现为良性病变动力学表现，动态增强曲线表现为缓慢上升–持续型或快速上升–持续型曲线。

【鉴别诊断】★★△△

当乳腺增生，尤其乳腺腺病，表现为肿块或出现钙化时，需要与纤维腺瘤和浸润性乳腺癌鉴别。

1．纤维腺瘤　临床触诊结节或肿块境界清楚，容易活动，典型 X 线表现为边缘光滑清楚的结节或肿块，周围可有薄层晕环，有时病变的边缘或中心可见钙化，钙化形态可以表现为蛋壳状、粗颗粒状、树枝状或斑点状。MR 表现为边界清楚的结节或肿块，其内信号与其成分有关，增强后病变显著强化，其内常可见分隔。

2．浸润性乳腺癌　一般来说，临床触诊的肿块大小要较 X 线显示的肿块大小要大，然而，乳腺腺病临床触诊的肿块大小一般较X线显示的肿块大小要小。另外，浸润性乳腺癌的X线表现主要为恶性征象，包括：边缘不规则、分叶及毛糙、簇状分布的泥沙样、短棒样、颗粒状等多形性钙化；MR往往表现为不规则形肿块，增强后表现为不均匀或环形强化，动态增强曲线多为廓清型。而乳腺增生多表现为非肿块样强化，动态增强曲线为上升型或平台型曲线。

（李相生 李 静 周纯武）

第2节 积乳囊肿

【病理学】★△

积乳囊肿（galactocele）又称为乳汁滞留性囊肿，是由于乳腺腺叶或小叶导管上皮脱落或其他物质阻塞导管后，乳汁排出不畅而淤滞在导管内，致使导管扩张形成囊肿。囊肿壁由薄层纤维组织组成，内面衬以单层上皮细胞，囊内结构为淡红色无定型结构物质及吞噬乳汁的泡沫样细胞，囊肿周围间质内可见多量的单核细胞、类上皮细胞、多核巨细胞和浆细胞浸润，囊壁外常见泌乳期乳腺结构。久之囊壁可以发生沙砾样钙化，而形成硬性肿块。

【临床表现】★★★△△

好发于20～40岁的授乳期或断乳后的女性，常发生于乳腺单侧，以乳晕下方多见，可有局部轻度胀痛症状，触诊肿块边界清楚，活动度好，质地柔软。穿刺检查可以抽出乳汁或黏稠的乳酪样物质。如果囊壁纤维层较厚，则肿块可以显示较硬；如果发生继发感染，则可以有红、痛等炎症症状及体征。少数积乳囊肿可以吸收消失。

【X线表现】★★△△

表现为圆形或卵圆形肿块影，边界清楚，密度均匀，周围可见完整或不完整的透亮环，偶尔，病变内可见沙砾样钙化。如果积乳囊肿内含大量脂肪时，囊肿表现为圆形或类圆形透亮的囊性结构，边界光滑锐利；如果囊肿破裂，则呈片状密度增高，此时，X线诊断比较困难。

【MR表现】★△

积乳囊肿因囊液成分不同而出现不同的MR表现，如果囊内以水样成分为主，MRI表现类似单纯囊肿，即T1WI均匀低信号，T2WI均匀高信号，边界清楚锐利，增强后未见强化。如果合并感染，囊壁增厚，并可见明显强化；如果囊内脂肪成分增加，T1WI表现为高的脂肪信号，压脂T2WI表现为信号明显降低，增强后未见强化。

【鉴别诊断】★★△△

积乳囊肿一般要与单纯囊肿、纤维腺瘤鉴别，有时需要与乳腺癌鉴别。

1. 单纯型囊肿 两者的影像表现类似，但是，积乳囊肿一般有哺乳后积乳史；另外，积乳囊肿内往往含有脂肪成分，此时，囊内信号与单纯型囊肿信号不同。

2. 纤维腺瘤 两者的临床表现相似，仅仅根据X线比较难于鉴别，结合病史、彩超和MRI检查有助于鉴别诊断。一般来说，纤维腺瘤常常为实性结节，增强后有强化，而积乳囊肿没有强化。

3. 乳腺癌 当积乳囊肿合并感染时，边界不清，则需要与乳腺癌鉴别，通过观察病变边界、内部结构、动态增强曲线及淋巴结情况则有助于两者的鉴别诊断。

（李相生 李 静 周纯武）

参考文献

[1] 刘士远，陈起航，吴宁．实用胸部影像诊断学．北京：人民军医出版社，2012：730-732.

[2] 鲍润贤．中华影像医学（乳腺卷）．北京：人民卫生出版社，2002：13-17.

[3] 罗娅红．乳腺影像诊断学．沈阳：辽宁科学技术出版社，2016：58-61.

[4] 周纯武．中华临床医学影像学（乳腺分册）．北京：北京大学医学出版社，2016：30-36.

[5] Chadashvili T, Ghosh E, Fein-Zachary V, et al. Nonmass enhancement on breast MRI: review of patterns with radiologic-pathologic correlation and discussion of management. AJR Am J Roentgenol, 2015, 204 (1): 219-227.

[6] Oztekin PS, Tuncbilek I, Kosar P, et al. Nodular sclerosing adenosis mimicking malignancy in the breast: magnetic resonanceimaging findings. Breast J, 2011, 17 (1): 95-97.

[7] Sabate JM, Clotet M, Torrubia S, et al. Radiologic evaluation of breast disorders related to pregnancy and lactation. Radiographics, 2007, 27 (Suppl 1): S101-124.

第41章　乳腺肿瘤样病变

第1节　导管扩张症

【概况】★△

1. 是一种病程冗长、病变复杂而多样化的少见的乳腺良性炎症性疾病，因对其病理改变认识不同，文献中又名乳腺胆固醇性肉芽肿、乳管闭塞性乳腺炎、浆细胞性乳腺炎、乳腺导管周围炎、粉刺性乳腺炎等。

2. 病因尚不明确。一般认为与以下因素相关：导管排泄障碍，包括先天性乳头凹陷、乳腺结构不良、手术创伤等引起导管狭窄或闭塞；异常激素刺激；感染；吸烟；免疫因素等。乳腺导管扩张症为无菌性炎症，细菌感染为继发因素。

【相关临床】★△

该病好发于育龄期、非哺乳期女性，其次绝经期后老年女性。青春期女性、婴幼儿及男性病例较少见。

乳腺导管扩张症的临床表现多变，以乳头溢液、乳晕下肿块最常见，还可表现为乳头凹陷、乳晕旁脓肿、乳晕部瘘管等；急性期可有红、肿、热、痛，伴腋窝淋巴结肿大。病程一般较长，反复发作，易误诊为乳腺癌。

【病理表现】★△

基本病理改变是乳腺导管扩张和扩张导管周围炎症。早期乳晕下输乳管及导管有不同程度扩张、扩张的导管上皮细胞受压萎缩变薄，部分导管上皮细胞坏死、脱落，脱落的上皮细胞与类脂类物质充满和堵塞管腔；若扩张导管内容物外溢或部分管壁破坏，后期可见管周组织有大量浆细胞、组织细胞、中性粒细胞及淋巴细胞浸润，或有异物巨细胞反应或假脓肿形成，伴纤维组织增生。根据不同的病理过程该病被分为导管扩张期、炎块期、脓肿期和瘘管期4种期别。

【影像学检查方法】★△

X线摄影：主要优势在于检出钙化最敏感；但该检查需对乳房施加压迫，增加患者疼痛，并可能促使炎症扩散或加重，同时乳腺炎症的X线征象缺乏特异性，故限制了X线的应用。导管造影可显示导管内细微结构及病变范围，指导外科治疗，但该检查为有创性检查，随着超声分辨率的提高和乳管镜的应用，逐渐被淘汰。

超声检查：具有无辐射、操作方便、实时成像的优势，在诊断的同时也可用于引导活检或治疗，是乳腺炎性疾病的首选检查方法。

MR检查：具有很好的软组织分辨率，可多方位、多参数成像。当常规检查方法不能诊断时，可行该检查。

【影像学表现】★△

1. X线表现　好发于乳晕后方，也可发生于乳腺外周。早期表现为乳晕后方管状结构；炎性反应期表现为乳晕后方密度均匀或不均匀的浸润阴影，边缘模糊；有时可发生钙化，呈粗杆状沿导管走行分布，指向乳头，如钙化发生在导管壁周围，则呈中心透亮的轨道样钙化；X线导管造影显示乳晕下区导管不均匀扩张，扩张管腔内未见占位性病变；扩张的导管腔内充满黏稠分泌物时，可造成不规则充盈缺损，需与乳头状瘤或气泡鉴别。

2. 超声表现　可分为四种类型，导管扩张型，囊实性肿块型、实性肿块型及脓肿型。单纯导管扩张表现为局部导管增宽，管壁回声增强，管腔内全部或部分充满密集点状弱回声或无回声；合并炎症时，管腔内回声不均匀，部分后方回声衰减；导管周围纤维化表现为导管周围的高回声带；晚期表现为肿块样实性或囊实性混合回声，边缘欠规则，周边可见角状突起。

3. MRI 表现　平扫 T1WI 呈等或低信号，少部分呈高信号，T2WI 脂肪抑制呈不均匀高信号；增强扫描表现为肿块或非肿块样强化，边界较清楚，内部信号不均匀，形成脓肿者可见厚壁环形强化；时间 - 信号强度曲线以缓升型多见，少部分为平台型或流出型。

【鉴别诊断】★△

导管内乳头状瘤：单发多见，临床较少能触及肿块，多表现为血性或淡黄色溢液，常为单孔溢液。超声表现为导管扩张和导管内结节形成。

乳腺癌：X 线常表现为不规则毛刺肿块或伴可疑钙化，超声表现为不规则实性肿块伴后方回声衰减。

【治疗】★△

缺乏有效的药物治疗，手术治疗是主要手段。急性期合并感染，宜先行抗感染治疗，部分学者报道给予激素和抗生素治疗取得良好疗效。

（李二妮　李　静　周纯武）

第 2 节　脂 肪 坏 死

【概况】★△

1. 是乳腺脂肪组织的非化脓性炎性反应。

2. 外伤是最常见的原因（占 21%～70%），其次医源性损伤包括放疗、抗凝治疗、活检、乳腺区段切除术、假体植入术等。

3. 因其临床表现以不规则肿块为主，酷似乳腺癌，误诊率较高。

4. 多位于皮下表浅部位，较少发生于乳腺实质内，多为无痛性。

【临床表现】★△

临床表现多样。无典型症状，大多数因触及肿块就诊。初期表现为局部淤血、肿胀，或无症状；后期由于纤维组织增生，形成可触及的肿块，或边界清楚边缘光滑，或边界不清、质硬固定；病变可与皮肤粘连导致皮肤凹陷、乳头回缩；病变随时间的推移逐渐缩小。

【病理表现】★△

早期表现为出血，脂肪细胞瓦解、液化坏死，坏死组织形成囊腔，囊内含液化分解的脂肪细胞碎屑，囊腔周边有较多或大量上皮样细胞、泡沫细胞聚集，外围有薄层肉芽组织，伴有大量淋巴细胞和部分浆细胞浸润；晚期坏死灶逐渐被分解吸收，囊壁不同程度增厚，纤维化和玻璃样变，伴有不同程度淋巴细胞浸润，含铁血黄素沉着和钙盐沉积。

【影像学检查方法】★△

X 线摄影有较特异性表现，是脂肪坏死的主要检查方法。

超声能清楚显示病变与皮下脂肪或纤维腺体的关系，皮下脂肪层内高回声结节是诊断脂肪坏死的最特异征象。

MR 发现病变内部脂肪信号影，可提高诊断信心。

【影像学表现】★△

脂肪坏死的影像表现与病理基础密切相关。随着病情的发展，其病理改变不一，影像学表现亦各不相同。

1. X 线表现

（1）脂性囊肿：为早期表现，脂肪组织液化坏死形成囊肿，被纤维化包裹，形成单个或多个脂性囊肿，表现为边界较清楚的低密度圆形结节，可伴钙化。

（2）钙化：多为圆形或环形钙化，也可表现为斑点状或多形性钙化，晚期表现为粗大的营养不良性钙化。

（3）肿块影：边缘毛糙、模糊的不规则团块状影，密度不均匀，与乳腺癌无法区分。

（4）局限结构扭曲：是病变后期纤维组织增生的表现，表现为星芒状影、斑片状影。

2. 超声表现　脂性囊肿，超声表现为低或无回声结节，后方回声有或无增强，有时囊内可见带状高回声区，脂液分层为脂性囊肿内有出血所致。晚期纤维组织增生表现为不规则的低或高回声肿块。

3. MR 表现　表现多样性。特征性表现为内部可见脂肪信号影，T1WI 上呈稍高信号，或由于出血、炎症反应呈低信号，T2WI 脂肪抑制呈边缘高信号、中央低信号；增强扫描呈局灶性或弥漫性、均匀或不均匀强化，强化程度与炎性反应有关。时间 - 信号强度曲线无特征性。

【鉴别诊断】★△

乳腺癌：肿块呈渐进性增大，位置较脂肪坏死深在，X线上的钙化以簇状或节段性分布的粗糙不均质、细小多形性或分支杆状钙化常见；超声常表现纤维腺体层内低回声肿块伴后方回声衰减；MR上缺乏脂肪信号影，典型者表现为早期快速不均匀强化、延迟期信号减低。

【治疗】★△

当临床表现及影像学表现典型、诊断明确的情况下，可随诊观察；当表现不典型、与乳腺癌无法鉴别时，宜行粗针活检或切除活检明确诊断。

（李二妮　李　静　周纯武）

参考文献

[1] Rahal RM, de Freitas-Júnior R, Carlos da Cunha L, et al. Mammary duct ectasia: an overview. Breast J, 2011, 17 (6): 694-695.

[2] Ferris-James DM, Iuanow E, Mehta TS, Shaheen RM and Slanetz PJ. Imaging approaches to diagnosis and management of common ductal abnormalities. Radiographics, 2012, 32 (4): 1009-1030.

[3] Hsu HH, Yu JC, Hsu GC, et al. Ultrasonographic alterations associated with the dilatation of mammary ducts: feature analysis and BI-RADS assessment. Eur Radiol, 2010, 20 (2): 293-302.

[4] 陆孟莹，黄学菁，詹松华，等. 浆细胞乳腺炎的MR征象分析. 放射学实践，2010，26（6）：638-641.

[5] 高雅军，马祥君，汪洁，等. 浆细胞性乳腺炎的研究进展. 中华妇幼临床医学杂志（电子版），2012，8（6）：679-682.

[6] 庄华，彭玉兰，罗燕，等. 乳腺导管扩张症的高频超声表现. 华西医学，2007，22（3）：501-503.

[7] 谭红娜，彭卫军，李瑞敏，等. 乳腺炎的影像特征. 中华放射学杂志，2013，47（8）：690-694.

[8] Adrada B, Wu Y, Yang W. Hyperechoic lesions of the breast: radiologic-histopathologic correlation. AJR Am J Roentgenol, 2013, 200 (5): 518-530.

[9] Daly CP, Jaeger B, Sill DS. Variable appearances of fat necrosis on breast MRI. AJR Am J Roentgenol, 2008, 191 (5): 1374–1380.

[10] Trimboli RM, Carbonaro LA, Cartia F, et al. MRI of fat necrosis of the breast: the “black hole” sign at short tau inversion recovery. Eur J Radiol, 2012, 81 (4): e573–e579.

[11] Kerridge WD, Kryvenko ON, Thompson A, et al. Fat necrosis of the breast: a pictorial review of the mammographic, ultrasound, CT, and MRI findings with histopathologic correlation. Radiol Res Pract, 2015: 613139.

[12] Atasoy MM, Oren NC, Llica AT, et al. Sonography of fat necrosis of the breast: correlation with mammography and MR imaging. J Clin Ultrasound, 2013, 41 (7): 415-423.

[13] 赵玉梅，张俊义. 乳腺脂肪坏死的X线表现及病理对照研究. 中华放射学杂志，2005，39（12）：1281-1284.

第 42 章　乳腺恶性肿瘤

第 1 节　上皮源性恶性肿瘤

【概况】★★★△△△

1．乳腺癌是最常见的乳腺上皮源性恶性肿瘤，约占乳腺恶性肿瘤的 98%。浸润性乳腺癌（invasive breast cancer，IBC）是女性最多见的恶性肿瘤，根据最新版乳腺肿瘤组织分类（2012 年版），IBC 包括非特殊型浸润性乳腺癌（invasive carcinoma of no special type）和特殊亚型（special subtype），前者较常见，后者又分为多种类型，较常见的有：浸润性小叶癌（ivasive lobular carcinoma，ILC）、伴髓样特征的癌（carcinoma with medullary features）、黏液性癌（mucinous carcinoma）、浸润性乳头状癌（invasive papillary carcinoma）等。

2．乳腺癌的病因尚未完全清楚，是多种因素在一定条件下综合作用的结果。乳腺癌的高危因素包括：月经初潮早、第一胎生育年龄晚、停经年龄晚、有乳腺癌家族史等；与乳腺癌相关的其他因素有未婚、未育、未哺、富含动物脂肪与蛋白的高能量饮食、缺乏锻炼、绝经后肥胖以及外源性雌激素等。

3．浸润性乳腺癌绝大多数为腺癌，起源于乳腺实质上皮细胞，尤其是乳腺终末导管 - 小叶单位（terminal duct lobular unit，TDLU）。

4．乳腺小叶瘤变即小叶原位癌和导管原位癌（ductal carcinoma in situ，DCIS）均是发生浸润性乳腺癌的危险因素和前驱病变，小叶瘤变是指发生于 TDLU 的上皮异型增生的总称，其发病率占所有乳腺癌的 1%～3.8%。DCIS 是指局限在乳腺导管小叶系统的上皮细胞的肿瘤性增生性病变，其发病率占乳腺癌的 2.8%～14.4%。

5．乳头 Paget 病是指乳头的鳞状上皮内存在恶性腺上皮细胞的病变，几乎均伴有乳头下方的导管内癌。依据受累皮肤的范围，皮肤改变可不明显，或表现为局部变红到经典的湿疹样外观。有时可见乳头内陷。

【相关临床】★★★△△△

早期乳腺癌不具备典型症状和体征，常通过体检或乳腺癌筛查发现。乳腺癌的典型体征多出现在癌症中晚期，主要包括：

1．进行性生长的无痛性乳腺肿块，是浸润性乳腺癌最常见的临床表现。肿块多形态不规则、表面欠光滑、边界欠清；质地多较硬，部分富含细胞的髓样癌及小叶癌较软，黏液腺癌较韧；肿块活动度一般较差，若肿物侵犯胸大肌筋膜或胸肌，则活动度进一步减小或消失。

2．乳腺癌伴乳头溢液的发生率约为 2.4%，50 岁以上女性单侧乳头血性溢液，应警惕乳腺癌的可能性。乳头乳晕改变，肿瘤位于或接近乳头深部，早期即可引起乳头回缩；肿瘤距乳头较远时，大导管受侵而硬化、缩短，致乳头上升、下降、扭向、回缩甚至固定。乳头湿疹样癌（即乳头 Paget 病）表现为乳头皮肤糜烂、破溃、结痂、脱屑伴灼痛，常伴瘙痒感。

3．皮肤改变。乳腺癌皮肤改变与肿瘤位置深浅和侵犯程度有关。肿瘤较深在或早期时皮肤多正常。“酒窝征”是乳腺癌引起皮肤改变最常见体征，由肿瘤侵犯 Cooper 韧带，或与皮肤粘连使皮肤外观凹陷所致。“橘皮样变”是典型晚期乳腺癌表现，是由癌细胞阻塞乳房皮下淋巴管，或乳腺中央区的肿瘤浸润使乳房浅淋巴液回流受阻所致。乳腺癌晚期可见“皮肤卫星结节”，甚至出现皮肤固定破溃及菜花样改变等。

4．乳腺疼痛。大多数乳腺癌不伴疼痛，仅少数有不同程度隐痛、刺痛或胀痛。晚期乳腺癌的疼痛是肿瘤直接侵犯神经所致。

5．区域淋巴结转移及远处转移。乳腺癌引起淋巴结转移的常见部位依次为：同侧腋窝、同侧内乳区、同侧锁骨上区、对侧腋窝及锁骨上区。乳腺癌常见的远处转移部位是胸内脏器、骨、肝和脑等。

【影像学检查方法】★★★△△△

乳腺X线摄影（mammography）：是检出35～40岁以上女性乳腺癌的基本影像检查方法。检出恶性钙化的敏感性最高。

乳腺超声检查（ultrasound，US）：该检查方式方便、快捷、无辐射，与乳腺X线摄影相互补充，对致密性乳腺肿块的检出具有优势。缺点是该检查方式对操作者的依赖性较大，主观性相对较大。

乳腺磁共振检查（magnetic resonance imaging，MRI）：检出乳腺癌敏感度较高，可达95～100%，特异度相对略低。是评价乳腺癌新辅助化疗疗效的有效手段。推荐乳腺癌高危年轻女性进行乳腺癌筛查。行乳腺MRI检查时，要求采用大于等于1.5T场强的扫描仪，采用乳腺专用线圈，进行增强扫描。

CT、PET-CT及核素扫描：主要用于评估患者是否伴区域及远处淋巴结转移、是否伴远隔脏器转移，即N、M分期。

【最佳影像学检查路径】★★★△△△

临床疑诊患者，当病变表现为可触及的肿块时，若患者年龄在35岁以上，应进行乳腺X线及超声检查；小于35岁者进行超声检查。约5%～15%临床可触及肿块的乳腺癌在X线图像上不能被显示，这部分病变绝大多数均能被超声检出，两种方法联合的假阴性率很低、为0～3%。对于少数临床触诊X线、超声均为阴性的患者，建议MRI进一步检查。

【影像学表现】★★★△△△

1. X线表现 乳腺癌X线表现多样，常表现为肿块、钙化、肿块伴钙化，少数可仅表现为结构扭曲或局灶性不对称等。表现为肿块时，其大小不一，密度与邻近腺体相仿或略高，形态多为不规则形，也可为分叶状，少数为类圆形。边缘常有长短不一毛刺，边界多不清楚，少数病灶边界可部分清楚部分模糊。在X线图像上1平方厘米内含5个以上0.5 mm大小的微小钙化，高度提示恶性。恶性钙化的形态常为细小多形性、细线样或细线分支状，分布方式可表现为簇状、线样、节段样或区域性分布。钙化既可以单独存在，也可以和肿块并存，既可以在肿块内、也可以在肿块邻近存在。结构扭曲是指正常乳腺结构被扭曲但无明确肿块可见，包括从一点发出的放射状影和局灶性收缩。如果无局部手术史和外伤史，出现结构扭曲，应警惕为浸润性乳腺癌；若伴钙化，多为浸润性导管癌非特殊型。除以上直接征象外，还可见乳头回缩、局部皮肤增厚或回缩、悬韧带增厚、皮下组织或胸大肌前脂肪组织网状增厚等间接征象。

2. MRI表现 浸润性乳腺癌在MRI上，病灶多表现为不规则形或分叶状肿块，边界不清；少数表现为边界清楚的肿块。肿块内部强化方式多为不均匀强化或边缘强化更明显（即环形强化）。时间-信号强度曲线（time-signalintensity curve，TIC）多数呈流出型（III型）或平台型（II型），少数为缓升型（I型）。病变在T1WI图像上多呈等信号，在DWI图像上多为高信号（ADC图多为低信号）。T2WI脂肪抑制图像上，病变信号高低不一，多为等低信号或略高的混杂信号，少数为中高信号。

浸润性乳腺癌在乳腺MRI上还可以表现为非肿块样强化。非肿块样强化病灶的分布是诊断病变良恶性的关键。非肿块样强化若呈段性分布，内部簇状强化，且其ADC值小于$1.3x10^{(-3)}$ mm$^{(2)}$/s高度提示为恶性病变。区域性强化是指多于一个导管系统的较大范围的强化，可有几何形状，但缺乏突出的边缘。一般认为区域性强化、多区域强化及弥漫强化多为良性病变，如增生性病变，但也偶见于病变范围广泛的乳腺浸润性癌。乳腺癌的非肿块样强化，其内部强化方式多表现为：成群集结、形态不一的鹅卵石样强化。

极个别小的早期乳腺癌在乳腺MRI上仅表现为孤立点状强化，或呈线样分布的多点状强化。

3. 超声表现 浸润性乳腺癌的超声声像图主要表现为低回声肿物，后方可伴有或无声衰减。肿物常在垂直皮肤方向径线大于其平行于体表方向。肿物多形态不规则、边界不清呈“蟹足状”改变，部分肿块边缘可见强回声晕包绕。成簇微小钙化的出现，对诊断非特殊型浸润性乳腺癌特异性较高。

【鉴别诊断】★★★△△△

1. 乳腺纤维腺瘤或叶状肿瘤 多表现为边界清楚的圆形、卵圆形肿块，表现为边缘清楚的乳腺癌须与之鉴别。与乳腺癌的细小钙化不同，纤维腺瘤内可见粗大、斑点状或“爆米花”样钙化，在MRI上多均匀强化，TIC多为缓升型。

2. 乳腺导管内乳头状瘤 体积较大时，可表现为圆形、卵圆形肿块，边缘清楚或不清楚，有时可见钙化，须与乳腺癌鉴别。导管内乳头状瘤的MRI表现与乳腺癌有较大重叠，有时很难与乳腺癌鉴别。在MRI90%以上表现为肿块样强化，肿块大部分边缘光滑、少数边缘不规则或有毛刺，增强可表现为均匀/不均匀或边缘强化，强化曲线多位平台型或流出型。当表现为非肿块样强化时，表现为段样分布的不均匀网状或树枝状强化。若能在超声或 MRI 上发现扩张的导管内实性结节，可有助于导管内乳头状瘤诊断。

3. 乳腺腺病：钙化是乳腺腺病最常见的 X 线征象，需与乳腺癌的钙化鉴别。腺病的钙化大多为圆形或针尖样钙化，分布多较弥漫，也可呈簇分布。MRI 上须与表现为非肿块样强化的乳腺癌相鉴别。腺病的非肿块样强化的分布形式多表现为局域性、多区域性或弥漫性。

4. 乳腺炎症：乳腺慢性炎症以乳腺肿块为主要表现，常因缺乏乳腺炎病史或临床症状而误诊为乳腺癌。乳腺超声与 MRI 更有助于慢性乳腺炎与乳腺癌的鉴别。炎性乳腺癌的诊断主要依赖临床诊断和病理结果。浆细胞性乳腺炎是一种非细菌性炎症反应性疾病，又称导管扩张症。浆细胞乳腺炎的不同期别，MRI 表现不同，可表现为斑片状、环形、分隔状或肿块样等强化方式。

5. 乳腺肉瘤（最常见的为血管肉瘤）与淋巴瘤，X 线表现均缺乏特异性，均需与乳腺癌鉴别。

【治疗转归】

乳腺癌的治疗方式很多，包括外科手术、化疗、放疗及内分泌治疗等一种或多种方式的联合治疗。标准统一、规范、准确的治疗前 TNM 临床分期是制定治疗方案的关键。肿瘤预后与组织学级别、肿瘤大小、淋巴结转移及血管浸润等各项经典指标明显相关。

（张仁知　李　静　周纯武）

第 2 节　非上皮源性恶性肿瘤

【概况】★★△

1. 乳腺非上皮源性恶性肿瘤总体发生率较低，包括恶性间叶性肿瘤、纤维上皮性恶性肿瘤、恶性淋巴瘤和乳腺转移性肿瘤。

2. 乳腺恶性间叶性肿瘤类似于软组织同类肿瘤，主要包括血管肉瘤、脂肪肉瘤、横纹肌肉瘤、骨肉瘤及平滑肌肉瘤等。乳腺纤维上皮性恶性肿瘤主要包括恶性叶状肿瘤、导管周围间质肉瘤等。

3. 乳腺血管肉瘤约占全部乳腺原发性恶性肿瘤的 0.05%，分四种亚型：①乳腺实质内原发性血管肉瘤；②乳腺根治术并且发生水肿后，在同侧上肢皮肤和软组织中继发性血管肉瘤——Stewart Treves（S-T）综合征；③乳腺根治术并局部放疗后，胸壁和皮肤的继发性血管肉瘤；④乳腺保守治疗和放疗后，皮肤或乳腺实质或两者均继发血管肉瘤。

4. 乳腺恶性淋巴瘤可为原发或继发，两者都少见。无区分两者的形态学标准。大部分乳腺原发淋巴瘤的组织学形态为弥漫性大 B 细胞淋巴瘤。

5. 针吸细胞学对乳腺肉瘤的误诊率较高。故在针吸细胞学检查未能诊断肉瘤，而其他检查又不能排除肉瘤的情况下，应当积极行术中冰冻病理检查以确定手术方式。

【相关临床】

1. 乳腺恶性间叶性肿瘤与纤维上皮性恶性肿瘤的共同特点为发病率低，很少见腋窝淋巴结转移。

2. 原发性血管肉瘤平均发病年龄约为 38 岁。肿瘤平均大小约 5 cm，大多位于乳腺组织深部，当累及表面的皮肤，皮肤可呈红 - 蓝色该变。约 12% 的患者表现为乳腺弥漫性增大。主要转移至肺、皮肤、骨和肝脏。极少出现腋窝淋巴结转移。

3. 原发性脂肪肉瘤发病年龄在 19～96 岁，平均约 47 岁。患者最常见的临床表现是出现缓慢增大的疼痛性包块。一般无皮肤异常改变和腋窝淋巴结肿大。肿瘤平均直径约为 8 cm，个别可达 15 cm 以上。肿物界限较清楚，少数边缘浸润。该肿瘤术后可复发，且常发生在术后第一年。该肿瘤发生在妊娠时更具侵袭性。

4. 乳腺骨肉瘤占全部乳腺肉瘤的 12%，主要发生在老年妇女，平均年龄 64.5 岁。大部分为女性白种人，部分继发有放疗或创伤史。乳腺骨肉瘤表现为肿大的质硬包块，约 20% 伴疼痛，约 12% 的患者伴乳头血性溢液或乳头内陷。肿块大小为 1.4～13 cm，多为 5 cm 左右。界限清楚。乳腺骨肉瘤具有明显侵袭性，5 年生存率仅为 38%，局部切除后超过 2/3 的病例复发，乳腺全切后约 11% 复发。

5. 乳腺叶状肿瘤（phyllodes tumours，PT）占全部乳腺原发性肿瘤的 0.3%～1%，好发于中年妇女（平均年龄 40～50 岁）。恶性 PTs 约占乳腺恶性肿瘤的 0.18%，病人的年龄平均比良性者大 2～5 岁。恶性 PT 的边界为浸润性而不是推挤状，可复发，可转移至几乎所有内脏器官，以肺和骨最常见。术后局部复发与切除范围的大小密切相关，且复发多发生在 2 年内。

6. 原发性乳腺淋巴瘤可发生在任何年龄但多为绝经后妇女，其临床表现通常与乳腺癌不能区分。常为无痛性肿块，有时为多结节状；近10%的包块为双侧乳腺发生。肿块边界多较清楚。

【影像学检查方法】★★△

乳腺X线摄影（mammography）：乳腺线只能检出病变，而不能进行明确诊断。

乳腺超声检查（ultrasound，US）：超声检查对乳腺肉瘤的诊断有很大帮助，它不但能观察到肿块表面征象，而且对肿块的内部情况也能了解。

乳腺磁共振检查（magnetic resonance imaging，MRI）：可进一步提供病变形态学与血流动力学的相关信息，有助于良恶性的鉴别诊断。

CT、PET-CT及核素扫描：主要用于评估患者是否伴区域及远处淋巴结转移、是否伴远隔脏器转移，及N、M分期。

【最佳影像学检查路径】★★△

临床疑诊患者，当病变表现为可触及的肿块时，若患者年龄在35岁以上，应进行乳腺X线及超声检查；小于35岁者进行超声检查。当前两种方式定性困难时可进行MRI进一步检查。当高度可疑有胸肌及肋骨侵犯时，可进行胸部CT检查。

【影像学表现】★★△

1. X线表现 乳腺非上皮源性恶性肿瘤的乳腺X线表现均缺乏特征性。

乳腺肉瘤多表现为边界清楚、分叶状的密度均匀的较大肿块影，肿块内可有粗大条索状、局灶或广泛的粗大钙化影（如乳腺骨肉瘤），肿块周围血管影增多增粗，局部皮肤无黏连增厚。若肿块较小，分叶可不明显容易误诊纤维腺瘤；如果肿块边界不清边缘毛糙且患者年龄较大容易误诊为乳腺癌。

乳腺血管肉瘤X线可表现为乳腺高密度肿物，肿块一般较大，内一般无钙化、少数可有粗大钙化；边缘可有浅分叶，无毛刺；边界可清楚或局部不清，其周围血管较对侧丰富。一般不伴皮肤增厚机腋窝淋巴结肿大。

乳腺叶状肿瘤（PT）多表现为边缘光整的圆形、卵圆形或分叶状肿块，与纤维腺瘤相似。PT一般很少出现钙化。乳腺骨肉瘤表现为界限清楚的肿块。

2. MRI表现 乳腺血管肉瘤MRI上表现为T2WI上高信号、T1WI上低信号肿块，扩散加权成像（DWI）上高信号，表观扩散系数（ADC）值减低。肿瘤内的含血液区在T1WI上表现为点状或片状不规则高信号区，肿物周围血供丰富，脂肪层混浊。动态增强扫描肿瘤大部分有早期强化，并有延迟强化（增强后5 min后）。

恶性叶状肿瘤（恶性PTs）与良性或交界性PTs的MRI表现无明确差异。PTs在MRI上多表现为分叶状肿块，部分小病灶（最大径<3 cm）可表现为圆形或卵圆形肿块。大多数病灶边缘光整，少数边缘不规则。肿块形状、病灶边缘形态与恶性程度无显著相关。在T1WI上呈等或低信号；部分病灶内部夹杂线状、薄片状T1高信号（与病理标本对照后判断为内部出血区）。T2WI表现为高或等信号，绝大部分病灶呈不均匀的T2高信号（T2高信号对应肿瘤内囊变、黏液变区域，而相对等或低T2信号区才是肿瘤实质成分）。肿瘤内部含裂隙状T2更高信号区，与病理上PT特征性的分叶状狭长腺腔相对应。病灶越大，内部越易出现囊变，内壁不光整的囊变区在恶性PT中有一定特征性。增强后均明显强化，早期即呈快速强化，绝大多数病灶内部强化极不均匀。增强后病灶的时间信号强度曲线（time-signalintensity curve，TIC）类型（Ⅰ持续型，Ⅱ平台型，Ⅲ流出型）在不同病理类型PTs中的分布不具特异性。功能成像特征MRI上PT的形态学特点及动态增强特点缺乏特异性，引入功能成像技术，如DWI、MRS，可能有助于诊断。PT的ADC值明显减低，但较一般乳腺癌高。ADC值与PT分级相关，恶性程度越高则ADC值越小。T2WI上呈低信号且ADC值减低处为间质细胞过度增生区。

3. 超声表现 乳腺非上皮源性恶性肿瘤的乳腺超声表现均缺乏特征性。主要表现为低回声肿块，内回声一般欠均匀，血流较丰富，边界多较清楚。恶性叶状肿瘤肿块内有时可见粗大纤维分隔及液性暗区。

【鉴别诊断】★★△

1. 纤维腺瘤 最常见于15～35岁女性，发病年龄较PT小10岁左右；绝经后常发生缩小、钙化等退变。一般直径小于3 cm，大纤维腺瘤直径可达6 cm，可随生理周期变化，但无肿块短期内快速增大的表现。纤维腺瘤在MRI各序列扫描时信号较均匀，囊变坏死少见，增强后TIC呈持续上升型；DWI可呈等或高信号。

2. 乳腺癌 与边缘光整的乳腺癌鉴别，包括黏液癌、髓样癌等。黏液癌在MRI上呈T1WI低信号、T2WI高信号，增强后呈周边向中心渗透的强化方式，DWI呈高信号但ADC值高达2.06×10^{-3} mm²/s （b=1 000 s/mm^2），与 PT 明显不同。髓样癌在 MRI 上表现为卵圆形或分叶状边缘清晰的肿块，T1WI 呈低信号、T2WI 呈高或低信号，增强后髓样癌多表现为环形强化，TIC 为平台型或流出型；强化模式可与 PT 鉴别。

【治疗转归】★★△

乳腺血管肉瘤放疗及化疗效果不佳。分化好的血管肉瘤相对温和，5 年和 10 年生存率相对较好，最高可达 91%，低分（Ⅲ级）血管肉瘤的 5 和 10 年生存率仅为 14%。S-T 综合征是一种致死性疾病，中位生存期仅为 19 月，其肿瘤的出现多在乳腺术后 10 年左右。原发性乳腺淋巴瘤的生物学行为与其他部位的同类型同临床分期的淋巴瘤相似。

（张仁知　李　静　周纯武）

参考文献

[1] Sunil R. Lakhani, Ian o.Ellis, Stuart J.Schnitt, et al.WHO Classification of Tumours of the Breast.France: the International Agency for Research on Cancer, 2012: 14-19.

[2] 张保宁. 乳腺肿瘤学. 北京：人民卫生出版社，2013：185-186.

[3] American College of Radiology (ACR). ACR BI-RADS@-Mammography. Breast Imaging Reporting and Data System. 5th Ed. 2013: 61-78.

[4] American College of Radiology (ACR). ACR BI-RADS@-Magnetic Resonance Imaging. Breast Imaging Reporting and Data System. 5th Ed. 2013: 26-108.

[5] Kuhl CK. Current status of breast MR imaging. Radiology, 2007, 244 (3): 672-691.

[6] Gilda Cardennosa. 刘佩芳. 译. 乳腺影像诊断手册. 3 版. 北京：人民卫生出版社，2009：234-241.

[7] 周纯武. 常见恶性肿瘤影像学检查优选指南. 北京：人民卫生出版社，2012：41-53.

[8] 周纯武. 肿瘤影像诊断图谱. 北京：人民卫生出版社，2011：427-457

[9] 罗冉，汪登斌，王丽君. 乳腺叶状肿瘤的 MRI 及鉴别诊断. 国际医学放射学杂志，2014，37（5）：426-429.

第 43 章　乳腺良性肿瘤

第 1 节　乳腺纤维腺瘤

【概况】★★★△△△

乳腺纤维腺瘤是最常见的乳腺良性肿瘤，多发生在 40 岁以下妇女，可见于一侧或两侧，也可多发，多发者约占 15%。

【相关临床】★★★△△△

患者一般无自觉症状，常为偶然发现的乳腺肿块，少数可有轻度疼痛，为阵发性或偶发性，或在月经期明显。触诊时多为类圆形肿块，质地实韧，表面光滑，边界清楚，活动度好，与皮肤无粘连。

【影像学检查方法】★★★△△△

X 线和超声检查是乳腺纤维腺瘤的主要影像学诊断方法，纤维腺瘤如发生在致密型乳腺中，由于纤维腺瘤本身的密度近似于正常腺体组织，缺乏自然对比，X 线检查可呈假阴性，此时行超声或 MRI 检查有助于正确诊断，相比较，X 线检查对脂肪型乳腺中的纤维腺瘤检出率则非常高。

MRI 对纤维腺瘤具有较高的敏感性和特异性，有助于进一步确诊及鉴别诊断。

【影像学表现】★★★△△△

1. X 线表现　纤维腺瘤通常表现为圆形或卵圆形肿块，亦可呈分叶状，直径多为 1 cm～3 cm，边缘光滑整齐，密度近似正常腺体密度，肿块周围可见晕圈征，为肿瘤周围被推压的脂肪组织。部分纤维腺瘤在 X 线上可见钙化，钙化可位于肿块的边缘部分或中心，呈蛋壳状、粗颗粒状、树枝状或爆米花样，钙化可逐渐发展，相互融合而成为大块状钙化或骨化，占据肿块的大部或全部。

2. MRI 表现　纤维腺瘤的 MRI 表现与其组织成分有关。在平扫 T1WI 上，肿瘤多表现为低信号或中等信号，边界清晰，圆形或卵圆形，大小不一。在 T2WI 上，依肿瘤内细胞、纤维成分及水的含量不同而表现为不同的信号强度：纤维成分含量多的纤维性纤维腺瘤信号强度低；而水及细胞含量多的黏液性及腺性纤维腺瘤信号强度高。约 64% 的纤维腺瘤内可有由胶原纤维形成的分隔，其在 T2WI 上表现为低或中等信号强度，此征象为纤维腺瘤较特征性表现。钙化区无信号。DWI 检查，纤维腺瘤的 ADC 值多较高。动态增强 MRI 检查，纤维腺瘤表现亦可各异，但大多数（80%）表现为缓慢渐进性的均匀强化或由中心向外围扩散的离心样强化，少数者亦可呈快速显著强化，其强化类型有时难与乳腺癌鉴别，所以准确诊断除依据强化程度、时间 - 信号强度曲线类型外，还需结合病变形态学及 DWI 表现进行综合判断，以减少误诊。

【鉴别诊断】★★★△△△

纤维腺瘤需与常见的乳腺癌鉴别。乳腺癌患者年龄多在 40 岁以上，常有相应的临床症状；X 线上乳腺癌形态不规则，边缘不光滑，有毛刺，密度较高，钙化多细小；MRI 动态增强检查，乳腺癌信号强度趋向于快速明显增高且快速减低，强化方式多由边缘向中心渗透，呈向心样强化，DWI 上大多数乳腺癌 ADC 值较低。

（刘佩芳）

第 2 节　乳腺脂肪瘤

【概况】★△

乳腺脂肪瘤是一种由成熟、无异型的脂肪细胞构成的肿瘤。

【相关临床】★△

乳腺脂肪瘤不多见。患者多为中年以上的妇女，一般无明显症状。常发生在单侧乳腺，双侧发生率约为 3%。脂肪瘤生长缓慢，触诊时表现为柔软、光滑、可活动的肿块，界限清晰。

【影像学检查方法】★△

X 线和超声检查是乳腺脂肪瘤的主要影像学诊断方法，具有较高的敏感性和特异性。

MRI 通常脂肪瘤在 X 线检查能够做出诊断，不需行 MRI 检查，一般多由于其他原因行乳腺 MRI 检查而偶然发现。

【影像学表现】★△

1. X 线表现　脂肪瘤在 X 线上多表现为卵圆形或分叶状脂肪密度样影，周围围以较纤细而致密的包膜，在透亮影内有时可见纤细的纤维分隔。肿瘤较大时，周围乳腺组织可被推挤移位。

2. MRI 表现　脂肪瘤在 T1WI 和 T2WI 均呈高信号，在脂肪抑制序列上呈低信号，其内无正常的导管、腺体和血管结构，有时可见肿瘤周围的低信号包膜。增强后脂肪瘤无强化。

【鉴别诊断】★△

乳腺脂肪瘤需与错构瘤特别是含有多量脂肪组织的错构瘤鉴别。脂肪瘤内不含纤维腺样组织，在透亮区内常可见纤细的纤维分隔；而错构瘤表现特点为混杂密度，其内包括低密度的脂肪组织和较高密度的纤维腺样组织。必要时加照局部加压点片或行 MRI 检查排除病变周围腺体组织的重叠。

乳腺脂肪瘤还需与透亮型积乳囊肿鉴别。积乳囊肿常发生在哺乳期妇女；脂肪瘤的周围围有纤细而致密的包膜，而积乳囊肿的囊壁较厚；脂肪瘤的透亮区内可见纤细的纤维分隔，而积乳囊肿则无。

乳腺脂肪瘤也需与正常乳腺内局限脂肪岛鉴别。脂肪瘤具有完整纤细而致密的包膜，而正常乳腺内局限脂肪岛在不同投照位置上观察缺乏完整边缘。

（刘佩芳）

第 3 节　乳腺错构瘤

【概况】★★△

乳腺错构瘤为正常的乳腺组织异常排列组合而形成的一种少见的瘤样病变，并非真性肿瘤。

【相关临床】★★△

多数患者无任何症状。触诊肿物质地软或软硬不一，呈圆形、卵圆形，活动，无皮肤粘连受累征象。妊娠期及哺乳期肿物迅速增大为本病特点。病理上，乳腺错构瘤为正常的乳腺组织被部分或完整的包膜包裹，其内所含乳腺组织成分不同，各种成分所占比例亦不同。以脂肪组织为主要成分的错构瘤，其内脂肪成分可占病变的 80%，混杂有不同比例的腺体和纤维组织。

【影像学检查方法】★★△

乳腺 X 线摄影对错构瘤诊断具有较高的敏感性和特异性。

MRI 通常错构瘤在 X 线检查能够做出诊断，不需行 MRI 检查，一般多由于其他原因行乳腺 MRI 检查而偶然发现。

【影像学表现】★★△

1. X 线表现　X 线上混杂密度肿物为乳腺错构瘤的典型 X 线表现，包括低密度的脂肪组织及中等密度的纤维腺样组织，多以低密度的脂肪组织为主，肿物具有明确的边界。肿物多呈圆形、卵圆形、分叶状，边缘光整无毛刺，肿物较大时压迫、推挤周围组织移位。

2. MRI 表现　错构瘤在 MRI 上表现依据肿瘤内成分含量不同，在 T1WI 和 T2WI 表现为不同信号强度，如以脂肪组织为主，则呈高信号表现，其中可见低或中等信号区；如以腺体和纤维组织为主，则信号强度偏低，并在其中可见高信号区，呈高信号表现的脂肪组织在脂肪抑制序列上呈低信号。动态增强检查，错构瘤中的腺体部分可有轻度渐进性强化。

【鉴别诊断】★★△

错构瘤内若含有多量脂肪组织时，X线上需与脂肪瘤和透亮型积乳囊肿鉴别。脂肪瘤内不含纤维腺样组织，在低密度区内常可见纤细的纤维分隔；而错构瘤表现特点为混杂密度，其内包括斑片状低密度的脂肪组织及中等密度的纤维腺样组织。

透亮型积乳囊肿表现为圆形或卵圆形，其内呈部分或全部高度透亮的结构，囊壁光滑整齐且一般较错构瘤的壁厚，此外，对积乳囊肿的诊断，除X线表现外，结合临床病史很重要，一般肿物多与哺乳有关。

乳腺错构瘤内若含有多量纤维和腺体组织时需与纤维腺瘤鉴别。X线上混杂密度为乳腺错构瘤的典型表现，包括低密度的脂肪组织和中等密度的纤维腺样组织，具有明确的边界。

（刘佩芳）

第4节 乳腺大导管乳头状瘤

【概况】★★△△

乳腺大导管乳头状瘤是指发生于乳晕区大导管的良性肿瘤，又称为中央型乳头状瘤，有别于发生在终末导管小叶单位的外周型乳头状瘤。它是乳腺导管上皮增生突入导管内并呈乳头样生长，因而称其为乳头状瘤。常为单发，少数也可同时累及几支大导管。本病常见于经产妇，以40～50岁多见。发病与雌激素过度刺激有关。乳腺导管造影是诊断大导管乳头状瘤的重要检查方法。

【相关临床】★★△△

主要临床症状为乳头溢液，可为自发性或挤压后出现。溢液性质可为浆液性或血性。约2/3患者可触及肿块，多位于乳晕下区域，挤压肿块常可导致乳头溢液。

【影像学检查方法】★★△△

导管乳头状瘤如发生在致密型乳腺中，特别是病变较小时，常规乳腺X线检查常呈假阴性，乳腺导管造影是诊断大导管乳头状瘤的重要检查方法，超声或MRI检查亦有助于正确诊断。

MRI对导管乳头状瘤具有较高的敏感性和特异性，其MRI表现具有一定特征性。

【影像学表现】★★△△

1. X线表现 较小的乳头状瘤在常规乳腺X线片上常无阳性发现，较大的乳头状瘤可表现为乳晕下区域圆形或卵圆形肿块，边界清楚或不清。乳腺导管造影是最准确、最有效的检查方法，表现为乳导管中断，断端呈光滑杯口状，导管腔内可见光滑圆形或卵圆形充盈缺损，同时显示近大导管侧的乳导管明显扩张，管壁光滑整齐。无蒂的乳头状瘤可表现为导管壁不规则。

2. MRI表现 MRI检查亦不是乳头溢液的首选检查方法。乳头状瘤在MRI T1WI上多呈低或中等信号，T2WI上呈中等或较高信号，边界清楚，边缘多不光滑，发生部位多在乳晕下大导管处。增强检查时纤维成分多、硬化性的乳头状瘤无明显强化，而细胞成分多、非硬化性的乳头状瘤可有明显强化，部分乳头状瘤的时间-信号强度曲线可呈流出型，DWI上ADC值较低，类似于恶性肿瘤，但早期强化率通常较乳腺癌低。

【鉴别诊断】★★△△

乳腺大导管乳头状瘤与其他良性肿瘤鉴别通常并不困难，前者发生部位典型即在大导管处，临床病史和乳腺导管造影有特征性表现。

（刘佩芳）

参考文献

[1] 刘佩芳. 乳腺影像诊断必读. 2版. 北京：人民军医出版社，2018：148-179.

[2] 崔晓琳，周纯武，李静，等. MRI乳腺影像报告和数据系统在非肿块强化病变中的诊断价值研究. 临床放射学杂志，2015，34（4）：532-537.

[3] American College of Radiology (ACR). ACR BI-RADS@-Mammography. Breast Imaging Reporting and Data System. 5th Ed. 2013: 15-119.

[4] American College of Radiology (ACR). ACR BI-RADS@-Magnetic Resonance Imaging. Breast Imaging Reporting and Data System. 5th Ed. 2013: 11-123.

[5] Yang XQ, Li HJ, Gou JX, et al. The Role of Breast Ductoscopy in Evaluation of Nipple Discharge: A Chinese Experience of 419 Patients. Breast J, 2014, 20 (4): 388–393.

第 44 章　乳腺植入物

【概况】★★△

目前健康女性所行隆乳术通常有 3 种方法，一是硅胶假体植入式；二是假体注入式，注入物以聚丙烯酰胺水凝胶为主（现已禁用）；三是自体脂肪注入式。

【相关临床】★★△

近年来随着隆乳术的广泛开展，术后并发症亦相应增多，临床医生仅根据乳房的形态、大小及硬度等难以准确地判断隆乳术后是否发生并发症，因此选择有效的影像学检查对隆乳术后进行准确评估至关重要。

【影像学检查方法】★★△

通常 X 线检查对硅胶假体植入式隆乳术后患者具有一定的局限性，X 线检查需压迫乳房，具有造成假体继发破裂溢漏或游走的潜在危险。此外，硅胶假体植入后乳房 X 线检查的曝光剂量较高，不利于正常腺体结构的观察，对乳腺内病变易漏诊。自体脂肪注射式隆乳术后易发生脂肪坏死，如其出现钙化时可在 X 线图像清晰显示，因此 X 线可作为此种隆乳术随访观察的有效手段。

MRI 检查具有软组织分辨率高、多平面及多参数成像优势，能准确分辨乳房成形术后假体与其周围乳腺实质的结构，对硅胶假体、水凝胶注射以及自体脂肪注射式隆乳术后的评估(包括位置、形态、完整性)和并发症以及乳腺组织内有无癌瘤等的诊断明显优于 X 线检查，可作为隆乳术后患者首选的影像学检查方法。

【影像学表现】★★△

1. X 线表现　通常 X 线检查对硅胶假体隆乳术后患者具有一定的局限性，如 X 线检查不能完整显示假体，其后 1/3 部分很难包括在内；X 线摄影需压迫乳房，具有造成假体继发破裂溢漏的潜在危险；X 线检查对假体囊内破裂诊断较为困难，因囊内破裂时溢漏出的硅胶位于纤维囊内，此时假体的形态可基本正常，从而出现假阴性，但对囊外破裂具有较高特异性。此外，硅胶假体植入后乳房 X 线检查的曝光剂量较高，不利于正常腺体结构的观察，对乳腺内病变易漏诊。

对于水凝胶注射式隆乳术后乳腺 X 线检查，因水凝胶注射物与乳腺腺体密度接近，X 线图像上很难与正常腺体区分，无法较好观察隆乳物的完整性，并亦可造成乳腺内病变的漏诊。

自体脂肪注射式隆乳术后 X 线上表现为乳后间隙内大量脂肪密度影，乳腺纤维腺体组织受压呈弧形表现。术后易发生脂肪坏死，X 线上可表现为大小不等、形态各异的钙化，亦可呈各种混杂密度表现，可在 X 线图像清晰显示，因此 X 线可作为此种隆乳术随访观察的有效手段。

2. MRI 表现　对于硅胶假体隆乳术后患者，MRI 能够清晰地显示乳腺假体的类型、位置和整个假体的形态、大小及内部结构。正常硅胶假体外形多呈卵圆形，也可具有一定形态结构，边缘光滑、完整。硅胶假体的包膜及其内填充的硅凝胶化学成分为聚合程度不同的二甲基聚硅氧烷，假体的包膜在甲基与硅酮间加入一些化学键，成为有弹性的固体硅橡胶，MRI 上呈低信号，有别于填充物硅凝胶的信号。假体内部硅凝胶的共振频率在 1.5 T 场强下比脂肪低约 100 Hz，比水更低，它在 T1WI 上表现为中等信号，T2WI 呈较高信号，在脂肪抑制序列上由于硅胶和脂肪的共振频率相差不大而呈低信号；内部信号较均匀；动态增强后硅胶假体无强化。

对于水凝胶注射式隆乳术后的患者，MRI 上表现为双侧乳后间隙内轮廓清晰完整、内部信号较为均匀一致的半球形影，由于含有大量的水分，其信号强度接近于水，于 T1WI 呈低信号，T2WI 及脂肪抑制 T2WI 均呈高信号，增强后无强化。

自体脂肪注射式隆乳术后MRI上表现为位于双侧乳后间隙的隆乳物与乳腺内正常脂肪组织信号表现一致，于平扫T1WI和T2WI均呈高信号，脂肪抑制序列呈低信号，增强后无强化，且双侧基本对称。当发生脂肪坏死时，多表现为病变中心无强化，边缘可见渐进性线样、环形及斑片状强化。

（刘佩芳）

参考文献

[1] Soo MS, Kornguth PJ, Walsh R, et al.Complex radial folds versus subtle signs of intracapsular rupture of breast implants: MR findings with surgical correlation. American Journal of Roentgenology, 1996, 166 (6): 1421-1427.

[2] 林涛，谢毓芝，余强，等. 隆乳术后的MRI表现. 中华放射学杂志，2006，40（4）：357-359.

[3] Brown SL, Silverman BG, Berg WA.Rupture of silicone-gel breast implants: causes, sequelae, and diagnosis. The Lancet. 1997, 350 (9090): 1531-1537.

[4] 高巧灵，石国儿. 乳腺假体破裂及漏出的MRI诊断. 医学影像学杂志，2013，23（1）：156-158.

[5] Maijers MC, Niessen FB, Veldhuizen JFH, et al. MRI screening for silicone breast implant rupture: accuracy, inter- and intraobserver variability using explantation results as reference standard. European Radiology, 2014, 24 (6): 1167-1175.

第 45 章　男性乳腺病变

第 1 节　男性乳腺发育

【概况】★△

男性乳腺发育（Gynecomastia，GYN），又称男性乳腺增生症或男性乳房女性化，是指男性乳房组织异常发育、乳腺结缔组织异常增殖的一种临床病症，可单侧或双侧发生。

【流行病学】★△

男性乳腺增生很常见，发病率高达 55%（经尸检证实）。健康人群中，约 36% 的青年成人男性和 57% 的老年男性在体检中发现可触性的乳腺组织。三个发病高峰分别是新生儿期、青春期及中老年期。

【病因学】★△

男性乳腺发育大多由于雌激素分泌增多或雄激素 / 雌激素比值降低所致，雌激素过多是男性乳腺发育的主要原因。另外相关因素包括雌激素受体功能缺陷、乳腺组织对雌激素敏感性提高等局部因素。根据病因可分为生理性、病理性、药物性及特发性男性乳腺发育。

【病理学】★△

1. 大体病理　乳腺肿块扁平，呈盘状。质韧，无完整包膜，切面呈灰白色，并可见孔状导管断面，可分为弥漫型和局限型。

2. 组织学　镜下见大量纤维组织增生，脂肪含量不等，散在分布着增生、延长并出现分支和扩张的乳腺导管。乳腺导管扩张，上皮增生，呈乳头状，基本上不形成腺泡和小叶结构。

【临床表现】★△

通常无症状，一般为体检时偶然发现。可触及乳腺组织，可移动，有时可伴有乳头或乳晕增大。可伴隐痛不适或触痛，少数患者在挤压乳头时可见少量白色分泌物溢出。通常为双侧，可不对称，也可单侧出现。器质性疾病引起的病理性男性乳腺发育的患者还有原发疾病的临床表现。

【影像学表现】★△

1. X 线及超声表现　根据导管和基质增生的程度和时期可分为下列 3 型：

（1）结节型（发育良好型）：X 线表现为乳晕后圆形 / 球形高密度结节影，自乳头向周围呈扇形放射分布，高密度影可呈均匀分布，也可集中于外上象限，并逐渐与周围脂肪组织相混合。超声表现为乳晕下扇形或盘状的低回声结节，周围可见正常的脂肪组织包绕。病理上多为旺炽型，常见于乳腺发育的早期改变，病程多在 1 年以内。

（2）树突型（静止型）：X 线表现为乳头后方分布的分支状结构，线状、条状、分支状影呈放射状伸向乳腺深部脂肪组织内。超声表现为乳晕下低回声的病灶，伴无回声、星芒状的后缘，常被描述为指状突起或“蜘蛛足”伸入周围等回声的纤维组织中。病理上可见增生的导管以及致密的纤维变性的基质。病程常较长，多在 1 年或更长时间。

（3）弥漫型：X 线表现为增大的乳腺内弥漫的结节样及树突状的高密度影，类似于女性致密型乳腺的表现。超声亦可见结节及树突状结构，周围被高回声的纤维组织所包绕。

2. MRI 表现　纤维腺体组织的 MR 表现与正常女性乳腺腺体相似，可以看到正常的乳腺纤维腺体结构，动态增强表现为缓慢的、持续性的强化方式。也可出现节段性的强化，但较少见。

【鉴别诊断】★△

1. 假性（男子）女性型乳房（pseudogyneco-

mastia）常见于肥胖者，体检不能触及乳头后方质韧的乳腺组织，乳腺X线摄片见增大的乳腺内均为脂肪沉积而无致密影。

2. 乳腺癌 常表现为单侧乳房的固定肿块，常呈偏心性分布，可伴皮肤凹陷、乳头内陷、乳头溢液及腋窝淋巴结肿大等伴随症状。其影像学表现类似于女性乳癌。

【治疗与预后】

治疗原则：生理性常可自然缓解，无需治疗。药物性男性乳腺发育在停药后可逐渐缓解（化疗病人也适用）。疾病相关的男性乳腺发育症在治疗原发病（如对症治疗甲亢或手术切除相关肿瘤）后亦可缓解。特发性常不需要治疗。预后良好，与乳腺癌之间无明确相关性。

（郭　丽　秦乃姗）

第2节　男性乳腺癌

【概述】★★△

男性乳腺癌（Male Breast Cancer，MBC）是较为罕见的恶性肿瘤，发病机制尚不明确。生物学行为类似绝经后妇女乳腺癌，临床常易漏诊，预后较差。

【流行病学】★★△

1. 发病率 在乳腺癌中，男性患者占1.0%～1.2%，该病占所有男性恶性肿瘤0.17%。

2. 年龄 发病的中位年龄为67岁，较女性发病迟5年。随着年龄增大发病率逐渐增加，在80岁时到达一个平台。

3. 地区分布 发病率较高的地区主要在非洲，北美，英国。

【病因学】★★△

发病机制：尚不明确。多数学者认为男性乳腺癌与雌激素的长期作用有关。遗传学目前认为BRCA1和BRCA2（分别定位于染色体17q12-13和13q）与家族性乳腺癌有关，而BRCA2突变对男性乳腺癌的影响更大。另外可能相关的基因突变：PTEN基因、p53基因、CYP17基因。危险因素包括雌激素水平增加、雄激素缺乏，年龄增长，家族史等。

【病理学】★★△

1. 组织学类型 与女性乳腺癌相同，但大多数为浸润性乳腺癌或导管原位癌。浸润性导管癌占90%以上。少见的病理类型包括侵袭性乳头状瘤、髓样癌和神经内分泌来源。2. 受体表达：男性乳腺癌患者的雌激素受体（ER）、孕激素受体（PR）的表达率都比女性乳腺癌患者高，但人类表皮生长因子受体2（HER-2）阳性率很低，仅为5%。

【临床表现】★★△

1. 最常见症状 无痛性乳房肿块，常单侧发病，左侧略多于右侧。常位于乳晕下或其周围，质硬，边界不清，较固定。单独存在或伴其他症状25%，肿块疼痛的仅占5%。

2. 乳头受侵 常在早期，乳头收缩占9%，乳头溢液占6%，乳头溃疡形成占6%。

3. 皮肤受累 皮肤增厚、皮肤溃疡。

4. 淋巴结转移 50%的患者有腋窝淋巴结转移。

【影像学表现】★★△

男性乳腺癌常具有特征性的影像学表现，即小型肿块、肿块界限清晰和肿块多位于乳头的偏心侧，称为“三联征象”。

1. X线表现

（1）肿块多不规则，或呈分叶状，亦可呈圆形或类圆形。

（2）边界较清，但边缘不规则，呈毛刺状，提示肿块向周围浸润性生长。

（3）密度不均匀高密度。

（4）多位于乳晕下，但呈偏心位，大多数为单发肿块。

（5）微钙化在男性乳腺癌的诊断中尤为重要，常显示为数量不等的微细钙化点，其分布不均，钙化可出现在肿块内及肿块外。多见于导管原位癌。

（6）皮肤及乳头的改变：多出现皮肤增厚及乳头凹陷。原因主要为男性乳房较小，皮下脂肪较少，腺管与乳头之间的距离较短，故易早期侵及大乳管和皮肤。

（7）淋巴结转移。

2. 超声表现

（1）肿块：多表现为实性低回声，回声不均；边缘不规则，呈分叶状或毛刺状。部分男性乳腺癌的超声中可见针尖样或泥沙样的微小钙化点（呈点状强回声），常成簇分布，也可散在分布。

（2）皮肤及乳头的改变：皮肤增厚及乳头凹陷。超声较 X 线能更清楚显示乳头与肿块的关系。

（3）腋窝淋巴结转移。

3. MR 表现

与女性乳腺癌的表现相似，表现为边界较清的不规则肿块，边缘不规则。增强扫描呈环形强化，时间信号曲线呈流出型；病灶中心强化不均匀，可见分支状结构。

【鉴别诊断】★★△

男性乳腺癌主要与男性乳腺发育进行鉴别。男性乳腺发育可双侧对称、不对称或单侧性增大，肿块一般位于乳晕后中央，外形光滑，密度较均匀；而男性乳腺癌多系单发的肿块且呈偏心位，外形不规则，多呈分叶状肿块影，密度较高，边缘有毛刺。男性乳腺癌可见微细钙化点分布，且皮肤、乳头常受累表现为皮肤增厚及乳头凹陷。

【治疗与预后】★★△

乳腺癌是一种全身疾病，治疗原则在手术的基础上应辅以放化疗及内分泌等综合治疗。目前公认 MBC 应首选手术治疗。预后差，国外文献报道其 5 年总生存率为 40%～65%。国内 5 年总生存率为 64.3%。

（郭　丽　秦乃姗）

参考文献

[1] Bembo SA, Carlson HE. Gynecomastia: its features, and when and how to treatit. Cleve Clin J Med, 2004, 71 (6): 511-517.

[2] Braunstein GD. Clinical practice. Gynecomastia. N Engl J Med, 2007, 357 (12): 1229-1237.

[3] Chung EM, Cube R, Hall GJ, et al. From the archives of the AFIP: breast masses in children and adolescents: radiologic-pathologic correlation. Radiographics, 2009, 29 (3): 907-931.

[4] Chen L, Chantra PK, Larsen LH, et al. Imaging characteristics of malignant lesions of the male breast. Radiographics, 2006, 26 (4): 993-1006.

[5] Wise GJ, Roorda AK, Kalter R. Male breast disease. J Am Coll Surg, 2005, 200 (2): 255-69.

[6] Adibelli ZH, Oztekin O, Postaci H, et al. The Diagnostic accuracy of mammography and ultrasound in the evaluation of male breast disease: A new algorithm. Breast Care (Basel) , 2009, 4 (4): 255-259.

[7] Appelbaum AH, Evans GF, Levy KR, et al. Mammographic appearances of male breast disease. Radiographics, 1999, 19 (3): 559-568.

[8] Wise GJ, Roorda AK, Kalter R. Male breast disease. J Am Coll Surg, 2005, 200 (2): 255-269.

[9] Morakkabati-Spitz N, Schild HH, Leutner CC, et al. Dynamic contrast-enhanced breast MR imaging in men: preliminary results. Radiology, 2006, 238 (2): 438-445.

[10] Niewoehner CB, Schorer AE. Gynaecomastia and breast cancer in men. BMJ, 2008, 29; 336 (7646): 709-713.

第六篇

心脏与血管系统

第 46 章　总　论

第 1 节　普通 X 线检查

在心血管疾病的诊断中，X 线胸片是一种简便、经济、有效的检查方法，它能够直观反映心脏的位置、形态、大小，主动脉和肺血管基本形态，以及双肺和肺血情况等，为心脏和主动脉、肺血管病的诊断提供初步信息。但是，X 线胸片对心腔内结构、冠状动脉、主动脉和肺血管管腔内的病变评估受限，所以需要进一步检查。常用的体位包括后前位、左侧位、右前斜位和左前斜位。

（曹　剑　王怡宁　于　薇　吕　滨）

第 2 节　心血管造影检查

心血管造影是通过侵入性导管检查，选择性某心腔或血管内注射对比剂，采用不同体位、不同角度投照，显示心腔和血管的解剖及血流动力学改变。目前心血管造影主要用于冠状动脉病变的评价，某些复杂先天性心脏病的诊断，并通过心导管对各部位进行压力测量，为手术适应证的选择提供重要信息。心血管造影由于设备成像的时间和空间分辨率均最好，是显示血管腔狭窄程度的“金标准”。通过多导生理仪记录患者心率、血压等，通过导管可以测量血管腔内的压力，采用血管内超声等特殊导管，还能够显示血管腔内的斑块等病变。但是，心血管造影是有创检查，需要住院和完善术前所有化验等检查才能实施，且操作相对复杂，使用的放射线和对比剂剂量较高等等，限制了其常规应用，日益被无创的影像学手段所取代。

（曹　剑　王怡宁　于　薇　吕　滨）

第 3 节　CT 检查

由于心脏是不停跳动的器官，对 CT 设备的时间分辨率（采集速度）有较高要求，最好达到 50 ms 以下。冠状动脉血管腔的细小，要求 CT 图像的空间分辨率，特别是 Z 轴（采集图像的层厚）最好小于 0.5 mm。CT 平扫可以显示心脏大血管外形及大致解剖结构，以及血管壁的钙化。增强扫描可以观察及测定心脏房室腔的结构（包括心肌和瓣膜等）、冠状动脉斑块及狭窄、主动脉肺动脉及其分支走形和管腔内径等，收缩期和舒张期的图像还可以定量测量心功能。CT 的后处理工作站，可进行三维重建，任意角度观察显示血管树形态，并对局部血管腔进行管壁厚度、斑块成分、狭窄程度等进一步分析。

（曹　剑　王怡宁　于　薇　吕　滨）

第 4 节　MRI 检查

心脏 MR（CMR）检查主要优势包括，图像的组织分辨率高，利于观察评估心肌损伤、心肌病和肿瘤等；另外一次检查可以得到心脏形态、运动功能、心肌灌注等多方面信息，且检查无放射性辐射。但是，由于检查和成像时间较长，体内置入铁磁性金属物质和起搏器患者检查受限等，又限制了其临床的广泛推广应用。

CMR的黑血序列成像常用于心脏结构的检查，亮血序列成像用于心脏功能、心肌灌注、心肌活性检查。利用顺磁性对比剂（Gd-DTPA），可以获得血管造影的图像（MRA），观察血管和心腔的结构，同时延迟强化成像可以观察心肌的异常强化，辨别不同的心肌损伤或者心肌病变的性质。

（曹　剑　王怡宁　于　薇　吕　滨）

第5节　正常解剖及其影像学表现

一、正常X线表现

1. 后前位　后前位胸片，或称正位胸片，心脏左心缘由三段构成，上段凸出的为主动脉结，中段为肺动脉段，下段为左心室。右心缘由两段构成，上段为升主动脉和上腔静脉的复合投影，下段由右心房构成。在正常人的正位胸片上，左心房及右心室不构成左、右心缘。在此体位上测量“心胸比”反映心脏大小，心胸比即为心脏横径与通过右膈顶水平胸廓横径之比，该比值的正常上限是0.5。

2. 左侧位　左侧位是观察胸廓、心脏和主动脉等在侧位上的表现。此体位的心前缘下段为右心室，其上部的漏斗部与向后并略向上延伸的主肺动脉干相连，升主动脉在主肺动脉上方，心后缘上段为左心房，下段为左心室。此体位也是服用硫酸钡（钡餐）观察左心房增大程度的常用体位。

3. 右前斜位　一般为右前斜45°，有助于观察肺动脉段和右室流出道。此体位下心前缘自上而下为升主动脉、主肺动脉干和右心室漏斗部，下段大部为右心室段，近膈上一小部分为左心室心尖部。心后缘上段为升主动脉后缘、主动脉弓、气管和上腔静脉重叠投影，下段上部为左心房，膈上的小部分为右心房。此体位还是观察起搏器电极导线位置的常用体位。

4. 左前斜位　一般为左前斜60°，是观察主动脉和分析各心腔增大的重要体位。心前缘上段主要由升主动脉构成。心后缘分为上下两段，上段是主动脉弓，下段上缘一小部分为左心房，下缘大部分为左心室，心前缘与胸壁之间斜行的长方形间隙为心前间隙。

二、正常心血管造影表现

1. 左心系统造影　用于显示左心室及主动脉的连接和空间位置关系，同时可以观察左心室的运动及二尖瓣关闭不全。通常选择左前斜位60°，左前斜位60°＋足头20°，以及右前斜位30°投照。

2. 右心系统造影　用于显示右心房室、肺动脉，再循环可以显示肺静脉、左心房和左心室，以及主动脉等。在肺动脉高压患者，可以完成右心导管，主要是肺动脉压力测量和肺血管阻力的评估等。通常选择前后位、左侧位投照，需要时，再行左前斜位60°及右前斜位30°投照。

3. 主动脉造影　多采用后前位（正位相）和左侧位投照，显示升主动脉、主动脉弓、弓降部及头臂动脉的发育情况。

4. 肺动脉造影　多采用后前位、左侧位投照，必要时再行左前斜位和右前斜位，显示主肺动脉与左右肺动脉的发育，有无狭窄及狭窄部位、程度，以及肺动脉内充盈缺损和闭塞等。

5. 冠状动脉造影　冠状动脉造影要求多角度投照，避免血管重叠影响诊断，用于观察冠状动脉先天发育异常，狭窄的部位和程度，侧支循环等。常规冠状动脉造影的参考体位如下：

（1）左主干和前降支采用：①左前斜位60°；②左前斜位60°＋足头20°（X线球管在足侧）；③左前斜位45°＋头足25°（X线球管在头侧，蜘蛛位）；④右前斜位30°；⑤右前斜位30°＋足头20°；⑥右前斜位30°＋头足20°等。右冠状动脉采用：①左前斜位60°；②前后位；③右前斜位30°等。

一般情况下，左冠状动脉要求投照体位多于4个，右冠状动脉多于2个，对于有狭窄病变的血管，尽可能多增加不同投照体位。

三、正常心血管CT表现

1. 主动脉弓上层面　位于气管前方的大血管，从右向左依次为：右无名静脉（右头臂静脉）、无名动脉（头臂干）、左颈总动脉、左锁骨下动脉。无名动脉前方斜行的带状血管影为左无名静脉（左头臂静脉），其右方为右无名静脉（右头臂静脉），稍下层面两者汇合成上腔静脉。

2. 主动脉弓层面　主动脉弓由气管右前弧形弯至左后，胸骨两旁可见一对乳内动脉。

3. 主动脉弓下层面 气管右前方为上腔静脉，前方为升主动脉，左后方为食管和降主动脉，升主动脉和降主动脉之间的低密度区为主肺动脉窗。

4. 肺动脉层面 左、右主支气管横向走行，其前方的大血管从右向左为右上肺静脉及上腔静脉、升主动脉、主肺动脉及左右肺动脉、左上肺静脉，其后方的大血管从右向左为奇静脉、降主动脉。

5. 主动脉根部层面 升主动脉根部居中，前方为右室流出道，后方为左心房和心耳部，右侧为右房耳部，左侧可见左窦发出的左冠状动脉，包括左主干、前降支近端。左心房两侧可见肺静脉引入。本层面下方可见右窦发出的右冠状动脉的近端。

6. 左心室流出道层面 左心房、室位于左侧，左心房在后、左心室在前，两者之间为二尖瓣。右侧为右心房、室，两者之间为三尖瓣，但三尖瓣层面稍低。纵隔中央可见主动脉窦部与此相连的左心室流出道。前室间沟、左心房室沟及右房室沟分别可见前降支、回旋支和右冠状动脉的断面。

7. 左心室体部层面 四个心腔和房、室间隔清楚显示。纵隔右方可见右膈顶。心包在低密度的纵隔及心外膜脂肪层的衬托下表现为一光滑的细线影，最厚不超过 3 mm。

8. 左心室膈面 纵隔左侧仍为左心室，其心腔较上层面小，右心室后方可见少许右房影，并可见与此相连的冠状静脉窦由左后向右前斜行。

9. 冠状动脉正常解剖 右优势型冠状动脉是指后降支和左心室后支由右冠状动脉发出；左优势型冠状动脉是指后降支和左心室后支由回旋支发出；均衡型是指左心室后支由回旋支发出，后降支由右冠状动脉发出。其中右优势型冠状动脉占 85% 左右，左优势型冠状动脉占 10% 左右，均衡型冠状动脉占 5% 左右。

（1）左冠状动脉：左主干，起自左冠状窦，分前降支与回旋支；前降支，走行于前室间沟；对角支，2～4 支，向左心室前侧壁供血；中间支，直接开口于左主干，前降支与回旋支之间；前间隔支，6～10 支，向室间隔前 2/3 部供血；回旋支，走行于左心房室沟；钝缘支，1～3 支，向左心室后侧壁供血。

（2）右冠状动脉：起自右冠状窦，走行于右房室沟；发出动脉圆锥支，窦房结支，右室支，锐缘支，后降支，房室结支及左心室后支；向右心房、右心室、室间隔后 1/3 和左心室膈面心肌供血。

四、正常心血管 MRI 表现

心脏 MRI 的优势之一是可以任意角度和方向的成像。心脏与人体的长轴成 45° 角，通常以人体长轴为中心的扫描平面（轴面、矢状面、冠状面）获取图像外，心脏 MRI 可以完成以心脏的轴线为中心进行扫描。例如，以二尖瓣到左心室心尖的连线作为心脏的轴线，以此轴线为中心，平行或垂直此轴线进行扫描，获得两腔心、四腔心和短轴位图像。心房、心室、房室瓣结构，心肌厚度及心肌运动状态可以在心脏电影的序列中得以明确观察。

（曹 剑 王怡宁 于 薇 吕 滨）

第 6 节 基本病变及其影像学表现

一、基本病变的 X 线表现

（一）心脏大小形态改变

1. 心脏形态的改变

（1）二尖瓣型：主要反映肺循环血流受阻、肺动脉高压、右心负荷增加导致的心腔变化，主要特征是肺动脉段凸出，心尖圆隆上翘（右心室增大）。通常见于二尖瓣疾病、肺动脉瓣狭窄、房室间隔缺损、肺动脉高压、肺心病等。

（2）主动脉型：主要反映左心负荷增加导致的心腔变化，主要特征是肺动脉段凹陷，心尖下移（左心室增大）、主动脉增宽等。通常见于主动脉瓣疾病、高血压、冠心病等。

（3）普大型：反映左右心双侧负荷增加的心腔变化，或心包病变等，主要特征是心脏均匀地向两侧增大。通常见于联合瓣膜病、累及左右心的心包、心肌损害。

（4）其他：如“雪人型”心，上纵隔影增宽，与心影形成“8 字征”或“雪人征”，是完全性心上型肺静脉异位引流的典型 X 线表现。

2. 心脏大小的改变

（1）左心房增大：多见于二尖瓣狭窄或关闭不全，以及慢性房颤患者。远达片显示左心房耳部膨凸；左心房增大有时达到或超过右心房边缘，与右心缘形成双重边缘；气管隆凸角度增大。左侧位服钡片显示食管中下段局限性压迹和移位，据此对左心房增大的程度进行分级：Ⅰ°（轻度增大）：有食管压迹但食管无移位者；Ⅱ°（中度增大）有食管压迹和轻度移位（食管未超过胸椎前缘）者；Ⅲ°（重度增大）：有食管压迹和明显移位（食管超过胸椎）者。

（2）右心房增大：多见于三尖瓣关闭不全，以及房间隔缺损等。远达片显示右心房段向右向上膨凸，右心房 / 心高比值＞0.5。侧位显示心前缘上段延长，向前、向上膨凸。

（3）左心室增大：多见于主动脉瓣和二尖瓣病变，左心室受累的心肌病，以及各种疾病引起的左心功能不全。远达片显示膈面左心室段延长，心尖下移，心腰凹陷，心胸比增大。左侧位显示心后缘下段向后膨凸超过下腔静脉后缘 15 mm 即可认为左心室增大。

（4）右心室增大：多见于左向右分流先心病，如房间隔缺损、室间隔缺损，肺血管疾病，如肺动脉血栓栓塞、肺动脉高压等。远达片显示心尖圆隆、上翘，肺动脉段凸出。右前斜位肺动脉段下方的圆锥部膨凸。左侧位心前缘前凸，心前间隙缩小。

（二）肺循环异常的 X 线表现

1. 肺血增多 主要见于左向右分流的先天性心脏病以及心排血量增加的疾病。X 线表现为肺血管纹理增粗、增多，肺动脉段凸出，肺门动脉扩张，扩张的肺血管边缘清楚，肺野透明度正常。

2. 肺血减少 主要见于右心排血受阻或出现右向左分流的先天性心脏病，如肺动脉瓣狭窄、三尖瓣闭锁、肺动脉闭锁等。X 线表现为肺血管纹理稀疏、变细，肺门动脉正常或缩小，肺动脉段凹陷，肺野透明度增加。

3. 肺动脉高压 临床常见于左向右分流先心病、肺血管病变、左心系统病变（如二尖瓣病变）引起的肺循环高压，以及肺部病变引起的肺动脉高压等。X 线表现为肺动脉段凸出，肺门动脉扩张，外围肺动脉分支纤细、稀疏，右心增大。

4. 肺静脉高压 引起肺静脉高压的主要原因有：左心房阻力增加，如二尖瓣狭窄；左心室阻力增加，如主动脉瓣狭窄、左心功能不全；肺静脉阻力增加，如肺静脉狭窄等，肺静脉高压根据其程度不同，主要有以下表现：

（1）肺淤血：X 线表现为上肺静脉扩张，肺纹理增多、紊乱，肺门影增大、模糊，肺野透过度降低。

（2）间质性肺水肿：出现各种间隔线，又称 K 氏线。A 线，多见于上叶，自肺野外带斜行至肺门的线状阴影，常见于急性左心衰；B 线，多见于肋膈角区的水平横线，常见于二尖瓣狭窄和慢性左心衰；C 线，多见于下叶，呈网格状，常见于肺静脉压明显增高者。

（3）肺泡性肺水肿：X 线表现为两肺广泛分布的斑片状阴影，边缘模糊，常融合成片状，以两肺门为中心的蝴蝶状阴影，在短期内变化较大，经治疗后可在短时间内吸收。

二、基本病变的造影表现

1. 左心系统造影 可以观察左心室心腔的增大或变形；间接观察收缩舒张运动，可以观察二尖瓣是否有关闭不全，以及主动脉瓣的开放情况（瓣膜狭窄时有“喷射征”）。升主动脉造影可以观察主动脉扩张或缩窄，主动脉瓣关闭不全等。采用导管侧压技术，可以获得导管所在位置的压力及压力阶差。

2. 右心系统造影 可以显示右心房室增大或者三尖瓣关闭不全；显示肺动脉瓣狭窄、肺动脉狭窄或闭塞。几秒钟后的“再循环”可以观察肺静脉的情况，依次根据血流的方向观察左心房和左心室、主动脉等。采用导管侧压技术，可以获得导管所在位置的压力及压力阶差。

3. 冠状动脉造影 可以观察冠状动脉开口的先天发育异常，左右冠状动脉狭窄的部位和程度，闭塞病变时可以观察侧支循环等。

三、基本病变的 CT 表现

（一）心腔结构异常

1. 心脏各房室的扩张或变形 心腔局部外突，如室壁瘤；房室间隔缺损；心腔内占位性病变，如肿瘤或附壁血栓等。

2. 心肌异常 ①心肌厚度的异常，心肌绝对厚度超过 15 mm，或者相对正常心肌厚度的比率超过 1.3，即可初步诊断为心肌肥厚。心肌变薄，主要见于心力衰竭后的心肌、心肌梗死后等。②心肌运动的异常，如心肌运动减弱，甚至室壁反向运动（室壁瘤），以及不协调运动，如缩窄性心包炎时。③心肌密度的异常，如局部心肌密度减低或脂肪密度病灶，提示心肌梗死后改变。

3. 瓣膜异常 ①瓣膜关闭不全，瓣膜增厚、瓣叶对合不全。②瓣口狭窄，瓣膜增厚或钙化，瓣口变小。③瓣膜钙化，平扫 CT 可见瓣膜区点状、斑片状或半月形钙化密度影。

（二）心包异常

1. 心包缺损 先天性病变。

2. 心包积液 ＞50 ml可显示，环绕心脏一周时积液量＞200 ml。

3. 心包增厚 ＞3 mm时可显示。

4. 心包钙化 CT平扫诊断最敏感

5. 心包占位 心包增厚和占位肿块。

（三）大血管异常

1. 血管先天性变异 双上腔静脉，迷走锁骨下动脉等。

2. 管腔异常 ①扩张：管腔直径超过正常的50%时，称为“瘤”或“瘤样扩张”。②狭窄：管腔较正常变细，一般工作中采用“目测直径法”评价管腔狭窄程度。③闭塞：各种病因导致的管腔闭塞在CT上表现为没有对比剂的充盈。

3. 管壁结构异常 ①管壁增厚：如大动脉炎导致主动脉管壁的“环形”均匀增厚。②斑块：钙化斑块、非钙化斑块等，表现为CT值的不同。③附壁血栓形成。④内膜撕裂：如主动脉夹层。⑤破裂：形成假性动脉瘤。

四、基本病变的MRI表现

由于日常工作中，MRI主要用于对各种心肌受累疾病的诊断，以及心脏肿瘤的诊断。除了上述心腔和瓣膜等结构与功能基本病变的表现为，MRI的优势是显示心肌信号的变化，并据此完成诊断或者鉴别诊断。

（一）心脏的基本病变

1. 心肌的异常表现 ①心肌信号的改变：局部缺血心肌表现为信号正常或降低；心肌梗死时在心肌灌注延迟期呈高信号表现；原发性心肌病时，心肌内可见一个或多个异常信号区。②心肌厚度的改变：如陈旧性心肌梗死时，可见局部心肌变薄，而在肥厚型心肌病时，可见心肌的增厚。③心肌运动异常：电影MRI可动态显示心壁运动的情况，运动正常、运动减低、无运动、反向运动。如陈旧心肌梗死时，局部室壁变薄，甚至形成室壁瘤，无运动或伴有反向运动。④心肌占位性改变：心肌肿瘤在T1WI、T2WI上多呈异常信号。

2. 心腔的异常表现 ①大小的改变：MRI在获取标准的心脏长、短轴位像后可准确测量心腔径线的改变，如扩张性心肌病表现为心腔内径普遍扩大。②信号的改变：心腔内异常信号主要见于肿瘤或血栓。以左心房黏液瘤多见，T1WI上多呈均匀或不均匀的中等信号，T2WI上为不均匀的较高信号，其形态随心动周期改变。此外瓣膜狭窄或关闭不全及间隔缺损时可见心腔内异常血流信号。

（二）心包的基本病变

1. 缺损 多为局限性缺损，常发现于左侧心包。MRI可见心包壁层缺如，心包外脂肪局限性消失。有时见心脏自缺损部凸出并成角。

2. 渗出 心包内液体异常增多，心包脏、壁层间距增大，T1WI多呈低信号；而在出现血性积液或心包积血时，亦可见中、高信号，T2WI上呈均匀高信号。

3. 增厚及钙化 常见于缩窄性心包炎，MRI显示心包脏、壁层界限不清，心包腔闭塞，呈不规则增厚，其厚度大于4 mm。T1WI呈中等或低信号，少数斑块状极低信号为心包钙化，少数高信号提示为肉芽组织。除心包增厚钙化外，右心房、上下腔静脉和肝静脉扩张，左、右心腔缩小变形及室间隔变平、僵直。

4. 肿瘤 心包原发肿瘤少见，以心包间皮瘤最多。MRI所见心包腔内异常信号团块影，T1WI像表现为混杂信号，T2WI呈高信号，另外可见心包腔扩大，常合并有血性心包积液。

（三）血管的基本病变

1. 管径异常 可以表现局限性的管腔扩张或缩小，MRI可获得沿血管走行方向的切层，观察到血管全程管径的变化及主要分支受累的情况。主动脉瘤MRI检查可测量其径线、瘤壁的厚度并显示附壁血栓。主动脉缩窄时MRI可直接显示管腔狭窄的程度及部位。

2. 腔内信号改变 局部血流的改变在电影MRI表现为亮白信号的血池内的条索状低信号。主动脉夹层时可见管腔内可见内膜片，此外真假腔内血流速度的不同而出现信号差异。其他如腔静脉内的瘤栓致管腔内出现软组织的异常信号等。

3. 管壁改变 管壁可见增厚、斑块形成等。利用专用线圈，还可以分析粥样硬化斑块的性质。

（曹 剑 王怡宁 于 薇 吕 滨）

第 47 章　主动脉疾病

第 1 节　急性主动脉综合征

【概况】★★△△

1. 急性主动脉综合征（acute aortic syndrome，AAS）是急诊常见主动脉病变的一组疾病。

2. AAS 主要包括急性主动脉夹层、主动脉壁间血肿及主动脉穿通性溃疡。

3. AAS 发病急，病死率高，早期诊断及治疗是提高生存率及预后的重要手段。

一、主动脉夹层

【相关临床】★★△△

主动脉夹层（aortic dissection，AD）是指主动脉腔内高速、高压血流从动脉内膜撕裂处进入主动脉中膜，使内膜与中膜分离，并沿主动脉长轴扩展，从而造成主动脉真假两腔的一种病理改变，特别是累及主动脉根部的夹层，是一种病情凶险、进展快、病死率高的主动脉疾病。相关的高危因素包括高血压、动脉粥样硬化和增龄、结缔组织异常、创伤、先天性心血管畸形（如主动脉瓣二瓣畸形、主动脉缩窄）、妊娠、吸食可卡因等。

主动脉夹层的 Stanford 分型是根据累及的部位分为 Stanford A 型和 B 型；Stanford A 型是指夹层累及升主动脉，Stanford B 型指升主动脉不受累，仅累及降、腹主动脉。Stanford A 型夹层若不及时手术治疗，在急性期内有可能死于夹层破裂或心包填塞、心律失常、心力衰竭、冠状动脉闭塞等并发症。主动脉夹层破裂和分支血管缺血为 Stanford B 型主动脉夹层致死的主要原因。慢性主动脉夹层假腔进行性扩张形成夹层动脉瘤是导致主动脉夹层患者晚期破裂死亡的主要原因。

突发剧烈疼痛是发病初期最常见的症状，可见于 90% 以上的患者。患者因剧痛而有休克外貌，焦虑不安、大汗淋漓、面色苍白、心率加速，但血压常不低或反而升高；主动脉夹层累及冠状动脉、头臂血管分支、肋间动脉、腹腔干、肠系膜上动脉、肾动脉及髂动脉，导致相应分支血管血供受损，脏器灌注不良甚至急性缺血坏死会有相应的临床症状。

【影像学检查方法】★★★△△

X 线胸片无特异性，可表现为纵隔增宽、主动脉轮廓增宽等。

CT 血管成像（CTA）对 AD 诊断的敏感性和特异性高，目前已成为 AAS 患者首选的影像学检查方法。CTA 可以明确夹层的存在并进行分型诊断，以及对分支血管受累、器官灌注情况进行评价。目前，低管电压、智能 kV、大螺距扫描及迭代重建算法的应用可降低 CTA 检查的辐射剂量及对比剂用量。

MRI 对 AD 诊断的准确性与 CTA 相似，同时可以进行血流评估；无需使用含碘对比剂，无辐射危害。但 MRI 检查时间较长及磁场环境，急性 AD 重症患者不宜使用。

经导管主动脉造影属有创检查，基本不用于单纯诊断，常用于介入治疗时的导引性检查。

【影像学表现】★★★△△△

1. X 线表现　胸部平片诊断主动脉夹层的特异性不高，不能作为确诊手段。90% 的 AD 患者平片可表现为主动脉结或上纵隔的增宽，主动脉壁钙化内移，可出现胸腔积液。

2. CT 血管成像表现　CT 平扫可显示钙化内膜的内移，假腔血栓化，以及主动脉夹层血液外渗、纵隔血肿、心包和胸腔积液等。主动脉增强 CT（CTA）是诊断主动脉夹层的特异性诊断方法，临床已经广泛接受。主动脉夹层典型 CTA 表现为真假双腔、内膜片、原发破口及再破口及分支血管受累。

3. MRI 表现 组织分辨率高，能清晰地显示破口所在及血栓部位，可进行大视野多体位直接成像且无需对比增强。可显示出双腔，假腔多较宽大，真腔可受压变小。T1WI 见真腔内血流快，为低信号，假腔内如血流慢可产生等信号或略高的信号。内膜片表现为真假腔之间线状中等信号。假腔内的附壁血栓，新鲜血栓 T1WI 和 T2WI 均呈高信号。有时用脉冲序列鉴别附壁血栓与缓慢血流有困难，应用电影 MRI 则见血流呈高信号，而血栓呈低信号，很容易区别两者。

4. 血管造影和数字减影血管造影（DSA）表现 不作为常规诊断方法使用，仅用于监测及指导主动脉介入治疗。主动脉夹层的造影的主要征象是主动脉呈双腔，一般真腔多受压变窄，假腔扩张，剥离可呈螺旋状；内膜片表现为充有对比剂双腔间的线条状负影，有时假腔充盈不全或延缓则难以衬托内膜片负影；内破口表现为局部造影对比剂向假腔内喷射或外溢；显示主动脉分支是否受累及其与夹层的关系，是动力型或静力型缺血；还可以显示主动脉瓣关闭不全和冠状动脉等情况。

【鉴别诊断】★★△△

1. 主动脉壁间血肿 没有内膜破口及内膜片，血肿与真腔无血流沟通。

2. 主动脉穿通性溃疡 主动脉的局部管腔可表现为“真假腔”，但是范围较为局限。

二、主动脉壁间血肿

【相关临床】★★△△

主动脉壁间血肿（intramural hemotoma，IMH）是急性主动脉综合征常见的疾病类型之一，约占急性主动脉综合征的 5%～20%，表现为主动脉壁的增厚，无明确的游离内膜片及内膜破口，被视为主动脉夹层的一种特殊类型或先兆病变，被称为“没有内膜破口的主动脉夹层”。临床表现与症状与急性主动脉夹层相似，常出现突发胸痛，呈撕裂样，病人常有濒死感，伴有气促、面色苍白、大汗淋漓，如果累及腹主动脉，可表现为腹痛。部分病人急性症状不明显，可表现为胸闷气短。

IMH 可以逐渐局限、血肿变薄吸收、血管回复正常形态及管径，也可以进展为经典的 AD，或者主动脉扩张形成真性或假性动脉瘤，还可以破裂。

【影像学检查方法】★★★△△

X 线胸片无特异性，敏感性低。

CT 血管成像（CTA）对 IMH 诊断的敏感性和特异性高，目前已成为 AAS 患者首选的影像学检查方法。可以对主动脉病变的形态学做出明确的诊断。

MRI 可以主动脉壁间血肿，并可以识别血肿的形成时间。但是，由于 MRI 检查时间长，不利于急诊患者的应用。

经导管主动脉造影目前已经不再用于诊断性检查，特别是没有内膜破口的主动脉壁间血肿，造影图像不能显示主动脉管壁的异常。

【影像学表现】★★★△△△

1. CT 表现

（1）CT 平扫：即可以观察到主动脉壁间血肿的特征表现，即主动脉壁呈环形或新月形高密度或稍高密度增厚，这种高密度是由于主动脉壁内新鲜出血所致。但随着时间的推移，增厚的主动脉壁逐渐表现为等密度，在中晚期常常呈低密度。钙化内膜向主动脉腔内移位也是 CT 诊断主动脉壁间血肿的重要征象。

（2）CTA 扫描：特征表现是主动脉壁环形或新月形增厚，与主动脉腔相比呈明显低密度，血肿内缘表面光整，增厚的管壁内无强化，与主动脉管腔无交通，没有内膜断裂征象，部分患者可见血肿局部有溃疡的表现。

2. MRI 表现

（1）黑血序列：即 T1 加权图像主动脉腔流空效应呈无信号或低信号，增厚的主动脉壁在急性期（发病后 0-7 天）T1 加权图像显示呈中低信号强度，而亚急性期呈中高信号强度，与内膜等信号分界清楚。

（2）亮血序列：梯度回波 T2 加权显示急性期（发病后 7 天以内）血肿为高信号，亚急性及慢性期为等信号。

（3）3D 对比剂增强 MRA：增厚的主动脉壁没有内膜断裂（包括内膜破口和溃疡样病变）和强化征象。

【鉴别诊断】★★△△

1. 主动脉粥样硬化 是常见的主动脉壁增厚的疾病，临床一般无急性病程表现，病变范围广泛，可累及主动脉及其各级分支；主动脉壁不规则并见钙化，可有附壁血栓形成，因此内膜面不规则。

2. 大动脉炎 常好发于年轻女性，病变常较局限，可累及主动脉及一级分支血管开口，表现为血管壁的环形增厚，引起血管腔狭窄。急性期血管壁可以强化。

3. 血管周围炎 血管内膜完整，血管周围环形增厚，外缘毛糙，可有强化，化验检查炎性相关指标增高，部分可合并其他系统表现。

4. 动脉瘤合并附壁血栓 如果出现内膜钙化则容易鉴别，附壁血栓位于钙化内膜之内，而血肿位于钙化内膜之外即血管壁中层；附壁血栓内壁往往不规则，可出现尖角征。高分辨MRI可显示血管内膜，对鉴别有帮助。

三、主动脉穿通性溃疡

【相关临床】★★△△

主动脉穿通性溃疡（penetrating aortic ulcer，PAU）是指在主动脉粥样硬化斑块基础上形成的溃疡，粥样硬化斑块溃疡穿透内膜，破入中膜称为穿通性溃疡。一般形成中膜血肿，多为局限性，也可穿透外膜，由于纤维层包绕，形成假性动脉瘤，甚至透壁破裂，属于急性主动脉综合征的一种疾病表现。主动脉穿通性溃疡是严重的心血管疾病，可引起猝死。患者一般为中年人，既往有高血压、糖尿病病史，发病时剧烈胸痛，病情发展迅速，若得不到及时、有效的治疗，可发生主动脉破裂出血，甚至死亡。一旦怀疑是本病，应尽快确诊，防止主动脉破裂。

【影像学检查方法】★★★△△

X线胸片无特异性，敏感性低。

CT血管成像（CTA）对于PAU的形态学诊断具有明显的优势，多种后处理重建方法对于显示病变的部位、程度、范围及与主动脉各分支之间的关系均能清晰显示；心电门控主动脉CTA对于合并的主动脉根部病变如主动脉瘤样扩张、主动脉二瓣畸形Stanford、A型主动脉夹层等也能提供详细的解剖学信息，对于制定手术方案起到重要作用。

MRI对钙化的显示能力低于CT，MRA对形态学评价与CTA类似。

经导管主动脉造影不作为诊断检查用，一般用于腔内治疗时的定位。

【影像学表现】★★★△△△

1. CTA表现 典型的PAU，CT上表现为单发或多发的主动脉腔外“龛影”，溃疡呈“火山口”状，周围常伴壁内血肿；龛影多发生于降主动脉中远段和腹主动脉。重建图像上可准确测量溃疡口的大小及深度。

2. MRI表现 与上述CTA所见大致相同。

【鉴别诊断】★★★△△

1. 主动脉假性动脉瘤 管腔局限性向外突出，三层壁结构中断，但从形态上二者有时鉴别困难。

2. 局限性主动脉夹层 可见主动脉腔内的局限性内膜片，假腔类似穿通溃疡的“龛影”。但是主动脉夹层的累及范围更大，形成真假腔。

四、主动脉瘤

【概况】★★△△

1. 主动脉瘤（aortic aneurysm）是指主动脉局部或多处向外不可逆性的病理性扩张或膨出，超过正常血管直径的50%。真性主动脉瘤是指主动脉管腔异常扩张的同时，血管壁三层结构仍保持完整。

2. 由于与其他心血管疾病的高危因素相同，主动脉真性动脉瘤患者远期其他心血管事件（心肌梗死或脑卒中等）发生率也较高。

3. 主动脉真性动脉瘤的最大风险是破裂。

【相关临床】★★△△

动脉瘤的症状与发生部位及是否破裂有关，主动脉根部及升主动脉瘤可表现为心悸气短、胸部钝痛；主动脉瓣关闭不全则主动脉瓣听诊区可闻及舒张期杂音。主动脉弓部瘤常以压迫症状为主，压迫气管导致呼吸困难、压迫喉返神经出现声音嘶哑、压迫食管引起吞咽困难；上腔静脉受压则有颈面部肿胀、颈静脉及胸壁静脉怒张等。动脉瘤局部可闻及血管杂音。腹主动脉主要体征为搏动性肿块。主动脉瘤一旦破裂导致大出血，出现咯血、休克等症状。

【影像学检查方法】★★★△△

X线胸片间接征象对主动脉瘤的诊断有一定的提示意义，例如纵隔增宽，气管、食管受压移位等。当主动脉壁伴有弥漫性钙化时，可观察到主动脉管腔扩张的直接征象。

CT血管成像（CTA）对动脉瘤诊断的敏感性和特异性高，目前已成为动脉瘤患者首选的影像学检查方法。多种后处理重建方法对于真性主动脉瘤的部位、范围、大小、与各分支血管之间的关系、瘤腔内附壁血栓分布情况及局部瘤壁有无不稳定或破裂改变的显示具有重要的意义，对于制定手术方案起到重要作用。同样，对于主动脉瘤术后评价CTA也是首选的检查方法。

增强 MR 血管成像所见与 CTA 大致相同。同时，二维 TSE 序列及快速自由稳态进动序列能够清晰显示瘤腔内附壁血栓分布情况、血栓新旧程度、局部瘤壁有无不稳定或破裂征象及周围组织情况。

经导管主动脉造影不作为诊断技术，而是为介入治疗提供术中定位等指导或导引作用；同时支架置入后，立即观察是否存在并发症以及评价手术质量。

【影像学表现】★★★△△

真性动脉瘤的诊断主要包括以下几点：

（1）动脉瘤形态和特征：囊状或梭形和梭囊状动脉瘤。

（2）动脉瘤位置、大小、数量和范围。

（3）动脉瘤腔、瘤壁和瘤周情况：瘤腔内有无血栓，瘤壁有无破裂、夹层、增厚和钙化等，瘤周有无出血、血肿和周围组织结构压迫。

（4）动脉瘤与主要分支血管关系：是否累及冠状动脉、头臂动脉、腹腔干动脉、肠系膜上动脉、肾动脉和双髂动脉等。

（5）有无其他并发症：如冠心病、主动脉瓣关闭不全、周围动脉狭窄或闭塞等。

（6）动脉瘤的病因：临床表现和影像学特征结合可能得到病因学诊断。

【鉴别诊断】★★★△△

假性动脉瘤：主动脉壁的三层结构中断，扩张的瘤腔不对称，周围可有血栓形成，瘤壁厚薄不均，形态不规则。

五、主动脉假性主动脉瘤

【概况】★★△△

1. 主动脉假性动脉瘤（pseudo-aneurysm）是指主动脉壁全层结构破坏，血液流出血管外，血肿形成。

2. 主动脉假性动脉瘤可以有瘤腔与主动脉腔相通，但其内血流缓慢，周围有大量血栓形成。

3. 主动脉假性动脉瘤的发病原因多种多样。

4. 术前应详细评估主动脉假性动脉瘤部位、大小、形态及与周围组织关系，以避免手术时进一步破裂。

【相关临床】★★△△

主动脉假性动脉瘤可发生于各年龄阶段，以 20～63 岁多见，常见的原因有动脉粥样硬化、外伤、感染、退行性变或者其他遗传性疾病。临床表现多种多样，瘤体压迫周围脏器如气管、支气管、肺、食管、上腔静脉、无名静脉、喉返神经、颈交感神经节，出现相应的临床症状。瘤腔内附壁血栓脱落，可在血流冲击下堵塞远端主动脉分支血管，造成脏器或肢体缺血，甚至发生死亡。血压越高，瘤体越大，瘤壁承受的压力越大，假性动脉瘤破裂的可能性越大。假性动脉瘤一旦破裂，多数患者迅速发生出血性休克而死亡。

假性动脉瘤的治疗根据发生部位及病因治疗方法不同，发生在升主动脉的假性动脉瘤往往需要外科手术治疗，胸降主动脉及肾下腹主动脉的假性动脉瘤可采取腔内支架修复，感染性假性动脉瘤可行外科血管替换并配合严格的抗感染治疗。

【影像学检查方法】★★★△△

X 线胸片无特异性，敏感性低。

CT 血管成像（CTA）是主动脉假性动脉瘤诊断的最佳方法。可精确评价主动脉假性动脉瘤的部位、大小、范围、动脉瘤与周围组织以及主要分支血管的关系，对判定假性动脉瘤的性质以及进行鉴别诊断也有重要价值。

MRI 检查没有放射性，适用于碘对比剂过敏的患者，能够提供与 CT 相近的影像结果。MRI 应用于急诊心血管疾病检查尚存在局限性。

经导管主动脉造影不作为诊断技术，而是在主动脉假性动脉瘤介入治疗（腔内支架隔绝术）时使用。

【影像学表现】★★★△△△

主动脉假性动脉瘤无特定好发部位，瘤体不规则，主动脉壁不完整，大部分可见破口，常有“瘤颈”，瘤腔可见大量附壁血栓，瘤体与瘤腔通常不成比例（瘤体大、瘤腔小），瘤腔周围可见厚度不一的血肿形成，与周围器官境界不清，常伴有胸腔积液。

【鉴别诊断】★★★△△

1. 纵隔肿块　当胸主动脉假性动脉瘤贴近纵隔时，瘤体大量的血肿组织需要与纵隔肿瘤鉴别。

2. 真性主动脉瘤　真性动脉瘤发生部位与假性动脉瘤无差异。主动脉增宽，壁完整，瘤体规则，与主动脉腔直接延续是主动脉瘤的表现。而“瘤腔”向主动脉腔外延伸、偏心性附壁血栓，是假性动脉瘤的表现。

3. 主动脉穿通性溃疡 主动脉穿通性溃疡大多发生在弓降主动脉（90%）。一般没有血肿组织，但是当周围出现包裹性血肿，与周围组织粘连，或有血性胸腔积液时，预示假性动脉瘤形成。

（李 宇 于 薇）

第2节 累及主动脉的遗传综合征

一、马方综合征

【概况】★★△△

1. 马方综合征（Marfan syndrome）是一种常染色体显性遗传性疾病。

2. 马方综合征心血管并发症是最常见的死亡原因。

3. 马方综合征心血管受累常表现为主动脉根部瘤、主动脉瓣关闭不全及主动脉夹层。

【相关临床】★★△△

马方综合征患者70%伴发主动脉根部扩张，累及主动脉窦部，常常合并主动脉瓣关闭不全。若合并主动脉夹层、主动脉壁间血肿时，临床表现为急性主动脉综合征。主动脉瓣关闭不全与主动脉根部直径密切相关，二、三尖瓣关闭不全主要为瓣膜脱垂所致。

马方综合征的诊断不能单靠临床症状及影像学检测或基因检测，必须联合临床、影像及遗传学检查。诊断标准常采用Ghent标准：主要标准有：①家族史；②遗传缺陷；③主动脉扩张或主动脉瘤；④合并升主动脉夹层；⑤眼睛的晶状体脱位；⑥硬脑膜膨胀；⑦4个或更多骨骼标准（胸廓畸形、四肢细长、扁平足、脊柱侧弯）。单一有用的标准是家族史阳性。

【影像学检查方法】★★★△△

X线胸片可以观察到升主动脉（根部）增宽及左心室增大（主动脉瓣关闭不全时）；合并主动脉夹层时，主动脉弓降部也有增宽的表现。

CT血管成像（CTA）对马方综合征诊断的敏感性高，对主动脉窦部病变情况、主动脉情况均可明确诊断，同时对合并的骨骼病变可以评价。

超声心动图可以无创动态评价主动脉瓣、二尖瓣及三尖瓣的功能，对主动脉窦部的直径可进行检测。

MRI对主动脉窦及主动脉的形态学评价同CTA，同时电影序列可以观察瓣膜情况。

【影像学表现】★★★△△△

1. 主动脉根部扩张 主动脉三个窦均有扩张，典型表现为"蒜头"样改变，升主动脉管径可扩张或正常。

2. 主动脉瘤或主动脉夹层 形态学表现见主动脉综合征，该类患者往往年龄偏小，多在40岁以下。

3. 瓣膜关闭不全 主动脉瓣或二尖瓣关闭不全，导致左心室腔的扩大。

4. 骨骼发育异常 胸廓发育扁平、鸡胸、胸腰椎侧弯等；指、趾发育细长。

【鉴别诊断】★★△△

1. 主动脉窦瘤 常表现为单个窦的扩张，可合并/不合并主动脉瓣关闭不全。

2. 主动脉瓣狭窄或关闭不全 常表现为升主动脉扩张，根部往往正常或仅偏宽，主动脉瓣可有畸形、退变。

二、Loeys-Dietz综合征

【概况】★△

1. Loeys-Dietz综合征（LDS）是一种常染色体显性遗传的结缔组织疾病。

2. 该病的心血管系统和骨骼异常与马方综合征有着相似表现。

3. LDS患者主动脉瘤/夹层临床进展更为迅猛，患者平均发病年龄和死亡年龄更早。

【相关临床】★△

LDS除了表现出与MFS患者相似的心血管和骨骼异常外，还可能表现出一些特有的特征，如眼距过宽、悬雍垂/腭裂、颅缝早闭等。

由于存在诸多临床表型重叠，目前尚无明确的LDS临床诊断标准。LDS的诊断依靠致病基因的检测。TGF-BR1和TGF-BR2是最早发现的LDS致病基因。随着研究的深入，人们发现SMAD3和TGF-B2突变也可引发LDS。美国心脏病协会建议，对LDS先证者及其家系成员应按照指南要求进行密切随访，对于符合指南推荐手术指征者（主动脉内径>4.2 cm或外径>4.4 cm）必要时可积极施行预防性手术治疗。

【影像学检查方法】★★△△

X 线胸片可发现上述类似马方综合征的表现。

CT 血管成像（CTA）类似上述马方综合征的 CT 表现。CT 是目前最常用的诊断方法。

超声心动图：可以无创动态评价主动脉瓣、二尖瓣及三尖瓣的功能，对主动脉窦部的直径可进行检测。

MRI 对主动脉窦及主动脉的形态学评价同 CTA，同时电影序列可以观察瓣膜情况。

【影像学表现】★★△△

1. **主动脉根部扩张** 主动脉三个窦均有扩张，典型表现为“蒜头”样改变。

2. **主动脉瘤或主动脉夹层** 形态学表现见马方综合征，LDS 患者往往较马方综合征患者更年轻，且主动脉直径＜5 cm 时即有形成夹层甚至破裂倾向。

【鉴别诊断】★★△△

1. **马方综合征** 影像学表现类似，临床特征不同。

2. **先天性主动脉瓣下、瓣上狭窄** 瓣下狭窄可表现为升主动脉扩张，左心室腔扩大，但是主动脉窦可正常。瓣上狭窄时，主动脉窦可扩张，狭窄处有膜状或嵴状结构。

（李 宇 于 薇）

第 3 节 炎性主动脉病变

【概况】★★△△

1. 多数非感染性动脉炎发病机理尚不明确，影像学表现多样，病理检查常不具有特异性。

2. 除主动脉受累外，常合并其他器官病变。

3. 需结合临床表现、实验室检查、影像学检查、病理结果、治疗效果等指标，做出最终诊断。

4. 治疗后随诊观察，对观察治疗有效性、明确诊断及改善患者预后具有重要意义。

一、大动脉炎（Takayasu arteritis）

【相关临床】★△

早期症状不典型，包括发热、夜间盗汗、体重下降、关节痛、肌痛及轻度贫血等，随病程进展，可表现出以下特征性表现：

1. 多数患者伴有上肢脉搏减弱或消失，患肢无力或不适、血压差增大；可闻到血管杂音，常发生于颈动脉、锁骨下动脉及腹部血管。

2. 患者可并发高血压，其原因主要是由于肾动脉狭窄引起的。

3. 三分之一的患者可并发视网膜病变。

4. 五分之一的患者可发生主动脉瓣反流，其主要原因是升主动脉扩张，同时可合并主动脉瓣叶增厚。

5. 与高血压、主动脉瓣反流相关的充血性心衰。

6. 神经症状，主要由高血压或缺血引起。其他症状包括呼吸困难、头痛、胸痛、心肌缺血等。

【影像学检查方法】★★★△△

X 线胸片无特异性，对肺动脉型可表现为肺纹理稀疏。

CT 血管成像（CTA）是大动脉炎诊断的最常用方法，可同时观察肺血管和主动脉及其分支。

MR 增强血管造影可获得与 CTA 类似的效果，同时可以观察血管壁的炎性反应及水肿情况。

经导管动脉造影不用于诊断性检查，可用于腔内治疗时的指导。

【影像学表现】★★★△△△

1. CTA 影像学表现

（1）主动脉及其分支血管单发（或多发）局限性（或节段性、弥漫性）受累。

（2）受累血管管壁环形增厚、狭窄或扩张；慢性的可见管壁钙化。

（3）可伴真 / 假性动脉瘤、夹层形成。

2. MRI 影像学表现

（1）形态学表现同 CTA。

（2）炎症活动期 T2WI 可显示增厚的管壁水肿信号。

（3）T1WI 增强延迟扫描可显示增厚管壁延迟强化。

【鉴别诊断】★★△△

1. **主动脉粥样硬化** 中老年男性常见，主动脉及其分支管壁上弥漫性斑块、钙化，管腔不规则，狭窄不明显。

2. 肺栓塞 肺动脉受累时需与肺栓塞症鉴别，肺栓塞常有胸痛等急性病史，下肢静脉血栓形成等，病变分布随机，血管腔内可见充盈缺损，慢性时也可表现为肺动脉血管的狭窄或闭塞。

二、白塞病（Behcet’s disease）

【相关临床】★△

白塞病是一类多系统受累的炎性疾病，病因不明。白塞病主要临床表现为反复发作口腔溃疡、葡萄膜炎、视网膜血管炎、结节性红斑、假毛囊炎、丘疹脓疱、痤疮结节等，并可多系统受累。心血管系统可表现为动/静脉闭塞、动脉瘤、溃疡、心腔内血栓、心肌纤维化、主动脉假性动脉瘤、主动脉窦瘤破裂。

临床诊断标准：以反复发作口腔溃疡伴以下两项临床症状即可诊断：①反复发作生殖器溃疡；②眼部病变（葡萄膜炎、视网膜血管炎）；③皮肤病变（结节性红斑、假毛囊炎、丘疹脓疱、痤疮结节）；④针刺反应阳性（24～48 h 内脓疱形成）。

【影像学检查方法】★★★△△

X 线胸片可无特异性，若肺动脉或胸主动脉受累时，可有相应表现。

CT 血管成像（CTA）对怀疑血管受累时，CTA 是最常用的检查手段。

MR 增强血管造影可获得与 CTA 类似的效果，但较少作为一线检查手段。

经导管动脉造影不常规用于诊断。

【影像学表现】★★★△△△

1. 主动脉受累 常表现为主动脉溃疡、壁内血肿、假性动脉瘤，可发生在主动脉及其分支的任何部位。

2. 肺动脉受累 最常见的为肺动脉瘤，肺栓塞及肺动脉闭塞较少见。

【鉴别诊断】★★△△

1. 主动脉粥样硬化 中老年男性常见，主动脉及其分支管壁上弥漫性斑块、钙化，发生溃疡和壁内血肿时需要鉴别。

2. 大动脉炎 常发生于年轻或中年女性，主要表现为受累血管管壁增厚、狭窄，而不是溃疡或动脉瘤、血肿。

（李　宇　于　薇）

第4节　其他导致主动脉瘤的疾病

一、主动脉缩窄

【概况】★★△△

1. 主动脉缩窄（coarctation of aorta，CoA）是一种较少见的先天性心脏病。

2. 本病可单独存在，也常伴有其他心血管发育畸形或作为复杂畸形的一部分。

【相关胚胎发育及临床】★△

主动脉缩窄与动脉导管密切相关，动脉导管在闭合过程中延伸入主动脉壁的肌性组织收缩和纤维化，造成主动脉峡部的中膜变形、内膜增厚，牵拉主动脉峡部，使主动脉后外侧壁呈膜状向主动脉腔内突出而引起峡部局限狭窄。

本病占先天性心脏病发病率的 5～8%，男女比例为 4～5∶1。本病可单独存在，也常伴有其他心血管发育，畸形或作为复杂畸形的一部分。最常见的体征是上肢血压高，下肢血压低，听诊胸骨左缘二、三肋间及胸骨上窝处可听到收缩期的喷射性杂音，杂音向颈部传导。

【影像学检查方法】

X 线胸片部分患者可见主动脉弓部和弓降部异常征象。

CT 血管成像（CTA）可以清晰显示主动脉缩窄的类型、程度、范围、准确测量缩窄的管腔内径、病变长度。可以作为先天性主动脉缩窄合并心血管发育畸形的首选影像学检查，可为临床诊断、治疗方案的选择、术后随访提供可靠的依据。

MRI 或 MRA 同 CT 一样，没有射线辐射，但是检查时间长，不利于婴幼儿。

【影像学表现】★★★△△△

1. X 线表现 左心室弓延长、纵隔左上部的主动脉弓降部出现“3”字征为典型改变

2. CT 血管成像（CTA）表现　缩窄的主动脉管腔明显狭窄，狭窄可为局限性或管状。(1) 局限缩窄：缩窄长度<10 mm；(2) 管状缩窄：缩窄长度>10 mm。能清晰显示缩窄远端主动脉扩张情况，观察有无合并动脉导管未闭，另外还可观察是否合并心内畸形，头臂干有无受累，及与主动脉离断相鉴别。

3. MRI 或 MRA 表现　影像表现同 CTA。

三、右位主动脉弓

【概况】★★△△

右位主动脉弓指主动脉弓、降主动脉位于脊柱右侧，更多见于复杂先天性心脏病。

【相关胚胎及临床】★△

成人的主动脉及主动脉弓发育自 6 对动脉弓，它们逐渐退化、融合，从对称的 6 对动脉弓发展成不对称的最终形状。动脉弓依次产生变化，先是第 1、2 对动脉弓，然后第 3、4 对，最后是第 5、6 对。由最初的 6 对动脉弓和 2 个背侧动脉，最终变成主动脉及主要分支血管。因此，某一阶段的发育不良、持续存在或异常连接均可导致最终主动脉和分支血管先天畸形。

【影像学检查方法】★★★△△

X 线胸片可观察到主动脉弓位于纵隔的右上方，而不是左上方。Ⅱ型右位主动脉弓时，其“憩室”部类似正常的左位主动脉弓，而容易诊断为纵隔肿瘤。

CT 血管成像（CTA）主动脉弓部及其分支血管变异可清晰显示，可同时明确是否合并心内畸形。

MR 血管造影诊断价值与 CT 相似。

【影像学表现】★★★△△△

右位主动脉弓合并迷走左锁骨下动脉：主动脉弓位于脊柱右侧，降主动脉可位于右侧或渐行到左侧，左锁骨下动脉常迷走至降主动脉近段，自气管、食管后方或两者之间绕行至左侧，左锁骨下动脉起始部的主动脉弓瘤样扩张形成 Kommerell 憩室。

（李　宇　于　薇）

参考文献

[1] Holloway BJ, Rosewarne D, Jones R G, et al. Imaging of thoracic aortic disease. Br J Radiol, 2011, 84 (Spec Iss 3): S338–S354.

[2] Abbas A, Brown IW, Peebles CR, et al. The role of multidetector-row CT in the diagnosis, classification and management ofacute aortic syndrome. Br J Radiol, 2014, 87 (1042): 20140354.

[3] Rajiah P. CT and MRI in the Evaluation of Thoracic Aortic Diseases. Int J Vasc Med, 2013, 2013: 797189.

[4] Ramanath VS, Oh JK, Sundt TR, et al. Acute aortic syndromes and thoracic aortic aneurysm. Mayo Clin Proc, 2009, 84 (5): 465-481.

[5] Erbel R, Aboyans V, Boileau C, et al. 2014 ESC Guidelines on the diagnosis and treatment of aortic dissection: Document covering acute and chronic aortic diseases of the thoracic and abdominal aorta of the adult. Eur Heart J, 2014, 35 (41): 2873-2926.

[6] Sedwitz MM, Hye RJ, Stabile BE. The changing epidemiology of pseudoaneurysm. Arch Surg, 1998, 123 (4): 473-476.

[7] Siminelakis S, Baikoussis NG, Arnaoutoglou EM, et al. Aortic false aneurysm at the distal anastomotic suture line after aortic arch replacement. a case report with review of the literature. Eur Rev Med PharmacolSci, 2012, 16 (6): 835-838.

[8] Sutton D, Gregson RHS. Arteriography and interventional angiography. *Radiology*. Churchill Livingston: Elsevier, 2003, 425-426.

[9] 刘家祎，李宇，张楠，等. 20 例心血管术后主动脉假性动脉瘤 CTA 表现与临床分析. 医学影像学杂志，2015，25 (3)：429-433.

[10] Yoshifumi I, Hyoe K, Tetsufumi Y, et al. Aortic pseudoaneurysm due to graft infection after invasive thymoma resection. Asian Cardiovascular and Thoracic Annals, 2012, 20: 584.

[11] Kritpracha B, Premprabha D, Sungsiri J, et al. Endovascular therapy for infected aortic aneurysms. J Vasc Surg, 2011, 54 (5): 1259-1265.

[12] Alimi YS, Chakfe N, Rivoal E, et al. Rupture of an abdominal aortic aneurysm after endovascular graft placement and aneurysm size reduction. J VascSurg, 1998, 28: 178-183.

[13] Helen Dormand, Raad H Mohiaddin. Cardiovascular Magnetic Resonance in Marfan syndrome. J Cardiovasc Magn Reson, 2013, 15 (1): 33.

[14] Guglielmina Pepe, Betti Giusti, Elena Sticchi, et al. Marfan syndrome: current perspectives. Appl Clin Genet, 2016, 9: 55-65.

[15] Loeys B, Chen J, Neptune E, et al. A syndrome of altered cardiovascular, craniofacial, neurocognitive and

skeletal development caussed by mutations in TGFBR1 or TGEBR2. Nat Genet, 2005, 37: 275-281.

[16] Loren H, Bakris G, Beckman J, et al. 2010ACCF/AHA/AATS/ACR/ASA/SCA/SCAI/SIR/STSA/SVM Guidelines for the diagnosis and management of patients with thoracic aortic disease. J Am Coll Cardiol, 2010, 55: e27-29

[17] Williams M, Wechsler S, Hughes G. Two-stage total aortic repalcement for Loeys-Dietz sundrome. J Card surg, 2010, 25: 223-224

[18] Owlia MB, Mehrpoor G. Behcet's disease: New concepts in cardio-vascular involvements and future direction for treatment. ISRN Pharmacol, 2012, 2012: 760484

[19] Park JH. Clinical and pathological manifestations with differential diagnosis in behçet' s disease. Patholog Res Int, 2012, 2012: 690390.

[20] Saadoun D, Wechsler B. Behçet's disease. Orphanet J Rare Dis, 2012, 7: 20.

[21] Zhu FP, Luo S, Wang ZJ, et al. Takayasu arteritis: imaging spectrum at multidetector CT angiography. Br J Radiol. 2012; 85 (1020) : e1282–e1292

[22] Kato Y, Terashima M, Ohigashi H, et al. Vessel wall inflammation of takayasu arteritis detected by contrast-enhanced magnetic resonance imaging: Association with disease distribution and activity. PLoS One, 2015, 10 (12) : e0145855.

[23] Amorim P, Sousa G, Vieira J, et al. Endovascular management of an infectious and ruptured abdominal aortic aneurysm. Clinical report. Rev Port Cir Cardiotorac Vasc, 2014, 21 (1) : 65-68.

[24] Kim MG, Jeon JW, Ryu IH, et al. Mycotic abdominal aortic aneurysm caused by bacteroides thetaiotaomicron and acinetobacter Iwoffii: the first case in Korea. Infect Chemother, 2014, 46 (1) : 54-58.

[25] 魏丽丽，李宾，张怡婧，等. CT血管成像在感染性腹主 动脉瘤中的临床诊断价值. 医学影像学杂志，2015，25 (1)：78-81.

[26] Siu SC, Silversides CK. Bicuspid aortic valve disease. J Am Coll Cardiol, 2010, 55 (25): 2789-2800.

[27] Fisher RG, Whigham CJ, Trinh C. Diverticula of Kommerell and aberrant subclavian arteries complicated by aneurysms. Cardiovasc Intervent Radiol, 2005, 28 (5): 553-560.

[28] Modi A, Perera R, Kaarne M. Dissection from ductus diverticulum presenting as type A intramural hematoma. Asian Cardiovasc Thorac Ann, 2014, 22 (1): 107.

第 48 章　中小外周血管疾病

第 1 节　动脉硬化闭塞症

【概况】★★△△

1．动脉硬化性闭塞症（arteriosclerosis obliterans，ASO）是全身性动脉粥样硬化在肢体局部的表现，往往与其他部位的动脉硬化性疾病同时存在。

2．基本病理改变是动脉内膜及其中层呈退行性、增生性改变，使血管壁变硬、缩小、失去弹性，而继发血栓形成，致使远端血流量进行性减少或中断。

【相关临床】★△

多见于男性，发病年龄多在 45 岁以上。病变常侵犯股浅动脉，远侧端血管受累以胫前动脉较胫后动脉为多。下肢发病率高于上肢，且病情较重。发生在大、中动脉，涉及腹主动脉及其远侧的主干动脉时，引起下肢慢性缺血的临床表现。早期症状为患肢冷感、苍白，进而出现间歇性跛行。病变局限在主 - 髂动脉者，疼痛在臀、髋和股部，有伴有阳痿；累及股 - 腘动脉时，疼痛在小腿肌群。后期，患肢皮温明显降低、色泽苍白或发绀，出现静息痛，患肢远端缺血性坏疽或溃疡。早期慢性缺血引起皮肤及其附件的营养性改变、感觉异常及肌萎缩。患肢的股、腘、胫后及足背动脉搏动减弱或不能扪及。

【影像学检查方法】★★★△△

1．**超声**　具有无创、直观、方便、可重复的特点，在动脉硬化性闭塞症的诊断中具有重要价值。

2．**血管造影**　为诊断血管疾病的“金标准”，能很好地显示硬化血管的斑块、溃疡、闭塞程度。现在多用数字减影血管造影（DSA）。

3．**CT 检查**　CTA 检查是一种非侵入性检查方法，简便安全，具有良好的密度分辨率，可以清晰分辨各种组织结构，且扫描视野宽阔。能观察血管壁增厚、狭窄、钙化、阻塞、夹层动脉瘤等改变，可全面观察大血管和相邻组织器官的关系，可以作为闭塞性动脉硬化症的重要诊断手段之一。

3．**磁共振检查**　MRA 可以更清晰地显示血管的走行、形态、闭塞、狭窄等特征，而且无创伤、无辐射、无过敏，使其成为最有发展前途的检查方法。

【影像学表现】★★★△△△

1．**超声表现**

（1）二维超声表现：管壁正常三层结构消失，内膜不平，不规则增厚，可见形态不一，大小不等的硬化斑块，管腔不同程度狭窄。

（2）彩色多普勒表现：病变处彩色血流充盈缺损，血流束变细，边缘不整齐。狭窄处彩色血流色彩明亮或色彩倒错。完全闭塞时，彩色血流于阻塞部位突然中断。

2．**血管造影、CTA 及 MRA 表现**　下肢动脉不同区域的管腔狭窄和（或）闭塞。各种血管重建图像显示狭窄段管腔呈虫蚀样或细线样改变，管壁毛糙，部分伴有管壁钙化，闭塞段管腔局部中断，范围因病变而异，部分周围有侧支血管形成。

【鉴别诊断】★★△△

1．**血栓闭塞性脉管炎**　多见于青年男性，有吸烟史，伴游走性血栓性浅静脉炎，累及四肢中小动脉，上肢动脉累及远较动脉硬化闭塞症多见，造影的典型表现为中小动脉节段性闭塞，而在病变的动脉之间，可见管壁光滑的正常动脉，并可见许多细小的侧支血管。

2. 动脉栓塞 表现为“5P”征，即突然出现的肢体疼痛、苍白、麻木、运动障碍及动脉搏动减弱或消失，并常具有房颤、瓣膜病等易致动脉栓塞的病史，影像学检查显示管壁结构正常，管腔突然性截断。

（杨利新 于 薇）

第2节 动 脉 瘤

【概况】★★△△

1．动脉瘤(aneurysm)是由于动脉壁病变或损伤，形成局限性膨出扩张，临床上以搏动性肿块为主要表现，可以发生在动脉系统的任何部位，而以肢体主干动脉、腹主动脉和颈动脉较为常见。

2．周围动脉瘤（peripheral arterial aneurysm）通常指主动脉以外的动脉区域发生的局限性扩张。可以发生与四肢动脉、颈动脉以及锁骨下动脉等处，以股动脉瘤及腘动脉瘤最为常见，大约占周围动脉瘤的90%左右。瘤壁由动脉内膜、中膜和外膜构成者称为真性动脉瘤，而瘤壁由纤维组织构成者称为假性动脉瘤。

【相关临床】★△

周围动脉瘤的病因复杂，青年人多因损伤、感染及动脉炎性疾病等因素致病，而老年人的主要病因为动脉粥样硬化。其主要的临床表现为搏动性肿物、压迫症状及瘤体远端肢体或器官的栓塞症状，当动脉瘤在压力作用下不断扩张、增大、最终可突然破裂、出血，甚至危及生命。

【影像学检查方法】★★★△△

超声简便、无创，可测定动脉瘤大小、范围，并作术前、术后随访检查。

血管造影为诊断血管疾病的“金标准”，它可以明确瘤体的形态、大小、范围、血管内充盈缺损情况及有无动静脉瘘存在、有无侧支循环及与临近组织和器官的关系以及与重要器官和肢体血供的关系等，对确定手术方案和提示术中操作有决定性的作用。

CT、MRI检查简便安全，可以清晰分辨各种组织结构，显示动脉瘤的部位、大小、瘤壁钙化、临近组织和器官与动脉瘤的关系。扫描视野宽阔，已经成为动脉瘤主要诊断手段。

【影像学表现】★★★△△△

1. 超声表现 病变的动脉段呈梭状或囊状扩张，瘤壁由动脉壁全层组成，内壁回声可能有异常改变，毛糙，斑块，附壁血栓等；彩色多普勒表现：动脉瘤内血流方向不一致，有红蓝各半的旋流或涡流。假性动脉瘤表现为动脉周围出现无回声肿块，形态多不规则，无明确囊壁回声，包块与动脉之间有通道。

2. 血管造影

（1）真性动脉瘤：病变处血管呈瘤样或梭形扩张。

（2）假性动脉瘤：显示损伤动脉管壁破裂、断裂，造影剂外溢，可成喷射状，管腔外形成一圆形、椭圆形或葫芦形囊腔，显影持续至静脉晚期。囊腔有部分不显影与囊内血栓形成有关。

3. CT表现

（1）真性动脉瘤：动脉呈囊状或梭状扩张，一般认为，大于本病变以上的正常主动脉宽径的1.5倍时可诊断为动脉瘤，瘤体内可有附壁血栓。

（2）假性动脉瘤：表现为血管腔外的“瘤腔”显影，多伴有大量的血栓形成，血栓无强化，边缘可有部分强化。

4. MRI表现

（1）真性动脉瘤：瘤体信号在T1、T2上可以呈低信号、无信号或混杂信号病灶，部分血栓形成的动脉瘤，表现为边界清楚的占位性病变，因不同时期的血栓成分不同，表现为混杂信号。增强后瘤腔和瘤壁均有强化，而血栓不强化；陈旧性血栓因含有出血、钙化和含铁血黄素而呈混杂信号，增强扫描时仅有囊壁环形强化。

（2）假性动脉瘤：T1WI示瘤腔呈低信号，血栓呈等、低混合信号，T2WI示瘤腔呈低信号，血栓呈高信号。

【鉴别诊断】★★△△

动静脉瘘：动静脉瘘是动脉与静脉间出现不经过毛细血管网的异常短路通道。与动脉瘤一样，均可表现为搏动性包块，可触及震颤，听诊常可闻及连续性血管杂音；患者均有外伤或穿刺史，但动静脉瘘可看到近心端静脉血流频谱动脉化以及提前显影的粗大引流静脉，可与假性动脉瘤相鉴别。

（杨利新 于 薇）

第3节 深静脉血栓

【概况】★★△△

深静脉血栓形成（deep venous thrombosis，DVT）是指血液在深静脉腔内形成血栓，阻塞静脉腔，导致静脉回流障碍，如未予及时治疗，急性期可并发肺栓塞，后期则因血栓形成后综合征，影响生活和工作能力。全身主干静脉均发病，尤其多见于下肢。

【相关临床】★△

深静脉是血液回流的主要通路，一旦因血栓形成阻塞管腔，必然引起远端静脉回流障碍的症状。依据栓塞部位，而产生不同的临床症状。

临床上把血栓形成的病程分为3个时期：急性期（血栓形成2周内）、亚急性期（2周至6个月）、恢复期（6个月以上）。血栓的急性期主要表现有下肢肿胀、疼痛及浅静脉扩张，可伴有不同程度的全身反应，如体温升高和脉率加速，若病情发展也可以引起强烈的动脉痉挛而致股青肿。血栓发生在不同的部位可有不同的临床表现，当血栓发生在小腿肌肉静脉丛时，可出现Homans征和Neuhof征阳性。但是单纯依靠临床症状和体征来诊断深静脉血栓是不可靠的，因为这些特征可能是许多疾病的共同表现。

在急性深静脉血栓患者中，D-二聚体水平显著升高，但在有近期大手术、出血、妊娠及癌症等情况的患者中其水平也会明显升高，所以D-二聚体的测定对于深静脉血栓的诊断是具有敏感性而缺乏特异性的，该检测结果阴性多可排除深静脉血栓诊断。

【影像学检查方法】★★★△△

1. 血管超声 为敏感性、准确性均较高的无创性检查，是DVT患者诊断的首选方法

2. 静脉顺行造影 此项技术可使下肢静脉直接显影，可有效的判断有无血栓，以及血栓的位置、形态和侧支循环等情况，被公认为深静脉血栓诊断的“金标准”。但其属于有创性检查，且费用较高，使其应用范围受到限制，多用于无创检查不能确诊患者及取栓前检查。

3. CT、MRI CT静脉造影可同时使下腔静脉、盆腔及下肢静脉显像，对深静脉血栓的诊断评估更具有整体性；MRI静脉造影具有潜在鉴别新旧血栓的功能，对深静脉血栓诊断的敏感度和特异度均较高，对无症状的深静脉血栓也有很好的临床应用前景。

【影像学表现】★★★△△△

1. 超声表现

（1）急性血栓：表现为静脉管腔明显增宽，无或低回声，管腔不能被压瘪。血栓段静脉完全无血流信号或探及少量血流信号，有时可探及飘动的血栓。

（2）亚急性血栓：表现为血栓回声增强，静脉管腔逐渐变细或正常.

（3）慢性血栓：表现为血栓变为中强或强回声，静脉内径缩小。部分再通者，静脉内见部分血流信号或无血流信号，完全再通者，静脉内基本充满血流信号，血流信号不规则，血栓的静脉周围可见侧支循环。

2. 血管造影表现 深静脉被血栓完全堵塞而不显影或出现造影剂在静脉某一平面突然受阻的现象，见于深静脉血栓的急性期。充盈缺损深静脉腔内持久的长短不一的圆柱状或长条状对比剂密度减低区域，为深静脉血栓的诊断依据，部分再通的深静脉不规则狭窄闭塞静脉不显影，见于深静脉血栓的中期。完全再通的静脉管腔呈不规则狭窄或细小多枝状，部分可显示扩张管壁僵硬毛糙形态不规则见于深静脉血栓的后期。侧支循环形成邻近阻塞静脉的周围有排列不规则的侧支循环显影，浅静脉扩张大隐或小隐静脉及下肢浅静脉扩张纡曲，交通静脉扩张并与扩张的浅静脉相通。

3. CT及MRI表现 将深静脉血栓分为急性期（血栓形成≤2周）和慢性期（>2周）。急性期的深静脉血栓轴位图像多表现为管腔中央类圆形充盈缺损，呈“靶征”。慢性深静脉血栓管腔内不规则状充盈缺损，呈节段性，范围多局限，血栓处管腔无明显扩大，可有局限性管腔狭窄闭塞，管壁不规则增厚。

【鉴别诊断】★★△△

1. 急性动脉栓塞 急性动脉栓塞也常表现为单侧下肢的突发疼痛，与下肢静脉血栓有相似之处。但急性动脉栓塞时肢体无肿胀，主要表现为足及小腿皮温厥冷剧痛麻木自，主运动及皮肤感觉丧失足，背动脉胫后动脉搏动消失，有时股腘动脉搏动也消失，根据以上特点鉴别较易。

2. **下肢静脉曲张** 与慢性深静脉血栓临床表现相似，在影像表现上，静脉曲张表现为下肢浅静脉扩张、纡曲，甚至呈囊状扩张，超声探头加压后管腔变瘪，可以与深静脉血栓相鉴别。

（杨利新 于 薇）

第4节 结节性多动脉炎

【概况】★★△△

结节性多动脉炎（polyarteritisnodosa，PAN）是以中小肌性动脉的节段性炎症与坏死为特征，是一种非肉芽肿性血管炎，常有多系统受累。

【相关临床】★△

临床表现复杂且缺乏特异性，主要表现为体重下降、发热、乏力、周围神经病变、肾损害、骨骼肌和皮肤损害、高血压、胃肠道损害、心力衰竭等。由于这些损害均为非特异性，临床诊断比较困难，许多病人被误诊、漏诊，或被视为无法解释的疑难杂症，直至死亡。所以，认识结节性多动脉炎，有助于提高临床诊疗水平。

结节性多动脉炎的诊断依赖于临床表现、实验室检查以及病理检查，找出其重要线索：周围神经病变、胃肠道损害、高血压、HBsAg阳性等才能做出正确诊断。结节性多动脉炎的治疗主要是肾上腺糖皮质激素，对有重要脏器损害的患者使用细胞毒药物和血浆置换也是必要的。

病变累及四肢时，临床特征类似于外周动脉闭塞病（peripheral artery occlusive disease，PAOD），影像表现类似于脉管炎。

【影像学检查方法】★★★△△

仅发生于内脏血管、无任何临床症状的微动脉瘤是结节性多动脉炎的典型表现，这些小动脉瘤破裂后导致的持续性出血提示血管病变已经进入晚期。

血管造影：血管造影不仅可以明确诊断，还可以通过对内脏血管小动脉瘤的活动性出血灶进行介入栓塞而达到治疗目的。

CT和MRI：通过CTA和MRA可以明确诊断的同时，CT和MRI还可以很好的显示肠壁增厚及邻近肠系膜炎性改变。

【影像学表现】★★★△△△

1. **血管造影表现** 结节性多动脉炎易形成小血管瘤，特别是肠系膜血管。在有腹痛等胃肠道症状者，肠系膜血管造影常可显示多发的囊状小血管瘤。肾脏、肝脏的血管造影也可显示类似病变。病变位于四肢时，主要表现为动脉管径粗细不均，以肢体远段动脉更多见。

2. **CT及MRI表现** 表现与DSA类似，周围脏器见炎症性改变。

【鉴别诊断】★★△△

1. **大动脉炎** 两者均常引起肾血管性高血压，但大动脉炎主要累及主动脉及其分支，病理显示其为肉芽肿性病变，很少表现为多发性神经炎。

2. **韦格纳肉芽肿** 主要累及小血管，肉芽肿性病变为主，以呼吸道和肾脏损害为主。

3. **系统性红斑狼疮** 有时狼疮性血管炎的表现酷似结节性多动脉炎，但狼疮有其较特异性的血清学改变和皮肤狼疮带试验结果，诊断多不困难。

（杨利新 于 薇）

参考文献

[1] 崔公让，谭鸿雁．动脉硬化闭塞症．北京：人民军医出版社，2000：46-47．

[2] 管金平，李强，薛智军，等，数字减影血管造影（DSA）在下肢缺血性疾病诊治中的价值．中国中西医结合外科杂志，2006，12（3）：189-190．

[3] 毛存华，丁承宗．动脉硬化闭塞症的影像学诊断进展．中国中西医结合影像学杂志，2008，4（6）：132-134．

[4] 朱希松，毛明香，陆炜，等．三维增强MR数字减影血管造影诊断下肢动脉硬化闭塞症．中国中西医结合外科杂志，2010，8（16）：453-455．

[5] 李晚君，赖振辉，崔东林，等．多层螺旋CT血管成像和彩色多普勒超声诊断下肢动脉硬化闭塞症的对比研究．影像诊断与介入放射学，2010，20（1）：41-44．

[6] 刘杰，钟华，白喜玲，等，彩色多普勒超声在诊断血管疾病中的应用．中华现代影像学杂志，2006，3（8）：567．

[7] 王玉琦. 重视周围动脉瘤的治疗. 中国血管外科杂志，2009，9（1）：7-8.

[8] 聂中林，高涌，余朝文，等. 周围动脉瘤的外科和介入治疗. 解剖与临床，2008，4（13）：106-108.

[9] 马丽萍，孙巍，周启昌，等. 彩色多普勒超声在假性动脉瘤诊治中的临床应用. 中华超声影像学杂志，2003，6（12），341-343.

[10] 游箭，牟玮，陈伟，等. 假性动脉瘤的影像诊断及介入治疗. 第三军医大学学报，2002，6（24）：648-650.

[11] 张龙江，吴新生，郑玲，等. 双源 CT 血管成像在股动脉假性动脉瘤诊断中的价值. 中国临床医学影像杂志，2011，22（7）：513-515.

[12] 王佩芬，周康荣，陈祖望. 下肢动脉瘤的 MRI 诊断. 放射学实践，2001，9（16）：311-333.

[13] 万圣云，徐周纬，潘升权，等. 下肢深静脉血栓形成的病因及诊断的研究进展. 当代医学，2009，12（5）：25-26.

[14] 王翔. 下肢深静脉血栓形成的影像诊断研究进展. 中国中西医结合影像学杂志，2006，12（4）：448-450.

[15] 张伟，汤超，李臻，等. 下肢深静脉血栓延伸至下腔静脉的 DSA 影像分析及介入治疗. 医学影像学杂志，2014，24（12）：2154-2157.

[16] 王书智，顾建平，冯敏，等. 下肢深静脉血栓形成 MRA 和 CTA 的临床价值——与 DSA 比较研究. 中国医学影像技术，2008，24（3）：370-373.

[17] 黄蓉，顾建平，楼文胜. 影像学评估下肢深静脉血栓形成的研究进展. 介入放射学杂志，2013，3（22）：254-258.

[18] 顾越英，叶霜. 结节性多动脉炎的诊断和治疗进展. 临床内科杂志，2002，5（19）：171-174.

[19] Blondin D，Hautzel H，Sander O. 结节性全动脉炎的影像诊断. 放射学实践，2009，7（24）：809-810.

第 49 章　冠状动脉疾病

第 1 节　冠状动脉粥样硬化性心脏病

【概况】★★△△

冠状动脉粥样硬化性心脏病（coronary atherosclerotic heart disease）是冠状动脉血管发生动脉粥样硬化性病变而引起血管腔狭窄或阻塞，造成心肌缺血甚至心肌梗死的相关疾病，常被简称为“冠心病”（coronary heart disease，CHD）（以下均简称为冠心病）。是临床常见病、多发病，也是后天性心脏病的最常见类型。在发达国家冠心病占居民死因第一位；随着经济水平的发展，我国心血管疾病的发病率逐年增长，也已超过肿瘤，成为居民首位死因。冠心病多发于中老年（＞40 岁），男性多于女性，最常累及前降支，其次为左回旋支、右冠状动脉及左主干，受累区域主要位于心内膜，典型的粥样硬化斑块多由脂质核和纤维帽构成。

【相关临床】★△

根据临床症状和心电图表现可将冠心病分为 5 种临床类型：

（1）隐匿型或无症状型：患者冠状动脉有狭窄，但无临床症状，心电图可出现心肌缺血改变。

（2）稳定性心绞痛：患者冠状动脉有狭窄，且存在胸骨后或心前区疼痛等临床症状，服用硝酸甘油后症状缓解，考虑为一过性心肌供血不足。

（3）急性冠状动脉综合征：冠状动脉斑块破裂、管腔狭窄或闭塞引起急性心肌严重缺血，患者出现剧烈且持久的胸骨后疼痛，心电图出现异常改变，血清心肌酶水平升高。

（4）缺血性心肌病：长期心肌缺血导致心肌变性、纤维化，主要临床症状为心力衰竭，常伴有心律失常。

（5）猝死型：多为心肌缺血引起电生理紊乱，患者突发心脏骤停而猝死。

冠心病早期可以通过调节生活习惯配合药物治疗，病变较重或药物治疗效果不佳时需借助介入或手术治疗，药物治疗是所有治疗的基础。主要治疗方法包括：

（1）治疗性生活方式干预，控制冠心病危险因素：戒烟限酒，低脂低盐饮食，适当体育锻炼，控制体重等。

（2）药物治疗：抗血栓（抗血小板、抗凝），减轻心肌氧耗（β 受体阻滞剂），缓解心绞痛（硝酸酯类），稳定斑块（他汀类调脂药）。

（3）血运重建治疗：包括介入治疗（血管内球囊扩张成形术和支架植入术）和外科冠状动脉旁路移植术。

【影像学检查方法】★★★△△△

1. 普通 X 线　对隐匿型冠心病或心绞痛患者，X 线平片多无异常发现，当患者出现心肌梗死时可出现相应影像表现。

2. CT　随着多排螺旋 CT 技术的迅速发展，冠状动脉 CT 血管成像技术（冠状动脉 CTA）在冠心病的诊治中已被广泛应用，是诊断本病的重要影像学手段，冠状动脉 CTA 结合多种 CT 三维重建技术可良好显示冠状动脉管腔的狭窄、闭塞以及斑块形态，对冠心病具有较高的诊断敏感性和阴性预测值，但诊断特异性和阳性预测值尚有不足，尤其对于冠脉钙化较重的患者，常难以对血管狭窄程度做出较准确的评估。此外，对于心率不齐或憋气配合不佳的患者，CT 图像质量往往受到影响，难以满足诊断需求。近年来，随着 CT 技术的发展，CT 心肌灌注检查技术逐渐成熟，其对于心肌血流灌注障碍的诊断准确性获得有力验证，检查放射剂量逐步降低，可达成对冠心病从血管结构到血流功能的“一站式”检查和评价。

临床应用中，应合理把握冠状动脉 CTA 的适应证。目前获得共识的冠状动脉 CTA 临床适应证主要包括：有胸痛症状、冠心病预测风险中等以下的患者评价，包括可疑冠状动脉先天发育异常患者的评价；外科手术前排除冠状动脉疾病；复杂性先天性心脏病、冠状动脉搭桥血管等患者心脏及大血管结构功能的形态学评价等。对于冠心病预测为高风险的胸痛患者或比较明确的急性冠状动脉综合征患者，可直接行介入冠状动脉造影，不推荐冠状动脉 CTA 作为首选检查。

3. MRI　无辐射，具有优良的组织分辨率，可对心脏进行多角度、多参数、多序列成像，随着心血管 MRI 技术的不断发展和完善，其在缺血性心肌病的诊断和随访中发挥着日益重要的作用。MRI 的传统优势在于显示心肌病变，电影序列显示心肌形态及室壁运动情况，心肌灌注显像可在静息及负荷状态下准确显示心肌的首过血流灌注异常，通过不同 T1 及 T2 加权序列成像和延迟强化显像能够准确显示心肌梗死范围及其内部的水肿、出血和纤维化改变。冠状动脉 MRA 技术亦在不断发展，在对粥样硬化斑块性质的分析中具有独到的优势。

4. 核素心肌显像　是传统的无创性检查心肌缺血 / 心肌梗死的方法，可直接显示心肌血流灌注情况，但不能显示冠状动脉血管病变，不能为进一步的血运重建治疗提供充分信息。

5. 介入冠状动脉造影　有创检查，仍然是冠心病诊断的“金标准”，通过多体位观察，可以对冠状动脉的狭窄及闭塞病变做出明确诊断，并可了解冠状动脉的侧支循环情况。应用血管内超声（intravascualr ultrasound，IVUS）和光学相干断层成像（optical coherence tomography，OCT）技术分析斑块结构和性质，测量血流储备分数（fractional flow reserve，FFR）能够评价临界血管病变的功能。

6. 超声心动图　当冠脉病变较轻时，超声心动图常无异常表现。当冠脉病变较重甚至出现心肌梗死时，超声心动图可发现心肌节段性室壁运动异常，回声增强、室壁瘤形成等相应表现。

【影像学表现】★★★△△△

1. X 线表现　X 线平片多无异常发现，当冠脉粥样硬化病变严重时，部分患者胸片可见冠脉走行区高密度钙化影。心肌梗死患者可有以下表现：①心脏不同程度增大，以左室增大为主，可呈“主动脉型”或“普大型”；②左心室边缘区域性搏动减弱或消失，少数病例可出现反向搏动或不规则搏动；③左心衰竭时出现肺循环静脉压力升高征象；④心肌梗死后综合征：急性心肌梗死后数日至数月出现心包炎、胸膜炎就肺炎征象；⑤室壁瘤形成：左心室局限性膨突，局部搏动减弱、消失或反向，可有钙化或纵隔心包粘连；⑥室间隔穿孔及乳头肌断裂：双侧心室短时间内增大，左心室为著，伴肺充血及肺静脉压力升高征象。

2. CT 表现

（1）冠状动脉钙化积分测定：CT 平扫即可明确显示钙化斑块，为沿冠状动脉走行的致密影，平扫 CT 值＞130 Hu 提示为钙化成分；通过后处理软件可测量冠状动脉钙化斑块的数目、密度、体积、质量，计算冠状动脉钙化积分（其中临床最常用 Agatston 积分），定量评估冠脉钙化程度，预测冠心病事件的风险。

（2）粥样硬化斑块成分分析：通过测量 CT 密度值，可以初步区分粥样斑块的组织病理成分，可将斑块分为软斑块（平扫 CT 值多＜50 HU）、纤维斑块（平扫 CT 值多为 50～130 HU）和钙化斑块（平扫 CT 值＞130 HU）。平扫时非钙化斑块常难以区分，增强扫描后表现为对比剂充盈良好的管腔边缘的低密度影。冠脉斑块常成分复杂，多同时含有钙化成分及非钙化成分，其中易损斑块（vulnerable plaque）与急性冠状动脉事件显著相关。易损斑块较典型的影像学表现主要包括：①血管正性重构（positive remodeling）表现；②低 CT 值斑块（软斑块）；③“餐巾圈”征象；④斑块小灶状钙化；⑤斑块内出血；⑥斑块脂核大而纤维帽薄，纤维帽周围炎症；但目前 CT 的分辨率尚不足以显示斑块纤维帽和脂核形态、斑块炎症及出血。

（3）管腔狭窄程度分析：目前冠心病定义是：动脉粥样硬化病变导致一支以上冠状动脉管腔狭窄程度≥50%。2016 年发布的 SCCT/ACR/NASCI 专家共识提出了 CT 的冠状动脉疾病报告与数据体系（CAD-RADS）：根据 CT 表现将冠脉狭窄病变分为 6 级：狭窄程度 0% 为无狭窄；狭窄程度 1%～24% 为极小狭窄；狭窄程度 25%～49% 为轻度狭窄；狭窄程度 50%～69% 为中度狭窄；狭窄程度 70%～99% 为重度狭窄；狭窄程度 100% 为闭塞；冠脉完全闭塞时可见侧支循环出现。

（4）CT 心肌灌注血流分析及心肌梗死相关征象：可逆性心肌缺血表现为负荷状态下的局灶心肌血流灌注减低，即病变局部心肌血流量（BF）、血容量（BV）等均低于周围正常心肌，缺血区域按病变冠状动脉供血区域分布，心肌无延迟强化。发生心肌梗死时，CT 平扫即可见病变心肌密度减低（一般为 5～10 HU），增强后静息状态下出现首过血流灌注缺损，伴心肌延迟强化表现；陈旧性心肌梗死时，心肌局部变薄、密度减低，心脏房室可扩大，可见室壁瘤形成。

（5）冠状动脉支架评价：国内外指南和专家共识均认为，冠状动脉CTA对支架内管腔的观察受到一定限制，尤其是对于直径<3.5 mm支架内狭窄的诊断受限，其对支架随访的价值在于评价支架是否完全闭塞、支架内是否有显著内膜增生或血栓形成、是否存在支架位置不良或假性动脉瘤、以及支架周边或未置入支架的冠状动脉是否有新生病变。

3. MRI表现

（1）可逆性心肌缺血：①可出现节段性室壁运动异常。②心肌首过灌注异常：静息状态下不一定出现心肌灌注异常，通常只有在冠状动脉严重狭窄（狭窄程度>85%）时可检测到静息血流灌注异常，在冠状动脉狭窄50%～85%时，药物（腺苷或双嘧达莫等）负荷状态下可检测到“肇事”血管对应区域出现血流灌注异常，除主观观察图像可见的心肌灌注缺损区域信号减低外，MRI可定量计算血流峰值信号强度（peak signal intensity，PSI），对比剂达峰时间（time of peak signal intensity，TPSI），平均对比剂通过时间（mean transit time，MTT），信号-时间曲线上升斜率（signal intensity time curve upslope，SITCU）等指标，缺血心肌PSI降低，TPSI延迟，MTT增加，STICU降低。③室壁厚度、房室腔大小通常无明显异常，心肌信号与正常心肌无明显差异。

（2）急性心肌梗死：①急性期梗死心肌厚度常在正常范围，常伴不同程度节段性室壁运动异常。②由于炎症、水肿等因素，梗死心肌在T2WI呈高信号。③心肌首过灌注缺损。④梗死心肌延迟强化：根据梗死范围不同多表现为心内膜下延迟强化或透壁延迟强化。在类似透壁延迟强化的背景下，可出现心内膜下或心肌中心的低信号区，称为“无复流”（no-reflow）现象，代表在透壁心肌梗死的基础上心肌无法全部恢复再灌注，原因包括微循环障碍、心肌坏死或严重水肿压迫壁间血管等，是不良左心室重构的预测因子。

（3）陈旧性心肌梗死：①节段性心肌变薄及室壁运动异常。②节段性心肌血流灌注减低。③梗死心肌延迟强化：从心内膜下向心外膜下方向，与“肇事”血管供血区域对应。

（4）心肌梗死并发症：①室壁瘤：通常表现为真性室壁瘤和假性室壁瘤两种，真性室壁瘤瘤壁以纤维瘢痕组织为主，假性室壁瘤为心室壁破裂后，被外面的心包粘连包裹所致。真性室壁瘤影像学特点包括：受累节段室壁变薄，收缩期室壁增厚率消失；受累节段无运动或矛盾运动；瘤体与左心室相通，瘤口较大；瘤壁延迟强化，与正常左心室延续无中断。假性室壁瘤影像特点包括：瘤壁与正常左心室连续性中断，瘤口较小；瘤壁无明显延迟强化；瘤体内几乎均见附壁血栓。②附壁血栓：易发生于室壁瘤及室壁运动严重障碍区的毗邻心腔，MRI易识别，亮血序列中血栓呈低信号或混杂信号，增强后无明显强化。

4. 介入造影表现 介入冠状动脉造影显示冠状动脉的形态、分支及走行情况、管腔和管壁的病变。粥样硬化的冠状动脉管腔边缘不规则，可见斑块龛影形成；粥样斑块造成不同程度管腔偏心性狭窄甚至完全阻塞；可见冠状动脉瘤样扩张或动脉瘤形成；冠脉闭塞时可见侧支循环形成。左心室造影可观察左心室运动功能，二尖瓣、主动脉瓣功能，室壁瘤、附壁血栓及室间隔破裂等。

5. 超声心动图表现 心肌缺血、心肌梗死均可见节段性室壁运动异常（运动减弱、无运动和矛盾运动），室壁收缩期增厚率减低，前者在症状消失后可恢复正常。室壁瘤常发生于心尖部，可见局部室壁膨出、变薄，且回声不均，膨出的室壁呈矛盾运动，可出现回声不均的附壁血栓。当发生室间隔破裂时，可见肌部室间隔连续性中断或隧道样缺损，伴左向右分流的高速血流信号。

【鉴别诊断】★★△△

1. 获得性非粥样硬化性冠状动脉疾病 包括冠状动脉先天性畸形、系统性或代谢性疾病冠状动脉受累、冠状动脉瘤、冠状动脉自发夹层、冠状动脉药物或医源性损伤等，当冠状动脉病变造成血管管腔显著狭窄及冠状动脉血流动力学异常时，可造成相应心肌缺血甚至心肌梗死。结合临床病史及冠状动脉影像学检查多可鉴别。

2. 扩张型心肌病 常为心腔弥漫扩大，室壁运动弥漫减弱，心肌延迟强化不按冠状动脉供血区域分布，常位于心肌肌壁间及外膜下。

3. 心肌炎 病变心肌区域不按冠状动脉供血区分布，急性心肌炎主要表现为分散于心外膜下的点片状心肌延迟强化，左心室游离壁受累多见，部分病例可见室间隔局灶延迟强化，具有动态变化的特点，可于治疗后逐渐消散；慢性心肌炎主要表现为心肌壁内延迟强化，主要与心肌瘢痕形成相关。

4. 应激性心肌病 又称Takotsubo心肌病，患者以女性多见，常出现于严重心理或生理创伤之后，表现为急性胸痛伴心电图ST段抬高和（或）T波倒置，可有心肌酶升高，冠状动脉造影无明确意义的狭窄。该病急性期表现为左心室大面积节段性收缩运动异常，收缩期左心室中下段及心尖呈球状扩张，无心肌首过灌注缺损，延迟扫描心肌无明显延迟强化或轻度延迟强化。对症治疗后相应临床及影像学表现均可消失，患者预后良好。

（林 路 王怡宁）

第 2 节 非动脉粥样硬化性冠状动脉疾病

【概述】★★△△

非动脉粥样硬化性冠状动脉疾病约占急性心梗病因的 4-7%。常见因素包括冠状动脉先天性畸形、系统性或代谢性疾病冠状动脉受累、冠状动脉瘤、冠状动脉自发夹层、冠状动脉药物或医源性损伤等。

【相关临床】★△

1. 家族性高胆固醇血症（familial hypercholesterolemia）是一种常染色体显性遗传疾病，由于细胞膜表面的低密度脂蛋白受体（LDL）缺陷或突变，导致体内 LDL 代谢异常。纯合子型发病率约 1/100 万，杂合子型发病率约 1/500。临床表现以高胆固醇血症为基础，胆固醇沉积在肌腱、皮肤形成黄色瘤，纯合子在 10 岁以前就可出现冠心病表现，杂合子多在 40 岁左右。由于该病突变基因种类繁多、基因诊断技术复杂，目前临床上主要根据血清胆固醇升高、特征性黄色瘤、早发心血管疾病和阳性家族史进行诊断，特异性可达 98%。

2. 大动脉炎（Takayasu disease）是累及主动脉及其主要分支的慢性非特异性炎症引起的不同部位动脉狭窄或闭塞，少数也可累及肺动脉。1990 年美国风湿病学会分类标准：（1）年龄＜40 岁；（2）肢体间歇性跛行；（3）肱动脉搏动减弱；（4）血压差＞10 mmHg；（5）锁骨下动脉或主动脉杂音；（6）动脉造影异常；以上 6 条符合 3 条，可诊断本病。冠状动脉受累约占 10%。

3. 川崎病（Kawasaki disease）目前已成为小儿后天性心脏病最常见的病因。发热 5 天以上，伴有下列 5 项临床表现中 4 项者，排除其他疾病后，即可诊断为本病：（1）急性期掌跖红斑，手足硬性水肿；（2）多形性红斑；（3）眼结合膜充血，非化脓性；（4）唇充血皲裂，口腔黏膜弥漫充血，舌乳头呈草莓舌；（5）颈部淋巴结肿大。冠状动脉病变是川崎病最常见也是最严重的并发症，近年来由于丙种球蛋白的早期应用，发病率已降低为约 13%。

4. 白塞病（Behcet's disease）是累及全身大中小动、静脉的慢性非特异性系统性血管炎。反复口腔溃疡，1 年内至少发作 3 次，加下列任何 2 条以上可诊断为本病：①反复生殖器溃疡；②眼病变：虹膜炎、巩膜炎、视网膜炎、视神经炎；③皮肤病变：结节性红斑、假性毛囊炎、脓性丘疹、痤疮样皮疹；④针刺试验阳性。白塞氏病以血栓性静脉炎最为常见，冠状动脉受累约占 1%。

5. 纤维肌性发育不良（fibromuscular dysplasia）是一种非炎症性、非动脉粥样硬化性动脉血管病，病理特征为平滑肌细胞发生成纤维细胞样转化。以育龄期女性多见，中等大小动脉受累为主，肾动脉最常见，其次为颈内动脉、椎动脉。冠状动脉受累较为罕见，可表现为急性冠脉综合征或急性左心衰，因而有心源性猝死风险。

【影像学检查方法】★★△△

1. 冠状动脉 CTA 显示冠状动脉病变最常用的无创检查方法，有较高的阴性预测值，随着低剂量技术的发展，其作为高危人群常规筛查的作用逐渐普及。结合三维重建和其他后处理技术，可以显示冠状动脉走形、管壁厚度、管腔内径、斑块大小及成分分析，但对钙化严重病变的狭窄程度判断仍有一定限度。结合主动脉 CTA 可显示主动脉及其他大血管病变。

2. 冠状动脉血管造影 目前仍认为是诊断冠状动脉狭窄的金标准，可同时进行介入治疗。对冠状动脉走形、管腔内径及血流动力学显示较好，是有创性检查，适用于症状严重、无创检查不能下结论或无创检查评估需要进一步介入治疗的患者。

3. 心脏磁共振 能全面地评价心脏的结构功能、心肌灌注和心肌活性，无创、无辐射，可能成为识别瘢痕组织和存活心肌的金标准。冠状动脉 MRA 组织分辨率高，显示血管内径的同时，可以量化管壁厚度、评估管壁水肿，无需应用对比剂。但磁共振检查时间较长，急重症患者或幼儿往往难以配合检查。

4. 超声心动图 对冠状动脉病变显示不理想，但可显示室壁节段性变薄、运动异常，评估心肌缺血范围，可评估左室功能，进行危险分层；无创、简便、经济。

5. 核医学检查 ^{99m}Tc-MIBI 心肌灌注显像是评价

心肌灌注的常用方法，^{18}F-FDG PET是诊断心肌存活的金标准，但检查费用较高，有辐射。

【影像学表现】★★△△

1. 家族性高胆固醇血症

（1）冠状动脉粥样硬化斑块形成，管腔狭窄甚至闭塞，以各支冠状动脉开口处最常见，相应供血区域室壁变薄、节段性运动异常，心肌灌注缺损伴延迟强化。

（2）主动脉瓣增厚、钙化，开放或闭合欠佳。

（3）主动脉窦及主动脉根部斑块形成，管腔狭窄，可伴狭窄后扩张。

2. 大动脉炎

（1）血管壁多呈环形均匀增厚，分支血管＞1.0 mm，主动脉＞1.5 mm，疾病活动期管壁呈不均匀强化。

（2）冠状动脉开口处和近段狭窄最为常见，多呈向心性，且狭窄可十分严重，相应供血区域室壁变薄、节段性运动异常，可合并狭窄后扩张，多为轻度扩张。

（3）少数表现为弥漫性或局限性冠状动脉炎，管壁增厚伴T2高信号，管腔狭窄。

（4）冠状动脉瘤相对罕见，可为单发、多发或多发狭窄与多发动脉瘤交替呈串珠样。

3. 川崎病

（1）急性期1～2周内主要表现为心内膜、心包炎及心肌炎，发病率90%以上，可见二尖瓣、主动脉瓣关闭不全，心包增厚、心包渗出性积液，室壁局灶或弥漫T2高信号伴延迟强化。此时冠状动脉瘤样病变尚不显著，大部分预后较好，少数进展为充血性心力衰竭，可见左心或全心增大伴室壁运动减弱。

（2）冠状动脉炎：发生率约50%，可见冠状动脉管壁增厚、管腔狭窄，管壁炎性水肿呈T2高信号，增厚管壁强化。

（3）冠状动脉瘤样扩张：一般在第12天开始出现冠状动脉扩张，第8周最为明显。冠状动脉内径在3～5 mm称扩张，发病率约19%～26%，＞6 mm或呈球状、纺锤状称瘤，发病率约3%～5%。冠状动脉瘤可为单发或多发，左主干、前降支多见。巨大动脉瘤可继发血栓性闭塞。多数病人冠状动脉扩张可在1月内消退，冠状动脉瘤可在1～2年内消退。

（4）冠状动脉狭窄：约6%，以右冠状动脉常见。

（5）5%～10%的病人发展为缺血性心脏病，可见室壁节段性变薄、运动异常，相应供血区域心肌灌注缺损伴延迟强化。

4. 白塞病 白塞病冠状动脉受累相对少见，多为个案报道，可表现为冠状动脉单发或多发动脉瘤、冠状动脉狭窄或狭窄与扩张交替、冠状动脉血栓栓塞、自发性冠状动脉夹层等。

5. 纤维肌性发育不良

（1）前降支最易受累，中、远段最常见，近段和全程相对少见。最常表现为扩张和狭窄交替呈串珠样，也可表现为长段均匀狭窄或动脉瘤。

（1）约72%～86%自发性冠状动脉夹层由纤维肌性发育不良引起。冠状动脉腔内可见撕裂的内膜片，平行于管腔或呈螺旋形，随血流摆动。假腔内对比剂排空延迟或滞留，真腔受压变窄或无改变。

【鉴别诊断】

1. 冠状动脉动脉粥样硬化性心脏病 与上述非动脉粥样硬化性冠状动脉疾病相比，冠心病发病年龄较晚，患者多有冠心病相关高危因素。影像学主要表现为冠状动脉粥样硬化斑块形成伴管腔狭窄，动脉管壁增厚、动脉瘤相对少见。

2. 结缔组织病相关冠状动脉疾病 结缔组织病累及冠状动脉主要表现为加快动脉粥样硬化进程，临床表现与冠心病类似，动脉管壁增厚、动脉瘤相对少见。结合典型系统性症状和实验室检查不难鉴别。

3. 先天性冠状动脉畸形 影像学检查一般可显示形态学特征性表现，明确鉴别。

（林　路　王怡宁）

第3节　先天性冠状动脉异常

【概述】★△

先天性冠状动脉异常为罕见的心血管疾病，文献报道在人群中的发病率约为0.3%～2%，其种类多样，部分类型无明确临床意义，部分类型可造成显著血流动力学异常，严重者引发心绞痛甚至心源性猝死。常见的先天性冠状动脉异常按发生异常的解剖部位可分为：冠状动脉开口起源异常、冠状动脉走行异常及冠状动脉终点异常三大类。

【相关临床】★★△△

先天性冠状动脉异常种类多样，临床表现不尽相同，有学者将其分为有血流动力学意义和无血流动力学意义的异常两类。有血流动力学意义的异常主要包括：冠状动脉闭锁、冠状动脉异位起源自肺动脉、冠状动脉异常走行于升主动脉 - 主肺动脉间（增加猝死风险）及冠状动脉瘘（造成分流，有临床症状，造成心肌"窃"血）等；此类异常患者的临床症状多明显，可造成冠状动脉血流分流、对应供血的心肌缺血甚至心源性猝死。无血流动力学意义的异常主要包括：副冠状动脉、冠状动脉高位开口、不造成血管压迫的冠状动脉异常走行及冠状动脉心脏外终结等，患者常无临床症状。先天性冠状动脉异常的治疗方法包括开胸手术治疗及导管介入治疗。

【影像学检查方法】★★△△

1. 冠状动脉 CTA　无创、便捷，已成为先天性冠状动脉异常首选的标准影像诊断方法，多项研究显示其在显示冠状动脉开口和走行异常及心肌桥方面具有特别的优势，优于传统介入冠状动脉造影。在显示冠状动脉异常的同时，可显示其与纵隔内其他大血管的关系并进行三维重建有助于显示血管的细微结构。

2. 冠状动脉造影　有创检查，在冠状动脉 CTA 之前是冠状动脉发育异常的参考诊断方法。

3. 冠状动脉磁共振成像（MR coronary angiography，MRA）　文献报道多，对心律齐、屏气能力良好的患者，可获得较高质量图像，有助于显示冠状动脉起源发育异常，且无电离辐射；但该技术本身存在诸多限制，包括扫描时间长、空间分辨率低及图像伪影大等，多数情况下尚不能达到临床推广应用的要求。

【影像学表现】★★△△

1. 冠状动脉开口起源异常（anomalies of origin）

（1）冠状动脉开口过高（high origin）：定义为冠状动脉发自主动脉窦管交界 1 cm 以上的水平，通常不造成血流动力学异常，但常造成冠状动脉介入手术困难，在冠状动脉介入术及主动脉根部手术前发现具有临床意义。

（2）冠状动脉多个开口（multiple ostia）：如左冠状动脉前降支和回旋支分别开口于左冠窦。

（3）单冠状动脉畸形（single coronary artery）：左冠状动脉与右冠状动脉共有一个主动脉上开口。

（4）冠状动脉起源于肺动脉（anomalous origin of coronary artery from pulmonary artery）：左冠状动脉起自肺动脉称为 Bland-White-Garland 综合征；患者临床症状较重，主要表现为心肌缺血及左心室容量负荷增加，症状常出现于出生后数周内，在肺动脉阻力下降后，发自主动脉的右冠状动脉通过侧支循环向左冠状动脉供血，同时血流可逆向流入肺动脉形成左 - 右分流，并造成心肌被"窃血"；除开口异位外，患者的整个冠状动脉系统常显著纡曲扩张，伴粗大侧支形成。

（5）冠状动脉或其分支起自异位冠状动脉窦并走行异常：如异位起源的冠状动脉经主动脉后方（retroaortic course）、主动脉与肺动脉之间（interarterial course）、肺动脉前方（prepulmonic course）、肺动脉下方穿室间隔走行（transseptal course）等。当冠状动脉走行于升主动脉与主肺动脉之间时，冠状动脉管腔受压明显，与心源性猝死显著相关。

2. 冠状动脉走行异常（anomalies of course）

（1）心肌桥（myocardial bridging）：冠状动脉走行于心肌内，该段冠状动脉被称为"壁冠状动脉"，而包绕此段冠状动脉的心肌，则被称为心肌桥。冠状动脉通常是紧邻心肌的，但在心肌和冠状动脉之间也常见脂肪组织相间隔，在 CT 上易于识别心肌桥的存在，并能够观察心肌桥的深度。为不过度诊断心肌桥，建议在 CT 横断图像上，只有明确显示了冠状动脉周径完全被心肌包绕，才诊断为心肌桥，冠状动脉紧邻心肌的，不应算作心肌桥。心肌桥多见于左前降支中段、对角支和钝缘支等，回旋支和右冠状动脉主干由于走行于房室沟内，心肌桥少见。临床对前降支的心肌桥更为关注。心肌桥根据血管被心肌包埋的程度分为不完全型（部分包埋）、浅表型（心肌包埋 ≤1 mm）和深包埋型（心肌包埋 >1 mm）。肌桥中，40% 左右为不完全型，20% 左右为浅表型，40% 左右为深包埋型，而深包埋型才有血流动力学意义的基础。心肌桥的管径在收缩末期和舒张中期分别减小 20%～30% 和 10%～20%，收缩期压缩包埋的程度与"挤奶效应"明显相关，与心肌桥的深度和左心室收缩期室壁的增厚程度相关。心肌包埋 ≥2 mm 与 <2 mm 相比，管腔减小具有显著性差异。

（2）副冠状动脉（duplication of arteries）：指除了正常发育和起源的冠状动脉之外，在其他位置另外起源的一支与之并行的冠状动脉，前降支较右冠状动脉常见。

（3）冠状动脉先天闭锁（coronary artery atresia）：罕见，多为个案报道，多出现于左主干，亦见于回旋支及右冠状动脉，常形成明显的左 - 右冠状动脉间侧支循环。

3. 冠状动脉终点异常（anomalies of termination）

（1）冠状动脉瘘（coronary artery fistula）：指冠

状动脉起源正常，但是主干或分支的末端引流入异常的部位，包括心腔或低压力的血管结构如肺血管（正常冠状动脉终止于心肌毛细血管床）；多数冠状动脉瘘较小，多为偶然发现，严重者可造成明显的心脏左-右分流及心肌供血不足。文献报道的冠状动脉瘘终点包括左右心房，左右心室，冠状静脉窦，主肺动脉、肺静脉及上腔静脉等，其中60%左右冠状动脉瘘终止于右心腔。冠状动脉瘘通常造成对应冠状动脉血管的纡曲增粗。

（2）拱状冠状动脉（coronary arcade）：罕见，为左冠系统与右冠系统的直接交通。

（3）冠状动脉心脏外终结（extracardiac termination）：冠状动脉末端与体循环分支动脉相通，包括支气管动脉、肋间动脉、内乳动脉、膈肌动脉或主动脉等；与冠状动脉瘘不同，因为不存在血管间压力差，对应冠状动脉管腔多不纡曲扩张，患者亦多无症状。

【鉴别诊断】

先天性冠状动脉发育异常多数可通过合理的影像学检查方法明确诊断，放射科医师需熟悉不同类型的冠状动脉发育异常，准确发现并识别病变，并在发现冠状动脉发育异常后，警惕并识别合并的其他心血管先天发育异常。

（林　路　王怡宁）

参考文献

[1] 陈伟伟，高润霖，刘力生，等.《中国心血管病报告2014》概要. 中国循环杂志，2015，30（7）：617-622.

[2] 吕滨，蒋世良. 心血管病CT诊断. 北京：人民军医出版社，2012.

[3] 赵世华. 心血管病磁共振诊断学. 北京：人民军医出版社，2011.

[4] 唐光健. 现代全身CT诊断学. 北京：中国医药科技出版社，2013.

[5] 郭启勇. 实用放射学. 北京：人民卫生出版社，2007.

[6] Cury RC, Abbara S, Achenbach S, et al. CAD-RADS (TM) Coronary Artery Disease - Reporting and Data System. An expert consensus document of the Society of Cardiovascular Computed Tomography (SCCT), the American College of Radiology (ACR) and the North American Society for Cardiovascular Imaging (NASCI). J Cardiovasc Comput Tomogr, 2016, 15.

[7] Wolk MJ, Bailey SR, Doherty JU, et al. ACCF/AHA/ASE/ASNC/HFSA/HRS/SCAI/SCCT/SCMR/STS 2013 multimodality appropriate use criteria for the detection and risk assessment of stable ischemic heart disease: a report of the American College of Cardiology Foundation Appropriate Use Criteria Task Force, American Heart Association, American Society of Echocardiography, American Society of Nuclear Cardiology, Heart Failure Society of America, Heart Rhythm Society, Society for Cardiovascular Angiography andInterventions, Society of Cardiovascular Computed Tomography, Society for Cardiovascular Magnetic Resonance, and Society of Thoracic Surgeons. J Am Coll Cardiol, 2014, 63 (4): 380-406.

[8] Montalescot G, Sechtem U, Achenbach S, et al. 2013 ESC guidelines on the management of stable coronary artery disease: the Task Force on the management of stable coronary artery disease of the European Society of Cardiology. Eur Heart J, 2013, 34 (38): 2949-3003.

[9] Liga R, Vontobel J, Rovai D, et al. Multicentre multi-device hybrid imaging study of coronary artery disease: results from the EValuation of INtegrated Cardiac Imaging for the Detection and Characterization of Ischaemic Heart Disease (EVINCI) hybrid imaging population. Eur Heart J, Cardiovasc Imaging, 2016.

[10] Park HB, Ran H, Hartaigh BÓ, et al. Atherosclerotic plaque characteristics by CT angiography identify coronary lesions that cause ischemia: a direct comparison to fractional flow reserve. JACC Cardiovasc Imaging, 2015, 8 (1): 1-10.

[11] Harada-Shiba M, Arai H, Oikawa S, et al. Guidelines for the management of familial hypercholesterolemia. J Atheroscler Tbromb, 2012, 19: 1043-1060.

[12] Soliman M, Laxer R, Manson D, et al. Imaging of systemic vasculitis in childhood. Pediatr Radiol, 2015, 45 (8): 1110-1125.

[13] Comarmond C, Cluzel P, Toledano D, et al. Findings of cardiac magnetic resonance imaging in asymptomatic myocardial ischemic disease in Takayasu arteritis. Am J Cardiol, 2014, 113 (5): 881-887.

[14] Soeiro Ade M, Almeida MC, Torres TA, et al. Clinical characteristics and long-term outcome of patients with acute coronary syndromes and Takayasu arteritis. Rev Port Cardiol, 2013, 32 (4): 297-302.

[15] Zhu FP, Luo S, Wang ZJ, et al. Takayasu arteritis: imaging spectrum at multidetector CT angiography. Br J Radiol, 2012, 85 (1020): e1282-1292.

[16] Mavrogeni S, Papadopoulos G, Hussain T, et al. The emerging role of cardiovascular magnetic resonance in the evaluation of Kawasaki disease. Int J Cardiovasc Imaging, 2013, 29 (8): 1787-1798.

[17] Japanese Circulation Society Joint Working Group. Guidelines for diagnosis and management of cardiovascular sequelae in Kawasaki disease (JCS 2008) – digest version. Circ J, 2010, 74 (9): 1989-2020.

[18] Newburger JW, Takahashi M, Burns JC. Kawasaki Disease. J Am Coll Cardiol, 2016, 67 (14): 1738-1749.

[19] Díez-Delhoyo F, Sanz-Ruiz R, Casado-Plasencia A. Not just thrombi occlude coronary arteries in Behçet›s disease: A case of spontaneous coronary artery dissection. Int J Cardiol, 2016, 214: 317-319.

[20] Fei Y, Li X, Lin S, et al. Major vascular involvement in Behçet›s disease: a retrospective study of 796 patients. Clin Rheumatol, 2013, 32 (6): 845-52.

[21] Abeyewickreme A, Ramoutar A, Kabir A. Progression of coronary disease in a Behcet's patient in remission. BMJ Case Rep, 2012, pii: bcr0320126151.

[22] Saw J, Bezerra H, Gornik HL, et al. Angiographic and Intracoronary Manifestations of Coronary Fibromuscular Dysplasia. Circulation, 2016, 133 (16): 1548-1559.

[23] Shriki JE (1), Shinbane JS, Rashid MA, et al. Identifying, characterizing, and classifying congenital anomalies of the coronary arteries. RadioGraphics, 2012, 32: 453–468.

[24] Shah SS (1), Teague SD, Lu JC, et al. Imaging of the coronary sinus: normal anatomy and congenital abnormalities. RadioGraphics, 2012, 32: 991–1008.

[25] Zenooz NA, Habibi R, Mammen L, et al. Coronary artery fistulas: CT findings. RadioGraphics, 2009, 29: 781–789.

[26] Aldana-Sepulveda N, Restrepo CS, Kimura-Hayama E. Single coronary artery: spectrum of imaging findings with multidetector CT. J Cardiovasc Comput Tomogr, 2013, 7 (6): 391-399.

[27] Raimondi F, Bonnet D. Imaging of congenital anomalies of the coronary arteries. Diagn Interv Imaging, 2016, 97 (5): 561-569.

[28] Warnes CA, Williams RG, Bashore TM, et al. ACC/AHA 2008 guidelines for the management of adults with congenital heart disease: a report of the American College of Cardiology/American Heart Association Task Force on Practice Guidelines (Writing Committee to Develop Guidelines on the Management of Adults With Congenital Heart Disease). J Am Coll Cardiol, 2008, 52 (23): e143-263.

第 50 章 瓣膜病

第 1 节 二尖瓣狭窄

【概况】★★△△

二尖瓣狭窄（mitral stenosis，MS）指二尖瓣结构异常引起舒张期瓣叶开放不良，瓣口面积减小，左心室充盈受限，从而导致二尖瓣水平的左心室输入血流受阻，左心房跨瓣压差增大，左心房增大，肺循环阻力增高，肺淤血、肺静脉压升高，继而肺动脉高压，右室增大，右心衰竭。评价二尖瓣狭窄程度的指标有二尖瓣口平均跨瓣压差、肺动脉收缩压和瓣口面积，其中根据超声心动图测量的瓣口面积最为常用，瓣口面积＞1.5 cm^2 为轻度狭窄，1.0～1.5 cm^2 为中度狭窄，＜1.0 cm^2 为重度狭窄。

【相关临床】★★△△

大多数二尖瓣狭窄继发于风湿热，其他少见原因包括先天性乳头肌发育不全或融合致二尖瓣狭窄、感染性心内膜炎、严重的二尖瓣瓣环钙化，左心房黏液瘤或左心房血栓脱入二尖瓣瓣口、代谢性疾病如 Whipple 病、黏多糖病、Fabry 病等。主要病理改变包括瓣叶交界处炎症、水肿、赘生物形成，纤维化和钙化，瓣叶广泛增厚粘连，腱索融合、短缩，导致瓣口变形和狭窄。呼吸困难通常是最早出现的症状，随着肺淤血的逐渐加重，呼吸困难逐渐加重。病程早期还可出现咯血，咳嗽，多为干咳。左心房扩大压迫食管，可导致吞咽异常感觉。听诊可于心尖区闻及舒张期隆隆样杂音，是二尖瓣狭窄的典型杂音。重度二尖瓣狭窄可出现二尖瓣面容，表现为双颧绀红，口唇轻度发绀。

【影像学检查方法】★★★△△△

1. X 线胸片 是二尖瓣狭窄最基本的必不可少的检查，对典型二尖瓣狭窄的诊断特异性较高，对肺淤血的判断直观。

2. CT 对二尖瓣狭窄的诊断价值有限。主要用于 45 岁以上患者外科手术前排除冠状动脉病变；明确有无左心房血栓，尤其是超声心动图不易探及的左心房耳部血栓。

3. 超声心动图 是二尖瓣狭窄最常用的诊断及确诊方法，最大优势是通过实时血流动力学及形态学测量明确二尖瓣狭窄的程度。

【影像学表现】★★★△△△

1. X 线表现 典型胸片改变为左心房和右心室增大，通常根据左侧位食管服钡左心房压迹和移位程度判断左心房增大的程度。多数二尖瓣狭窄患者有不同程度的肺淤血，继而出现肺循环高压。部分病例二尖瓣区可见钙化。

2. CT 表现 二尖瓣瓣叶增厚，尤其对瓣膜钙化敏感性高。左心房增大，左心房耳部出现低密度充盈缺损影，提示合并左心房耳部血栓可能，通常需行延迟扫描，如充盈缺损影仍存在，提示左心房耳部血栓形成，如充盈缺损影明显变淡或消失，提示左心房耳部血流缓慢，并未形成血栓。

3. 超声心动图表现 M 型超声心动图典型特征是二尖瓣叶增厚，活动度显著降低，瓣叶呈平台状曲线，前后叶同向运动，即所谓城墙样改变。二维超声心动图表现为二尖瓣瓣叶增厚，开放受限，前叶出现特征性的舒张期圆顶样改变。彩色多普勒示二尖瓣口前向血流速度增高，呈五彩镶嵌的血流信号，频谱特征为全舒张期实填双峰宽带图像。

（高 扬 吕 滨）

第2节 二尖瓣反流

【概况】★★△△

二尖瓣反流（mitral regurgitation，MR）指二尖瓣结构异常或功能失调，导致瓣叶关闭不全，收缩期左心室血液回流入左心房，左心房压力升高，肺静脉和肺毛细血管压力升高，继而出现肺淤血，同时左心室舒张期容量负荷增加，左心室扩大。通常根据超声心动图二尖瓣口反流量、反流面积等量化指标和左心房室大小对二尖瓣反流程度进行分级。

【相关临床】★★△△

器质性二尖瓣反流最常见的病因包括二尖瓣脱垂综合征、风湿性心脏病、冠心病、感染性心内膜炎等。二尖瓣反流亦可继发于左心室扩大所致的瓣环扩张。腱索断裂、乳头肌断裂或感染性心内膜炎等常导致急性重度二尖瓣反流，收缩期左心室血液大量反流到左心房，使左心房容量负荷迅速增加，导致左心房压力显著升高。通常情况下，轻中度二尖瓣反流症状不明显，但长期的容量负荷增加最终导致左心功能不全。可于心尖区闻及全收缩期吹风样杂音。患者症状轻重不一，轻度二尖瓣关闭不全多无明显症状，重度二尖瓣关闭不全者可出现疲乏，胸闷气短，活动耐量减低，晚期可出现心衰表现。

【影像学检查方法】★★△△

1. X线胸片 是二尖瓣反流最基本的必不可少的检查，敏感性和特异性不高，但对于肺淤血的判断最为直观。

2. CT 对二尖瓣反流的诊断价值有限。主要用于45岁以上患者外科手术前排除冠状动脉病变；除外其他引起左心增大的疾病。

3. 超声心动图 是二尖瓣反流最常用的诊断和确诊方法，最大优势是通过实时血流动力学测量明确二尖瓣反流的程度。

【影像学表现】★★★△△△

1. X线表现 主要表现为左心房、左心室增大，重度二尖瓣关闭不全还可合并右心室增大，此时多伴有肺淤血、肺循环高压表现。

2. CT表现 仅能显示左心房、室增大，无法提供直接的血流动力学信息，主要用于冠心病的排除诊断。

3. 超声心动图表现 风湿性二尖瓣关闭不全表现为二尖瓣瓣叶增厚、僵硬，二尖瓣瓣叶不能完全闭合导致瓣叶挛缩；二尖瓣脱垂伴二尖瓣关闭不全表现为收缩期瓣叶超过瓣环平面向后移位，脱垂瓣叶随严重程度不同可表现为轻度移位到瓣叶完全脱垂或部分瓣叶连枷样进入左心房。左心房增大。彩色多普勒示表现为二尖瓣口左心房侧出现收缩期反流束。

（高 扬 吕 滨）

第3节 主动脉瓣狭窄

【概况】★★△△

主动脉瓣狭窄（aortic stenosis，AS）指由于先天或后天因素导致主动脉瓣病变，使其在收缩期不能完全开放，瓣口面积减小，收缩期左心室与主动脉间压差明显增高，左心室后负荷加重，继而出现左心室代偿性肥厚，心肌耗氧量增加，冠状动脉血流减少。根据血流动力学改变将主动脉瓣狭窄程度分为轻、中、重度，其中瓣口流速<3 m/s、平均跨瓣压差<25 mmHg、瓣口面积>1.5 cm^2为轻度狭窄；瓣口流速3～4 m/s、平均跨瓣压差25～40 mmHg、瓣口面积1.0～1.5 cm^2为中度狭窄；瓣口流速>4 m/s、平均跨瓣压差>40 mmHg、瓣口面积<1.0 cm^2为重度狭窄。

【相关临床】★★△△

年轻患者最常见的病因是先天性二叶式主动脉瓣和风湿热，老年患者最常见的病因包括形态学正常的瓣膜退行性（老年性）钙化和感染性心内膜炎。风湿性主动脉瓣狭窄由瓣叶交界处融合、瘢痕形成、瓣尖钙化所致，通常合并二尖瓣病变。退行性钙化性主动脉瓣狭窄是以脂质积聚、炎症反应和钙化为特点的进展性病变，与动脉粥样硬化的病理改变类似。主动脉瓣狭窄是一个慢性的长期发展的过程，患者的临床表现主要取决于主动脉瓣的狭窄程度和病程。轻度狭窄者可无明显症状，杂音较弱，应定期随访，观察病变进展。中重度狭窄者可在胸骨右缘第二肋间闻及3/6级以上粗糙、响亮的喷射性收缩期杂音，主要症状有气短、心绞痛发作、晕厥或左心功能衰竭，一旦出现左心功能不全，通常提示主动脉瓣狭窄程度严重，每年有不到1%的重度主动脉瓣狭窄患者发生猝死。

【影像学检查方法】★★★△△△

1. X线胸片 是主动脉瓣狭窄最基本的必不可少的检查，对典型的主动脉瓣狭窄的诊断具有一定的特异性。

2. CT 对于主动脉瓣的数量、形态显示具有明显优势。随着经导管主动脉瓣置换术（Transcatheter aortic valve implantation，TAVI）的开展，CT在主动脉瓣狭窄患者中的重要作用日益凸显。术前CT通过多角度、多平面重组对主动脉根部的解剖和钙化情况，主动脉瓣环、窦部、窦管交界处的测量，冠状动脉开口高度的精确测量，以及对胸腹主动脉和股髂动脉的粥样硬化情况做出详细评价，对手术方案的制定具有重要指导价值。

3. 超声心动图 是主动脉瓣狭窄最常用的诊断方法，最大优势是通过实时血流动力学及形态学测量明确主动脉瓣狭窄的程度。

【影像学表现】★★★△△△

1. X线表现 典型表现为升主动脉扩张，部分患者主动脉瓣区可见钙化。

2. CT表现 明确主动脉瓣的数量及形态，是否为二瓣畸形，瓣膜钙化程度；继发升主动脉扩张和左心室壁增厚。

3. 超声心动图表现 风湿性主动脉瓣狭窄可见瓣缘联合处粘连，增厚，瓣叶开放受限。老年退行性主动脉瓣狭窄表现为一个或多个瓣叶硬化以瓣交界和瓣叶基底部活动度降低为主，多发钙化。彩色多普勒示主动脉瓣前向血流速度增高，呈五彩镶嵌的血流信号，频谱特征为收缩期实填单峰图像。

（高　扬　吕　滨）

第4节　主动脉瓣反流

【概况】★★△△

主动脉瓣反流（aortic regurgitation，AR）指由于主动脉瓣结构改变或升主动脉扩张，导致主动脉瓣关闭不全，舒张期血流从主动脉反流入左心室，使左心室舒张末期容积增大，晚期左心室舒张末压升高，左心房、肺静脉和肺毛细血管压升高，继而导致肺淤血。

【相关临床】★★△△

主动脉瓣反流常见于特发性主动脉扩张、主动脉瓣二叶瓣、钙化性退行性变、风湿性、感染性心内膜炎、瓣膜黏液样变、升主动脉夹层和马方综合征，少见病因包括巨细胞主动脉Ehlers-Danlos综合征、Reiter's综合征等。

【影像学检查方法】★★★△△△

1. X线胸片 是主动脉瓣反流的基本检查，敏感性和特异性不高。

2. CT 对主动脉瓣反流的诊断价值有限。主要用于45岁以上患者外科手术前排除冠状动脉病变；除外其他引起左心增大的疾病。

3. 超声心动图 是主动脉瓣反流最常用的诊断方法，最大优势是通过实时血流动力学测量明确反流的程度。

【影像学表现】★★★△△△

1. X线表现 左心室增大明显，急性或者重度关闭不全可有左心功能不全的肺部改变，如肺淤血、肺水肿、胸腔积液等改变。

2. CT表现 主要表现为不同程度的左心室增大。

3. 超声心动图表现 风湿性主动脉瓣关闭不全可见瓣缘联合处粘连，瓣缘增厚，瓣叶挛缩，瓣叶闭合不良。感染性心内膜炎主动脉瓣关闭不全：以瓣叶赘生物和并发瓣叶穿孔，瓣环或瓣根部脓肿，以及瓣叶或瓣根部扩张或破裂为特征。彩色多普勒表现为主动脉瓣口左心室侧出现舒张期反流束。

（高　扬　吕　滨）

参 考 文 献

[1] 刘玉清. 心血管病影像诊断学. 安徽：安徽科学技术出版社，1999.

[2] 吕滨，蒋世良. 心血管病 CT 诊断. 北京：人民军医出版社，2012.

[3] 杨跃进，华伟. 阜外心血管内科手册. 北京：人民卫生出版社，2006.

[4] Nishimura RA, Otto CM, Bonow RO, et al. 2014 AHA/ACC guideline for the management of patients with valvular heart disease: a report of the American College of Cardiology/American Heart Association Task Force on Practice Guidelines. J Am Coll Cardiol, 2014, 63 (22) : e57-185.

第 51 章　先天性心脏病

第 1 节　左向右分流先天性心脏病

一、房间隔缺损

【概况】★★△△

房间隔缺损（atrial septal defect，ASD）指房间隔部位发育不良，造成左、右心房之间异常血液交通的先天性心脏畸形，是最常见的先天性心脏病之一，包括原发孔型（Ⅰ孔型）和继发孔型（Ⅱ孔型）房间隔缺损。

【相关临床】★★△△

根据缺损的位置，通常将继发孔型房间隔缺损分为以下几型：

1. 中央型　是最常见的一种，缺损位于近房间隔中央卵圆窝处，周围一般有房间隔组织。

2. 上腔静脉型　缺损位于上腔静脉口处，没有上缘，卵圆窝边缘较完整，常合并右上肺静脉异位引流。

3. 下腔静脉型　缺损位于房间隔的后下方与下腔静脉入口相延续，没有完整的房间隔下缘，心房后壁构成缺损的后缘。

4. 冠状静脉窦型　是一种特殊类型的房间隔缺损，较少见，由于冠状静脉窦本身和左心房之间的交通，导致冠状静脉窦开口处心房间的分流。

5. 混合型　两种或两种以上缺损同时存在。

当房间隔缺损存在时，血液自左向右分流，分流量的多少与缺损大小和两心房间的压力阶差成正比，与肺血管阻力的高低成反比。随着年龄的增长，肺小动脉发生痉挛，逐渐产生内膜增生及中层增厚，引起管腔减小及阻力增高，分流量减少。小的缺损早年多无症状，常因体检而发现杂音。大的缺损在儿童期可表现为发育迟缓，活动后呼吸困难。青春期后出现活动后气喘、心悸、心房颤动等，逐渐可发展为肝脏肿大、下肢水肿等。

【影像学检查方法】★★★△△△

1. X 线胸片　是房间隔缺损的必要的基本检查。可反映肺血多少，心脏增大的程度。

2. CT/MRI　不是房间隔缺损的常规检查。适用于 45 岁以上的患者，CT 用于术前排除冠心病；心脏增大或肺血增多的程度与缺损不匹配而需明确是否合并肺静脉异位引流等其他畸形。

3. 超声心动图　是最基本的常规检查方法，能够明确显示缺损的位置、大小、数量。

【影像学表现】★★★△△△

1. X 线表现　典型表现为肺血增多，肺动脉段凸出，两肺门动脉扩张，右心房室增大。

2. CT/MRI 表现　直接征象为房间隔连续性中断，可显示缺损的位置、大小，右心房室增大，肺血管扩张等。CT 的优点是能够同时显示肺静脉的回流情况，以及少数特殊房间隔缺损，如肺静脉窦型缺损，表现为肺静脉（常见于右上肺静脉）与部分左心房与上腔静脉之间的缺损。

3. 超声心动图表现　房间隔某处回声连续中断、残端回声增强，右心房、右心室不同程度增大，肺动脉主干及分支呈不同程度增宽；CDFI 显示房间隔水平彩色过隔血流，左向右分流时表现为红色血流束自左心房进入右心房并流向三尖瓣口。

二、室间隔缺损

【概况】★★△△

室间隔缺损（ventricular septal defect，VSD）是心室间隔各部分发育不全或相互融合不良而引起的心室间血流交通的一种先天性心脏畸形，可单发，亦可多发。

【相关临床】★★△△

根据缺损部位将室间隔缺损分为漏斗部、膜周部和肌部。室间隔缺损产生左向右分流，分流量取决于缺损的大小，左、右心室压力阶差及肺血管阻力。一方面，左心室血流通过室间隔缺损进入右心室，而后通过肺循环进入左心房，引起左心房、左心室和右心室容量负荷增加，心腔扩大。另一方面，分流使右心室、肺循环及左心房压力升高，肺静脉回流受阻，肺循环血流量增多，肺血管阻力增加，右心室压力逐渐升高，随着肺血管阻力的增加，肺动脉压力升高，右心室压逐渐接近左心室，左向右分流量逐渐减少最终出现右向左分流，患者逐渐出现发绀，即艾森曼格综合征（Eisenmenger syndrome），形成以右向左为主的双向分流。室间隔缺损的患儿易感冒、肺部感染，活动量逐渐下降，出现艾森曼格综合征后，活动后口唇、指（趾）甲出现发绀。听诊多于胸骨左缘第3～4肋间闻及收缩期杂音。

【影像学检查方法】★★★△△△

1. X线胸片 是室间隔缺损的必要的基本检查。可反映肺血多少，心脏增大的程度及肺动脉高压的程度。

2. CT/MRI 不是室间隔缺损的常规检查。适用于45岁以上的患者，CT用于术前排除冠心病。

3. 超声心动图 是最基本的常规检查方法，能够明确显示缺损的位置、大小。

【影像学表现】★★★△△△

1. X线表现 典型表现为肺血增多，左心室增大，左心房轻度增大，肺动脉段凸出。而出现重度肺动脉高压时，心影增大并不明显，但右心增大，肺纹理稀疏。

2. CT/MRI表现 直接征象为室间隔连续性中断，通过多平面重组可明确缺损的部位，与主动脉瓣及肺动脉瓣的关系等。同时显示心腔增大，肺动脉增宽等间接征象。CT并不作为室间隔缺损诊断的首选方法，多在复杂先天性心脏病的诊断的同时发现室间隔缺损。

3. 超声心动图表现 室间隔回声中断，左心房、左心室扩大，部分患者合并右心房、右心室扩大，彩色多普勒显示室水平彩色过隔血流。

三、动脉导管未闭

【概况】★★△△

动脉导管未闭（patent ductus arteriosus，PDA）指胎儿时期肺动脉与主动脉之间正常连接的动脉导管，在出生后没有自然闭合，肺动脉与主动脉之间仍保持有血管相通，形成血液异常分流的病变，是最常见的先天性心脏病之一，可单独存在，也可与其他先天性心脏畸形合并存在。

【相关临床】★★△△

根据PDA的形态，大致可分为四型，漏斗型：最多见，导管的主动脉端较粗，肺动脉端较细，状如漏斗；管型：外形如管状，较常见。窗型：较少见，导管短而粗；不规则形。血液从主动脉经未闭动脉导管进入肺动脉，引起持续性左向右分流，导致肺循环及左心血流量增加，加重左心负荷，导致左心室扩大。同时，由于肺动脉血流量增加，逐渐引起肺小动脉功能性以至器质性损害，阻力升高，从而导致肺动脉高压。晚期可以出现以右向左为主的双向分流，导致艾森曼格综合征，临床上出现发绀，通常下肢发绀程度较上肢重，称为差异性发绀。典型的动脉导管未闭于胸骨左缘第2～3肋间闻及连续性机器样杂音。

【影像学检查方法】★★△△

1. X线胸片 是动脉导管未闭的必要的基本检查。可反映肺血多少，心脏增大的程度及肺动脉高压的程度。

2. CT/MRI 不是动脉导管未闭的常规检查。适用于45岁以上的患者，CT用于术前排除冠心病。

3. 超声心动图 是最基本的常规检查方法，能够明确显示未闭动脉导管的形态、大小。

【影像学表现】★★★△△△

1. X线表现 典型表现为肺血增多，左心室增大，主动脉结增宽。伴有肺动脉高压者肺动脉段凸出，外围肺纹理纤细、扭曲，重度肺动脉高压者，右心房室增大显著，肺动脉段高度凸出。

2. CT/MRI表现 直接征象为主动脉弓下层面，降主动脉近端与主肺动脉分叉部间的异常血管交通。间接征象可有左心室增大，肺动脉增宽等。

3. 超声心动图表现 降主动脉与肺动脉分叉处偏左可见异常通道，左心房、左心室扩大，肺动脉主干及分支明显增宽；彩色多普勒显示整个心动周期内，起源于降主动脉的红色为主五彩镶嵌血流束沿主肺动脉外侧壁上行；频谱多普勒显示肺动脉主干内双期正向连续性高速湍流频谱。

四、心内膜垫缺损

【概况】★★△△

心内膜垫缺损（endocardial cushion defect，ECD）又称房室间隔缺损，是指由于心内膜垫结构胚胎发育障碍，房室瓣水平上下的间隔组织发育不全或缺如，同时伴有不同程度的房室瓣畸形，导致心腔之间相互交通的一组心脏畸形。

【相关临床】★★★△△

临床上将心内膜垫缺损分为3型：①部分型心内膜垫缺损：包括原发孔性房间隔缺损，二尖瓣前瓣的部分或完全瓣裂；②过渡型心内膜垫缺损：包括部分型房室间隔缺损和限制性的室间隔缺损；③完全型心内膜垫缺损：指左右房室腔共用一组房室瓣，同时存在相邻的原发孔性房间隔缺损和室间隔缺损。

与房、室间隔缺损的病理生理改变类似，主要变化为右心容量负荷增加，肺血增多，如伴有二尖瓣前叶裂或共同房室瓣，可造成瓣膜关闭不全，使右心负荷过重，导致右心衰及肺动脉高压。听诊于胸骨左缘第3～4肋间闻及收缩期杂音。

【影像学检查方法】★★★△△△

1. X线胸片 是心内膜垫缺损的基本检查，但特异性不高。可反映肺血增多、心脏增大及肺动脉高压的程度。

2. CT/MRI 不是心内膜垫缺损的常规检查。适用于45岁以上的患者，CT用于术前排除冠心病。

3. 超声心动图 是最基本的常规检查方法，能够明确显示房室间隔缺损的位置和大小，以及二尖瓣和三尖瓣瓣叶裂或共同房室瓣的情况。

【影像学表现】★★★△△△

1. X线表现 基本改变与房间隔缺损相似，肺血增多，右心增大，部分患者合并肺动脉段凸出，并发肺动脉高压。

2. CT/MRI表现 以横断图像为基础，结合多平面重组进行观察，部分型心内膜垫缺损显示房室瓣环层面房间隔下部连续中断，房间隔缺损直抵房室瓣环。若为完全性心内膜垫缺损，二、三尖瓣环消失，可见一组大的共同房室瓣环，其下膜部室间隔消失，心内十字交叉结构完全消失，共同房室瓣的上缘为原发孔型房间隔缺损，下缘为室间隔缺损。间接征象为右心房室增大，肺动脉增宽。同时检出其他合并畸形，如法洛四联症、肺静脉异位引流、右室双出口等。

3. 超声心动图表现 部分型心内膜垫缺损表现为房间隔下部近心内十字交叉处回声中断，室间隔连续完整，二尖瓣前叶裂三尖瓣隔瓣发育不良，右心房、右心室扩大，彩色多普勒显示房间隔下部红色过隔血流束；过渡型心内膜垫缺损表现为房间隔下部和室间隔上部回声中断，彩色多普勒显示房间隔下部与室间隔上部过隔血流束；完全型心内膜垫缺损表现为心内“十字交叉结构”消失，即十字交叉处房、室间隔回声中断，四个心腔相互交通且均有扩大，共同房室瓣。彩色多普勒显示各心腔血流相通。

五、肺静脉异位引流

【概况】★★△△

肺静脉异位引流（anomalous pulmonary venous connections，APVC）指单支或多支肺静脉未引流入解剖左心房，而直接引流入体静脉 - 右心房系统。可单独存在，也可与其他心血管畸形并存。

【相关临床】★★★△△

根据是否全部肺静脉均存在异位引流，分为完全型和部分型；根据肺静脉的连接类型不同，将本病分为心上型、心内型、心下型及混合型。心上型：肺静脉引流入上腔静脉或无名静脉。心内型：肺静脉引流入右心房或冠状静脉窦。心下型：肺静脉汇合为一主干引流入下腔静脉、门静脉或肝静脉，常伴肺静脉狭窄、静脉回流受阻。混合型：肺静脉通过以上两种连接方式引流。

全部或部分体循环及肺循环的血液流入右心房，形成混合血，大部分经肺动脉进入肺循环，引起肺循环血流量增加，易形成肺动脉高压；一部分血经卵圆孔未闭或室间隔缺损进入左心，再进入体循环。由于是混合血，血氧含量低，从而引起发绀。临床症状主要取决于肺静脉有无梗阻及房室通道的大小。由于肺静脉的狭窄，使肺血管阻力升高，以及大量的左向右分流使肺血流量增加，导致肺动脉高压，引起缺氧及心力衰竭等症状。表现为呼吸急促、发绀、右心扩大及右心衰竭症状。

【影像学检查方法】★★★△△△

1. X线胸片 对于完全性心上型肺静脉异位引流具有特异性。

2. CT 横断图像自双侧上、下肺静脉连续层面逐支追踪观察，确定其最终引流部位。

3. 超声心动图 对于心内畸形显示清晰，而对于心外肺静脉的显示受声窗影响，评价受限。

【影像学表现】★★★△△△

1. X线表现 肺血增多，肺动脉段突出，右心增大。完全性心上型肺静脉异位引流X线特征性表现为“雪人征”或“8字征”。

2. CT表现 肺静脉可单支（包括分支）单独引流入腔静脉-右心系统，也可多支汇合为一支静脉干后，再引流入腔静脉-右心系统，以左侧垂直静脉常见。注意观察有无合并肺静脉狭窄；心房之间有无房间隔缺损。合并肺动脉高压时，常有肺动脉增宽，右房室增大等征象。

3. 超声心动图表现 多数肺静脉异位引流合并房间隔缺损，可显示房间隔回声中断。完全性肺静脉异位引流时，左心房较小。

（高 扬 吕 滨）

第2节 左心系统发育异常

一、左侧三房心

【概况】★★△△

通常所说的三房心指左心房内存在异常隔膜，将左心房分为两个腔，是一种较少见的先天性心脏畸形。

【相关临床】★★★△△

三房心的病理生理学变化主要取决于左心房隔膜交通孔的大小、房间隔缺损的位置及大小。典型的三房心由于肺静脉血自副房进入真房受阻而引起肺静脉压升高，导致肺淤血、肺水肿，逐渐产生肺动脉高压，交通孔越小，血流动力学改变越严重。当合并房间隔缺损时，肺静脉梗阻得以减轻，如缺损位于右心房与副房之间，心房水平出现左向右分流，右心容量负荷增加，如缺损位于右心房与真房之间，则出现心房水平双向分流或右向左分流，临床上出现发绀。

【影像学检查方法】★★★△△△

1. X线表现 轻者可无异常，当出现肺静脉压升高时，可有肺淤血改变。

2. CT/MRI表现 通过多平面重组可显示左心房内隔膜位置，交通口的大小、肺静脉与心房的连接关系及合并的其他畸形。

3. 超声心动图 是诊断左侧三房心的基本方法。

【影像学表现】★★★△△△

1. X线表现 两肺淤血，左心房增大。

2. CT/MRI表现 直接征象为左心房两侧壁向左心房腔内突出一隔膜样结构，为粗线状低密度影，长短不一，将左心房分为两个腔，与左心房耳和二尖瓣连成一体的腔为真房，直接与左心室相通，隔膜另一侧的腔为副房，观察隔膜有无狭窄及肺静脉与心房连接关系，副房内有无血栓形成。同时注意观察是否合并房间隔缺损，并明确缺损的位置，与真房和副房的关系。

3. 超声心动图表现 左心房内隔膜样回声带，将左心房分为真房和副房两部分，彩色多普勒于隔膜孔记录到高速血流。合并房间隔缺损时可记录到左心房与真房或副房间血流交通。

二、主动脉瓣上及瓣下狭窄

【概况】★★△△

先天性主动脉瓣上狭窄（congenital supravalvular aortic stenosis）指冠状动脉开口以上升主动脉局限性或弥漫性梗阻导致左心室排血受阻的先天性心脏病，常为Williams综合征在心血管系统的异常表现之一。先天性主动脉瓣下狭窄（congenital subvalvular aortic stenosis）指主动脉瓣下膜性或肌性组织阻塞左心室流出道导致左心室排血受阻的先天性心脏病。

【相关临床】★★△△

主动脉瓣上和瓣下狭窄的血流动力学改变与主动脉瓣狭窄类似。左心室射血阻力增加，左心室收缩压升高，心肌向心性肥厚。常合并主动脉瓣狭窄，收缩期冠状动脉血流增加，舒张期冠状动脉血流明显减少而造成心肌缺血。患者常在儿童期出现症状，活动后心悸、气短，活动量下降，偶有晕厥。由于冠状动脉病变发生率高，易出现心绞痛、心肌缺血症状。听诊于主动脉瓣区闻及喷射性收缩期杂音。

【影像学检查方法】★★★△△△

1. X线胸片 是主动脉瓣上/下狭窄的基本检

查，可正常，亦可有特异性表现。

2. CT/MRI 对于主动脉瓣上/下狭窄的部位具有明显优势。

3. 超声心动图 是主动脉瓣上/下狭窄最常用的诊断方法，最大优势是通过实时血流动力学及形态学测量明确狭窄程度，对主动脉瓣下膜性或肌性组织是否阻塞流出道的阻判断具有优势。

【影像学表现】★★★△△

1. X线表现 重度狭窄可见升主动脉增宽，合并主动脉瓣关闭不全时可有左心室增大。

2. CT/MRI表现 横断图像逐层观察结合多平面重组MPR显示主动脉窦上方隔膜样或漏斗状低密度影，提示主动脉瓣上狭窄；主动脉瓣下隔膜样条形低密度影，或自主动脉瓣下延伸至左心室流出道的环形肥厚，提示主动脉瓣下狭窄；Williams综合征除累及主动脉外，还常合并肺动脉狭窄。

3. 超声心动图表现 主动脉瓣上可见隔膜，彩色多普勒可见主动脉瓣上自左心室射入主动脉的高速血流，提示主动脉瓣上狭窄。主动脉瓣下可见隔膜，彩色多普勒可见主动脉瓣下隔膜处五彩血流，提示主动脉瓣下狭窄。

三、主动脉缩窄

【概况】★★△△

主动脉缩窄（coarctation of the aorta）指左锁骨下动脉起始部近端与动脉导管连接处远端间主动脉弓的先天性缩窄，可为单一畸形，也可合并其他畸形。

【相关临床】★★△△

以病理解剖为基础，结合临床特征，将主动脉缩窄分为以下几型：

单纯型：缩窄位于主动脉峡部，动脉导管闭合，无其他心内畸形。

复杂型：可分为两个亚型。I型：缩窄位于左锁骨下动脉开口近端主动脉弓或累及左锁骨下动脉，或病变较长，主动脉弓发育不全，累及其近端、远端的主动脉，或合并迷走右锁骨下动脉。II型：合并动脉导管未闭或室间隔缺损等畸形。

由于缩窄导致降主动脉血流受限，缩窄近心段血压升高，上下肢压差增大，缩窄远端由于血流冲击，出现狭窄后扩张。合并动脉导管未闭时，缩窄在动脉导管近心端者常有分界性发绀，缩窄在动脉导管远心端者常有肺动脉高压。同时由于上半身血压升高，导致左心室阻力负荷增加，逐渐引起左心室心肌肥厚，失代偿期则出现左心室扩张、左心功能衰竭。侧支循环的形成于主动脉缩窄的程度有关。出生后即有主动脉缩窄的患儿约一半在生后2个月左右出现心力衰竭，表现为呼吸困难、喂养困难、体重不增。年长儿或成年人多没有明显症状，或仅在活动后出现易疲劳、呼吸困难、下肢跛行等。主动脉缩窄常于后肩胛间区闻及收缩期吹风样杂音。

【影像学检查方法】★★△△

1. X线胸片 对主动脉缩窄的诊断具有一定提示价值，但不能明确诊断。

2. CT 是主动脉缩窄无创性诊断的“金标准”。

3. 超声心动图 对主动脉缩窄及侧枝的显示受声窗限制，有一定困难。

【影像学表现】★★★△△

1. X线表现 正位片，主动脉弓下缘与降主动脉连接处显示一切迹，切迹下方膨凸（缩窄以远主动脉扩张），形成“3字征”。另外由于肋间动脉扩张压迫肋骨骨质，可以形成肋骨切迹，是主动脉缩窄的特异性表现。

2. CT表现 横断图像、多平面重组及容积再现均可清晰显示缩窄的位置，多数位于主动脉峡部，明确左锁骨下动脉与缩窄处的位置关系；缩窄范围及程度，是否合并动脉导管未闭，动脉导管与缩窄处的位置关系。主动脉缩窄程度越重，侧支循环越丰富，CT对侧支血管的显示是其他无创性方法无可比拟的。

3. 超声心动图表现 显示左心室增大，室壁心肌增厚。胸骨上窝声窗可探查主动脉弓降部高速血流，检出是否合并动脉导管未闭。

四、主动脉弓离断

【概况】★★△△

主动脉弓离断（interruption of the aortic arch，IAA）指主动脉弓近侧弓、远侧弓和峡部任何两个节段之间完全失去解剖学上的连续性，升主动脉和降主动脉之间无直接沟通，是一种少见的先天性心血管畸形。

【相关临床】★★△△

主动脉弓离断，升主动脉发出头臂动脉，降主动脉通过未闭动脉导管供血给腹腔脏器及下肢。根据离断部位，将本病分为以下几型：

A 型：左锁骨下动脉以远离断，三支头臂动脉均起自升主动脉。

B 型：左锁骨下动脉与左颈总动脉之间离断，左颈总动脉和右无名动脉起自升主动脉。

C 型：左颈总动脉与无名动脉之间离断，仅右无名动脉起自升主动脉。

主动脉弓离断可能是左心发育不全综合征的一部分，大多数患者存在不同程度的左心室流出道狭窄、主动脉瓣二瓣化、二尖瓣发育异常、升主动脉发育不全等。常见合并室间隔缺损、共同动脉干、大动脉转位、右室双出口、单心室等。

【影像学检查方法】★★★△△

1. **X 线胸片**　对主动脉弓离断的诊断具有提示价值，但是不能明确诊断。

2. **CT**　是主动脉弓离断无创性诊断的“金标准”。

3. **超声心动图**　对主动脉弓及侧枝的显示受声窗限制，有一定困难。

【影像学表现】★★★△△

1. **X 线表现**　同主动脉缩窄，主要特点为“3 字征”和肋骨切迹。

2. **CT 表现**　横断图像、多平面重组及容积再现均可清晰显示主动脉弓离断的部位，并根据与头臂动脉的关系进行明确分型。显示升主动脉的发育情况及冠状动脉的起源和走形。主动脉弓离断通常合并动脉导管未闭和室间隔缺损，应注意测量未闭动脉导管及室间隔缺损的大小。

3. **超声心动图表现**　显示左心室增大，室壁增厚。胸骨上窝声窗未探查到主动脉弓血流，可检测到未闭动脉导管与降主动脉的血流交通。

（高　扬　吕　滨）

第 3 节　右心系统发育异常

一、法洛四联症

【概况】★★★△△△

法洛四联症（tetralogy of fallot，TOF）是临床最常见的发绀属复杂型先心病，发病率约占发绀属先心病的 50%，占所有先心病的 10%。TOF 的基本病理改变包括：肺动脉狭窄、室间隔缺损、主动脉骑跨和右心室肥厚，其中以肺动脉狭窄和室间隔缺损为主要畸形，主动脉骑跨和右心室肥厚是继发改变。

【相关临床】★★★△△△

法洛四联症的病理生理改变主要取决于肺动脉狭窄的程度和室间隔缺损的大小。室间隔缺损越大，肺动脉狭窄越重，右向左分流量越多，体动脉血氧饱和度降低，肺动脉血流量减少，加重发绀。反之，肺动脉狭窄轻者，发绀也较轻。患儿多有发绀、杵状指，喜蹲踞，发育较同龄人差，活动耐量低。根据肺动脉发育情况将其分为三型：

轻型法洛四联症：轻度肺动脉瓣或右室流出道狭窄合并室间隔缺损，血流动力学改变以左向右分流为主，无发绀或发绀较轻。

典型法洛四联症：具有典型的肺动脉狭窄、室间隔缺损、主动脉骑跨和右心室肥厚的改变，常有发绀。

重症法洛四联症：肺动脉重度狭窄或发育不全，甚至闭锁，此时有大量体肺侧支循环，患者发绀明显，活动耐量差，可出现杵状指(趾)、脑脓肿等改变。

【影像学检查方法】★★★△△△

1. **X 线胸片**　是不可缺少的基本检查，可反映肺血减少的程度，两肺的发育情况，心脏大小的变化。

2. **CT/MRI**　一般情况下超声诊断已经明确，CT 或 MRI（成人）被用来明确肺动脉瓣以外的肺动脉狭窄情况，如肺动脉肺内分支的发育情况、冠状动脉起源和走行，降主动脉发出的体肺侧支血管情况等，为手术提供重要信息。

3. **超声心动图**　是必须的基本检查，可明确心内畸形的诊断，但对于体肺侧支的显示受限。

【影像学表现】★★★△△△

1. **X 线表现**　典型表现为肺血减少，肺血管稀疏，肺动脉段凹陷，心脏近似靴型，右心室圆隆。

2. **CT 表现**

（1）肺动脉狭窄，横断图像或容积重建显示左右肺动脉及其分支的狭窄，矢状位 MIP 显示右室流出道及肺动脉瓣狭窄，流出道肌性肥厚、管腔变细，可为局限性肥厚，亦可为普遍增厚。肺动脉瓣狭窄表现为瓣膜增厚，矢状位呈“圆顶征”。

（2）室间隔缺损，横断图像显示主动脉瓣下膜部室间隔连续中断，干下型室间隔缺损表现为紧邻肺动脉瓣下室间隔连续中断，嵴内型缺损距肺动脉瓣有一定距离。

（3）主动脉骑跨，横断图像于主动脉窦水平，通过室间隔与主动脉窦的位置关系判断主动脉骑跨程度，同时判断两大动脉的位置关系，斜矢状位以室间隔缺损为中心 MPR 重建可直观显示主动脉与两心室的关系和室间隔缺损的位置。

（4）右室壁肥厚，横断图像心室层面显示右室壁增厚。

3. 超声心动图表现 二维超声上可见室间隔缺损、主动脉骑跨、右室流出道狭窄以及右室肥厚的典型图像表现；彩色多普勒显示收缩期左心室与右心室的血流同时进入主动脉，心室水平双向或右向左的蓝色分流束。

二、三尖瓣下移畸形

【概况】★★△△

三尖瓣下移畸形是一种较少见的先天性心脏病，又称 Ebstein 畸形（Ebstein anomaly），指三尖瓣叶附着缘自房室环下移至右心室腔内，功能性三尖瓣孔向右心室下移，导致右心室流入道心房化。三尖瓣移位后，右心分为三部分：右心房、房化右心室和功能性右心室。

【相关临床】★★△△

由于三尖瓣下移，部分右心室房化，功能性右心室缩小。房化的右心室壁薄，收缩力弱。心房收缩时，房化右心室呈瘤样扩张，对血液泵入肺动脉不仅无有益作用，且严重影响右心室充盈；心房舒张时，房化右心室轻度收缩，血液反流入右心房，加上三尖瓣关闭不全，使右心房容量增加，右心房扩张，最终发展为右心衰。同时，由于功能性右心室缩小，血液充盈量减少，右心室排血量下降。由于本病畸形程度轻重不等，因此临床表现差异较大，可出现呼吸短促、乏力、发绀、右心衰等症状，轻症病例症状轻且出现晚，甚至可无任何症状，重者可有发绀。

【影像学检查方法】★★△△

1. X 线胸片 无诊断特异性。

2. CT/MRI CT 可以提示诊断，但是无法提供血流动力学信息，三尖瓣有时观察不清。MRI 对观察瓣膜运动和三尖瓣关闭不全有一定价值。

3. 超声心动图 是三尖瓣下移畸形的首选和确诊的诊断方法。

【影像学表现】★★△△

1. X 线胸片 典型表现为右心房扩大，上纵隔影变窄，肺血少。

2. CT 横断图像及以三尖瓣、右心房为中心的多平面重组图像均可显示三尖瓣位置异常及形态改变，表现为隔瓣及后瓣附着点向心尖部下移，二尖瓣与三尖瓣隔瓣距离增大。但不能显示三尖瓣运动和关闭不全情况。

4. 超声心动图 三尖瓣隔叶和后叶附着点向心尖部移位，前叶原叶未探及瓣叶回声，前叶发育短小向心尖移位。三尖瓣关闭不全。

三、肺动脉闭锁

【概况】★★△△

肺动脉闭锁（pulmonary artery atresia，PAA）是一组严重的发绀型先天性心脏病，肺动脉与心室间无解剖连接，无血流交通，多数合并室间隔缺损，少数室间隔完整。

【相关临床】★★△△

由于肺动脉及右室流出道闭锁，患儿存在强制右向左分流，右心血全部进入主动脉与左心血混合，导致发绀和低氧血症。发绀的程度主要取决于左右心室血量的相对多少。由于肺动脉闭锁时，肺循环血流量减少，导致左心房回心血量减少，主动脉血氧饱和度降低。患儿依赖动脉导管生存，体肺侧枝供血者，在出生后早期能够提供足够的肺血，发绀较轻，但此类患者可产生肺动脉高压，或因左心回心血量增多而导致心力衰竭。如患儿未发生心衰而生存下来，由于长期慢性进行性发绀导致红细胞增多症，患者可出现脑栓塞、脑脓肿、杵状指（趾）。

【影像学检查方法】★★△△

1. X 线胸片 对肺血多少显示较直观。

2. CT 对合并心外畸形及明确肺动脉和体肺侧支的发育情况具有重要价值。

3. 超声心动图 对心内畸形的诊断具有优势，对合并的心外畸形及体肺侧支检出受限。

【影像学表现】★★★△△

1. X 线表现　两肺血少，肺动脉段凹，心室圆隆似靴型。

2. CT 表现　横断及多平面重组图像显示闭锁部位无对比剂充盈，漏斗部为肌块代替，肺动脉与右心室之间无连接。MIP 及容积重建可显示主肺动脉及左右肺动脉的发育情况，明确左右肺动脉有无融合，肺动脉与动脉导管的关系等。体肺侧支多由降主动脉及双侧头臂动脉发出，多平面重组及容积重建可显示各侧支血管发出的部位、供血范围、与肺动脉的关系，支气管动脉有无参与肺部供血等。合并室间隔缺损者缺损多位于膜周部。合并动脉导管未闭可显示未闭动脉导管与肺动脉连接的部位，连接处有无狭窄。并发畸形如右室双出口、单心室等的检出。

3. 超声心动图表现　未探及明确的肺动脉瓣及肺动脉结构，室间隔嵴下部回声脱失，主动脉增宽，骑跨于室间隔之上。提示先天性心脏病，肺动脉闭锁，室间隔缺损，室水平右向左分流。

四、三尖瓣闭锁

【概况】★★△△

三尖瓣闭锁（tricuspid atresia，TA）指与形态学右心室相连的房室瓣闭合，使右心房室之间无直接交通，患者常伴有其他心内畸形才能生存，如房间隔缺损，室间隔缺损，动脉导管未闭等，是一种少见的复杂发绀型先天性心脏病。

【相关临床】★★△△

三尖瓣闭锁由于右心房室不通，右心房血液只能通过房间隔缺损进入左心房，与肺静脉汇合后注入左心室，因此，左心房、左心室血氧饱和度降低，临床表现青紫，青紫的程度与肺血流量的多少有关。当房间隔缺损较大，又无肺动脉狭窄时，肺血增多，氧和血较多，发绀较轻，但左心室因容量负荷过重，可产生左心功能衰竭；当房间隔缺损较小，又伴有肺动脉狭窄甚至闭锁时，肺血流量显著减少，发绀较重，同时患儿出生即出现严重的体循环淤血和右心衰。

【影像学检查方法】★★△△

1. X 线胸片　无特异性。

2. CT　以横断图像为基础，按节段分析法逐层分析内脏 - 心房位、心室位置、房 - 室连接关系、心室 - 大动脉连接。

3. 超声心动图　首选诊断方法。对心内畸形诊断具有明显优势，而对于合并的心外畸形及肺动脉发育情况等判断受限。

【影像学表现】★★△△

1. X 线表现　表现为肺血少，纹理杂乱，肺动脉段凹，心影不大。

2. CT 表现　横轴图像显示右侧房室瓣区为中低密度间隔分开，右心房室间无明确连接，房室沟区可见右冠状动脉走行。横轴图像显示两房耳的形态和位置，判断左右心房的位置，在心房层面显示房间交通，心房增大。以两大动脉为中心的多平面重组和容积重建图像显示大动脉和心室的连接关系及两大动脉的位置关系。合并肺动脉狭窄，横断图像及多平面重组显示肺动脉的发育情况。合并右室发育不良，右室流入道较小，流出道可有狭窄或闭锁，右室壁增厚。常见合并右室双出口、肺动脉闭锁等。

3. 超声心动图表现　右心腔内未探及三尖瓣叶，于原三尖瓣部位探及强回声带，左心室扩大，右室发育较小，房间隔中部回声脱失，室间隔上端回声脱失，两大动脉均发自右室，提示三尖瓣闭锁，右室双出口，房间隔缺损，室间隔缺损。

（高　扬　吕　滨）

第 4 节　房室及大动脉连接异常

一、大动脉转位

【概况】★★★△△

完全性大动脉转位（complete transposition of great artery）指心房与心室连接一致，而心室与大动脉连接不一致，即主动脉发自右心室，接受体循环的静脉血，而肺动脉发自左心室，接受肺静脉的动脉血。

矫正型大动脉转位（corrected transposition of great artery）分为两类，一类指心房与心室的连接和心室与大动脉的连接均不一致，即左心房 - 右心室 - 主动脉，右心房 - 左心室 - 肺动脉，含氧量低的腔静脉血仍进入肺动脉，含氧量高的肺静脉血仍进入主动脉，在功能上得到矫正，故此畸形又称功能矫正性大动脉转位。另一类指心房与心室的连接不一致，但心室与大动脉连接一致，即左心房 - 右心室 - 肺动脉，右心房 - 左心室 - 主动脉，在血流动力学上无异于完全性大动脉转位，称为解剖矫正性大动脉转位。

【相关临床】★★△△

完全性大动脉转位若不伴其他畸形，则形成两个独立的循环。上、下腔静脉回流至右心房的静脉血通过右心室射入主动脉供应全身，而肺静脉回流至左心房的氧合血则通过左心室射入肺动脉到达肺部。患者必须依靠心内交通（房间隔缺损、室间隔缺损）或心外交通（动脉导管未闭）使循环血液混合，方能维持生命。

功能矫正性大动脉转位的病理生理改变主要取决于合并的心脏畸形及其严重程度。合并较大室间隔缺损和肺动脉流出道梗阻严重者，类似法洛四联症改变，肺血减少；室间隔缺损小和肺动脉流出道梗阻严重者，类似单纯肺动脉狭窄改变，左心室压力负荷进行性加重，最终心衰出现；室间隔缺损大而肺动脉流出道梗阻轻者，主要为心室内左向右分流；合并三尖瓣发育不全者，早期可引起左心衰。患者可有发绀，活动耐量下降，身体发育延迟等。解剖矫正性大动脉转位的病理生理改变同完全性大动脉转位，患者发绀明显，缺氧严重，最终出现心衰。

【影像学检查方法】★★△△

1. X线胸片 表现复杂，无特异性。

2. CT 对大动脉转位的术前诊断和术后评价都具有重要价值。

3. 超声心动图 首选诊断方法。对心内畸形诊断具有明显优势，而对于合并的心外畸形及肺动脉发育情况等判断受限。

【影像学表现】★★★△△

1. X线表现 新生儿期可无异常发现。随着年龄增长，可出现肺血增多、肺门增大、心室增大。

2. CT表现 首先，以横断图像为基础，结合MPR进行分析，可较好展示大动脉与心室的连接关系。首先明确心房、心室及大动脉，心耳较长呈拇指状为左心房，心耳呈三角形为右心房；肌小梁较粗大，内有调节束者为右心室，肌小梁纤细者为左心室；一条大动脉根部发出冠状动脉，弓部发出头臂动脉者为主动脉，发出左、右肺动脉者为肺动脉。根据房耳形态确定心房位置，心耳较长呈拇指状为左心房，心耳呈三角形为右心房，明确房室连接关系。合并室间隔缺损可发生于膜周部、嵴上或肌部。其他合并畸形有房间隔缺损、动脉导管未闭、肺动脉狭窄等。另外重要的一点是明确冠状动脉起源及走形是否异常，对行大动脉调转术是有意义的。明确气管及支气管有无狭窄，肺动脉及体肺侧支的发育情况等。

3. 超声心动图表现 是诊断本病的主要检查技术，能够明确房室连接关系，以及心室与主动脉和肺动脉的连接关系。

二、右室双出口

【概况】★★★△△

右室双出口（double outlet of right ventricle，DORV）是一种少见的复杂先心病，基本病理改变是指肺动脉及主动脉均完全起自形态学右心室，或一支大动脉全部及另一支大动脉大部分起自右心室。

【相关临床】★★△△

经典的右室双出口病理改变包括以下三部分：主动脉和肺动脉均起自形态学右心室；两组半月瓣与房室瓣间均为肌性圆锥分隔，无纤维连接，形成双圆锥肌或共同圆锥肌；室间隔缺损作为左心室的唯一出口。但此标准过于严格，根据外科需要，临床对右室双出口的概念还包括以下两种情况：肺动脉完全起自形态学右心室，主动脉骑跨于解剖右心室侧≥75%；主动脉完全起自形态学右心室，肺动脉骑跨于解剖右心室侧≥50%，即陶西 - 平（Taussig-Bing）畸形。

右室双出口根据是否合并室间隔缺损及肺动脉狭窄和室间隔缺损的位置，可有不同的血流动力学改变及临床症状：如室间隔缺损位于肺动脉瓣下，左心室的血液通过室间隔缺损流入肺动脉，血流动力学及临床症状类似完全性大动脉转位；如室间隔缺损位于主动脉瓣下合并肺动脉狭窄，左心室的血流通过室间隔缺损大部分流入主动脉，右心室向肺动脉流出受阻，血流动力学及临床症状类似法洛四联症。

【影像学检查方法】★★△△

1. X线胸片 表现复杂，无特异性。

2. CT 对内脏 - 心房位、房 - 室连接、心室 - 大动脉连接做出准确判定，没有体位重叠，对合并的其他畸形的检出如完全性心内膜垫缺损，特别是心外畸形，如主动脉弓离断、缩窄、肺动脉狭窄及体肺侧枝等是超声心动图的补充。

3. 超声心动图 对心内畸形的诊断具有优势，对于合并的心外畸形的检出受限。

【影像学表现】★★△△

1. X线表现 合并肺动脉狭窄的DORV，表现为两肺血减少，肺动脉段凹陷等肺血减少发绀型先心病；无肺动脉狭窄的DORV，表现为两肺血增多，两肺门动脉扩张，肺动脉段凸出，心室增大等肺动脉高压改变。

2. CT表现 以横断图像为基础，以两组半月瓣为中心，行多切面多角度MPR重建，明确两大动脉与右心室的解剖关系主要有以下三种：①两大动脉均完全起自形态学右心室；②肺动脉完全起自形态学右心室，主动脉骑跨≥75%，即至少两个窦在室间隔的右心室侧；③主动脉完全起自形态学右心室，肺动脉骑跨≥50%，即至少一个瓣窦在室间隔的右心室侧。以横断图像为基础，以两组半月瓣下为中心，行多角度斜矢状位MPR重建，显示主动脉瓣和肺动脉瓣下均为肌性流出道，与二尖瓣均无纤维连接。以横断图像为基础，观察两大动脉位置可正常，也可为左/右异位。以室间隔缺损为中心，行多切面多角度MPR重建，明确室间隔缺损位于主动脉瓣下、肺动脉瓣下或远离两半月瓣，并测量缺损大小及缺损上缘与半月瓣的距离。重建肺动脉，显示肺动脉狭窄的部位和程度。

3. 超声心动图表现 如上述CT表现，对观察房、室间隔缺损，两大动脉起止排列关系非常有价值。超声的另一个优势是评价瓣膜情况，及间接评估肺动脉压力。

三、单心室

【概况】★★△△

单心室（single ventricle，SV）的经典定义指两组房室瓣或一组共同房室瓣开口于一个心室，可有或无残余心腔，是少见的复杂先天性心脏畸形。

【相关临床】★★△△

在单心室心脏中，一个主要心室构成心室绝大部分，可以是左心室结构，也可以是右心室结构，还可以是不定型心室，可有或无残余心腔，残余心腔如果只有流出道，没有流入道，称为输出腔，如果既无流入道，也无流出道，称为小梁囊，通过室间隔缺损与主心室相通，有时将室间隔缺损称作球室孔。只要小的残余心腔在单独情况下不能向肺循环或体循环泵血，一大一小两个心室结合在一起就构成了功能性单心室。

无肺动脉狭窄者，发绀较轻，由于肺循环阻力较体循环低，单心室收缩后，流入肺动脉的血流增加，左向右分流导致肺血增多，肺动脉高压，发绀逐渐加重。肺动脉轻度狭窄时，左向右分流少，肺血轻度增多，患者早期症状轻，可存活到较大年龄。而肺动脉重度狭窄时，肺循环血流减少，早期既有明显发绀且逐渐加重，有杵状指。

【影像学检查方法】★★△△

1. X线胸片 表现复杂，无特异性。

2. CT 有利于对心腔、大动脉的方位做出准确判定，根据心室肌小梁结构、明确主心腔为解剖学左心室、右心室还是未定型心室。另外对肺、支气管、上腹部器官（肝脏、脾脏、胃泡）的显示与重建，有助于对内脏位置的判断，从而明确无脾综合征、多脾综合征等复杂畸形的诊断，是超声心动图和心血管造影无法比拟的。

3. 超声心动图 对心内畸形及主心腔的形态学判断具有优势，而对于合并的心外畸形检出受限。

【影像学表现】★★△△

1. X线表现 两肺血偏少，主动脉可无右弓右降，心室增大。

2. CT表现

（1）单心室分型诊断：以横轴图像为基础，自上而下逐层分析，结合多平面重组MPR，在房室瓣层面显示两组房室瓣或一组大的共同房室瓣开口于单一心室腔，根据心腔内肌小梁粗细判断心腔类型。左心室型单心室的主心腔肌小梁较细腻，无较大肌块的肌性流出道，为形态学左心室结构。其左或右前方可见肌小梁较粗大的右室结构的输出腔，借球室孔与主心腔相通，其上有大动脉发出。右室型单心室的主心腔肌小梁较粗大，有较大肌束造成的充盈缺损，将半月瓣与房室瓣分开，有肌性流出道，为形态学右心室结构。可见肌小梁较细腻的左心室结构的残余小梁囊，不与房室瓣相通，位于后方。主心腔肌小梁形态不典型，难以区分是形态学左或右心室结构，为未定型单心室。

（2）心房结构及房室连接的判断：横轴位自上而下逐层观察，根据心耳的形态和肺静脉的连接关系区别左右心房，明确有无房间隔缺损存在，显示房室瓣的数目，明确为两组房室瓣还是一组大的共同房室瓣。

（3）大动脉-心室连接及大动脉位置关系判断：左心室型单心室多存在左位型大动脉异位，升主动脉位于左前方，主动脉瓣下有肌性流出道与右室结构的输出腔相连。右室型单心室多存在右位型大动脉异位，可见双圆锥肌。不定型单心室多存在右位型大动脉异位。

（4）内脏-心房位置关系判断：根据房耳判断心房结构，肺静脉引流入左心房，上下腔静脉引流入右心房。单心室常合并单心房，伴有内脏的解剖变异。左心房异构时，两侧均为解剖左心房结构，并存腔静脉回流异常，如下腔静脉肝段缺如，多合并无脾。右房异构时，两侧均为解剖右房结构，并存肺静脉畸形引流，多合并多脾。

3. 超声心动图表现 可见上述CT表现，对于显示心腔内血流、单心室分型、瓣膜的发育和功能情况等，可以起到独到的作用。

（高 扬 吕 滨）

参考文献

[1] 戴汝平. 先天性心脏病多排螺旋CT成像与诊断，2009.

[2] 吕滨，蒋世良. 心血管病CT诊断. 北京：人民军医出版社，2012.

[3] 刘玉清. 心血管病影像诊断学. 北京：安徽科学技术出版社，1999.

[4] Han BK, Rigsby CK, Hlavacek A, et al. Computed tomography imaging in patients with congenital heart disease Part I: Rationale and Utility. An Expert Consensus Document ofthe Society of Cardiovascular Computed Tomography (SCCT). J Cardiovasc Comput Tomogr, 2015 (9): 475-492.

[5] Han BK, Rigsby CK, Hlavacek A, et al. Computed tomography imaging in patients with congenital heart disease Part I: Rationale and Utility. An Expert Consensus Document ofthe Society of Cardiovascular Computed Tomography (SCCT). J Cardiovasc Comput Tomogr, 2015 (9): 473-513.

第52章 心 肌 病

第1节 遗传性心肌病

一、肥厚型心肌病

【概况】★△

肥厚型心肌病（Hypertrophic cardiomyopathy，HCM）是以左心室和（或）右心室肥厚（常为非对称性）、心室腔变小、左心室充盈受阻和舒张期顺应性下降为特征的心肌病。多见于青少年，男女无差异，遗传学上属常染色体显性遗传，病理特征是心脏结构改变，肌细胞能量代谢紊乱。

【相关临床】★★△△

1. 常有心悸、气短、头痛、头晕等症状，多数病例于胸骨左缘或心尖部闻及较响的收缩期杂音。

2. 少数病例可发生晕厥，甚至猝死，为青少年猝死的主要原因（常在运动中）；心肌肥厚＞30 mm、有家族史、既往有晕厥及嗜睡史或室性心动过速者均可导致上述风险提升。

【影像学检查方法】★△

超声心动图是首选检查方法，可直接显示心肌和心腔的形态变化及其功能动态改变。心脏磁共振可全面显示HCM的形态变化，观察心室运动功能，还有助于显示继发的房室瓣关闭不全。胸部CT为HCM的辅助检查方法，可显示室壁及肌部间隔异常肥厚的部位、程度和范围。X线平片对HCM诊断限度较大。心血管造影仅用于左室流出道梗阻狭窄介入或手术治疗适应证的选择。

【影像学表现】★★△△

1. X线表现 无特异性表现；可出现心肌肥厚的间接征象（左心缘上抬、圆钝）；晚期可表现为心影增大及心衰的征象。

2. 超声表现 室间隔非对称性肥厚最常见；室间隔增厚及运动减弱；病变心肌回声增强，呈毛玻璃样或斑点样强弱不均；梗阻性肥厚性心肌病左室流出道变窄，左室腔变小；二尖瓣前叶收缩期向前运动（systolic anterior motion，SAM）。

3. CT表现 非对称性室间隔肥厚最常见：室间隔肥厚，其与左室后壁厚度之比大于1.5。

4. MRI表现 室间隔肥厚最常见，异常肥厚的心肌呈均匀的中等信号；心脏整体收缩功能正常或增强，但心肌普遍肥厚或病程晚期时，收缩功能减弱；肥厚型梗阻性心肌病导致收缩期二尖瓣通过流体作用向前运动；对比剂延迟增强扫描于肥厚心肌处可出现非节段性、局灶性的延迟强化，多分布于心肌中层。

【鉴别诊断】★△

1. 其他与心肌肥厚有关的心肌病，如淀粉样变、血色素沉着病等，需结合临床及其他部位影像学表现。

2. 其他心肌肥厚的原因，如主动脉瓣狭窄、动脉性高血压、运动员心脏（以轻至中度肥大为特点）。

二、致心律失常性右室心肌病

【概况】★△

致心律失常性右室心肌病（arrhythmogenic right ventricular cardiomyopathy，ARVC），既往又称致心律失常性右室发育不良，可以累及右室局部或整个右室，导致右室扩张，亦可累及左心室，但室间隔很少受累。

【相关临床】★△

1. 发病率未知，但在一般成人人口中的患病率估计约为1/2000到1/5000。

2. 临床表现多样，包括头晕、心悸、晕厥、胸痛、呼吸困难甚至心源性猝死。

3. 室性心律失常的发生频率与ARVC的严重程度相关。最常见的心律失常是单形性室速（持续或非持续性）和左束支传导阻滞。心源性猝死可以是ARVC患者的首发症状。

【影像学检查方法】★△

检查方法须根据主要和次要表现进行多种组合；心电图、心脏超声和心肌活检都是很有价值的检查方法，MRI亦具有重要的作用，主要用于明确有无结构和功能方面（特别是右心室）的异常。

【影像学表现】★★△△

1. **X线表现** 无特异性表现，诊断限度较大。

2. **超声表现** 超声采集便利，并且能够较好地显示右心室异常，包括右心室增大（特别是右室流出道增宽）、右室收缩功能减弱、肌小梁紊乱、室壁节段性膨出等。

3. **CT表现** 可以显示右室容积增大、肌小梁增多、心肌脂肪沉积及扇贝样改变等异常。

4. **MRI表现** 心脏MR是诊断ARVC的重要手段，但是对于临床或其他检查手段已经诊断ARVC的患者，无需再行CMR检查。MR异常表现包括：局部或整体心室扩张及运动障碍、心肌内脂肪沉积、心肌延迟强化、局部心肌变薄等。

5. **右心室造影** 非常规检查项目，但是对于有心肌活检操作的患者，可以同时行右心室造影。右心室造影异常结果包括肌小梁增厚、隐窝加深、心室容积增加等。

【鉴别诊断】★△

2010年修订版Task Force诊断标准共分六项，每项又分主要标准和次要标准，以下情况可诊断为ARVC：满足两个主要标准；或满足一个主要标准和两个次要标准；或者满足不同项的四个次要标准。

ARVC的鉴别诊断包括累及右心室的全身或局部心肌病变：

1. 如Uhl's病（右心室发育不良），表现为右心室部分或完全缺如。

2. 特发性右室心动过速，虽然心电图亦表现室性心动过速，但心脏结构正常。

3. 心肌炎或结节病，亦可出现室性心动过速、室壁局部运动异常，伴或不伴有炎性表现。

此外，部分先心病、肺动脉高压以及胸廓异常等亦可导致右心室增大或异常，诊断时需加以鉴别。

三、左心室心肌致密化不全

【概况】★△

心肌致密化不全是以心室内异常粗大的肌小梁和交错的深隐窝为特征的一种与基因相关的遗传性心肌病，是由于正常心内膜胚胎发育停止导致。因主要累及左心室，常被称为左室心肌致密化不全（left ventricular non-compaction，LVNC）。少数单独累及右心室或双心室，受累心腔多扩大，收缩功能减低。

【相关临床】★★△△

1. LVNC有家族发病倾向，也可孤立存在，或与其他先天性心脏畸形并存。

2. 粗大的肌小梁和深陷其间的隐窝形成网状结构，心肌分为非致密心肌和薄的致密层心肌；以近心尖部室壁节段最为明显，一般不累及基底段室壁。

3. LVNC在普通人群发病率为0.05%～0.24%，各年龄层均可发病；临床表现和预后多样，常见临床表现包括心衰、胸痛、血栓栓塞（包括卒中）、房性/室性心律失常，以及心脏骤停事件。

【影像学检查方法】★△

超声心动图是影像学诊断LVNC的主要方法，操作便利，可用于LVNC疾病的诊断和随诊；同时该病在MRI、CT、心室造影和核素显像上也有一些异常征象。

【影像学表现】★★△△

1. **X线表现** 无特异性表现；可表现正常，进展期可见左心衰征象，心影增大。

2. **超声表现** 目前普遍接受的是Jenni标准：

（1）心肌由非致密心肌（肌小梁增多、隐窝深陷）和薄的致密层心肌两层组成，收缩末期短轴两腔心上显示非致密层心肌和致密层厚度之比＞2.0。

（2）彩色多普勒图像显示肌小梁间隙内存在血流，并与心室腔相通。

（3）受累节段主要位于左室心尖段或中间段的下壁及侧壁。

诊断时需同时满足以上三项，可合并有非致密心肌或邻近节段室壁运动减弱。其他非特异性表现包括：左室收缩功能减弱、舒张功能障碍、左室血栓形成、乳头肌结构异常等。

3. MRI表现 MR空间分辨率高，可见非致密层心肌呈“网格状”改变，增多且粗乱的肌小梁与肌小梁间深陷的隐窝黑白相间，有时可见隐匿的附壁血栓，非致密层心肌可出现延迟强化；其诊断标准与超声略有不同：舒张末期非致密层与致密层心肌厚度之比>2.3，肌小梁增多节段心肌质量/左室心肌质量>20%等。

4. CT表现 可显示左室心尖部、侧壁增厚，心室壁外层密度均匀性增高，而内层密度较低。增强CT可见小梁隐窝间有造影剂充盈。

【鉴别诊断】★△

LVNC诊断主要基于临床表现及心脏形态学改变，由于缺乏诊断金标准，因此形态学测量参数的敏感性及特异性尚不确定。鉴别要点在于不能仅依靠1-2个节段异常，应该结合受累节段数以及致密化不全的严重程度综合考虑。主要与下列疾病进行鉴别：

1. 肥厚型心肌病 心室肌小梁可呈类似于LVNC的肌小梁改变，但无典型深陷的肌小梁间隙。

2. 扩张型心肌病 可有较多突起的肌小梁，但数量上与LVNC相差甚远，且缺乏深陷的肌小梁间隙；室壁厚度呈均匀性变薄，不同于LVNC时的厚薄不均。

3. 左心室心尖部血栓形成 心尖部的血栓有时可被误诊为LVNC，但血栓回声密度不均有助于鉴别。

四、原发性血色病性心肌病

【概况】★△

血色病（hemachromatosis，HCH）是一种慢性铁代谢障碍性全身疾病，含铁血黄素在肝、脾、肾上腺、垂体、胰腺、心脏等组织中沉积，造成多器官损害。

原发性血色病为常染色体隐性遗传，心肌受累时称为血色病性心肌病，心肌细胞内进行性铁沉积，晚期被肌原纤维所取代，发生细胞变性和纤维化。整个心脏肥大、心肌肥厚。

【相关临床】★△

1. 典型表现 转氨酶升高；肝脾大；关节病；心肌铁物质增加导致心衰表现，可有心律失常。

2. 症状不典型者结合肝活检、心内膜心肌活检可明确诊断。

3. 血色病性心肌病心脏受累者包括限制性心肌病和扩张型心肌病二者兼有的特征。

【影像学检查方法】★△

心血管磁共振成像（CMR）可以检测到心肌铁过载。

【影像学表现】★★△△

1. X线表现 通常表现正常，亦可表现为心影增大；可有心衰的征象：肺静脉淤血、胸腔积液等。

2. CT表现 可表现心肌肥厚；肝、脾受累者，可发现肝、脾增大，平扫CT值增高。

3. 超声表现 心室扩张、心肌肥厚；收缩和舒张功能减低；可有心肌回声增强。

4. MRI表现 T1WI、T2WI和$T2^*$WI序列的心肌信号减低，T2WI的信号强度和心肌铁物质沉积的量密切相关，可用于检测螯合剂的疗效。

【鉴别诊断】★△

血色病性心肌病心脏受累者包括限制性心肌病和扩张型心肌病二者兼有的特征，而且血色素病心肌受累的发生率较预想的更常见，文献报道约15%，对于没有如皮肤、肝、脾等其他部位受累表现患者，不能完全排除血色素心肌病可能。

继发性血色病性心肌病发生在大量输血的患者，如再生性障碍性贫血、骨髓异常增生综合征等，一般死于心肌铁质沉着引起的继发性血色病性心肌病。

（曹 剑 王怡宁）

第2节 混合性心肌病

一、扩张型心肌病

【概况】★△

扩张型心肌病（dilated cardiomyopathy，DCM）是一种原因未明的心肌疾病。本病的特征为左或右心室或双侧心室扩大，并伴有心室收缩功能减退，伴或不伴充血性心力衰竭。室性或房性心律失常多见。病情呈进行性加重，死亡可发生于疾病的任何阶段。

【相关临床】★★△△

1. 最常见的心肌病类型（50%），是年轻人心衰的主要原因，以男性居多。

2. 分为原发性、继发性及特发性DCM；常见原因包括：特发性（50%）、心肌炎（9%）、缺血性心脏病（7%）、浸润性疾病（5%）、围产期心肌病（4%）、高血压（4%）等。

3. 充血性心力衰竭、各种心律失常和体动脉栓塞是常见的临床症状。预后与病因相关，NYHA心衰指数、左室射血分数以及最大耗氧量（peak VO_2）是最重要的几项预测指标。

【影像学检查方法】★△

X线平片及超声心动图简便、易行，对扩张型心肌病的诊断仍为常用的方法，具有初步筛选作用。MR和CT增强扫描检查可直接显示心肌和心腔的形态变化及其功能动态改变。心血管造影仅用于与冠心病的鉴别诊断。

【影像学表现】★★△△

1. X线表现 心脏成球样增大，多为中度至重度增大，各房室均可增大，以左室增大为著；多有不同程度的肺淤血、间质性肺水肿。

2. 超声表现 全心腔扩大，以左心为主；室间隔及左室后壁变薄，运动幅度普遍减低，收缩期室间隔增厚率＜30%；二尖瓣开放幅度减小，呈“钻石样”改变；可见不同程度的房室瓣关闭不全。

3. CT表现 心脏增大以左室扩张为主，室壁和肌部间隔厚度正常或稍变薄；若有附壁血栓，则表现为左室心尖-前壁区域的充盈缺损；肺血管亦可扩张；可见胸腔积液，取决于心功能代偿情况。

4. MRI表现 所见基本同CT；对比剂延迟强化可显示典型的斑片样或线状高信号（延迟强化），主要累及室间隔，提示心肌间质纤维化，与心肌梗死的节段分布的强化方式不同；MRI电影序列还有助于显示继发的房室瓣关闭不全。

【鉴别诊断】★△

DCM表现为左室或左右心室扩张、收缩功能受损（如左室射血分数＜40%或收缩期心肌缩短分数＜25%），其诊断为排除性诊断，即排除其他原因造成的心脏扩大、心功能不全，根据临床表现及辅助检查即可做出诊断。

如果患者表现为DCM，但是病史、各项检查甚至心内膜活检均未发现明确病因时，则称为特发性DCM。

二、限制型心肌病

【概况】★△

限制型心肌病（restrictive cardiomyopathy，RCM）是以舒张功能异常为特征，表现为限制性充盈障碍的心肌病，以单或双心室充盈受限，舒张期容积缩小为特征，但心室收缩功能及室壁厚度正常或接近正常。可单独出现，也可与其他疾病（淀粉样变性、伴或不伴嗜酸粒细胞增多的心内膜疾病）同时存在。

【相关临床】★△

1. RCM可分为心肌疾病和心内膜心肌病两大类，前者可分为非浸润性心肌病、浸润性心肌病、贮积性心肌病，后者可分为闭塞性及非闭塞性心肌病。

2. 临床表现可分为右心型、左心型和双室型三个类型：右心型表现为三尖瓣关闭不全，肝大、腹水，但下肢无或仅有轻度浮肿；左心型类似二尖瓣关闭不全，常有呼吸困难、胸痛等；双室型为两组症状和体征的组合，但常以右心损害及其表现为著。

【影像学检查方法】★△

X线平片用于初步筛选限制型心肌病。超声心动图是该病的首选的影像检查方法。MRI和CT是该病的辅助检查方法，可直接显示心肌和心腔的形态变化及其功能动态改变。心血管造影有时仅用于限制型心肌病的鉴别诊断，目前临床很少使用。

【影像学表现】★★△△

1. X线表现

（1）右心型：心脏普遍增大或呈球形，常伴巨大右心房；肺血减少，为右心排血减低所致。

（2）左心型：心脏和左心房增大程度较轻，或心脏不大；肺淤血。

（3）双室型：为上述两型征象的组合，心脏多呈中至高度增大，常以右心损害表现为著。

2. 超声表现

（1）右心型：右室心尖部心内膜回声增强增厚，心尖部心腔闭塞；右室流出道增宽；三尖瓣叶增厚、变形，失去关闭性能；右房明显增大；肺动脉细。

（2）左心型：左室心尖部变钝，伴不同程度的二尖瓣关闭不全及左房增大，肺动脉扩张。

（3）双室型：常以右心病变为主。

3. CT表现：与MRI所见类似。

4. MRI表现：是确诊RCM的重要手段。

（1）右心型：右心室腔变形，心尖闭塞，流出道扩张；右心房明显扩张，呈中高信号；三尖瓣中重度关闭不全。

（2）左心型：左心室腔心尖变形，圆隆或闭塞；左心房扩张，伴二尖瓣轻度关闭不全。

（3）双室型：为上述两型征象的组合，常以右心损害表现为著。

（4）对于继发型心肌病损害者，MRI表现包括强化特征和（或）T2WI的信号特征，常见基础疾病包括心肌淀粉样变、肉瘤样变或血色素沉着症等。

【鉴别诊断】★△

1. 缩窄性心包炎 以下要点有助于缩窄性心包炎的诊断：①有活动性心包炎的病史；②奇脉；③心电图无房室传导障碍；④CT或MRI显示心包增厚；⑤胸部X线有心包钙化；⑥超声心动图示房室间隔切迹，并可见心室运动协调性降低；⑦心室压力曲线的特点为左右心室充盈压几乎相等（差值＜5 mmHg）；⑧心内膜心肌活检无淀粉样变或其他心肌浸润性疾病表现。

2. 肥厚型心肌病 肥厚型心肌病可表现出心室舒张期顺应性降低，舒张压升高，患者常出现呼吸困难、胸痛、晕厥，但是本病无RCM特有的舒张早期快速充盈和舒张中、晚期缓慢充盈的特点，有助于鉴别。

3. 缺血性心肌病和高血压性心肌肥厚 两种情况均可有不同程度的心肌纤维化改变，且均有心室顺应性降低等表现，与RCM表现相似，但缺血性心肌病有明确的冠状动脉病变证据，高血压性心肌肥厚多有长期血压升高及左心功能不全的病史，两者在临床上均以左心受累和左心功能不全为特征，有助于鉴别。

（曹　剑　王怡宁）

第3节　获得性心肌病

一、应激性心肌病

【概况】★△

应激性心肌病，又称心尖球形综合征、Takotsubo心肌病，于1991年由Dote首次在日文文献中报告，可能是一种临床表现类似急性心肌梗死的急性扩张型心肌病，其特点是突然起病后快速好转，为可逆性改变。

【相关临床】★★△△

1. 病因不明，有学者认为与情绪紧张有关，或与冠脉痉挛、微血管缺血及心肌炎有关；冠状动脉及心肌形态正常。患者以中年女性居多。

2. 患病率尚未明确，在疑似急性冠脉综合征（ACS）患者中约有1%～2%的患者为心尖球形综合征。

3. 典型表现有急性心肌梗死症状；胸痛，心绞痛；ST段改变；肌钙蛋白及CK轻度上升。

【影像学检查方法】★△

冠脉血管造影用于除外冠心病；MRI可评估心肌活性。

【影像学表现】★★△△

1. X线及CT表现 根据左心室增大情况可有相应表现；CT可显示左心室前壁和心尖部心肌变薄，甚至室壁瘤改变，冠状动脉主干血管可正常。

2. 超声表现 典型的功能障碍表现包括心尖或心室下部心肌运动减弱或丧失（心尖气球样变）。

3. MRI表现 心脏MR对于应激性心肌病的诊断和评估具有重要作用，尤其是在超声检查不能明确的情况下，电影序列能够充分显示受累节段运动功能障碍，平扫可以发现心肌水肿表现，有时可见心室内血栓形成，延迟扫描较少出现心肌延迟强化，与左心室受累程度不符，提示大量的存活心肌。

【鉴别诊断】★△

1. 急性心肌梗死 冠脉血管造影有助于鉴别。

2. 心肌炎 也可以出现类似应激性心肌病的表现，如局部室壁运动异常和肌钙蛋白升高等，但是缺乏典型的心尖部室壁运动异常，而且心脏异常表现恢复较慢。

二、围产期心肌病

【概况】★△

围产期心肌病（peripartum cardiomyopathy，PPCM）是一种发生在妇女分娩前、后，病因不明，以心肌病变为基本特征和以充血性心力衰竭为主要表现的心脏病变。

高龄、多产、多胎及有妊娠中毒史的产妇发病率较高。

【相关临床】★△

1. 产前3个月至产后6个月内出现症状，怀孕36周之前很少出现。

2. 临床表现：心脏扩大，左室扩大为主；心力衰竭，表现为进行性加重的劳力性呼吸困难和体循环淤血体征；心律失常，各种类型心律失常均有，室早和房颤多见；及栓塞事件，脑、肺、肾动脉栓塞最常见。

【影像学检查方法】★△

超声心动图。

【影像学表现】★△

1. X线表现 心影增大，肺静脉充血伴或不伴有间质水肿，可出现胸水。

2. 超声表现 左心室收缩功能降低，LVEF＜45%，左心室可扩张；还可以见到左房血栓形成，右心室扩张，右室运动减弱，二尖瓣/三尖瓣反流，心包积液等。

3. MRI表现 PPCM在MRI的表现有待进一步评估。当超声心动无法明确诊断时，MRI有助于评估左室收缩功能及左室容积。PPCM延迟强化表现多样，提示预后不佳。

4. 心脏造影表现 心室造影可用于压力测量，目前已逐步被多普勒超声取代。冠脉造影仅用于某些需除外冠心病的患者。由于放射暴露和对比剂的使用，该项操作须慎重。

【鉴别诊断】★△

2010年欧洲心脏协会（ESC）指出PPCM应具有如下特征：在怀孕晚期或产后最初几个月内出现心衰症状；没有其他导致心衰的原因；左室射血分数低于45%，有或无左心室扩张。

PPCM是一项排除性诊断；心脏既存的心肌或瓣膜疾病，或者肺部病变，由于怀孕期间血流动力学改变，可能表现出类似PPCM的症状，诊断时需加以排除。

（曹　剑　王怡宁）

第4节　继发性心肌病

一、淀粉样变性心肌病

【概况】★△

淀粉样变心肌病是一种心肌功能紊乱的疾病，在心肌组织内沉积有能被苏木紫-伊红均匀染色的淀粉样蛋白质。分为原发性和继发性：发生于多发性骨髓瘤者、类风湿性关节炎、溃疡性结肠炎和消耗性疾患等，均称为继发性淀粉样变。如无以上病因，则为原发性淀粉样变，多与遗传有关。

【相关临床】★★△△

1. 典型表现：限制型心肌病最常见，表现为右心功能不全和周围性水肿；其他典型表现还包括：心衰，晕厥，心律不齐，心包积液等。

2. 预后很差，平均寿命1年。

【影像学检查方法】★△

MRI和超声。

【影像学表现】★★△△

1. X线及CT表现 心影增宽或倾斜，提示心包积液或胸腔积液；可有肺部受累；其他系统或器官亦有受累。

2. 超声表现 局限性心肌增厚（不均匀高回声）；舒张功能减低；可有心包积液。

3. MRI表现 心室壁相对增厚，心肌顺应性减低，收缩和舒张功能下降，但以心室舒张受限明显；心内膜下延迟强化是心肌淀粉样变性最常见的延迟增强形式，严重者左室壁呈现弥漫且透壁性强化，具有特征性，右室壁、心房壁、房间隔及房室瓣亦可呈现不同程度的强化；此外，还可见心包及胸腔积液，可伴有肺部受累。需要注意的是，正常MRI表现不能排除早期的心肌淀粉样变性。

【鉴别诊断】★△

心肌淀粉样变性时，心脏MRI延迟强化所表现的特征性强化与冠心病、肥厚型心肌病、心肌炎以及心内膜心肌纤维化等强化均有不同，结合临床可以正确的提示诊断。

在确诊淀粉样变的情况下如出现新的心脏相关症状，应高度怀疑淀粉样变心肌受累。

二、自身免疫性心肌病

【概况】★△

自身免疫性疾病累及心脏，可以导致心肌病或心肌炎改变，其他结构亦可受累。

【相关临床】★△

1．自身免疫性疾病可能导致扩张型心肌病（扩心病）。扩心病患者家族中，存在自身免疫性抗体的成员发生心肌病的风险较高；动物实验及临床研究已经证实某些抗心肌抗体治疗自身免疫性疾病引起的扩心病的有效性。

2．系统性红斑狼疮患者心脏受累比较常见，瓣膜、心包、冠脉及心肌等均可受累，心肌受累时可表现为静息性心动过速、心电图异常及不明原因的心脏增大等。免疫抑制治疗对于心脏功能的改善并非总是有效的。

【影像学检查方法】★△

超声和 MRI。

【影像学表现】★△

同相应的心肌病或心肌炎表现。

【鉴别诊断】★△

单纯从心脏影像学表现上较难鉴别，需结合临床表现和实验室检查方可做出诊断。

（曹 剑 王怡宁）

参 考 文 献

[1] Gersh BJ, Maron BJ, Bonow RO, et al. 2011 ACCF/AHA guideline for the diagnosis and treatment of hypertrophic cardiomyopathy: executive summary: a report of the American College of Cardiology Foundation/American Heart Association Task Force on Practice Guidelines. Circulation, 2011, 124: 2761.

[2] Richardson P, McKenna W, Bristow M, et al. Report of the 1995 World Health Organization/International Society and Federation of Cardiology Task Force on the Definition and Classification of cardiomyopathies. Circulation, 1996, 93: 841.

[3] European Heart Rhythm Association, Heart Rhythm Society, Zipes DP, et al. ACC/AHA/ESC 2006 guidelines for management of patients with ventricular arrhythmias and the prevention of sudden cardiac death: a report of the American College of Cardiology/American Heart Association Task Force and the European Society of Cardiology Committee for Practice Guidelines (Writing Committee to Develop Guidelines for Management of Patients With Ventricular Arrhythmias and the Prevention of Sudden Cardiac Death). J Am Coll Cardiol, 2006, 48: e247-346.

[4] Marcus FI, McKenna WJ, Sherrill D, et al. Diagnosis of arrhythmogenic right ventricular cardiomyopathy/dysplasia: proposed modification of the task force criteria. Circulation, 2010, 121: 1533.

[5] Elliott P, Andersson B, Arbustini E, et al. Classification of the cardiomyopathies: a position statement from the European Society Of Cardiology Working Group on Myocardial and Pericardial Diseases. Eur Heart J, 2008, 29: 270.

[6] Jenni R, Oechslin E, Schneider J, et al. Echocardiographic and pathoanatomical characteristics of isolated left ventricular non-compaction: a step towards classification as a distinct cardiomyopathy. Heart, 2001, 86: 666.

[7] 赵世华. 心血管磁共振诊断学. 北京：人民军医出版社，2011

[8] 金征宇. 医学影像学. 2 版. 北京：人民卫生出版社，2010

[9] 李佩玲. 心脏影像学. 北京：人民卫生出版社，2015

[10] Felker GM, Thompson RE, Hare JM, et al. Underlying causes and long-term survival in patients with initially unexplained cardiomyopathy. N Engl J Med, 2000, 342 (15): 1077-1084.

[11] Caforio AL, Mahon NG, Baig MK, et al. Prospective familial assessment in dilated cardiomyopathy: cardiac autoantibodies predict disease development in asymptomatic relatives. Circulation, 2007, 115 (1): 76-83.

[12] Kushwaha SS, Fallon JT, Fuster V. Restrictive cardiomyopathy. N Engl J Med, 1997, 336 (4): 267-276.

[13] Dote K, Sato H, Tateishi H, et al. Myocardial stunning due to simultaneous multivessel coronary spasms: a review of 5 cases. J Cardiol, 1991, 21 (2): 203-214.

[14] Eitel I, von Knobelsdorff-Brenkenhoff F, Bernhardt P, et al. Clinical characteristics and

cardiovascular magnetic resonance findings in stress (takotsubo) cardiomyopathy. JAMA, 2011, 306 (3): 277-286.
[15] Sliwa K, Hilfiker-Kleiner D, Petrie MC, et al. Current state of knowledge on aetiology, diagnosis, management, and therapy of peripartum cardiomyopathy: a position statement from the Heart Failure Association of the European Society of Cardiology Working Group on peripartum cardiomyopathy. Eur J Heart Fail, 2010, 12 (8): 767.
[16] Maceira AM, Joshi J, Prasad S K, et al. Cardiovascular magnetic resonance in cardiac amyloidosis. Circulation, 2005, 111 (2): 186-193.
[17] Iwata M, Yoshikawa T, Baba A, et al. Autoantibodies against the second extracellular loop of beta1-adrenergic receptors predict ventricular tachycardia and sudden death in patients with idiopathic dilated cardiomyopathy. J Am Coll Cardiol, 2001, 37: 418-424.
[18] Yoshikawa T, Baba A, Nagatomo Y. Autoimmune mechanisms underlying dilated cardiomyopathy. Circ J, 2009, 73 (4): 602-607.

第 53 章 心肌炎性病变

第 1 节 感染性心肌炎

【概况】★△

1. 心肌炎（myocarditis）是指以心肌的局限性或弥漫性炎性病变为主要表现的疾病。根据病因可分为感染性与非感染性两大类。

2. 感染性心肌炎可由病毒、细菌、螺旋体、立克次体、真菌等引起。病毒性心肌炎（viral myocarditis）是感染性心肌炎最常见的类型，是嗜心肌病毒感染引起的以心肌非特异性间质性炎症为主要病变的心肌炎，以柯萨奇病毒和腺病毒最常见。

【相关临床】★★△△

1.2013 年欧洲心脏病年会（ESC）提出临床拟诊心肌炎的标准：

（1）临床表现：急性胸痛；数天至 3 个月内新发生的心衰；亚急性或慢性心衰急性加重；心悸，无明显诱因的心律失常、晕厥或心源性猝死；不能解释的心源性休克。

（2）辅助检查：心电图改变，ST-T 改变、房室传导阻滞、异常 Q 波、室上性心动过速等；心肌损伤标志物，肌钙蛋白 I 或 T 升高；超声心动图或心脏磁共振示心脏结构和功能异常；心脏磁共振示心肌水肿和（或）典型延迟强化表现。

疑似心肌炎的诊断标准：有≥1 个临床表现并有辅助检查≥1 项辅助检查异常者；若无临床症状，则需符合≥2 项辅助检查异常者；同时均应排除其他疾病。

2. 扩张型心肌病合并慢性心力衰竭是心肌炎晚期的主要结局。

【影像学检查方法】★△

1. 胸部 CT 无特征性改变，可显示心脏基本结构，除外有无冠心病、心肌病等其他病因诱发的心力衰竭，非一线检查方法，可能为临床不典型患者首诊常用的检查方法。

2. 心脏磁共振 能全面地评价心脏的结构形态、心室功能、心肌活性和炎性反应，无创、无辐射，对心肌炎诊断及随访有很高的价值。但检查时间较长，危重症患者或幼儿往往难以配合检查。

3. 超声心动图 无特征性改变，但可评估心脏结构与功能，除外有无瓣膜疾病、心肌病等其他病因诱发的心力衰竭，无创、简便、经济，是临床尤其急诊常用的一线检查方法。

4. 核医学检查 ^{99m}Tc-MIBI 心肌灌注显像、抗肌球蛋白抗体心肌显像等常用方法检测心肌炎症坏死的敏感性高，但特异性差，有放射性，非一线检查方法。

【影像学表现】★★△△

1. 美国心脏病学学院心血管介入杂志（JACC）2009 年心脏磁共振在心肌炎中的应用白皮书提出 Lake Louise 标准：

（1）T2WI 示局部或全心心肌信号强度增高，提示心肌水肿。

（2）钆对比剂增强 T1WI 示心肌 / 骨骼肌早期强化率增高。

（3）钆对比剂延迟强化（LGE）示至少 1 处延迟强化灶，且病变分布与典型缺血性改变不符。

符合以上 3 条中 2 条或以上时诊断成立。其中第 3 条提示心肌炎症引起的心肌损伤或瘢痕形成。若仅符合 3 条中 1 条或虽均不符合，但临床有证据高度疑似心肌炎，应在初次检查 1-2 周后复查心脏核磁。

左室功能异常或心包积液为次要诊断依据。

2. 其他表现

（1）心腔不同程度的扩大。

（2）心肌局部变薄，增强 CT 可见心肌局部低密度低强化灶。

（3）超声心动图或心脏磁共振电影序列提示室壁

运动减弱，舒张和收缩功能下降。

（4）有研究提出病程急性期心脏磁共振表现以左室下侧壁心外膜下心肌斑片状延迟强化多见，延迟强化病灶在治疗过程中可能逐消散至消失，而慢性期以心肌壁内延迟强化多见。

【鉴别诊断】★△

1. 非感染性心肌炎 无感染证据。单纯从心脏影像学表现上较难鉴别，需结合临床特征和心脏外表现。如过敏性心肌炎、中毒性心肌炎可有特异性的病因，结节病心肌炎胸部可有典型结节病特征。

2. 特发性扩张型心肌病（DCM） 心肌炎晚期常向DCM演变，因此既往病史对两者的鉴别十分重要。特发性DCM为排除性诊断，表现为左心室或左右心室扩大，室壁各节段运动弥漫减弱，可伴室壁普遍变薄，而感染性心肌炎可为局部节段性改变。此外，感染性心肌炎急性期T2WI可见高信号，延迟强化以心外膜下为著，而特发性DCM T2WI高信号少见，延迟强化不显著，一般以心肌壁内线状强化为著。

3. 缺血性心脏病 发病年龄一般较大，无感染证据。急性心梗早期亦可见T2WI高信号伴延迟强化，但病变以心内膜下为著或透壁性，累及范围符合冠脉供血区域分布，心肌灌注扫描示灌注减低或缺损。此外，冠脉血管造影、冠脉CT血管成像可显示冠脉病变。

（李　潇　王怡宁）

第2节　类风湿性心肌炎

【概况】★△

1. 类风湿性关节炎（rheumatoid arthritis，RA）是一种以对称性、多关节炎为主要表现的慢性、全身免疫性疾病。

2. RA是心血管疾病的独立危险因素之一，心血管受累也是RA患者预后不良的重要预测因素之一。

【相关临床】★★△△

1. 心包炎是RA最常见的心血管并发症，文献报道11-50%的RA患者由影像学检查发现心包炎，多无临床症状，预后良好，极少数可发展为缩窄性心包炎。

2. RA心肌炎常同时伴心包炎，单纯心肌炎相对少见。急性重症患者可表现为恶性心律失常、急性心衰，慢性患者可转变为心肌病合并心衰。

3. RA患者冠心病的发病风险是健康人群的2.5倍，充血性心衰的发病风险是健康人群的2倍。

【影像学检查方法】★△

1. 胸部CT 可显示心脏基本结构，对心肌炎症和心脏功能评估欠佳，冠脉CTA对冠脉病变有较高的诊断价值。

2. 心脏磁共振 能全面地评价心脏的结构功能、心肌灌注、心肌活性和炎性反应，无创、无辐射，对RA心脏病变诊断及随访有很高的价值。但检查时间较长，危重症患者或幼儿往往难以配合检查。

3. 超声心动图 无特征性改变，但可显示室壁及瓣膜运动情况，评估心脏结构与功能，无创、简便、经济，是临床尤其急诊常用的一线检查方法。

4. 核医学检查 ^{99m}Tc-MIBI心肌灌注显像、抗肌球蛋白抗体心肌显像等常用方法检测心肌炎症坏死的敏感性高，但特异性差，有放射性，非一线检查方法。

【影像学表现】★★△△

1. 心肌炎 T2WI示局部或全心心肌信号强度增高，钆对比剂早期强化示心肌/骨骼肌强化率增高，延迟强化示心外膜下为著延迟强化病灶，且病变不沿冠脉供血区域分布［详见第1节：美国心脏病学学院心血管介入杂志（JACC）2009年心脏磁共振在心肌炎中的应用白皮书提出Lake Louise标准］。诊断RA心肌炎敏感性约76%，特异性约95.5%，准确性约85%。

2. 其他表现

（1）心包炎：心包局限或弥漫增厚，心包腔不同程度积液，缩窄性心包炎可见心包粘连增厚和钙化、心脏变形、心室舒张功能受限及室间隔矛盾运动。

（2）心内膜炎：瓣膜形态运动异常，瓣口狭窄或瓣环扩大，通过血流速度及量异常、反流信号等，晚期可伴单个或多个心腔不同程度的扩大，心室收缩及舒张功能异常。

（3）心肌缺血梗死：室壁局灶变薄，节段性运动异常，增强CT可见心肌局部低密度低强化灶，心脏磁共振首过灌注扫描可见心肌灌注缺损，延迟强化扫描可见以心内膜下为著、符合冠脉供血区域分布的异常强化病灶；冠脉血管造影、CT或MRI冠脉血管成像可显示斑块形成、管腔狭窄。

（4）心力衰竭：室壁运动减弱，舒张和收缩功能下降，有文献报道RA典型表现为射血分数保留的充血性心力衰竭。

【鉴别诊断】★△

1. 其他结缔组织病相关的心肌炎　单纯从心脏影像学表现上较难鉴别，需结合临床表现和实验室检查。有文献报道系统性红斑狼疮并发心内膜炎或心肌炎较 RA 常见，系统性硬化并发肺动脉高压较 RA 常见。

2. 风湿性心脏病　急性风湿性心脏病患者心内膜、心肌、心包均可累及，表现为全心炎，以瓣膜病变最为显著，心肌炎和心包炎相对少见，而 RA 心肌炎常合并心包炎，心内膜炎相对少见。结合风湿热游走性多关节炎、链球菌感染等临床特点不难鉴别。

3. 缺血性心脏病　RA 患者冠心病发病风险明显增加。急性心梗早期亦可见 T2WI 高信号伴延迟强化，但病变以心内膜下为著或呈透壁性，累及范围符合冠脉供血区域分布，心肌灌注扫描示灌注减低或缺损，与 RA 心肌炎典型表现不符。此外，RA 心肌炎患者多合并心包炎表现，而冠心病少见。

（李　潇　王怡宁）

第 3 节　结节病中的心肌炎

【概况】★△

1. 结节病（sarcoidosis）是一种病因未明、多器官受累的肉芽肿性疾病。该病常见于中青年，女性较多于男性，以肺和胸内淋巴结受累最为常见，占 90% 以上。

2. 结节病患者出现心血管系统症状者不到 5%，而尸检发现心脏病变在西方国家约 20%，日本约 60%。

【相关临床】★△

心脏受累最常见部位为心肌，包括传导系统、室间隔等；心包或瓣膜受累少见，均约 3%；结节病性血管炎可导致冠脉微血管病变。患者临床症状不特异，可表现为胸痛、心悸、呼吸困难及晕厥等。恶性心律失常导致的心源性猝死约占死亡原因的 12%～65%，心力衰竭约死亡原因的 25%。

【影像学检查方法】★★△△

1. 胸部 CT　可显示心脏基本结构，对心肌炎症和心脏功能评估欠佳，是评估肺部结节病的最常用检查方法。

2. 心脏磁共振　能全面地评价心脏的结构功能、心肌灌注、心肌活性和炎性反应，无创、无辐射，对心脏结节病诊断及随访有很高的价值。但检查时间较长，危重症患者或幼儿往往难以配合检查。

3. 超声心动图　无特征性改变，但可显示室壁及瓣膜运动情况，评估心脏结构与功能，无创、简便、经济，是临床尤其急诊常用的一线检查方法。

4. 核医学检查　^{99m}Tc-MIBI 心肌灌注显像、抗肌球蛋白抗体心肌显像等常用方法检测心肌炎症坏死的敏感性高，但特异性差，有放射性，非一线检查方法。^{18}F-FDG-PET 及 ^{67}Ga 核素扫描能反映病变的活动性和范围，但敏感性和特异性较差。PET/MR 诊断结节病及随访治疗是目前的研究热点。

【影像学表现】★★△△

1. 炎性期　病理生理改变以肉芽肿在心肌局部浸润继发炎症为主。可见室壁局部增厚伴节段性运动异常，左心射血分数减低，T2WI 高信号示心肌水肿。延迟强化以透壁性最常见，其次为心外膜下或心肌中层，不沿冠脉供血区域分布。

2. 慢性期　病理生理改变以心肌纤维化为主。室壁局部变薄伴节段性运动异常，可见室壁瘤形成，左心射血分数减低。延迟强化以心外膜下或心肌中层为著，室间隔基底部及左室侧壁常见，右室也可受累，不沿冠脉供血区域分布。

【鉴别诊断】★★△△

1. 感染性心肌炎　感染性心肌炎与结节病心肌炎早期病理生理过程类似，单纯从影像学上较难鉴别。有文献报道感染性心肌炎 T2WI 高信号较结节病检出率高且多灶，延迟强化以左室下侧壁常见，而结节病以室间隔基底部及左室侧壁常见。

2. 特发性扩张型心肌病（DCM）　特发性 DCM 表现为左心室或左右心室扩大，室壁各节段运动弥漫减弱，可伴室壁普遍变薄，而结节病慢性期也可见室壁变薄，但一般为局部节段性改变，以室间隔、左室侧壁最常见，可见室壁瘤形成。此外，结节病心肌炎急性期 T2WI 可见高信号，延迟强化以心外膜下为著，而特发性 DCM T2WI 高信号少见，延迟强化不显著，一般以心肌壁内线状强化为著。

3. 特发性肥厚型心肌病（HCM）　特发性 HCM 表现为左室壁增厚，结节病急性期也可见室壁局部增厚，但常伴T2WI高信号。特发性HCM典型表现为心肌中层散在斑片状延迟强化，室间隔右室插入部最常见，而结节病延迟强化以心外膜下或心肌中层为著，室间隔基底部及左室侧壁常见，右室也可受累。

（李 潇 王怡宁）

参考文献

[1] Caforio AL Pankuweit S, Arbustini E, et al. Current state of knowledge on aetiology, diagnosis, management, and therapy of myocarditis: a position statement of the European Society of Cardiology Working Group on Myocardial and Pericardial Diseases. Eur Heart J, 2013, 34 (33): 2636-2648.

[2] 中华医学会儿科学会心血管组. 病毒性心肌炎诊断标准. 中华儿科杂志，2000，38（2）：75-76.

[3] Friedrich MG, Sechtem U, Schulz-Menger J, et al. Cardiovascular magnetic resonance in myocarditis: a JACC White Paper. J Am Coll Cardiol, 2009, 53 (17): 1475-1487.

[4] Arya SC, Agarwal N. Comment on: Fulminant myocarditis and viral infection. J Clin Viral, 2013, 58 (4): 752.

[5] Leone O, Veinot JP, Angelini A, et al. 2011 Consensus statement on endomyocardial biopsy from the Association for European Cardiovascular Pathology and the Society for Cardiovascular Pathology. Cardiovasc Pathol, 2012, 21: 245-274.

[6] Sagar S, Liu PP, Cooper LT. Myocarditis. Lancet, 2012, 379: 738-747.

[7] Caforio AL Pankuweit S, Arbustini E, et al. Current state of knowledge on aetiology, diagnosis, management, and therapy of myocarditis: a position statement of the European Society of Cardiology Working Group on Myocardial and Pericardial Diseases. Eur Heart J, 2013, 34 (33): 2636-2648.

[8] Friedrich MG, Sechtem U, Schulz-Menger J, et al. Cardiovascular magnetic resonance in myocarditis: a JACC White Paper. J Am Coll Cardiol, 2009, 53 (17): 1475-1487.

[9] Sagar S, Liu PP, Cooper LT. Myocarditis. Lancet, 2012, 379: 738-747.

[10] Kobayashi Y, Giles JT, Hirano M, et al. Assessment of myocardial abnormalities in rheumatoid arthritis using a comprehensive cardiac magnetic resonance approach: apilotstudy. Arthritis Res Ther, 2010, 12 (5): R171.

[11] Puntmann VO, Taylor PC, Barr A, et al. Towards understanding the phenotypes of myocardial involvement in the presence of self-limiting and sustained systemic inflammation: a magnetic resonance imaging study. Rheumatology, 2010, 49 (3): 528-535.

[12] Mavrogeni S, Dimitroulas T, Bucciarelli-Ducci C, et al. Rheumatoid arthritis: an autoimmune disease with female preponderance and cardiovascular risk equivalent to diabetes mellitus: role of cardiovascular magnetic resonance. Inflamm Allergy Drug Targets, 2014, 13 (2): 81-93.

[13] Jastrzębska M, Czok ME, Guzik P. Autoimmune diseases, their pharmacological treatment and the cardiovascular system. Cardiol J, 2013, 20 (6): 569-576.

[14] Mavrogeni S, Dimitroulas T, Sfikakis PP, et al. Heart involvement in rheumatoid arthritis: multimodality imaging and the emerging role of cardiac magnetic resonance. Semin Arthritis Rheum, 2013, 43 (3): 314-324.

[15] Mellana WM, Aronow WS, Palaniswamy C, et al. Rheumatoid arthritis: cardiovascular manifestations, pathogenesis, and therapy. Curr Pharm Des, 2012, 18 (11): 1450-1456.

[16] Caforio AL Pankuweit S, Arbustini E, et al. Current state of knowledge on aetiology, diagnosis, management, and therapy of myocarditis: a position statement of the European Society of Cardiology Working Group on Myocardial and Pericardial Diseases. Eur Heart J, 2013, 34 (33): 2636-2648.

[17] Friedrich MG, Sechtem U, Schulz-Menger J, et al. Cardiovascular magnetic resonance in myocarditis: a JACC White Paper. J Am Coll Cardiol, 2009, 53 (17): 1475-1487.

[18] Sagar S, Liu PP, Cooper LT. Myocarditis. Lancet, 2012, 379: 738-747.

[19] Jeudy J, Burke AP, White CS, et al. Cardiac Sarcoidosis: The Challenge of Radiologic-Pathologic Correlation. Radiographics, 2015, 35 (3): 657-679.

[20] Sekhri V, Sanal S, Delorenzo LJ, et al. Cardiac sarcoidosis: a comprehensive review. Arch Med Sci, 2011, 7 (4): 546-554.

[21] Greulich S, Deluigi CC, Gloekler S, et al. CMR imaging predicts death and other adverse events in suspected cardiac sarcoidosis. JACC Cardiovasc Imaging, 2013, 6 (4): 501-511.

[22] Schneider S, Batrice A, Rischpler C, et al. Utility of multimodal cardiac imaging with PET/MRI in cardiac sarcoidosis: implications for diagnosis, monitoring and treatment. Eur Heart J, 2014, 35 (5): 312.

[23] Watanabe E, Kimura F, Nakajim T, et al. Late gadolinium enhancement in cardiac sarcoidosis: characteristic magnetic resonance findings and relationship with left ventricular function. J Thorac Imaging, 2013, 28 (1): 60-66.

第54章　心包疾病

第1节　急性心包炎

【概况】★★△△

1. 急性心包炎（Acute Pericarditis，AP）是常见的心包疾患，可单独存在，也可与心肌炎、心内膜炎并存或是全身疾患的一部分，多呈临床自限性，病程常小于3个月。

2. 按病因分类：①感染性急性心包炎，此类最为常见，包括结核性、化脓性、病毒性、特发性、真菌性及寄生虫性等，其中以结核性最为常见。②非感染性急性心包炎，包括继发于全身疾患的急性心包炎，如风湿热、痛风、尿毒症及各种结缔组织病等；肿瘤性心包炎，包括恶性肿瘤心包转移及原发心包肿瘤，如心包间皮瘤等；创伤、各种物化刺激或毒性作用所致反应性、过敏性心包炎，包括心肌梗死后综合征、心包切开术后综合征、心包放射损伤等。

3. 按病理类型分类：①纤维蛋白性心包炎（干性心包炎），表现为心包上出现以纤维蛋白为主的渗出物但无明显渗出液。②渗出性心包炎（湿性心包炎），多伴心包积液，积液多在2-4周内吸收（结核性积液吸收较慢）。若病程迁延不愈或心包积液吸收不彻底，可导致心包增厚、粘连，最终发展成缩窄性心包炎。

【相关临床】★△

1. 纤维蛋白性心包炎　心前区疼痛为主要症状，呈胸膜炎样特点，即体位相关性，坐位时缓解，卧位时加重。查体可闻及心包摩擦音，心电图可呈ST段持续性凹形改变。

2. 渗出性心包炎　呼吸困难为最突出症状，查体可见Ewart征，心界向两侧扩大，可闻及心包叩击音，大量心包积液时可产生心包压塞症状，如颈静脉怒张、动脉压下降、奇脉等。

【影像学检查方法】★★★△△

1. 普通X线胸片　纤维蛋白性心包炎X线图像上可无明显异常改变，故价值不大。渗出性心包炎积液量较大，可有阳性结果。

2. 超声心动图　简单易行，迅速可靠，为确诊该病重要检查项目，并可在超声引导下行心包穿刺。

3. CT　方便易行，检查时间短，有助于显示增厚的心包和大量积液，但组织分辨率弱于MR，难以区分少量心包积液和心包增厚。

4. MRI　属诊断该病的重要影像检查，T2WI和增强扫描延迟强化有助于诊断心包的水肿和炎症。同时MR还能清晰地显示心包积液的容量及分布情况，并可辨识积液性质。

【影像学表现】★★★△△△

1. X线表现

（1）纤维蛋白性心包炎X线检查时可无明显异常表现。

（2）当渗出性心包炎合并有心包腔积液且大于300 ml以上时，后前位X线胸片心缘正常弧段消失，心影向两侧扩大，呈烧瓶状或球形；上腔静脉增宽，心缘波动减弱或消失，而心包外主动脉搏动正常；右心房、右心室血量减少可使肺纹理减少或不显。

（3）若合并左心衰竭，可有肺静脉压力升高。

2. 超声心动图

（1）心包增厚，呈回声增强改变，部分病例可见节段性室壁运动异常。

（2）继发心包积液时，少量积液可见于房室沟及左心室后壁心外膜与壁层心包膜间，液性暗区小于15 mm；中、大量积液时，左心室后壁液性暗区厚度大于15 mm，心脏周围均可见带状液性暗区。

3. CT表现

（1）平扫可见心包增厚，不伴钙化。随着炎症反应的进展，心包形态可呈不规则样改变。增强扫描可见心包炎性病变呈不均匀强化，提示炎症处于活性期。

（2）对于渗出性心包炎而言，仰卧位时，少量积液多见于左心室背侧和左心房左侧，呈薄层或椭圆形；中量积液时，液体从左心室背侧向上伸展至右心房、右心室腹侧面或环绕大血管起始部；大量积液时，心包腔呈不对称环带状围绕整个心脏，心尖可向头端倾斜。心包增厚粘连时可形成包裹性积液，表现为一个或多个孤立性液性腔隙，常见于心脏背侧和右前方。测量积液密度值有助于区分脓性渗出性积液（CT值多为20-60 Hu）和单纯漏出性积液（CT值常＜20 Hu）。

4. MRI表现

（1）较CT能更加清晰地显示增厚的心包，对于渗出性心包炎，T1WI平扫可见增厚的心包呈等或稍高信号，增强扫描可见延迟强化，提示病灶处于炎症的活性期。而纤维蛋白性心包炎常常只表现为心包增厚而无明显的延迟强化。

（2）T2WI可见心包信号增高，提示存在水肿、新生血管或肉芽组织。

（3）电影序列可见壁层心包的异常运动，提示脏、壁层心包发生炎性粘连。

（4）仰卧位检查时不同量心包腔积液的分布部位、形态表现同CT。积液的信号强度与扫描序列和及积液性质有关。在SE序列T1WI上，浆液性积液多呈均匀低信号，渗出性积液多呈不均匀高信号，血性积液呈中或高信号。T2WI上，积液多为均匀高信号。

【鉴别诊断】★★△△

1. 心肌缺血或梗死：以胸痛症状为主要表现的急性心包炎需与心绞痛、心肌梗死相鉴别。前者CT及MR多表现为心包增厚，伴有心包积液，冠脉及心肌未见明显异常，灌注扫描未见心肌灌注减低区，增强扫描可见心包强化。后者CTA可见冠脉狭窄，CT及MR心肌灌注扫描可见病变冠脉供血区心肌灌注减低，心包无增厚或强化表现。

2. 心包积液：急性心包炎需与少量心包积液相鉴别，前者伴发少量积液时，常掩盖心包病变，且增强CT和MR可见心包增厚伴强化，而后者心包未见明显异常，仅存在呈水样密度、不伴强化的积液影。

【治疗转归】★△

急性心包炎的治疗主要包括对原发疾病的病因治疗、解除心脏压塞和对症治疗。

急性心包炎的自然病程及预后取决于病因。病毒性心包炎、非特异性心包炎等常呈自限性的；如并发急性心肌梗死、恶性肿瘤、系统性红斑狼疮、尿毒症等则预后较差；化脓性和结核性心包及时治疗多可痊愈，部分患者遗留心肌损害或发展为缩窄性心包炎。

（易　妍　王怡宁）

第2节　缩窄性心包炎

【概况】★★△△

1. 缩窄性心包炎（constructive pericarditis，CPC）是临床常见的心血管疾病之一。因心包积液吸收不彻底，心包脏、壁层发生粘连并伴不同程度增厚所致，可伴有钙化，心脏被致密严实的纤维化心包所包围，舒张期充盈受限，进而产生一系列循环障碍。

2. 心包增厚引起心室顺应性减低，尤其是舒张功能受限。右心室受压，体、肺静脉压力升高，静脉回心血量下降，致颈静脉与上腔静脉扩张、肝大、腹水和下肢水肿等；左心室受压，舒张期回流左心室血量及心排血量均减少，脉压可变小。

【相关临床】★△

劳力性呼吸困难和腹胀常常为最早和最常见的临床症状。体检可见体静脉压增高（＞0.375 kPa），动脉压差缩小，心尖搏动薄弱，心音低钝，部分患者出现负性心尖搏动，可闻及心包叩击音。颈静脉怒张，Kussmaul征（＋）。心电图示肢体导联QRS波群低电压，T波低平或倒置及双峰P波等。

【影像学检查方法】★★★△△

普通X线检查：可见心脏边缘心包钙化，是常用筛查方法。透视检查作为补充检查可以观察到心脏运动及帮助定位心包钙化。

超声心动图：普及率高、无创伤、无辐射，是诊断缩窄性心包炎最基本的影像学检查方法。能显示缩窄性心包炎引起的心脏大血管继发改变，但是显示心包增厚以及钙化的敏感度不足。且可能将心房内的涡流误诊为占位性病变。

CT：平扫即可直接显示心包的增厚及钙化，是本病的确定诊断手段。

MRI：无需对比剂，无辐射，且软组织分辨率高，能很好地显示增厚的心包，是一种有效的补充检查手段，尤其在与限制性心肌病鉴别方面具有独到之处。

心血管造影：能动态观察心脏形态和运动功能，可辅助补充检查方法，但并不是诊断该病临床常用的技术。

【影像学表现】★★★△△△

1. 普通X线检查

（1）心脏大小正常或轻-中度增大。

（2）心缘僵直、模糊或粘连，各弓分界不清或消失，心外形常呈三角形或近似三角形，约1/3患者的病例X线平片检查可发现心包钙化，钙化常呈蛋壳状、带状、斑片状等，多分布于右室前缘、膈面和房室沟区。个别病例仅有钙化而无功能性心包缩窄，应结合临床及其他影像学资料综合判断。

（3）可见上腔静脉和/或奇静脉扩张，左心房增大等征象，仅少数患者肺血正常，肺淤血和间质性肺水肿常见。

（4）胸腔积液、不同程度胸膜增厚、粘连。晚期患者可合并腹腔积液，引起膈肌升高和腹部膨隆。

（5）心脏、大血管搏动与心包增厚的程度相关，增厚部位透视观察下可见搏动减弱甚至消失。同时透视检查有助于准确确定心包钙化部位。

2. 超声心动图

（1）M型超声心动图：左心室后壁舒张早期速率增快，中晚期活动平直，室间隔运动异常；心包壁层回声增宽，厚度常大于3 mm。

（2）二维超声心动图：心室舒张受限，双心房扩大，室间隔不规则摆动，心包缩窄部位回声浓密，可出现杂乱回声。

3. CT表现

（1）平扫CT可显示弥漫或局限性不规则增厚的心包（厚度大于3 mm），可伴钙化，脏、壁层常分界不清。当心包内残留少量积液或为包裹性积液时，在心外膜下脂肪与心包积液之间可见增厚甚至钙化的脏层心包。心包钙化可呈点状、片状、斑块状或线状，主要分布于右心室腹侧面、膈面、房室沟或室间沟等处。

（2）增强CT可见左右心室内径缩小，心室受压变形呈三角形或管状，室间隔僵直，心室内径收缩舒张期变化幅度明显下降，提示心室舒张功能受限，部分患者腔静脉扩张，左右心房扩大，可继发肝脾肿大、腹水及胸腔积液等改变。

4. MRI表现 除不能直接显示钙化灶外，其作用基本同CT，但组织分辨力高，可以分辨少量心包积液与心包增厚。可直接测量心包厚度，敏感性高。增厚的心包在T1WI上呈等信号，T2WI上呈等或稍低信号。双心室受压变形，以右心室为著。电影MRI可显示室间隔摆动，右心室舒张受限。双心房不同程度增大，腔静脉扩张。个别病例可伴有少量心包积液，一侧或双侧胸腔积液或腹腔积液。

5. 心血管造影 双心房扩大，心室形态小，舒张受限。

【鉴别诊断】★★△△

1. 限制型心肌病 常无心包增厚、钙化。X线和CT检查显示房室沟环状钙化时，常提示缩窄性心包炎。限制型心肌病存在心肌增厚和心肌收缩率下降，MR增强扫描可见心肌延迟强化。MRI和超声心动图对于两种疾病的鉴别具有较大意义。

2. 风湿性心脏病二尖瓣狭窄 瓣膜病变常较明显，超声心动图能起到较好的鉴别作用。

【治疗转归】★△

缩窄性心包炎早期可施行心包切除术，通常需在心包感染控制后完成手术。对不能手术治疗者，主要是利尿和支持治疗。

缩窄性心包炎是一种进行性加重的慢性疾病，早期行彻底的心包剥离术可使大部分病人取得满意效果。少数患者因病程较久，有明显心肌萎缩和心源性肝硬化，故预后不佳。

（易 妍 王怡宁）

第3节 心包肿瘤

【概况】★★△△

1. 心包肿瘤（pericardial neoplasms，PN）以转移瘤最为常见，占全部病例的95%以上。

2. 原发性心包肿瘤以心包间皮瘤最多，占第一位，良性肿瘤相对少见，以心包囊肿和畸胎瘤相对常见（表6-54-1）。

表 6-54-1 常见心包占位病变

原发性心包占位		转移性心包占位
良性	恶性	
心包囊肿	间皮瘤	肺癌
畸胎瘤	恶性畸胎瘤	乳腺癌
脂肪瘤	脂肪肉瘤	白血病
淋巴管瘤	其他：血管肉瘤、纤维肉瘤、横纹肌肉瘤等	恶性淋巴瘤
其他：血管瘤、纤维瘤等		黑色素瘤

【相关临床】★△

1. 良性肿瘤

① 心包囊肿：最常见的心包原发良性肿瘤，男性发病率稍高于女性。最常发生部位是右心缘，尤以右侧心隔角为著，其他好发部位包括：左侧心隔角、肺门、前上纵隔等。外表光滑或略分叶状，内常为单房结构，壁薄，可有蒂。多无自觉症状，发生扭转时可产生胸痛。

① 心包内畸胎瘤：多见于儿童及青少年。 肿瘤的占位效应及继发心包渗出，可产生一系列症状，如静脉压升高、咳嗽、呼吸困难等。可出现心包填塞。

2. 恶性肿瘤

心包间皮瘤：起源于心内淋巴、内胚层和中胚层间皮细胞，可发生于任何年龄，男女比例为2∶1。形态多样，多呈弥漫性浸润表现。肿瘤往往同时累及脏层及壁层心包，心外膜下心肌可受累，并可引起不同程度的心包积液。临床症状多样且缺乏特异性，如心律失常、心衰、心包积液等。可有心包压塞。

【影像学检查方法】★★★△△

普通X线检查：是本病的常规检查方法之一，优点在于可显示心脏轮廓，根据心影可提示心脏及心包肿瘤的诊断。但无法显示心内结构，且表现缺乏特异性。

超声心动图：简便易行，价格低廉，临床普及较高，已成为诊断心脏及心包肿瘤的首选影像学检查方法。能清楚显示心腔内和未外侵的心包肿瘤，但是对位于房室壁、心肺交界区的肿瘤显示不佳，判断肿瘤是否发生纵隔浸润的限度也较大。

CT检查：检查方便、快捷，是诊断心脏及心包肿瘤的重要影像学方法。CT密度分辨率高，对于钙化敏感，有利于确定肿瘤的组织类型。空间分辨率高，能清晰显示肿瘤的内部细节。

MRI：是诊断本病的最重要影像学方法。软组织分辨率高，成像范围大，有助于显示肿瘤与周围结构（如：纵隔、肺、膈肌）的关系。在显示肿瘤轮廓、大小、内部结构等方面优于超声心动图。

【影像学表现】★★★△△△

1. X线表现

（1）心脏外形不规则状增大，透视下心脏搏动不匀称、减弱或消失，提示心包肿瘤的可能。

（2）心影增大明显常提示继发性心包积液，如积液量短期内快速增加，患者可出现心包压塞表现。

（3）通过调节图像窗宽、窗位，可显示心影轮廓内的双重影（即心包肿瘤）。若发现瘤体密度明显减低，需考虑脂肪瘤；有钙化和骨化灶，则提示可能为畸胎瘤或错构瘤。

2. 超声心动图表现

（1）典型表现为心包内占位性病变，肿瘤多呈稍强回声。

（2）可判断心包肿瘤的部位、大小、性质，能半定量评价心包积液。

3. CT表现

（1）概述：①平扫CT能观察心包肿瘤的位置、大小，CT值测量有助于分析肿瘤组织成分：通常脂肪CT值呈负值，囊变坏死呈水样密度（CT值为5～20 HU），钙化CT值常大于100 HU。②增强扫描有助于进一步显示心包肿瘤与周围脏器组织的结构关系，如邻近心房、心室、大血管等。能够帮助鉴别血管性病变，了解有无心肌黏膜侵犯等。

（2）心包囊肿：常表现为心缘旁（尤以右心缘多见）向外突出圆形或类圆形占位，边缘清晰、平滑，内为水样均匀密度，CT值多为5～20 HU，增强扫描无强化。钙化少见。

（3）畸胎瘤：密度混杂（可见脂肪、水样及钙化等），表现与身体其他部位畸胎瘤相似。

（4）间皮瘤：①心包形态改变：部分呈心包不规则增厚伴小突起，可见到心包上独立或多发的大小不等、边缘不光滑结节。部分肿瘤呈弥漫性生长，形态不规则，边界不清，可充填全部心包腔。肿瘤多呈不均匀软组织密度，较固定，增强扫描可见均匀或不均匀轻度强化。②心包积液：多伴有不同程度的心包积液，有时甚至会掩盖心包上的占位，调整窗宽、窗位或改变体位有助于肿瘤病灶的观察。③心血管解剖生理改变：当肿瘤较大或有较多心包积液时，可压迫心房、心室，致使正常形态改变。

（5）转移性肿瘤：心包不规则软组织占位，增强扫描可见强化。多伴有心包积液。

4. **MRI 表现**

（1）概述：①肿瘤由呈弧线状低信号的脏、壁层心包包绕。②信号异常，伴有心包积液时，心包腔可显著扩大，心包积液的信号可随积液的性质和扫描序列的不同而各异。③心脏各房室因受肿瘤压迫，向对侧发生显著移位，并导致心腔变形。若发现肿瘤异常信号向心包外局限性凸出，提示有直接外侵，为恶性征象。

（2）心包囊肿：T1WI 呈均匀等或低信号，T2WI 呈均匀等或高信号，增强扫描无强化。当囊肿内含有较多蛋白成分时，T1WI 可呈高信号。

（3）畸胎瘤：呈混杂信号，T1WI SE 序列呈高信号，提示脂肪成分存在。低信号提示钙化。T2WI 压脂序列高信号提示囊性或水样成分存在。结合 CT 检查有助于确诊。

（4）间皮瘤：T1WI 常呈等或稍低信号，T2WI 呈均匀等或高信号，呈乏血供表现，增强扫描可见轻度强化，延迟时间较长时可见延迟强化。MR 亦可见心外膜下心肌呈局限性受累表现。

（5）转移性肿瘤：多表现为 T1WI 高信号，T2WI 信号可变，增强扫描可见病灶强化伴不同特征性延迟强化，多伴有局部心包边界的破坏和心包腔积液。

【鉴别诊断】★★△△

1. 主要与纵隔肿瘤相鉴别：MRI 能清楚显示弧线状低信号的心包，有较高的鉴别诊断价值。

2. 心包肿瘤间鉴别：根据肿瘤的形态、大小、生长方式及侵袭情况以判断肿瘤良恶性，结合 CT、超声及 MR 等特征表现有助于进一步鉴别诊断。

【治疗转归】★△

良性肿瘤，早期多行手术切除，晚期良性肿瘤体积较大，和心脏大血管粘连，或恶性肿瘤呈浸润性生长，手术切除困难或不能全部切除时，多先采用放射治疗或化学治疗。对于心包积液较多患者，可行剑突下心包引流术排除心包积液，缓解心脏受压症状。

良性肿瘤早期手术切除治疗多效果较好，良性肿瘤体积较大或恶性肿瘤手术难以切除则提示预后欠佳。

（易 妍 王怡宁）

参考文献

[1] Mcree CW, Mergo P, Parikh P, et al. Modern advances in cardiovascular imaging: cardiac computed tomography and cardiovascular MRI in pericardial disease. Future Cardiology, 2014, 10 (6): 769-779.

[2] Fardman A, Charron P, Imazio M, et al. European guidelines on pericardial diseases: a focused review of novel aspects. Current Cardiology Reports, 2016, 18 (5): 1-10.

[3] 唐光健. 现代全身 CT 诊断学. 中国医药科技出版社，2013.

[4] Imazio M, Gaita F. Diagnosis and treatment of pericarditis. Heart, 2015, 101 (14): 1159.

[5] Wang ZJ, Reddy GP, Gotway MB, et al. CT and MR imaging of pericardial disease. Radiographics, 2004, 42 (3): S167-S180.

[6] Imazio M, Gaita F, Lewinter M. Evaluation and treatment of pericarditis: A systematic review. JAMA, 2015, 314 (14): 1498-506.

[7] Cosyns B, Plein S, Nihoyanopoulos P, et al. European Association of Cardiovascular Imaging (EACVI) position paper: Multimodality imaging in pericardial disease. Eur Heart J Cardiovasc Imaging, 2014, 16 (1): 12-31.

[8] Cosyns B, Plein S, Nihoyanopoulos P, et al. European Association of Cardiovascular Imaging (EACVI) position paper: Multimodality imaging in pericardial disease. Eur Heart J Cardiovasc Imaging, 2014, 16 (1): 12-31.

[9] Welch TD, Oh JK. Constrictive pericarditis: Old disease, new approaches. Curr Cardiol Rep, 2015, 17 (4): 1-7.

[10] 郭启勇. 实用放射学. 北京：人民卫生出版社，2007.

[11] Wang ZJ, Reddy GP, Gotway MB, et al. CT and MR imaging of pericardial disease. Radiologic Clinics of North America, 2004, 42 (3): S167-S180.

[12] Garcia MJ. Constrictive Pericarditis Versus Restrictive Cardiomyopathy? J Am Coll Cardiol, 2016, 67 (17): 2061-76

[13] Giorgi B, Mollet NR, Dymarkowski S, et al. Clinically suspected constrictive pericarditis: MR imaging assessment of ventricular septal motion and configuration in patients and healthy subjects. Radiology, 2003, 228 (2): 417-424.

[14] Fardman A, Charron P, Imazio M, et al. European Guidelines on Pericardial Diseases: a Focused Review of Novel Aspects. Current Cardiology Reports, 2016, 18 (5): 1-10.

[15] Mcree CW, Mergo P, Parikh P, et al. Modern advances in cardiovascular imaging: cardiac computed tomography and cardiovascular MRI in pericardial disease. Future

Cardiology, 2014, 10 (6): 769-779.

[16] Lestuzzi C, Berretta M, Tomkowski W. 2015 update on the diagnosis and management of neoplastic pericardial disease. Expert Rev Cardiovasc Ther, 2015, 13 (4): 377-89.

[17] Wang ZJ, Reddy GP, Gotway MB, et al. CT and MR imaging of pericardial disease. Radiographics, 2004, 42 (3): S167-S180.

[18] Mcree CW, Mergo P, Parikh P, et al. Modern advances in cardiovascular imaging: cardiac computed tomography and cardiovascular MRI in pericardial disease. Future Cardiol, 2014, 10 (6): 769-779.

[19] Cosyns B, Plein S, Nihoyanopoulos P, et al. European Association of Cardiovascular Imaging (EACVI) position paper: Multimodality imaging in pericardial disease. Eur Heart J Cardiovasc Imaging, 2014, 16 (1): 12-31.

[20] Burazor I, Aviel-Ronen S, Imazio M, et al. Primary Malignancies of the Heart and Pericardium. Clin Cardiol, 2014, 37 (9): 582–588.

[21] Fardman A, Charron P, Imazio M, et al. European guidelines on pericardial diseases: a focused review of novel aspects. Curr Cardiol Rep, 2016, 18 (5): 1-10.

第七篇

消化系统

第 55 章　消化系统影像学检查方法

第 1 节　消化系统空腔脏器检查方法

【概况】★★△△

消化系统空腔器官包括口、咽、食管、胃、小肠（十二指肠、空肠、回肠）、大肠（盲肠、阑尾、结肠、直肠、肛管）。

【影像学检查方法】★★★△△

一、X 线检查

1. 常规检查　包括平片和透视，两种方法常用于诊断消化道急症，如异物、肠梗阻等。

2. 造影检查

（1）钡剂造影：消化道属于软组织密度，与周围组织缺乏天然对比，不能直接被显示，因此，要了解消化道的形态和功能，以及诊断疾病，消化道造影通常为首选检查方法。消化道常用对比剂为硫酸钡，无毒、不溶于水且不被胃肠道吸收。硫酸钡可按检查部位和要求加水调制成不同浓度的混悬液。消化道钡剂检查可分为传统法钡剂检查技术（单对比法）和气钡双重检查技术（双对比法），目前主要采用气钡双对比检查技术，即用高密度的钡剂和低密度的气体共同在腔内形成影像的技术。足量的气体可使消化道管腔充分扩张，少量钡剂可均匀涂布在内壁黏膜上。该技术可显示黏膜面的细微结构和微小异常，对腔内病变敏感，可以较早发现消化道的炎症性、肿瘤性病变。特殊情况下（例如食管术后观察吻合口，怀疑胃肠道穿孔或消化道梗阻等）改用有机碘水溶液对比剂，可避免钡剂不能排出加重患者病情。

钡剂造影依照检查部位可分为吞咽造影、下咽造影、食管造影、上消化道造影、小肠造影、钡灌肠造影（下消化道造影）、排粪造影。

吞咽造影：用于观察吞咽动作，属于功能性检查。例如脑中风具有吞咽困难后遗症患者，通过该项检查，可以明确吞咽障碍的发生节段，指导康复治疗。检查前需特殊准备不同软硬程度的餐食混合钡剂，包括水样流质、稀粥样流质、稠粥样食糜、蛋糕样食糜。投照体位为正中侧位，范围包括口咽、下咽，保证能观察到门齿、上腭、会厌、梨状窝范围，采用连续摄片或透视录像方法记录患者吞咽动作。患者会厌功能障碍出现食物呛入气道时，检查后注意提醒临床医生清理气道。

下咽造影和食管造影：无需特殊准备。钡剂要求比较黏稠，类似稠酸奶，推荐钡剂 / 水的体积配比为 3～4：1。要求多角度观察，以减少结构重叠和显示病灶全貌最清晰为标准。

上消化道造影：检查范围包括食管、胃和十二指肠。钡剂要求能挂汤匙壁为佳，推荐钡剂 / 水的体积配比为 1～1.5：1。要求患者检查前一日晚餐后禁食至检查前。检查前先吞食产气剂 1～2 包。多角度观察，以双对比相观察为主，结合充盈相、压迫相显示病灶，同时观察运动功能情况。

小肠造影：检查范围包含十二指肠、空肠、回肠，检查前准备要求同上消化道造影。钡剂 / 水的体积配比为 1：1。以双对比相和压迫相观察为主，仔细观察各肠段形态、运动及移动度情况，避免遗漏。尤其回肠末段是各种小肠疾病最好发部位，必须包括在内。

钡灌肠检查：范围为直肠、结肠、阑尾，要求患者于前一日早餐开始口服泻药或灌肠清洁肠道，并食无纤维食物。钡剂浓度较低，推荐钡剂 / 水的体积配比为 1：2。检查时经肛门插管注入钡剂 100～200 ml 及适量气体（约 500～700 ml）。多角度观察，重点观察直肠、乙状结肠和回盲部，以上部位为病变好发部位。

排粪造影：用于观察排粪动作，属于功能性检查，能够发现常规钡灌肠检查不能发现的功能异常。常规清理肠道后，经肛门插管注入糊状含钡制剂100～200 ml，患者坐于马桶上，侧位（双侧股骨头重叠）透视观察钡剂排泄过程。分别记录静坐、提肛、力排、排空后影像。

如需要低张检查，常用药物为盐酸山莨菪碱（654-2），三角肌注射10～20 mg，5 min后产生低张效果。注意青光眼等药物禁忌证。

（2）血管造影：对消化道血管性病变、富血供肿瘤以及消化道出血同时具有诊断和治疗作用。

二、CT

CT对消化道腔内早期病变的显示不如消化道造影，但在评价消化道壁及壁外病变，如病变腔外扩展情况、淋巴结的显示及远处器官累及情况方面不可或缺。尤其在消化道肿瘤的分期评估、急性阑尾炎、憩室炎等病变的诊断中具有优势。

CT小肠造影（CT enterography，CTE）是将MSCT和小肠造影相结合的检查技术。通过使用肠道对比剂扩张小肠，较常规CT更有利于显示小肠黏膜和肠壁，在小肠肿瘤、血管性疾病和炎症性病变的诊断中显示出了独特的优势，尤其在小肠Crohn病的诊断、并发症的观察和疗效评价中有很高的应用价值。CTE肠道对比剂根据在CT上的密度，可分为阳性（高密度）或中性（低密度）对比剂，选择主要依赖临床症状。推荐常规采用中性肠道对比剂，如水或等渗甘露醇等，一般检查前1～2 h口服或经鼻肠管灌肠注入，用量1500 ml到2000 ml，以充分充盈小肠。CTE的缺点是存在电离辐射。

CT仿真结肠镜（CT virtual colonoscopy，CTCV）用于检查结肠疾病，已能够查出直径5 mm以上的突起性病变，其敏感性和准确率均已接近结肠镜检查。检查前需充分准备，包括肠道清洁和注入足量空气。

CT血管造影（CT angiography，CTA）是消化道血管性病变首选方法。

三、MRI

MRI通常不作为消化系统空腔脏器影像检查的首选，但其对肿瘤病变T分期准确性较CT具有优势。MR小肠造影（MR enterography，MRE）和MR血管造影（MR angiography，MRA）具有与CTE和CTA相似的诊断能力。MR软组织对比度好，无电离辐射，所使用的静脉对比剂性能安全，尤其适合于孕妇、儿童、青少年和对碘剂过敏患者的疾病检查。

四、超声

超声在空腔脏器病变（例如急性阑尾炎、胃肠道肿瘤等）检出方面也有重要作用，但容易受到肠腔气体干扰，一般不作为首选。超声内镜对消化道管壁具有超高的空间分辨率，尤其对食管、胃的恶性肿瘤T分期具有优势。

（崔燕海　周　莹　梁长虹）

第2节　消化系统实质脏器检查方法

【概况】★★△△

消化系统实性脏器包括三对大的唾液腺（腮腺、下颌下腺、舌下腺），肝和胰腺。前者在头颈部章节讨论。胆囊作为肝脏的附属器官纳入本篇。另外，脾不属于消化系统，由于位于上腹部扫描范围，纳入本篇，检查方法并无特殊。

【影像学检查方法】★★★△△

诊断肝、胆、胰、脾疾病的影像学检查方法包括X线、超声、CT和MRI，各种检查方法都有其临床使用特点和限度，合理地选择应用不仅对疾病确诊有利，也符合临床效果/价格比的原则。

一、X线检查

1. 常规检查　包括平片和透视。由于上述4个器官均缺乏自然对比，故常规X线的诊断价值有限，一般不用于消化系统实性脏器检查。腹部平片仅对含有积气、钙化的病变具有提示价值，或可用于了解上述器官发生恶性肿瘤时有无并发肺部和骨骼的转移。

2. 造影检查

（1）特殊的造影检查如T管造影、内窥镜逆行胰胆管造影（endoscopic retrograde cholangiopancreatography，ERCP）、经皮肝胆管引流术（percutaneous transhepatic biliary drainage，PTCD）属于有创性检查方法，使用碘对比剂观察胰管和胆管解剖细节，目前普通外科仍普遍采用。但随着无创性的磁共振胰胆管成像技术的出现，其诊断作用日益减弱。

（2）血管造影：血管造影很少用来诊断肝、胆、胰、脾疾病，目前主要在对上述器官疾病进行介入治疗时采用。例如肝硬化的门体分流术、食管胃底静脉硬化术、脾亢进部分栓塞术，肝恶性肿瘤的化学药物治疗与栓塞等。

二、超声

常规超声应用方便、经济，对胆系疾病诊断的效价比最高，亦能发现肝、胆、胰、脾的病变，在临床上常作为消化系统实质脏器的第一线检查方法，特别适合对疾病的普查、筛查和追踪观察，但其定性诊断能力稍差。超声造影检查对定性有一定帮助，对肝、胆、胰、脾的良、恶性占位诊断具有较高的准确性，但由于超声对比剂价格昂贵等使其推广应用受到限制。另外，超声常作为穿刺活检的引导方法之一，具有方便、准确的优点。

三、CT

CT 具有优良的组织分辨率和直观清晰的解剖学图像，是消化系统实性脏器的常规检查手段，特别是近年来多排螺旋 CT 具有快速大范围容积扫描和后处理功能强大等优点，能高分辨率多期相、多平面评价消化系统病变，使其在肝、胆、胰、脾疾病的诊断和鉴别诊断中起主导地位。

CT 通常采用平扫加增强扫描。平扫对显示出血和钙化是不可缺少的；增强扫描可以①增加脏器与病灶之间的密度差，更清楚地显示平扫不能发现或可疑的病灶；②帮助鉴别病灶的性质；③显示血管解剖。增强扫描一般情况下采用三期扫描，即动脉期（18～25 s）、门脉期（60～85 s）、延时期（2～3 min）。怀疑胰腺内分泌肿瘤时，需要采用特殊的多动脉期扫描，因为该类肿瘤往往为动脉期富血供、且维持时间短，单一动脉期容易漏诊。CT 灌注成像（CT perfusion imaging，CTP）不仅能提供脏器的解剖信息，还能提供功能信息，应用其测量血流灌注参数，可以反映血管生成情况，推断病变的生物学特性。对于良、恶性肿瘤鉴别及治疗反应评估具有价值，尤其在靶向药物治疗效果评估方面优于常规增强扫描。目前，很多研究应用其来判断肿瘤存活疗效，进而用以评价介入治疗的疗效。早期由于较高的辐射剂量，临床应用较少。当前肝 CTP 的辐射剂量大约相当于常规三期增强扫描。

四、MRI

1. 常规 MR 扫描 MR 软组织分辨率高，可通过多个序列反应组织成分特征，MRI 常规多序列扫描加动态增强扫描所获得的信息量较 CT 更丰富，对小病灶检出的敏感性及对病灶定性诊断和鉴别诊断的能力优于 CT。目前临床上常用的对比剂多为钆 - 二乙三胺五醋酸（Gd-DTPA），Gd-DTPA 是一种细胞外间隙非特异性磁共振对比剂，通过改变局部组织的磁场环境使组织 T1 和 T2 弛豫时间缩短，以缩短组织 T1 弛豫时间最为明显，从而使对比剂分布区域 T1WI 信号增高而起到阳性增强作用。此类对比剂通过外周静脉注入体内后分布于血管和细胞外间隙内，主要反应组织血液供应状态。故而，Gd-DTPAMRI 动态增强扫描与螺旋 CT 动态增强扫描具有相似的表现。

MR 胰胆管造影（MRcholangiopancreatography，MRCP）是一种无创性检查，利用水成像技术，在不需注射对比剂的情况下可清楚显示胰胆管全貌，对胰胆管梗阻性病变诊断颇有价值。

2. MR 功能成像 目前已有多种功能成像技术可用于消化系统实质脏器疾病的诊断及疗效判断，比较成熟的包括动态增强磁共振成像（dynamic contrast-enhanced MRI，DCE-MRI）和扩散加权成像（diffusion-weighted imaging，DWI）。DCE-MRI 能够定量组织灌注，获得血流动力学特征，对肿瘤的定性以及治疗评估具有一定的价值，而且钆对比剂用量小，不良反应较少。DWI 通过检测水分子布朗运动而提供组织器官扩散相关的定性及定量信息，是目前唯一能够在活体组织内探测水分子自由扩散运动的影像技术，对判断病变的良恶性以及对转移瘤的检出率较常规 MR 扫描价值更高。水分子的扩散程度用表观扩散系数（ADC 值）来表达，恶性肿瘤的 ADC 值普遍低于良性病变。

3. MR 组织特异性对比剂 主要包括两类，一类是分布于网状内皮细胞系统的对比剂，其代表为超顺磁性氧化铁颗粒（SPIO），是一种阴性对比剂。SPIO 颗粒能被来自肝和脾的网状内皮细胞摄取，可以反映功能性 Kupffer 细胞的数量，含有 kupffer 细胞的病灶能够特异性摄取 SPIO，在 T2WI 上表现为低信号。另一类是肝细胞特异性对比剂，为阳性对比剂，包括钆剂和锰剂，被正常肝细胞特异性摄取，T1WI 上显示为高信号。锰剂毒性作用大，国内几乎无临床应用。钆剂一种为钆贝葡胺（Gd-BOPTA，莫迪司），另一种为钆塞酸二钠（Gd-EOB-DTPA，普美显），前者的肝细胞特异性摄取率约 4%，肝细胞期最佳成像时间约为注射对比剂后 40～120 min，几乎全部通过肾脏排泄；后者的肝细胞特异性摄取率约 50%，肝细胞期最佳成像时间约为注射对比剂后 10～20 min，排泄路径为肾和胆道各排泄 50%。两种肝细胞特异性对比剂均可进行常规三期增强扫描，反映病变血供情况；延时肝细胞期扫描反映病变是否含有功能正常的肝细胞。不含正常肝细胞的转移瘤、肝细胞肝癌表现为低信号，背景正常肝实质由于肝细胞摄取对比剂表现为高信号，而含有正常肝细胞成分的局灶性结节增生（focal nodular hyperplasia，FNH）、肝腺瘤、肝硬化退变结节（dysplasianodule，DN）表现为高信号。尽管肝特异性钆对比剂具有诸多优点，但实际工作中仍需注意它的本身不足：①三期增强扫描由于对比剂用量较少，对病灶血供显示不如 Gd-DTPA；②高分化的肝细胞肝癌具有部分摄取对比剂能力，可能病灶信号减低并不明显。

（崔燕海　周　莹　梁长虹）

参考文献

[1] Kim SH, Kamaya A, Willmann JK. CT perfusion of the liver: principles and applications in oncology. Radiology, 2014, 272 (2): 322-344.

[2] Lewis S, Dyvorne H, Cui Y, et al. Diffusion-weightedimaging of the liver: techniques and applications. Magn Reson Imaging Clin N Am, 2014, 22 (3): 373-395.

[3] Masselli G, Di Tola M, CascianiE, et al. Diagnosis of Small-Bowel Diseases: Prospective Comparison of Multi-Detector Row CT Enterography with MR Enterography. Radiology, 2016, 279 (2): 420-431.

[4] Kim SH. Computed tomography enterography and magnetic resonance enterography in the diagnosis of Crohn's disease. Intest Res, 2015, 13 (1): 27-38.

[5] Amitai MM, Raviv-Zilka L, Hertz M, et al. Main Imaging Features of Crohn's Disease: Agreement between MR-Enterography and CT-Enterography. Isr Med Assoc J, 2015, 17 (5): 293-297.

[6] Do RK, Rusinek H, Taouli B. Dynamic contrast-enhanced MR imaging of the liver: current status and future directions. MagnReson Imaging Clin N Am, 2009, 17 (2): 339-349.

[7] Tse JR, Naini BV, Lu DS, et al. Qualitative and Quantitative Gadoxe-ticAcid-enhanced MR Imaging Helps Subtype Hepatocellular Adenomas. Radiology, 2016, 279 (1): 118-127.

[8] Kacl GM, Hagspiel KD, Marincek B. Focal nodular hyperplasia of the liver: serial MRI with Gd-DOTA, superparamagnetic iron oxide, and Gd-EOB-DTPA. AbdomImaging, 1997, 22 (3): 264-267.

[9] Kahraman AS, Kahraman B, Ozdemir ZM, et al. Diffusion-weighted imaging (DWI) of the liver in assessing chronic liver disease: Effects of the presence and the degree of ascites on ADC values. AbdomRadiol (NY). 2016, 41 (1): 56-62.

[10] Mannelli L, Nougaret S, Vargas HA, et al. Advances in diffusion-weightedimaging. Radiol Clin North Am, 2015, 53 (3): 569-581.

第56章 肝脏疾病

第1节 肝脏肿瘤样病变

一、肝囊肿

【概况】★★△△

1. 肝囊肿（hepatic cyst）是一种肝脏的常见的良性病变，可以单发或多发。

2. 临床上常将其分为单纯性肝囊肿及多囊肝，前者包括单发、多发性肝囊肿；后者为常染色体显性遗传性病变，常与多囊肾合并发生。

【临床表现】★★△△

单纯性肝囊肿患者在临床上多无明显症状或体征，多于体检时或因其他不适行超声、CT或MRI检查偶然发现。当肝囊肿体积明显增大时，可在肝区触及包块。如果巨大的肝囊肿推挤周围脏器则可造成相应的压迫症状，如推挤邻近的胆管可能导致患者出现轻度黄疸，挤压胃肠道则可能导致恶心、呕吐、腹胀等症状，若并发感染则出现类似肝脓肿的表现（腹痛、寒战、发热、白细胞升高等）。

多囊肝患者的肝囊肿弥漫分布于肝实质内，肝脏体积多较大，早期多无临床症状或偶可发现肝功异常。当病情进展到晚期时可出现肝大、肝衰竭等，触诊可于肝表面扪及高低不平的柔软结节；当合并多囊肾时，偶可触及双侧肾脏不规则增大；如果同时合并感染，则其临床表现也与肝脓肿类似。

【组织病理学】★△

目前病因仍不清，多数学者认为其是先天发育异常所致，一般认为其起源于肝内迷走胆管或者因肝内胆管或淋巴管在胚胎期发育障碍所致，通常所指的肝囊肿即为先天性肝囊肿。腔内多为透明浆液，囊液内可有微量蛋白、胆红素、胆固醇等，囊壁的内壁由一层矮柱状立方上皮覆盖并具有一定分泌功能。

【影像学表现】★★★△△

1. **超声表现** 圆形或类圆形无回声区，边缘光滑，与邻近肝实质分界清晰。

2. **CT表现** ①肝囊肿在CT平扫图像上多呈类圆形或类椭圆形均匀低密度灶，且边缘光滑与邻近肝组织分界清晰。②CT值多在0～20 HU，囊壁多难以显示。③当肝囊肿体积较小时，由于受部分容积效应的影响，其CT值常偏高，此时需要加做薄层扫描或增强扫描进行鉴别。④当肝囊肿合并出血或感染时，囊内容物密度常较高或可合并气液平面，此时需要与肝内占位性病变或肝脓肿加以鉴别，肝囊肿增强扫描后囊壁及囊内容物密度均无明显强化。

3. **MRI表现** ①信号强度均匀，边界清晰光滑。②T1WI图像上较大肝囊肿一般呈极低信号区，较小的肝囊肿因部分容积效应的影响可呈低信号或稍低信号区；囊肿内蛋白质或脂质含量较高时可缩短囊液的T1弛豫时间，故在T1WI图像上呈等信号或高信号。③T2WI图像上多呈均匀高信号。④少数肝囊肿囊内可有出血，在T1WI及T2WI图像上信号强度可增高及并可见液-液分层。⑤Gd-DTPA增强后T1WI图像囊肿壁及内部无强化。

【鉴别诊断】★★★△△

1. **肝脓肿** 以细菌性肝脓肿较常见。

（1）肝脓肿临床上多有发热、肝区疼痛、白细胞升高等感染症状；大多数肝脓肿抗感染治疗后，随访病灶缩小或减少。

（2）病灶为圆形或类圆形，单发或多发，单房或多房。

（3）CT及MRI平扫脓肿边缘多数较模糊。

（4）CT图像上脓肿内容物密度常高于肝囊肿，MRI的DWI图像上脓肿常有水分子扩散受限。

（5）脓肿壁较厚，增强扫描脓肿壁及分隔多呈较明显强化。

（6）脓肿周围可见水肿带，增强扫描时强化的脓肿壁与外周无强化水肿带可形成脓肿较特异性的强化模式“双环征”。

2. 肝内胆管细胞囊腺瘤或囊腺癌

（1）多见于中年女性。

（2）囊实混合性或多房囊性病变，边缘清楚，可见壁结节和纤维分隔，多发性囊腔中囊液密度不均匀，各腔之间CT值或MRI信号可有较大差异。

（3）增强扫描显示病灶囊性区的分隔及壁结节可强化。

3. 囊性转移瘤

（1）通常有原发肿瘤病史。

（2）单发或多发囊性肿块。

（3）囊壁厚薄不一，内缘不规则，可有壁结节。

（4）增强扫描囊性转移瘤的囊壁及壁结节多呈不规则强化。

4. 肝包虫病

（1）肝包虫疫区生活史及包虫补体试验阳性有助鉴别。

（2）病灶呈圆形或椭圆形，边缘光滑，境界清楚。

（3）特征性表现为囊中囊及“水上浮莲征”，囊内CT密度或MRI信号不均匀。

（4）增强扫描囊壁及囊内分隔可有不同程度强化，囊液无强化。

（5）囊壁可有不同程度的弧形、环形钙化。

5. Caroli病

（1）典型表现为大小不一的低密度扩张的囊性病变，与胆管交通。

（2）扩张的肝内胆管内小点状明显强化影（中心点征）是其特征性表现，病理学上这些小点代表腔内门静脉分支。

（3）MRI图像T1WI呈低信号，T2WI呈高信号，增强扫描管腔内门静脉分支明显强化，无中心点征时，MRCP对其诊断非常有用，表现为肝内胆管囊性扩张与胆管相通。而肝内外胆管没有梗阻。

【治疗】★△

肝囊肿是肝内常见良性病变，病灶较小时无需特殊处理，当病灶较大并对周围结构挤压造成明显症状时可以采用介入治疗或外科手术切除。

二、肝海绵状血管瘤

【概况】★★△△

肝海绵状血管瘤（cavernous hemangioma）是最常见的肝脏肿瘤样病变，其发病率约1%～20%。

【临床表现】★△

无特异性，50%～70%患者无临床症状，多于查体或影像学体检时偶然发现；病灶巨大时可推挤邻近结构，进而患者可出现腹胀、胃部不适、右上腹疼痛等较常见消化道症状；当病灶出血较多时可出现急腹症表现。

【组织病理学】★△

其实质是一种先天性血管畸形，故国内外学者多将其归入肿瘤样病灶范畴，而非通常意义上的肿瘤性病灶。病灶可单发或多发，单发常见（约占90%）。病灶大体外观多呈紫红色，质软，边界清；切面呈蜂窝状、海绵状。在显微镜下见其由内衬扁平内皮细胞的大小不等的血管窦腔构成，血管腔内充满血液。海绵状血管瘤主要由肝动脉分支供血，窦腔较大，对比剂容易进入窦腔内，而窦腔壁内常无肌性结构，故对比剂进入窦腔内可以停滞较长时间。

【影像学表现】★★★△△△

1. 超声表现 ①均匀性高回声并后方回声增强，诊断较容易；②较大的血管瘤由于合并出血、囊变或钙化则可呈低回声、高回声或混杂回声。

2. CT表现 ①CT平扫多表现为肝实质内单发或多发低密度占位性病灶，较大病灶（>4 cm）内部可见裂隙状或不规则形低密度灶（为血栓或囊变区）；②增强扫描动脉期病灶边缘多呈结节状强化，门脉期及延迟期病灶强化区域逐渐向中心扩大，并直至病灶大部或全部呈稍高密度或等密度充填，此为肝内海绵状血管瘤的特征性强化模式；③部分小的血管瘤可表现为动脉期即全瘤强化，门脉期及延迟期仍持续强化。

3. MRI表现 ①境界清楚的肿块；②MRI平扫时T1WI呈稍低信号，T2WI呈与液体类似的高信号，故将其在T2WI图像的表现称为灯泡征（lighting bulb sign）；③GD-DTPA增强扫描后病灶强化模式与CT增强后强化模式类似。

【鉴别诊断】★★△△

1. 原发性肝细胞癌 ①患者多有肝炎、肝硬化病史，AFP 常常升高；②钙化少见，CT 或 MRI 增强扫描典型者呈“快进快出”强化方式，即动脉期肿瘤明显不均匀强化，门脉期肿瘤强化下降呈稍低密度 / 信号，延迟期强化进一步下降呈低密度 / 信号；③病灶易累及周围血管形成门静脉或肝静脉内癌栓。

2. 肝转移瘤 ①有原发肿瘤病史；②可单发或多发，常为多发；③ CT 或 MRI 增强扫描时肝乏血供转移瘤常表现为周边强化、中心无强化，即“牛眼征”；④富血供转移瘤增强后常表现为动脉期明显均匀或不均匀强化，而门静脉期及延迟期其强化程度降低呈相对低或稍低密度 / 信号。

3. 肝腺瘤 ①多见于青年女性，与有长期服用避孕药有关；②易合并出血；③ MRI 及 CT 图像上可见病灶包膜；④肝腺瘤 T1WI 呈等或低信号，T2WI 呈高信号，但其信号低于海绵状血管瘤 T2WI 的“灯泡征”高信号；⑤动脉期多呈明显强化，但其强化程度低于海绵状血管瘤，门静脉期及平衡期病灶区密度与信号与肝实质类似。

【治疗】★△

目前普遍认为肝海绵状血管瘤是肝内良性肿瘤样病变，病灶较小时（<3 cm）多无需特殊处理，当病灶较大（>3 cm）、合并出血或对周围结构挤压造成明显症状时可以采用介入栓塞治疗或外科手术切除。

三、肝局灶性结节增生

【概况】★★△△

1. 肝局灶性结节增生（Focal Nodular Hyperplasia，FNH）是局部血管异常增生性反应形成的良性肿瘤。

2. FNH 是第二常见的肝脏良性肿瘤，占原发性肝肿瘤的 8%。

【相关临床】★△

1. 常见于青中年妇女（30～40 岁）。

2. 常无症状（50%～90% 偶然发现）；由于占位效应可引起腹痛（10%～15%）。

3. 罕见肝大、腹部肿块。

4. 肝功能检查正常。

【组织病理学】★★△△

1. 有假包膜；80% 单发。

2. 由正常肝细胞与大量的脂肪，甘油三酯和糖原构成。

3. 常见中央纤维瘢痕。

4. 纤维间隔中见由中心向边缘辐射状分布的厚壁动脉。

5. 胆管增生、畸形。

6. 瘤内无钙化、出血或坏死。

7. 无汇管区及中央静脉。

【影像学表现】★★★△△

1. 超声表现

（1）实时超声：病灶边界清晰；回声均匀，等同于正常肝实质；偶尔可呈低回声或高回声；中央瘢痕呈低回声；病灶内见引流静脉或血管移位。

（2）彩色多普勒：中央供血动脉与外周多条辐射状的小血管；病灶边缘可见大引流静脉。

2. CT 表现

（1）平扫：呈等密度或稍低密度。

（2）增强扫描：动脉期明显均匀强化呈高密度；门静脉期及延迟期密度等同于正常肝实质，中央瘢痕可见延迟强化。

（3）非典型 FNH 无中央瘢痕而缺乏特征性表现，很难与其他肿瘤鉴别。

3. MRI 表现

（1）T1WI：病灶呈等 - 稍低信号；中央瘢痕呈低信号。

（2）T2WI：病灶呈等 - 稍高信号；中央瘢痕呈高信号。

（3）增强扫描：动脉期明显强化，呈均匀性高信号；门静脉及延迟期强化减退，呈等信号；中央瘢痕可见延迟强化，呈高信号。

（4）SPIO T2WI：信号降低（由于病灶内的枯否氏细胞吸收氧化铁颗粒），与正常肝实质一致，不同于其他肝脏局灶性病变。

（5）Gd-BOPTA 或 Gd-EOB-DTPA：明显均匀性增强；延迟期持续强化；瘢痕明显增强。

（6）DWI：ADC 值与邻近肝实质相仿。

【鉴别诊断】★★△△

1. 肝腺瘤

（1）体积较大。

（2）因出血而引发症状（50%）；瘢痕不典型。

（3）通常由于出血、坏死或脂肪密度/信号不均匀。

2. 纤维板层型肝癌

（1）好发于年轻人。

（2）密度/信号不均匀。

（3）累及胆管、血管、淋巴结；70%发生转移。

（4）纤维瘢痕较大，可位于中心或偏心；有纤维带；并可见钙化（68%）。

（5）瘢痕在T2WI呈低信号。

3. 原发性肝细胞癌

（1）肝炎、肝硬化背景。

（2）病灶内密度/信号不均匀，可有坏死和出血。

（3）可有血管浸润，常见淋巴结转移及门静脉癌栓等恶性肿瘤征象。

4. 肝血管瘤

（1）典型血管瘤表现为“早出晚归”，即动脉期病灶边缘结节状明显强化，门脉期强化区逐渐向病灶中央进展，延迟期病灶呈等密度或略高密度，与正常肝实质无明显分界。

（2）血管瘤中心如有瘢痕区，延迟期无明显强化。

（3）血管瘤在T2WI序列呈明显高信号，表现为“灯泡征”。

三、肝炎性假瘤

【概况】★★△△

1. 肝炎性假瘤（inflammatory pseudotumor of the liver，IPL）是由肝内炎性细胞浸润及纤维基质瘤样增生为特征的良性增殖性肿瘤样病变。

2. 大而孤立，常局限于一个肝叶，以右叶多见。

【相关临床】★△

可发生于任何年龄，以婴幼儿和青壮年居多。可无临床表现，也可表现为腹痛，低热，体重减轻，黄疸等。实验室检查通常提供炎性病变的证据，如白细胞增多，血沉增快，可伴肝功能异常。病理特征为纤维间质增殖；淋巴浆细胞浸润；可见闭塞性静脉炎、胆管炎；胆管壁增厚，胆管周围纤维化。

【影像学表现】★★★△△

1. B超表现

肿块在断面可呈葫芦状、哑铃状、花生节状或类圆形。病灶多为低回声欠均匀的实性结节，内部可示有斑片状、条索状或管状强回声。CDFI显示无任何彩色血流信号。

2. CT表现

（1）平扫可表现为各种形态的低密度病灶，边缘可清楚或不清，少数可见点状钙化。

（2）增强扫描表现也较复杂多样，动脉期通常无明显强化；门静脉病灶可无强化，也可出现核心强化，边缘呈结节样或“钟乳石”样强化；延迟期往往强化明显。

（3）位于肝门部的病灶特征与肝门部胆管细胞癌相似。

3. MRI表现

（1）T1WI：信号常低于肝实质。

（2）T2WI：信号等或稍高于肝实质。

（3）增强扫描可表现为均匀性强化、不均匀性强化或边缘强化等多种强化模式；延迟期呈持续强化。

【鉴别诊断】★★△△

1. 肝内胆管细胞癌 ①浸润性生长，包膜皱缩；②延迟强化；③多伴胆管扩张。

2. 肝细胞肝癌 ①增强扫描对比剂“快进快出”的特点；②有无乙型肝炎、肝硬化病史及AFP是否升高等相关的临床资料可提供两者的鉴别信息。

3. 转移瘤 ①原发恶性肿瘤病史；②病灶多发；③增强扫描呈典型的“牛眼征”或“靶征”，即中央为无强化的低密度区，边缘呈高密度强化带，外周有一稍低于肝密度的水肿带。

4. 肝脓肿 ①临床有高热、寒战；②液化坏死明显；③肝脓肿液化坏死区呈无回声暗区；CT增强扫描无强化，脓肿壁呈环形强化，典型者具有“双环”或“三环”的强化特点。

（杨　林　叶维韬　李景雷　黄燕琪　梁长虹）

第2节 肝脏良性肿瘤

一、肝细胞腺瘤

【概况】★★△△

肝细胞腺瘤（Hepatocellular adenomas，HCA）又称肝腺瘤，是来源于肝细胞的良性肿瘤，其发病机制尚不清楚。根据2010年WHO肝脏肿瘤组织学分类，将HCA分为4个分子亚型：HNF 1α突变失活型（又称脂肪变性型，占30%～35%）、炎细胞浸润伴血窦扩张型（又称炎症型，占40%～50%）、β-catenin突变激活型（又称异型细胞型，占10%～15%）和未分类型（又称不典型肝细胞腺瘤，占10%）。

【相关临床】★△

肝腺瘤患者通常无症状，较大的腺瘤可引起腹痛或肝区不适，若肿瘤破裂可导致腹腔出血，甚至休克。一般患者无肝炎和肝硬化病史，AFP不高。国外报道肝腺瘤好发于生育期并有口服避孕药史的女性，但近年来国内研究发现大多数肝腺瘤与服用避孕药并无明确的关系，甚至有大样本研究发现，国内以肥胖或超重的中年男性为主。目前，肝腺瘤的发病机制尚不明确，但有研究表明，性激素（雄激素或雌激素）、遗传性疾病（家族性腺瘤性息肉病或糖原累积症）、肥胖是HCA发生的重要相关因素。

【分子分型】★△

1. 脂肪变性型 肿瘤存在HNF 1α基因突变，基因表型为特征性脂肪变性细胞，无细胞异型性或炎细胞浸润。

2. 炎症型 肿瘤无HNF 1α基因或β-catenin基因突变，有炎细胞浸润并可见扩张的血窦。

3. 异型细胞型 肿瘤存在β-catenin基因突变，基因表型常见异型细胞及腺泡状细胞。

4. 不典型 肿瘤无HNF 1α、β-catenin基因突变或炎性细胞浸润

【影像学表现】★★★△△

不同病理亚型的肝腺瘤的CT及MR表现不同，不同分型及其对应影像表现如下：

1. 脂肪变性型 ①CT平扫为边界清楚的圆形均匀低密度；②MR平扫T1WI正相位为高信号，反相位上信号丢失，T2WI呈等或稍高信号；③动脉期增强扫描为无强化或轻微强化，门脉期及延迟期强化程度减低。

2. 炎症型 ①CT平扫常因出血而密度不均，表现为低密度伴内部片状高密度；②MR平扫T1WI表现为不均匀低信号内片状高信号，T2WI表现为不均匀中、高信号；③增强扫描动脉期、门脉期及延迟期持续强化，表现为“快进不出”的强化特点。

3. 异型细胞型及未分化型 两者影像表现非常相似，CT、MR根据瘤内出血、坏死情况不同而表现多样。增强扫描动脉期常表现为明显强化，门脉期及延迟期强化程度呈不同程度减低，有时与肝细胞癌表现相似。

【鉴别诊断】★★△△

1. 肝细胞肝癌 ①多有慢性肝炎、肝硬化病史，AFP增高；②强化特征为“快进快出”；③MRI特异性对比剂可行鉴别。

2. 肝局灶性结节增生 ①与口服避孕药无关，出血罕见；②可有中心瘢痕，增强扫描中心瘢痕延迟强化；③MRI T1WI反相位检查无信号减低；④无包膜。

3. 血管瘤 ①T2WI呈明显高信号，呈“灯泡征”；②向心性、延迟性强化；③MRI T1WI反相位检查无信号减低。

4. 神经内分泌肿瘤的转移瘤 ①有原发肿瘤病史；②常多发，T1WI为低信号，T2WI呈明显高信号；③增强扫描动脉期明显强化，门脉期不同程度强化减低，不典型时门静脉期仍可持续强化，但延迟期一般强化程度低于周围肝实质。

【治疗】

肝腺瘤治疗方案的选择以分子分型为指导，目前尚无统一方案，部分学者认为，男性患者、肿瘤最大径>5 cm，或伴有糖原累积症，均为手术指征；若病理证实为β-catenin突变激活型，还应随访。若女性、HNF 1α突变失活型、炎症型或未分类型及血流动力学稳定的患者，可行保守治疗或定期随访。

二、其他少见良性肿瘤

1. 肝脂肪瘤

【概况】★△

肝脂肪瘤是一种罕见的良性间叶性肿瘤，起源

于肝窦周围内有蓄积脂类能力的干细胞，完全由成熟的脂肪组织构成，无完整包膜与肝实质相连。

【相关临床】★△

肝脏脂肪瘤多发生于 40 岁以上肥胖者，女性多见。大多数患者无症状，多为体检时偶然发现。部分患者表现为上腹闷痛不适，餐后加重；位于肝脏边缘者，可破裂出血。实验室检测肝功能正常及肿瘤标记物正常。脂肪瘤不会恶变，预后良好，一般不需要干预；对有明显增大，可考虑手术治疗。

【组织病理学】★△

显微镜下肿瘤由增生并分化成熟的脂肪细胞组成，形态规则，核浆比例正常，无核分裂象。其间散在毛细血管走行。周边肝组织可有淤胆、脂变及硬化改变。

【影像学表现】★★★△△

1. CT 表现 ①边界清楚的脂肪密度肿块；②密度均匀或可见细分隔；③增强扫描无强化。

2. MRI 表现 ①T1WI、T2WI 均呈高信号；②脂肪抑制序列信号明显下降；③增强扫描无强化。

【鉴别诊断】★★△△

1. 肝局灶性脂肪浸润 ①楔形或不规则状，边缘不清；②无占位效应；③有正常走行的血管影穿行其中；④增强后均匀强化。

2. 肝血管平滑肌脂肪瘤 ①由不同含量的脂肪组织、异常血管和平滑肌组织构成；②增强扫描可见强化的血管影和软组织影；③免疫组化 HMB45 呈强阳性。

3. 脂肪肉瘤 ①少见；② CT 上密度比正常脂肪高；③需活检或术后病理确诊。

4. 肝癌脂肪变性 ①有肝炎、肝硬化病史，AFP 常升高；②肿块强化模式呈“快进快出”的特点。

2. 肝血管平滑肌脂肪瘤

【概况】★△

肝血管平滑肌脂肪瘤（hepatic angiomyofipoma，HAML）是肝内少见的良性间叶源性肿瘤，由数量不等的平滑肌细胞、脂肪和增生血管组成，其病因及组织发生仍不清楚。少数病例可与肾脏血管平滑肌脂肪瘤、结节性硬化并存，发生率 5%～10%。

【相关临床】★△

该病多发生于成年女性，中位发病年龄为 43 岁。大多数患者无自觉症状，部分患者因肿瘤较大而引起上腹部不适、腹部肿块、呕吐或疼痛等症状，可伴食欲减退、消瘦。HAML 大小相差悬殊，多无明显变化，少数可逐渐增大；多单发，合并结节性硬化时，常为多发病灶；具有恶变潜能和自发性破裂危险，因此，一旦发现需积极治疗。手术切除是首选的治疗方法。

【组织病理学】

HAML 由血管（通常为厚壁动脉、静脉血管或小血管样腔隙）、平滑肌细胞和成熟的脂肪组织等 3 种成分按不同比例组成，常见髓外造血。根据 HAML 中三种组织成分比例差异，将其分为混合型（经典型）、肌瘤样型、脂肪瘤样型、血管瘤样型四种类型。

【影像学表现】★★★△△

1. 脂肪瘤样型 ①主要由分化成熟的脂肪细胞组成，可见少量畸形血管和平滑肌细胞；② CT 平扫密度与脂肪相似，其内可见软组织密度；③ MRI 平扫在短 T1、长 T2 脂肪信号内出现条片状稍长 T1、稍长 T2 信号；④增强扫描脂肪成分无强化，而软组织结构强化明显。

2. 肌瘤样型 ①主要由平滑肌成分组成，脂肪成分≤10%；② CT 平扫呈稍低密度软组织肿块，其内密度不均匀；③ MRI 平扫 T1WI 呈稍低信号，T2WI 呈稍高信号，信号混杂；④增强扫描强化明显。

3. 血管瘤样型 ①由大量的畸形血管及平滑肌细胞组成，脂肪成分较少；② CT 平扫呈低密度，其内可见点条状血管样钙化；③ MRI 呈长 T1、稍长 T2 信号，钙化呈低信号；④动脉期明显强化，门脉期强化有所减退，延迟期呈低密度或信号。

【鉴别诊断】★★△△

1. 脂肪瘤 ①均匀脂肪密度肿块，无其他成分；②增强扫描无强化。

2. 脂肪肉瘤 ①发病率低；②体积较大，边缘不光滑；③内部脂肪密度高且不均匀；④软组织成分增强扫描呈轻度强化。

3. 肝细胞肝癌 ①有慢性肝炎、肝硬化病史，

AFP 常升高；②合并脂肪变性时鉴别困难；③强化后呈“快进快出”型；④包膜常见。

4. 血管瘤 ① T2WI 为明显高信号，呈“灯泡征”；②向心性、延迟性强化。

3. 婴儿型血管内皮瘤

【概况】★★△△

婴儿型肝脏血管内皮细胞瘤（infantile hepatichemangioendothelioma，IHHE）是婴儿期最常见的来源于间叶组织的肝脏良性肿瘤。IHHE 发生率约为 1%，约占儿童肝脏肿瘤的 12%，好发于 6 个月以内的婴儿。

【相关临床】★△

临床表现无特征性，腹部肿块最常见，其次是腹胀、肝大。部分病例肝内血管分流量大时，可出现充血性心衰，可并发血小板减少导致 Kasabach—Merrit 综合征及 DIC；少数病例可恶变。20% 的患者伴有皮肤血管瘤。大多数 IHHE 患儿甲胎蛋白（AFP）增高，部分患儿会出现肝功能异常。

由于 IHHE 常多发，甚至弥漫全肝，又是良性肿瘤，治疗方法的选择非常困难。手术切除肿瘤基本不可能，一是手术风险太大，二是肿瘤太多无法完全切除。IHHE 治疗方法主要包括原位肝移植、放射治疗、经肝动脉栓塞介入治疗、类固醇激素或干扰素治疗。

【组织病理学】★△

IHHE 是一种血管源性肿瘤，主要由血管内皮细胞增生形成大小不等的血管组成。镜下 IHHE 可分为Ⅰ型和Ⅱ型，前者常见。Ⅰ型：血管内皮细胞肿胀、增生形成较明显的血管腔结构，血管间可见黏液纤维基质和小胆管；Ⅱ型：血管内皮细胞增生呈乳头状，不形成管腔或管腔结构不清。其中Ⅱ型具有潜在恶性，形态表现与血管肉瘤相似，并可见到肿瘤侵犯肝窦，沿肝窦生长。有些病例Ⅰ型与Ⅱ型同时存在，部分肿瘤可见出血、钙化、血栓和纤维化。

【影像学表现】★★★△△

1. CT 表现 ①低密度肿块，边界清楚；②常多发；③密度均匀或不均匀，50% 可见钙化、坏死、出血、血栓或纤维化；④增强后动脉期肿瘤自边缘开始强化，多呈环形强化或粗条索状强化，中央部位可出现结节状或斑点状强化区，较小的肿瘤可出现全瘤均匀强化；门脉期及延迟期呈向心性强化，与肝血管瘤“快进慢出”相似；坏死、出血、血栓或纤维化区不强化。

2. MRI 表现 ① T1WI 多呈低信号，T2WI 呈不同程度的高信号；②增强扫描与 CT 类似。

【鉴别诊断】★★△△

1. 肝脏间叶错构瘤 ①多见于 2 岁以下；②典型表现为单一的多房分隔的囊性肿块，易于鉴别；表现为实性为主时，二者较难鉴别。

2. 血管瘤 ① 1 岁以下病人罕见；②钙化少见。

3. 肝母细胞瘤 ①是小儿肝脏最常见的恶性肿瘤；② AFP 可明显升高；③也可见散在或聚集的钙化灶；④强化行为与肝细胞癌类似，呈“快进快出”型。

4. 肝脏转移瘤 ①婴儿最多见为神经母细胞瘤肝转移；②钙化少见；③无明显强化或轻度强化。

5. 胆管囊腺瘤

【概况】★★△△

胆管囊腺瘤（intrahepatic bile duct adenoma）是一种少见的肝脏良性肿瘤，约占肝内良性肿瘤 0.8%，一般认为是囊腺癌的癌前病变。可发生于任何年龄（2～87 岁），主要为成年人，平均年龄约 45 岁。大多数为女性，男性罕见。

【相关临床】★△

无特异性，可无症状，或出现腹胀、胃部不适、右上腹疼痛等较常见消化道症状，少见症状有消化不良、食欲减退、恶心、呕吐等。当肿瘤压迫胆道可引起黄疸，囊内出血可致急腹症表现。

【组织病理学】★△

常发生于肝内胆管，少数发生于肝外胆管，极少数发生于胆囊，具有潜在恶变性及较高的复发率；或来源于异位卵巢组织、胚胎期原始前肠，异位胆囊或肝内迷走小胆管（或称迷走错构瘤样胆管）。病灶囊内几乎全部为黏液性，少数为浆液性，因此胆管细胞囊腺瘤为囊性或囊实性；有包膜，多为孤立性，多发性少见；肿瘤大小差别甚大，可达 3～28 cm，平均约 15 cm；呈多房状，囊内可含液体，常见透亮或黏液性；囊壁及分隔厚薄均一，内壁光滑，有时可见梁索状或息肉状物突入囊腔；出血、钙化少见；卵巢样间质。

【影像学表现】★★★△△

1. **B超表现** ①低回声肿块；②无特征性。

2. **CT表现** ①单发，体积较大；②多房、线样分隔；③光整囊壁及壁结节征象，部分肿瘤囊壁或分隔可有少量点状钙化；④多囊病灶各囊内密度可各有不同，多为水样密度，合并出血时密度增高并可见液-液平面；⑤囊壁及分隔持续强化。值得注意的是，CT难以将胆管细胞囊腺瘤与囊腺癌完全鉴别。当肿瘤囊内间隔厚薄不均、壁上结节或乳头状突起较多及伴粗大钙化时，应该考虑恶性变可能。

3. **MRI表现** ①囊性肿块；②因囊液成分不同而信号各异，合并出血时可见液-液平面。

【鉴别诊断】★★△△

1. **胆管囊腺癌** ①囊壁及间隔不规则增厚；②可见多发乳头状突起；③可见钙化及出血；④>10 cm提示囊腺癌可能性大。

2. **囊性转移瘤** ①原发肿瘤病史；②囊壁较厚，内壁不光滑；③多为单房，常多发。

3. **肝细胞肝癌囊变（囊性肝癌）** ①常合并肝炎、肝硬化病史，AFP阳性；②坏死区边缘不光整、残留癌组织不规则、肿瘤边界不清；③强化呈“快进快出”型。

4. **单纯肝囊肿** ①囊壁菲薄光滑，无分隔；②增强无强化。

5. **肝脓肿** ①临床有高热等感染症状；②可有分隔或分房；③囊壁及间隔不规则且厚，增强后壁及分隔可见强化；④周围多可见水肿带，强化脓肿壁和外周无强化水肿带形成“双环征”。

6. **肝包虫囊肿** ①疫区生活史及包虫补体试验阳性有助鉴别；②壁可有不同程度的弧形、环形钙化；③典型可见囊中囊及“水上浮莲征”；④无明确壁结节。

【治疗】★△

目前普遍认为囊腺瘤是囊腺癌的癌前病变，治疗上胆管细胞囊腺瘤和囊腺癌均需外科手术切除。

（李景雷　马泽兰　胡　杉　吴佩琪　梁长虹）

第3节　肝脏恶性肿瘤

一、肝细胞肝癌

【概况】★★△△

肝细胞肝癌（hepatocellular carcinoma，HCC）是原发性肝癌最常见的一种细胞类型，是一种恶性程度高、预后差的恶性肿瘤，是第三常见的导致死亡的癌症。

HCC发生的危险因素之一是慢性乙型和丙型肝炎、酒精滥用。我国以乙型肝炎肝硬化患者最常见，约80%的肝癌发生于肝硬化患者。

在肝硬化背景下，从再生结节到典型肝癌的形成是一个多阶段的复杂过程，包括再生结节、低度异型增生性结节、高度异型增生性结节和肝细胞癌几个过程。在这个发生发展过程中，结节内的主要改变是新生动脉供血增多而门静脉血流量减少。

HCC大体分型尚无国际统一标准，我国将其分为5大型：①弥漫型：小癌结节弥漫分布全肝；②块状型：瘤体直径为5～10 cm；③巨块型：瘤体直径大于10 cm；④结节型：瘤体直径为3～5 cm；⑤小癌型：中国肝癌病理协作组将小肝癌定义为单个癌结节最大径≤3 cm或多个癌结节数目不超过2个，其最大直径总和≤3 cm。

【相关临床】★△

HCC一般发生于中老年人，但近年来，年轻人肝细胞肝癌发病有上升趋势。

HCC的临床表现多样、无特异性。早期患者多无自觉症状，中晚期可表现为肝区痛、腹胀、上腹部肿块、消瘦乏力、贫血等症状。患者常有肝炎、肝硬化病史，查体可有肝脾大、肝掌、蜘蛛痣、腹壁静脉曲张、腹水等征象。

实验室检查中最重要的是AFP检测，常用于肝癌筛查，其浓度可有不同程度升高，但AFP升高对HCC无确诊价值，因为正常怀孕的妇女、肝炎活动期、生殖腺恶性肿瘤、部分转移瘤等情况也可引起AFP升高。HCC患者的肝功能可正常或异常。

【影像学表现】★★★△△△

CT平扫：病灶多表现为低密度，较大时常出现囊变坏死而密度不均匀；少部分病灶表现为等密度或高密度。病灶表现为等密度多与下列原因相关：一是瘤体太小，部分容积效应所致；二是肿瘤分化好；三是肿瘤周围肝组织发生脂肪变或肝硬化而密度减低。病灶呈高密度有三种可能；一是肿瘤合并新鲜出血；二是肿瘤周围肝组织脂肪变明显；三是肿瘤结构含微量元素或金属离子。

MR 平扫：大多数 HCC 在 T1WI 表现为低信号，T2WI 表现为高信号。有部分肿瘤 T1WI 表现为等信号或高信号，这可能与肿瘤内脂肪变性明显、肿瘤分化程度高、瘤体内含微量元素或金属离子等因素有关。少数 HCC T2WI 呈低信号，病理证实这是由瘤体大部分发生凝固性坏死所致。

动态增强扫描：钆剂 MRI 动态增强扫描与螺旋 CT 动态增强扫描的表现相似。典型表现为对比剂“快进快出”，即动脉期存活组织明显强化呈高密度 / 信号，门脉期及延迟期病灶内对比剂迅速廓清使得密度 / 信号减低，肝实质强化程度增加，病灶表现为低密度 / 信号。有较多的 HCC 可表现为不典型的强化模式，如动脉期病灶无明显强化、门脉期或延迟期病灶呈延迟强化。对于这部分病例的误诊率较高，常常需要寻求其他方法如肝特异性 MR 对比剂检查以帮助鉴别诊断。另外，有部分病灶可呈花斑样或“结中结”的强化表现。前者是因为肿瘤由多个结节融合而成，各部分组织分化程度不同导致强化程度不同所致；后者多发生于异型增生性结节内发生癌灶时，表现为乏血供异型增生性结节内有明显富血供的肝细胞癌灶。

假包膜：是 HCC 较具特征性的表现之一，在较大的肿瘤中非常常见，病理上见于 43%～77% 的 HCC。组织学上，假包膜由内侧的纤维层及外侧受压的血管和胆管构成。关于假包膜的纤维组织来源有两种可能，一种可能是肿瘤缓慢膨胀性生长挤压周围正常肝组织而形成；另一种可能是来自肿瘤本身纤维组织。假包膜 CT 平扫表现为肿瘤周围完整或不完整的环形低密度带，MR 多表现为瘤周环形的更长 T1 长 T2 信号带，增强扫描多表现为持续或延迟强化，即动脉期呈无强化或轻度强化，门脉期和或延迟期持续或延迟强化，呈高密度 / 信号。

血管侵犯：HCC 常侵犯门静脉或肝静脉，其中以门静脉受侵犯最常见，这与门静脉为 HCC 的引流静脉有关。研究发现在 HCC 的发生过程中，引流静脉逐渐由肝静脉转为门静脉，这与肿瘤内肝静脉的缺失有关。影像医师需注意鉴别癌栓和血栓，因为这关系手术方案的选择，有癌栓的患者不适合进行外科手术切除或肝移植。癌栓常见于原发肿瘤旁或近侧，典型者表现为受累血管管腔扩大，强化模式常与原发肿瘤相似。血栓表现为乏血供栓子且无肿块占位效应。

脂肪变性：部分 HCC 内可含有脂肪成分，典型表现为病灶内散在分布的小片状或簇状极低密度区，甚至出现负 CT 值。HCC 内出现脂肪时需注意与肝脏其他含脂肪的病变鉴别，如腺瘤、血管平滑肌脂肪瘤、脂肪瘤及来源于脂肪肉瘤、畸胎瘤等的转移瘤。肝硬化时，肝内含脂肪的病变提示 HCC 的可能性大于其他病变。

肝特异性 MRI 对比剂增强表现：① SPIO 增强表现：SPIO 注射进入体内后，被功能性枯否氏细胞摄取使肝组织呈现黑色背景，正常肝组织 T2WI 上因为摄取了 SPIO 呈低信号，HCC 内无枯否氏细胞因而未摄取 SPIO 而成相对高信号，可以改善对病灶尤其是小病灶的检出和显示。②肝细胞特异性对比剂增强表现：此类对比剂被正常肝细胞摄取后使背景肝组织强化信号增高，而 HCC 中由于缺乏有功能的肝细胞而不能摄取或摄取减少，呈现相对低信号。不过，部分高分化 HCC 摄取对比剂较多，与背景肝组织信号相似而容易漏诊、误诊。对于这部分病灶可进一步延迟扫描（约 12～24 h 后扫描）以提高检出率，HCC 中由于缺乏有效的胆道排泄系统使对比剂排出受阻呈现较高信号，而正常肝实质信号基本正常。

DWI 表现：大量研究表明，DWI 可用于肝脏良、恶性病变的鉴别诊断。肝脏恶性肿瘤的 ADC 值明显低于良性肿瘤的 ADC 值，肝脏常见病变 ADC 值从大到小依次是肝囊肿、肝血管瘤、转移瘤和原发性肝癌。DWI 还可提高小肝癌的检出和诊断。Vandecaveye 等报道 DWI 诊断≤2 cm 的小肝癌敏感性和特异性明显高于常规形态学检查，分别达 91.2%、82.9%；Xu 等报道当 DWI 与常规形态学检查相结合时，诊断敏感性达 98%。DWI 在 HCC 分化程度评估方面的应用尚存在争论。有研究认为 DWI 可用于鉴别分化好的 HCC 和分化差的 HCC，前者的 ADC 值大于后者的 ADC 值。不过也有研究认为 HCC 的恶性程度与 ADC 值无相关性。

【鉴别诊断】★★★△△△

1. 肝硬化再生结节 与乏血供的小肝癌鉴别困难。肝硬化再生结节直径在 0.3～1.0 cm，往往与正常肝组织同步强化。不过，两者的鉴别常有赖于随访或穿刺活检。

2. 肝转移瘤 多有原发灶病史，常为多发；乏血供病灶增强实性部分呈缓慢强化，典型者可表现为“牛眼征”或“靶征”，与HCC“快进快出”强化模式不同。富血供转移瘤动脉期明显强化，门脉期对比剂廓清速度往往较HCC慢。

3. 肝局灶性结节增生 以年轻女性多见，多无肝炎、肝硬化病史，实验室检查AFP多不升高。典型者平扫CT表现为稍低密度或等密度，T1WI呈等或稍低信号，T2WI呈稍高或等信号；增强扫描动脉期明显强化，强化程度可接近血管，门脉期和平衡期对比剂廓清，但廓清速度低于HCC；病灶中央可见星状或裂隙状瘢痕，CT平扫呈更低密度，MR呈长T1长T2信号，增强延迟强化。由于FNH含有正常肝细胞及枯否氏细胞，能摄取肝特异性对比剂，对于不典型FNH，可采用肝特异性对比剂增强检查以帮助与HCC鉴别。

4. 肝细胞腺瘤 以年轻女性多见，多有服用避孕药病史，多无肝炎、肝硬化病史，实验室检查AFP多正常。CT平扫常呈等或稍低信号，MR呈等或稍长T1和长T2信号，增强对比剂廓清相对较慢。

5. 乏脂肪的血管平滑肌脂肪瘤 少见，多无肝炎、肝硬化病史，实验室检查AFP多不升高。瘤体多较大，边界清楚；增强动脉期明显强化，门脉期和平衡期持续强化，呈相对高或等密度/信号；病灶内常可见发育较成熟的纡曲血管。

【治疗】★△

HCC的首选治疗方法是外科手术切除。对于不能手术切除的患者，介入治疗是首选治疗方法。介入治疗可作为晚期肝癌患者的一种姑息性治疗方法，也可以作为外科手术前的一种辅助治疗方法，常用的有动脉化疗栓塞术（TACE）、经皮酒精注射、射频消融（RFA）、放射性粒子植入、分子靶向药物治疗等。分子靶向药物治疗是近年来新发展起来的一种治疗方法，对于晚期肝癌疗效明显，安全性好，与其他介入方法联合应用时可使患者更多受益。

二、肝内周围型胆管细胞癌

【概况】★★△△

1. 肝内周围型胆管细胞癌（Peripheral Intrahepatic Cholangiocarcinoma，PICC）是指发生于二级胆管分支以远（包含二级胆管分支）的末梢侧肝内小胆管上皮的恶性肿瘤（其中90%～95%为腺癌），好发于左肝。

2. 肝内周围型胆管细胞癌占肝内原发性恶性肿瘤的5%～30%，发病率仅次于肝细胞肝癌，居第二位；近年来，PICC发病率有逐年上升的趋势。

【相关临床】★△

PICC病因尚不明确，部分学者认为可能与原发性硬化性胆管炎、华支睾吸虫感染、胆管结石合并感染、Caroli病等有关。好发年龄为40～60岁，男女发病率相似或男性稍多。临床上常以腹痛、腹部肿块、消瘦及黄疸就诊。患者一般没有肝硬化及肝炎临床病史。

根据日本肝癌研究组制订的分类方法，PICC在组织中病理学上分为三型：肿块形成型、导管周围浸润型及导管内生长型。组织学上PICC主要由腺癌、纤维组织、凝固性坏死构成，影像学表现与肿瘤内这些病理成分所占的比例、分布以及增强的时相有关。研究表明肿块的外周主要由腺癌细胞及少量纤维组织构成，间质内薄壁血管较丰富，而肿瘤中央区主要由纤维组织及凝固性坏死构成，腺癌细胞稀少，此为肿瘤早期边缘环状强化、中央无强化的病理基础。

实验室检查：CA19-9指标敏感性较CEA高，但是缺乏特异性；CEA指标缺乏敏感性，而特异性较CA19-9高。PICC很少合并AFP增高。

【影像学表现】★★★△△△

1. 肿块形成型PICC

（1）平扫示病灶主要表现为圆形、椭圆形或不规则形肿块、亦可为分叶状或呈融合的低密度影，与正常肝组织之间界限不清；有时，低密度病灶内可见条索状、分枝状更低密度区（可能与散在坏死、囊变有关）。

（2）常伴肿瘤远端胆管扩张或周围大小不一的子灶，若肿瘤起源于末梢毛细胆管，可不合并周围肝内胆管的扩张；易合并肝内胆管结石，偶尔还有点状或片状高密度区（可能与瘤内黏蛋白、胆管结石、钙化、出血有关）。

（3）局部肝包膜回缩征象（病灶内含纤维成分）；局部肝萎缩（肿瘤侵犯邻近胆管、血管，造成其分布区肝组织萎缩）。

（4）在MRI上，肿瘤常显示为：T1WI不均匀低信号，T2WI不均匀高信号。纤维组织成分较多者形成特征性的表现，即在T2WI上，肿瘤中央呈星芒状或条化低信号（延迟后该区域逐渐明显强化），此为PICC的特征性MRI表现。

（5）动脉增强（肝动脉期、门静脉期、延迟期）已成为PICC检查的标准程序，肿瘤动态增强的强化方式较有特点：①动脉期、门静脉期，肿瘤周围出现薄层环形强化和带状强化，中央低密度区无明显强化；②延迟期（如果怀疑PICC，通常需要延迟6～8 min）肿瘤中央逐渐强化，有向心性充填的趋势，病灶中心在延迟期可呈相对高密度影。纤维组织是延迟强化的病理基础，即肿瘤富含较多纤维组织，而对比剂在纤维组织内弥散缓慢。延迟扫描对病变的检出及定性有十分重要意义，没有延迟扫描，可能会漏诊此类病变。需要注意，少数肿瘤在肝动脉期出现均匀强化或周边厚的环状强化，此时需结合其他征象或临床特点跟肝细胞肝癌鉴别。

（6）PICC可以累及肝动脉、门静脉及下腔静脉，但较少见；且多为包埋血管，较少形成瘤栓。

（7）PICC的外周有时可见楔形的一过性强化，其原因可能为门静脉受压，肝动脉代偿性血供增多或由于肿瘤侵犯、炎性改变所致。

2. 胆管周围浸润型PICC

（1）肿瘤常沿胆管浸润生长，呈长条状或分枝状，而不呈肿块征象；病灶范围大，边界不清，密度不均。

（2）薄层可显示胆管壁增厚。

（3）本型多在肝内胆管结石、慢性胆管炎、原发性硬化型胆管炎基础上并发。CT、MRI均可显示基础疾病，包括胆管结石、胆管扩张、胆管周围肝实质内炎性病灶及小脓肿等。

（4）肝内胆管扩张为其明显表现，扩张胆管的形态特点对诊断本病具有重要的意义。尤其在MRI上，多数断端呈乳头状、萝卜根状或鸟嘴状，远端胆管呈“软藤状”进行性扩张，可延伸到肝脏表面。

（5）病灶动态增强的强化特征与肿块形成型类似。

3. 胆管内生长型PICC

（1）扩张的胆管腔内结节状、乳头状或菜花样软组织肿块影。

（2）扩张胆管内充满黏液。

（3）结节或肿块动态增强的强化特征与肿块形成型类似。

4. 淋巴结转移 PICC可通过多组淋巴结发生肝外转移，淋巴结转移率可达25%。根据淋巴结转移的途径，主要分为：①肝十二指肠韧带途径；②贲门、胃小弯到胃左淋巴结途径；③膈下动脉或直接从右半肝到主动脉旁淋巴结途径。肝十二指肠韧带组淋巴结最易发生转移，其次是肝总动脉淋巴结组。

【鉴别诊断】★★△△

1. 肝细胞性肝癌多发生于肝硬化基础上，常伴AFP明显升高。肿瘤内钙化少见。发病区域内肝内胆管扩张少见。动态增强扫描多表现为“快进快出”的强化模式；一般在动脉期，病灶即可明显强化，强化程度明显，高于正常肝组织，在门静脉期强化程度下降，密度低于周围正常肝组织而呈相对低密度；与PICC增强方式常为“慢进慢出”的特点不同。肝细胞性肝癌更易侵犯门静脉系统，肝静脉及门静脉系统内常可见低密度癌栓。发生淋巴结转移相对较少。

2. 肝海绵状血管瘤鉴于肿块型PICC出现延迟强化的特点（从瘤周向中央扩展），需与海绵状血管瘤鉴别。肝海绵状血管瘤在动脉早期边缘出现明显结节状强化，后对比剂逐渐向中央充填，延迟期强化趋于均匀。肝海绵状血管瘤多无临床症状，实验室检查指标常在正常范围内。肝海绵状血管瘤在T2WI显示“灯泡征”。肝海绵状血管瘤多不引起肝内胆管扩张，其强化程度较胆管细胞癌更为显著。

3. 肝转移瘤纤维间质丰富的肝转移瘤，如来自结肠的腺癌，也可表现为延迟强化，单是强化形式难与PICC鉴别。但肝转移瘤多有原发恶性肿瘤病史。一般多发，大小不一。少数转移瘤可有范围较广、密度较低钙化影。动态增强扫描示，典型的肝转移瘤显示“牛眼征”。不易合并胆管扩张。

4. 肝脓肿 PICC中央有大量坏死时需与肝脓肿鉴别。肝脓肿大多有较典型的临床感染症状，如高热、寒战等。肝脓肿呈单房或多房性脓腔，脓肿的坏死区脓腔内壁多规整，无胆管细胞癌的条索状或锥形强化带。且脓肿壁强化常较明显，增强可见典型脓肿壁分层样环形强化，周围可见充血水肿带。

5. 肝内胆管非肿瘤性疾病及胆管良性狭窄肝内胆管肝吸虫感染、慢性化脓性胆管炎、原发性硬化型胆管炎等可导致胆管壁不规则增厚，管腔狭窄，远端肝内胆管扩张。在这些基础疾病上可并发肝内胆管细胞癌；此时与胆管周围浸润型PICC鉴别困难。与既往影像学资料对比，病变范围扩大和梗阻程度明显加重，有助于鉴别，但最终仍需要手术、病理证实。

【治疗】★△

目前，手术切除是PICC唯一有效的手段，但预后较差，因此早期诊断、及早适当地手术切除病灶对提高PICC患者的预后及术后生存率具有重要意义。

三、淋巴瘤

【概况】★★△△

1. 肝脏淋巴瘤（lymphoma）分为原发性和继发性，组织学类型分为霍奇金淋巴瘤和非霍奇金淋巴瘤。肝脏原发性淋巴瘤发病率低，占所有结外淋巴瘤的不到 1%。

2. 肝脏原发性淋巴瘤定义目前公认的诊断标准为 Lei 标准：①疾病出现临床表现时，患者主要症状是由肝脏受累引起；②全身无触及肿大淋巴结，且无远处淋巴结肿大的影像学证据；③外周血涂片无白血病累及血液。

【相关临床】★△

淋巴瘤病因尚不明确，推测可能与病毒感染、免疫缺陷、化学物质接触史等有关。肝脏原发性淋巴瘤缺乏特异性的临床症状：平均发病年龄为 55 岁，也可见于小儿等年轻患者，男女发病率之比约 2.3：1；常见症状为腹痛或腹部不适，其他症状为：疲乏、食欲缺乏、恶心、呕吐、肝脾大，腹腔积液；50% 患者可见肝脏增大。肝脏继发性淋巴瘤主要症状与原发淋巴瘤部位一致，腹部症状可不明显。

缺乏诊断特异性的实验室检查指标，可伴血清乳酸脱氢酶（LDH）明显增高，而肿瘤标志物 AFP、CEA 不增高。

肝脏原发性和继发性淋巴瘤，组织病理学上均可分为三型：①单发结节或肿块型；②多发结节或肿块型；③弥漫型或肝肿大型。镜下肿瘤细胞呈结节状或弥漫性生长。原发性肝淋巴瘤大多为弥漫大 B 细胞淋巴瘤（占 95% 以上）。

肝脏原发性淋巴瘤罕见，预后差，无公认治疗策略。肝脏继发性淋巴瘤采用化疗为主的综合治疗，总有效率达 56%。

【影像学表现】★★★△△△

1. 单发、多发结节或肿块型

（1）CT 平扫示肝内单发或多发低密度结节、肿块（伴脂肪肝背景时为等或稍高密度）。单发者可呈分叶状，多发者多呈圆形或类圆形。病灶多数边界较清楚，密度较均匀；当病灶较大时，中央可见低密度坏死区；少数病例内偶可见钙化灶（多出现在化疗后）。

（2）T1WI 病灶呈等、低信号，边缘清楚；T2WI 信号多样，可分别呈稍高或中等高信号，DWI 呈高信号，偶可见低信号包膜，中心可见更高或无信号区。病灶信号均匀度与肿瘤坏死、出血和纤维化有关，多数病灶信号均匀。

（3）动态增强：淋巴瘤为典型乏血供肿瘤，大多数病灶动态增强呈进行性轻至中度延迟强化。动脉期病灶强化不明显，仅轻度强化或无强化；门静脉期病灶强化仍不明显，呈轻度强化，相对于肝实质边界更清楚，有少数病例可表现为边缘强化（可能为病灶邻近的肝实质导致的脉管炎）。肝淋巴瘤的其他强化方式包括肿瘤一过性、境界模糊的病灶周边淡片状强化，类似异常灌注；部分肿瘤出现向心性填充现象；增强扫描还能发现平扫不能发现的小结节。

（4）常伴有脾脏、淋巴结浸润，脾脏肿大，淋巴结增大。

2. 弥漫浸润型

（1）CT 平扫显示肝脏体积明显增大，密度减低（浸润引起密度改变时才能被 CT 发现），肝叶比例失调。

（2）T1WI 显示肝信号减低，T2WI 显示肝信号增高，看不到肿块或结节。

（3）增强扫描肝内不显示明确异常强化结节或肿块。

（4）肝内血管受压变窄、推移、移位、变形，但多无侵犯阻塞、中断或破坏征象。病变内或边缘可见贯通、连续的血管影是本病的影像学特点。

（5）常伴有脾脏、淋巴结浸润，脾脏肿大；淋巴结增大。

【鉴别诊断】★★△△

1. 结节或肿块型鉴别诊断

（1）肝细胞性肝癌：单发结节或肿块型需要与肝细胞肝癌鉴别。肝细胞肝癌一般有肝硬化背景，常伴 AFP 明显升高。肝细胞性肝癌在 T2WI 上信号高于淋巴瘤，肝细胞肝癌易显示假包膜征。一般即使为少血供型肝细胞肝癌，动态增强扫描动脉期仍可见不同程度强化，并可见肿瘤血管，门静脉及延迟期肿块密度减低。肝细胞性肝癌发生淋巴结转移少见。

（2）肝脓肿：常伴有高热、白细胞升高等感染症状。增强可见典型脓肿壁分层样环形强化，周围可见充血水肿带。强化不明显的肝脓肿与淋巴瘤鉴别较难，但肝脓肿不伴有腹膜后淋巴结肿大及“血管漂浮征”。肝脓肿早期在脓肿壁尚未完全形成时，与肝淋巴瘤鉴别困难，可通过诊断性抗感染治疗复查或穿刺活检鉴别。

（3）胆管细胞癌：肝左叶多见，常伴邻近肝脏的萎缩，肝内胆管扩张，病灶中心可有延迟强化。虽然两者均为乏血供肿瘤，强化形式也为延迟强化，但胆管细胞癌的强化程度较肝淋巴瘤明显。

（4）转移瘤：多发结节或肿块型需要与肝转移瘤鉴别。肝转移瘤多有原发恶性肿瘤病史。增强扫描典型的肝转移瘤显示“牛眼征”。对于少数不典型转移瘤，仅依据影像学表现很难鉴别，需要结合临床其他检查。

2. 对于肝内弥漫浸润型淋巴瘤，影像学的诊断及鉴别诊断较困难，与其他血液疾病鉴别困难，需要结合病理诊断。

四、血管肉瘤

【概况】★△

肝血管肉瘤（angiosarcoma）是由肝窦血管内皮细胞发生的恶性肿瘤，为肝脏最常见的间叶组织恶性肿瘤，占肝脏原发恶性肿瘤的0.61%～2%。

肝血管肉瘤以老年男性多见，平均发病年龄51.5岁，少数可发生于儿童。男女之比约3：1～5.5：1。40%患者有二氧化钍、氯乙烯、砷剂或放射性镭的长期接触史。少数还可发生于使用合成类固醇、雌激素和口服避孕药后。本病与乙肝病毒感染无关，约25%合并肝硬化。

肝血管肉瘤多见于肝右叶，可为肝内单发结节，但多数为分布两叶的多发小结节，少数呈巨块状。光镜下表现为梭形或不规则形恶性内皮细胞聚集成团，以“肉芽”或乳头状突入血管腔。瘤细胞胞质CD34、Ⅷ因子和Vimentin等指标的免疫组化染色为阳性。

【相关临床】★△

临床表现无特异性，不易与肝癌区别。肝大常为首要症状，见于半数以上的病例，为慢性进展性腹部包块；其次表现为腹胀、腹痛；或出现与肝感染无关的发热；脾脏可增大；部分病例有轻、中度黄疸；可有腹水；部分病例因为肿瘤破裂而出现急腹症和贫血的症状和体征。

实验室检查中血清转氨酶、碱性磷酸酶和血清胆红素等均有不同程度的升高，血清AFP正常或轻度升高，血清HBsAg多为阴性。

当肿瘤局限于肝一叶且无转移灶时，可行手术切除治疗。预后极差，大多数患者在诊断后1年内因肝功能衰竭及腹腔内出血死亡。

【影像学表现】★★△△

1. CT平扫肝内类圆形或分叶状低密度灶，病灶边界清或不清。可伴有钙化，部分病灶因肿瘤内有出血而呈稍高密度。有二氧化钍肝内积聚者，可出现肝硬化，肝脏可呈典型的网格样改变。

2. MR平扫肿瘤在T1WI呈低信号，部分病灶因出血而呈高信号。在T2WI呈不均匀高信号，较大病灶内可见分隔样或环状低信号，出血病灶内可见液液平面。

3. 增强扫描动脉期病灶周边呈结节状强化，从门静脉期到延迟期缓慢充填，逐渐缩小，延迟期强化程度类似肝实质。也可表现为低密度瘤灶肝动脉期强化不明显，随后，门静脉期逐渐出现不均匀强化，主要为中央及边缘片状强化，以后缓慢充填。

【鉴别诊断】★★△△

1. 海绵状血管瘤 肝海绵状血管瘤临床多见，多无临床症状，肝功能多正常。肝血管肉瘤平扫CT可呈网格状改变（二氧化钍接触者），出血、钙化较多见。动态增强扫描肝动脉期显示部分病例可见中心斑点状强化，而无海绵状血管瘤特征性的边缘结节状强化。另外，血管肉瘤易弥漫多发，肝血管瘤大多数为单发病灶，即使多发，也不会形成融合现象。

2. 肝细胞肝癌 多发生于肝硬化基础上，常伴AFP明显升高。动态增强扫描多表现为“快进快出”的强化模式；一般在动脉期，病灶即可明显强化，强化程度明显，高于正常肝组织，在门静脉期强化程度下降，密度/信号低于周围正常肝组织而呈相对低密度/信号；与血管肉瘤增强方式常为“快进慢出”的特点不同。

3. 胆管细胞癌

常见于女性，以肝左叶多见。肿瘤周围胆管多扩张或者肿瘤包埋胆管，邻近包膜凹陷；增强扫描肿瘤实性部分呈延迟强化表现。而肝血管肉瘤以老年男性，肝右叶多见，增强强化方式类似与肝海绵状血管瘤。

4. 肝上皮样血管内皮瘤

病理过程介于良性的海绵状血管瘤与血管肉瘤之间，增强也可表现为动脉期肿瘤周边强化，门脉期和平衡期强化范围扩大，逐步向中心填充。但是，本病以青中年多见，肿瘤常多发，沿肝包膜下分布为主。

五、肝脏上皮样血管内皮瘤

【概况】★★△△

1. 肝脏上皮样血管内皮瘤（hepatic epithelioid hemangioendothelioma，HEHE）是一种极罕见的起源于血管内皮细胞和梭形细胞的血管源性肿瘤，占原发性肝脏恶性肿瘤的1%左右。

2. HEHE的生物学行为介于血管瘤与血管肉瘤

之间，有学者认为其属于血管肉瘤的一种罕见类型。

【相关临床】★△

HEHE病因不明，与过多服用避孕药、长期使用免疫抑制剂和乙型肝炎表面抗原相关。发病年龄为12-86岁，平均年龄为42岁，中年女性发病为主。临床表现多样且缺乏特异性；早期无不适，随着疾病发展可出现肝功能异常和消化系统症状。

肿瘤大多为多发（占90%），病灶可布及全肝。孤立结节型较少见，弥漫型被认为是疾病进展、病灶融合阶段。

实验室检查：40%患者可出现肝功能异常，表现为肝转氨酶等轻度升高，肿瘤标志物（AFP、CEA、CA-199）多正常。

HEHE对放、化疗有一定抵抗性，在治疗上首选手术切除，术后生存期为5-28年。

【影像学表现】★★★△△△

（1）病灶多位于肝脏周边区，呈多发结节状，部分结节可融合形成边界不清的大结节状。

（2）肝脏包膜无膨隆，可出现“包膜回缩征”（肿瘤的纤维基质产生收缩性反应）。

（3）CT平扫示肿块均呈类圆形稍低密度影，境界较清，密度不均匀；可伴有斑片状、类圆形更低密度区。约15%～25%的病例可出现钙化。

（4）MRI平扫T1WI病灶呈低信号、T2WI高信号。较大的病灶（>2 cm）容易出现液化坏死，信号表现为不均匀。

（5）动态增强扫描在HEHE的诊断中发挥重要的作用。总的来说，作为血管源性肿瘤，其动态增强扫描表现为“渐进性强化”、“早进晚出”的特征，即随时间延长，病灶强化范围扩大。融合病灶强化后表现为怪异形状的非结节状，且强化程度低于同期的腹主动脉和门静脉；中央区常见索片状无强化区。小结节灶多呈环形强化。

（6）“棒棒糖征”：由于HEHE起源于静脉，肝静脉、门静脉或其分支行向病灶时逐渐变细并终止于这些病灶边缘，形成“棒棒糖”样的外观。有学者认为这一征象是HEHE的特征性表现。

【鉴别诊断】★★△△

1．肝血管肉瘤起源于血管内皮细胞，恶性程度高，多见于60～70岁男性。多有较明显的临床表现和肝功能损害。血管肉瘤更易出血、坏死以及纤维化等，平扫密度或信号更加不均匀；增强扫描病灶可见斑片状、不规则强化。有时可见典型的网状结构和腹腔积血。

2．肝转移瘤多有原发恶性肿瘤病史。一般多发，大小不一。动态增强扫描示，典型的肝转移瘤显示“牛眼征”。多为乏血供改变，缓慢强化或无明显强化，较少出现延迟强化。

3．肝多发海绵状血管瘤多无明显临床症状，实验室检查指标常在正常范围内。短期内复查病灶增大不明显。血管瘤无肝周边区域分布特点，不会相互融合，无肝包膜凹陷。T2WI示“灯泡征”。

4．胆管细胞癌多沿着胆管走向生长。肿瘤周围胆管多扩张或者肿瘤包埋胆管，亦可出现血管受侵征象。胆管细胞癌CA-199多升高。

5．局灶性结节增生（FNH）平扫密度多均匀，少数病例可见中心瘢痕，呈放射状低密度影。因FNH血供丰富，除中心瘢痕以外的瘤主体仍以动脉期强化为著，门脉期强化程度减低，中心瘢痕延迟强化。

6．肝类癌多由其他部位类癌转移而来，少数患者有类癌综合征表现。增强扫描时，动脉期周边强化明显，门静脉期病灶内实质强化，程度接近正常肝实质。

六、胆管囊腺癌

【概况】★★△△

胆管囊腺癌（biliary cystadenocarcinoma）是起源于肝内胆管（绝大多数病例）和肝外胆管（少数病例）上皮的罕见的恶性肿瘤，占原发性肝恶性肿瘤的1%。肝内胆管囊腺癌多系肝内胆管乳头状囊腺瘤恶变而来，但也可能是先天性肝内胆管畸形发生癌变，如先天性肝纤维化、先天性肝内胆管囊性扩张症、先天性肝囊肿；也有研究认为可能来自胆管周围腺体或多潜能肝细胞转变而来。发病以女性为多，发病年龄在18～88岁，平均年龄约56.2岁。97%原发于肝内，3%原发于肝外。

【相关临床】★△

无特征性，以上腹部腹胀症状多见；合并囊内出血时出现逐渐加剧的上腹部胀痛。少数患者可因并发症而出现寒战、发热、黄疸。主要体征是肝大。CA199可显著升高。

【组织病理学】★△

肿瘤呈囊性，含大量黏液呈胶冻状或稀薄淡黄色液，若伴有出血，囊液可呈咖啡色样液；囊内壁光滑或呈颗粒状、乳头状或菜花状突出物。显微镜下见囊内壁被覆黏液上皮，上皮常呈乳头状突起，与胆管细胞囊腺瘤的区别在于前者有细胞异型性，核分裂和间质侵犯。

【影像学表现】★★★△△

胆管囊腺癌的影像学表现与胆管囊腺瘤较为相似，有时难以鉴别，当出现短期内增长迅速，肿瘤囊内间隔厚薄不均，壁上结节或乳头状突起较多，甚至见软组织肿块突入囊腔，伴粗大钙化和（或）出血，增强扫描囊壁及壁结节明显不均匀强化等征象时，应该考虑胆管囊腺癌可能。

【鉴别诊断】★★△△

1. **胆管囊腺瘤** ①病史一般较长，且生长较为缓慢；②囊壁及分隔均匀一致；③无壁结节，且无乳头样软组织影突入囊腔。

2. **肝细胞性肝癌囊变（囊性肝癌）** ①常合并肝炎、肝硬化病史，AFP 阳性；②壁较囊腺癌更厚，不均匀；③强化呈“快进快出”型。

3. **肝内胆管细胞癌** 囊变程度及周围扩张的胆管可以与胆管囊腺癌相鉴别。

七、恶性间叶组织瘤

【概况】★△

肝脏恶性间叶瘤（embryonal sarcoma），亦称肝脏未分化肉瘤，罕见，是一种起源于肝原始间叶组织的恶性肿瘤，主要见于儿童和青少年，占儿童肝脏原发肿瘤的 6%，无明显性别差异。

【临床表现】★△

缺乏特异性，以腹痛、腹部包块、发热为主，AFP 阴性。

【影像学表现】★★△△

病灶多单发，体积较大，多呈囊、实性改变两种类型表现：①病灶囊性为主。单房肿瘤呈单一大囊腔，内见不规则软组织密度影，可合并出血；多房囊腔，囊腔大小不一，其内可见大小不一软组织密度影；②另一种表现病灶实性为主，内见若干小囊。增强动脉期肿瘤实性部分明显强化，门脉期及延迟期强化程度下降，其中囊性成分始终未强化，可见其分隔强化并有血管影穿行其中。

【鉴别诊断】★★△△

1. 肝包虫病疫区生活史及包虫补体试验阳性，呈单囊或多房囊腔，囊内壁环形、弧形钙化为特征性表现，内外囊剥离表现为飘带征、水蛇征、双环征亦具有特征性。

2. 肝脓肿患者多有高热、寒战、血白细胞增高，典型者表现为脓肿壁三层结构。

3. 肝细胞性肝癌囊变（囊性肝癌）有肝炎、肝硬化病史，AFP 升高。发生于儿童者 3 岁以上多见，呈“快进快出”强化方式，门静脉癌栓可见。

4. 肝母细胞瘤儿童最常见的肝脏恶性肿瘤，男孩多见，90%AFP 升高，钙化、出血少见，增强扫描显示血供丰富，肝动脉期出现粗细不等肿瘤血管从周围深入肿瘤深部，有时形成弥漫网格状结构；门脉期强化程度降低，范围增大。

八、转移瘤

【概况】★★△△

肝脏转移性肿瘤（hepatic metastases）为肝脏最常见的恶性肿瘤。肝脏是最常见的肿瘤转移器官之一，各部位的恶性肿瘤转移到肝脏主要通过门静脉系统、动脉及淋巴途径，或直接侵犯肝脏。胃、胰腺、肠道等的原发肿瘤，经门静脉转移到肝脏，欧美国家以大肠癌最多见，我国则以胃癌多见。乳腺癌、肺癌可经肝动脉转移至肝脏；胆管癌、胃癌、胰腺癌也可经淋巴道转移或直接侵犯肝脏。

【组织病理学】★★★△△△

肝脏转移瘤的大小、数目和形态多变。通常为多发性、散发性结节，也有形成巨块。病灶中心常发生坏死，甚至囊变、出血或钙化等。转移性肝癌常保留原发癌的组织结构特征，较易识别。然而，来源于胃肠道的转移性腺癌有时难以与胆管细胞癌鉴别开来。

肝脏转移瘤的血液供应情况与原发肿瘤的起源有关，按照血液供应的丰富与否，可将转移性肝癌大致分为三类：①富血液供应型，如来源于肾癌、绒毛膜上皮癌、恶性胰岛细胞瘤、平滑肌肉瘤、类癌、甲状腺癌及部分肠癌等；②中等血液供应型，如结肠癌、乳腺癌、肾上腺癌、精原细胞瘤、黑色素瘤等；③乏血液供应型，如胃癌、胰腺癌、食管癌及肺癌等。

【相关临床】★★△△

早期的肝脏转移瘤无明显症状和体征，主要为原发性肿瘤的表现。多在原发肿瘤的治疗过程中出现肝转移，少数以肝脏转移瘤为首先发现，然而仍有部分病理难以找到原发灶。晚期的肝脏转移瘤多出现肝脏肿大、肝区疼痛、黄疸、腹水及腹胀等，以及恶性肿瘤晚期的共同表现。

实验室检查多数患者转移早期通常为阴性，中、晚期多有酸性磷酸酶、碱性磷酸酶、胆红素等指标的升高，起源于胃肠道的肿瘤多有癌胚抗原(CEA)升高。

【影像学表现】★★★△△△

虽然转移灶的大小、数目及表现差别较大，但以多发小病灶为特点。病灶多呈类圆形，少数呈不规则形。

1. 超声表现 转移性肝癌多表现为低回声，可有高回声、混合性回声或囊性表现；定性准确性不高。

2. 平扫表现 ①CT：由于容易出现坏死，大多数的转移灶为低密度。病灶内钙化较少见，文献报道，结肠黏液癌、胃黏液癌、卵巢癌等较易发生钙化。②MR：主要表现为T1WI低信号，T2WI中等或高信号。在扩散加权成像中，由于转移瘤内水分子扩散明显受限，因而肝转移瘤在DWI上显示为高信号。对于直径小于1.0 cm的肝转移瘤，DWI较T2WI及T1WI增强扫描更敏感，检出率更高。在多b值同步采集的DWI下，随着b值增大，肝转移瘤一直保持较高信号，信号强度下降较肝囊肿、肝血管瘤不明显。

3. 增强表现 动脉期能反映病灶的组织学特点和血供情况，对富血供转移灶的检出有利；而大多数肝脏转移性肿瘤为乏血供，因此门静脉期有利于大部分转移灶检出。转移灶可对其周围的血管造成压迫，与原发性肝癌不同的是，转移灶很少侵犯血管或在其内形成癌栓。

增强后的表现主要分为以下几种：

（1）动脉期病灶强化不明显，门静脉期和延迟期病灶实性部分强化，但强化程度低于周围肝实质。多数转移灶为此种强化方式。

（2）动脉期病灶部分强化或整个病灶强化，门脉期表现为低密度，边界清楚，但仍可见周边强化。此类属于富血液供应转移灶，有时表现与肝细胞癌强化方式类似。常见的有胃癌、结肠癌、乳腺癌、甲状腺癌、肾癌及肉瘤、类癌、黑色素瘤等。

（3）转移灶呈囊样病灶，增强后表现为囊壁厚薄不均，内缘欠规则。转移灶内出现囊样改变见于两种情况：一是由于肿瘤生长较快，血液供应不足导致坏死，中央部分形成液化区，增强扫描显示坏死区不强化，囊内缘不规则，囊壁可强化；二是原发肿瘤的生物学特性是具有分泌功能，故转移灶也具有分泌功能，分泌物聚集成囊，多为囊腺癌转移。

（4）转移灶呈“牛眼征”改变。此征象为肝脏转移瘤典型表现，即病灶中心呈未强化低密度区，周围呈环形强化带，最外层为强化不明显低密度带，低于肝实质。病理证实，中央未强化区为坏死液化区，周围环形强化带为肿瘤组织，最外层低密度区为正常肝组织和血管受压改变。

【鉴别诊断】★★★△△△

肝脏转移性肿瘤需与肝血管瘤、原发性肝癌及肝脓肿相鉴别。

1. 肝血管瘤肝血管瘤在动脉期显示结节状强化，门静脉期及延迟期对比剂逐步充填整个病灶，表现为等或略高密度；富血液供应的转移瘤在动脉期出现类似血管瘤周边强化的征象，门静脉期及延迟期对比剂廓清，表现为低密度灶。

2. 原发性肝癌多有肝炎、肝硬化病史，AFP升高。钙化少见，呈“快进快出”强化方式，门静脉癌栓可见。

3. 肝脓肿多有高热、寒战、血白细胞增高，典型者表现为脓肿壁三层结构。

（*颜丽芬　陈舒婷　贾乾君　麦发泽　胡　杉　吴佩琪　梁长虹*）

第4节　肝脏感染性病变

一、肝脓肿

【概况】★★△△

1. 肝脓肿（hepatic abscess）由病因分为细菌性和阿米巴性，但后者十分少见。

2. 细菌性肝脓肿是由于细菌经各种途径进入肝脏，肝实质发生炎性反应和坏死，是一种继发性感染性疾病。感染途径由细菌或其脓毒栓子，通过胆系、血行（主要为门静脉）、邻近器官直接扩散（尤其是胆囊）所致。近年来的资料显示：各种肝内、外胆道疾患如胆石症、胆囊炎、胰腺炎及胆系恶性肿瘤致胆总管狭窄并发生逆行性感染而引起的肝脓肿明显增多。

3. 阿米巴性肝脓肿是阿米巴原虫侵入肠壁小静脉，经门静脉至肝，引起肝内门静脉末梢支栓塞、缺血，同时产生溶组织酶导致肝细胞和血管等组织坏死而形成的非真性脓肿。临床上少见。

【相关临床】★△

发热、寒战、腹痛为常见症状。体检时可有腹部压痛、肝脏肿大。如病变向上蔓延可有膈肌刺激和胸部症状。实验室检查急性期可见白细胞升高，慢性期也可正常。肝功检查多有ALP升高。细菌性肝脓肿常见致病菌为大肠埃希菌、金黄色葡萄球菌、变形杆菌等。近年来其病原学发生了很大的变化，肺炎克雷伯菌逐渐成为优势致病菌。

当前细菌性肝脓肿主要治疗手段为抗生素联合B超引导下经皮肝脓肿穿刺抽液及置管引流。此外，如果脓腔较大、脓肿位置深或毗邻膈肌，则需要抗生素联合肝脓肿切开引流或肝脏部分切除术。

阿米巴性肝脓肿病人多有明确痢疾或腹泻史，常见发烧、腹痛、肝大。粪便检查可查到阿米巴原虫，血白细胞计数一般不高，间接血红细胞凝集试验（IHA）可为阳性。穿刺引流见大量咖啡色坏死液状物。

【组织病理学】★★△△

肝脓肿可分为不同的病理阶段。典型的肝脓肿为脓肿形成期，脓腔液化坏死。不典型肝脓肿包括小房性肝脓肿（可为早期阶段细菌较少、机体抵抗力较强或抗生素应用较早有关）、实质性团块状脓肿（为少数肝脓肿的过渡或吸收好转形式，病灶内纤维组织增生、凝固坏死混杂小片液化坏死、炎性细胞浸润）、纤维肉芽性肝脓肿（病变进入慢性或吸收好转阶段，肉芽纤维组织逐渐增多，脓腔吸收缩小）。

【影像学表现】★★★△△△

1. 典型肝脓肿

（1）脓腔：CT平扫示肝内低密度占位，圆形或椭圆形，密度均匀或不均匀，脓腔CT值小于20 Hu，略高于水；MRI T1WI及T2WI上分别为低信号和明显高信号；MR弥散加权成像ADC值的高低与液化程度有关，脓肿成熟期，液化越彻底，ADC值越高，DWI主要表现为低信号；而脓肿形成早期未完全液化区其ADC值相对较低，DWI表现为高信号。

（2）脓肿壁：CT平扫脓肿壁及周围水肿带为等密度，MRI T1WI及T2WI上分别为等和高信号的单环或多环结构；增强后可呈单环（周围水肿不明显）、双环（内环为脓肿壁，外环为周围水肿带）或三环征象（外环为水肿带，内、中环为两层结构的脓肿壁。内环为纤维膜，中环为肉芽组织，强化最明显。形成特征性的“环靶征”）。

（3）分隔：多房脓肿内有分隔，增强时表现为较为典型的蜂窝状、网络状或花瓣样强化。

（4）灌注异常：病灶的周边肝实质常可见一过性灌注异常。

（5）气液平面：虽然出现率不高，但其特异性较高。

（6）间接征象：右侧胸腔积液、腹腔脓肿、门静脉或肝静脉血栓形成、周围腹膜及肠系膜水肿、邻近肠管扩张等。

2. 小房性肝脓肿

（1）直径一般不超过2～3 cm，CT平扫表现为单发或多发的边界不清的均匀低密度影；T2WI纤维肉芽组织构成的脓肿壁呈相对高信号。

（2）增强后动脉期及门静脉期病灶周边出现逐渐延迟的环形强化，延迟扫描时更为突出，呈等或稍高密度，显示的病变范围缩小。

3. 团块状肝脓肿

（1）CT平扫表现为团块状低密度区，边界不清；T1WI为相对低信号，T2WI为不均匀的相对高信号；周围包膜样结构不完整，形似恶性肿瘤。

（2）增强后突出的表现是包膜延迟强化，病灶边缘部也可出现不规则延迟强化。

4. 纤维肉芽性肝脓肿

（1）CT平扫表现为圆形或椭圆形边界清晰锐利的低密度区（提示周围肉芽组织增生、病灶缩小），有完整包膜。T1WI均为相对低信号，而T2WI信号可呈较高信号、等高信号和等低信号，依次代表了血管丰富的肉芽组织，纤维肉芽组织和纤维组织。

（2）动态增强扫描显示血管丰富的肉芽组织在动脉期即可见花瓣状或脑回状强化，并延迟强化；纤维为主的肉芽组织则表现为随时间延迟的逐渐明显强化。

（3）动态观察比较前几个阶段，该阶段病灶较前有缩小的趋势，尤其表现在脓腔减小。

5. 阿米巴性肝脓肿

（1）阿米巴性肝脓肿病理过程基本类似于细菌性肝脓肿，故两者CT表现存在较多重叠。

（2）与细菌性肝脓肿不同的是阿米巴的脓肿壁相对较薄，分层样脓肿壁不明显，有时仅见单层壁，脓肿壁内缘毛糙，增强后脓肿内壁呈破布样改变，提示该病可能。少数病例可见壁结节，有时强化的脓肿壁周围可有低密度水肿环，呈现“双环征”，与细菌性肝脓肿相似。

【鉴别诊断】★★△△

1. 真菌性肝脓肿肝内多发小脓肿灶，大小较一致，可分布于全肝，多为肝、脾同时受累，穿刺物涂片可查出真菌（多为白色念珠菌）。

2. 肝囊肿出血或合并感染少见，可出现包膜增厚，但其境界仍锐利、密度相对均匀、强化不明显。

3. 不典型肝脓肿与肝肿瘤鉴别

（1）原发性肝癌：与团块状肝脓肿影像表现相似，二者均可见包膜样结构，但其内部坏死液化区范围相对较小，DWI为低信号，囊壁厚薄不均，实质部分强化，可见附壁结节，动态增强多见快进快退的强化方式。此外，临床肝炎病史、无发热、肝硬化背景有助于诊断。

（2）坏死性转移瘤：需与小房性肝脓肿鉴别，前者内部坏死液化区范围相对较小，囊壁厚薄不均，周围无水肿，实质部分强化，可见附壁结节。而肝脓肿则可见逐渐延迟强化的脓腔壁及非强化的脓腔，发热史等。

（3）胆管细胞癌：肝左叶多见，邻近肝包膜皱缩，早期轻度边缘强化，病灶周边可见扩张的胆管，延迟期强化不如纤维肉芽性肝脓肿明显。确有困难时仔细追问有无发热史可助诊。

二、肝结核

【概况】★★△△

结核是常见的感染性疾病之一。多数肝结核（hepatic tuberculosis）是全身性结核的一部分，其中肝结核约占腹部结核感染的15%左右。由于肝脏血运丰富，结核杆菌易经血行播散侵及，因此肝结核多数由全身播散性结核经血行播散所致，经由肝动脉入肝；消化道内的结核杆菌可以经由门脉系统入肝引起肝实质结核，亦可经由胆道系统进入肝内胆管引起结核性胆管炎；有极少数病菌可经淋巴系统或邻近器官直接侵犯肝脏。

【组织病理学】★★△△

肝结核的基本病理表现为结核肉芽肿。根据疾病转归的不同时期，结核肉芽肿可以表现为干酪样坏死、液化坏死、纤维化和钙化等，不同病理类型的肝结核可同时或交叉存在。肝结核的病理分型目前尚无统一标准，比较常用的分型为5型：①粟粒性结核；②结核瘤；③结核性肝脓肿；④结核性胆管炎；⑤肝浆膜性结核。

【相关临床】★△

肝结核患者全身症状与肺结核相似，表现为低热、乏力、盗汗、消瘦等。局部症状主要表现为肝区隐痛。肝脏肿大是最常见的体征。肝内胆管结核患者可出现黄疸等症状和体征。肝结核患者常伴有其他器官结核的症状和体征。

实验室检查炎性指标如红细胞沉降率、C反应蛋白上升。结核菌素实验阳性率低，但特异性较高，如为阳性，则应考虑结核的可能性。

【影像学表现】★★★△△△

1. B超表现 表现为肝脏肿大，肝实质内圆形或类圆形低回声病灶，可多发，病灶内部回声多不均匀，伴钙化者可见多发强回声伴后方声影。结核性肝脓肿可见低回声囊性病灶伴高回声囊壁。

2. CT表现

（1）粟粒性结核：表现为肝内多发或弥漫粟粒状小结节，CT表现为肝内多发直径小于2 cm的低密度结节，可以伴钙化。对于不伴有钙化的直径小于0.5 cm的病灶，CT检查仅仅表现为肝肿大和密度减低而不易发现病灶。动态增强CT病灶无明显强化，呈低密度。

（2）结核瘤：肝内单发或多发结节，直径1～3 cm，边界清楚。病灶内密度及增强表现随病灶的病理时期不同而异，结核肉芽肿伴干酪样坏死则表现为低密度结节，增强扫描可表现为病灶无明显强化，也可表现为周边轻度强化而中心干酪样坏死无明显强化。恢复期以纤维增殖为主，表现为低密度结节，恢复期病灶内有时可见有特异性的斑点状钙化或“粉末状”钙化，“粉末状”钙化的病理基础是病灶由成簇的小结核肉芽肿聚集而成，其中心或周边有多发颗粒状斑点状钙化。

（3）结核性肝脓肿：结核性肉芽肿中心出现液化坏死。CT表现为肝内囊性病变，囊壁较模糊，周围水肿不明显，增强扫描边缘可轻度强化或无明显强化。多个结节聚集相互融合成较大病灶时，病灶可呈簇状或蜂窝状改变，增强后可表现为多环状强化。

（4）肝内胆管结核：本型肝结核少见。病理表现为胆管局限或弥漫性管壁增厚变硬，管径增粗，有时管壁可见特征性弥漫性点状钙化。

（5）肝浆膜性结核：本型极为少见。局部肝包膜增厚，包膜下多发结节状低密度灶，增强扫描可见病灶周边强化，可伴分隔，邻近腹膜结核结节可增厚强化。

3. MRI表现 T1WI上病灶多为低信号，T2WI上因病灶不同病理时期所含成分不同，其表现也是多种多样。结核瘤伴中央干酪样坏死因含自由水少，T2WI呈低信号，而周边炎性肉芽组织呈高信号；结核性脓肿中央液化坏死含自由水多，在T2WI上呈高信号；含纤维较多的病灶呈低信号；当病灶内含多种成分时表现为混杂信号。MRI增强表现与CT增强表现一致，动脉期病灶多无明显强化，门脉期及延迟期可以表现为边缘强化，中心干酪样坏死或液化坏死无强化，周边炎性肉芽组织和纤维组织增生可有延迟强化，有时表现为分隔样强化。

【鉴别诊断】★★△△

1. 肝转移瘤 粟粒性肝结核需与肝多发转移瘤鉴别。粟粒性肝结核为全身粟粒性结核的一部分，常伴其他脏器粟粒性结核改变，影像上肝粟粒性结核增强扫描多数无强化。肝转移瘤多有原发肿瘤病史，影像上病灶强化典型者呈“牛眼”征。

2. 原发性肝癌 肝结核瘤需与原发性肝癌鉴别。以下征象有助于两者鉴别：①原发性肝癌MRI上T2WI呈高信号，而肝结核瘤伴有干酪样坏死时表现为中心低信号周边高信号；②增强扫描原发性肝癌动脉期明显强化，而肝结核瘤多强化不明显。

3. 肝炎性假瘤 炎性假瘤病理改变与结核瘤十分相似，与肝结核瘤鉴别困难。鉴别点为：①炎性假瘤一般无钙化；②肝结核瘤伴有中心干酪样坏死在T2WI表现为中心低信号、周边高信号，而炎性假瘤无此表现；③肝结核患者临床上有结核中毒症状，而炎性假瘤多无症状。

4. 细菌性肝脓肿 结核性肝脓肿需与细菌性肝脓肿鉴别。结核性肝脓肿多有肺及其他脏器结核表现；增强扫描细菌性肝脓肿周边强化较结核性肝脓肿更明显；脓肿内出现气体影则提示为细菌性肝脓肿。

三、肝包虫病

【概况】★★△△

肝包虫病，又称肝棘球蚴病（hydatid disease of liver），是棘球绦虫的幼虫寄生于肝脏而引起的寄生虫病。该病是一种人畜共患的地方性寄生虫病，主要流行于牧区，我国以新疆、青海、宁夏、甘肃、内蒙古和西藏等地多见。

包虫病病原体主要包括细粒棘球绦虫和多房囊状棘球绦虫，分别引起单房型棘球蚴病（囊型棘球蚴病、包虫囊肿）和多房型棘球蚴病（泡状棘球蚴病、泡型包虫病），以前者多见。棘球绦虫卵进入人体消化道后，在胃和十二指肠内的消化液作用下，虫卵内六钩蚴脱壳而出，借助小钩吸附于小肠黏膜，钻入肠壁后经肠系膜静脉、门静脉系统进入肝脏。肝脏是棘球蚴的第一道屏障，肝脏发病率约占人体包虫病的75%，肝内未被消灭的六钩蚴可经血液循环流向人体各部位播散。

【组织病理学】★★△△

细粒棘球蚴病病理上为直径不足1 cm至数十厘米的类圆形囊状体，由内囊和外囊构成。外囊是六钩蚴侵入肝组织后引起周围组织大量的成纤维细胞增生及炎性细胞浸润，逐渐形成的纤维性包膜，通常比较厚且易发生钙化；棘球蚴本身为一囊状结构，称为内囊。内囊通过外囊的渗透作用而吸收营养，排出代谢产物。内囊壁分两层：外层为角皮层，主要作用为保护内层及吸收营养；内层为生发层，向囊内长出许多原头节和生发囊，生发囊可发育成与母囊结构相同的子囊。内囊无血管供应，极易破裂，囊壁破裂皱缩卷曲呈凉皮样。从囊壁脱落的原头节、生发囊和小的子囊悬浮于囊液中称为囊沙。囊内充满棘球蚴液，内含毒性蛋白，囊壁破裂，囊液溢出至腹腔可引起过敏性休克，原头节进入腹腔可引起多发性棘球蚴病。

多房棘球蚴病病理上大体标本可分为巨块、结节以及混合型，病灶由无数个小囊泡聚集形成实性肿块。小囊泡的角皮层发育不完整，无完整的纤维包膜，生发层以外殖芽生方式向周围浸润，因此病灶与正常肝组织界限不清。囊液外漏继发组织炎症反应并向四周脱落，像癌细胞那样增殖浸润周围组织。病灶中心因营养障碍而变性、液化坏死，形成胶冻状液体空腔。部分囊壁可有钙盐沉积形成多种多样的钙化灶。

【相关临床】★△

慢性病程，早期多无症状，病灶增大压迫胃肠道可产生腹胀、恶心、呕吐以及肝区疼痛症状。病变压迫、破入或者侵犯胆道可引起梗阻性黄疸。

实验室检查中包虫皮内实验（casoni实验）为肝包虫的特异性实验，阳性率高。补体结合实验对囊内仍有棘球蚴存活的患者敏感性和特异性均较高，而棘球蚴已死或囊液漏出者，补体结合实验为阴性。间接红细胞凝集实验特异性较高，阳性率也较高。嗜酸性粒细胞计数可增高。

【影像学表现】★★★△△△

1. 细粒棘球蚴病

（1）X线：腹部平片可见肝脏影增大，膈顶上抬；钙化较大者可显示环状、壳状、结节状或者不规则钙化。

（2）超声：具有很高的敏感性和特异性，为包虫囊肿的首选检查方法。超声检查可将肝包虫囊肿分为以下几型：①单纯囊肿型：肝内一个或多个孤立类圆形液性暗区，内透声良好，后壁回声增强，囊壁光滑，可显示内、外两层囊壁，即“双壁征”。液性暗区内可见浮动囊沙反射的小光点。②多子囊型：类圆形液性暗区内见多发大小不等的小圆形暗影，即“囊中囊”，囊壁可钙化。③实变钙化型：囊液浓缩呈干酪样实变，超声显示为稍强实性回声，囊外壁则钙化呈强回声，内壁回声较外壁低，形成强弱相间的“脑回征”，钙化后方伴声影。④合并感染型：囊壁增厚、粗糙，内、外壁界限不清，囊内回声不均匀，回声增强，呈杂乱粗糙的光点回声，后壁回声增强效应减弱。⑤破裂型：囊破裂、塌陷，内外囊分离、间隙增宽，形成宽窄不等暗带；内囊壁完全破裂漂浮于囊液中，呈“水中百合花征”或“飘带征”。包虫囊破入胆道可在胆道内见到内囊壁的光条，并见到胆道梗阻性扩张。

（3）CT：对显示囊壁和内容物钙化优于B超，是显示包虫囊肿钙化的最佳检查方法。根据CT表现可分为：

1）囊肿型：①单纯囊肿型：单个囊肿，边界清楚，囊液呈水样密度，囊壁薄而均匀，增强扫描囊液及囊壁无强化；②多子囊型：母子囊或囊中囊；③并发感染型：囊壁不规则增厚，边缘模糊，囊内可见气泡影或液平面，增强扫描囊壁强化；④破裂型：单纯内囊破裂出现囊肿“双边征”、“飘带征”或“水中百合花征”，内外囊均破裂时囊液排向腹腔、胸腔，引起肝周积液、胸腔积液，破入胆道引起胆道梗阻。

2）囊肿钙化型：肝内单发或多发囊肿壁呈弧线状钙化，囊内细点状钙化。

3）钙化型：病程长的病变之中囊液吸收呈胶冻状物并钙化，表现为囊肿内粗弧线状、团块状或碎块状钙化，无囊液，增强扫描无强化。

4）混合型：混合存在多个类型特点。

（4）MRI：类圆形T1WI低信号、T2WI高信号病灶。囊壁T2WI呈低信号，厚薄均匀一致，该低信号为包虫囊肿的特征。母子囊时囊内液体在T2WI呈高信号，母囊与多个子囊排列呈“玫瑰花瓣”征象。囊腔之间为纤维间隔，T1WI及T2WI呈低信号，增强扫描不强化。

2. 泡状棘球蚴病

（1）X线：腹部平片可见点状、结节状或球形钙化。

（2）超声：声像图特征性表现是外形不规则的实质性回声，边缘不清，内见广泛散在钙化和不定形液性回声暗区，根据液性暗区的大小和多少可分为实质肿块型、囊样液化型和混合型。实质肿块型病灶呈稍强回声肿块，边界不清，内可见粗大或不定形钙化回声。囊样液化型表现为肝内较大的液性暗区，外周壁不规则，液性暗区内可见散在强光斑，后方伴声影。混合型则介于两者之间。

（3）CT：肝内密度不均匀的实质性肿块，形态不规则，边缘模糊不清；病灶内部可见低密度小囊泡和广泛颗粒状、不定形钙化，小囊泡和钙化灶形成“地图样”外观；病灶中央可液化坏死，呈“熔岩状”表现。增强扫描病灶强化不明显，而周围肝实质强化，使病灶境界显示更清楚。

（4）MRI：表现为不规则实性病灶，边界不清，T1WI以低信号为主，小囊泡在T2WI上为高信号，病灶信号不均匀，稍高于肝实质，液化坏死在T2WI上亦为高信号，MRI对特征性的“熔岩状”液化坏死显示更有优势，但病灶内钙化不易显示；增强扫描病灶无强化。

【鉴别诊断】★★△△

1. 细粒棘球蚴病鉴别诊断

（1）肝囊肿：边缘光滑锐利、密度信号均匀，无子囊，无囊壁，一般无钙化。

（2）肝脓肿：内部密度或信号不均匀，内部可出现气液平面，病灶周围水肿，增强扫描环形强化有助于鉴别。

（3）肝癌囊性变：肝癌可有包膜，但厚薄不均且不连续，增强扫描癌灶实性部分明显强化；易合并门静脉、肝静脉或下腔静脉内癌栓。

（4）肝内血肿：主要需与3周以上慢性血肿鉴别，此时MR T2WI血肿周边可见含铁血黄素沉着形成的低信号环，较易鉴别。

2. 泡状棘球蚴病鉴别诊断

（1）原发性肝癌：泡状棘球蚴病可表现为浸润性

生长方式，但病灶内血供不足，增强扫描无强化；临床实验室检查肝癌患者 AFP 多数升高。

（2）肝脓肿：泡状棘球蚴病合并感染时难以与肝脓肿鉴别，泡状棘球蚴病灶内钙化和小囊泡，结合实验室包虫皮内实验以及补体结合实验有助于鉴别。

四、肝血吸虫病

【概况】★★△△

肝血吸虫病（liver schistosomiasis）是一种由于肝血吸虫卵在肝门静脉及肝内引起的炎性增生性疾病。血吸虫病广泛流行于我国长江流域以南的多个省市，经由皮肤接触含尾蚴的疫水感染。粪便入水、钉螺存在及接触疫水是本病重要的三个传播途径。血吸虫尾蚴穿过人体皮肤后侵入静脉，在肠系膜静脉及肝门静脉发育成成虫后长期寄生。成虫产生大量虫卵，急性期虫卵随门静脉血流到达肝脏，肝脏表面及切面可见多个大小不等的灰白或灰黄色粟粒样大小的结节。慢性期及晚期成熟虫卵死亡、钙化，纤维增生并包绕钙化虫卵形成慢性虫卵结节，门静脉肝内分支可见慢性虫卵结节，汇管区周围见大量纤维组织增生，肝脏因严重纤维化而变硬、变小，形成血吸虫性肝硬化。

【相关临床】★△

肝血吸虫病临床表现可分为急性期、慢性期及晚期三个期。急性期可有发热、咳嗽、乏力、呕吐、腹痛、排脓血便，血中嗜酸性粒细胞显著增高；慢性期无明显临床症状，主要以肝脾肿大为主；晚期可出现肝硬化等肝功能损害等症状，如窦前性门静脉高压，黄疸、巨脾与腹水，粪便可检出虫卵或孵化出尾蚴，可并发上消化道出血、肝性昏迷等严重症状致死。血吸虫卵进入脑和脊髓产生异位损害，可导致严重的神经系统并发症；经侧支循环进入肺内可引起肺动脉炎和出血性肺炎等。

【影像学表现】★★★△△△

1. X线 食管钡剂检查可发现食管静脉曲张，结肠钡剂灌肠可显示结肠炎症改变。

2. CT表现

（1）CT平扫检查：肝脏形态异常，肝脏变形，各叶比例失调，边缘凹凸不平，肝左叶及尾状叶相对增大，肝右叶及方叶缩小。肝实质密度普遍增高，肝脏CT值略高于同层面脾脏密度，这可能与肝内纤维化及钙化容积效应有关。汇管区增宽，内可见血管影，为扩张扭曲的门静脉分支。慢性期及晚期肝血吸虫病肝内及肝包膜下可见钙化，发生在肝右叶较多，钙化形态多种多样，主要为分隔状钙化、蟹足状钙化、包膜钙化以及极具特征性的网状或地图状钙化，且肝周重于肝中心。有时肝表面的钙化与肝实质的钙化相连续，形成“地图肝”或“龟背样”的特征性改变。

（2）CT增强检查：CT增强较特征性的表现为在肝实质较均匀强化的背景上出现肝内线状分隔样强化，从深部向肝表面走行，可交织，其密度高于肝实质的强化。肝包膜强化表现为沿着肝表面分布的长短不一的线样强化。如在平扫图像上出现钙化者，增强扫描可见沿原钙化影增宽的强化影；平扫未发现钙化者，增强后如出现分隔状强化可提示血吸虫肝的诊断。

（3）其他门脉高压症及继发性改变：脾大、腹水、门静脉及其分支扩张，有时因汇管区严重的纤维化可造成胆汁的排泄不畅，甚至引起胆囊炎、胆囊结石，部分患者甚至合并肝癌。

3. MRI表现

（1）MRI平扫检查：肝脏形态改变，如肝叶比例失调，肝边缘凹凸不平，肝裂增宽等；肝脏信号改变，早期肝内虫卵结节形成纤维化及纤维分隔，呈线条状，其形态和信号特点与肝内血管相似，因此T1WI上呈低信号，但纤维分隔因含有小血管、淋巴管及炎性细胞浸润，T2WI上呈高信号。门静脉周围纤维组织增生可致门静脉血管壁增厚及门静脉鞘增厚，可出现“纤维袖口征”，即高信号门静脉周围的环形低信号，或为弥漫的小结节状，T1WI及T2WI均呈低信号。MRI对慢性期及晚期出现的钙化不敏感。

（2）MRI增强检查：含小血管、淋巴管及炎性细胞的纤维分隔在增强早期轻度强化，延迟期呈较明显强化，即表现为延迟强化特征，但较强化的肝内血管呈相对低信号，易于区分。

（3）门静脉高压及继发性改变：脾大、腹水及门脉侧支循环开放等。MRI图像上静脉曲张表现为团状或纡曲的流空血管影。

【鉴别诊断】★★△△

1. 肝炎后肝硬化

（1）患者临床有肝炎病史。

（2）肝脏体积缩小，肝叶比例失调，肝左叶增大，肝裂增宽，肝边缘凹凸不平，肝实质密度或信号不均，可见多发大小不等假小叶结节，三期增强扫描均未见明显强化。

（3）肝包膜下及肝实质内无钙化。

2. 肝癌

（1）肝癌患者临床常有乙型肝炎病史，血 AFP 升高等表现。

（2）动脉期明显强化，门静脉期及延迟期强化减退，表现为典型的“快进快出”强化模式。

（3）钙化不常见。

（吴海军　张　斌　刘　彬　周彩红　梁长虹）

第5节　肝脏弥漫性病变

一、脂肪肝

【概况】★★△△

脂肪肝（fatty liver）是由于各种病因引起中性脂肪在肝细胞内堆积过多，使细胞质内的脂滴超过了生理范围或者正常不出现脂滴的细胞出现了脂滴，从而导致肝细胞脂肪变性。如果脂肪含量超过肝湿重的5%或组织学上每个单位面积有1/3以上的肝细胞脂变即称为脂肪肝。

根据累及范围，脂肪肝可分为弥漫型及局限型。

【相关临床】★△

多种因素均可导致脂肪肝的发生。嗜睡、高脂高蛋白饮食、睡眠过多、多坐少动的生活方式及紧张的工作，长期接触肝毒性物质或长期服用激素等均是脂肪肝的危险因素。

局限型脂肪肝及轻度弥漫型脂肪肝一般无明显临床症状。中重度脂肪肝有类似慢性肝炎的表现，可有食欲缺乏、乏力、恶心、呕吐、肝区或右上腹隐痛等；体查可发现肝脏肿大，合并肝硬化者可出现脾大和肝掌等。实验室检查可出现血清转氨酶及血清胆红素升高。

脂肪肝患者若治疗不及时或治疗不当，则有可能会进展为脂肪性肝炎、肝纤维化，甚至会发生肝硬化。

【影像学表现】★★★△△△

1. 弥漫型脂肪肝

（1）CT 表现

1）肝实质密度弥漫性均匀性降低，低于脾实质 CT 值。

2）脂肪肝严重程度分级：肝、脾 CT 值之比小于1.0者为轻度，肝、脾 CT 值之比小于0.7者为中度，肝、脾 CT 值之比小于0.5者为重度。

3）轻、中度脂肪肝时平扫肝内血管可模糊不清，重度者肝内血管呈相对高密度而清晰可见；增强扫描肝实质强化均匀，肝内血管显影清晰。

（2）MRI 表现

1）肝实质于常规 T1WI 呈正常信号或稍高信号，T2WI 上可呈稍高信号。

2）与正常肝实质相比，同相位图像上呈等信号，反相位图像上呈低信号。

3）增强扫描肝实质强化均匀，肝内血管走行正常。

2. 局限型脂肪肝

（1）以右叶较左叶多见，多位于肝叶中央、肝门周围区。

（2）发生在叶或段及亚段的脂肪肝呈扇形或不规则形，常延及肝表面；少数可呈单个或多个结节状散在分布；病变与正常肝组织之间分界不清，呈移行性改变。

（3）病变无占位效应，其内血管分布、走行正常。

（4）病变于 CT 上为局限性低密度影，MR T1WI 及 T2WI 上可呈稍高信号，反相位图像上呈低信号，动态增强扫描强化模式与正常肝实质相似。

【鉴别诊断】★★★△△△

1. 弥漫型脂肪肝与急性肝炎鉴别

（1）急性肝炎病理改变以肝细胞水肿为主，肝脏弥漫性肿大程度较脂肪肝重。

（2）两者于 CT 上较难鉴别，MRI 有助于两者鉴别；急性肝炎在 T1WI 上信号减低，T2WI 信号不均匀性升高，反相位图像上信号无明显下降。

2. 弥漫型脂肪肝中的肝岛与占位病变鉴别

（1）肝岛常位于胆囊床附近、叶间裂附近及肝包膜下。

（2）弥漫型脂肪肝中的肝岛在 CT 上与邻近肝组织相比呈相对高密度；动态增强扫描强化模式与正常肝组织一致，呈均匀强化，而血管瘤、肝脓肿及肝癌等占位病变有其各自的强化特点。

（3）肝岛无占位效应，其内血管走行正常；肿瘤性病变有占位效应，有时可显示异常供血血管。

3. 局限型脂肪肝与占位病变鉴别

（1）局限型脂肪肝无占位效应，其内血管走行正常；肿瘤性病变有占位效应，有时可显示异常供血血管。

（2）局限型脂肪肝密度/信号均匀，动态增强扫描强化模式与正常肝组织一致，呈均匀强化，而血管瘤、肝脓肿及肝癌等占位病变有其各自的强化特点。

二、肝硬化

【概况】★★△△

肝硬化（cirrhosis）是指由于不同病因致肝细胞弥漫性坏死、变性、纤维组织增生和肝细胞结节状再生，这三种病变反复交错进行而导致的肝脏变形、变硬的常见弥漫性肝脏疾病。诊断基于三个标准：弥漫性病变、纤维化的存在、异常结节对正常结构的替代。

【相关临床】★★△△

肝硬化病因多种，我国以病毒性肝炎所致的肝硬化最为常见。

肝硬化在组织学上包括肝细胞性肝硬化、胆管细胞性肝硬化与静脉流出阻塞性肝硬化。肝硬化形成肝内结节，包括再生结节、异型增生结节（低级、高级）、肿瘤性结节。

肝硬化早期无症状，随病变进展可出现乏力、不适、厌食、体重减轻。后期则有多系统受累，以肝功能损害和门静脉高压为主要表现，并常出现消化道出血、肝性脑病、自发性细菌性腹膜炎、肝细胞癌等严重并发症。

实验室检查血清谷丙转氨酶和谷草转氨酶升高表明肝细胞受损；碱性磷酸酶升高提示肝内胆管系的异常；血清白蛋白和凝血酶原时间异常均提示肝脏的损伤。

肝硬化无特效治疗，主要是针对病因及对症和支持疗法。黄疸加重、出现腹腔积液提示预后不佳。

【影像学表现】★★★△△△

1. 肝脏形态改变

（1）早期肝脏体积正常或轻度增大，后期通常缩小，边缘凹凸不平或呈波浪状改变。

（2）肝脏各叶比例失调，肝裂增宽。肝硬化的纤维组织增生及肝内结节使肝脏各叶改变程度不一，通常肝右叶和左叶内侧段缩小，肝左叶外侧段与尾状叶增大；肝叶萎缩导致肝裂增宽、肝门区及胆囊窝扩大。

2. 肝脏密度/信号改变

（1）CT平扫肝脏密度正常或不均匀减低或部分区域密度增高，再生/异型增生结节可呈相对高密度（金属离子沉积），增强扫描再生/异型增生结节强化与肝实质强化模式一致，呈均匀强化。

（2）MRI T1WI肝实质信号改变不明显或增高。T2WI信号不均匀，再生/增生结节由于铁等金属离子沉积呈低信号，若出现高信号应高度怀疑恶变；肝门区增宽，纤维组织增生伴炎性细胞浸润和脂肪沉积，表现为伴门静脉分支走行的细线状高信号，分隔再生/增生结节；肝炎灶性肝细胞坏死区呈片状高信号。

3. 继发性改变

（1）脾脏增大。

（2）腹腔积液，肝脏周围、腹腔出现水样密度/信号。

（3）门静脉高压。由于肝实质内纤维化对肝内血管产生压力并改变肝血管的结构，造成门静脉高压。主要表现为门静脉主干增粗、扩张；严重的门静脉高压可伴发门静脉-体静脉侧支形成，在增强CT或增强MRA及重组影像可完整显示。包括：胃左静脉通路、脾肾静脉短路（属于腹膜后交通支形成）、脐周静脉交通支形成、直肠静脉丛与腔静脉交通支。

【鉴别诊断】★★△△

1. 假肝硬化（pseudocirrhosis） 有报道在一些肝脏转移性肿瘤（B细胞性淋巴瘤与乳腺癌转移）中，经过化疗后，患者肝脏的影像表现类似肝硬化，出现肝叶边缘改变、肝体积缩小、肝尾状叶增大、门静脉高压等。单纯影像学鉴别困难，须结合临床。

2. 异型增生性结节并肝细胞癌结节 肝硬化肝内结节如果出现异常血液供应的征象，需要考虑异型增生性结节或癌变：小的癌灶常在增强扫描肝动脉期显示强化，门静脉期或延迟期强化程度减弱，低于正常肝实质。目前研究已经证明，使用肝细胞特异性对比剂，如果增强扫描肝胆期肝内结节显示相对低信号，则代表恶性转化。

3. 肝转移性结节 有相应的恶性肿瘤临床病史，且大多表现为多发的、局灶性的、边界清楚的结节，增强扫描呈延迟强化，典型者呈环形强化。

4. 小的肝血管瘤 肝内最常见的良性病灶，可单发或多发。CT平扫呈等密度或稍低密度，MRI T2WI为显著高信号。增强扫描呈向心性、延迟强化。

三、血色病

【概况】★△

血色病又称血色素沉着症（hemachromatosis），

是指各种病因引起体内铁含量增加而铁过量沉积于肝脏、胰腺、脾脏、心脏及其他实质器官，并对这些器官的结构和功能造成损害。

按病因可分为原发性和继发性血色病。原发性血色病是一种常染色体隐性遗传性疾病，由于小肠黏膜细胞先天性酶缺陷导致肠黏膜过度铁吸收。继发性血色病是由于其他疾病或治疗措施所导致体内铁过度沉积，其造成的器官损害程度低于原发性血色病。

【相关临床】★△

以40～50岁男性多见，早期症状为乏力、皮肤色素沉着、性欲减低、腹痛或关节疼痛等。典型的三联征为肝硬化、皮肤色素沉着和糖尿病。

实验室检查可发现血清铁和血清转铁蛋白饱和度明显增高。

肝脏病变为全身病变的一部分，表现为肝内重度含铁血黄素沉积，后期伴有肝纤维化或肝硬化；肝细胞癌的发生率高于其他类型的肝硬化。

【影像学表现】★★★△△△

1. CT表现 CT敏感性低，当肝实质铁含量＞150 μmol/g时才出现肝密度的变化。

（1）肝实质密度普遍均匀增高，称为“白色肝”，CT值达75～130 HU。

（2）胰腺、脾脏、淋巴结等亦可受累而密度增高；原发性血色病脾脏密度多不增高，而继发性血色病多为肝脏和脾脏密度均增高。

（3）当血色病合并脂肪肝时，可出现假阴性。

（4）可伴发肝硬化或肝细胞癌等其他表现。

2. MRI表现 MR是首选的影像学检查方法，敏感性及特异性均较高。

（1）铁的顺磁性效应使肝组织的T1及T2弛豫时间缩短，以T2弛豫时间缩短明显；各序列上肝实质信号均降低，形成“黑肝”现象。

（2）肝实质信号低于肌肉者即可考虑肝内铁含量增高。

【鉴别诊断】★★△△

1. 肝糖原贮积病

（1）儿童多见。

（2）肝实质密度增高，但常伴弥漫性脂肪浸润而抵消肝糖原对肝密度的影响，故CT显示肝脏密度可升高、正常或降低。

（3）MRI上肝实质信号正常。

2. 肝豆状核变性

（1）青少年多见；铜还可沉积于基底核引起锥体外系症状，沉积于眼角膜缘与巩膜交界处形成绿褐色K-F环。

（2）头颅CT示豆状核对称性密度减低，MRI上豆状核信号异常。

四、肝糖原贮积病

【概况】★△

糖原贮积病是一组常染色体隐性遗传的由于先天性酶缺陷所致的糖代谢障碍性疾病。分类较多，其中Ⅰ、Ⅲ、Ⅳ、Ⅵ、Ⅸ型以肝脏病变为主，以Ⅰ型最为常见。

【相关临床】★△

多发生于婴幼儿和青少年，临床症状及病变程度表现多样。

【影像学表现】★★△△

1. CT表现

（1）肝大，肝实质密度增高，但常伴弥漫性脂肪浸润而抵消肝糖原对肝密度的影响，故CT显示肝脏密度可升高、正常或降低。

（2）少数可并发肝腺瘤、肝细胞癌。

2. MRI表现

（1）肝大，肝实质信号未见异常。

（2）磁共振波谱可定量肝脏糖原含量。

【鉴别诊断】★△

1. 血色病

（1）中年男性多见。

（2）MRI各序列上肝实质信号均降低，形成“黑肝”现象。

2. 肝豆状核变性

（1）两者临床表现不一样。

（2）头颅CT示豆状核对称性密度减低，MRI上豆状核信号异常。

五、肝淀粉样变性

【概况】★△

淀粉样变性（amyloidosis）是细胞外淀粉样物质沉积于血管壁及组织中引起的一组疾病。常累及周身多种组织器官而造成多系统损害，主要累及心、肝、肾、脾、胃肠、肌肉及皮肤等组织，侵及肝脏时，称为肝淀粉样变性。

【相关临床】★△

肝淀粉样变性是周身淀粉样变性的一部分，因此临床通常以全身表现及其他系统表现为主。其中蜡状皮肤病和巨舌症是很有诊断价值的征象。局灶性肝淀粉样浸润可不出现症状，仅在超声、CT或活检时发现。周身淀粉样变性累及肝脏时常表现为肝大，严重时可出现门静脉高压。肝肾同时受累时可有低蛋白血症和高胆固醇血症。

实验室检查中一般ALP升高；可有轻度黄疸。淀粉样变性常有凝血功能障碍，以凝血酶原时间延迟为主。

目前尚无特异性治疗方法。临床上仍以对症和支持疗法为主。

【影像学表现】★★△△

1. CT表现 肝大、脾大，典型者可见肝脏轮廓呈不对称的、尖端指向镰状韧带的三角形改变，但该征象少见；肝脏密度减低；增强扫描延迟期不均匀强化，可见斑片状低密度区。随病程发展可出现门静脉高压、腹水等征象。

2. MRI表现 肝脏增大，T1WI及T2WI一般信号无异常改变，部分T1WI上信号可增高；增强扫描静脉期及延迟期可见片状相对低信号。

【鉴别诊断】★★△△

1. 肝炎 CT上两者不易鉴别，MRI有助于鉴别，肝炎在T1WI上信号减低，T2WI上信号不均匀升高。

2. 脂肪肝 CT上肝脏密度减低，但MRI T1WI及T2WI信号增高，反相位图像上信号降低；增强扫描强化模式与正常肝实质一致。

（钟小梅　董羽灏　罗海营　梁翠珊　梁长虹）

参考文献

[1] 梁长虹. 肝脏疾病CT诊断. 北京：人民卫生出版社，2009：82-349.

[2] 黄洁夫. 肝脏胆道肿瘤外科学. 北京：人民卫生出版社，1999：770-773.

[3] Xu MY, Shi XJ, Wan T, et al. Clinicopathological characteristics and prognostic factors of intrahepatic biliary cystadenocarcinoma. Chinese medical journal. 2015, 128 (9): 1177-1183.

[4] Choi HK, Lee JK, Lee KH, et al. Differential diagnosis for intrahepatic biliary cystadenoma and hepatic simple cyst: significance of cystic fluid analysis and radiologic findings. Journal of clinical gastroenterology, 2010, 44 (4): 289-293.

[5] Williamson JM, Rees JR, Pope I, et al. Hepatobiliary cystadenomas. Annals of the Royal College of Surgeons of England, 2013, 95 (7): 507-510.

[6] Fragulidis GP, Vezakis AI, Konstantinidis CG, et al. Diagnostic and Therapeutic Challenges of Intrahepatic Biliary Cystadenoma and Cystadenocarcinoma: A Report of 10 Cases and Review of the Literature. International surgery, 2015, 100 (7-8): 1212-1219.

[7] Choi BI, Lee JM. Advancement in HCC imaging: diagnosis, staging and treatment efficacy assessments: imaging diagnosis and staging of hepatocellular carcinoma. J Hepatobiliary Pancreat Sci, 2010, 17 (4): 369-373.

[8] Asayama Y, Yoshimitsu K, Nishihara Y, et al. Arterial blood supply of hepatocellular carcinoma and histologic grading: radiologic-pathologic correlation. AJR Am J Roentgenol, 2008, 190 (1):W28-34.

[9] Kim T, Murakami T, Oi H, et al. Detection of hypervascular hepatocellular carcinoma by dynamic MRI and dynamic spiral CT. J Comput Assist Tomogr, 1995, 19 (6): 948-954.

[10] Vandecaveye V, De Keyzer F, Verslype C, et al. Diffusion-weighted MRI provides additional value to conventional dynamic contrast-enhanced MRI for detection of hepatocellular carcinoma. European radiology, 2009, 19 (10): 2456-2466.

[11] Xu PJ, Yan FH, Wang JH, et al. Added value of breathhold diffusion-weighted MRI in detection of small hepatocellular carcinoma lesions compared with dynamic contrast-enhanced MRI alone using receiver operating characteristic curve analysis. J Magn Reson Imaging, 2009, 29 (2): 341e9.

[12] Lim KS. Diffusion-weighted MRI of hepatocellular carcinoma in cirrhosis. Clinical radiology, 2014, 69 (1): 1-10.

[13] Kudo M. Targeted therapy for liver cancer: updated review in 2012. Current cancer drug targets, 2012, 12 (9): 1062-1072.

[14] Lee SH, Hayano K, Zhu AX, et al. Dynamic Contrast-Enhanced MRI

Kinetic Parameters as Prognostic Biomarkers for Prediction of Survival of Patient with Advanced Hepatocellular Carcinoma: A Pilot Comparative Study. Academic radiology, 2015, 22 (11): 1344-1360.

[15] Basaran C, Karcaaltincaba M, Akata D, et al. Fat-containing lesions of the liver: cross-sectional imaging findings with emphasis on MRI. AJR Am J Roentgenol, 2005, 184 (4): 1103-1110.

[16] Ishigami K, Yoshimitsu K, Nishihara Y, et al. Hepatocellular carcinoma with a pseudocapsule on gadoliniumenhanced MR images: correlation with histopathologic findings. Radiology, 2009, 250 (2): 435-443.

[17] Kadoya M, Matsui O, Takashima T, et al. Hepatocellular carcinoma: correlation of MR imaging and histopathologic findings. Radiology, 1992, 183 (3): 819-825.

[18] Taouli B, Johnson RS, Hajdu CH, et al. Hepatocellular carcinoma: perfusion quantification with dynamic contrast-enhanced MRI. AJR Am J Roentgenol, 2013, 201 (4): 795-800.

[19] Kojiro M. 'Nodule-in-nodule' appearance in hepatocellular carcinoma: its significance as a morphologic marker of dedifferen-tiation. Intervirology, 2004, 47 (3-5): 179-183.

[20] Lim KS. Diffusion-weighted MRI of hepatocellular carcinoma in cirrhosis. Clinical radiology, 2014, 69 (1): 1-10.

[21] 梁长虹，刘于宝，刘再毅. 腹部病变 MSCT 诊断. 天津：天津科技翻译出版有限公司，2013：39-69，78-80.

[22] 许乙凯，全显跃. 肝胆胰脾影像诊断学. 北京：人民卫生出版社，2006：168-258.

[23] 薛鹏，张伟，刘勇，等. 周围型肝内胆管细胞癌的高场磁共振成像诊断与临床分析. 中华肝胆外科杂志，2012，18（8）：636-637.

[24] 薛鹏，高剑波，张伟，等. 高场 MRI 诊断周围型肝内胆管细胞癌. 中国医学影像技术，2013，29（2）：243-246.

[25] Adam SZ, Parthasarathy S, Miller F H. Intrahepatic cholangiocarcinomas mimicking other lesions. Abdominal Imaging, 2015, 40 (7): 1-10.

[26] Valls C, Guma A, Puig I, et al. Intrahepatic peripheral cholangiocarcinoma: CT evaluation. Abdominal imaging, 2000, 25 (5): 490-496.

[27] Chung YE, Kim MJ, Park YN, et al. Varying appearances of cholang-iocarcinoma: radiologic-pathologic correlation. Radiographics A Review Publication of the Radiological Society of North America Inc, 2009, 29 (3): 683-700.

[28] 赵翠翠，王华庆，钱正子，等. 原发性肝淋巴瘤的临床特点及治疗. 中华肝胆外科杂志，2013，19（2）：112-115.

[29] Zornoza J, Ginaldi S. Computed tomography in hepatic lymphoma. Radiology, 1981, 138 (2): 405-410.

[30] Abe H, Kamimura K, Kawai H, et al. Diagnostic imaging of hepatic lymphoma. Clinics and research in hepatology and gastroenterology, 2015, 39 (4): 435-442.

[31] Koyama T, Fletcher JG, Johnson CD, et al. Primary hepatic angiosarcoma: Findings at CT and MR imaging. Radiology, 2002, 222 (3): 667-673.

[32] Park YS, Kim JH, Kim KW, et al. Primary hepatic angiosarcoma: Imaging findings and palliative treatment with transcatheter arterial chemoembolization or embolization. Clinical radiology, 2009, 64 (8): 779-785.

[33] Molina E, Hernandez A. Clinical manifestations of primary hepatic angiosarcoma. Digestive diseases and sciences, 2003, 48 (4): 677-682.

[34] 周彦明，苏旭，李滨. 肝上皮样血管内皮瘤的诊治进展. 中华肝胆外科杂志，2010，16（2）：153-156.

[35] Kim EH, Rha SE, Lee YJ, et al. CT and MR imaging findings of hepatic epithelioid hemangioendotheliomas: emphasis on single nodular type. Abdominal Imaging, 2015, 40 (3): 500-509.

[36] Soares KC, Arnaoutakis DJ, Kamel I, et al. Cystic neoplasms of the liver: biliary cystadenoma and cystadenocarcinoma. J Am Coll Surg, 2014, 218 (1): 119-128.

[37] Zhang FB, Zhang AM, Zhang ZB, et al. Preoperative differential diagnosis between intrahepatic biliary cystadenoma and cystadenocarcinoma: a single-center experience. World J Gastroenterol, 2014, 20 (35): 12595-12601.

[38] Kallam A, Krishnamurthy J, Kozel J, et al. Undifferentiated Embryonal Sarcoma of Liver. Rare tumors, 2015, 7 (4): 6009.

[39] Pachera S, Nishio H, Takahashi Y, et al. Undifferentiated embryonal sarcoma of the liver: case report and literature survey. J Hepatobiliary Pancreat Surg, 2008, 15 (5): 536-544.

[40] Sica GT, Ji H, Ros PR. CT and MR imaging of hepatic metastases. AJR Am J Roentgenol, 2000, 174 (3): 691-698.

[41] Wang YX. Superparamagnetic iron oxide based MRI contrast agents: Current status of clinical application. Quant Imaging Med Surg, 2011, 1 (1): 35-40.

[42] Kuo SH, Lee YT, Li CR, et al. Mortality in Emergency Department Sepsis Score as a prognostic indicator in patients withpyogenic liver abscess. Am J Emerg Med, 2013, 31 (6): 916-921.

[43] Vachha B, Sun MR, Siewert B, et al. Cystic lesions of the liver. Am J Roentgenol, 2011, 196 (4): W355-366.

[44] Chiche L, Dargère S, Le Pennec V, et al. Pyogenicliver abscess: diagnosis and management. Gastroenterol Clin Biol, 2008, 32 (12): 1077-1091.

[45] Lamba R, Fananazapir G, Corwin MT, et al. Diagnostic imaging of hepatic lesions in adults. Surg Oncol Clin N Am. 2014, 23 (4): 789-820.
[46] 毕文俊，范文萍．肝脓肿的临床分析．中华消化杂志，2008，28（2）：88-90.
[47] Woo S, Chung JW, Hur S, et al. Liver abscess after transarterialchemoembolization in patients with bilioenteric anastomosis: frequency and risk factors. AJR Am J Roentgenol, 2013, 200 (6): 1370-1377.
[48] Pereira JM, Madureira AJ, Vieira A, et al. Abdominal tuberculosis: imaging features. Eur J Radiol, 2005, 55 (2): 173-180.
[49] Lee WK, Van Tonder F, Tartaglia CJ, et al. CT appearances of abdominal tuberculosis. Clin Radiol, 2012, 67 (6): 596-604.
[50] Kakkar C, Polnaya AM, Koteshwara P, et al. Hepatic tuberculosis: a multimodality imaging review. Insights Imaging, 2015, 6 (6): 647-658.
[51] Pedrosa I, Saíz A, Arrazola J, et al. Hydatid disease: radiologic and pathologic features and complications. Radiographics, 2000, 20 (3): 795-817.
[52] Nunnari G, Pinzone MR, Gruttadauria S, et al. Hepatic echinococcosis: clinical and therapeutic aspects, World J Gastroenterol, 2012, 18 (13): 1448-1458.
[53] Kantarci M, Bayraktutan U, Karabulut N, et al. Alveolar echinococcosis: spectrum of findings at cross-sectional imaging. Radiographics, 2012, 32 (7): 2053-2070.
[54] Kodama Y, Fujita N, Shimizu T, et al. Alveolar echinococcosis: MR findings in the liver, Radiology, 2003, 228 (1): 172-177.
[55] 沈星，张炜，王培军．慢性血吸虫病腹部CT表现与病理基础．中国血吸虫病防治杂志，2012，（2）：200-202.
[56] 傅森林．血吸虫病肝脏的CT诊断．临床医学影像杂志，1995，（1）：33-34.
[57] 徐博良，王纪龙，谢红，等．血吸虫病肝纤维化的CT诊断．中国医学计算机成像杂志，1996，（4）：249-251.
[58] Goceri E, Shah ZK, Layman R, et al. Quantification of liver fat: A comprehensive review. Comput Biol Med, 2016, 71: 174-189.
[59] Koplay M, Sivri M, Erdogan H, et al. Importance of imaging and recent developments in diagnosis of nonalcoholic fatty liver disease. World J Hepatol, 2015, 7 (5): 769-776.
[60] 中华医学会肝病学分会脂肪肝和酒精性肝病学组．非酒精性脂肪性肝病诊疗指南（2010年修订版）．胃肠病学和肝病学杂志，2010，19（6）：483-487.
[61] Abd El-Kader SM, El-Den Ashmawy EM. Non-alcoholic fatty liver disease: The diagnosis and management. World J Hepatol, 2015, 7 (6): 846-858.
[62] Golfieri R, Grazioli L, Orlando E, et al. Which is the best MRI marker of malignancy for atypical cirrhotic nodules: hypointensityin hepatobiliary phase alone or combined with other features?classification after Gd-EOB-DTPA administration. J Magn Reson Imaging, 2012, 36 (3): 648-657.
[63] Lurie Y, Webb M, Cytter-Kuint R, et al. Non-invasive diagnosis of liver fibrosis and cirrhosis. World J Gastroenterol, 2015, 21 (41): 11567-11583.
[64] Huber A, Ebner L, Heverhagen JT, et al. State-of-the-art imaging of liver fibrosis and cirrhosis: A comprehensive review of current applications and future perspectives. Eur J Radiol Open, 2015, 2: 90-100.
[65] Starr SP, Raines D. Cirrhosis: diagnosis, management, and prevention. Am Fam Physician, 2011, 84 (12): 1353-1359.
[66] Bartolozzi C, Battaglia V, Bargellini I, et al. Contrast-enhancedmagnetic resonance imaging of 102 nodules in cirrhosis: correlationwith histological findings on explanted livers. AbdomImaging, 2012, 38 (2): 290-296.
[67] Brissot P, Bardou-Jacquet E, Jouanolle AM, et al. Iron disorders of genetic origin: a changing world. Trends Mol Med, 2011, 17 (12): 707-713.
[68] Hernando D, Levin YS, Sirlin CB, et al. Quantification of liver iron with MRI: state of the art and remaining challenges. J Magn Reson Imaging, 2014, 40 (5): 1003-1021.
[69] Chundru S, Kalb B, Arif-Tiwari H, et al. MRI of diffuse liver disease: the common and uncommon etiologies. Diagn Interv Radiol, 2013, 19 (6): 479-487.
[70] Giordano S, Martocchia A, Toussan L, et al. Diagnosis of hepatic glycogenosis in poorly controlled type 1 diabetes mellitus. World J Diabetes, 2014, 15, 5 (6): 882-888.
[71] Imtiaz KE, Healy C, Sharif S, et al. Glycogenic hepatopathy in type 1 diabetes: an underrecognized condition. Diabetes Care, 2013, 36 (1): e6-e7.
[72] Ouwerkerk R, Pettigrew RI, Gharib AM. Liver metabolite concentrations measured with 1H MR spectros copy. Radiology, 2012, 265(2): 565–575.
[73] Sonthalia N, Jain S, Pawar S, et al. Primary hepatic amyloidosis: A case report and review of literature. World J Hepatol, 2016, 8(6): 340-344.
[74] Kim SH, Han JK, Lee KH, et al. Abdominal amyloidosis: spectrum of radiological findings. Clin Radiol, 2003, 58(8): 610-620.

第57章 胆道疾病

第1节 先天性胆道异常

胆囊和胆管由胚胎时期原始前肠的一个芽状突出发育形成，如果这个发育过程不能按正常的时期完成，就可导致出生后胆囊、胆管数目或形态异常。本节介绍先天性胆管囊状扩张症。

【概况】★★△△

1. 先天性胆管囊状扩张症按其部位和形态分为5种类型，Ⅰ型为胆总管囊肿，多见，占80%～90%；Ⅱ型为胆总管憩室，占2%；Ⅲ型为壁内段胆总管囊状膨出，占1.4%～5%；Ⅳ型为多发性肝内外囊肿，占19%；Ⅴ型为肝内多发囊肿，也称Caroli病。

2. 临床上主要分为肝外胆管囊状扩张，包括Ⅰ、Ⅱ、Ⅲ型；肝内胆管囊状扩张，即Ⅴ型；肝内、外胆管囊状扩张，即Ⅳ型

【相关临床】★△

间歇性黄疸、腹痛和右上腹部包块为三大典型症状；胆总管憩室可无任何临床症状，只在憩室巨大，压迫胆总管和门静脉，才可能出现黄疸和门静脉高压。

【影像学检查方法】★★★△△

X线造影、超声、CT、MRI均可作为胆管囊状扩张的诊断方法，超声可作为首选影像检查方法，超声不能确诊的以及需要显示整个胆道形态结构的，再结合其他检查方法。

【影像学表现】★★★△△△

1. **X线** PTC、ERCP可直接显示囊状扩张的胆管部位以及扩张的形态，若腔内有占位性病变，显示为相应的充盈缺损改变。

2. **CT** 囊状扩张的胆管呈水样密度的囊性肿块，密度均匀，边缘光滑，壁薄而均匀，增强扫描管壁有强化，管腔无强化。其中肝内胆管扩张表现为多发囊肿灶，囊与囊之间有胆管相连。若囊肿包绕伴行门静脉小分支，增强扫描时表现为囊内有强化小圆点影，称之为“中心点”征。

MRI：显示胆管扩张比CT更为直观，MRCP可达到X线造影的显示效果。扩张胆管内胆汁一般在T1WI呈低信号，T2WI呈高信号，但若胆汁流动缓慢、瘀滞，其T1信号可增高，胆管腔内的信号可分层。

【鉴别诊断】★★△△

1. 如果胆管憩室颈部封闭，对比剂不能进入憩室内，则可能易与肝囊肿、胰腺囊肿等混淆，需仔细辨认憩室与肝实质和胰腺实质的位置关系。

2. 肝内胆管囊状扩张需与肝内多发性囊肿或多囊肝鉴别：多发性囊肿在肝内散在分布，大小不一，囊肿互不相通，也不与胆管相通；多囊肝常合并有多囊肾等其他脏器的多囊性病变，可与Caroli并相鉴别。

（宋　彬　黄子星）

第2节 胆　囊　炎

一、急性胆囊炎

【概况】★★△△

急性胆囊炎为常见急腹症，40岁左右女性多见。

【相关临床】★△

急性发作的右上腹痛，放射至右肩胛部；持续性疼痛并阵发性绞痛，伴有畏寒、高热、呕吐；

体格检查右上腹压痛，可扪及增大的胆囊，墨菲（Murphy）征阳性，严重者可出现黄疸；实验室检查白细胞计数增高，血清胆红素或碱性磷酸酶增高。

【影像学检查方法】★★★△△

B 超为首选检查方法，CT 和 MR 为进一步的检查方法，用于了解炎症对毗邻结构的累及范围、并发症和寻找病因。

【影像学表现】★★★△△△

胆囊体积增大；胆囊壁增厚，厚度超过 3 mm；胆囊壁明显强化；胆囊周围组织水肿、粘连，炎症严重时可有周围积液；胆囊周围水肿及胆囊窝积液呈 T1 低信号、T2 高信号。胆囊床邻近肝组织可有动脉期一过性斑片状强化。当胆囊有坏死或穿孔时，胆囊壁连续性中断，胆囊窝有游离积气。胆囊壁内或胆囊内有气体时，为气肿性胆囊炎。

【鉴别诊断】★★△△

见表 7-57-1。

表 7-57-1 胆囊常见疾病鉴别诊断

疾病	典型影像表现
胆囊癌	胆囊壁广泛不均匀增厚或胆囊壁局部增厚（隆起、结节、肿块），可凸向腔内，也可向外生长。病变较大者，胆囊腔变小 胆囊内壁不光滑，黏膜线中断。强化明显，早期强化，持续时间长 侵犯毗邻结构；转移；胆囊引流途径淋巴结肿大
急性胆囊炎	胆囊增大，胆囊壁增厚较为均匀，胆囊壁肿胀、毛糙；增强扫描动脉期黏膜层及浆膜层明显强化，肌层强化相对较低 胆囊周围水肿 常常有结石
慢性胆囊炎	胆囊壁增厚较规则，囊壁常有钙化；囊壁强化均匀，黏膜线完整 肝胆分界多清楚 多伴有结石
黄色肉芽肿性胆囊炎	胆囊壁增厚；增强扫描动脉期黏膜层及浆膜层明显强化，肌层强化相对较低。黏膜线完整（偶有中断） 壁内出现结节
胆囊腺肌症	胆囊壁增厚欠均匀，囊腔内面轮廓不整；胆囊内壁光滑或欠光滑；黏膜层至浆膜层逐渐强化

（待续）

（续表）

疾病	典型影像表现
胆囊腺肌症	RAS 为特征性改变。CT 上为增厚的胆囊壁及壁内点状或小囊状低密度无强化灶。MRI 上为增厚的胆囊壁及壁内点状或小囊状 T2 高信号，MRCP 表现为沿胆囊壁走行的多点状高信号（珍珠项链征），增强为低信号无强化灶
腺瘤	形态规则，边缘清楚，常为乳头状、椭圆形；相邻囊壁光滑；均匀软组织密度，等信号；强化均匀
息肉（胆固醇息肉，炎性息肉）	胆固醇息肉：常常多发，窄基底，有蒂，直径<10 mm，球型或乳头型 炎性息肉：无蒂的，球型或不规则型 轻度强化
肝脏疾病（急性肝炎，慢性肝炎，肝硬化等）；系统性疾病（充血性心力衰竭，低蛋白血症，肾衰等）；胆囊外炎症（胰腺炎、结肠炎、腹膜炎、肾盂肾炎等）	胆囊壁增厚、毛糙，胆囊窝水肿 黏膜线强化完整 原发疾病的影像表现

二、慢性胆囊炎

【概况】★★△△

慢性胆囊炎多由反复发作的急性胆囊炎发展而来，也可没有明显的急性过程。该病女性多见，多数病人合并胆囊结石。

【相关临床】★△

临床症状不典型，常出现腹胀不适、上腹部隐痛、厌油、消化不良等。

【影像学检查方法】★★★△△

影像学检查首选超声，CT 和 MR 为进一步的检查方法。

【影像学表现】★★★△△△

胆囊体积增大或缩小；胆囊壁增厚、毛糙，胆囊壁有时伴有钙化，胆囊腔内常有结石；增强扫描胆囊壁缓慢、逐渐强化，强化均匀，有延迟强化。

【鉴别诊断】★★△△

见表 7-57-1。

三、黄色肉芽肿性胆囊炎

【概况】★★△△

黄色肉芽肿性胆囊炎（Xanthogranulomatous cholecystitis，XGC）是一类临床少见的特殊类型的胆囊炎症，以胆囊壁内黄色肉芽肿形成为病理特征。发病年龄以中老年多见，女性多于男性。

【相关临床】★△

临床没有特异性症状和体征，可与普通胆囊炎症相似，急性发作时发热、右上腹疼痛、右肩部放射痛，Murphy's 征阳性。实验室检查白细胞总数及中性粒细胞比例升高，部分患者肿瘤生化指标 CA19-9 可升高，因此胆囊病变患者同时伴有 CA19-9 指标增高，诊断胆囊癌须谨慎。

【影像学检查方法】★★★△△

影像学检查首选超声，CT 和 MR 为进一步的检查方法，MRI 诊断 XGC 的敏感性和特异性较高。

【影像学表现】★★★△△△

胆囊壁局限性或弥漫性增厚，当弥漫性增厚时增强扫描动脉期可出现由强化黏膜层和浆膜层及相对低密度（信号）的肌层所组成的“夹心饼干征”或“三明治征”。胆囊强化黏膜线连续（少数有局部中断）。增厚囊壁内见多发“憩室”样 T2WI 呈高信号的扩大 R-A 窦及增强扫描静脉期可见多发强化细小结节或多发低密度（信号）结节。邻近肝实质有动脉期一过性强化。多数 XGC 伴有结石。

【鉴别诊断】★★△△

见表 7-57-1。

（宋　彬　黄子星　李　谋）

第3节　胆　管　炎

一、急性化脓性胆管炎

【概况】★★△△

急性化脓性胆管炎（acute suppurative cholangitis，ASC）是我国胆石症病人死亡的主要原因之一。

【相关临床】★△

ASC 好发于中老年，以 40～60 岁常见。腹痛是本病的首发症状，常伴发热，起病急骤，病程反复，可有黄疸。疼痛部位以剑突下和（或）右上腹部，为持续性，阵发性加重，可放射至右侧肩背部。血液检查可见血白细胞计数明显升高，血胆红素升高，肝功异常。尿液检查可见尿三胆异常。

【影像学检查方法】★★★△△

急性化脓性胆管炎主要依靠临床表现及实验室检查，即使不用影像检查也可诊断，但影像检查可以帮助明确病因，了解炎症的范围。可选择 CT 及 MRI 检查。ASC 一般不做诊断性 PTC 和 ERCP，仅在做引流、取石及乳头切开时才做此检查。

【影像学表现】★★★△△△

CT 上见胆总管明显扩张，其内脓液 CT 值高于胆汁，低于肝实质；脓液在重 T2WI 上呈低信号，在 T1WI 呈中等信号。肝内胆管扩张呈不对称性或局限性分布。一、二级分支扩张，周围胆管丧失扩张能力，表现为中央箭头征；增强扫描，明显强化的胆管壁与无强化之脓液构成“靶征”改变；胆管可有积气。

【鉴别诊断】★★△△

1．原发性硬化性胆管炎管腔狭窄，管腔外径变化不大；散在分布；串珠状或不规则状；临床为慢性病程。

2．慢性胆管炎临床很少有发热和黄疸。

二、原发性硬化性胆管炎

【概况】★★△△

原发性硬化性胆管炎（primary sclerosing cholangitis，PSC）是一种自身免疫性疾病，以胆管进行性炎症和纤维化为特征，最终导致胆管变形和节段性狭窄。

【相关临床】★△

PSC多见于25～45岁男性，男女发病比率约为2∶1，偶见于儿童。PSC患者可伴发Crohn病、溃疡性结肠炎。本病起病多呈隐匿性、进行性，可有渐进性加重的乏力、皮肤瘙痒和梗阻性黄疸，后期可出现门脉高压、肝衰竭等肝硬化失代偿表现。肝功能检查提示胆汁淤积，以血清碱性磷酸酶升高最为显著。可出现高球蛋白血症。

【影像学检查方法】★★★△△

内镜逆行性胰胆管造影（endoscopic retrograde cholangiopancreatography，ERCP）是诊断PSC的金标准，但ERCP的诊断作用逐渐被MRCP取代，目前ERCP主要应用于PSC的治疗。MRCP结合常规横断面MRI可以较好地显示PSC的病变范围，检测病情进展，对早期发现门脉高压等并发症有重要价值。

【影像学表现】★★★△△△

CT表现

（1）跳跃性扩张：CT连续扫描层面，扩张的某段肝外胆管不与其他扩张的胆管相连，高度提示PSC。

（2）剪枝征：某一层面上见到长度≥4 cm的肝内胆管或左右肝管无次级分枝成为剪枝征，约25%的PSC患者可见。

（3）串珠征：一个层面上可见3处以上狭窄与扩张交替出现。

（4）胆管壁增厚、管壁密度增高及壁结节等征象。

MRI见肝内胆管呈树枝状改变；胆管壁向心性增厚可达3～4 mm，T1WI表现为均匀的环形稍低信号，增强MRI可见增厚的胆管壁强化明显且持续至平衡期。

PSC在MRCP上可表现为多发性节段性胆管狭窄，其间胆管正常或继发性轻度扩张，典型者呈串珠状。小胆管闭塞致肝内胆管分支减少，其余较大胆管僵直、狭窄。

【鉴别诊断】★★△△

1. 急性化脓性胆管炎

起病急骤，突发上腹绞痛伴高热、黄疸；胆总管明显扩张；肝内胆管扩张呈不对称性或局限性分布；增强检查：“靶征”。

2. 慢性胆管炎

以明显的肝内外胆管扩张并胆结石为主要表现；特征性表现：结石常呈条状或柱状；临床表现无特异性，很少有发热和黄疸。

（宋 彬 黄子星 李 谋）

第4节 胆 石 症

【概念】★★△△

胆石症是胆道系统中最为多见的疾病之一，以中年女性多见，发病率大约是男性的两倍。胆囊结石和胆管结石统称为胆石症。

【相关临床】★△

临床表现主要有胆绞痛、梗阻性黄疸等，常在油脂餐后发生，间歇期可以无症状或仅有右上腹不适和消化不良等胃肠道症状，伴有胆囊炎者可有胆囊炎的症状体征。Mirizzi综合征是胆石症的一种并发症，指胆囊颈部或胆囊管结石嵌顿，引起肝总管或胆总管不同程度梗阻，导致胆管炎、梗阻性黄疸。

胆系结石按化学成分不同可分为胆固醇性、胆色素性和混合性胆结石。按结石能否在X线上显影，分为阳性结石和阴性结石。

【影像学检查方法】★★★△△

B超为首选检查方法，CT和MR为进一步的检查方法，用于评价胆系结石继发炎症或复杂胆系结石。胆管阴性结石，首选MR检查。

【影像学征象】★★★△△△

CT表现 胆系结石密度与成分有关，胆固醇含量越高，密度越低；胆红素和钙盐含量越高，密度越高。①高密度结石：单发或多发，圆形、多边形或泥沙状的高密度或略高密度影。②等密度结石：平扫不易发现，宜结合超声或MR检查。③低密度结石：表现为低于胆汁密度的低密度影。④环状结石：表现为结石周围呈环状钙化，中心密度低。

MRI表现结石的信号与结石中脂质成分有关，一般而言，多数结石呈长T1短T2信号，T2WI

在高信号胆汁对比下，低信号结石显示良好。在MRCP上，结石呈高信号胆汁内的低信号充盈缺损。较大的胆管结石梗阻端呈“杯口状”，可伴有胆管扩张、胆管壁增厚等表现。对于泥沙样结石，MR无特异征象，容易漏诊。MRCP可直观整体显示胆系结石的部位、大小、形态、数目以及胆管扩张程度。

【诊断与鉴别诊断】★★△△

胆系结石影像表现较为明显，诊断较为明确。

（宋　彬　黄子星　李　谋）

第5节　胆　囊　癌

【概况】★★△△

胆囊癌是起源于胆囊上皮的恶性肿瘤，是胆道系统最常见的恶性肿瘤。患者出现症状多属进展期，预后不良。该病高发年龄段为60～70岁，男女之比约1：2～4。

【相关临床】★△

临床表现无特异性，常表现右上腹持续性疼痛、黄疸、消瘦、上腹部包块；合并胆囊炎可有发热、恶心、呕吐等；实验室检查，CEA阳性率为100%，CA19-9、CA125、CA15-3等肿瘤糖链抗原可作为辅助检查。

【影像学检查方法】★★★△△

B超可为首选检查方法，CT和MR为进一步的检查方法，用于评估肿瘤的局部侵犯及远处转移、淋巴结转移。

【影像学表现】★★★△△△

1. 厚壁型，胆囊壁呈局限性或弥漫性不规则增厚，厚度多＞10 mm。

2. 结节型，胆囊壁向腔内突出的乳头状或菜花状突起，其基底部囊壁局限性不同程度增厚。

3. 肿块型，多为胆囊癌晚期的表现，胆囊窝内不规则软组织肿块。癌灶呈软组织密度，不均匀T1稍低信号，中高T2信号，弥散受限。增强扫描病灶明显强化，强化时间长。常侵犯肝脏、结肠。区域淋巴结增大。T2WI上肿块周围的肝实质出现不规则高信号带，提示肿瘤侵犯肝脏。

【鉴别诊断】★★△△

见表7-57-1。

（宋　彬　黄子星　李　谋）

第6节　胆囊良性肿瘤及肿瘤样病变

一、胆囊腺瘤

【概况】★★△△

较少见，约占胆囊良性肿瘤的20%，占同期切除病例的1%，女性多见，多合并胆囊慢性炎症和结石。

【相关临床】★△

由肿瘤所在的部位、大小和有无伴随炎症或合并结石的不同，临床表现有所不同。通常无任何症状，常在其他原因行超声检查时偶然发现。

【影像学检查方法】★★★△△

超声检查是诊断先天性胆道疾病的首选方法。MRI和CT检查可作为补充检查方法。

【影像学表现】★★★△△△

病灶呈乳头状、息肉状或不规则状，软组织密度，T1WI为中等偏低信号，T2WI为略高信号；局部胆囊壁无增厚或僵硬现象。当胆囊腔内有对比剂时，病变常显示充盈缺损。增强扫描均匀强化。

【鉴别诊断】★★△△

见表7-57-1。

二、胆囊息肉

【概况】★★△△

胆囊息肉分为胆固醇息肉，炎性息肉，以胆固醇息肉多见，一般不发生癌变。

【相关临床】★△

多数人无症状，当息肉造成胆管梗阻时才可出现症状，表现为隐匿性、间歇性黄疸，很少伴有其他症状或体征。

【影像学检查方法】★★★△△

影像学检查首选超声，超声不能确诊时可结合MR检查。

【影像学表现】★★★△△△

胆囊壁多正常或略厚，胆囊壁有时可见单发或多发小结节，可有蒂；胆固醇息肉无强化，而炎性息肉有轻度强化。

【鉴别诊断】★★△△

胆囊腺瘤或息肉需与早期胆囊癌、慢性炎症或胆固醇性结晶等胆囊隆起性病变鉴别，目前影像学检查存在一定困难。当发现肿块直径超过1 cm，或肿块位于胆囊颈部，并有邻近胆囊壁增厚时，应高度警惕恶性肿瘤的可能性（表7-57-1）。

三、胆囊增生性疾病

【概况】★★△△

胆囊腺肌增生症也称腺肌瘤病、胆囊壁憩室症。比较常见，发病率为2.8%～5%。为不明原因的黏膜上皮及肌层异常增生的胆囊良性病变。

【相关临床】★△

临床症状多为右上腹餐后不适，并无特异性表现。

【影像学检查方法】★★★△△

影像学检查首选超声，超声不能确诊时可结合MR检查。

【影像学表现】★★★△△△

胆囊壁增厚欠均匀，可为弥漫性增厚，也可以是局部增厚，囊腔内面轮廓不整；胆囊内壁光滑或欠光滑；黏膜层至浆膜层逐渐强化。罗-阿窦（Rokitansky-Aschoff sinuses，RAS）为特征性改变。CT上为增厚的胆囊壁及壁内点状或小囊状低密度无强化灶。MRI上为增厚的胆囊壁及壁内点状或小囊状T2高信号，MRCP表现为沿胆囊壁走行的多点状高信号（珍珠项链征），增强为低信号无强化灶

【鉴别诊断】★★△△

RAS窦是诊断本病的主要依据。借此也可与慢性胆囊炎、胆囊息肉与胆囊癌鉴别（表7-57-1）。

（宋 彬 黄子星 李 谋）

第7节 胆 管 癌

【概况】★★△△

胆管癌（cholangiocarcinoma）是起源于胆管上皮的恶性肿瘤，可发生于胆管系统的任何部位。根据发生的解剖部位，胆管癌分为肝内胆管癌、肝门胆管癌以及远端胆管癌，其中，肝门胆管癌为最常见的类型。

【相关临床】★△

胆管癌好发于中老年，男性的发病率普遍高于女性。胆管癌多起病隐匿，早期临床症状缺乏特异性，一般表现为右上腹或上腹部不适，继而逐渐出现黄疸、陶土色大便等胆道梗阻表现，少数病例可有寒战和发热。多数患者有血清糖链抗原19-9（CA19-9）的持续增高。

【影像学检查方法】★★★△△

超声是胆管癌首选的初筛方法。CT是胆管癌诊断与分期最常用的影像学检查方法。在显示胆管形态改变方面MRI优于CT。

【影像学表现】★★★△△△

病变处胆管壁增厚或出现软组织结节、肿块，致管腔狭窄，肿块多表现为T1低或等信号，T2稍高信号弥散受限。增强扫描，多数病灶动脉期轻度或不明显边缘性强化、随时间向心性延迟强化，呈“慢进慢出”改变。病变远端多有“软藤洋”胆管扩张，可出现局部肝包膜皱缩和肝叶萎缩。MRCP主要变现为胆管不规则或偏心性狭窄，甚至截断性阻塞。

【鉴别诊断】★★△△

1. **慢性胆管炎** 慢性胆管炎通常表现为扩张的胆管逐渐变窄，呈"鼠尾状"表现。

2. **原发性硬化性胆管炎** 原发性硬化性胆管炎病变范围一般较广泛，其典型的影像学特征为肝内外胆管呈多灶性狭窄、节段性扩张以及胆管壁增厚。MRCP显示胆管树形态僵硬，肝内外胆管呈串珠样表现。

（宋　彬　黄子星　李　谋）

第8节　胆管良性肿瘤及肿瘤样病变

一、胆管乳头状瘤

【概况】★△

胆管良性肿瘤较少见，最常见的是乳头状瘤和腺瘤。

【相关临床】★△

乳头状瘤好发于Vater乳头处，一般直径小于2 cm，多无症状，仅当增大造成胆总管阻塞时才出现黄疸和上腹部疼痛等症状。

【影像学检查方法】

CT及MRI是主要的影像检查方法，超声检查敏感性低。CT及MRI无法发现时，可行ERCP。

【影像学表现】

胆管腔内软组织结节，伴其近端胆管扩张，增强扫描有强化。MRCP显示胆管腔内充盈缺损，MRCP能较清楚地显示肿瘤附壁生长，阻塞端光滑或呈分叶状。

【鉴别诊断】

主要与结节型胆管癌相鉴别，胆管癌逐渐强化，强化时间较长，并对毗邻结构有恶性侵犯改变。

二、胆管错构瘤

【概况】

胆管错构瘤为胚胎时期肝内细小胆管发育障碍所致，呈囊样病变，囊壁由胆管上皮构成，周围绕以纤维组织。

【相关临床】★△

病人一般无症状，病灶可单发或多发，通常为意外发现。

【影像学检查方法】★★△△

超声和CT表现无特异性，MRI检查是最佳影像学检查方法。

【影像学表现】★★★△△△

表现为肝内多发低密度小囊状病灶，T1WI呈现低信号或稍低信号，T2WI呈相对明显高信号，沿胆管树分布，但不与胆管交通；增强扫描未见强化。MRCP呈"满天星"样改变，与胆管树无交通。

【鉴别诊断】★★△△

应与多发肝囊肿、Caroli病、肝脏囊性转移瘤鉴别。Caroli病MRCP特征表现为肝内大胆管的弥漫性、交通性、非梗阻性的梭形或囊状扩张，胆管壁不规则，管腔呈串珠状改变，扩张的肝内胆管与胆管树相通以及"中心点"征，可与胆管错构瘤鉴别。

（宋　彬　黄子星　李　谋）

参 考 文 献

[1] 白人驹．张学林．医学影像诊断学．3版．北京：人民卫生出版社，2010．

[2] 金征宇．龚启勇．医学影像学．3版．北京：人民卫生出版社，2015．

[3] 郭启勇．实用放射学．3版．北京：人民卫生出版社，2007：845-851．

[4] 许乙凯．全显跃．肝胆胰脾影像诊断学．北京：人民卫生出版社，2006．

[5] Watanabe Y, Nagayama M, Okumura A, et al. MR imaging of acute biliary

disorders. Radiographics, 2007, 27 (2): 477-495.
[6] Andraus W, Haddad L, Nacif LS, et al. The best approach for diagnosing primary sclerosing cholangitis. Clinics (Sao Paulo), 2011, 66: 1987-1989.
[7] 黄子星，陈光文，鲁昌立，等. 黄色肉芽肿性胆囊炎的MRI表现特点. 中国临床医学影像杂志，2010，21（12）：856-859.
[8] 侯新萌，靳二虎. 原发性硬化性胆管炎的影像学研究进展. 国际医学放射学杂志，2012，35（5）：447-449，466.
[9] Razumilava N, Gores GJ. Cholangiocarcinoma. Lancet, 2014, 383 (9935): 2168-2179.
[10] Huang B, Wu L, Lu XY, et al. Small intrahepatic cholangiocarcinoma and hepatocellular carcinoma in cirrhotic livers may share similar enhancement patterns at multiphase dynamic MR imaging. Radiology, 2016, 151205. [Epub ahead of print]
[11] Hennedige TP, Neo WT, Venkatesh SK. Imaging of malignancies of the biliary tract-an update. Cancer Imaging, 2014, 22, 14: 14.
[12] Kang Y, Lee JM, Kim SH, et al. Intrahepatic mass-forming cholangiocarcinoma: enhancement patterns on gadoxetic acid-enhanced MR images. Radiology, 2012, 264 (3): 751-760.
[13] Kim JE, Lee JM, Kim SH, et al. Differentiation of intraductal growing-type cholangiocarcinomas from nodular-type cholangiocarcinomas at biliary MR imaging with MR cholangiography. Radiology, 2010, 257 (2): 364-372.
[14] Lee NK, Kim S, Lee JW, et al. Biliary MR imaging with Gd-EOB-DTPA and its clinical applications. Radiographics, 2009, 29 (6): 1707-1724.
[15] Patel HT, Shah AJ, Khandelwal SR, et al. MR cholangiopancreatography at 3. 0 T. Radiographics, 2009, 29 (6): 1689-1706.
[16] Yeh BM, Liu PS, Soto JA, et al. MR imaging and CT of the biliary tract. Radiographics, 2009, 29 (6): 1669–1688.
[17] Sainani NI, Catalano OA, Holalkere NS, et al. Cholangiocarcinoma: current and novel imaging techniques. Radiographics, 2008, 28 (5): 1263-1287.

第58章 胰腺疾病

第1节 胰 腺 炎

一、急性胰腺炎

【概况】★△

急性胰腺炎（acute pancreatitis，AP）是多种病因导致胰酶激活，继而胰腺组织产生局部炎症反应，可伴有或不伴有其他器官功能改变。国内外统计发病率为每年5～70/10万。临床上近80%～85%病例为轻症急性胰腺炎（mild acute pancreatitis，MAP），病程呈自限性，多数患者痊愈后胰腺功能和结构可恢复正常；15%～20%病例为重症急性胰腺炎（severe acute pancreatitis，SAP），在多种炎症因子、激活的胰酶等进入血液循环中后，易引起全身炎症反应综合征（systemic inflammatory response syndrome，SIRS），进而引起多器官功能障碍综合（multiple organ dysfunction syndrome，MODS），危及生命。急性胰腺炎的病因众多，在我国50%以上由胆道疾病所致，西方国家胆道疾病和酗酒分别占急性胰腺炎的40%和35%，另外其余病因包括高脂血症，胆总管探查术、药物等。

【相关临床】★△

AP的临床表现多种多样，典型的症状为上腹部持续性疼痛，近50%患者有向腰背部放射的束带状痛，弯腰抱膝或者前倾坐位可能会减轻疼痛。90%的患者常伴有恶心、呕吐，呕吐后腹痛无缓解。当急性炎症、胰腺坏死组织继发肠道易位细菌感染时，常伴发热，发热与病情有一定关系，MAP仅有轻度发热，一般持续3～5天，SAP发热较高，且持续不退。当患者躁动不安、脉搏细弱、皮肤苍白、低钙血症、手足抽搐时，提示发生低血压或休克，常见于SAP。AP的体征与病情程度相关。MAP腹部体征较轻，仅有上腹部轻压痛，多无腹肌紧张等；而几乎SAP患者均有腹部压痛、肌紧张，当出现两侧肋腹部皮肤灰紫色斑（Grey-Turner征）或脐周皮肤青紫（Cullen征）时，多提示预后不良。

临床诊断标准：符合下述≥2个标准

（1）临床表现典型疼痛。

（2）血清淀粉酶和（或）血清脂肪酶超过正常值上限3倍以上。

（3）腹部动态增强CT、核磁或经腹部超声提示胰腺炎。

MAP和SAP在治疗上应采取不同应对措施：MAP患者采取补液、禁食、常规入院三天进行监护，预防SAP的发生，除胆源性胰腺炎应给予抗生素，一般不推荐常规使用抗生素。SAP患者必要时应转入ICU监护，多科室联合治疗，积极进行体液复苏、静脉给于抗生素预防感染、营养支持、抑制胰腺外分泌和胰酶活性，必要时进行外科坏死清除术。

【影像学检查方法】★★★△△

1．X线无特异性，敏感性低，仅少数患者有阳性发现。

2．动态对比增强CT（CECT）是最佳AP的影像学检查方法，可提示胰腺本身及周围组织的改变，对胰腺炎的临床分型，严重程度、并发症、判断治疗情况及预后有着很大的帮助。但是CECT对发现胆道结石、积液是否有有实性成分作用有限。

3．MRI作为补充检查手段，诊断价值等同于CECT。其优势在于可判断积液内是否含有实性成分、适用于肾功能不全患者、对CECT造影剂过敏者及不能接触放射线者。同时实行MRI检查时可进行磁共振胰胆管造影（MRCP），在判断胆总管结石、胆胰管解剖结构是否正常，尤其是有无胰管断裂等具有一定优势。MRI的缺点在于禁止用于佩戴心脏起搏器及胰岛素泵的患者、长时间的扫描时间、运动伪影、检查费用昂贵等。

4. 超声（US）：经腹部超声常用于诊断腹部疾病，其优势在于操作简便、无放射、价格便宜、可在重症患者床边进行检测等，但US对诊断和评估胰腺周围特别是腹膜后情况、鉴别急性水肿型胰腺炎及急性出血坏死型胰腺炎等作用有限。

【影像学表现】★★★△△△

1. CECT表现

（1）急性水肿型胰腺炎：平扫表现为胰腺体积弥漫性或局限性明显增大；胰腺密度减低，形态不规则，边缘模糊；肾前筋膜及肾周筋膜增厚。增强扫描可见胰腺轻度均匀强化，胰周围水肿显示更清楚。

（2）急性出血坏死型胰腺炎：平扫除胰腺增大更明显之外，胰内由于出血，可出现不均匀性密度增高，CT值一般大于60 HU。增强扫描见坏死的胰腺组织不强化，仍呈现低密度影，合并出血则密度不均匀增高。胰周脂肪间隙消失、模糊；胰周积液和腹水。

2. MRI表现

（1）胰腺增大，形状不规则，在T1WI上呈现低信号，T2WI上呈现高信号。如有出血坏死，在T1WI上则呈高信号或不均匀混杂信号。

（2）胰腺边缘因组织水肿多数模糊不清。增强扫描后正常胰腺组织强化，坏死组织不强化。

（3）当炎症扩散至腹膜后，该处脂肪信号减弱或消失。

（4）胰腺假性囊肿、小网膜囊积液等在T1WI上呈现低信号，T2WI上呈现高信号。

【鉴别诊断】★★△△

胰腺癌：多表现为增强扫描后强化低于正常胰腺组织、边界模糊的局限性隆起或不规则增大。常侵犯或包埋邻近血管，如门静脉、肠系膜上动脉等，亦可形成门静脉、腔静脉内低密度影。胰管伴有不同程度的扩张。可同时伴有肝脏、骨等转移。血液检查可发现肿瘤标记物CA19-9、CEA等明显升高。

二、慢性胰腺炎

【概况】★△

慢性胰腺炎（chronic pancreatitis，CP）是由于反复出现的炎症导致胰腺组织结构和（或）功能出现不可逆的持续性损害。结构异常包括慢性炎症、腺泡萎缩、胰腺变性、部分或广泛纤维化、钙化、假性囊肿形成；功能异常以胰腺外分泌功能障碍造成吸收不良、内分泌功能障碍造成糖尿病为突出表现。CP可增加胰腺癌患病的风险。在我国胆系疾病引起的CP占30%～45%，在西方国家，70%～90%的CP与长期嗜酒有关。其他病因还包括慢性阻塞性胰腺炎、慢性钙化性胰腺炎、自身免疫性胰腺炎、遗传性慢性胰腺炎、吸烟等。

【相关临床】★△

早期慢性胰腺炎可无明显临床症状或仅有轻度消化不良症状，晚期可有慢性胰腺炎本身、胰腺分泌功能不全以及并发症的表现。50%～90%的患者可表现无明显特点的腹痛，早期多为间歇性的隐痛，多位于中上腹可放射至腰背。随着病情的发展疼痛逐渐加重，最终表现为持续性腹痛，患者多伴有体重减轻。当出现胰腺外分泌功能不全时，可出现吸收不良的表现，表现为脂肪、蛋白、糖水化合物吸收障碍，当胰脂肪酶降低至正常的10%以下时可发生脂肪泻，表现为排便次数增多，泡沫样，有恶臭，表面有光或含有油滴。胰腺内分泌功能受损时，多数患者表现为糖耐量异常，10%～20%患者表现为明显的糖尿病。约1/4患者并发胰腺假性囊肿，当囊肿体积过大时，可压迫周围主要血管如门静脉或脾静脉导致肝前性门静脉高压和脾肿大，亦可压迫周围主要脏器如胃、胆总管引起上消化道梗阻和黄疸。约3.6%～5%患者最终发展成胰腺癌，表现为血清肿瘤标记物升高、进行性的消瘦、黄疸、疼痛加剧等。

【影像学检查方法】★★★△△

1. X线 主要的异常发现是胰钙化和结石，对胰腺炎有诊断价值有限。

2. CT扫描 是诊断CP的最常用的影像学方法。对胰腺形态、密度、邻近结构的异常和胰管的不规则扩张、钙化和导管结石敏感。而动态对比增强CT（CECT）对发现CP引起的假性囊肿、静脉血栓和假性动脉瘤等并发症更具优势。

3. MRI MRI对评价CP中胰管扩张与疾病严重程度优于CT，但对于钙化和结石的显影不如CT；磁共振胰胆管造影（MRCP）与常规MRI结合基本上可取代侵入性的经内镜逆行性胰胆管造影术（ERCP）。

【影像学表现】★★★△△△

1. X线平片 约1/3病例可发现沿胰走形区分布，大小不一的钙化和结石影。

2. CECT表现

（1）胰腺大小：主要取决于胰腺纤维化、萎缩及炎症的程度。可表现为缩小、肿大及正常。

（2）胰管扩张：内径超过5 mm，呈现粗细不均的串珠状。

（3）胰管结石和沿胰管分布的实质内钙化为其主要特征表现。

（4）大多数病例合并胰内或胰外假性囊肿及胰周炎症反应。

3. MRI表现 表现为胰腺增大、减小或是正常。胰腺组织的信号强度正常；1 cm以上的钙化表现为黑色低信号；1～2 cm大小的假性囊肿T1WI上呈圆形低信号，T2WI上呈现高信号。MRCP可清楚显示主胰管扩张，呈串珠样改变，胰管内结石表现为充盈缺损。

【鉴别诊断】★★△△

胰腺癌：肿块型慢性胰腺炎与胰腺癌表现相似，可结合二者特征性的临床、影像学、实验室检查等加以区别。慢性胰腺炎表现病变广泛，多伴有胰管内钙化或结石，胰管扩张不均匀，呈现串珠样改变，可合并轻度胆系扩张，但胆总管呈现锥形逐渐变细，边缘较为光滑。胰腺癌病变范围局限，钙化少见；阻塞的胰管远端扩张，形态较为规则，扩张的胆管于肿瘤处突然截断或变形，边缘不规则；多伴有淋巴结肿大，直接侵犯或包埋周围邻近主要血管（如肠系膜上动脉、门静脉），门静脉或腔静脉系统内低密度癌栓影等表现。血清肿瘤标记物CA19-9等检测或超声内镜下胰腺组织细针穿刺（EUS-FNA）对鉴别诊断有帮助。

三、自身免疫性胰腺炎

【概况】★△

自身免疫性胰腺炎（autoimmune pancreatitis，AIP）是一种自身免疫性病因所致的疾病，具有特征性临床、组织学及形态学表现。AIP可以作为原发性胰腺疾病而发生，也可与其他自身免疫性病因所致疾病有关，包括免疫球蛋白G4（immunoglobulin G4，IgG4）相关性胆管炎、唾液腺疾病、纵隔纤维化、腹膜后纤维化、肾小管间质性疾病以及炎症性肠病等。目前认为AIP实际上是一种与IgG4相关的系统性疾病。

【相关临床】★△

1. 胰腺临床表现 ①表现为胰腺肿块：可与胰腺癌或者淋巴瘤混淆；②轻度腹痛，合并或不合并急性胰腺炎或慢性胰腺炎；③胰管狭窄；④胰周血管并发症罕见。

2. 胆道临床表现 梗阻性黄疸是AIP最常见的临床表现。IgG4相关性胆管炎（IgG4-associated cholangitis，IAC）这一术语特指AIP的胆道临床表现。IAC患者多见于老年男性，他们表现为梗阻性黄疸和血清IgG4水平升高。

3. 其他临床表现 AIP还可累积其他多种器官，包括唾液腺疾病（Sjögren综合征）、胆管狭窄、肺结节、自身免疫性甲状腺炎以及肾脏病变（伴有IgG4阳性浆细胞浸润及IgG4在肾小管基底膜沉积的间质性肾炎）。

4. 独特的临床表现 AIP目前被分为两种类型。1型AIP中，胰腺作为IgG4阳性系统性疾病的一部分而受累且符合HISORt标准。2型AIP以组织学上确诊的特发性导管中心性胰腺炎为特征，通常伴有粒细胞损害，没有IgG4阳性细胞，也没有全身受累。相比无复发2型AIP患者，1型AIP患者具有很高的复发率。此外，发病时1型AIP患者比2型年龄更大，IgG4水平升高的情况更普遍，且合并胆管、腹膜后、肾脏或者唾液腺疾病的可能性更大。相比1型AIP，2型AIP则更常伴发炎性肠病。

5. 诊断 梅奥诊所提出的诊断标准(即"HISORt"标准)，包括下述任一项或多项：

（1）具有诊断价值的组织学（Histology）发现。

（2）CT和（或）胰造影术的特征性影像学（Imaging）表现。

（3）血清学检查（Serologic testing）发现血清IgG4水平升高。

（4）其他（Other）器官受累。

（5）胰腺及胰腺外临床表现对糖皮质激素治疗（therapy）的反应（Response）。

【影像学检查方法】★★★△△

AIP通常是先通过影像学检查发现的，如增强的CT或磁共振成像（magnetic resonance imaging，MRI）。可诊断或高度提示AIP的主要影像学表现包括无特征性边界的胰腺弥漫性增大，以及伴有或不伴有包鞘样环的胰腺实质的延迟增强。内镜下逆行胰胆管造影（endoscopic retrograde cholangiopancreatography，ERCP）或者磁共振胰胆管成像（magnetic resonance cholangiopancreatography，MRCP）则可能发现主胰管及副胰管狭窄；胰管呈不规则狭窄（串珠样外观），或胰管、胆总管近端或远端的局灶性狭窄，或肝内胆管的不规则狭窄。内镜超声和经腹超声检查在AIP诊断中也具有一定价值。

【影像学表现】★★★△△△

胰腺弥漫性肿大，而不是萎缩，是AIP的典型表现。通常无胰腺实质及导管内的钙化，胰管趋向于弥漫不规则的狭窄，而无扩张。ERCP能很好显示CT、MRI及腹部超声上难以显示满意的胰管内改变。一个低密度的环包绕肿大的胰腺是AIP典型的CT表现，但不常出现，肿大的胰腺强化延迟。胰腺周围脂肪的炎症改变很轻微，无假性囊肿形成。MRI上，胰腺T1WI信号较正常时减低，在T1WI和T2WI上可见到胰腺周围低信号的包膜样环。

AIP有时也表现为局限性而不是弥漫性的胰腺肿大，同肿瘤难鉴别。AIP常见梗阻性黄疸。位于胰腺内的胆总管部分常常变窄，一些患者的MRCP显示胆总管的异常类似硬化性胆管炎。同胰腺实质异常一样，AIP的胆管异常在类固醇激素治疗后可以消失。AIP累及肾脏时可表现为皮质结节样和楔形改变，这些病灶在激素治疗后也可以消失。

【鉴别诊断】★★△△

胰腺癌：与AIP相比，可诊断或高度提示胰腺癌的影像学表现则包括低密度肿块、胰管扩张和/或中断，以及远端胰腺萎缩。

（薛华丹　王　勤　孙　婷）

第2节　胰腺实性肿瘤

一、胰腺癌

【概况】★★△△

胰腺癌为胰腺外分泌组织所发生的恶性肿瘤，好发于40～70岁中老年人，男性多见。恶性程度高、不易早期发现、切除率低、预后差是本病的特点。

【相关临床】★★△△

胰腺癌病因不明，可能与多种因素相关，如大量吸烟、饮酒、饮咖啡、糖尿病、慢性胰腺炎等。胰腺癌多属腺癌，大多数来自导管上皮，少数来自腺泡上皮。可发生在胰腺任何部位，胰头部最多，胰体其次，胰尾更次之。胰腺癌可转移至肝脏、腹膜后、肺，偶有骨转移；其他转移性病变/表现包括腹腔内包块、腹水、左锁骨上淋巴结肿大（Virchow淋巴结）、可触及的脐周肿块（Sister Mary Joseph肿块）等。

早期症状常不明显，随病程进展可出现腹痛、黄疸、体重明显下降三大特征，可有其他消化道症状，如厌食、恶心、呕吐及腹泻等。临床表现和肿瘤的生长部位、大小及邻近组织有无受累等情况有关，发生在胰头部者常出现黄疸，胰体尾部常有腹痛，合并腹膜后神经转移时可出现腰背部疼痛，且夜间明显。

实验室检查中特征性的肿瘤标志物为CA19-9，亦可有CEA、CA724等其他肿瘤标志物升高，其他血生化检查异常可有胆红素升高、血碱性磷酸酶升高、贫血等。

目前根本的治疗原则仍然是以外科手术治疗为主，结合放化疗等综合治疗。肿瘤是否可切除主要取决于肿瘤的部位、大小、对周围脏器（包括十二指肠、肠系膜上动脉、肠系膜上静脉、门静脉、主动脉等）的浸润程度、有无转移等。

【影像学检查优选】★★★△△△

首选CT平扫+增强。

【影像学表现】★★★★△△△△

1. CT表现

（1）胰腺局部增大、肿块形成。

（2）胰管阻塞、肿瘤远端的胰管扩张，甚至形成潴留性囊肿。

（3）胰管、胆总管均受累、扩张，形成“双管征”。

（4）肿瘤侵犯胰腺周围血管及脏器。

（5）增强后呈轻中度强化，程度低于正常胰腺实质。

2. MRI表现

（1）T1WI呈低或等信号，T2WI肿瘤呈等、高信号。

（2）液化、出血、坏死，T2WI呈混杂不均信号。

（3）液化、囊变T2WI呈不规则高信号区。

（4）病变DWI信号高于正常实质

3. MRCP表现 可显示扩张的胰管和胆管，其梗阻末端呈喙突状。

4. USG表现

（1）胰腺局限性增大。

（2）肿瘤区回声减低，中间夹杂散在的不均质回声点。

（3）邻近器官及血管受挤压。

【鉴别诊断】★★★★△△△△

1. 慢性胰腺炎

（1）有反复发作上腹部疼痛，血、尿淀粉酶升高的病史。

（2）胰腺增大为弥漫性。

（3）CT检查可见弥漫、沿胰管走向分布的钙化，胰管不规则扩张，无胆总管梗阻。

（4）超声检查回声增强。

2. 腹腔淋巴结结核

（1）增强扫描包膜环状强化，其中央低密度。

（2）特征性表现为蜂窝状肿块影。

3. 肿块型胰腺炎

（1）炎性肿块边界不清、散在分布、密度混杂不均。

（2）肿块远端胰管及胆管不规则扩张或呈串珠状改变支持炎性狭窄。

二、胰腺神经内分泌肿瘤

【概况】★★△△

胰腺神经内分泌肿瘤（Pancreatic neuroendocrine tumors，P-NETs），起源于胰腺多能神经内分泌干细胞，发病分子机制尚未完全明确。几乎所有的胰岛素瘤都能分泌激素，但有些激素由于活性或数量不足以产生症状或激素本身不能产生症状（如：胰多肽），并无明显临床表现。临床上将P-NETs分为症状性和无症状性肿瘤，前者主要包括：胰岛素瘤、胃泌素瘤、胰高血糖素瘤、血管活性肠肽瘤（VIP瘤）、生长激素释放因子瘤。

【相关临床】★△

1. 流行病学 P-NETs是第二常见的胰腺实性病变，占所有胰腺肿瘤的1%～2%，其可发生于任何年龄，绝大多数发生于40～60岁成人，男女发病无差异。之前观点多认为症状性内分泌肿瘤更为常见，但由于影像技术的提高及普及，无症状性胰岛素瘤被认为占胰岛素瘤一半以上。大多数P-NETs为散发，但部分与遗传性内分泌病相关，包括多发性内分泌瘤Ⅰ型（multiple endocrine neoplasia type Ⅰ，MEN1）、希佩尔林道综合征（von HippelLindau，VHL）、神经纤维瘤病Ⅰ型（neurofibromatosis type I，NF1）及结节性硬化症，这些病人的胰岛素瘤通常为多发，发病年龄较散发病人早且通常为特殊的组织学亚型。

2. 病理 2017年WHO依据肿瘤的增殖活动，把内分泌肿瘤病理分为以下三类：

G1：Ki-67≤3%和（或）＜2有丝分裂/10高倍视野

G2：Ki-67 3%～20%和（或）2-20有丝分裂/10高倍视野

G3：Ki-67＞20%和（或）＞20有丝分裂/10高倍视野

G3类肿瘤通常为恶性，被归为神经内分泌癌。

P-NETs依靠临床和生化指标共同诊断，影像学检查主要用于肿瘤定位及为分期提供依据。

【影像学检查方法】★★★△△

1. CT扫描是无创且容易开展的影像学检查方式。螺旋多相增强CT已被推荐用于P-NETs患者的评估。在检测原发性P-NETs时，CT扫描的准确度很高；运用现代的多相成像技术，敏感性超过80%。直径小至4 mm的肿瘤都能被CT扫描发现；但与检测直径较大的肿瘤相比，CT扫描对直径小于2 cm的肿瘤的敏感性更低。有症状的无功能性肿瘤、血管活性肠肽瘤和胰高血糖素瘤通常在诊断时就已较大（直径＞3 cm）。增强CT对这些肿瘤的敏感性近100%，因此被认为是影像学检查的首选。

2. MRI用于P-NETs检查的作用的早期病例系列研究结果并不令人满意。然而，随着诸如短时反转恢复序列等新技术的出现，MRI检查对P-NETs的敏感性大大提高。检出肝转移最敏感的序列是肝动脉期影像和快速自旋回波T2加权影像。

3. 经腹超声的敏感性差异较大，可从20%以下至80%。内镜超声（EUS）的敏感性更高，可达95%。EUS提供胰腺的高分辨影像，其可发现直径小至2-3 mm的病灶。EUS用于P-NETs检查的研究提示其对肿瘤检测的敏感性较高。EUS的另一益处为EUS指导下细针穿刺活检，常常能够提供P-NETs的非手术组织学诊断。EUS的局限性在于其需要相当熟练的内镜师进行操作，且胰尾并不总是能显示清楚。即便如此，已证实EUS对于无转移性疾病的原发性P-NETs的定位有帮助。

4. 核医学可以对神经内分泌肿瘤进行定位，缩小胰腺肿块鉴别诊断的范围，评估肿瘤的复发与转移。最常应用的技术为生长抑素受体［铟（^{111}In）喷曲肽］闪烁成像，总体来说，其敏感性很高，至少为80%，此种技术的敏感性与肿瘤所分泌的激素相关，胃泌素瘤敏感性最高，几乎所有2 cm以上胃泌素瘤均可被发现，而胰岛素瘤因为较少表达生长抑素受体，敏感性最低。正电子发射断层扫描（PET）比生长抑素受体闪烁成像定位更准确，但除低分化P-NETs外很少表现为FDG高摄取。^{68}GA显像对比度更高，可用于显示较小的转移瘤。很多P-NETs表达高水平的生长抑素受体，因而可用放射性标记的生长抑素类似物-奥曲肽使其显像。

【影像学表现】★★★△△△

（一）一般影像学特征

1. 超声 P-NETs表现为边界清晰的圆形或类圆形等回声肿块，边缘光滑整齐。小肿瘤回声均匀，大肿瘤可因局部液化、坏死而形成的无回声区。超声造影表现为富血供。可有胰腺周围淋巴结肿大及肝转移。

2. CT P-NETs表现为边界清晰的实性占位。小肿瘤密度均匀，较大肿瘤可发生囊变、坏死、纤维化及钙化。主要表现为囊性外观的肿瘤，其囊壁通常为富血供，这一点可与多数囊性肿瘤进行鉴别。增强扫描多表现为均匀、环形或不均匀强化，动脉期明显，静脉期强化不明显。淋巴结及肝转移灶与原发肿瘤相似，均表现为富血供，在动脉期更明显。

3. MRI P-NETs多呈圆形或类圆形长T1长T2信号。增强扫描强化形式同CT。较小肿瘤（<2 cm）均匀强化，较大肿瘤可因坏死强化不均匀。病变ADC值差异很大，DWI有助于发现较隐匿的肿瘤。肝及淋巴结转移灶表现为长T1长T2信号，在T2抑脂序列上显示更清晰。肝转移瘤中液-液平面在T2WI上更易发现。

4. 核医学成像 P-NETs及其转移灶可表现为奥曲肽高摄取。

（二）特征性临床及影像学特征

1. 症状性P-NETs

（1）胰岛素瘤：①相关临床：胰岛素瘤是最常见的症状性P-NETs，约占所有症状性P-NETs的40%。其典型的临床表现为Whipple三联征（反复发作性低血糖；发作时血糖低于2.78 mmol/L；口服或静脉注射葡萄糖后，症状立即消失），由于症状显著，其发现较其他症状性P-NETs及无症状性P-NETs要早，因此体积较小，一般<2 cm。多数胰岛素瘤为散发，少数为MEN1及NF1相关。在所有P-NETs中，胰岛素瘤预后最好。②影像特征：典型胰岛素瘤位于胰腺内部，可发生于胰腺任何部位，多数体积<2 cm，平扫密度均匀，增强扫描动脉期明显强化。肿瘤较大时可发生坏死及囊变，更易发生转移。

（2）胃泌素瘤：①相关临床：胃泌素瘤是第二常见的症状性P-NETs，可发生于任何年龄，以40～50岁多见。血清胃泌素升高引起的典型临床症状为Zollinger-Ellison综合征：顽固性消化性溃疡、消化道出血、腹泻、内分泌紊乱症状等。90%胃泌素瘤发生于胃泌素三角（胆囊管、胆总管及十二指肠降段与水平段之间的区域），其更好发于十二指肠而不是胰腺。80%的胃泌素瘤为单发，少数与MEN1相关，且MEN1相关胃泌素瘤多起源于十二指肠。②影像特征：胰腺胃泌素瘤好发于胰头，直径为3～4 cm，增强扫描呈均匀强化或环形强化，动脉期强化不明显，静脉期强化程度增加。十二指肠胃泌素瘤多<1 cm，常多发。

（3）胰高血糖素瘤：①相关临床：胰高血糖素瘤是第三常见的症状性P-NETs，以40～60岁成人多见，男女发病率无差异。胰高血糖素瘤极少为MEN1相关，多为单发。典型临床症状为4D症状：皮炎（dermatitis）、糖尿病（diabetes）、深静脉血栓形成（deep vein thrombosis）及抑郁（depression），其中皮炎表现为移动性坏死溶解性红斑。胰高血糖素瘤通常发现较晚，体积较大。②影像特征：胰高血糖素瘤好发于胰体及胰尾，一般>5 cm，坏死囊变常见，增强扫描呈不均匀强化。

（4）血管活性肠肽瘤（VIP瘤）：①相关临床：VIP瘤可发生于任何年龄，以50～60岁多见，极少为MEN1相关。血清VIP升高，导致的典型临床表现为WDHA综合征：腹泻、低钾血症、胃酸缺乏。多数发生于胰腺内，少数发生于胰腺外及神经源性。②影像特征：好发于胰尾，诊断时多>5 cm，坏死囊变常见，增强扫描呈不均匀强化。

（5）生长抑素瘤：①相关临床：生长抑素瘤好发于50岁左右成人，无明显性别差异。多数发生在胰腺及十二指肠壶腹区，发生于十二指肠者更易与NF1相关。临床症状不典型，多数为偶然发现或因肿瘤占位效应产生症状如腹痛等发现。②影像特征：胰腺生长抑素瘤好发于胰头，直径一般5～6 cm，坏死囊变常见，增强扫描呈不均匀强化，多数发生时伴肝及周围淋巴结转移。

2. 无症状性 P-NETs

（1）相关临床：多数无症状性 P-NETs 分泌胰多肽或其他激素，并不产生相关神经内分泌症状。发现年龄多为 55 岁左右。无症状性 P-NETs 常单发，少数与 MEN1 及 VHL 综合征相关。临床症状不典型。

（2）影像特征：可发生于胰腺任何部位，平均直径为 5～6 cm，坏死囊变常见，可有钙化，增强扫描呈不均匀强化，多数发生时伴肝及周围淋巴结转移。

【鉴别诊断】★★△△

1. 胰腺内副脾结节 胰尾是副脾结节第二好发部位，增强扫描病变强化形式及程度与脾脏相同，有助于与其鉴别。

2. 胰腺导管腺癌 胰腺癌是乏血供肿瘤，多位于胰头，呈浸润性生长，易阻塞胰管及胆总管，正常胰腺组织常萎缩。胰腺癌几乎不发生钙化，常包绕肠系膜静脉使其变窄，很少形成瘤栓。

3. 胰腺转移瘤 胰腺富血供转移瘤（多为肾癌转移）与 P-NETs 较难鉴别，原发肿瘤的病史可有提示作用。

三、胰腺其他少见肿瘤

（一）胰腺脂肪瘤

【概况】★△

胰腺脂肪瘤（pancreatic lipoma）是临床上罕见的胰腺良性肿瘤，绝大多数无症状，可于体检时偶然发现；当瘤体过大时可出现腹部包块及肿瘤压迫症状，如果位于胰头可出现梗阻性黄疸，如位于胰体尾部可以腹部包块为首发症状。

实验室检查：如有胆总管压迫可出现胆道梗阻，血清胆红素及碱性磷酸酶可升高。

如无明显症状可不予特殊处理，如出现压迫、瘤体增大不除外恶变等可予以手术切除。

【影像学表现】★★★△△△

1. B 超表现 胰腺实质的高回声的实性占位，边界清晰。

2. CT 表现

（1）胰腺实质性占位，多为均匀性脂肪密度，边界清晰、呈分叶状，其内可有少量纤维间隔或小血管。

（2）增强后无明显强化。

3. MRI 表现 T1、T2 高信号，压脂相上可见信号明显下降。

【鉴别诊断】★★△△

1. 胰腺局灶性脂肪浸润

（1）可有老龄、肥胖、糖尿病、慢性胰腺炎、酒精性肝炎、遗传性胰腺炎和囊性纤维化是局灶性脂肪浸润的危险因素。

（2）病灶呈浸润性生长，边界不清，没有包膜。

2. 脂肪肉瘤

（1）呈浸润性生长，边界多不清楚，肿瘤内密度不均匀。

（2）增强后肿瘤内可有不同程度强化，可伴有腹膜后淋巴结肿大和（或）腹腔积液。

（二）腺泡细胞癌

【概况】★△

胰腺腺泡细胞癌（acinar cell carcinomas，ACC）是一种起源于胰腺腺泡细胞和终末分支胰管的高度恶性的胰腺外分泌肿瘤，其发病率不及胰腺原发肿瘤的 1%，主要见于老年男性（年龄常大于 50 岁）。由于肿瘤生长缓慢，很少浸润周围组织，故早期症状不明显，如肿瘤生长到一定程度后可出现腹痛、腹部包块、肿瘤压迫或肿瘤转移相关的症状。胰腺腺泡细胞癌可以导致部分患者的血脂肪酶升高，从而引起广泛分布的痛性皮下结节，以及多发性关节病变，其中关节病变多由关节周围脂肪坏死所致，多累及周围关节如踝、膝、腕以及手脚小关节。胰腺腺泡细胞癌具有较强的侵袭性，约 50% 的患者在确诊时已出现转移，肝转移相对常见，但腹腔外转移少见。老年（>60 岁）、出现脂肪酶升高相关症状、位于胰头部、出现转移灶等均是预后不良的标志，治疗以手术切除为主，对不可切除肿瘤可进行放疗和化疗等姑息性治疗。

【影像学表现】★★★△△△

CT 表现

（1）肿瘤多呈类圆形或椭圆形外生型膨胀性生长，与邻近组织分界清晰。

（2）囊变、坏死多见，钙化、出血少见。

（3）胰胆管扩张少见：由于肿瘤呈外生型生长且较少沿胰管浸润，对胰胆管主要表现为外压性改变，胰头部的较大肿瘤亦可引起胰胆管的轻度扩张。

（4）增强扫描时肿瘤实性成分多呈渐进性强化，强化程度较正常胰腺组织低；肿瘤边缘可见包膜的强化环。

【鉴别诊断】★★△△

1. 胰腺癌

（1）多见于男性，中晚期有上腹部及背部疼痛。

（2）典型特征是乏血管性和浸润性生长。

（3）CT 表现为密度不均匀和边界欠清晰的肿块，增强扫描肿瘤为低密度影，胰头部肿块常导致胆总管和胰管受压、扩张呈典型的“双管征”。

2. 神经内分泌肿瘤

（1）分为功能性和非功能性肿瘤；肿瘤血供丰富，囊变少见。

（2）增强扫描典型特征为动脉期肿瘤明显强化并高于正常胰腺。

（3）远处转移及周围淋巴结肿大少见。

3. 囊腺癌

（1）多见于 50 岁以上的女性，常见于胰尾部。

（2）CT 常表现为类圆形较大囊性肿块，囊壁厚、凹凸不平，常伴有壁结节及线状或小梁状分隔。

（3）肿瘤可有放射状或环状钙化。

（4）增强扫描囊壁、壁结节及分隔均可见强化。

4. 胰腺实性假乳头状瘤 好发于年轻女性，表现为囊实性肿块，一般体积较大，多发生于胰头、胰尾部，有完整的纤维包膜，可有钙化，易发生出血、坏死，增强扫描实性成分呈渐进性强化。

5. 胰腺淋巴瘤

（1）来源于全身淋巴瘤的病例常可见浅表淋巴结肿大，可有发热、盗汗等症状。

（2）CT 常表现为胰腺体积增大，弥漫低密度肿块，形态不规则，与正常胰腺界限不清。

（3）常有胰头旁、腹膜后、肝门处淋巴结肿大。

（5）肿瘤可轻度强化，或呈环形、结节状强化。

（三）胰母细胞瘤

【概况】★★△△

胰母细胞瘤（pancreatoblastoma，PBL）是一种较为罕见的胰腺恶性肿瘤，大多发生于儿童，在儿童胰腺肿瘤中占 30%～50%。可发生于胰腺各部位，以胰头最为常见。具有恶性肿瘤易浸润、转移及复发的特性，预后不佳。早期多起病隐匿，随瘤体增大可出现腹痛、腹部包块、肿瘤压迫等症状，晚期可表现出体重减轻、营养不良甚至恶病质。AFP 是诊断 PBL 的标志物之一，约 70% 的病例升高。治疗首选手术切除，必要时辅以放、化疗。

【影像学表现】★★★△△△

1. 超声表现：实性混合性不均匀回声的肿块。

2. CT 表现

（1）肿瘤多为单发，呈实性、不规则分叶状，瘤体可以很大，密度与胰腺相近或略低，有完整或不完整包膜，边缘多清楚。

（2）常伴区域性钙化、出血、坏死及囊变，部分可见多房腔。

（3）增强扫描动脉期可见瘤体不均匀强化，静脉期可见瘤体延迟强化。

（4）晚期可有瘤体周围或腹膜后淋巴转移、肝脏转移。

【鉴别诊断】★★△△

1. 胰腺实性假乳头肿瘤 好发于年轻女性，表现为囊实性肿块，一般体积较大，多发生于胰头、胰尾部，有完整的纤维包膜，可有钙化，易发生出血、坏死，增强扫描实性成分呈渐进性强化。

2. 胰腺腺泡细胞癌 该肿瘤大部分患者年龄较大，表现为类圆形或椭圆形外生型肿块，坏死、囊变多见，钙化、出血罕见，增强扫描实性成分呈渐进性强化，程度低于正常胰腺组织，边缘可见环形强化的包膜，胰胆管扩张及血管侵犯少见，但肝转移相对常见。

3. 其他 有时肿瘤巨大，难以判断其来源，需与神经母细胞瘤、伯基特淋巴瘤等疾病鉴别。

（四）淋巴瘤

【概况】★△△

胰腺淋巴瘤是一种较罕见的胰腺肿瘤，仅占胰腺肿瘤的 1%，主要病理类型为 B 细胞非霍奇金淋巴瘤。绝大多数病例是全身淋巴瘤累及胰腺，少数也可起源于胰腺，成为原发性胰腺淋巴瘤。胰腺淋巴瘤平均存活时间是 2.0～6.5 年，优于胰腺癌的预后。可发生于胰腺各部位，以胰头最为常见。来源于全身淋巴瘤的病例常可见浅表淋巴结肿大，可有发热、盗汗等症状。治疗方面，对于仅累及胰腺的原发性胰腺淋巴瘤的患者应行根治性切除联合术后化疗。

【影像学表现】★★★△△△

1. 超声表现 低回声占位，病灶通常较大，内部基本无血流信号。

2. CT表现

（1）胰腺体积增大，弥漫低密度肿块，形态不规则，与正常胰腺界限不清。

（2）如肿瘤位于胰头则可出现胰胆管扩张

（3）常有胰头旁、腹膜后、肝门处淋巴结肿大。

（4）增强扫描肿块可轻度强化，或呈环形、结节状强化。

【鉴别诊断】★★△△

胰腺癌　胰腺局部肿块是胰腺癌的直接征象，而肿块的阻塞作用导致继发改变，如肝胰胆管扩张、肿块远侧的胰腺萎缩、继发炎症、假性囊肿等形成间接征象。肿瘤一般平扫呈低密度，增强早期由于肿瘤乏血供动脉期无明显强化，门脉期及延迟期可见轻度强化，肿块较大可不均匀强化或伴有双管征等表现，晚期胰腺癌常有肝内囊性转移及胰头旁淋巴结转移，且临床有进行性无痛性黄疸，且胰腺癌有围管性与嗜神经性生长的特点。

（薛华丹　袁　录　李　娟）

第3节　胰腺囊性肿瘤

【概况】★★△△

胰腺囊性病变中约50%为胰腺囊性肿瘤，胰腺囊性肿瘤是少见的胰腺肿瘤，约占全部胰腺肿瘤的10%，恶性胰腺肿瘤中仅有2%～4%为囊性。常见的胰腺囊性肿瘤包括浆液性囊性肿瘤、黏液性囊性肿瘤、导管内乳头状黏液瘤以及实性假乳头状瘤，罕见的胰腺囊肿肿瘤包括囊性胰腺神经内分泌肿瘤、囊性转移瘤、囊性畸胎瘤、淋巴管瘤。不同的胰腺囊性肿瘤其恶性潜能不同，可以是良性、癌前病变，也可为完全恶性。浆液性囊腺瘤为良性病变，其他常见肿瘤均属恶性肿瘤或潜在恶性肿瘤。这一章节我们主要讲述胰腺常见的囊性肿瘤。胰腺囊性肿瘤患者大多无特异性临床症状，多数为偶然发现，随着年龄的增长及多模态影像学检查的普遍应用，其发生率有所增加。

【生化检查】★△

1. 血清肿瘤标志物检测　CEA、CA19-9基本正常

2. 囊液分析　术前或术中抽吸囊液做酶学、癌标和细胞学检查有鉴别诊断价值。

3. 细胞学检查　该方法对诊断黏液性肿瘤价值较大，若囊液涂片观察到含有糖原的黏液或黏液细胞，即诊断黏液性囊性肿瘤，阳性率约40%～60%。黏液性囊性肿瘤及胰腺导管内乳头状黏液性肿瘤黏蛋白、阿尔新蓝染色为阳性，60%的胰腺导管内乳头状黏液性肿瘤患者acid-Schiff反应为阳性。

4. 淀粉酶　当囊性病变与胰管相通时，淀粉酶可升高，与胰管不通时，淀粉酶不高，但假性囊肿的淀粉酶也可升高，胰腺导管内乳头状黏液性肿瘤淀粉酶大于20 000 U/ml，黏液性囊性肿瘤淀粉酶小于250 I/L，所以根据囊液淀粉酶鉴别假性囊肿与囊性肿瘤并不十分可靠。

5. 糖类抗原　囊液中的肿瘤标记物不同于血清中的肿瘤标记，其特点是特异性明显增高。CA15-3、CA72-4鉴别黏液性囊腺癌的价值优于CEA，CA15-3＞70 U/L，诊断囊腺癌的特异性可达100%，CA72-4＞70 U/L，囊腺癌即能与囊腺瘤和假性囊肿相鉴别，CA72-4＞150 U/L时，诊断囊腺癌的特异性和敏感性可达100%。

6. 相对黏稠度　据报道，当相对黏稠度＞1.63时，诊断黏液性囊肿的敏感性为89%，特异性为100%；如果相对黏稠度＜1.63强烈提示非黏液性囊肿。此法最大优点是测定迅速，适合术中使用。

【影像学检查】★△

胰腺囊性病变多为偶然发现，常用的影像检查方法有超声、超声内镜、CT、MRI及MRCP等

1. 超声　可显示病变的内部结构、分隔、大小及位置，但胰腺位置较深，易受肠腔内气体的干扰。

2. 超声内镜　可更直观的显示病变，排除肠腔气体的影响，但为有创性检查，不作为首选，可在内镜超声引导下行穿刺活检或囊液抽吸进行囊液分析，进行术前鉴别诊断。

3. CT　显示病变的部位、大小、形态、边界、密度，增强可见其强化方式，还可以直观地显示病变与周围组织、血管之间的关系，恶性病变时可以判断是否出现转移，对病变进行分期。

4. MRI　与CT相似，但是其对囊液成分、囊壁、分隔及壁结节显示更清楚，MRCP在显示病变与胰管之间的关系时具有绝对优势。

一、浆液性囊性肿瘤

【相关临床】★△

浆液性囊性肿瘤起源于胰腺腺泡的中心细胞，细胞内富含糖原。其是一种少见的胰腺肿瘤，占胰腺外分泌肿瘤的1%～2%，80%的患者为60岁以上老年女性，男女比例约1∶2，因此也被称为“奶奶型肿瘤”。浆液性囊腺瘤是一种良性肿瘤，多为偶然发现，可发生于胰腺的任何部位，胰头部稍多见。浆液性囊腺瘤多为单发，多发常见于Von Hippel-Lindau综合征患者。

【临床表现】★★△△

浆液性囊腺瘤一般无症状，多数为偶然发现，一般发现时肿瘤相对较大，当病变较大时，会出现恶心、呕吐、腹部不适等症状。肿瘤大于4 cm时，更易出现症状，但一般无特异性，肿瘤大于4 cm时肿瘤会出现快速生长，每年增加2 cm左右，应注意随诊。

【组织学和分级】★★△△

浆液性囊性肿瘤是有富含糖原的立方上皮细胞构成，细胞无异型性。病变由多个小囊组成，囊腔个数一般>6个，每个囊腔一般<2 cm，有时囊腔直径可达8 cm。病变内可见薄壁分割，薄壁上可见整齐排列的上皮细胞，囊腔内充满浆液，较大的囊腔一般位于病变外围，使病变呈分叶状，“葡萄串”样改变。约30%的患者病变中心可见纤维瘢痕伴粗大钙化，在病变大于5 cm的患者中多见。浆液性囊性肿瘤可分为浆液性囊腺瘤和浆液性囊腺癌，浆液性囊腺瘤为良性病变，几乎无恶变，所以几乎无浆液性囊腺癌。浆液性囊腺瘤又根据囊的大小及多少分为微囊型及寡囊型（大囊型）浆液性囊腺瘤。病理上将浆液性囊腺瘤分为5型：浆液性微囊型腺瘤，浆液性寡囊型腺瘤，VHL综合征相关的浆液性肿瘤，实性浆液性腺瘤，浆液性囊腺癌。

【影像学表现】★★★△△△

1. X线表现 价值不大，胃肠道钡剂造影可显示胃肠道被肿瘤推移的情况。

2. CT表现 ①平扫呈边界清楚、无包膜、分叶状、囊实性、低密度肿物影，有时病变中心可见纤维瘢痕，并有时可见到高密度钙化影；②呈多囊改变，由多发小囊构成，呈葡萄串样，可见薄分隔及囊壁；③增强扫描纤维成分及分隔可见强化，其囊性成分无强化，呈蜂窝样改变；④病变也可呈实性外观，直径一般>5 cm，增强可见均匀强化。

3. MRI表现 ①病变囊性成分多表现为T1WI上呈低信号，T2WI上呈高信号，其纤维成分在T1WI及T1WI上均呈低信号，多囊时各囊腔信号强度可不同，这可能与囊腔内出血及蛋白质含量有关；②增强后可见其纤维成分强化，可表现为延迟期的持续强化；③DWI上未见明显弥散受限。

【诊断要点】★★★△△△

1. 良性病变，多为偶然发现。
2. 80%患者为女性，平均年龄60岁（奶奶型肿瘤）。
3. VHL患者中发病率提高。
4. 边界清楚、无包膜、分叶状病变。
5. 多囊病变，囊多大于6个，每个囊腔直径一般小于2 cm。
6. 30%患者会有中央纤维瘢痕、粗大钙化。
7. 偶尔可见实性较大病变，直径大于5 cm。

【鉴别诊断】★★△△

胰腺浆液性囊腺瘤需与胰腺黏液性囊性肿瘤、假性囊肿、真性囊肿等鉴别。黏液性囊性肿瘤一般由少数大囊构成，一般可见厚壁及分隔，还可见囊内壁结节。胰腺假性囊肿继发于胰腺炎，有胰腺炎病史，影像学表现囊壁薄而均匀，没有壁结节，增强扫描囊壁光滑锐利，囊内液体无强化，无分隔。真性囊肿为先天性囊肿，壁菲薄、无强化。

【治疗及预后】★△

浆液性囊性肿瘤为良性肿瘤，一般不需要手术切除，当肿瘤大于4 cm，有相应临床症状时可考虑手术切除，可长期生存，预后较好。

二、黏液性囊腺瘤

【相关临床】★△

黏液性囊性肿瘤是指起源于胰腺外周的导管上皮并分泌黏液的一组良性并具有潜在恶性的肿瘤，胰腺黏液性囊性肿瘤是胰腺少见肿瘤，约占所有胰腺外分泌肿瘤中的2%～2.5%。胰腺黏液性囊性肿瘤包括良性的黏液性囊腺瘤（72%）、交界性黏液性囊腺瘤（10.5%），黏液性囊腺瘤原位癌（5.5%），黏液性囊腺瘤（12%）。

【临床表现】★★△△

黏液性囊性肿瘤99.7%发生于女性，平均年龄约50岁（20～82岁），其平均发病年龄早于浆液性囊腺瘤，又称为“妈妈型”肿瘤。在男性，只有少数报告病例，其平均年龄约70岁。黏液性囊腺瘤表现为圆形或卵圆形、有包膜的囊实性肿块，多见于胰腺体尾部，仅约10%出现在胰头，确诊时病变直径6～10 cm不等。患者一般无明显不适，也可表现为腹痛、复发性胰腺炎、胃出口梗阻和（或）可触及肿块。黄疸和（或）体重减轻多见于肿瘤恶变。

【组织学和分级】★★△△

黏液性囊性肿瘤基质与卵巢基质相似，其由小的梭形细胞组成，通过免疫组织化学可证实这些细胞中有雌激素和（或）黄体酮受体表达。“卵巢基质”的存在是鉴别胰腺黏液性囊性肿瘤和胰腺导管内乳头状黏液瘤最可靠的方法。黏液性囊性肿瘤内衬上皮是特征性的富含管腔黏蛋白的柱状上皮。然而，在许多较大的黏液性囊性肿瘤中，上皮细胞为立方上皮，并且细胞几乎不含黏蛋白。上皮细胞呈单层或复层排列，形成乳头或息肉状，部分区域内可无柱状细胞，仅可见萎缩上皮细胞。重要的是，在病变的不同部位分布有不同的上皮细胞，由于在浸润性癌的附近可有良性上皮细胞，这使得穿刺活检确定病变的良恶性并不可靠。AFIP和WHO根据上皮异型增生的程度将黏液性囊性肿瘤分为低级别、中间级别和高级别。低级别黏液性囊性肿瘤可进展为较高级别的异型增生并能进展为浸润癌。

【影像学表现】★★★△△△

1. CT表现 ①平扫呈边界清楚的圆形或卵圆形密度不均的囊实性肿块；②可见分隔或乳头状壁结节突入囊内，囊壁厚薄不均；③15%病灶周边可见线样钙化；④增强纤维囊壁、壁结节及分隔可见强化。

2. MRI表现 ①囊性成分在T2WI上呈高信号，囊壁、壁结节、分隔呈低信号，根据囊腔内蛋白含量不同，T1WI上可呈高、等、低信号；②MRI能更好地显示囊壁、壁结节及分隔；③增强扫描囊壁、分隔、壁结节可见强化；④患者出现阻塞性胰腺炎时，可见胰管代偿性扩张，胰腺实质在脂肪抑制T1WI上信号减低，增强后可见不均匀延迟强化。DWI及ADC图可以检测出黏液性囊腺瘤中黏蛋白的存在，其ADC值与其他非黏蛋白性囊性肿瘤存在差异，黏液性囊腺瘤的ADC约2.7×10^{-3} mm^2/s（b＝1000），而假性囊肿及浆液性囊腺瘤的ADC值约3.2×10^{-3} mm^2/s和5.8×10^{-3} mm^2/s。

【诊断要点】★★★△△△

1．黏液性囊性肿瘤为潜在恶性病变。

2．圆形或卵圆形。

3．几乎均为中年女性患者。

4．有包膜，有分隔，囊壁厚薄不均，可有壁结节。

5．与胰管不相通。

6．胰腺体尾部多见。

7．组织学可见卵巢基质。

【鉴别诊断】★★△△

胰腺黏液性肿瘤需与胰腺浆液性囊腺瘤、假性囊肿、无功能性神经内分泌肿瘤等鉴别。浆液性囊腺瘤一般较小，无实性成分，其分隔及囊壁较薄，一般无壁结节，发病年龄较黏液性囊性肿瘤略大等。胰腺假性囊肿继发于胰腺炎，有胰腺炎病史，影像学表现囊壁薄而均匀，没有壁结节，增强扫描囊壁光滑锐利，囊内液体无强化，无分隔。无功能性神经内分泌肿瘤年龄较大，为富血供肿瘤，即动脉期强化较明显，其出现囊变坏死区与实性部分的分界较模糊，呈移行改变。

【治疗及预后】★△

黏液性囊性肿瘤较其他类型囊性肿瘤恶变倾向更明显，可完全进展成恶性肿瘤，所以所有的黏液性囊性肿瘤均需行手术切除，其预后与其分级有关，手术切除后期预后较好。

三、胰腺导管内乳头状黏液性肿瘤

【相关临床】★△

胰腺导管内乳头状黏液性肿瘤是指由胰管内分泌黏蛋白的柱状上皮细胞乳头状增生而形成的一类胰腺囊性肿瘤，常伴黏蛋白的产生。病变表现为乳头状增生，囊肿形成及不同程度的细胞异型性。IPMN根据胰管受累情况可分为主胰管型、分支胰管型及混合型。主胰管型5年恶变率为63%，分支胰管型5年恶变率为15%。

【临床表现】★★△△

胰腺导管内乳头状黏液性肿瘤好发于中老年，平均年龄约65岁，40～70岁多见，男性患者约占70%，曾被称为“爷爷型”肿瘤。早期无明显不适，晚期可表现为反复发作性胰腺炎或慢性阻塞性胰腺炎、腹痛、腹部不适等症状，当出现背部疼痛、黄疸、体重减轻、厌食、脂肪泻和糖尿病时，这可能预示病变出现恶变。胰腺导管内乳头状黏液性肿瘤可累及主胰管和（或）分支胰管，病变多为单发，也可多发，有时可累及整个主胰管。胰腺导管内乳头状黏液性肿瘤可发生于胰腺的各个部位，但胰头部更常见。

【组织学和分级】★★△△

胰腺导管内乳头状黏液性肿瘤的组织学特点为，导管内产黏液柱状上皮细胞不同程度的不典型增生，伴有胰腺实质的纤维化，其缺乏黏液性囊性肿瘤典型的卵巢样基质，为潜在恶性肿瘤，可从缓慢生长的局灶性病变进展为侵袭性或转移性肿瘤。根据导管上皮的异型增生程度和生长类型胰腺导管内乳头状黏液性肿瘤可分为胰腺导管内乳头状黏液性囊腺瘤（轻度不典型增生）、交界性导管内乳头状囊性肿瘤（中度不典型增生）、导管内乳头状黏液癌，导管内乳头状黏液癌又进一步分为导管内乳头状黏液原位癌（重度不典型增生）及导管内乳头状黏液浸润癌。根据病变上皮细胞的细胞学表现、结构及黏蛋白表达的差异，可区分这些组织学亚型。这些亚型通常被命名为肠型、胃小凹型、胆胰型、嗜酸瘤细胞型和管状型。其中胃小凹型最常见，胃小凹型通常至多表现为低级别异型增生。肠型更常表现为中间级别或高级别异型增生。不太常见的胆胰型通常显示高级别异型增生，且被认为有高度恶性潜能。嗜酸瘤细胞型通常表现为高级别异型增生。管状型罕见，通常为低级别异型增生。

【影像学表现】★★★△△△

1. CT表现 ①邻近胰管的多形性低密度肿物影，胰管不伴有狭窄的弥漫性或阶段性扩张；②典型表现为胰腺钩突部多房囊性病变；③曲面重建可清楚地显示病变与胰管之间的关系；④特征性表现，乳头状结节突入扩张导管或十二指肠腔内；⑤增强可见囊壁及壁结节强化

2. MRI表现 形态与CT表现相似，①T1WI呈低信号，T2WI呈高信号；②MRCP可见突入扩张的导管或十二指肠腔内的乳头状结节，可以显示病变与胰管相连、胰管扩张程度；③增强可见囊壁及壁结节强化。

【诊断要点】★★★△△△

1. 形态学上分为主胰管型、分支胰管型、混合型。
2. 潜在恶性病变。
3. 70%患者为男性，平均年龄65岁。
4. 轮廓呈多形性。
5. 囊性病变与胰管相通。
6. 可表现为从良性腺瘤至完全恶性腺癌。
7. 当主胰管直径大于1 cm、分支胰管型病变直径大于3 cm、病变内可见钙化、胆总管扩张、厚壁分隔及壁结节大于1 cm，患者出现相应的临床症状如胰腺炎、梗阻性黄疸时，需考虑恶变可能。

【鉴别诊断】★★△△

胰腺导管内乳头状黏液性肿瘤应与其他胰腺囊性病变鉴别。其可引起胰腺炎表现，使其与慢性胰腺炎导致的胰管扩张及假囊肿形成的鉴别有一定困难，若出现壁结节、乳头状突入十二指肠腔有助于导管内乳头状黏液性肿瘤的诊断，而慢性胰腺炎以胰管呈串珠状扩张，并伴有粗大钙化为特点。黏液性囊性肿瘤囊内也可见壁结节及分隔，但多位于体尾部，中年女性好发，多为单一大囊或几个大囊组成圆形或卵圆形肿块，不伴主胰管扩张。浆液性囊腺瘤虽也可呈多发微囊样表现，但其中心可见星状纤维瘢痕及日光放射状钙化，一般无壁结节，囊壁及分隔较薄，不与胰管相通，容易进行鉴别。

【治疗及预后】★△

胰腺导管内乳头状黏液性肿瘤，特别是主胰管型，需要手术切除。无恶性征象的分支胰管型导管内乳头状黏液性性肿瘤，其治疗存在争议，特别是无症状的老年或体弱患者，尤其是病变小于3 cm时，建议随诊复查。预后与分级有关，良性病变预后较好，恶性病变预后较胰腺癌好。

四、实性假乳头状瘤

【概况】★★△△

实性假乳头状瘤（solid pseudopapillary tumor，SPT）是一种罕见的低度恶性的胰腺肿瘤，约占所有胰腺肿瘤的3%，可发生在胰腺任何部位，多见于青年女性，以20～40岁多见，少数发生于老年男性。实性假乳头状瘤的组织学特征差异很大，可表现为完

全实性到几乎完全囊性肿块。一般来说小肿瘤表现为实性，肿瘤较大时可因出血表现为囊实混合性，实性成分多位于肿瘤周边。

【相关临床】★△

实性假乳头状瘤的临床表现没有特异性且通常很隐匿，临床症状多与占位效应有关，最常见主诉为腹部隐痛伴明显腹部包块，黄疸极为罕见。肿瘤在晚期可以发生转移，最常见转移部位为肝和局部淋巴结。

【影像学表现】★★★△△△

1. CT表现 ①边界清楚的大肿块；②囊实相间，实性部分主要位于周边，有强化，强化程度弱于周围胰腺实质；③囊性成分主要位于病灶中心区域，囊变区密度较高，CT值约40～50 HU；④30%患者周边有钙化。

2. MRI表现 ①病变内常有出血，有时可见到液-液平面；②病变实性成份呈T1WI低信号，T2WI稍高信号，囊性成份呈T2WI高信号，出血呈T1WI高信号；③MRCP或ERCP示胰管受压、移位或中断。

【鉴别诊断】★★△△

1. 黏液性囊腺瘤 ①好发于中年女性；②多表现为胰体或胰尾囊性病变，可有壁结节。

2. 胰腺导管腺癌 ②多见于老年人；②易阻塞胆管及胰管。

3. 浆液性囊腺瘤 ①好发于老年女性；②多发小囊。

【囊性肿瘤的处理及随诊原则】★★△△

见图7-58-1及表7-58-1。

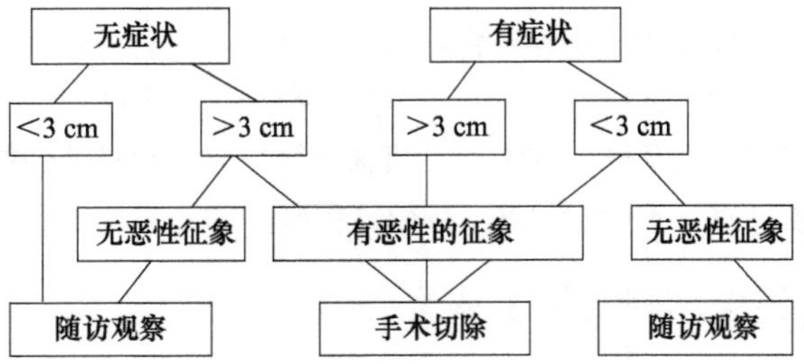

图7-58-1 胰腺囊性肿瘤的治疗原则

表7-58-1 胰腺囊性病变<3 cm的随访原则

大小	随访原则
<1 cm	每2年随诊1次，随诊2次，共4年
1～2 cm	每年随诊1次，随诊2年，后2年随诊1次
2～3 cm	每6个月随诊1次，随诊1年，后每年随诊1次，至少随诊3年

（薛华丹 李 娟 李 平）

参 考 文 献

[1] 金征宇. 医学影像学. 3版. 北京：人民卫生出版社，2015：377-378.

[2] 王吉耀. 内科学. 2版. 北京：人民卫生出版社，2012：548-555.

[3] Bernd Hamm. Abdominal Imaging. Heidelberg: Springer, 2013: 1337-1354.

[4] 杨正汉. 磁共振成像技术指南. 2版. 北京：人民军医出版社，2014：686-698.

[5] 金征宇. 医学影像学. 3版. 北京：人民卫生出版社，2015：378-380.

[6] 王吉耀. 内科学. 2版. 北京：人民卫生出版社，2012：555-559.

[7] Bernd Hamm. Abdominal Imaging. Heidelberg: Springer, 2013: 1355-1377.

[8] 杨正汉. 磁共振成像技术指南. 2版. 北京：人民军医出版社，2014：686-698.

[9] https://www.uptodate.com

[10] Bernd Hamm. Abdominal Imaging. Heidelberg: Springer, 2013: 1337-1354.

[11] 腹部影像检查答疑. 戴瑞姆珀尔. 编. 章士正. 译. 北京：人民卫生出版社，2011：368.

[12] Procacci C, Biasiutti C, Carbognin G, et al. Pancreatic neoplasms and tumor-like conditions. Eur Radiol, 2001, 11 (Suppl 2): S167-S192

[13] Dixon E, Pasieka JL. Functioning and nonfunctioning neuro-endocrine tumors of the pancreas. Curr Opin Oncol, 2007, 19: 30-35

[14] D'Onofrio M, Gallotti A, PozziMucelli R. Imaging techniques in pancreatic tumors. Expert Rev Med Devices, 2010, 7: 257-273

[15] Rockall AG, Reznek RH. Imaging of neuroendocrine tumors (CT/MR/US). Best Pract Res Clin Endocrinol Metab, 2007, 21 (1): 43-68

[16] Bosman FT, World Health Organization, International Agency for Research on Cancer. WHO classification of tumours of the digestive system. International Agency for Research on Cancer, Lyon. 2010.

[17] Khalid A, Brugge W. ACG practice guidelines for the diagnosis andmanagement of neoplastic pancreatic cyst. Am J Gastroenterol, 2007, 102 (10): 2339-2349.

[18] de Jong K, Bruno MJ, Fockens P. Epidemiology, diagnosis, andmanagement of cystic lesions of the pancreas. Gastroenterol Res Prac,

2012, 2012: 147465.

[19] Procacci C, Biasiutti C, Carbognin G et al. Characterization of cystic tumors of the pancreas: CT accuracy. J Comput Assist Tomogr, 1999, 23 (6): 906-912.

[20] Visser BC, Yeh BM, Qayyum A, et al. Characterization of cystic pancreaticmasses: relative accuracy of CT and MRI. AJR Am J Roentgenol, 2007, 189 (3): 648-656.

[21] Sahani DV, Kadavigere R, Saokar A, et al. Cystic pancreatic lesions: asimple imaging-based classification system for guiding management. Radiographics, 2005, 25 (6): 1471-1484.

[22] Bhosale P, Balachandran A, Tamm E. Imaging of benign and malignantcystic lesions pancreatic and a strategy for follow-up. World J Radiol, 2010, 28: 345-353.

[23] Bhutani MS, Gupta V, Gupta S, et al. Pancreatic cyst fluid analysis–areview. J Gastrointestinal Liver Dis, 2011, 20 (2): 175-180.

[24] Sakorafas GH, Smyrniotis V, Reid-Lombardo KM, et al. Primarypancreatic cystic neoplasms revisited. Surg Oncol, 2011, 20 (2): e109-e118.

[25] Tanaka M, Fernández-del Castillo C, Adsay V, et al. International consensus guidelines 2012 for the management of IPMN and MCN of the pancreas. Pancreatology, 2012, 12: 183.

[26] Fatima Z, Ichikawa T, Motosugi U, et al. Magnetic resonance diffusionweighted imaging in the characterization of pancreatic mucinous cystic lesions. Clin Radiol, 2011, 66 (2): 108-111.

[27] Wang Y, Miller FH, Chen ZE, et al. Diffusion-weighted MR imaging ofsolid and cystic lesions of the pancreas. Radiographics, 2011, 31 (5): 1496.

[28] Sandrasegaran K, Akisik FM, Patel AA. Diffusion-weighted imaging incharacterization of cystic pancreatic lesions. Clin Radiol, 2011, 66(9): 808-881.

[29] Anand N, Sampath K, Wu BU. Cyst features and risk of malignancy in intraductal papillary mucinous neoplasms of the pancreas: a meta-analysis. Clin Gastroenterol Hepatol, 2013, 11: 913.

[30] Lafemina J, Katabi N, Klimstra D, et al. Malignant progression in IPMN: a cohort analysis of patients initially selected for resection or observation. Ann Surg Oncol, 2013, 20: 440.

[31] Baiocchi GL, Portolani N, Grazioli L, et al. Management of pancreatic intraductal papillary mucinous neoplasm in an academic hospital (2005-2010): what follow-up for unoperated patients? Pancreas, 2013, 42: 696.

[32] Jani N, Bani Hani M, Schulick RD, et al. Diagnosis and management of cystic lesions of the pancreas. Diagn Ther Endosc, 2011, 2011: 487913.

[33] Bosman FT, World Health Organization. International Agency for Research on Cancer. WHO classification of tumours of the digestive system. 4th ed. Lyon: International Agency for Research on Cancer, 2010.

[34] Choi JY, Kim MJ, Kim JH, et al. Solid pseudopapillary tumor of the pancreas: typical and atypical manifestations. AJR Am J Roentgenol, 2006, 187(2):W178-W186

[35] Lee JH, Yu JS, Kim H, et al. Solid pseudopapillary carcinoma of the pancreas: differentiation from benign solid pseudopapillary tumour using CT and MRI. Clin Radiol, 2008, 63 (9): 1006-1014

第59章 脾脏疾病

第1节 脾脓肿

一、脾脓肿

【概况】★★△△

脾脓肿为一种不常见的感染性病变，最常见的传播途径是血液传播，常由心内膜炎或其他部位感染播散所致，不常见原因有穿透性损伤，直接从邻近器官感染传播等。腹部脏器的严重感染也可累及脾脏。20世纪初脾脓肿的发病率为0.14%～0.7%，死亡率较高。自从抗生素广泛应用以来，发病率已明显降低。近年来由于先进的影像技术的发展，早期诊断已成为可能。

【相关临床与病理】★△

典型临床表现为寒战、高热，左上腹痛，伴或不伴脾大，以及左侧胸腔积液，或当病因是脓毒性栓子时出现脾梗死。但大部分患者不伴有典型临床表现，临床表现多无特异。体检时可有左上腹触痛和摩擦音、左侧胸腔积液和脾增大，血培养可呈阳性。

病理上早期以急性炎症反应为主，表现为脾弥漫性增大。随着炎症局限化，形成脓肿，脓肿壁外有反应性的毛细血管扩张及水肿。脓肿可以表现为单房或多房，也可以孤立性或多发性，脓肿大小不等，形态多为圆形或椭圆形。

【生化检查】★△

生化检查主要表现为白细胞计数增高。约有85%患者白细胞增高，核左移伴中毒颗粒。白细胞增高主要以中性粒细胞增高为主，部分严重病例白细胞可降低，提示感染严重，预后较差。

【影像学检查方法】★△

1. X线腹平片一般不用于诊断，其异常表现不具有特异性。

2. CT是临床常用的检查方法，敏感性和特异性较高，增强CT可提高诊断率。

3. MR与CT类似，软组织对比度高，对病变的显示更清楚。采用钆对比剂行增强扫描可提高脾内病灶的检出率。

【影像学表现】★★★△△△

1. X线表现 为非特异性征象，如膈肌抬高并有运动受限、脾脏阴影扩大、左侧胸腔积液及肺不张等。若在脾脏内出现液平面则为特异性征象，但此种情况较为少见。钡餐造影示胃及横结肠向右前方移位，胃大弯有受压残缺现象，可有提示作用。

2. CT表现 脾脓肿早期表现为脾脏弥漫性增大，密度稍低尚均匀。当组织出现液化坏死后，平扫可见单个或多个低密度灶，边界清或不清。形态为圆形或椭圆形，大小不等。增强后可见脾实质和脓肿壁强化，而液化区无强化。在正常脾实质和脾脓肿之间有时可见低密度水肿带。少数病例脓肿内可见小气泡或者小液平，为脾脓肿的特征性表现。有时脾脏内可见散在的钙化斑。少数脾脓肿可以引起脾破裂，并可见左侧肾前筋膜增厚。

3. MRI表现 脾脓肿在MRI上表现与CT相似，呈圆形或类圆形病灶，脓腔在T1WI上呈均匀或不均匀低信号，T2WI上呈高信号，周围可见脓肿壁，在T1WI上信号强度高于脓肿腔而低于脾实质，T2WI上呈中等信号。脓肿外侧壁的水肿带T1WI上表现为低信号、T2WI上表现为高信号。Gd-DTPA对比剂多期增强检查，可见环形强化。

【鉴别诊断】★★△△

1. 脾血管瘤 多无临床症状，增强扫描表现为延迟强化，动脉期结节状强化少见。MR T2WI呈“亮灯泡”征，即于T2WI呈高信号。

2. 转移瘤 表现为脾内多发低密度灶，增强后呈轻度强化或环形强化，典型者呈牛眼征或靶心征。多有明确的原发肿瘤病史，一般当脾脏转移时其他脏器也已有转移。

3. 淋巴瘤 脾脏最常见的恶性肿瘤，表现为脾内单发或多发低密度病灶，或仅表现为脾大，伴有腹腔和（或）腹膜后淋巴结肿大，肿大淋巴结多无环形强化，血象、骨髓象可异常。

4. 血管内皮肉瘤 恶性度高，易发生囊变、坏死。临床发现时多已有肝脏转移。

5. 脾囊肿 一般无临床症状，表现为边界清楚的无强化囊性密度影，结合病史易与脾脓肿鉴别。

6. 脾血肿 脾血肿常有左上腹部外伤史。

【预后与治疗】★★△△

根据血细菌培养应用敏感抗生素，适用于应用抗生素效果明显且脓肿较小的病例，如效果不明显，应行脾脓肿的手术治疗。脾脓肿的手术治疗应根据病灶是单发还是多发而定。单发的脾脓肿可以通过经皮穿刺引流和抗感染治疗治愈，其治愈率可达75%，在单房脾脓肿患者其治愈率甚至达到90%。如果经皮穿刺引流治疗失败，应当行脾部分切除术或全脾切除术。对于多发脾脓肿常采用脾切除术、左上腹外引流和抗感染治疗。对于真菌性脓肿，可以予以抗真菌药物，不需脾切除或穿刺引流。

（严福华　薛华丹　孙　琨　李　娟　李若坤）

第2节 脾 结 核

【概况】★★△△

脾结核一般由肺结核通过血循环播散到脾脏而引起。多数病例因机体抵抗力较强，或通过积极而有效的抗结核治疗而吸收恢复，或仅留下少许针尖样钙化灶。只有少数患者因抵抗力低下或由于治疗不及时而形成结核结节或结核性脓肿。脾脏结核患者可伴有腹腔其他脏器的结核。

【相关临床与病理】★△

脾结核多数为多脏器累及，故临床表现常缺乏特异性，主要症状为低热、盗汗、乏力、消瘦及血沉加快。少数患者可有脾功能亢进。OT试验可呈阳性。体检可发现肝、脾增大，少量腹腔积液及左上腹触痛等。

病理上脾结核分为4型：干酪纤维结节型、粟粒型、液化坏死型（结核性脓肿）和钙化型（结核预后表现）。

【影像学检查方法】★△

1. X线腹平片一般不用于诊断，其异常表现不具有特异性。

2. CT是临床常用的检查方法，敏感性和特异性较高，增强CT可提高诊断率。

3. MR与CT类似，但其对钙化不敏感，不如CT。

【影像学表现】★★★△△△

1. X线表现 为非特异性征象，如膈肌抬高并有运动受限、脾脏阴影扩大，钙化型脾结核可见脾区多发细小钙化灶。

2. CT表现 不同病理类型的脾脏结核有不同的影像表现，临床上常为多种类型混合。病变早期或粟粒型结核，仅有脾脏轻至中度增大，而无明确局灶性病变。干酪纤维结节型平扫可见不均匀略低密度结节，可合并有钙化，增强扫描呈不均匀强化，无明显强化的软组织密度区常提示干酪样坏死。液化坏死型结核CT表现与脾脓肿相似，中心呈低密度影，CT值约15～30 HU，无强化，周边可见环状强化，有时可显示类似脓肿的多层脓肿壁结构；钙化型表现为脾脏实质内散在分布的针尖样或小结节样钙化。

3. MRI表现 病变的MRI平扫及增强表现与疾病的临床分期有关。其MRI表现无特异性，T1WI呈低信号，T2WI呈高信号，钙化型脾结核时T1WI、T2WI均表现为低信号。增强可见边缘轻中度强化。

【鉴别诊断】★★△△

1. 转移瘤 表现为脾内多发低密度灶，增强后呈轻度强化或环形强化，典型者呈牛眼征或靶心征。多有明确的原发肿瘤病史，一般当脾脏转移时其他脏器也已有转移。

2. 淋巴瘤 脾脏最常见的恶性肿瘤，表现为脾内单发或多发低密度病灶，或仅表现为脾大，伴有腹腔和（或）腹膜后淋巴结肿大，肿大淋巴结多无环形强化，血象、骨髓象可异常。

3. 脾脓肿 少见，多为继发性病变，临床上易出现寒战、高热、腹痛等表现，表现为脾脏内单发或多发低密度影，增强可见环形强化，周围可见水肿带，典型脓肿可见气液平面。

【预后与治疗】★★△△

抗结核治疗是脾结核的必须治疗，大部分脾结核经抗结核治疗后，肿大的脾可缩小至正常。结核性巨脾、结核性脾脓肿、脾结核并发较重的脾亢、脾结核并发食管胃底静脉曲张经抗结核治疗效果不明显时，脾切除仍是有效的治疗手段，脾切除后仍需正规的抗结核治疗。未能排除脾肿瘤者，应及时行脾切除术，并做病理学检查。

（薛华丹　严福华　李　娟　孙　琨　李若坤）

第3节　脾肿瘤与肿瘤样病变

一、脾错构瘤

【概况】★★△△

脾脏错构瘤是少见的良性肿瘤，由肿瘤组织与正常脾组织混合组成，女性略多于男性，成人较多见。以往文献报道较少，近年来由于影像技术的不断发展，有关脾脏错构瘤报道有所增多。

【相关临床】★△

脾错构瘤是一种罕见的脾脏良性肿瘤，女性多见，多见于结节性硬化及Wiskott-Aldrich综合征。脾错构瘤多无明显症状，常偶然发现，较大肿块可产生压迫症状或发生自发性破裂。少数患者可有脾功能亢进。

脾脏错构瘤常为孤立性病灶，少数可为多发性。有两种病理类型，即白髓型和红髓型。白髓型为淋巴组织，红髓型含血窦和类似红髓的组织结构。通常是两种类型的混合型。病灶大小不等，呈圆形或不规则形。没有包膜，可压迫周围正常的脾组织，故境界清楚。病灶内成分多样化，如扩大的血管腔、淋巴组织、纤维组织和脂肪组织等。偶尔有含铁血黄素沉着和钙化。

【影像学表现】★★★△△△

1. CT表现　CT平扫错构瘤呈等或稍低密度。大的错构瘤可引起脾脏形态异常。有时轮廓异常是CT平扫的唯一征象。钙化、囊变和脂肪偶尔可见。增强扫描差异较大，多呈弥漫性渐进性强化，并呈延迟增强现象，也可明显强化，强化较均匀。

2. MRI表现　脾错构瘤在常表现为T1WI为等信号，T2WI为等或稍高，信号强度低于血管瘤，增强扫描呈较均匀延迟强化。

3. 超声表现　①圆形实质性不均质回声或实性增强光团，后方伴有声影；②边界清晰；③肿瘤周边及瘤内血流信号丰富。

4. 核素扫描表现　^{99m}Tc扫描病灶标记显著，对脾错构瘤的诊断有特异性。

【鉴别诊断】★★△△

1. 脾血管瘤　多无临床症状，增强扫描表现为延迟强化，动脉期结节状强化少见。MR T2WI呈“亮灯泡”征。

2. 脾转移瘤　①有原发灶，多伴有其他脏器或腹膜后转移；②多不强化，或边缘环状强化，典型征象为“牛眼征/靶心征”。

二、脾血管瘤

【概况】★★△△

脾血管瘤起源于窦上皮，是脾脏最常见的良性肿瘤。

【相关临床】★△

脾血管瘤多见于35～55岁。可单发，也可为血管瘤病（Klippel-Trenaunay-Weber综合征）的一部分。多数患者无明显临床症状，部分可有贫血、血小板减少及凝血障碍，自发性破裂罕见，可出现急腹症，如突发腹痛，血压下降和休克等，也有患者由于脾功能亢进而产生贫血、乏力、心悸等表现。

病理：①分型：海绵状血管瘤、毛细血管瘤和混合型肿瘤；②常为海绵状，与脾实质境界不清；③镜下血管内皮细胞层增生；④病灶大小不一，形态多为圆形或椭圆形，偶尔可见钙化；⑤大的血管瘤中央可有纤维瘢痕形成，呈星芒状或不规则形态。

【影像学表现】★★★△△△

1. CT表现　①单发或多发；②块状血管瘤：边缘清晰，均匀等或低密度；③囊性血管瘤：等密度肿块内有多个水样密度区；④可有斑点状或环形钙化；⑤较大肿瘤可有中央纤维瘢痕及坏死；⑥增强扫描：动脉期病灶外周呈环形强化（结节状强化少见），门脉期及延迟期造影剂逐步向病灶中央填充，部分血管瘤表现为动脉期即呈明显均匀强化持续到延迟期。

2. MRI 表现 ①长 T1 长 T2 信号；② T2WI“亮灯泡”征；③信号均匀，边界清楚；④增强扫描强化形式同 CT。

3. 超声表现 ①灶性的边缘清楚的单个或多个明显强回声包块；②复杂回声的包块其内含有多个囊性区，肿块有完整的边界；③钙化表现为强回声伴声影；④血管瘤一般血供丰富，彩色多普勒可探及肿瘤周围和肿瘤内的彩色回声血流，在探头压迫期间病变内的彩色回声消失，解除压迫后又立即出现，这点可以鉴别血管性肿瘤与梗死。

4. 核素扫描表现 ^{99m}Tc 和 ^{67}Ga 标记红细胞扫描，在灌注相和血池早期可见到 1 个或多个放射性活度缺损区或稀疏区，周围有正常摄取的脾实质包绕，延迟扫描见病变区核素聚集，高于周围脾实质。

【鉴别诊断】★★△△

1. 错构瘤 ①等密度或稍低密度实质性单发占位性病灶，偶为多发；②中央偶见星状或粗糙团块状钙化；③多呈较均匀明显强化。

2. 脾血管肉瘤 ①脾增大，呈囊实性改变或结节状改变，钙化少见；②边界多不清；③增强特点酷似海绵状血管瘤，但延迟期强化不均匀，内部多有囊变、坏死；④常有周边淋巴结增大及肝肺骨转移。

3. 脾转移瘤 ①有原发灶，多伴有其他脏器或腹膜后转移；②多不强化，或边缘环状强化，典型征象为“牛眼征 / 靶心征”。

三、脾淋巴管瘤

【概况】★★△△

脾淋巴管瘤是淋巴管的良性病变，由衬有内皮细胞的囊腔组成，囊内含有嗜酸性均质基质，该病的发生与先天性淋巴组织发育不良有关。

【相关临床】★△

淋巴管瘤是一种罕见的脾脏良性肿瘤，好发于儿童，多位于脾包膜下。可为单发，也可为淋巴管瘤病的一部分。多数无明显临床症状，在检查时偶然发现。较大肿块可因占位效应产生症状。出血、消耗性凝血障碍、脾功能亢进、脓肿及门脉高压等并发症较为罕见。

病理分型：①单纯性淋巴管瘤：又称毛细淋巴管瘤，罕见，由许多致密、微小的淋巴管组成；②海绵状淋巴管瘤：淋巴管扩张呈窦状，其内充满淋巴液，呈多房性囊腔，周围间质较多，包膜不完整；③囊性淋巴管瘤：囊腔较大，可单房或多房，相互沟通，腔内有大量淋巴液，囊腔内衬正常内皮细胞，间质很少。

【影像学表现】★★★△△△

1. CT 表现 ①单发或多发，边缘锐利；②水样低密度区，CT 值比一般囊肿高，15～20 HU；③实质内和囊壁可有曲线样钙化；④增强扫描病灶边缘及间隔可有轻度强化，囊内容物无强化。

2. MRI 表现 ①大部分囊腔 T1WI 呈低信号，部分呈高或等信号，T2WI 呈高信号；②囊内可见少许等信号的分隔；③增强扫描可见分隔及病灶间的脾实质均有强化，分隔强化相对较轻。

3. 超声表现 ①多发大小不等的无回声囊腔伴后壁声影；②腔内可见分隔；③囊内回声取决于淋巴间隙的大小及囊内分隔和蛋白基质；④毛细管性和海绵性淋巴管瘤可表现为混杂回声。

4. 放射性核素扫描表现 脾大伴多发局灶性实性缺失。

【鉴别诊断】★★△△

1. 脾囊肿 ①脾内囊性密度灶，生长缓慢，症状轻微；②多数为单发，部分可有周边蛋壳状钙化或较厚不规则钙化；③ B 超提示脾实质内无回声的液性暗区；④ CT 表现为密度均匀，边缘锐利的低密度影，增强扫描无强化。

2. 脾脓肿 ① CT：单发或多发，类圆形低密度影，中心为液体密度影；②增强扫描：脓肿壁呈环形强化，脓肿壁周围可见水肿带，囊内成分无强化，典型脓肿内有气 - 液平面；③临床上多有发热、白细胞增高、腹痛等症状。

3. 囊性海绵状血管瘤 ①脾内单发或多发，边界清楚的低密度囊实性肿块影；②部分可有中心斑点状或周边蛋壳状钙化；③增强扫描：周边环形强化 - 向心性填充 - 延迟期实性部分为等密度；部分血管瘤表现为明显均匀强化、持续性强化；④彩色多普勒可探及肿瘤周围和肿瘤内血流丰富，在探头压迫期间病变内的彩色回声消失，解除压迫后又立即出现。

4. 转移瘤 ①有原发灶，多来自乳腺、肺、卵巢、胃等；② CT：密度取决于原发灶类型，多表现为多发实性低密度影，部分表现为囊状低密度影，除结肠黏液腺癌转移外，钙化罕见；③增强扫描：囊壁较厚，有强化，内缘多欠规则，部分可见壁结节；④多伴有其他脏器或腹膜后转移。

5. 脾原发恶性淋巴瘤囊变 ①脾大，脾内囊性低密度肿块；②内缘不规则，部分可见分隔，以单发多见；③增强扫描：病灶周边可见轻度强化，中央囊性部分无强化；④可有脾门及腹膜后淋巴结肿大；⑤临床表现、血象及骨髓象可鉴别。

四、脾炎性假瘤

【概况】★★△△

炎性假性肿瘤是来源不明的罕见病变，具有临界炎症和肿瘤的特征性，可发生于人体多个器官，以肺和眼眶较为多见，发生于脾者较为罕见。

【相关临床】★△

脾炎性假瘤好发于中年人，无明显性别差异。多数炎性假瘤无症状，常偶然发现。病理上炎性假瘤通常为单发、边界清晰肿物，由多种炎性细胞、成纤维细胞基质、凝固性坏死及肉芽组织等组成。

【影像学表现】★★★△△△

1. CT表现 ①单发实性病灶，边界较清晰；②可为等或低密度，较大肿瘤可有出血和坏死；③增强扫描差异较大，但强化弱于正常脾实质。

2. MRI表现 ①T1WI呈等信号，T2WI可因细胞、血管及纤维组织含量不同表现为不同信号强度；②增强扫描可因组织成分不同，差别较大，既可表现为持续性强化，也可表现为渐进性强化。

3. 超声表现 其声像图表现与肿瘤内纤维组织成分多少有关，当肿瘤内以纤维组织为主时超声多表现为高回声，病变内以炎性肉芽肿性炎细胞为主时则以低回声为主。大部分病例超声表现为脾内局限性肿块，少数病例可为多发小结节。

【鉴别诊断】★★△△

脾内出现边界清晰的单发肿物时，应将炎性假瘤列入鉴别诊断范畴，且应与淋巴瘤、转移瘤及良恶性血管源性肿瘤鉴别。由于术前定性非常困难，脾炎性假瘤需要依靠病理诊断。

（严福华　薛华丹　孙　琨　李　娟　李若坤）

第4节　脾恶性肿瘤

一、脾淋巴瘤

【概况】★△

脾脏淋巴瘤（splenic lymphoma）是脾脏较常见的恶性肿瘤，多为全身淋巴瘤累及脾，也可以是脾原发淋巴瘤。两者表现较相似，有时仅从脾脏改变很难区别，应结合临床检查。

【病理病因】★△

淋巴瘤分为霍奇金病（HD）和非霍奇金淋巴瘤（NHL）两大类，在病理上最特征性的区别为Reed Sternberg细胞，一种含大的深染色核巨网状细胞，在霍奇金病中可找到，而在NHL中却不存在。原发性脾脏淋巴瘤大体分为四种类型，即均匀弥漫型、粟粒结节型、巨块型和多肿块型。原发淋巴瘤以B细胞源性为主，免疫组化染色以LCA、CD20及CD45阳性率较高。

【相关临床】★△

好发于中壮年，临床表现主要为左上腹痛，脾大，部分可无症状或伴有低热。体检可触及脾脏增大，边缘有结节状感觉。若为全身淋巴瘤累及脾，则还可触及增大的浅表淋巴结。实验室检查常提示白细胞和血小板减少。

【影像学检查方法及表现】★★★△△△

淋巴瘤在CT平扫常呈等密度或低密度，其检出率甚低。或者整个脾脏密度不均。增强扫描对淋巴瘤的显示及诊断较有价值。脾脏淋巴瘤可以表现为多种形式，最具特征的为多个结节病灶互相融合，形成在正常脾实质衬托下的低密度地图样表现。病灶边缘强化较明显，也可表现为在正常实质衬托下的斑驳样小片低密度影。少数脾脏淋巴瘤则可表现为孤立性球形占位病灶，且有轻至中度强化。这类病灶不易与脾内其他占位病灶相区别。大部分脾脏淋巴瘤可合并腹膜后淋巴瘤增大，或者可以累及相邻脏器，如胃、左侧肾上腺或左肾。

MR检查中T1WI对脾脏淋巴瘤的显示不佳，也缺乏特异性。T2WI上病灶呈相对略低信号，一般较为均匀。转移瘤很少表现为低信号，常为等信号或高信号。而动态增强扫描则对脾脏淋巴瘤的显示和诊断极有价值。Gd-DTPA 增强后脾脏淋巴瘤可以有多种表现。弥漫型表现为大、不规则形高或低信号区域，而正常脾脏特征性的弓形条状影可明显强化；多灶性脾脏淋巴瘤也很常见，表现为在高信号衬托下的多发低信号病灶，可以分布于整个脾脏；淋巴瘤患者脾脏常可呈不均匀增大，但也可表现为正常大小。淋巴瘤也可表现为单个大肿块累及脾脏，并可累及到胃、左肾或肾上腺。常伴有腹膜后淋巴结明显增大。以孤立性肿块形式表现的脾脏淋巴瘤是极少见的，Gd-DTPA 增强后也可有轻度强化，边界可以很清晰，这类肿块不易与脾内其他占位病灶相区别。

【鉴别诊断】★★△△

1. 脾脓肿 少见，多为继发性疾病，常有其他器官疾病，多见于成年人。临床常伴高热、寒战，左上腹压痛，白细胞增高，CT 呈单发或多发类圆形低密度影，增强扫描呈环形强化，周围可见低密度水肿带，囊内成分无强化，典型的脓肿内有气液平面。

2. 脾血管瘤 多无临床症状，多表现为脾脏增大，呈囊实性或结节状改变，边界欠清，增强扫描呈明显不均匀渐进性强化，内部多无强化的囊变坏死区，伴肝、肺等远处转移。

3. 转移瘤 表现为脾内多发低密度灶，增强后呈轻度强化或环形强化，典型者呈牛眼征或靶心征。多有明确的原发肿瘤病史，一般当脾脏转移时肝脏也已有转移。

4. 血管内皮肉瘤 恶性度高，易发生囊变、坏死。临床发现时多已有肝脏转移。

二、脾血管肉瘤

【概况】★△

脾血管肉瘤（splenic angiosarcoma）起源于脾血窦内皮细胞，是一种具有高度侵袭性的常见脾脏恶性肿瘤之一。好发于老年人，男女之间无明显发病率差异。该肿瘤生长较快，多数患者在出现症状时已发生远处转移，因此预后较差。

【病因病理】★△

血管肉瘤在组织学上分高、中、低分化 3 种类型。表现为单个或多个肿块，无明显包膜，常伴出血、坏死、囊腔形成。肿瘤细胞多形性，核异形明显，可见核分裂象。瘤细胞表达 CD31、CD34、FVIII-Ag、VEA-1、Vimentin 和 $CD34^+$，其中尤以 CD31 的特异性和敏感性为最高。

【相关临床】★△

脾血管肉瘤病因尚不清楚，可能由脾血管瘤或者脾血管内皮瘤发展而来，也可能与化疗、放疗，或接触过氧化物、二氧化钍及砷有关。

病理结果是诊断脾血管肉瘤的金标准。免疫组化检测指标中提示血管分化的 CD31、CD34、VEGFR3、SMA、FVIII 及 Vim 等指标中至少两项结果阳性；提示细胞分化的 CD68、Ki-67、S-100 等指标中至少一项结果阳性可诊断为脾血管肉瘤。

早期症状隐匿，不易引起患者注意，多表现为左上腹部不适为常见症状。随着肿瘤体积的不断增大，周围器官受到压迫进而引起食欲下降、恶心、呕吐、腹胀等症状。后期出现体重减轻、发热、恶病质和出血等。30%～40% 的患者发生脾破裂。查体可以触摸到肿大的脾脏，表面呈结状、质硬、有压痛。

本病的实验室检查缺乏特异性，常见贫血和血小板减少，多由于血液流经肿瘤血管受到机械性损伤或者红细胞、血小板滞留脾内遭到破坏引起。

脾血管瘤的治疗以手术切除为主，术后应常辅助化疗和放疗。化疗药物主要为环磷酰胺、达卡巴嗪、米诺环素、阿霉素等。如肿瘤未破裂出血、未发生转移，切脾后可存活较长时间。如已发生转移或自发性破裂，多在短期内死亡。

【影像学检查方法及表现】★★★△△△

CT 平扫可见脾脏不均匀性增大，轮廓呈分叶状，病灶呈低密度，境界不清，形态可为圆形或椭圆形，多数为孤立性病变，少数可为多发性。增强扫描的表现可以酷似血管瘤。从病灶边缘开始强化，逐渐向中央充填。病灶内伴有囊变时，囊变区不能充盈对比剂。脾脏血管肉瘤由于转移早，故同时需仔细寻找肝内有无转移对诊断很重要。

脾脏血管肉瘤在 MR T1WI 上表现为低信号，T2WI 可呈高低混杂信号，但信号不均匀，境界不清。动态增强扫描早期可见病灶边缘强化，然后有逐渐充填趋势，也可以肿瘤团块样强化并持续强化。但血管肉瘤常合并囊变，故中央区始终无对比剂进入。

【鉴别诊断】★★△△

1. 脾血管瘤 CT 表现为单发或多发低密度，边界不清；增强后病灶由外向内结节状强化；延时扫描病灶被对比剂充填。

2. 脾淋巴瘤 脾大，脾内多发或单发低密度肿块或结节；增强后脾脏明显强化，而肿块多强化不明显，呈低密度；常伴有脾门及后腹膜淋巴结肿大。

3. 脾转移瘤　CT表现为脾内多发或单发圆形或结节状低密度灶，有轻、中度不均匀强化；多同时可见肝脏或其他脏器转移灶。

三、脾转移瘤

【概况】★△

脾转移性肿瘤（splenic metastasis）发生率约9%～16%。由于脾脏对肿瘤细胞转移具有一定的免疫防御能力，因此发生在这一部位的转移瘤较淋巴结、肺、肝脏等部位为低。脾转移瘤的形成常见于机体抵抗力大幅下降时，侵入脾脏的恶性肿瘤细胞方可生长形成转移灶。

【病因病理】★△

脾脏转移瘤可发生在脾脏的静脉窦、红髓、白髓和小梁血管等处。巨检时呈结节型或弥漫型，大小不等，境界清。大的结节可以伴有液化坏死区，广泛性脾脏转移瘤可导致脾脏均匀性增大，脾脏轮廓尚存。

【相关临床】★△

脾转移瘤的发生常常代表肿瘤已进展至晚期，且通常合并有全身多处脏器的转移，单独转移至脾脏的恶性肿瘤较为罕见。脾转移瘤30%～67%来自肺癌、乳腺癌，其次来自于黑色素瘤及胃肠道恶性肿瘤等。

临床上脾转移癌患者通常无特殊症状，只有在脾脏体积显著增大时，查体可触及左上腹肿块，并可能伴发周围脏器受压，引起食欲缺乏、发热、消瘦、贫血、腹痛以及腹腔积液等征象。常见并发症包括继发性脾功能亢进、溶血性贫血、胸腔积液等，较严重者可因自发性脾破裂而致出血性休克。

实验室检查无特异性，除原发肿瘤的常见实验室指标异常外，常可见贫血以及血小板减少等非特异性改变。

脾转移瘤的治疗方式取决于脾脏内转移灶范围的大小及原发病灶是否符合根治性切除的指针。若转移灶局限于脾脏内，且原发病灶可根治性切除，则可行脾切除术，术后给予综合治疗；若原发灶已发生全身转移，则无需再切除脾脏。

【影像学表现】★★★△△△

1. CT表现　依据转移瘤的大小和数目，脾脏可呈均匀性的轻中度增大或大小正常。增强扫描显示脾内病灶较有价值。由于转移瘤具有原发肿瘤的某些特点，故CT上表现不尽相同，可以是实质性占位有轻度强化，可以是囊性占位，囊壁轻度强化，可以是混合性占位，密度极不均匀。有时占位病灶内可伴有出血，平扫时呈斑片状高密度。如恶性黑色素瘤脾脏转移常可合并病灶内出血。

2. MRI表现　T1WI呈低信号，T2WI呈高信号，转移灶出血后血液降解物或其他顺磁性物质，T1WI呈高信号。病灶常大小不等，境界不清。动态增强扫描对脾脏转移瘤的诊断较有价值，特别是静脉期扫描，因为此时脾脏正常实质信号明显增高且较均匀，而转移瘤强化程度一般较轻，表现为相对低信号，病灶轮廓不清。囊性转移瘤则可见到囊壁轻度强化，而中央无强化。恶性黑色素瘤伴有出血时，平扫时可见到瘤内有高信号。增强扫描病灶实质部分可见强化。总之，转移瘤的表现多种多样，应仔细加以鉴别。

【鉴别诊断】★★△△

1. 脾淋巴瘤　为脾脏最常见的原发性肿瘤，CT多表现为脾肿大伴密度不均匀，单发或多发低密度肿块，也可仅表现为脾大，增强后呈轻度强化，与正常脾界限清楚，多同时伴有腹腔和（或）腹膜后淋巴结肿大，肿大淋巴结多无环状强化。

2. 脾血管瘤　CT平扫呈圆形或类圆形边缘清楚的均匀低密度灶；增强扫描后呈边缘斑块样强化，并向中心充填；延迟扫描可完全弥合与脾成等密度。

（严福华　薛华丹　成思航　孙　琨　李若坤）

参考文献

[1] Wang CC, Lee CH, Chan CY, et al. Splenic infarction and abscess complicating infective endocarditis. Am J Emerg Med, 2009,27(8): 1021. e3-5.

[2] Ng KK, Lee TY, Wan YL, et al. Splenic abscess: diagnosis and management. Hepatogastroenterology, 2002,49(44): 567-71.

[3] Tasar M, Ugurel MS, Kocaoglu M, et al. Computed tomography-guided percutaneous drainage of splenic abscesses. Clin Imaging, 2004. 28(1): 44-48.

[4] Sangchan A, Mootsikapun P,

Mairiang P. Splenic abcess: clinical features, microbiologic finding, treatment and outcome. J Med Assoc Thai,2003,86(5): 436-441.

[5] Tung CC, Chen FC, Lo CJ. Splenic abscess: an easily overlooked disease? Am Surg, 2006, 72(4): 322-325.

[6] Lin SF, Zheng L, Zhou L. Solitary splenic tuberculosis: a case report and review of the literature. World J Surg Oncol, 2016, 14(1): 154.

[7] Lee KJ, Yoo JS, Jeon H, et al. A case of splenic tuberculosis forming a gastro-splenic fistula. Korean J Gastroenterol, 2015, 66(3): 168-171.

[8] Pereira JM, Madureira AJ, Vieira A, et al. Abdominal tuberculosis: imaging features. Eur J Radiol,2005,55(2): 173-180.

[9] Vanhoenacker FM, De Backer Al, Op de BB, et al. Imaging of gastrointestinal and abdominal tuberculosis. Eur Radiol. 2004,14 Suppl 3:E 103-115.

[10] Akhan O, Pringot J. Imaging of abdominal tuberculosis. Eur Radiol, 2002,12(2): 312-323.

[11] Yigit N, Covey S, Tam W, et al. Massive splenic hamartoma with bizarre stromal cells. Int J Hematol, 2015,101(4): 315-316.

[12] Conlon S, Royston D, Murphy P. Splenic hamartoma. Cytopathology, 2007,18(3): 200-202.

[13] Cheuk W, Lee AK, Arora N, et al. Splenic hamartoma with bizarre stromal cells, 2005, 29(1): 109-114.

[14] Collins BT, Philips NJ, Hsueh EC. Fine needle aspiration biopsy of splenic hamartoma with bizarre stromal cells: a case report. 2008,52(3): 347-350.

[15] Jia HB, Li YP, Han DE, et al. Splenic hamartoma: case report and review of literature, 2006,119(16): 1403-8.

[16] Wang J, Pei G, Yan J, et al. Coexistence of a giant splenica hemangioma and multiple hemangiomas mimicking a left adrenal neuroblastoma accompanied with multifocal hepatic metastases: pyrite answer. J Pediatr Hematol Oncol, 2009,31(12): 983-984.

[17] Zviniene K, Zaboriene l, Basevicius A, et al. Comparative diagnostic value of contrast-enhanced ultrasonography, computed tomography, and magnetic resonance imaging in diagnosis of hepatic hemagiomas. Medicina (Kaunas), 2010,46(5): 329-335.

[18] Tajima S, Koda K. A case of cord capillary hemangioma of the spleen: a recently proven true neoplasm. Pathol Int, 2015,65(5): 254-258.

[19] Han XL, Zhao YP, Chen G, et al. Laparoscopic partial splenectomy for splenic hemangioma: experience of a single center in six cases. Chin Med J(Engl), 2015,128(5): 694-697.

[20] Gao C, Li YC, Xiao XM, et al. Littoral cell angioma in the spleen. Br J Hosp Med (Lond), 2015,76(1): 55.

[21] Roman A, Iancu C, Andreica V, et al. Splenic cystic lymphangioma with atypical ultrasound findings. J Med Ultrason (2001), 2016,43(1): 99-105.

[22] Yang F, Chen WX. Splenic lymphangioma that manifested as a solid-cystic mass: a case report. World J Gastroenterol, 2013,19(5): 781-3.

[23] Patti R, lannitto E, Di Vita G. Splenic lymphangiomatosis showing rapid growth during lactation: a case report. World J Gastroenterol, 2010,16(9): 1155-1157.

[24] loannidis l, Kahn AG. Splenic lymphangioma. Arch Pathol Lab Med, 2015,139(2): 278-282.

[25] Kwon AH, Inui H, Tsuji K, et al. Laparoscopic splenectomy for a lymphangioma of the spleen: report of a case. Surg Today, 2001,31(3): 258-261.

[26] Roman A, Iancu C, Andreica V, et al. Splenic cystic lymphangioma with atypical ultrasound findings. J Med Ultrason (2001), 2016,43(1): 99-105.

[27] Yang F, Chen WX. Splenic lymphangioma that manifested as a solid-cystic mass: a case report. World J Gastroenterol, 2013,19(5): 781-783.

[28] Patti R, lannitto E, Di Vita G. Splenic lymphangiomatosis showing rapid growth during lactation: a case report. World J Gastroenterol, 2010,16(9): 1155-1157.

[29] loannidis l, Kahn AG. Splenic lymphangioma. Arch Pathol Lab Med, 2015,139(2): 278-282.

[30] Kwon AH, Inui H, Tsuji K, et al. Laparoscopic splenectomy for a lymphangioma of the spleen: report of a case. Surg Today, 2001,31(3): 258-261.

[31] Thipphavong S, Duigenan S, Schindera S, et al. Nonneoplastic, benign, and malignant splenic diseases:cross-sectional imaging findings and rare disease entities. Am J Roentgenol, 2014,203 (2): 315-322.

第 60 章　门体静脉系统疾病

第 1 节　巴德 - 吉亚利综合征

【概况】★★△△

1. 巴德 - 吉亚利综合征（Budd-Chiari syndrome，BCS）是指因肝静脉和（或）肝静脉开口以上的下腔静脉部分或者完全梗阻，引起肝静脉回流受阻，从而导致窦后性门脉高压的一组综合征。

2. BCS 根据梗阻部位分为下腔静脉阻塞型、肝静脉阻塞型和混合性阻塞型（下腔静脉和肝静脉阻塞）。

【病因病理】★△

BCS 原因不明，有多种推测，阻塞部位可在肝静脉或肝静脉开口水平以上的下腔静脉。BCS 根据病因可以分为原发性和继发性。原发性 BCS 病因包括血栓形成和非血栓形成（例如网状组织、隔膜），继发性 BCS 病因主要包括肿瘤、自身免疫疾病等。

【相关临床】★△

1. BCS 可见于任何年龄，以青壮年多见。

2. 主要表现为门静脉高压和下腔静脉高压综合征。腹痛、腹胀、腹腔积液和肝脾大为其典型的临床表现，还可见胸腹壁静脉曲张、下肢水肿、下肢静脉曲张等。

3. 肝功能损害一般较轻。

【影像学检查方法】★★★△△

BCS 的诊断主要依赖于影像学手段。

1. X 线腹部正位片无特异性，部分病例可见肝大。

2. CT 是 BCS 的重要影像学检查手段之一。近年来发展的多层螺旋 CT（MSCT）在 BCS 诊断中的价值越来越受到重视。CT 平扫价值有限。MSCT 动态增强对 BCS 诊断的敏感性和特异性高，可以很好地显示肝实质的强化特征，CT 血管成像（CT angiography，CTA）结合多种后处理技术还可以很好的显示肝静脉或下腔静脉梗阻的部位、副肝静脉和侧支循环，从不同方位清楚显示肝内血管病变及其与周围组织的关系。

3. MR 平扫和动态增强扫描可以提供肝脏形态和血供信息，各种磁共振血管成像对 BCS 的诊断具有重要价值。非对比增强 MRA 具有狭窄显示率性对较低、夸大狭窄程度、伪影较多等缺点。目前由于 MR 扫描技术的提高以及对比剂代谢稍慢，静脉成像时间窗长等特点，对比增强 MRA 对 BCS 的诊断价值优于 CT 动态增强。但是，MR 检查仍存在检查时间长，伪影多的缺点，需要患者很好配合，不适于重症患者。

4. 数字减影血管造影（DSA）是诊断 BCS 的“金标准”，但为有创检查，且价格昂贵，不作为首选。

【影像学表现】★★★△△△

1. 肝实质表现

（1）急性 BCS 表现为弥漫性肝大，CT 平扫示肝脏体积弥漫性肿大，肝脏密度弥漫性减低。增强扫描典型表现为首先出现在肝门区和尾状叶的，以肝内小静脉为中心的斑片状增强，随时间延迟增强范围逐渐扩大，肝脏周边部分的肝实质强化差。病理性检查证实此种斑片状强化发生在门静脉周围的窦状隙，其分布规律与多数患者肝门区和尾状叶具有双重血供，并与经导静脉直接引流至下腔静脉有关，该区独立的静脉引流方式使得局部淤血相对较轻，因而首先在此处出现肝脏的斑片状强化。MRI 能很好地显示肝静脉在肝内的走行和汇入下腔静脉的情况以及肝内侧支循环的有无。MR 平扫表现为 T1WI 肝脏信号稍减低，T2WI 肝脏信号稍增高，部分可见斑片状坏死，T2WI 信号更高。

（2）亚急性或慢性 BCS 表现为肝脏体积缩小，比例失调，尾状叶增大，肝右叶萎缩，肝实质密度 /

信号不均，可见斑片状低密度，MR 表现为长 T1 长 T2 信号，边缘呈结节状。增强扫描呈斑片状不均匀强化，延迟期强化逐渐均匀。MRI 多期动态增强扫描能准确反映 BCS 肝脏血流动力学变化，有利于区分急性、亚急性及慢性 BCS。另外，MRI 有助于鉴别 BCS 伴有的肝内病灶。再生结节多表现为 T1 加权高信号，T2 加权等或低信号，信号均匀，增强扫描呈明显强化。

2. 肝静脉和下腔静脉表现　可表现为肝静脉不显影，肝静脉连续性中断，肝静脉开口上方下腔静脉狭窄，部分病例可见条状等密度隔膜，MR 表现为低信号，梗阻段以下的肝静脉或下腔静脉扩张。血管内的血栓表现为等 / 稍高密度，T1WI 呈等或稍高信号，T2WI 呈稍高信号，增强扫描一般无强化。肿瘤侵犯或压迫所致病例表现为肝静脉或下腔静脉明显受压、狭窄或中断、静脉内瘤栓形成。

3. 侧支循环　主要有两种方式：一种是阻塞的肝静脉与未阻塞的肝静脉交通，一种是通过肝脏包膜下侧枝与体循环相通，通过膈下静脉、肾静脉 - 半奇静脉、腰升静脉 - 奇静脉、副肝静脉、腹壁浅静脉等回流。

4. 其他表现　腹腔积液、脾增大、胆囊增大，并发肝硬化再生结节或肝癌。

【鉴别诊断】★★△△

1. 肝炎后肝硬化　有肝炎病史，肝脏体积缩小，腹水出现较晚但容易控制，无侧腹壁及背部静脉曲张。肝静脉和下腔静脉显示通畅，肝内静脉无交通，侧支循环以门 - 体循环通路为主。肝内侧支与肝外侧支静脉的出现是 BCS 与肝硬化鉴别的主要影像学征象之一。

2. 肝小静脉闭塞　肝功能损害严重。肝大，尾叶肿大不明显。肝脏密度减低，呈斑片状强化。肝小静脉强化差，纤细，闭塞，肝静脉主干和下腔静脉未见明显狭窄或闭塞，但血液回流缓慢。

【治疗转归】★△

其治疗和转归与 BCS 分型有关。血栓引起的 BCS 可以通过抗凝或溶栓治疗。介入治疗是目前 BCS 的主要治疗方法，通过肝静脉，下腔静脉扩张成形术，门体分流术等缓解肝静脉的梗阻，改善或恢复血管通畅。术后再狭窄或闭塞会影响远期疗效。对于膜型或短段型下腔静脉梗阻，长段型下腔静脉和肝静脉梗阻可行外科手术治疗。对于一般治疗方法无效的可以采用肝移植。

（胡道予　严福华　胡学梅　孙　琨　李若坤）

第 2 节　门静脉海绵样变

【概况】★★△△

门静脉海绵样变性（cavernous transformation of the portal vein，CTPV）是指由于各种原因导致门静脉主干和分支完全或部分闭塞，在继发肝外门静脉高压或肝脏缺血的情况下，在门脉走行区域及周围形成大量门 - 门侧支侧枝血管网，因侧支血管在大体解剖标本切面上呈海绵状血管瘤样改变而得名。

【相关临床】★△

原发性 CTPV 主要发生于幼儿和儿童，成人少见。早期可无症状，典型临床表现主要表现为反复的上消化道出血、脾大、脾功能亢进。继发性 CTPV 成人多见，多继发于肝硬化、胰腺炎、门静脉瘤栓或血栓形成等，临床表现主要为原发病的临床表现，还可见消化道出血、脾大等。偶尔海绵样变侧支血管可压迫胆总管，引起阻塞性黄疸。

【病因病理】★△

CTPV 的形成按病因可分为原发性和继发性。原发性 CTPV 较少，多见于儿童，其主要病因为门静脉发育不全或生长在门静脉部位的海绵状血管瘤。继发性 CTPV 多见，在儿童其病因主要为新生儿脐部感染引起的脐静脉炎累及门静脉系统，或经脐静脉插管换血治疗及其他原因引起的门静脉损伤所致，在成人主要继发于胰腺癌、胰腺炎、肝硬化、肝移植和脾切除、门静脉瘤栓或血栓形成等引起的门静脉栓塞。

【影像学检查方法】★★★△△

1. X 线腹部正位片无特异性，部分病例可见脾肿大。

2. MSCT 检查由于操作简便、无创，作为 CTPV 的主要影像学检查手段之一。MSCT 动态增强扫描结合多种后处理及重建技术，例如 MPR、VR 等，可以很好地显示门静脉的梗阻部位、程度、以及周围侧枝，对 CTPV 诊断的敏感性和特异性高。MSCT 动态增强除了可以直观地观察门静脉及侧枝情况（膈下、食管、胃底、胆囊窝、肠系膜上（下）静脉、胰周、脾门、肾门、腔静脉后及附壁静脉曲张等），还可以显示肝脏的灌注情况。

3. MR可以多方位、多序列成像，平扫即可显示CTPV门脉梗阻情况和周围侧枝情况。非对比增强MRA对CTPV的价值有限，可以显示门脉的狭窄或闭塞，但是对其有放大作用，且存在伪影的干扰。对比增强MRA可以更直观地评价门脉梗阻情况、侧枝形成以及肝实质灌注情况，MR动态增强扫描与MSCT动态增强扫描诊断价值一致，甚至于优于MSCT动态增强扫描。但是MR扫描时间长，需要患者良好的配合，部分患者体内有金属异物等，使其应用受到限制。

4. DSA是诊断CTPV的金标准，不仅能够准确反映有无CTPV，还可以显示侧枝来源和血流方向，但为有创检查，且价格昂贵，不作为首选。

【影像学表现】★★★△△△

1. **原发性CTPV** 表现为门静脉变细或显示不清。门静脉、胆囊周围可见多发纡曲小血管影。CT平扫门静脉主干和（或）其分支显示欠佳，沿门静脉主干及其分支走行方向可见纡曲成簇扩张小血管影，表现为等密度蚓状、结节状、逗号状影，严重者可形成软组织肿块。在MR平扫表现为多发蚓状、结节状流空，在T1WI和T2WI均表现为低信号。CT及MR动态增强扫描，动脉期表现同平扫。另动脉期肝实质可见异常灌注，表现为肝周片状异常强化区，而肝门处密度较低。门静脉供血减少时，肝边缘实质可通过调节肝动脉的供血而增加，而肝门周围肝实质通过门静脉海绵样变获得较足够的血供。门静脉期可见纡曲扩张小血管呈明显强化，其强化模式与门静脉强化模式相符。还伴有不同程度的门脉高压及侧支循环的建立。

2. **继发性CTPV** 表现多样化，门静脉血栓/瘤栓引起的CTPV表现为门静脉增宽，门静脉内可见栓子。慢性血栓在CT平扫为等密度或稍高密度，T1WI呈等或稍高信号，T2WI呈稍高信号，增强扫描一般无强化，少数可轻度强化；瘤栓的密度/信号特点一般与原发灶类似，CT平扫为稍低密度，T1WI呈稍低信号，T2WI呈稍高信号，增强扫描呈轻-中度强化。周围肿瘤侵犯多表现为门脉狭窄，管壁不光整。

3. **侧支循环** CTPV的侧支循环主要包括两种，门-门侧支循环（向肝性）和门-体侧支循环（离肝性）。门-门侧枝血管主要包括胆管周围静脉丛、胆囊静脉丛、部分再通的门静脉血管，这部分侧枝主要位于肝门区及胆囊周围。当门静脉梗阻范围较大，或者门-门侧支循环不能代偿时，门-体侧枝会开放。门-体侧枝包括胃左静脉、胃底静脉丛、胰十二指肠后上静脉、胃短静脉、胃后静脉、脾-肾静脉、腹膜后静脉、脐静脉和腹壁静脉等。

4. **肝实质的改变** 肝左外叶萎缩、尾叶增大是CTPV特征性表现。可见肝实质灌注异常，表现为动脉期肝外周带强化而门脉周围区域强化不明显，门脉期以后肝实质强化基本一致。

5. **其他** 胆囊、胆管壁增厚和不规则狭窄、脾大、腹腔积液等。继发性CTPV者可见到原发病的表现。

【鉴别诊断】★★△△

1. **肝癌或胆管细胞癌** 平扫门静脉海绵样变可于肝门或胰头区显示一巨大软组织肿块，难以与肝门部占位性病变鉴别，但可通过增强扫描证实该软组织肿块为纡曲海绵状血管团，且强化模式与门静脉强化模式相符。

2. **肝硬化** 原发性CTPV与肝硬化临床表现类似，但是CTPV影像学表现典型，易鉴别。

3. **肝脏遗传性出血性毛细血管扩张症** 肝脏弥漫分布的大小不等点状、结节状明显强化灶，肝动脉分支明显增粗、纡曲，门静脉分支周围可见纡曲小血管影，但是门静脉主干和分支通畅。

【治疗转归】★△

主要是针对门脉高压以及继发的食管胃底静脉曲张引起的消化道出血治疗，以外科手术为主，内科治疗为辅。可用硬化剂治疗，但是不良反应较多，主要由硬化剂外漏和栓塞其他血管引起。脾切除术及胃周围血管断流术止血效果好，但是门静脉高压未缓解，新的侧枝可形成，再出血难以避免。门体静脉分流术可明显缓解门静脉压力，再出血率低，但是会引起肝性脑病的发生，主要见于成人。目前大多数采用断流加分流术，远期预后较好。

（严福华　胡道予　孙　琨　胡学梅　李若坤）

第3节　肠系膜上静脉血栓形成

【概况】★★△△

肠系膜上静脉血栓形成（superior mesenteric venous thrombosis, SMVT）是指由于各种原因导致血液在肠系膜上静脉腔内不正常凝结，形成栓子、阻塞血管、血液回流受阻，是一种临床上少见的内脏淤血性疾病。占肠道缺血性疾病的 5%～15%。

【病因病理】★△

该病的病因较多，SMVT 根据病因可以分为原发性和继发性两种类型。原发性 SMVT 是指无明显诱因或目前尚未发现致病因素的特发性的 SMVT。继发性 SMVT 是指腹部手术、炎症、外伤、凝血过快、门脉高压等因素造成的肠系膜上静脉血栓形成。临床上，以继发性 SMVT 多见。血液滞缓、静脉壁内膜损伤和血液成分变化是静脉血栓形成的三大主要病因。

【相关临床】★△

SMVT 缺乏特征性的临床表现，根据临床症状出现与血栓形成的时间关系分为急性和慢性。<4 周的血栓为急性静脉血栓。超过 4 周者没有肠坏死或偶然发现者为慢性。急性 SMVT 多以急性腹痛起病，可有恶心、呕吐、肛门停止排气排便、血便等。与体检不相符的腹痛最常见。腹部体征可以反映肠缺血的程度：早期可以表现为轻微的腹部体征和强烈的腹痛症状明显不符，当出现腹膜刺激征多提示有肠坏死。慢性多无症状，也可表现为轻微的餐后腹痛或者腹胀，一般餐后 4 h 可缓解。临床表现缺乏特异性，早期诊断困难，绝大多数病例靠腹部探查才得以明确诊断，误诊率和病死率很高。

【影像学检查方法】★★★△△

1. X 线腹部正位片无特异性，部分病例可以出现腹部胀气、肠管积气积液等肠梗阻征象，当出现肠坏死穿孔时部分病例可见膈下游离气体。

2. 彩色多普勒超声是一种简便且有效的方法。其诊断 SMVT 的敏感性约 80%。

3. 增强 MSCT 结合多种图像后处理技术不仅可以显示肠系膜上静脉管腔内有无栓子形成、栓子的范围以及有无侧支循环等情况，还可以显示小肠有无梗阻、有无缺血坏死等，目前已经作为 SMVT 的主要影像学检查手段之一，其诊断 SMVT 敏感性达到 95% 及以上。

4. MR 平扫及对比增强 MRA 可显示肠系膜上静脉主干及较大分支有无栓子形成、肠系膜的水肿以及肠壁的缺血水肿情况。MR 功能成像 DWI 序列对于肠壁缺血情况的早期评估有很大帮助。由于伪影的干扰，非对比增强 MRA 对 SMVT 的诊断价值有限。对比增强 MRA 可以更直观地评价门脉梗阻情况、侧枝形成以及肠壁的缺血情况，与 MSCT 动态增强扫描结合多种重建技术诊断价值一致，甚至优于 MSCT 动态增强扫描。但是 MR 扫描时间长，需要患者良好的配合，使其应用受到限制。

4. DSA 是诊断 SMVT 最有效的方法，不仅可以显示肠系膜上静脉系统的血栓、受累器官的血液供应以及侧枝，还可同时进行治疗。但是 DSA 为有创检查，且价格昂贵，不作为首选。

【影像学表现】★★★△△△

1. 肠系膜上静脉栓子的表现 在 CT 平扫表现为肠系膜上静脉主干增宽，部分边缘模糊呈晕征。在 SMVT 早期，静脉内的血栓表现为高密度，CT 值约 50～70 HU，高于正常血管，增强扫描显示管腔内完全或不全性充盈缺损，代表血栓形成部位，是其明确诊断的最可靠征象。在 T1WI 表现为低、等或稍高信号，T2WI 为高信号。随着时间的延长，血栓表现为等或稍低密度，在 T1WI 为混杂信号，T2WI 为低信号，提示血栓机化。增强扫描，表现为肠系膜上静脉的充盈缺损，偏心性狭窄或环形强化。

2. 肠壁缺血的表现 肠系膜血栓形成后堵塞血管，引起静脉回流受阻，可形成门体静脉侧支循环，肠系膜及肠壁充血水肿，严重者可出现肠梗阻、肠缺血坏死、穿孔。肠系膜水肿表现为肠系膜模糊、脂肪密度增高，部分可见系膜间积液，呈“缆绳征”，静脉分支密度增高、边缘模糊。肠壁缺血表现为肠壁增厚水肿，以黏膜下水肿明显，典型者出现“面包圈征”；MR 平扫表现为长 T1 长 T2 信号，DWI 为高信号；增强扫描肠壁呈环状强化，门脉分支显影延迟。部分肠壁表现为肠壁斑片状密度增高。当出现肠腔积气积液、大小不等液平，提示肠梗阻。当出现腹腔内游离气体、肠壁囊样积气征象时，提示肠壁坏死。

【鉴别诊断】★★△△

1. 肠系膜上动脉血栓形成 起病急骤，有症状与体征不相符的剧烈腹痛，并发房颤等器质性心脏病、胃排空异常亢进等，尤其老年患者有动脉粥样硬化，应高度怀疑肠系膜上动脉栓塞。CTA 或 MRA 可以鉴别，可以发现肠系膜上动脉腔内的栓子，而肠系膜上静脉通畅。

2. 肠系膜上静脉瘤栓形成或肿瘤侵犯 除了胃肠道临床表现外，还出现原发病灶的临床表现。主要见于肝细胞肝癌患者，大多数伴有肝炎后肝硬化病史，同时合并有肝脏内肿瘤表现。肠系膜上静脉瘤栓多来源于肝脏肿瘤门脉瘤栓的蔓延，可出现肝区疼痛等症状。瘤栓的信号或密度特点与原发肿瘤基本一致。肠系膜上静脉肿瘤侵犯多为胰腺肿瘤的侵犯，表现为肠系膜上静脉被肿瘤包绕或部分包绕，管腔变窄。

3. 肠梗阻 临床表现与SMVT相似，也可见肠壁的增厚水肿、肠系膜水肿，但是肠系膜上静脉通畅，腔内未见栓子形成。

【治疗转归】★△

对于症状轻微或无症状者，一般采用内科治疗，抗凝溶栓治疗可以取得良好的效果。对于无肠坏死穿孔及腹膜炎的急性和亚急性患者，可以采用介入技术进行溶栓和取栓，一般预后良好。当发生肠坏死或者是保守治疗无效时，采用外科手术治疗，可以彻底切除坏死肠管及受累的肠系膜。

（严福华　胡道予　孙　琨　胡学梅　李若坤）

参考文献

[1] Yousaf A, Ahmed M, Aurngzeb M. Acute appendicitis complicating into Portal and Superior mesenteric vein thrombosis. J Coll Physicians Surg Pak, 2016, 26(6):S10-12.

[2] Acosta S, Alhadada A, Ekberg O. Findings in multi-detector row CT with portal phase enhancement in patients with mesenteric venous thrombosis. Emerg Radiol, 2009, 16(6): 477-482.

[3] Grisham A, Lohr J, Guenther JM, et al. Deciphering mesenteric venous thrombosis: imaging and treatment. Vasc Endovascular Surg, 2005, 39(6): 473-479.

[4] Hedayati N, Riha GM, Kougias P, et al. Prognostic factors and treatment outcome in mesenteric vein thrombosis. Vasc Endovascular Surg, 2008, 42(3): 217-224.

[5] Kumar S, Kamath PS. Acute superior mesenteric venous thrombosis:one disease or two?Am J Gastroenterol, 2003, 98(6): 1299-1304.

[6] De Gaetano AM, Lafortune M, Patriquin H , et al. Cavernous transformation of the portal vein: patterns of intrahepatic and splanchnic collateral circulation detected with Doppler sonography. AJR Am J Roentgenol, 1995, 165(5): 1151-1155.

[7] Gallego C, Velasco M, Marcuello P, et al. Congenital and acquired anomalies of the portal venous system. Radiographics, 2002, 22(1): 141-159.

[8] Lupescu 1, Masala N, Capsa R, et al. CT and MRI of acquired portal venous system anomalies. J Gastrointestin Liver Dis, 2006, 15(4): 393-398.

[9] Kuy S, Dua A, Rieland J, et al. Cavernous transformation of the portal vein. J Vasc Surg, 2016, 63(2): 529.

[10] Liu Y, Hou B, Chen R, et al. Biliary collateral veins and associated biliary abnormalities of portal hypertensive biliopathy in patients with cavernous transformation of portal vein. Clin Imaging, 2015, 39(5): 841-844.

[11] Dacha S, Devidi M, Osmundson E. Budd-chaiaris syndrome in a patient with ulcerative colitis and no inherited coagulopathy. World J hepatol, 2011, 3(6): 164-169.

[12] Lupescu IG, Dobromir C, Popa GA, et al. Spiral computed tomography and magnetic resonance angiography evaluation in Budd-Chiari syndrome. J Gastrointestin Liver Dis, 2008, 17(2): 223-226.

[13] Brancatelli G, Federle MP, Grazioli L, et al. Large regenerative nodules in Budd-Chiari syndrome and other vascular disorders of the liver: CT and MR imaging findings with clinicopathologic correlation. AJR Am J Roentgenol, 2002, 178(4): 877-883.

[14] Rha SE, Lee MG, Lee YS, et al. Nodular regenerative hyperplasia of the liver in Budd-Chiari syndrome: CT and MR features. Abdom Imaging, 2000, 25(3): 255-258.

[15] Noone TC, Semelka PC, Siegelman ES, et al. Budd-Chiari Syndrome:spectrum of apperances of acute, subacute, and chronic diasease with magnetic resonance imaging. J Magn Reson Imaging, 2000, 11(1): 44-50.

[16] Lu L, Xu K, Han C, et al. Comparison of 3．0T MRI with 3D LAVA sequence and digital subtraction angiography for the assessment of accessory hepatic veins in Budd-Chiari syndrome. J Magn Reson Imaging, 2017, 45(2): 401-409.

[17] Cheng D, Xu H, Hua R, et al. Comparative study of MRI manifestations of acute and chronic Budd-Chiari syndrome. Abdom

Imaging, 2015, 40(1): 76-84.

[18] Brancatelli G, Vilgrain V, Federle MP, et al. Budd-Chiari syndrome: spectrum of imaging findings. AJR Am J Roentgenol, 2007, 188(2):W168-176.

[19] Zhang LJ1, Yang GF, Jiang B, et al. Cavernous transformation of portal vein: 16-slice CT portography and correlation with surgical procedure of orthotopic liver transplantation. Abdom Imaging, 2008, 33(5): 529-535.

[20] Wang L, Li ZS, Lu JP, et al. Cavernous transformation of the portal vein: three-dimensional dynamic contrast-enhanced MRangiography. Abdom Imaging, 2008, 33(4): 463-468.

[21] Mazzei MA, Mazzei FG, Marrelli D, et al. Computed tomographic evaluation of mesentery: diagnostic value in acute mesenteric ischemia. J Comput Assist Tomogr, 2012, 36(1): 1-7.

[22] Kreft B, Strunk H, Flacke S, et al. Detection of thrombosis in the portal venous system: comparison of contrast-enhanced MRangiography with intraarterial digital subtraction angiography. Radiology. 2000, 216(1): 86-92.

第61章 食管疾病

第1节 概 论

【食管的解剖】★★△△

1. 食管是连接下咽部和胃之间的肌性管道，成人从门齿到食管入口约15 cm，食管长度约25～28 cm。食管入口位于第6颈椎水平，在气管后面向下进入后纵隔，在相当于第10～11胸椎水平穿过膈肌的食管裂孔与胃贲门相连。

2. 食管分为颈、胸、腹三段，颈段指食管入口至胸骨切迹平面的食管。胸段指胸骨切迹水平至膈肌水平的食管。胸段食管又以主动脉弓上缘和肺下静脉下缘水平为界分为上、中、下段。腹段指膈肌以下的食管部分。

3. 食管有三个生理性狭窄。第一个狭窄位于食管入口处，第二个狭窄位于左主支气管横跨食管处，第三个狭窄位于膈肌食管裂孔处。食管的三个生理狭窄是异物滞留的好发部位。

4. 食管壁分为黏膜层、黏膜下层、肌层和外膜四层。

【常用的影像学检查方法】★★★△△

1. 胸部正侧位片应用价值有限。可用来确定较大高密度食管异物的位置。当出现明显梗阻时，可见到纵隔内液平。

2. 食管吞钡口服钡剂后，采用透视和点片相结合，可以观察食管的轮廓、黏膜、蠕动情况。如果怀疑有食管瘘，一般用碘水代替钡剂。

3. CT检查一般不需要做胃肠道准备。平扫和增强CT检查，现一般应用MSCT薄层扫描，并结合三维重建技术，不但可以观察到食管壁本身的改变，还可以观察到食管外结构的异常，对肿瘤性病变的早期诊断和临床分期具有重大价值。

4. MR检查MR可以多参数，多方位成像，且软组织分辨率高，可以很好地显示食管壁本身以及周围结构的异常，DWI能提高肿瘤的检出，更好的显示肿瘤性病变的范围，有助于肿瘤的临床分期。

5. DSA主要是用于血管性病变的诊断和治疗。可用于诊断动脉瘤、动脉畸形，寻找富血管的肿瘤，采用超选择插管技术栓塞或局部注入缩血管药物对出血性疾病进行治疗。

【正常食管影像学表现】★★★△△

1. 食管吞钡表现 正常食管呈轮廓光整的管状影，走行自然。食管充盈时宽度约2～3 cm，边缘光滑整齐。黏膜相是为数条纵行排列的纤细条状透亮影，下段与胃小弯黏膜相延续。

在透视下，食管蠕动波为不断向下推进的环形收缩波。食管的第一蠕动波由下咽动作激发，使食物下行；第二蠕动波由食管壁受食物压力引起，从主动脉弓向下推行；第三蠕动波为食管环状肌的不规则收缩，呈食管下段波浪状和锯齿状改变，多见于老年人和贲门失弛缓症患者。深吸气时，食管裂孔收缩，使钡剂停留在膈上方，形成膈上长度约4～5 cm的一过性食管扩张，即膈壶腹，呼气时可消失，为正常表现。

2. CT表现 充盈状态时，食管在CT平扫轴位图像上呈等密度的环状软组织密度影，厚度约3 mm。萎陷状态时，食管表现为宽度约11～28 mm圆形软组织密度影，外膜光整，周围脂肪间隙清晰。增强扫描，食管呈轻-中度强化。

3. MR表现 食管的信号强度与胸壁肌肉类似，呈等T1等T2信号。

【基本病变】★★★△△△

1. 轮廓的改变

（1）隆起指消化道管壁向腔内的局限性凸起，使管腔内不能被钡剂填充，形成消化道轮廓局限性内凹的表现，称为充盈缺损。

（2）凹陷指消化道管壁的局限性缺损，当达到一定深度时，可以被钡剂填充，在切线位时形成突出于轮廓外的钡斑影像，在正面投照时则表现为类圆形或不规则形钡斑影像，称为龛影。

（3）憩室是由于消化道肌壁薄弱或内压增高而使局部管壁突出，被钡剂填充，形成突出于轮廓外的囊袋状影像，其内可见黏膜，亦可见收缩。

（4）管壁增厚和管壁僵硬管壁增厚指消化道管壁超过正常的厚度。管壁僵硬指消化道管壁失去正常的柔软度，形态固定，即使压迫相中也无形态改变，多见于肿瘤。

2. 管腔改变

（1）管腔狭窄指消化道管腔超过正常限度的持续性的缩小。炎性狭窄一般范围较广，与正常消化道移行，有时呈节段性，边缘光整；癌性狭窄一般范围较局限，与正常消化道分界较清，边缘不规则，管壁僵硬，蠕动消失。

（2）管腔扩张指消化道管腔超过正常限度的持续性增大。位于梗阻的近端，伴有积气积液。

3. 黏膜的改变

（1）黏膜破坏多由恶性肿瘤引起。表现为正常黏膜连续性中断，皱襞消失，代之以杂乱无章的钡剂影像。

黏膜皱襞平坦多由黏膜及黏膜下层的水肿或肿瘤侵犯引起，表现为条纹状的黏膜皱襞变得平坦且不明显，甚至消失。水肿者多与正常黏膜皱襞无明显界限，为移行；恶性肿瘤浸润着多与正常黏膜皱襞有明显的界限，且管壁僵硬，蠕动消失。

（2）黏膜纠集由瘢痕挛缩所致，表现为黏膜皱襞由四周向病灶边缘集中，呈放射状或车辐状表现。炎性病变的黏膜纠集可以到达病变的周围，而恶性肿瘤纠集的黏膜可被破坏出现中断。

（3）黏膜皱襞纡曲增宽多见于慢性炎症和静脉曲张，表现为黏膜皱襞的透明条纹状影增宽、纡曲、紊乱。

4. 位置改变 邻近部位的肿瘤压迫，可以造成消化道的位置移动，出现弧形压迹。

5. 张力和蠕动改变 迷走神经麻痹和交感神经兴奋可使消化道张力降低，管腔扩张；迷走神经兴奋、局部刺激可引起消化道张力增高，痉挛，表现为管腔变窄，但是暂时性的，形态可变，解痉剂可缓解。蠕动增强表现为蠕动增多、加深、加快，蠕动减弱则表现为蠕动减少，变浅，变慢。逆蠕动多见于梗阻的上方，表现为方向与正常蠕动相反。

（胡学梅　胡道予）

第2节　食管静脉曲张

【概况】★★△△

1. 食管静脉曲张是由各种原因（肝硬化、肝静脉阻塞等）导致门脉高压，门脉血流回流受阻，而形成门体侧支循环，最常见的侧支循环由胃冠状静脉通向食管黏膜下静脉和食管周围静脉丛，然后经由奇静脉引流至下腔静脉。

2. 病理表现为食管黏膜下层的静脉丛纡曲、扩张，部分呈瘤样改变。

【临床表现】★△

1. 轻度食管静脉曲张一般无明显临床症状，主要为原发病的症状，食欲减退、肝区不适，黄疸等。

2. 中重度食管静脉曲张可发生破裂出血，表现为突发的呕血，为鲜红色，可呈喷射状，严重者出现休克。

【影像学检查方法】★★★△△

1. 胸部正侧位片 价值有限，一般无异常发现。

2. 食管吞钡 一般作为首选检查。食管静脉曲张破裂出血时禁止该检查。可以明确有无静脉曲张，以及静脉曲张的呈程度。

3. CT检查 当静脉曲张明显时，平扫可有阳性发现。CT增强扫描可以清晰地显示静脉曲张的程度及范围，还可以显示食管周围的侧枝。CT重建技术可以更好地显示胃冠状静脉、食管黏膜下及食管周围静脉丛以及奇静脉的纡曲扩张。

4. MR检查 价值与CT类似。

5. 血管造影 可以了解有无静脉曲张及其程度，但为有创检查，不作为首选。此检查的目的主要是通过栓塞或注射药物对食管静脉曲张破裂出血进行治疗。

【影像学表现】★★★△△△

1. 食管吞钡早期病变仅累及食管下段，表现为食管黏膜皱襞稍增粗、纡曲，管壁边缘稍欠光整，可见小凹陷或呈小锯齿样改变，管壁柔软、舒缩自如。中期病变累及食管中下段，表现为食管黏膜皱襞明显增粗纡曲，可见串珠状或蚓状充盈缺损，管壁边缘凹凸不平呈锯齿状，管壁柔软。晚期病变可累及食管上段，表现为食管黏膜皱襞明显增粗纡曲，呈串珠状、蚓状、结节状充盈缺损，管壁凹凸不平，食管壁仍柔软、舒缩自如，但蠕动减弱，排空延迟。

2. CT检查中晚期食管静脉曲张，CT平扫可见食管内壁小结节状软组织密度影，部分病例可见食管周围可见结节状、蚓状软组织密度影。增强扫描动脉期未见强化，门脉期或延迟期与腔静脉一致呈明显强化。

3. MR检查中晚期食管曲张，由于血流缓慢，平扫表现为食管内壁向腔内凸出或食管周围的结节状、蚓状等/长T2信号，梯度回波为高信号，部分可见流空效应，表现为低信号。增强扫描与CT类似.

4. DSA门静脉主干显影延迟、增粗，胃冠状静脉增粗、纡曲扩张，食管下段周围可见纡曲扩张的血管网，奇静脉增粗，对比剂排空延迟。如有出血，可见对比剂外漏，呈团片状聚集，弥散慢。

【鉴别诊断】★★△△

1. 反流性食管炎X线表现为黏膜稍纡曲，管腔轻度狭窄，管壁柔软，蠕动尚正常。早期食管静脉曲张多无管腔狭窄，食管蠕动正常。

2. 食管癌多有黏膜破坏，充盈缺损边缘多不光整，管壁僵硬，蠕动消失，管腔狭窄，狭窄以上食管扩张。

【治疗转归】★△

对于出血风险较低的轻、中度食管静脉曲张患者，主要采用非选择性β受体阻滞治疗预防出血，对于出血风险较高的中、重度静脉曲张可采用非选择性β受体阻滞及内镜下曲张静脉套扎术预防出血。对于急性食管静脉曲张破裂出血，除了稳定生命体征，预防感染，用药物收缩内脏血管、降低门脉血流，降低门静脉压力等药物治疗外，还可以应用内镜下注入硬化剂，内镜下血管套扎术，三腔二囊管压迫止血。对上述治疗失败的患者，可应用经颈静脉肝内门体静脉内支架分流术等介入治疗以及外科手术治疗。

（胡学梅　胡道予）

第3节　食管异物

【概述】★★△△

1. 食管异物是指因饮食不慎，误吞异物，异物嵌顿或停留于食管内。食管异物是临床常见的急症，可以发生于任何年龄，老人多见，幼儿次之。异物多嵌顿于食管生理狭窄处，以第一狭窄（食管入口处）多见，其次为第二狭窄。

2. 异物可以分为透X线异物和不透X线异物。异物种类以动物的骨头多见，例如鱼刺、鸡鸭骨头、猪骨等。

【临床表现】★△

1. 一般有明确的误吞异物史。食管异物的临床表现与异物的种类、形状、大小有关。少数患者异物较小而症状不明显。刺状异物主要表现为刺痛感，疼痛位置明显，刺破食管可有出血。较大的异物主要表现为异物梗阻感，吞咽困难。

2. 异物如果没有及时取出，或刺破了食管壁，可引起并发症，可发生食管周围炎，形成食管周围脓肿或咽后脓肿，严重者可有食管瘘，出现肺部感染症状。如果异物刺破动脉壁，或食管周围炎累及动脉，可以发生大出血。

【影像学检查方法】★★★△△

1. **胸部正侧位片**　作为较大的不透X线金属异物的首选检查，可以清晰地显示异物的位置和大小。

2. **食管吞钡（或钡棉）**　对透X线异物，可用少量钡剂造影，以便显示异物。对较小的异物，还可以口服钡棉，看有否钩挂显现，判断有无异物，还可将异物挂带而下，有治疗作用，但此方法应慎重。如果怀疑有食管瘘，应用碘水造影。

3. **CT检查**　MSCT平扫及三维重建即可以很好地显示异物的位置、大小，有无刺破食管壁，与邻近的大血管的位置关系，还可以显示食管周围脓肿的范围，肺部感染。CT对于细小食管异物的诊断更有价值。

4. **MR检查**　较少应用。主要用于明确有无食管壁的损伤，以及损伤的程度和食管周围情况。

【影像学表现】★★★△△△

1. 胸部正侧位片不透X线金属异物表现为食管走行区域特殊形态的高密度影，边界清楚。透X线异物及细小的不透X线异物一般无阳性发现。

2. 食管吞钡口服钡剂（钡棉），食管内的圆钝状异物表现为钡剂通过受阻，呈偏侧通过或绕流，可见充盈缺损；刺状异物可见钡剂分流及钡棉悬挂现象。如有食管瘘，可见对比剂自瘘口溢出食管腔进入纵隔内。如果异物细小，紧贴食管壁或刺入食管壁，钡剂检查可呈阴性。

3. CT检查在CT平扫上，不透X线异物表现为形状各异的高密度影，边界清楚，透X线异物表现为软组织密度影或低密度影。刺状异物刺入食管壁表现为异物尖端位于食管壁内，但穿透食管壁则位于食管壁外，部分病例食管周围可见积气，食管壁增厚、水肿。如有出血则见片状高密度影。食管周围脓肿则表现为纵隔增宽，食管周围脂肪间隙模糊，见片状低密度影，增强扫描可见环状强化，邻近器官受压。

4. MR检查食管内的异物表现为条状或梭形长/稍长T2信号。食管损伤表现为食管壁增厚，呈稍长T1稍长T2信号，DWI为稍高信号。出血根据出血时间的不同信号各异，亚急性期为短T1长T2信号。食管周围脓肿表现为稍长T1超长/长T2信号，增强扫描脓肿腔内为高信号，壁为等信号，增强扫描成环状强化。

【鉴别诊断】★★△△

1. 透X线异物与食管内肿瘤的鉴别食管异物有明确的异物史，多为偏侧，钡剂造影可见绕流、分流和充盈缺损，但是位置可不固定，管壁柔软。食管内的良性肿瘤也多为偏侧，钡剂造影与异物类似，但无异物史，位置多固定，CT增强可见强化。食管内的恶性肿瘤，钡剂造影表现为充盈缺损不规则，表面不光整，其内可见龛影，黏膜破坏紊乱，管壁僵硬，扩张受限。

2. 食管异物损伤与食管炎及早期食管癌的鉴别食管异物损伤有明确的异物史，且多在食管上段，表现为黏膜不光整，可见大小不等、形态不一的龛影，但是管壁柔软。早期食管癌黏膜不光整，可见黏膜紊乱和小龛影，但是管壁僵硬。

【治疗转归】★△

一旦确诊食管内异物，应及时取出。目前主要应用食管镜直视下取异物术，术后应用抗生素预防感染，禁流食1～2天。术后对于可疑食管穿孔者，应留院观察，一旦确诊需对穿孔进行处理。如出现食管周围脓肿，需引流。对于刺破周围动脉壁的异物，需手术处理。

（胡学梅　胡道予）

第4节　食管憩室

【概述】★★△△

1. 食管憩室食管憩室是由于食管周围炎症的牵引、食管内外压力变化、食管薄弱等原因使食管管壁部分或全层向腔外凸出，形成与食管相连的囊袋状突起。临床上比较少见。

2. 食管憩室按部位可以分为：咽食管憩室，位于下咽缩肌与环咽缩肌之间的左后方，外国多见，男性多见；食管中段憩室，多位于肺门水平食管的左侧，国内多见；膈上憩室，位于食管中下段，50岁以上多见。

【临床表现】★△

憩室较小且无并发症时多无明显临床症状，多在X线检查或食管镜检查时偶然发现。初期症状主要有胸骨后异物感或梗阻感，刺激性咳嗽，随之憩室的增大，可以出现咽下困难。当憩室较大或引流不畅时，可见食物反流，吐出食物残渣。当憩室继续扩大，可以压迫食管引起食管梗阻。当憩室压迫喉返神经或交感神经，可以出现声音嘶哑或霍纳综合征。憩室可以并发憩室炎、出血、穿孔、肿瘤等。

【影像学检查方法】★★★△△

1. **胸部正侧位片**　价值有限，一般无阳性发现。憩室较大且有内容物时，可见纵隔旁的片状影，部分可见液气平面。

2. **食管吞钡检查**　无创检查，是诊断食管憩室的主要影像学检查手段，需行正侧位及左右斜位摄片。细小憩室或钡剂未进入憩室会漏诊。

3. **CT和MR检查**　较少用于食管憩室的诊断。当憩室较小且收缩时，亦漏诊或误诊。憩室较大，有内容物或钙化时易诊断。可应用于憩室并发出血、穿孔或肿瘤的范围评估。

【影像学表现】★★★△△△

1. **胸部正侧位片**　憩室较小时多为阴性。憩室较大且有内容物时，表现为颈部、纵隔旁的团片状稍高密度影，密度不均匀，部分可见液气平面。

2. **食管吞钡检查**

（1）咽食管憩室好发于左侧，采用左斜位易于显示。一般憩室表现为与食管相连的边缘光整半圆形或球形含钡影。

（2）食管中段憩室好发于食管前壁和侧壁，右前斜位易显示。食管中段憩室一般为牵引性憩室，口部较大，底部较小，多表现为漏斗状、圆锥状或帐篷状的膨出，引流通畅，较少有钡剂残留。

（3）当憩室有内容物时，可见为憩室内的充盈缺损。憩室伴发癌变，表现为憩室颈部狭窄，僵硬，部分可见充盈缺损。憩室炎表现为憩室内壁的轻度不规则影，黏膜稍紊乱。憩室穿孔表现为对比剂的外漏。假性憩室表现为多发细小的烧瓶颈状囊袋状突起，常伴有食管狭窄。

3. CT 和 MRI 检查　较大的憩室收缩时表现为食管旁的小结节状软组织密度影，边缘光滑；充盈时，则表现为食管旁类圆形混杂密度影，其内可见气体或液平。憩室钙化表现为弧形线状高密度影。食管憩室伴发肿瘤，早期表现为憩室壁增厚，异常强化；随着肿瘤的生长，可以出现软组织结节，增强异常强化；当累及浆膜面出现周围脂肪间隙模糊，淋巴结增大。憩室穿孔表现为纵隔积气、积液。

【鉴别诊断】★★△△

食管憩室一般表现典型，易诊断和鉴别。超声及 CT 平扫中收缩状态的食管憩室易与纵隔内的肿瘤及淋巴结混淆，食管吞钡或食管镜可以鉴别。有钙化的咽食管憩室，其内无气体时，需与甲状腺病变鉴别，食管吞钡和食管镜可以鉴别。

【治疗转归】★△

憩室较小且无临床症状者，不需特殊处理；当症状轻微时进食清淡易消化饮食；当有反流性食管炎时，可用抑酸、抗生素、体位引流（头部靠地上，髋部于床上）等内科治疗；上述治疗无好转则行外科治疗。

（胡学梅　胡道予）

第 5 节　食管良性肿瘤

【概述】★★△△

1. 食管良性肿瘤在临床上很少见，占食管肿瘤的 1% 左右，发病年龄较食管癌小，生长缓慢，病程长。

2. 食管良性肿瘤中最常见的是平滑肌瘤，起源于食管肌层，占食管良性肿瘤的 50%～60%；其次是息肉，起源于食管黏膜及黏膜下层，占食管良性肿瘤的 25% 左右；然后是食管囊肿，占食管良性肿瘤的 7.9%，分为先天性和后天性，后天性为腺管闭锁形成的潴留囊肿；随后是乳头状瘤、纤维瘤、血管瘤、脂肪瘤等。

3. 根据肿瘤发生的部位，分为腔内型，壁内型和壁外型。腔内型以息肉和乳头状瘤多见，壁内型及壁外型均以平滑肌瘤多见。

【临床表现】★△

当肿瘤较小时多无症状，在检查时偶然发现。当肿瘤逐渐增大，向腔内生长时，可出现阻塞症状，例如异物感、吞咽困难、胸骨后不适；当向腔外生长，可出现胸闷、胸痛等。当肿瘤发生溃疡时可出现疼痛及出血。血管瘤多无症状，部分可出现少量出血，偶有大出血。

【影像学检查方法】★★★△△

1. 胸部正位片　价值有限，较小的肿瘤检查多为阴性，较大的肿块可见纵隔增宽或纵隔旁软组织密度影，定性困难。

2. 食管吞钡　对食管良性肿瘤的诊断有帮助，有助于腔内肿瘤的定位及定性诊断，对肌壁内的肿瘤具有定位价值，有一定的定性价值。

3. CT 和 MR　随着技术的发展，应用逐渐增多。其对小的腔内肿瘤诊断价值有限，对较大的腔内肿瘤，肌壁内肿瘤和壁外肿瘤的诊断意义重大。CT/MR 平扫或增强扫描，不仅可以了解食管壁的层次和厚度，还可以了解肿瘤的大小、数目，还可以了解邻近器官的压迫情况。

4. DSA　主要应用于血管瘤的诊断和治疗。

【影像学表现】★★★△△△

1. 胸部正侧位片　肿瘤较小时多为阴性。当肿瘤较大时，可见纵隔增宽，纵隔旁的软组织密度影。部分腔内生长的肿瘤阻塞食管，出现食管潴留，可见液气平面。

2. 食管吞钡检查　腔内生长型表现为食管内圆形或卵圆形充盈缺损，部分可见蒂与食管壁相连，边缘光整，气钡双重对比像则表现为环状影。偶有溃疡形成。壁内型表现为半圆形或弧形充盈缺损，边缘光滑锐利，可见分流或瀑布征，黏膜皱襞被肿瘤向两侧挤压。壁外型则表现为食管壁的弧形压迹，管腔变窄，其上扩张，食管壁柔软，黏膜光整。

3. CT或MRI检查 平扫表现为食管壁增厚，管腔内气体偏于一侧，向腔内生长的肿瘤可见梗阻水平以上的食管扩张。向腔外生长的肿瘤可见食管旁的软组织结节或肿块。根据肿瘤的类型不同，密度及信号特点各异。平滑肌瘤一般为等密度或稍低密度，密度均匀，少见钙化或坏死，增强扫描轻-中度强化；MR为等信号或稍长T1稍长T2信号。息肉为等信号，增强扫描中度强化。囊肿为低密度，边界清楚，增强扫描无强化或轻度环状强化；MR为长T1长T2信号。血管瘤可见明显强化。

【鉴别诊断】★★△△

1. 食管恶性肿瘤当肿瘤较大或向腔内生长时，二者临床表现类似，均可有吞咽梗阻感，咽下困难等症状，但影像学表现不同，大部分可以鉴别。食管良性肿瘤边缘一般较光滑，邻近食管壁光整，黏膜完整，管壁柔软，蠕动正常。食管恶性肿瘤边缘欠规则，易发生坏死，出现溃疡，表现腔内龛影，管壁僵硬。

2. 纵隔肿瘤向腔外生长的食管良性肿瘤需与纵隔内的肿瘤相鉴别。CT和MR可以帮助鉴别，纵隔肿瘤与食管间的脂肪间隙一般较清晰，而食管肿瘤多与食管相连。

3. 食管憩室向腔外生长的食管良性肿瘤需与收缩状态的憩室鉴别。食管吞钡检查或食管镜检查可以帮助鉴别。

【治疗转归】★△

瘤体较小，无症状的食管良性肿瘤一般定期随访复查。当肿瘤瘤体较大，或出现临床症状，可考虑手术切除。

（胡学梅　胡道予）

第6节 食 管 癌

【概述】★★△△

1. 食管癌是消化道常见的恶性肿瘤之一，占食管肿瘤的90%以上。中老年易患本病，男性高于女性。本病的确切病因尚未清楚，可能与饮食、饮食习惯、遗传因素等有关。

2. 食管癌可发生于食管的任何部位，以中段居多，下段次之，上段最少。

3. 根据组织学类型，食管癌分为鳞状细胞癌、腺癌、未分化癌和癌肉瘤四型。其中，以鳞状细胞癌最多见，约占90%，腺癌次之，其他类型少见。

4. 早期食管癌按照病理形态，分为隐伏型、糜烂型、斑块型和乳头型。其中以斑块型为最常见。

5. 中晚期食管癌根据病理形态，分为髓质型、蕈伞型、溃疡型和缩窄型，其中以髓质型最常见。

（1）髓质型：肿瘤累及食管壁全层并可向腔外扩展，多数累及食管周径的大部或全部，食管壁明显增厚，管腔狭窄。

（2）蕈伞型：主要浸润黏膜下层和浅肌层，肿瘤呈卵圆形肿块影，向腔内生长呈蘑菇样凸起。肿瘤表面多有浅表溃疡，其底部凹凸不平。

（3）溃疡型：肿瘤的黏膜面有深而边缘清楚的溃疡，溃疡大小不一，深达肌层。本型出血及转移较早，梗阻发生较晚。

（4）缩窄型：肿瘤呈环形生长，且多累及食管全周，形成环形狭窄，故出现梗阻较早，而出血及发生转移较晚。

【临床表现】★△

早期食管癌临床症状多不明显，偶有胸骨后不适或咽下痛，轻度哽噎感，多进展缓慢。中晚期食管癌的典型表现为进行性吞咽困难，部分可有吞咽食物后胸骨后或肩胛间疼痛。晚期可压迫或侵犯喉返神经，出现声音嘶哑，压迫或侵犯交感神经出现霍纳综合征。还可以出现贫血、消瘦及恶病质。

【影像学检查方法】★★★△△

1. 胸部正侧位片 不能显示食管癌，当食管明显狭窄梗阻时，可显示梗阻点以上的食管扩张积气积液。

2. 食管吞钡 是食管癌的首选影像学检查方法。可以显示食管的轮廓、黏膜、蠕动，可以发现部分早期食管癌，可以确诊中晚期食管癌。食管吞钡对食管黏膜层的病变显示较好，但对在食管壁内侵犯情况、与周围脏器的关系、有无周围淋巴结转移等不能明确。

3. CT检查 是食管癌常用的影像学检查方法之一。对早期食管癌的检出率不高。其主要诊断价值是显示食管壁的异常增厚及与邻近组织的关系，有助于肿瘤的分期，从而为临床确定治疗方案提供可靠的依据。

4. MR检查 多方位，多序列成像，且软组织分辨率高，可能更好的显示食管癌的侵犯范围和邻近组织情况，有助于食管癌的分期及治疗方式的选择。此外，磁共振功能成像（DWI）有助于食管癌放化疗后疗效的评估。

【影像学表现】★★★△△

1. 食管吞钡

（1）早期食管癌：早期食管癌主要表现为黏膜皱襞增粗纡曲，紊乱，中断，边缘毛糙。局部可见小溃疡，表现为大小不一、数目不等的龛影，直径一般小于5 mm。局部可见小充盈缺损，可多发，边缘多不规整，部分可见小溃疡。管壁僵硬，局限性扩张功能减弱，蠕动减慢，可见局部气体或钡剂滞留。

（2）中晚期食管癌

1）髓质型：食管腔两侧不对称的充盈缺损，边缘不光整，局部食管黏膜皱襞中断、消失，管腔中度-高度狭窄，管壁僵硬，蠕动消失，狭窄以上食管扩张。

2）蕈伞型：食管腔内较低平的充盈缺损，边缘清楚，表面可有浅表溃疡，其底部凹凸不平，管腔为轻-中度偏心狭窄。

3）溃疡型：边缘不规则，底部凹凸不平的较大的腔内龛影，溃疡与食管纵轴平行，周围可见不规则的环堤，管腔狭窄出现晚，肿瘤侧管壁僵硬。

4）缩窄型：环形或对称性的狭窄，边缘清楚而不光整，食管黏膜皱襞中断，管腔明显狭窄，以上食管扩张明显，管壁僵硬，蠕动消失。

3. CT检查 可表现为食管壁增厚，可为对称性增厚，也可为不规则增厚或局部管壁增厚，管腔狭窄，增强扫描为轻-中度强化，多较均匀；也可表现为管腔内的软组织密度影，圆形或卵圆形，多为宽基底，软组织表面可见浅表溃疡或较深大的溃疡，增强扫描较小的病灶强化多较均匀，较大的病灶强化多不均匀。当肿瘤侵犯食管外膜面，食管周围脂肪间隙模糊、消失。淋巴结转移以纵隔、肺门和颈部多见。

4. MRI检查 MR平扫食管癌多为等T1稍长T2信号，增强扫描与CT类似。肿瘤瘤体及转移淋巴结在高b值DWI序列表现为高信号，ADC值下降。

【鉴别诊断】★★△△

1. 反流性食管炎有类似早期食管癌的症状，X线表现为黏膜稍紊乱，管腔轻度狭窄，可见痉挛，但管壁柔软，蠕动尚正常。

2. 食管静脉曲张有肝硬化病史，病变累及范围较广，主要累及食管的中下段，黏膜增粗纡曲，可见蚓状、串珠状充盈缺损，但未见局限性狭窄，管壁柔软，蠕动正常，晚期可见蠕动减弱。

3. 食管良性肿瘤弧形、圆形或卵圆形充盈缺损，边缘光整，黏膜展平或光整，边缘多光滑锐利，食管壁柔软，蠕动正常。

【治疗转归】★△

对于中早期食管癌首选外科手术治疗，肿瘤切除率达90%以上，5年生存率达50%。而对于中晚期食管癌，在手术切除的基础需上联合放疗、化疗及分子靶向治疗。

（胡学梅　胡道予）

第7节　食管其他疾病

一、腐蚀性食管炎

【概述】★★△△

1. 腐蚀性食管炎多因吞服或误服强酸、强碱等化学腐蚀剂而造成食管严重损伤所引起的炎症。

2. 强酸引起食管黏膜的凝固性坏死，除对食管和贲门有腐蚀作用外，对胃和十二指肠的腐蚀作用更大。

3. 强碱吸水性强，与脂肪发生皂化作用，溶解蛋白质，引起食管黏膜的水肿、坏死，胃酸对碱性物质有中和，因此强碱对胃和十二指肠的腐蚀作用相对较轻。

4. 由于强酸、强碱在食管中下段流动速度较食管上段缓慢，因此食管损伤多发生于食管中下段。

【临床表现】★△

早期多表现为呕吐、吞咽痛、吞咽困难、胸骨后或剑突下疼痛。进而进展为吞咽困难并渐进性加重。晚期以梗阻症状为主。

【影像学检查方法】★★★△△

目前应用于腐蚀性食管炎的主要影像学方法是

食管钡剂或碘水造影。食管钡剂造影应在急性炎症消退后进行。如果怀疑有食管穿孔，应用碘水造影。主要用于了解食管受累的范围和程度，以及食管狭窄程度。CT主要用于食管穿孔、纵隔脓肿的评估。

【影像学表现】★★★△△△

1. 食管吞钡检查初期主要表现为食管黏膜紊乱、消失，有单个或多个龛影，食管痉挛。后期主要以食管狭窄为主，管壁僵硬，蠕动消失。轻度狭窄表现为1/3食管轮廓不规则，食管轻度僵硬，管径轻微缩小。中度食管狭窄表现为整个食管逐渐变细，蠕动减弱，排空延迟；或1/3段食管狭窄，以上食管扩张，排空延迟。重度食管狭窄表现为管腔明显变窄，管腔狭窄超过80%，轮廓不规则，或呈鼠尾状。如果出现食管穿孔，表现为对比剂外漏。

2. CT表现主要表现为食管壁明显增厚、厚薄不均，管壁外缘模糊不清，周围脂肪间隙模糊，以上食管不同程度的扩张。食管穿孔表现为食管旁多个气房，或食管周围不规则的混杂密度影，周围脂肪间隙模糊。

【鉴别诊断】★★△△

腐蚀性食管炎需与食管癌、贲门失弛缓症、反流性食管炎鉴别。腐蚀性食管炎有明确的吞食强酸、强碱的病史，食管受累范围较长，累及食管下段甚至是全段。食管癌主要表现为渐进性吞咽困难，累及范围较短。贲门失弛缓症好发于青年女性，主要表现为食管下端呈鸟嘴状狭窄，边缘光整，蠕动正常。而反流性食管炎主要症状为餐后1 h左右胸骨后烧灼感或疼痛，x线见胃食管反流，以食管下段的黏膜增粗、小充盈缺损和小溃疡为主。

二、反流性食管炎

【概述】★★△△

反流性食管炎时胃内容物返流入食管而引起的食管黏膜的炎症、糜烂、溃疡和纤维化等。可以发生于任何年龄，成人发病率随年龄增长而升高。

【临床表现】★△

典型表现为餐后1 h左右发生胸骨后烧灼感或疼痛，半卧位、躯体前屈或剧烈运动可诱发，过热或过酸食管可加重。晚期严重狭窄者可见咽下困难。

【影像学检查方法】★★★△△

食管吞钡检查是应用于反流性食管炎主要的影像学检查方法，检查安全，可以直观的观察有无胃食管反流，食管黏膜的改变及蠕动。早期食管炎检出率低，中晚期反流性食管炎检出率高。

【影像学表现】★★★△△△

1. 可见胃食管反流

2. 部分可见黏膜粗大，黏膜呈不规则颗粒状、锯齿状，部分可见小指压迹状充盈缺损，正面观为圆形或椭圆形，多发。

3. 部分可见溃疡，为纵行不规则小龛影或钡斑，管壁较僵硬，但仍可以扩张。

4. 严重者可见狭窄，表现为黏膜纹消失，食管呈渐进性狭窄，范围广，以上一般无扩张。

【鉴别诊断】★★△△

1. 与食管癌的鉴别诊断食管癌黏膜多有破坏；充盈缺损多不规则；溃疡多大而不规则，位于腔内；狭窄多为节段性。反流性食管炎黏膜粗大多无破坏；炎性息肉为多发，多呈串珠状排列，边缘光滑；溃疡也多发，为纵行小溃疡；管腔狭窄一般为移行性。

2. 与腐蚀性食管炎鉴别腐蚀性食管炎有明确的吞食强酸、强碱的病史，食管受累范围较长，累及食管下段甚至是全段。而反流性食管炎主要症状为餐后1 h左右胸骨后烧灼感或疼痛，以食管下段受累为主。

（胡学梅　胡道予）

参考文献

[1] Goshima S, Kanematsu M, Kondo H, et al.Detection and grading for esophageal varices in patients with chronic liver damage: comparison of gadolinium-enhanced and unenhanced steady-state coherent MR images. Magn Reson Imaging, 2009, 27(9): 1230-1235.

[2] Somsouk M, To'o K, Ali M, et al.Esophageal varices on computed tomography and subsequent variceal hemorrhage.Abdom Imaging, 2014, 39(2): 251-256.

[3] Ba-Ssalamah A, Zacherl J, Noebauer-Huhmann IM, et al.Dedicated multi-

detector CT of the esophagus: spectrum of diseases.Abdom Imaging, 2009, 34(1): 3-18.

[4] Kim EY, Min YG, Bista AB, et al.Usefulness of ultralow-dose (submillisievert) chest ct using iterative reconstruction for initial evaluation of sharp fish bone esophageal foreign body. AJR Am J Roentgenol, 2015, 205(5): 985-990.

[5] Alfieri R1, Pintacuda G, Cagol M, et al.Oesophageal cancer: assessment of tumour response to chemoradiotherapy with tridimensional CT.Radiol Med, 2015, 120(5): 430-439.

[6] Lei J, Tian Y, Zhu SC, et al.Preliminary study of IVIM-DWI and DCE-MRI in early diagnosis of esophageal cancer. Eur Rev Med Pharmacol Sci, 2015, 19(18): 3345-3350.

[7] 姜泊，巩兰波．食管良性肿瘤．中国实用内科杂志，2010，30（8）：687-689.

[8] 王海波．食管憩室的气钡双重造影X线诊断．中国医药科学，2011，1（6）：45-46.

[9] 金征宇．医学影像学．北京：人民卫生出版社，2006：304-376.

第62章 胃 疾 病

第1节 概 论

【胃的解剖】★★△△

1. 胃是消化道最膨大的部位，上接食管，下连十二指肠，大部分位于上腹部的左季肋区。以贲门、胃角切迹及幽门为界，将胃分为胃底、胃体和胃窦三个部分。胃底指位于贲门水平线以上的部分；胃体位贲门与角切迹间；胃窦位于角切迹与幽门间。

2. 胃的形状因人而异，受体型和张力影响较大，可分为角型、钩型、瀑布型和长型胃。角型胃位置高，张力高，呈横位，上宽下窄，胃角钝，呈牛角型，多见于矮胖体型。钩型胃位置与张力中等，胃底和胃体斜向右下或垂直，幽门转向右上方，胃角切迹明显，形似鱼钩，胃下极约位于髂嵴连线水平，多见于正常体型者。瀑布型胃张力高，胃底宽大向后反折，胃体小，食物充满胃底后再溢出进入胃体，也多见于正常体型者。长型胃位置和张力都低，胃呈垂直状，胃上窄下宽似水袋，胃下极在髂嵴连线水平以下，多见于瘦高体型者。

3. 胃壁由黏膜层、黏膜下层、肌层和浆膜四层构成。

【影像学检查方法】★★★△△

1. 腹部立位片主要用于胃肠道穿孔或梗阻的筛查诊断。

2. 上消化道气钡双重造影口服产气粉及钡剂后，采用透视和点片相结合，拍摄充盈相、黏膜相。喝下产气粉后使胃扩张，然后喝下少量钡剂利用翻身使钡剂均匀涂抹，可以获得黏膜相。喝下较多钡剂使胃腔充盈，可以获得充盈相。必要时应用压迫器对胃体和胃窦进行压迫拍摄加压像。可以了解胃的轮廓、黏膜、蠕动情况，还可以了解病变的数目、大小、范围及活动度。

2. CT检查检查前需禁食6～8 h。扫描前嘱患者大量饮水以充盈胃腔。平扫和增强CT检查，采用MSCT薄层扫描并结合三维重建技术，不仅可以观察到胃的黏膜、胃壁的厚度，浆膜面是否光滑，还可以显示病变的数目、大小、范围，血供，周围淋巴结及器官改变，对肿瘤性病变的早期诊断和临床分期具有重大价值。

4. MR检查检查前需禁食6～8 h。扫描前嘱患者大量饮水或甘露醇以充盈胃腔。MR可以多参数，多方位成像，结合多期增强扫描，可以很好地显示胃壁本身结构的改变，胃腔外改变以及邻近器官的改变。DWI能提高肿瘤的检出，更好的显示肿瘤性病变的范围，有助于肿瘤的临床分期。

5. DSA主要是用于血管性病变的诊断和治疗。

【正常胃的影像学表现】★★★△△△

1. 气钡双重造影表现

（1）在充盈相上，胃小弯和胃窦的轮廓光滑整齐，胃大弯略呈锯齿状。胃黏膜皱襞的形态与胃的部位、充盈状态有关。胃底黏膜较大而弯曲，呈网格状。胃体小弯侧黏膜呈与小弯平行的条带状影。胃大弯黏膜皱襞较宽，呈锯齿状。胃窦黏膜为胃体黏膜的延续，收缩时呈纵行，舒张时呈横行。胃体部黏膜的宽度一般小于5 mm。

（2）双重造影还可以显示微皱襞：胃小沟及其勾勒出的胃小区。胃小沟为细线状，宽度小于1 mm，粗细、深浅均匀。胃小区为1～3 mm类圆形小隆起，呈网格状。

（3）胃的蠕动呈环形收缩，自胃体上部开始，有节律的呈波浪状向幽门推进。胃窦没有蠕动波，为整体向心性收缩，使胃窦呈细管状，将钡剂排入十二指肠。胃的排空一般为2～4 h。

2. CT 表现 当胃充盈时，整个胃壁均匀一致，胃壁较薄，厚度一般不超过5 mm。增强扫描，可见胃壁分三层，强化的高密度黏膜层，稍低密度的黏膜下层，强化的肌层和浆膜层。黏膜面和浆膜面均光整，浆膜外脂肪间隙清楚。供血动脉和引流静脉管壁光整。

3. MR 表现胃壁的信号特点与腹壁肌肉类似。

（胡学梅 胡道予）

第2节 贲门失迟缓症

【概述】★★△△

1. 贲门失弛缓症是一种罕见的食管神经肌肉功能障碍疾病，以食管下段括约肌松弛功能不良，正常蠕动消失为特征。

2. 病因不明。可能与食管肌间神经丛的自身免疫反应有关，导致食管括约肌和食管壁肌层 Auerbach 神经丛节细胞减少、退化，使兴奋性胆碱能神经元占优势，出现下食管括约肌兴奋性增高，松弛障碍。

【临床表现】★△

1. 本病好发于青壮年，女多于男。

2. 主要症状是缓慢发展的吞咽困难，胸骨后梗阻感，一般不伴有吞咽痛。病情时轻时重，与情绪有关，情绪激动和精神紧张时加重。与饮食温度有关，热食较冷食易吞咽，饮温水可以缓解梗阻感。随着症状的加重，有呕吐、反胃等症状，夜间出现上述症状易出现误吸，引起吸入性肺炎。晚期由于饮食不畅，可出现体重减轻。

【影像学检查方法】★★★△△

1. 胸部正侧位片 一般不用于本病的诊断，仅可显示严重梗阻所导致的食管扩张积液积气。

2. 食管吞钡 是本病的首选影像学方法，可明确诊断，还可以显示病变的程度。

3. CT 和 MR 检查 一般不用于本病的诊断。检查前需嘱患者适量饮水（MR 或 CT 检查前）或稀释的碘对比剂（CT 检查前）。

【影像学表现】★★★△△△

1. 胸部正侧位片 轻度贲门失弛缓症者多无阳性发现。当梗阻严重时，可见纵隔增宽，可见液气平面。胃底气泡多不明显。

2. 食管吞钡

（1）轻度患者食管下段狭窄不明显，食管无扩张或轻度扩张，钡剂在食管内滞留时间延长，但管壁光滑，蠕动异常，第一收缩波到主动脉弓以下水平后，为非推进收缩所取代。

（2）中重度患者食管下段呈鸟嘴状或漏斗状狭窄，管壁边缘光滑或略不规则，管壁仍柔软。食管扩张明显，可见积液，钡剂稀释呈雪花样分散并缓慢下沉，食管壁涂抹差。食管蠕动消失，可见第三收缩波，呈波浪状或锯齿状。

3. CT 或 MRI 表现 食管上段扩张，食管下段渐进性狭窄，食管腔内容物较多，可见分层现象。食管上段管壁均匀性变薄，下段管壁稍增厚，增厚均匀，内壁光滑，食管周围脂肪结构清晰。CT 三维重建和 MR 水成像可以更好地显示食管的全貌。

【鉴别诊断】★★△△

1. 食管下端浸润性癌二者临床表现类似，都为渐进性吞咽困难，但食管下端浸润性癌主要发生于老年人，钡剂造影可见食管下端狭窄，黏膜不光整，管壁僵硬，CT 可见管壁的不规则增厚。而贲门失弛缓症患者食管下端管壁柔软，黏膜光整，管壁边缘光滑，食管壁厚度均匀。

2. 弥漫性食管痉挛二者临床表现类似易混淆。弥漫性食管痉挛的狭窄多不固定，而贲门失弛缓症患者狭窄段位于食管下端。食管测压和功能检查可以帮助鉴别。

【治疗转归】★△

对于轻症及不能耐受其他治疗措施的可行药物治疗。肉毒杆菌毒素注射治疗安全有限，短期效果好，但大多数患者1年以后复发。球囊扩张治疗是治疗本症的一线治疗方案，可以获得较好的效果，但是对于复发的治疗效果不佳。腔镜下或内镜下贲门肌切开术治疗成功率高，病死率低，但对术者要求高，且费用昂贵。

（胡学梅 胡道予）

第3节 胃底静脉曲张

【概述】★★△△

1. 胃底静脉曲张是门静脉高压的常见的门体侧支循环之一，也可继发于脾静脉阻塞，多数由胃左静脉供血，还可以由胃短和胃后静脉供血。

2. 病理表现为胃黏膜下层的静脉丛纡曲、扩张，部分呈瘤样改变。

【临床表现】★△

与食管静脉曲张的临床表现类似。继发于脾静脉阻塞的胃底静脉曲张，还可以表现为胰腺炎、胰腺肿瘤的症状。

【影像学检查方法】★★★△△

1. **腹部立位片** 价值有限，一般无异常发现。

上消化道气钡双重造影：是重要的影像学检查手段。右下半卧位，能更好地显示胃底。上消化道气钡双重造影可以明确有无静脉曲张，以及静脉曲张的程度。静脉曲张破裂出血时禁止该检查。

2. **CT检查** CT增强扫描在胃底静脉曲张的诊断上有很大的优势，可以清晰地显示静脉曲张的程度及范围，还可以显示门静脉的情况。

3. **MR检查** 价值与CT类似。

4. **血管造影** 此检查的目的主要是通过栓塞或注射药物对食管静脉曲张破裂出血进行治疗。

【影像学表现】★★★△△△

1. **上消化道气钡双重造影** 轻者表现为黏膜皱襞排列尚规则，黏膜峰增宽而黏膜谷纤细，充钡后呈枯树枝表现。较重者可见胃底黏膜皱襞明显增粗，弯曲呈蚓状。随着病情的加重，可见直径约1～2 cm结节状充盈缺损，可局限于贲门开口后方呈葡萄串样，也可以弥漫分布。严重者出现肿块状充盈缺损，直径大于3 cm，可多个也可单个，切线位表现为基地宽大，呈扁平状贴于胃泡内壁，表面光滑。

2. **CT和MRI检查** CT平扫可见胃底内壁多发小结节状和团块状软组织密度影，MR平扫为等/长T2信号，梯度回波为高信号，部分可见流空效应，表现为低信号，增强扫描可见黏膜下纡曲的、结节状的明显强化血管影，部分呈团块状。门静脉主干增宽，胃左静脉直径增宽（>5 mm），部分可见胃短和胃后静脉扩张。

5. **DSA** 门静脉主干显影延迟、增粗，胃冠状静脉增粗、纡曲扩张，胃底可见纡曲扩张的血管网。如有出血，可见对比剂外漏，呈团片状聚集，弥散慢。

【鉴别诊断】★★△△

1. **胃底及贲门肿瘤** 在上消化道钡剂造影上，表现为结节或肿块状的胃底静脉曲张，需与胃底和贲门的息肉、结节性胃癌、胃间质瘤鉴别。胃底静脉曲张有肝炎、肝硬化病史，结节状充盈缺损多为多发，呈扁平状贴于胃泡内壁，表面光滑，胃底黏膜增宽纡曲。胃底息肉可单发也可多发，边缘光滑，一般有蒂，邻近黏膜光整，胃壁柔软。而结节性胃癌形态多不规则，表面不光整，邻近黏膜破坏，胃壁僵硬。

2. **淋巴瘤** 无明显肝硬化病史，多累及两个以上的范围，很少仅局限于胃底，X线也表现为多发结节样充盈缺损，周围黏膜被推移、展平，破坏不明显，表面可见多发大小不等的龛影。但胃底静脉曲张表面无溃疡形成。CT增强扫描也可帮助鉴别。胃淋巴瘤胃壁明显增厚，呈轻-中度强化，而胃底静脉曲张主要表现为黏膜下的结节状明显强化。

3. **肥厚性胃炎** 黏膜紊乱，范围广，很少局限于胃底。

（胡学梅　胡道予）

第4节 胃溃疡

【概述】★★△△

胃溃疡是指胃壁超过黏膜下层的缺损，是常见的消化道疾病，其形成与胃酸和胃蛋白酶的消化作用有关，青壮年多见。

主要病理改变为从胃黏膜开始溃烂形成缺损，可深入黏膜下层、肌层，甚至穿透浆膜层，溃疡底部平坦，为纤维瘢痕组织，口部炎性水肿。好发于胃角小弯附近，多为单发。

【临床表现】★△

主要临床表现为上腹痛，腹痛也可出现在左侧腹部和剑突下，为隐痛、胀痛或烧灼痛。为餐后痛，一般进食后1 h内出现，1～2 h缓解。并发消化道出血时可见黑便、大便隐血实验阳性和体重减轻。还可并发胃穿孔，幽门梗阻和癌变。

【影像学检查方法】★★★△△

1. 腹部立位片 一般不用于胃溃疡的诊断，仅用于穿孔的筛查。

2. 上消化道气钡双重造影 常用的影像学检查手段，可以了解溃疡的位置、大小、数目，还可以了解胃的排空功能，但是小的溃疡易漏诊。对溃疡的定性诊断有一定的帮助。

3. CT检查 CT增强扫描轴位图像结合多平面重建，可以多角度观察胃壁结构，不但可以显示胃溃疡的位置和大小，还可以显示病变浸润的深度、邻近胃壁的情况。

4. MR检查 MR平扫及动态增强扫描价值与CT类似。DWI还可以有助于溃疡良恶性的判断。

【影像学表现】★★★△△△

1. 腹部立位片 当有穿孔时，可见膈下游离气体。

2. 上消化道气钡双重造影

（1）胃溃疡的直接征象：在切线位可见乳头状、锥状或半圆形龛影，凸出于胃的轮廓外，边缘光滑，底部平整；在轴位上，呈圆形或类圆形钡斑。溃疡周围可见宽窄不等的透明带，表现为黏膜线（龛影口部直径约1～2 mm的透明线，边缘光滑整齐）、项圈征（龛影口部宽度约1.5～1 cm的透明带）或狭颈征（龛影口部明显狭窄，见光滑的透明带，形如颈状）。溃疡瘢痕收缩可见黏膜纠集，向溃疡口部聚集，且逐渐变细，可到达溃疡口部，呈放射状或车辐状改变。

（2）胃溃疡的间接征象：可出现痉挛切迹：小弯侧的龛影，于大弯侧相对应的部位出现一个大而深的切迹，如手指状。溃疡处可出现压痛。还可见胃分泌增加，可见空腹潴留液，使钡剂稀释出现液钡分离、胃壁不易被附着。还可出现胃动力及张力异常，出现胃蠕动减弱或增强，排空延迟或加快。当瘢痕收缩可致胃轮廓变形，幽门狭窄等。

（3）特殊类型的溃疡

1）穿透性溃疡：溃疡穿透肌层达浆膜层，表现为龛影深而大，直径和深度均超过1 cm，龛影周围有明显而宽大的水肿带。

2）穿孔性溃疡：溃疡穿透浆膜层，周围网膜形成包裹，表现为龛影大，呈囊袋状，站立位可见气钡两层或气液钡三层现象。

3）胼胝性溃疡：表现为龛影浅而大，但是直径不超过2 cm，深度一般不超过1 cm，周围有较宽的透明带，有黏膜纠集现象。

4）多发性溃疡：在胃内发生两个以上的溃疡。

5）复合性溃疡：胃及十二指肠同时发生溃疡。

（4）胃溃疡恶变：当龛影周围出现结节样充盈缺损，指压迹；龛影变得不规则，出现尖角征；龛影周围纠集的黏膜中断，呈杵状；龛影治疗中增大，应考虑溃疡恶变。

3. CT和MRI表现 可见胃壁的局限性的缺损，增强扫描可见强化的黏膜层于缺损处中断，溃疡口部的胃壁增厚并形成环周隆起，部分病例可见周围的隆起向溃疡口部翻入。邻近胃壁层次清楚，增强扫描仍可见三层结构（强化的黏膜层、肌层和浆膜层，低密度的黏膜下层）。

【鉴别诊断】★★△△

主要与恶性溃疡（溃疡型胃癌）鉴别见第5节。

【治疗转归】★△

对于无明显并发症的患者，主要是应用制酸，抗幽门螺旋杆菌和胃黏膜保护剂等内科治疗，但易复发。当治疗效果不好，或反复发作者，可采用在腔镜下或开腹手术治疗。对于有大出血、穿孔或癌变者，应手术治疗。

（胡学梅　胡道予）

第5节　胃　　癌

【概述】★★△△

1. 胃癌是消化道最常见的肿瘤，好发年龄在50岁以上，男女发病率约为2：1。在我国，西北及东部沿海地区胃癌的发病率较南方明显增高，可能与地域环境和饮食生活因素有关。胃癌病因还与幽门螺旋杆菌感染、遗传和基因有关。

2. 胃癌好发于胃窦、胃小弯和贲门处。

3. WHO分型根据组织来源及其异型性，将胃癌分为上皮性肿瘤和类癌两类，上皮性肿瘤包括腺癌（乳头状腺癌、管状腺癌、低分化腺癌、印戒细胞癌）、鳞腺癌、未分化癌和不能分类的癌。

4. 早期胃癌分型。早期胃癌指癌组织局限于黏膜或黏膜下层，而不论其大小或有无转移。分三型。

Ⅰ型（隆起型）：胃黏膜呈息肉状隆起，高于周围正常黏膜2倍以上，表面不平，边缘不清，可有糜烂出血。

Ⅱ型（浅表型）：病灶比较平坦，不形成明显的隆起和凹陷，分三个亚型

Ⅱa表浅隆起型：病变稍突出于黏膜面，高度不超过5 mm，面积小，表面平整。

Ⅱb表浅平坦型：病灶几乎与周围黏膜同高，既不隆起也不凹陷。

Ⅱc表浅凹陷型：有表浅凹陷，基底不平整，深度不超过5 mm。凹陷深度只限于黏膜层内。

Ⅲ型（凹陷型）：癌肿表面有凹陷，不规则，有深达黏膜下层的溃疡。

5. 胃癌大体形态分型（Borrmann分型）

Ⅰ型（结节型）：肿瘤向腔内生长，形成结节或肿块，基地较宽，边界清楚，表面可有溃疡。

Ⅱ型（溃疡局限型）：肿瘤向胃壁生长，有明显溃疡形成，边缘隆起明显呈堤状，边界较清楚，周围黏膜中断破坏。

Ⅲ型（浸润溃疡型）：肿瘤有明显的溃疡形成，边缘部分隆起、部分被溃疡浸润，肿瘤向周围浸润明显，边界不清。

Ⅳ型（弥漫浸润型）：肿瘤先累及黏膜下结缔组织，呈弥漫浸润性生长，可累及胃的大部和全部，胃壁增厚、变硬，胃腔狭窄。

6. 胃癌的发展

（1）直接漫延：胃癌可以通过膨胀性增殖和浸润性增殖在胃壁内扩展。随着肿瘤的进展，可累及周围组织和器官，如横结肠、胰腺、肝脏、大网膜和腹膜。

（2）淋巴结转移：根据肿瘤的原发部位，按照淋巴引流途径，由浅而深，由近而远转移。胃上部的癌首先侵犯贲门左、贲门右、胃小弯、胃大弯等淋巴结，随后转移至胃左动脉干、腹腔动脉周围、脾门等淋巴结。胃远端的癌则首先侵犯胃小弯、胃大弯、幽门上和幽门下等淋巴结，随后转移至胃左动脉干、肝总动脉干、腹腔动脉周围等淋巴结。

（3）血行转移：常转移至肝脏、肺、脑等其他脏器。

（4）种植转移：癌细胞脱落种植在腹膜、腹部及盆腔器官的浆膜面。

【临床表现】★△

早期多无明显症状，也可有上腹部胀痛、隐痛、嗳气、恶心、食欲缺乏等症状。随着肿瘤的进展，上述症状加重，可出现黑便，可有上腹部压痛，腹部肿块等体征。肿瘤晚期出现消瘦、贫血、乏力等症状，肿瘤转移可出现大量腹腔积液。

【影像学检查方法】★★★△△

1. 腹部立位片　一般不用于胃癌的诊断，仅用于胃癌穿孔的筛查。

2. 上消化道气钡双重造影　常用的影像学检查手段，对于早期胃癌有一定的诊断价值，可显示黏膜面的细微结构，易漏诊。对进展期胃癌价值较大，可以了解肿瘤的位置、大小、数目，以及胃壁的蠕动及排空功能，定性需结合胃镜结果。

3. CT检查　CT增强扫描轴位图像结合多平面重建，可以多角度观察胃壁结构，可以显示的胃腔内的肿块、胃壁异常增厚及与邻近组织的关系，邻近的淋巴结，有助于肿瘤的分期，从而为临床确实能够治疗方案提供可靠的依据。

4. MR检查　MR平扫及动态增强扫描价值与CT类似，磁共振功能成像序列（DWI）有助于食管癌放化疗后疗效的评估。

【影像学表现】★★★△△△

1. 早期胃癌

（1）上消化道造影

Ⅰ型（隆起型）：X线表现为小而不规则的充盈缺损，边界清楚。

Ⅱ型（浅表型）：X线表现为胃小区和胃小凹破坏，呈杂乱无章的颗粒状影，有轻微的小凹陷（深度不超过5 mm）或糜烂，胃壁略僵硬。

Ⅲ型（凹陷型）：X线表现为边界清楚，形态不规则的龛影，周围的黏膜皱襞可见截断、杵状融合。

（2）CT表现：可表现为胃壁稍增厚，黏膜表面凹凸不平并强化，病变下层见条状低密度影。也可表现为胃壁无增厚，呈单层结构，黏膜的局限性缺损。

2. 进展期胃癌

（1）钡剂造影表现

结节型：钡剂造影表现为胃腔内的不规则形、菜花状或蕈伞状充盈缺损，边界清楚，基底较宽，表面不光整，可见小龛影，胃腔狭窄，胃壁僵硬。CT或MR表现为胃腔内的不规则软组织密度影。

溃疡型：典型表现为半月综合征：腔内的不规则龛影，浅而大，在切线位似半月状，边界清楚，边缘可见小结节状充盈缺损即指压迹（溃疡口部黏膜和黏膜下层的肿瘤浸润结节）和尖角征（两个癌结节间

的间隙）；周围可见宽窄不等的不规则透明带（即环堤）。周围黏膜破坏、杵状融合，纠集的黏膜不能到溃疡口部。胃壁僵硬，蠕动消失。

浸润型：分为局限型和弥漫性两种。局限型表现为局部胃壁僵硬，黏膜平坦或破坏，胃腔局限性狭窄。弥漫性则表现为胃的大部分或全胃黏膜平坦、消失，黏膜紊乱，可有小溃疡，胃壁僵硬，胃腔狭窄，蠕动消失。

（2）CT 和 MRI 表现

1）胃腔内的不规则软组织密度影（呈低 / 等 T1 稍长 / 长 T2 信号，DWI 为高信号），边界清楚，基底较宽，表面不光整，可见小溃疡或浅而大的溃疡，溃疡形态不规则、边缘不规则。多合并有邻近胃壁的增厚。增强扫描，病灶多早期强化，中央多有坏死。

2）胃壁局限性或弥漫性增厚（呈低 / 等 T1 稍长 / 长 T2 信号，DWI 为高信号），边界不清，少部分呈规则增厚，大部分为不规则增厚，偶可见钙化。增强扫描多为明显不均匀强化，可见点状、不规则小坏死区，少数强化不明显。大部分黏膜面可见大小不等的小溃疡。胃腔狭窄或变形。

3）当肿瘤侵犯浆膜面时，表现为胃周脂肪间隙模糊或消失。

【鉴别诊断】★★△△

1. 胃溃疡（表 7-62-1）

表 7-62-1　胃溃疡与溃疡型胃癌的鉴别

	胃溃疡	溃疡型胃癌
好发年龄	青壮年	50 岁以上，男性多见
好发部位	胃角小弯侧	胃窦、小弯侧和贲门
溃疡位置	位于胃轮廓外	位于胃轮廓内
溃疡形状	圆形、乳头状，边缘光整	不规则、扁平，多个尖角及指压迹
溃疡口部	光滑整齐的黏膜线、项圈征、狭颈征	边缘不规则、宽窄不等的环堤
黏膜纠集	纠集的黏膜可以到达溃疡口部	纠集的黏膜被肿瘤破坏，不能到溃疡达口部
邻近胃壁	柔软，有蠕动波	僵硬，蠕动消失

2. 淋巴瘤　胃淋巴瘤胃壁增厚较胃癌更明显，密度或信号更均匀，坏死少见，强化也较均匀；黏膜可完整，也可见溃疡，但溃疡为多发，大小不等，溃疡口部的隆起较溃疡型胃癌明显而整齐；胃壁未见明显僵硬，仍可见蠕动波。而溃疡型胃癌多为单发不规则的溃疡，边缘不整齐，局部黏膜破坏，胃壁僵硬，蠕动消失

3. 胃良性肿瘤　结节型胃癌需与胃的良性肿瘤鉴别。良性肿瘤表现为胃腔内圆形、类圆形、分叶状或不规则形充盈缺损，边界清楚，边缘多较光滑整齐，周围黏膜受推移、展平，未见明显破坏中断；胃壁柔软，蠕动多正常。而结节型胃癌表现为胃腔内的不规则形、菜花状或蕈伞状充盈缺损，边界清楚，基底较宽，表面不光整，可见小龛影，胃腔狭窄，胃壁僵硬。

（胡学梅　胡道予）

第6节　胃淋巴瘤

【概述】★★△△

1. 胃淋巴瘤发生于胃淋巴网状组织，分为原发性（原发于胃淋巴滤泡）和继发性（身体其他部位和全身淋巴瘤所致）。胃淋巴瘤是原发性胃非癌性肿瘤中最常见的类型，而胃肠道淋巴瘤 1/3 发生于胃。好发于 40-50 岁。

2. 胃原发性淋巴瘤几乎均为非霍奇金淋巴瘤，又分为胃弥漫性大 B 细胞淋巴瘤、胃黏膜相关淋巴组织淋巴瘤、套细胞淋巴瘤、滤泡型淋巴瘤或 T 淋巴细胞淋巴瘤等。其中以胃弥漫性大 B 细胞淋巴瘤最多见，胃黏膜相关淋巴组织淋巴瘤次之，其余类型少见。

3. 胃淋巴瘤好发于胃窦和胃体，按照大体病理可分为浸润型、溃疡型、肿块型和混合型。

【临床表现】★△

早期多无临床症状，随着肿瘤的进展，可出现腹部不适、腹痛腹胀、恶心呕吐、黑便、消瘦等症状，与胃癌类似。

【影像学检查方法】★★★△△

1. 上消化道气钡双重造影是诊断胃淋巴瘤常用的影像学检查手段之一，简单易行，其优点是能很好地显示胃腔的黏膜改变及蠕动情况，对肿瘤的定性诊断意义较大。

2. CT和MR能更好地显示胃壁的受累程度和范围，同时可以显示胃周的淋巴结及远处脏器的受累情况，目前已经成为临床上常用的影像学应用手段，主要用于肿瘤的分期及疗效评估。MR在浆膜和黏膜的显示更有优势。

【影像学表现】★★★△△△。

1. 上消化道气钡双重造影

（1）病变范围广，多累及两个以上的部位。

（2）息肉型可表现为多发结节样充盈缺损，胃壁不光整或呈波浪状，胃黏膜广泛增粗；光滑的圆形、椭圆形或菜花样充盈缺损改变，周围黏膜被推移、展平，破坏不明显，病变较大，直径可达5～10 cm。

（3）溃疡型常表现为病变部位龛影，以形态不规则、大而多发为多见，伴有明显的光滑而规则的周边隆起。

（4）胃蠕动与收缩仍然存在，胃腔狭窄不明显。

2. CT和MRI

（1）浸润型：胃壁局限性、节段性或弥漫性增厚，一般密度较均匀，坏死较少或较小，呈等或稍长T1等T2信号，DWI为高信号，增强后多为轻度-中度均匀强化。黏膜连续。

（2）肿块型：可见多发的结节或肿块影，呈等密度，呈等或稍长T1等T2信号，DWI为高信号，较少坏死，增强扫描呈轻-中度强化。

（3）溃疡型：胃壁增厚，可见溃疡，多为多发，形态不规则，较大，溃疡口部较整齐。

（4）混合型：上述改变同时存在。

（5）浆膜面多光整，当累及时，可见胃周脂肪间隙模糊。MR较早发现浆膜面的浸润，表现为周围脂肪间隙模糊，呈稍长T2信号。

（6）胃周淋巴结增大多见，直径多较大，密度或信号较均匀，较少发生坏死，多位于胃小弯、腹腔干和胃大弯附近，侵犯肾门下者多见，呈等或稍长T1等T2信号，DWI为高信号。

【鉴别诊断】★★△△

1. 弥漫浸润型胃淋巴瘤需与浸润型胃癌鉴别。二者范围均广泛，但胃淋巴瘤胃壁增厚更明显，密度或信号更均匀，坏死少见，黏膜可完整，胃壁未见明显僵硬，仍可见蠕动波。而浸润型胃癌胃壁僵硬，胃腔缩小明显，形态固定。

2. 溃疡型胃淋巴瘤需与溃疡型胃癌鉴别胃淋巴瘤多累及两个及以上的部位，溃疡多为多发，较大而不规则，溃疡口部的隆起较溃疡型胃癌明显而整齐，胃壁未见明显僵硬，可见蠕动波。而溃疡型胃癌多为单发不规则的溃疡，边缘不整齐，局部黏膜破坏，胃壁僵硬，蠕动消失。

3. 肿块型胃淋巴瘤需与结节型胃癌鉴别胃淋巴瘤的肿块密度和信号较均匀，轻度-中度强化，坏死少见，边缘光滑，邻近黏膜被展平或推压，胃壁柔软，蠕动可。而结节性胃癌形态多不规则，表面不光整，邻近黏膜破坏，胃壁僵硬。

4. 肿块型胃淋巴瘤需与胃间质瘤鉴别胃间质瘤常较大，可向腔内生长，坏死多见，增强扫描病灶强化较胃淋巴瘤明显。

（胡学梅　胡道予）

第7节　胃部其他疾病

一、胃间叶源性肿瘤

【概述】★★△△

1. 胃间叶源性肿瘤包括有胃间质瘤、平滑肌瘤、平滑肌肉瘤、脂肪瘤、神经鞘瘤等。

2. 胃间质瘤最常见，多发生于50岁以上患者，是一类独立的来源于胃肠道原始间叶组织的非定向分化的肿瘤，以表达受体为酪氨酸激酶CD117为特征。根据分化程度，胃间质瘤分为良性、间变形（交界性或潜在恶性）和恶性。肿瘤多位于黏膜下层，浆膜下层次之，肌壁间相对少见。

3. 胃平滑肌瘤是最常见的间叶良性胃部肿瘤，好发于中老年人，以贲门、胃体部多发。

4. 胃神经鞘瘤是一种少见的起源于胃肠道肌间Auerhach神经丛神经鞘Schwann细胞的神经源性肿瘤，40岁以上患者多见，胃黏膜下层较多，其次为浆膜下层和肌层。好发于胃体及胃底。

【临床表现】★△

肿瘤较小时多无症状。随着肿瘤的生长，可出现上腹部不适，消化道出血、腹部包块、消瘦等。肿瘤位于贲门附近，可出现咽下困难。位于幽门附近的巨大肿瘤可以引起幽门梗阻等症状。浆膜下的肿瘤较大时，可出现扭转、坏死，出现腹痛、腹腔出血。

【影像学检查方法】★★★△△

1. 上消化道气钡双重造影对胃间叶源性肿瘤的诊断有一定的价值，主要用于黏膜下和肌壁间的肿瘤的检出和定位，但定性困难。

2. CT 和 MR 检查是目前最常见的。

【影像学检查方法】★★★△△

可以直接观察胃壁及腔外的情况，可以提高胃间叶源性肿瘤的检出，对定位和定性诊断有重要价值。但是小的黏膜下的肿瘤易漏诊。

【影像学表现】★★★△△△

1. 上消化道气钡双重造影 黏膜下的肿瘤表现为胃腔内圆形、类圆形、分叶状或不规则形充盈缺损，边界清楚，边缘多较光滑整齐，钡剂绕流，周围黏膜受推移、展平，未见明显破坏中断；部分表面可有溃疡；胃壁柔软，蠕动多正常。肌壁间的肿瘤则表现为局限性弧形或半圆形充盈缺损，边缘光滑。浆膜下者则表现为弧形压迹。

2. CT 表现

（1）胃间质瘤表现为单发圆形或类圆形、不规则或分叶状境界清楚的软组织密度影，为等或稍低密度，密度均匀，部分有粗大颗粒状、蛋壳状钙化，MR 呈稍长或等 T1 信号，稍长 T2 信号，增强扫描中度均匀强化。肿瘤较大时可合并出血、坏死囊变而出现密度不均，信号混杂，内部液化坏死区呈长 T1 长 T2 信号，增强扫描强化不均，出血、坏死囊变区不强化。部分肿瘤表面黏膜可见溃疡。周围组织不同程度的受推压。

（2）胃平滑肌瘤或平滑肌肉瘤平滑肌瘤表现圆形或类圆形软组织密度影，密度均匀，边界清楚，可有小点状钙化，增强扫描呈不同程度的均质强化。当肿瘤增大呈分叶状或不规则，其内出现出血坏死和大而深的溃疡，肿瘤强化不均，应考虑肿瘤恶化或平滑肌肉瘤。

（3）胃脂肪瘤 CT 和 MR 表现典型，为边界清楚的脂肪密度灶，为短 T1 长 T2 信号，脂肪抑制序列为低信号，增强扫描无强化。

（4）胃神经鞘瘤多为圆形或类圆形边界清楚的软组织肿块，呈稍低密度或等密度，坏死囊变少见，表面溃疡少见，典型者可见有较规则的脐样凹陷，增强动脉期不强化或轻度强化，延迟期明显强化。

【鉴别诊断】★★△△

1. 胃癌胃间质瘤需与结节型胃癌鉴别。胃癌表现为胃腔内的不规则形、菜花状或蕈伞状充盈缺损，表面不光整，可见小龛影，胃腔狭窄，胃壁僵硬。胃间质瘤则表现为胃腔内圆形、类圆形、分叶状或不规则形充盈缺损，边界清楚，边缘多较光滑整齐，周围黏膜受推移、展平，未见明显破坏中断；胃壁柔软，蠕动多正常。

2. 胃淋巴瘤胃间质瘤需与息肉型胃淋巴瘤鉴别。息肉型淋巴瘤充盈缺损为多发，胃壁不光整或呈波浪状，胃黏膜广泛增粗，CT 扫描肿块密度均匀，很少坏死，增强扫描多强化均匀而程度较轻。而间质瘤为单发，边界清楚，边缘多较光滑整齐，密度多不均匀，坏死多见，增强扫描病灶强化较胃淋巴瘤明显。

3. 与胃息肉相鉴别，胃息肉可为多发，部分有蒂，表现为边界清楚的类圆形充盈缺损，胃壁柔软，蠕动正常，单发者 X 线有时很难与间质瘤鉴别，需借助 CT、MR 及胃镜确诊。

二、胃息肉

【概述】★★△△

1. 胃息肉是胃黏膜组织增殖向胃腔内突出形成的肿物，是胃常见的良性肿瘤。好发于胃窦部和胃体部。

2. Sabiston 将胃息肉分为增生性腺瘤样息肉、乳头状腺瘤、炎性纤维样息肉和家族性息肉症等。

【临床表现】★△

当没有并发症时，多无临床症状。当出现炎症、溃疡、出血时可出现相应的临床症状，表现为上腹部不适、腹痛、黑便、贫血等。幽门的带蒂息肉脱入幽门管或十二指肠，可出现幽门梗阻症状。

【影像学检查方法】★★★△△

1. 上消化道气钡双重造影一般作为首选，对胃息肉的检出有很大价值，可提示息肉恶变的可能性，但确诊困难。小病灶易漏诊，检出率不如胃镜。

2．CT和MR可以直接观察胃壁及腔外的情况，可以检出5 mm以上的肿瘤，对定位和定性诊断有帮助。

【影像学表现】★★★△△△

1．上消化道气钡双重造影

（1）多位于胃窦和胃体下部。

（2）正面观为胃腔内圆形和椭圆形充盈缺损或环状透亮影，边缘光滑。切线位部分基底较宽，部分有蒂呈蝌蚪状，带蒂者可随蠕动或推压而改变位置。邻近黏膜正常或受推压。胃壁柔软，蠕动正常。

（3）乳头状腺瘤表现为轮廓不规则，呈乳头状或菜花状充盈缺损。

（4）当息肉轮廓分叶不规则、表面不平、基底有切迹、增大迅速、周围黏膜中断提示息肉恶变。直径大于2 cm、宽基底的息肉易恶变。

2．CT表现 表现为与黏膜相连的半圆形或带蒂的软组织密度影，呈等密度，增强明显强化。

【鉴别诊断】★★△△

1．息肉状胃癌肿瘤呈不规则的充盈缺损，表面可有溃疡。邻近黏膜破坏平坦、胃壁经营，蠕动消失。而胃息肉边缘多光整，胃壁柔软，蠕动正常。

2．十二指肠球部肿物带蒂幽门息肉脱入十二指肠需与十二指肠球部肿瘤鉴别。十二指肠球部息肉、腺瘤等表现为球内轮廓光整的充盈缺损，但基底部位于十二指肠球部，幽门管位置正常。而胃息肉基底部位于胃幽门附近，幽门管增粗延长。

3．黏膜下的良性间质源性肿瘤间质瘤多为单发，表现为边界清楚的类圆形充盈缺损，胃壁柔软，蠕动正常，X线有时很难与胃息肉鉴别，需借助CT、MR及胃镜确诊。

4．胃石症胃石症也表现胃内边界清楚的充盈缺损，但与胃壁无连接，改变体位及压迫推移活动度大。

（胡学梅　胡道予）

参 考 文 献

［1］Licurse MY, Levine MS, Torigian DA, at al. Utility of chest CT for differentiating primary and secondary achalasia. Clin, Radiol, 2014；69 (10): 1019-1026.

［2］李素英，王新会．贲门失弛缓症在多层螺旋CT中的影像表现．临床医学，2013，33（9）：67-69.

［3］Fang C, Wu T, Ye R, et al. Evaluation of gastroesophageal varices with three-dimensional visualization technology. Zhonghua Wai Ke Za Zhi, 2014, 52 (1): 50-54.

［4］Morisaka H, Motosugi U, Ichikawa T, et al. MR-based measurements of portal vein flow and liver stiffness for predicting gastroeso, phagealvarices. Magn Reson Med Sci, 2013, 12 (2): 77-86.

［5］吴琼，吴兴旺，许建明，等．CT血管造影成像对门脉高压症胃底静脉曲张分流状态的评估价值．世界华人消化杂志，2015，23（14）：2268-2273.

［6］Berzigotti A, Ashkenazi E, Reverter E, et al. Non-invasive diagnostic and prognostic evaluation of liver cirrhosis and portal hypertension. Dis Markers, 2011, 31(3): 129-138.

［7］Liu S, He J, Guan W, et al. Added value of diffusion-weighted MR imaging to T2-weighted and dynamic contrast-enhanced MRimaging in T staging of gastric cancer. Clin Imaging, 2014, 38 (2): 122-128.

［8］Anzidei M, Napoli A, Zaccagna F, et al. Diagnostic performance of 64-MDCT and 1. 5-T MRI with high-resolution sequences in the T staging of gastric cancer: a comparative analysis with histopathology. Radiol Med, 2009, 114 (7): 1065-1079.

［9］Avcu S, Arslan H, Unal O, et al. The role of diffusion-weighted MR imaging and ADC values in the diagnosis of gastric tumors. JBR-BTR, 2012, 95 (1): 1-5.

［10］Chamadol N, Wongwiwatchai J, Wachirakowit T, et al. Computed tomographic features of adenoc-arcinoma compared to malignant lymphoma of the stomachJ Med Assoc Thai, 2011, 94 (11): 1387-1393.

［11］Yang HK, Kim YH, Lee YJ, et al. Leiomyomas in the gastric cardia: CT findings and differentiation from gastrointestinal stromaltumors. Eur J Radiol, 2015, 84 (9): 1694-1700.

［12］金征宇．医学影像学．北京：人民卫生出版社，2006：304-376.

第 63 章　十二指肠疾病

第 1 节　概　　论

【十二指肠的解剖】★★△△

十二指肠位于胃与空肠之间，呈 C 形包绕胰头，是小肠中长度最短，位置最深且最为固定的肠段。成人长度约 20～25 cm。十二指肠分为球部、降部、水平部和升部。胆总管和胰线、胰管的共同开口（十二指肠大乳头）位于十二指肠降部内侧壁。十二指肠悬肌（Treitz 韧带）是十二指肠和空肠的分界点。

【影像学检查方法】★★★△△

1. 腹部立位片主要用于胃肠道穿孔或梗阻的筛查诊断。

2. 上化道气钡双重造影采用各种体位及压迫器，显示十二指肠各段的充盈相和黏膜相，可以了解十二指肠的轮廓、黏膜、蠕动情况，还可以了解病变的数目、大小、范围。

3. CT 检查检查前需禁食 6～8 h。扫描前嘱患者大量饮水以充盈胃及十二指肠腔，还可以应用胆碱能药物（例如肌注 654-2）抑制十二指肠的张力和蠕动。平扫和增强 CT 检查，采用 MSCT 薄层扫描并结合三维重建技术，可以显示十二指肠各壁，以及病变的大小、范围，与周围组织器官的关系，对肿瘤性病变的早期诊断和临床分期具有重大价值。

4. MR 检查检查前需禁食 6～8 h。扫描前嘱患者大量饮水或甘露醇以充盈胃及十二指肠腔，还可以应用胆碱能药物（例如肌注 654-2）抑制十二指肠的张力和蠕动。MR 平扫结合多期增强扫描，可以很好地显示十二指肠壁本身结构的改变，病变的信号和强化体征，以及与周围结构的关系。DWI 能提高肿瘤的检出及良恶性的鉴别，还可以更好的显示肿瘤性病变的范围，有助于肿瘤的临床分期。

5. DSA 主要是用于血管性病变的诊断和治疗。

【正常胃的影像学表现】★★★△△△

1. 上消化道气钡双重造影

（1）充盈时，十二指肠球部呈三角形，幽门管开口于底部中央，两侧壁对称，尖端指向右后上方，轮廓光整。黏膜皱襞为纵行的平行的条纹状，垂直于球底部。球部的收缩为整体性收缩，可一次性将钡剂排入十二指肠降部。

（2）十二指肠降部、水平部和升部的黏膜皱襞呈羽毛状，当充盈时可呈环状。其蠕动多呈波浪状向前推进，可见逆蠕动。低张造影时，十二指肠皱襞呈龟背状，降部中段内缘可见十二指肠乳头。

2. CT 和 MR 表现　十二指肠壁一般较薄，厚度一般不超过 3 mm。增强扫描，可见肠壁分三层，强化的高密度黏膜层，稍低密度的黏膜下层，强化的肌层和浆膜层。黏膜面和浆膜面均光整，浆膜外脂肪间隙清楚。

（胡学梅　胡道予）

第 2 节　十二指肠溃疡

【概述】★★△△

十二指肠溃疡是常见的消化道疾病，其发病率约为胃溃疡的 4 倍，青壮年多见。好发于十二指肠球部，一般在距幽门 3 cm 以内，以前壁最多见，其次为后壁。十二指肠溃疡很少恶变。

【临床表现】★△

主要症状为上腹痛或消化不良。典型表现为轻中度剑突下持续疼痛，为饥饿痛，一般餐后 1～3 h

出现，餐后 2～4 h 再发，进食及制酸剂可缓解。并发消化道出血时可见黑便和体重减轻。当出现突发剧烈腹痛，向全腹漫延，肠鸣音减小或全腹肌紧张时，应考虑穿孔可能。当溃疡瘢痕收缩引起胃出口梗阻时，可出现呕吐等症状。

【影像学检查方法】★★★△△

1. 腹部正位片　不能显示溃疡，主要用于溃疡穿孔膈下游离气体的显示。

2. 上消化道气钡双重造影　充盈相、黏膜相与加压相相结合，可以显示十二指肠有否溃疡以及球部的变形，是诊断十二指肠溃疡的首选的影像学检查方法。但溃疡较小时易漏诊。

3. CT 和 MR 检查　可以很好地显示十二指肠壁的增厚，管腔的狭窄和球部的变形，能更好地显示十二指肠穿孔以及其与周围脏器的关系。但是对十二指肠小溃疡价值有限。

【影像学表现】★★★△△△

1. 气钡双重造影

（1）直接征象为龛影，在切线位上表现为十二指肠腔外的黄豆大小或绿豆大小乳头状、方形龛影，在轴位像上则为圆形、椭圆形或多角形，边缘光滑。周围可见形态规则的透明水肿带。瘢痕收缩时可见黏膜纠集征象，呈为车辐状或放射状表现。邻近黏膜皱襞增粗。

（2）间接征象主要表现为球部变形，由瘢痕收缩、黏膜水肿或痉挛所致，表现为山字形、花瓣状、局限性切迹、假憩室状、幽门管状等。由于炎症的刺激，可见激惹征，表现为钡剂迅速通过球部不易停留。还可以出现球部压痛，胃分泌增多，蠕动增强或减弱等征象。

2. CT 和 MRI　主要表现为十二指肠壁增厚和水肿，为黏膜下水肿。溃疡较小时，十二指肠黏膜不光整，强化不均；当溃疡较大时，可见黏膜的中断，十二指肠壁的局限性凹陷。浆膜面脂肪间隙稍模糊。瘢痕收缩造成十二指肠球部变形，管腔狭窄。十二指肠溃疡穿孔表现为十二指肠壁中断，与腔外相通，周围脂肪间隙模糊，可见腹腔内游离气体影。

【鉴别诊断】★★△△

1. 气钡双重造影上需与十二指肠炎、胃黏膜脱垂相鉴别。十二指肠炎一般范围广，见十二指肠黏膜紊乱，无龛影。胃黏膜脱垂入十二指肠形成充盈缺损，造成球部变形，也无龛影显示。

2. CT 上需与胰腺炎或胆囊炎累及十二指肠鉴别。十二指肠溃疡时，十二指肠水肿明显，以十二指肠为中心波及邻近胆囊或胰腺。胆囊炎或胰腺炎时，胆囊壁增厚明显，胰腺周围渗出更明显。病史可帮助鉴别。

3. 胃、十二指肠的多发溃疡，需临床进一步检查排除胃泌素瘤。

【治疗转归】★△

与胃溃疡类似，主要用制酸、抗幽门螺旋杆菌和胃黏膜保护剂治疗。当内科治疗无效，出现大出血、穿孔、瘢痕性梗阻时应用外科手术治疗。

（胡学梅　胡道予）

第 3 节　十二指肠憩室

【概述】★★△△

1. 十二指肠憩室占消化道憩室的第 2 位，仅次于结肠憩室。好发于老年人，性别未见明显差异，可能与十二指肠内压长期增高有关，或由胃十二指肠溃疡所形成的牵拉所引起。

2. 十二指肠憩室可分为腔外型和腔内型。腔外型多见，指憩室突出于十二指肠腔外；腔内型罕见，指憩室位于十二指肠腔内。十二指肠憩室好发于血管、胆管及胰管穿过十二指肠壁处，绝大多数憩室发生于十二指肠内侧。

3. 多无临床症状，在 X 线，胃镜、CT 检查等偶然发现。少部分患者可出现上腹部不适、恶心、呕吐、腹痛等症状，当伴有周围炎症或合并有胆道和胰腺炎症时，可出现相应的临床症状。

【影像学检查方法】★★★△△

1. 腹部正位片　几乎不能显示憩室，主要用于憩室穿孔膈下游离气体的显示。

2. 上消化道气钡双重造影　是诊断十二指肠憩室的首选的影像学检查方法。但受肠管蠕动及憩室形态的影响，或憩室几乎被食物残渣填充，易漏诊。

3. CT 和 MR 检查　对十二指肠憩室诊断有重要价值，具有无创、高敏感性的检查憩室的优点，还可以显示憩室腔内及腔外结构，和良好的显示十二指肠乳头、憩室及胰管的解剖关系。

【影像学表现】★★★△△△

1. **上消化道气钡双重造影** 多为单发，少数多发，表现为突出于肠腔的囊袋状、类圆形含钡影，部分可见液平，通过颈部与十二指肠相连，轮廓清晰，边缘光整。当憩室内钡剂排空，可见黏膜，为十二指肠黏膜的延续。加压相，憩室可移动。合并憩室炎时，表现为憩室壁模糊，在其内侧可见线形透光影；憩室形态不规整、移动度差；邻近肠壁可见激惹征象。

2. **CT和MRI检查** 表现为位于十二指肠壁外侧且紧贴肠壁的类圆形囊状影，壁较薄，其内可见低密度（或信号）气体影，部分可见混杂密度（信号）食物残渣。增强扫描憩室壁有不同程度的强化。合并憩室炎时表现为憩室壁增厚，强化更明显，浆膜面模糊，周围脂肪间隙密度增高。

【治疗转归】★△

无症状者无需治疗。当出现症状时，可按溃疡治疗原则处理。对于有坏疽、穿孔、造成胆管胰管梗阻或合并肿瘤等严重并发症者，需手术治疗。

（胡学梅　胡道予）

第4节　肠系膜上动脉压迫综合征

【概述】★★△△

1. 肠系膜上动脉压迫综合征（superior mesenteric artery syndrome，SMAS）是指由于肠系膜上动脉压迫十二指肠水平部而引起的十二指肠部分或完全梗阻，而出现的一系列症状。又称Wilkie综合征，良性十二指肠瘀滞。

2. SMAS的发生与肠系膜上动脉、腹主动脉和十二指肠三者解剖关系异常，十二指肠过短、Treiz韧带过短或附着位置异常，营养不良，长期卧床，外伤，医源性因素有关。

本病可发生于任何年龄，以瘦长体型的中青年女性或长时间卧床者多见。

【临床表现】★△

1. 主要表现为慢性间歇性高位小肠梗阻的症状，表现为餐后饱胀感、恶心、呕吐，呕吐内容物含胆汁及食物，呕吐后症状减轻，俯卧、胸膝位或前倾坐位可使症状减轻，仰卧位症状加重。可有消瘦、营养不良。

2. 外伤、医源性因素所致的SMAS多为急性，与慢性症状相似，但症状持续而严重，呕吐更频繁。

【影像学检查方法】★★★△△

1. **腹部立位片** 可用于SMAS的诊断，主要用于显示十二指肠梗阻。

2. **上消化道造影检查** 是诊断SMAS的重要的之一。不但可以显示梗阻的部位和形态，还可以观察十二指肠的功能。

3. **CT和MR检查** CT平扫和增强扫描，结合三维重建，可以清晰地显示十二指肠和胃腔的扩张，肠系膜上动脉对十二指肠的压迫，还可以测量肠系膜上动脉与腹主动脉的夹角。MR血管成像与CTA对SMAS诊断价值一致。

4. **血管造影** 现在已很少用。

【影像学表现】★★★△△△

1. 腹部立位片可见双泡征，即胃及十二指肠球部均有一液平，腹部其他部位肠气较少或没有。

2. 上消化道钡剂造影SMAS的典型表现为笔杆征，即在十二指肠水平部可见一整齐的斜行压迹，形似笔杆，钡剂通过此处变缓或受阻。近端十二指肠明显扩张，可见蠕动波及逆蠕动，呈钟摆样运动。可出现十二指肠球部扩张，钡剂返流入胃。改变体位，例如取左侧卧位、俯卧位或胸膝位可缓解压迫使钡剂通过。

3. CT和MR检查表现为胃、十二指肠不同程度的扩张，在十二指肠通过肠系膜上动脉后，十二指肠腔明显缩小，呈截然分界现象。CTA和MRA测量显示肠系膜上动脉腹主动脉夹角缩小（正常人平均为38°～56°，SMAS患者平均为6°～16°），十二指肠水平部水平肠系膜上动脉与腹主动脉距离缩小（正常人平均约为10～28 mm，SMAS者为2～8 mm）。

【鉴别诊断】★★△△

需与造成十二指肠梗阻的肿瘤、粪石、蛔虫团、十二指肠腔外病变的压迫等疾病相鉴别。超声、CT等影像学检查可以帮助鉴别。SMAS可见典型的笔杆征及近端肠管的钟摆样表现，CT或MR血管造影测量肠系膜上动脉与腹主动脉夹角变小。而十二指肠肿瘤者表现为肠腔内的充盈缺损或软组织密度影，肠壁的增厚。粪石或蛔虫团则表现为肠腔内的充盈缺损，混杂密度或线团状影。腔外压迫多见肠壁的弧形压迹，CT和MR可了解肠腔外表现。

【治疗转归】★△

急性发作期一般采用保守治疗，给予禁食、胃肠减压、维持水电解质平衡及营养支持治疗。缓解期可用用餐后体位疗法，如用左侧卧位、俯卧位或胸膝位。对于保守治疗无效者可采用手术治疗。对于动脉瘤等因素引起的需立即手术或介入治疗。

（胡学梅　胡道予）

第 5 节　十二指肠肿瘤

【概述】★★△△

十二指肠良、恶性肿瘤均少见。原发性十二指肠恶性肿瘤以腺癌最常见，其他的恶性肿瘤还有平滑肌肉瘤，恶性淋巴瘤，恶性类癌等。原发性十二指肠良性肿瘤较恶性肿瘤更少见，以腺瘤常见，还有平滑肌瘤、脂肪瘤，神经内分泌肿瘤等。

【临床表现】★△

良性肿瘤早期多无症状，部分在检查时偶然发现。恶性肿瘤和良性肿瘤较大时，可出现腹痛、上腹部不适、嗳气、反酸、腹部肿块、黑便、黄疸等症状。

【影像学检查方法】★★★△△

1. 腹部正位片　不能显示十二指肠肿瘤，但可以显示十二指肠肿瘤引起的梗阻和穿孔。

2. 上消化道气钡双重造影　是诊断十二指肠肿瘤的最基本的检查，检查的准确性与病灶大小、检查者的水平有关。肿瘤较小时，易漏诊。当肿瘤较大时，可以显示肿瘤的大小及范围。低张双对比造影有助于小肿瘤的检查。

3. CT 和 MR 检查　主要用于了解肿瘤的大小及范围，有无肠外扩散，淋巴结转移，对肿瘤分期具有较高的价值。MR 功能成像还有助于肿瘤良恶性的鉴别、恶性肿瘤范围的显示以及疗效观察。

【影像学表现】★★★△△△

1. 上消化道气钡双重造影

（1）良性肿瘤：表现为十二指肠腔内充盈缺损，边界清楚，边缘光整，与周围黏膜分界清晰，肠壁柔软、蠕动正常。

（2）恶性肿瘤：①十二指肠偏心或环状狭窄、钡剂通过受阻，狭窄边缘不规则，黏膜破坏，管壁僵硬，蠕动消失。狭窄以上管腔扩张。②十二指肠腔内的类圆形或不规则充盈缺损，部分呈菜花状，直径一般大于 2 cm，与肠壁分界清楚。部分表面可见不规则扁平龛影。③十二指肠腔内较大而不规则的龛影，边缘可见不规则的环堤，周围黏膜中断，胃壁僵硬，蠕动消失。④十二指肠腔内多发结节状充盈缺损，黏膜紊乱，部分可见多发不规则龛影，肠壁较柔软，可扩张。

2. CT 和 MRI 表现

（1）腺癌：较小者多呈圆形或椭圆形，部分呈分叶状，增强后轻 - 中度强化，部分强化不均匀。较大者 CT 平扫为肠壁不规则增厚，肠腔内团块状、等密度或稍低密度的肿块，肿瘤表面有不规则的溃疡。增强扫描表现为肿瘤不均匀强化，周边明显，与正常肠段分界欠清。壶腹周围肿瘤尚可见胆管、胰管扩张。MR 平扫表现为不规则结节状、分叶状软组织信号影，为等 T1 等 T2 信号。

（2）淋巴瘤：CT 表现为肠壁非对称性增厚，密度均匀（MR 为等 T1 等 T2 信号），肿瘤累及范围长，增强扫描为轻 - 中度强化，邻近组织较少受累；当肿块较大时，其内可见多发斑片状坏死。邻近淋巴结多肿大，密度均匀。肠腔狭窄不明显。

（3）腺瘤：CT 平扫表现为等密度的菜花状小结节影，增强扫描明显均匀强化。MR 表现为肠腔内的类圆形小结节影，呈等 T1、等 T2 或稍长 T2 信号，边界清楚，边缘光滑，邻近肠壁正常，增强扫描为中度均匀强化。

（4）平滑肌瘤：表现为十二指肠壁内和腔外类圆形软组织密度影，边缘光整，密度均匀，增强扫描呈中度均匀强化。较大者可见中央溃疡。

（5）间质瘤：多向肠腔外生长。单发圆形或类圆形、不规则或分叶状境界清楚的软组织密度影，密度多不均匀，部分有粗大颗粒状、蛋壳状钙化，增强扫描呈明显不均匀强化。

（6）脂肪瘤：肠壁或肠腔内圆形或类圆形脂肪密度灶，边界清楚，增强扫描无强化。

神经内分泌肿瘤瘤体较小时，为类圆形、分叶状软组织密度结节影，密度均匀；当肿瘤较大时，出现坏死出血；增强扫描强化明显，与周围组织分界较请，坏死部分不强化。

【鉴别诊断】★★△△

1. 十二指肠良恶性肿瘤的鉴别 十二指肠恶性肿瘤较小时，形态规则，与良性肿瘤难以鉴别。当肿瘤较大时，良性肿瘤多边缘光整，形态规则，与十二指肠分界清楚，邻近肠壁形态正常；恶性肿瘤多呈分叶状，形态欠规则，密度不均匀，坏死多见，增强扫描多为不均匀强化。

2. 十二指肠腺癌、淋巴瘤、间质瘤、内分泌肿瘤间的鉴别 十二指肠腺癌好发于壶腹区乳头周围，典型征象为肠管偏心或环形不规则增厚、不规则的肿块，腔内的不规则龛影，多伴有胃肠道梗阻症状，强化多为轻-中度不均匀强化。而十二指肠神经内分泌肿瘤动脉期明显强化。十二指肠间质瘤常表现为圆形、类圆形或分叶状不均质肿块，多向腔外生长，但密度不均匀，坏死多见，增强扫描动脉期为不均匀明显强化。十二指肠淋巴瘤多表现为肠壁环形增厚，范围广，密度均匀，增强扫描呈轻至中度强化，淋巴结肿大多见。

3. 十二指肠恶性肿瘤需与十二指肠结核鉴别 十二指肠结核X线也可见黏膜破坏、肠腔狭窄，可见小龛影，近端肠腔扩张，但是扩张肠段与病变肠段移行，分界不清。且好发于青壮年，其他部位也有结核，结核临床表现和实验室检查可以鉴别。

4. 十二指肠恶性肿瘤需与十二指肠克罗恩病鉴别 克罗恩病表现为多发的充盈缺损，黏膜紊乱增粗，可见多发溃疡，但溃疡呈毛刺状、位于系膜侧，瘘管多见。且甚少仅累及十二指肠，常与小肠、结肠同时发病。

（胡学梅 胡道予）

参考文献

[1] Allen BC, Tirman P, Tobben JP, et al.Gastroduodenal ulcers on CT: forgotten, but not gone. Abdom Imaging, 2015, 40 (1): 19-25.

[2] Millet I, Doyon FC, Pages E, et al. CT of gastro-duodenal obstruction. Abdom Imaging, 2015,40 (8): 3265-3273.

[3] Raman SP, Neyman EG, Horton KM, et al.Superior mesenteric artery syndrome: spectrum of CT findings with multiplanar reconstructions and 3-D imaging. Abdom Imaging, 2012, 37(6):1079-1088.

[4] 徐长明，杨铎，陈瑞科，等. 肠系膜上动脉综合征的临床X线诊断. 医学影像学杂志，2009，19(10)：1353-1354.

[5] 宋鲁新，蒋学祥，任全敬. 发性十二指肠恶性肿瘤的X线诊断. 中国医学影像技术，2000，16(5)：378-380.

[6] Suh CH, Tirumani SH, Shinagare AB, et al. Diagnosis and management of duodenal adenocarcinomas: a comprehensive review for the radiologist. Abdom Imaging, 2015, 40 (5):1110-1120.

[7] 金征宇. 医学影像学. 北京：人民卫生出版社，2006：304-376.

第64章 小肠疾病

第1节 概 论

【概述】

广义的小肠应包括十二指肠、空肠、回肠。小肠是食物的消化和吸收的重要部位。空肠和回肠为腹膜内位器官，表面被覆有腹膜，并通过小肠系膜附着于腹后壁，活动性大。空肠和回肠没有明确的分界线，其近端的2/5为空肠，其余3/5为回肠。空肠黏膜的绒毛密而宽，回肠黏膜的绒毛则细而小，空肠黏膜有散在、孤立的淋巴结，而回肠黏膜内除孤立的小淋巴结以外，还有集合淋巴结。

小肠疾病主要包括炎性疾病、血管性疾病、先天性疾病、肠梗阻及肿瘤性疾病等，本章中主要涉及炎性疾病、肠梗阻及肿瘤性疾病，炎性疾病主要包括小肠克罗恩病和小肠结核；肿瘤性疾病主要包括小肠腺癌和小肠淋巴瘤。

【影像学检查方法】

1. **腹部平片** 一般常规摄站立位和仰卧位。立位腹平片主要用于诊断消化道急腹症，如穿孔和肠梗阻。

2. **小肠造影** 小肠病变传统的影像学检查，可以观察小肠各段形态、运动及活动度情况，对于小肠炎性病变及肿瘤性病变，小肠造影有一定诊断价值，能够区别小肠克罗恩病和小肠结核、小肠腺癌和小肠淋巴瘤。

3. **CT** 对于小肠早期病变的显示不如小肠造影，在评价消化道壁及壁外情况、区域淋巴结及肿瘤远处转移等的诊断中具有一定价值。CT小肠造影是将MSCT和小肠造影相结合的技术，更有利于显示小肠黏膜和肠壁

4. **MRI** 通常不作为小肠疾病的首选影像学检查方法，MR小肠造影与CT小肠造影具有相似的诊断能力。

（屈 东 赵心明）

第2节 小肠克罗恩病

【概况】★★△△

1. 小肠克罗恩病（Crohn disease）又名局限性肠炎、非特异性小肠炎等，1932年，克罗恩等才将其临床和病理表现综合起来作了详细的描述，并由此而得名。

2. 小肠克罗恩病约2/3的病变发生在回肠远端9～12 cm的范围之内，16%侵犯全部回肠，空肠远端受累仅占14%。

【相关临床】★△

1. 本病多见于成人，有时也可发生于儿童。发病可以是急性的，也可以是慢性的。临床表现多样，可类似急性阑尾炎样发作，即下腹部疼痛伴有轻度发热；也可出现便秘或腹泻等症状；较突出的症状为慢性肠梗阻表现，反复、间歇性发作的腹痛，且多呈渐进性加重。

2. 病理上克罗恩病最早期的组织学改变是肠壁

黏膜下层的淋巴组织增生和阻塞性淋巴水肿，在黏膜固有层内淋巴滤泡增生伴较浅（1～3 mm）的黏膜糜烂，围以水肿区构成“鹅口疮”样溃疡。克罗恩病的中期，病变逐渐向黏膜和黏膜下层扩展，黏膜下水肿引起皱襞增宽、消失，相似于肠缺血性病变表现。由于克罗恩病可持久存在，且常伴有其他肠段更晚期的病变。有些鹅口疮样溃疡可变大、变深，形成“玫瑰刺”样。炎性细胞浸润、水肿与肉芽组织可使黏膜局部隆起形成炎性息肉（多见于结肠，在小肠不常见）。

3．克罗恩病的晚期，病变已达浆膜和浆膜外，由深线状溃疡形成的瘘管是本期的特点，溃疡间尚有正常的黏膜岛，常高于溃疡面，使这些黏膜岛似“假息肉”状。较深的裂隙将假息肉互相分离。这种改变常伴管腔缩小，形成溃疡结节，即“鹅卵石”征。病变侵及肌层和浆膜层，如与另一小肠肠段、结肠或邻近的内脏粘连并穿透，形成瘘管或窦道，继而感染可形成脓肿。

【影像学检查方法】★★★△△

1．小肠造影可显示病变部位和范围以及肠管狭窄、瘘管，特别是气钡双重对比造影可以显示早期溃疡性改变，如纵行溃疡和裂隙溃疡以及“卵石征”，是最有价值的检查方法。

2．CT 及 MRI 检查作为辅助方法，可显示肠壁增厚，盆腔和腹腔脓肿等。

【影像学表现】★★★△△△

1．X 线造影表现 小肠克罗恩病的早期 X 线表现为小肠黏膜皱襞增粗、变平或拉直。病变进一步发展可形成溃疡，X 线上表现为纵行带状存钡区与深入肠壁的横行小刺状瘘管互相交错，与介于其间的稍突出的正常黏膜一起，构成典型的“卵石征”征象。病变后期，X 线表现为肠腔不规则狭窄，多节段发病和跳跃式分布是本病的特征之一．即两段病变肠管之间隔以正常肠管，狭窄肠管局部可扪及肿块。

2．CT 表现 CT 不能显示克罗恩病的早期黏膜改变。无肠管狭窄的小肠克罗恩病的 CT 表现无特征性，仅表现为小肠肠壁轻度增厚；急性炎症时，CT 横断面上，增厚的肠壁常表现为“靶征”或“双晕征”；回肠肠系膜纤维脂肪增厚也是小肠克罗恩病的特征性表现，在 CT 上可见到脂肪增厚而引起的右下腹肠曲分离。

克罗恩病一旦出现肠管狭窄、变形后，CT 表现极具特征性，即小肠肠壁呈节段性和对称性增厚，肠腔狭窄或闭塞。

此外，急性活动期或复发性克罗恩病时，CTA 上病变肠段肠周系膜血管常显示为增多、扭曲和扩张，也可呈现为非特异性的“梳齿征”，慢性静止期病变的肠系膜血管常无明显变化。因此，CT 增强扫描对判断克罗恩病的活动性具有重要意义。

3．MRI 表现 克罗恩病的 MRl 表现主要是肠壁增厚、肠壁强化和肠周改变。大多数活动期克罗恩病的异常肠段在 T1WI 上表现为与腰大肌相同的等信号或稍低信号，T2WI 则为等信号或稍高信号。肠壁厚度超过 4 mm，肠壁强化增加和肠系膜内血管增多；静脉注射钆剂后肠壁的层状强化形式也具有很高的特异性。

大多数克罗恩病的肠壁增厚是偏心性的，可伴有肠腔狭窄或消失。肠周改变包括肠系膜内血管增多、脂肪增厚、淋巴结肿大、瘘管或脓肿形成。淋巴结肿大是指肠系膜内淋巴结直径大于 5 mm 或在后腹膜直径大于 1 cm 者。淋巴结肿大、瘘管和脓肿形成等改变，只见于克罗恩病的活动期，但出现概率并不高。

MR 及 CT 对于显示肠壁黏膜的线性溃疡和卵石征不及 X 线造影。

【鉴别诊断】★★△△

小肠克罗恩病应与小肠淋巴瘤鉴别，虽然以青壮年男性多见，但前者发病年龄较后者要小，而后者病程进展明显快于前者。淋巴瘤肠管充盈缺损和肠壁僵硬显著多于克罗恩病，溃疡发生率淋巴瘤少于克罗恩病，仔细分析临床特征，借助影像学、内镜及组织活检仍可获得确诊。

（屈 东 赵心明）

第3节 小肠结核

【概述】★★△△

腹部结核感染途径有多种，病菌可经口腔随痰液直接侵入肠黏膜，引起肠结核；也可作为全身粟粒性结核的一部分，通过血行播散或女性生殖道结核蔓延，引起腹膜结核和肠系膜淋巴结核。

【相关临床】★△

1．肠结核的常见症状为右下腹部疼痛，伴有腹泻、便秘或便秘与腹泻交替出现、低热、恶心、呕吐、食欲减退等症状，少数还可出现肠梗阻症状。结核性腹膜炎患者的腹部触诊时，可有典型的“揉面感”。肠系膜淋巴结核患者，有时可扪及腹部肿块伴压痛。

2. 病理上肠结核可分为溃疡型和增殖型，以溃疡型多见。肠结核好发于回盲部，亦可累及空、回肠和十二结肠。

（1）溃疡型结核早期是肠壁集合淋巴结和孤立滤泡受侵，以后融合成干酪样病灶，黏膜糜烂和溃疡形成，溃疡可向下侵入黏膜下层、肌层，甚至浆膜。

（2）增殖型结核初期为局部充血、水肿之后黏膜下层可产生大量结核性肉芽组织和纤维增生，使黏膜隆起呈大小不等的结节，甚至形成肿块突入肠腔内，肠壁增厚和肠腔狭窄。结核性腹膜炎在病理上可分为二型，即腹水型、粘连型和干酪型。可同时存在，也可以某一种形式为主。

3. 肠系膜淋巴结核在青、少年中常见，常与肠结核同时存在。病变愈合后可发生钙化。

【影像学检查方法】★★★△△

钡剂造影是首选的检查方法，其征象常为非特异性，但结合临床和实验室表现一般可做出较为可靠的诊断。

【影像学表现】★★★△△△

X线造影表现

（1）溃疡型肠结核，最初表现为肠管痉挛、张力增高等激惹征象。病变常见于回肠下段，继之肠管边缘呈现不规则锯齿状。病变段黏膜紊乱，可见斑点状小龛影。此种改变常呈断续性、节段性、交替分布。

（2）增殖型肠结核，主要表现为肠管管腔变形、缩小，激惹征象不明显。小肠增殖性肠结核好发于回肠末端，主要表现为黏膜紊乱增粗，呈小息肉样改变。由于黏膜下及浆膜下纤维组织增生，肠壁增厚致肠腔狭窄。小肠空、回肠结核多同时伴有盲肠或升结肠结核。

（3）小肠空、回肠结核的并发症不常见。愈合后大多可恢复正常。病变较重或治疗过程中有较多纤维瘢痕组织形成时，可造成肠管变形、粘连、缩短和肠狭窄，以及伴发于狭窄的近侧肠道，也可产生肠梗阻和瘘管，但肠穿孔少见。

【鉴别诊断】★★△△

肠结核与克罗恩病者均以肠壁增厚为主。

1. 克罗恩病特点 纵行溃疡、结节样增生、鹅卵石表现、肠瘘、靶征。

2. 肠结核特点 激惹征、环形溃疡及溃疡瘢痕。

（屈 东 赵心明）

第4节 肠 梗 阻

【概述】★★△△

肠梗阻是由于肠粘连、炎症、肿瘤、腹腔手术后等因素所致肠腔部分性或完全性梗阻而引起的肠内容物通过受阻。

【相关临床】★△

1. 单纯性肠梗阻的主要临床症状为腹痛、腹胀、呕吐及肛门停止排气，一般在梗阻后3～5 h即可出现。

2. 绞窄性肠梗阻是急性肠梗阻的最严重阶段：会导致肠壁坏死、穿孔，进而引起严重的腹腔内感染和全身中毒反应。其主要临床表现为：持续性腹痛伴阵发性加剧，同时可有呕吐、腹胀、无排气及排便，压痛性包块和腹膜刺激征。

3. 麻痹性肠梗阻的主要临床表现为腹胀、便秘，无绞痛，腹部膨隆但无肠型，肠鸣音消失。

【影像学检查方法】★★★△△

影像学检查的主要目的是：明确肠梗阻的类型、位置和原因等，判断梗阻是完全性的还是不完全的。

1. 腹部平片 是肠梗阻首选的检查方法，一般常规摄站立位和仰卧位片。站立位片可以确定肠腔内有无异常气体及液体，液平面宽度与分布。仰卧位片易于观察扩张的肠管，鉴别大、小肠。

2. 消化道造影检查 可以明确肠梗阻的部位，但应注意以下原则：①临床怀疑胃肠道穿孔时，不能行口服硫酸钡造影剂检查。当临床怀疑胃肠道穿孔而X线检查为阴性时，可给患者服用有机碘水溶液后，采取右侧卧位约5 min，用透视或照片观察是否有造影剂外溢到胃肠腔外。②小肠或结肠梗阻，若要了解阻塞部位并确定其性质时可通过引流管注入低浓度的硫酸钡．然后连续观察钡剂走向及钡剂停留部位的变化，这样一般能明确梗阻的性质。

3. 立位腹部透视 是肠梗阻的常规检查方法之一，能够较粗略地观察有无膈下游离气体、气腹胃肠道的胀气扩大及积液、液平面的变化情况、腹内包块影及较大的一些钙化影等，同时观察横膈运动。

【影像学表现】★★★△△

（一）单纯性小肠梗阻

1. 腹部平片表现 典型X线表现可概括为，梗阻以上肠腔扩张积气积液，立位或水平侧位可见气液平面：梗阻以下肠腔萎陷，无气或仅见少量气体。

（1）阶梯状液面征：是单纯性小肠梗阻的X线特征。在立位腹部平片上表现为梗阻近侧的肠曲胀气扩张，呈弓形、拱门形或倒“U”形。

（2）大跨度肠襻：通常是低位梗阻，特别是回肠中、下段梗阻的X线征象。在卧位腹部平片上表现为空、回肠扩大；立位片上表现为高低不等的液平面，液面长度大都在3 cm以上。

（3）鱼肋征：是空肠梗阻的重要X线征象。表现为在扩大的空肠内见到密集排列的线条状或弧线状皱襞，形似鱼肋骨样，为空肠皱襞在气体衬托下显影之故，位置多在上腹或左上腹部。而回肠梗阻则无此征象，梗阻扩张的回肠表现为连贯的均匀透明的肠管，呈腊肠状，其位置多在中下腹部. 二者鉴别不难。

（4）驼峰征：是蛔虫性小肠梗阻的典型X线表现。

2. 碘水造影表现 适用于在腹部平片不能确诊的小肠梗阻或已经发现梗阻需明确梗阻部位者。口服碘液1～3 h显示梗阻以上的小肠肠腔扩大，越靠近梗阻部位扩大越显著，梗阻部位以后的大小肠不含气体。

（二）绞窄性小肠梗阻

1. 腹部平片表现 既有梗阻以上肠腔扩大积气积液表现，也可出现以下几个较为特征性征象。

（1）假肿瘤征。

（2）咖啡豆征。

（3）小肠蜷曲肠襻。

（4）小肠内液面征。

（5）空回肠换位征

2. 碘剂造影表现 采用碘剂造影可发现闭襻，有助于诊断。

（三）麻痹性肠梗阻

最常见的原因为急性腹膜炎、急性肠炎特别是急性中毒性肠炎、腹部手术后、全身麻醉及败血症等。

1. 腹部平片表现 卧位腹部平片上表现为整个胃肠道普遍性扩张。胃、小肠和结肠轻到中度扩大、胀气，尤以结肠胀气较明显；站立位平片上表现为在小肠和结肠内可见宽窄不等的气液平面，分布范围较广。

2. 透视表现 肠管蠕动明显减弱或完全无蠕动。

3. 碘剂造影表现 造影剂能够到达盲肠，但通过时间延迟。

（四）结肠梗阻

结肠梗阻也可分为单纯性和绞窄性，多由结肠内肿瘤、炎性狭窄、结肠扭转等所致。结肠梗阻，小肠内食糜及气体仍将不断涌入结肠，由于回盲瓣的作用，使结肠内产生高压而极度膨胀. 是一种闭襻性肠梗阻。

1. 腹部平片表现

（1）在仰卧位腹部平片上表现为梗阻部位以上结肠充气扩大，被液体所充填，位于腹部周围，可显示出结肠袋借以与小肠区别；在站立片可见结肠内有宽大的液平。

（2）部分患者由于回盲瓣不能抵抗结肠内的压力，其内气体和液体可反流人小肠内，伴有小肠充气扩大和气液平面，但其扩大程度一般相对较轻。

（3）乙状结肠扭转。

2. 钡剂灌肠表现 可进一步了解结肠梗阻的部位、程度和原因。可以发现钡剂在结肠某一平面完全受阻中断，或者肠管局部管腔不规则形狭窄及钡剂勾出的病变远端改变，如果是肿瘤引起的梗阻，局部还可见不规则充盈缺损及黏膜破坏。

【鉴别诊断】★★△△

小肠肠梗阻如果发生肠壁明显增厚，应与小肠癌鉴别，小肠癌肠壁增厚，可呈结节状或菜花样凸向肠腔内，CT增强扫描不均匀强化；肠梗阻CT增强扫描后肠壁均匀强化，部分可见血管内栓子形成。

（屈　东　赵心明）

第5节 小肠肿瘤

一、小肠腺癌

【概述】★★△△

小肠恶性肿瘤在全胃肠道恶性肿瘤中所占比例仅3%，但小肠恶性肿瘤的延误诊断却较为普遍。小肠腺癌是最常见的小肠恶性肿瘤，约占小肠恶性肿瘤的40%。

【相关临床】★△

1. 小肠腺癌发病部位以空肠最多见。特别是在小肠起始部30 cm范围以内。大多数小肠腺癌为乳头状，癌细胞分化较好，有产生黏液的柱状上皮，呈现为乳头息肉状黏液腺癌形态；小肠腺癌常伴有纤维增生，引起收缩使肠腔狭窄、阻塞。因此，临床上可表现为浸润狭窄和肿块两种类型，前者常见。有时两者可同时并存。

2. 晚期小肠腺癌可发生局部淋巴结转移或从门脉系统扩散至肝脏，也可有腹膜直接种植转移。而肺或骨转移者较少见。

3. 小肠癌也好并发肠扭转、肠梗阻等。

【影像学检查方法】★★★△△

影像学检查方法主要包括消化道造影、CT、MRI、PET/CT等，目前，消化道造影和腹部CT临床应用较为广泛，消化道造影包括十二指肠低张造影及全消化道造影，是目前诊断小肠肿瘤简便、常规的影像学方法，可以观察肿瘤腔内生长情况、黏膜、管壁及管腔、小肠蠕动情况，CT检查的主要目的是观察病变分期：肠壁及肠壁外的侵犯情况，区域淋巴结及有无肝脏转移等。MRI及PET/CT尚不是小肠肿瘤的常规检查方法。

病变段肠腔呈偏心性狭窄，近侧的肠腔常有不同程度的扩张。

【鉴别诊断】★★△△

1. **小肠淋巴瘤** 肠腔狭窄及扩张常并存，管壁常环周增厚，管壁虽增厚明显，但梗阻却不明显，增强扫描强化较为均匀。

2. **小肠间质瘤** 间质瘤通常为壁在性肿物，造影显示肠壁黏膜通常光滑。CT显示为肠腔外肿物，形态可以不规则或分叶状，中心可有坏死、溃疡。

3. **小肠克罗恩病** 一个较短的狭窄倾向于诊断癌肿；而克罗恩在影像学上的特征性表现为“鹅卵石”征、系膜缘溃疡和病变肠段的系膜缘缩短等改变，这些表现在癌肿病人中是不常见的。

二、小肠淋巴瘤

【概述】★★△△

原发性胃肠道淋巴瘤较少见。小肠淋巴瘤好发于回肠，常为多发病灶。临床上多见的是全身性病变累及胃肠道的继发性淋巴瘤。黏膜相关性淋巴样组织型B细胞淋巴瘤十分常见。小肠T细胞淋巴瘤可有多个病灶，以空肠居多，无大肿块，且易形成溃疡及肠系膜淋巴结增大。

【相关临床】★△

1. 小肠淋巴瘤多发生于30～40岁的青壮年男性，由于肠壁神经丛受到肿瘤的浸润性压迫，常可有腹痛；其他非特异性的临床症状，尚可有恶心、呕吐、贫血、体重减轻和或腹部肿块。伴有浅表淋巴结肿大及肝脾肿大。

2. 肿瘤表面可伴有单一的巨大溃疡或多发的表面溃疡；病变向外可穿破肠壁累及肠系膜、腹膜后、主动脉旁、肝门形成淋巴瘤性肿块；淋巴组织可取代肠壁肌层，造成肠壁自主神经丛破坏，引起系膜缘肠壁局部膨出，形成“动脉瘤样扩张”。

【影像学检查方法】★★★△△

1. 小肠造影可获得多种不同形态特征。如多发性结节或息肉肿块样充盈缺损等。

2. CT及MRI对于小肠淋巴瘤的诊断有其特殊价值，可以明确肿瘤大小、肠壁侵犯范围和有无中心溃疡。

【影像学表现】★★★△△△

1. **小肠X线钡剂造影检查** 弥漫性小息肉型；多发性结节型；狭窄型；动脉瘤样扩张型；肠套叠型；肠系膜淋巴结型和有空腔形成的肠内外型。上述七型亦可两种或两种以上同时或交错出现。

小肠淋巴瘤开始时在黏膜下浸润，很难发现病灶。随着病变的发展，表现为弥漫分布的直径小于

0.5 cm的小息肉样病变，黏膜粗乱如网状。也可表现为多发的、直径为0.5～3.0 cm的息肉样病变，境界清晰，黏膜紊乱、破坏、消失，大多伴有小肠肠腔狭窄或扩张。

2. CT和MRI 广泛的黏膜下浸润，则表现为相应的小肠长段明显的同心圆样肠壁增厚。也可表现为单个或多个肠段超过1 cm的肠壁增厚，密度较低呈均质性，增强扫描时其强化程度低于癌和平滑肌肉瘤。

由于非霍奇金淋巴瘤通常不引起粘连反应，CT和MRI可显示出肿瘤内形成的巨大不规则空腔。此外，小肠淋巴瘤往往有广泛的肠系膜淋巴结肿大，晚期非霍奇金淋巴瘤在CT上还可见到特征性的“三明治征”，由较大的融合起来的肠系膜肿块包绕肠系膜血管形成。位于回盲部或近端小肠者，影像学上可表现为肠套叠，也有可见巨大溃疡与邻近肠管相通的多发瘘管。

3．用MRI冠状图和矢状位扫描以及CT二维和三维重建成像（MPVR）和小肠仿真内镜（SBVE）更能提供多形性、多变性淋巴瘤病变真实、全面的信息，有利于病变的正确诊断与鉴别诊断。

【鉴别诊断】★★△△

小肠淋巴瘤好发于青壮年，同时伴有其他淋巴瘤特征，如胸腹水、浅表淋巴结肿大及肝脾肿大。原发小肠淋巴瘤与小肠癌鉴别，小肠癌多为菜花样或结节状，可见坏死或不均匀强化。而淋巴瘤多发生肠壁增厚，肠腔变形、扩张或狭窄，增强后不强化或轻度强化。

（屈　东　赵心明）

参 考 文 献

[1] Boudiaf M, Jaff A, Soyer P, et al.Small-bowel diseases: Prospective evaluation of multi–detector row helical ct enteroclysis in 107 consecutive patients, 2004, 233: 338-344.

[2] Zissin R, Hertz M, Paran H, et al.Small bowel obstruction secondary to Crohn disease: CT findings, 2004, 29 (3): 320-325.

[3] Herlinger H.Malabsorption//Gore RM, Levine MS, Laufer I, et al.Texbook of gastrointestinal radiology. Philadelphia: WB Saunders, 1994: 863-891.

[4] Zhu QQ, Zhu WR, Wu JT, et al. Comparative study of intestinal tuberculosis and primary small intestinal lymphoma.World J Gastroenterol, 2014, 20 (15): 4446-4452.

[5] Lee WK, Van Tonder F, Tartaglia CJ, et al.CT appearances of abdominal tuberculosis.Clin Radiol, 2012, 67 (6): 596-604.

[6] Assenza M, Ricci G, Bartolucci P, et al.Mechanical small bowel obstruction due to an inflamed appendix wrapping around the last loop of ileum. G Chir, 2005, 26 (6-7): 261-266.

[7] O'Donnell ME, ShaMA, O'Kane A, et al.Small bowel obstruction secondary to an appendiceal tourniquet. Ir J Med rif Sci, 2009, 178 (1): 101-105.

[8] Gore RM, Levine MS, Laufer I.Textbook of gastrointestinal radiology. Philadelphia: WB Saunders, 2000: 792-813.

[9] Malinte DDT, O'Connor K, Bessette J, et al.The role of the physician in the late diagnosis of primary malignant tumors os the small intestine.Am J Gastroenterol, 1991, 86: 304-308.

[10] Hamilton SR, Aaltonen LA, ed.Pathology and genetics of tumours of the digestive system. Lyon: IARC Press, 2000: 70.

[11] Amer MH, el-Akkad S.Gastrointestinal lymphoma in adults: clinical features and management of 300 cases. Gastroenterology, 1994, 106: 846-858.

[12] Vaidya R, Habermann TM, Donohue JH, et al.Bowel perforation in intestinal lymphoma: incidence and clinical features.Ann Oncol, 2013, 24: 2439-2443

[13] Cronin CG, Scott J, Kambadakone A, et al.Utility of positron emission tomography/CT in the evaluation of small bowel pathology.Br J Radiol, 2012, 85: 1211-1221.

第 65 章　结直肠疾病

第 1 节　概　　论

结直肠疾病主要包括炎性病变与肿瘤性病变。结直肠特殊炎症性病变包括溃疡性结肠炎、克罗恩病、肠结核、憩室炎等等。其中溃疡性结肠炎与憩室炎好发于左半结肠；Crohn 病与肠结核好发于右半结肠与回肠末端。结直肠肿瘤性病变包括腺瘤、结直肠癌、神经内分泌肿瘤、间质瘤、淋巴瘤等。腺瘤最常见，多为良性，当肿瘤体积较大、形态不规则、基底较宽时应警惕恶变可能。气钡双对比造影是结直肠病变传统的影像检查方法；CT 可以进一步提供病变特点、累及范围及病变浸润程度等信息，指导临床治疗；MRI 对直肠病变的分期具有一定优势。

（张红梅　赵心明）

第 2 节　结直肠腺瘤性息肉

【概况】★★△△

1. 结直肠息肉可分为腺瘤性息肉、炎症性息肉、增生性息肉与错构瘤性息肉，其中以腺瘤性息肉最多见。

2. 腺瘤性息肉好发于乙状结肠与直肠。组织学分为管状腺瘤、绒毛状腺瘤与管状绒毛状腺瘤。近年有提出锯齿状腺瘤这一新的组织学类型。

【相关临床】★△

1. 腺瘤性息肉可单发或多发，有蒂或无蒂。

2. 绒毛状腺瘤、管状绒毛状腺瘤及锯齿状腺瘤可以发生恶变。

3. 瘤体较小时多无症状，常在体检时发现。随着瘤体增大可以出现隐性失血，表现为便潜血阳性。绒毛状腺瘤因黏液分泌可出现黏液便。

4. 家族性腺瘤性息肉病（familial adenomatous polyposis，FAP）是一种常染色体显性遗传性疾病。主要病理变化是大肠内广泛出现数十到数百个大小不一的息肉，密集排列。临床症状多表现为腹部不适、腹痛、便血或黏液便、大便次数增多等。如不及时治疗，几乎每一病例都会发生癌变，且发病年龄早于普通的结直肠癌，并可表现为同时多原发癌。

【影像学检查方法】★★★△△

1. **结肠气钡双重对比造影**　是诊断腺瘤性息肉的传统、有效的影像检查方法。可以清晰显示腺瘤的数目、位置、大小、是否有蒂、基底宽窄以及表面有无溃疡等等，从而进一步提示有无腺瘤恶变。

2. **CT**　常规 CT 检查对较小的腺瘤性息肉诊断价值有限。在良好肠道准备的前提下，CT 虚拟结肠内镜可以较清晰地显示腺瘤的大体形态、大小以及基底情况。

3. **MRI**　由于受肠腔气体及呼吸运动的影响，MRI 对结肠病变的诊断价值有限，但 MRI 可以清楚显示直肠腺瘤性息肉的位置、大小、强化方式以及与肠壁的关系，为临床治疗提供精确的影像信息。

【影像学表现】★★★△△△

1. **结肠气钡双重对比造影**　表现为边缘光滑的圆形或类圆形充盈缺损，突入肠腔内，带蒂的息肉可以随体位变化而上下移动，邻近结肠轮廓多无改变。绒毛状腺瘤外形可以不规则，表面呈桑葚状、地毯状或网格状，腺瘤性息肉的恶变与病灶的大小、形态有关。当大于2 cm、宽基底、表面不规则、基底部肠壁出现凹陷等征象时应警惕恶变的可能。

2. CT CT虚拟结肠内镜显示突入肠腔内的软组织结节影，表面规则或不规则，多角度重建有利于观察基底情况以及与肠壁的关系。但需注意与肠内容物或肠壁褶皱的鉴别。

3. MRI 直肠腺瘤性息肉在MRI图像表现为自肠壁起源突向腔内的结节，边界清楚，平扫T1WI为低信号，T2WI为高或稍高信号，增强扫描可见明显条线状强化由肠壁延伸至结节内部。病灶起源于黏膜层，与低信号的肌层分界清楚。

【鉴别诊断】★★△△

1. 腺瘤性息肉恶变 明确是否存在恶变是诊断腺瘤性息肉的关键。鉴别要点如下：①大小：腺瘤性息肉的恶变与大小有关，小于5 mm的息肉一般为良性，5～10 mm的息肉有1%发生恶变，1～2 cm的息肉恶变率为10%，而大于2 cm息肉的恶变率高达30%～50%。②形态：良性息肉一般呈圆形，表面光滑，边界清晰，蒂细长且活动度好。息肉恶变一般形态不规则或分叶状，无蒂或短粗蒂，基底宽度大于高度者恶性可能大。③基底处肠壁改变：息肉附着处肠壁多柔软，恶性者肠壁可僵硬，出现凹入或皱缩等现象。

2. 结直肠癌 早期结直肠癌有时需与腺瘤性息肉进行鉴别。早期结直肠癌尽管体积较小，但因为沿黏膜浸润生长，多表现为病灶宽度大于高度，且表面不规则，可有小溃疡形成。MRI图像上无病灶内部的条线样强化可与腺瘤进行鉴别。

（张红梅　赵心明）

第3节　溃疡性结肠炎

【概况】★★△△

是一种病因不明的非特异性大肠黏膜的慢性炎症，有认为与自身免疫有关。好发于直肠与乙状结肠，可延伸至降结肠，甚至整个结肠。活动期表现为黏膜充血、水肿，表面糜烂形成浅溃疡；慢性期由于黏膜不断破坏与修复，表面可形成炎性息肉，进一步发展瘢痕形成，结肠变形短缩，结肠袋消失，肠腔缩窄。

【相关临床】★△

1. 好发于20～40岁的青壮年。

2. 多起病缓慢，腹泻、腹痛为最常见症状，表现为黏液脓血便，可伴发热、消瘦与贫血症状。

3. 偶可伴有关节炎、虹膜睫状体炎，以及皮肤黏膜等与自身免疫相关的一些改变。

4. 病变严重时可以并发中毒性结肠扩张、肠穿孔等并发症。

【影像学检查方法】★★★△△

1. 结肠气钡双对比造影是主要的影像检查方法。

2. 在肠腔充分充盈的情况下CT可以观察肠壁增厚与狭窄的程度，为临床诊断提供参考。

【影像学表现】★★★△△△

1. X线造影 表现为自直肠逆行向上连续性发展，早期由于黏膜水肿及小溃疡形成，表现为黏膜面点片状钡斑影，侧位相可见针刺样突起；溃疡进一步发展引起肠管轮廓不规则，充盈相可见边缘呈锯齿状改变，慢性期由于炎性息肉及肠壁瘢痕形成，可见肠腔呈“铅管样”狭窄及不规则充盈缺损样改变。

2. CT 在肠腔充分充盈的状态下，CT可以观察到肠壁不规则增厚、狭窄，黏膜不均匀强化，活动期由于炎性反应及渗出，肠管周围系膜内可见条索样及斑片样影，有时可见系膜淋巴结肿大。

【鉴别诊断】★★△△

1. 克罗恩病 病变呈跳跃性分布，与正常肠段间隔分布，且分界清楚；以末端回肠与右半结肠多见，直肠很少受累；溃疡多为纵形，晚期可有瘘管形成。

2. 缺血性肠病 老年人多见，多有冠心病、动脉硬化或高血压病史。结肠脾曲是好发部位。多为餐后发病，起病急，剧烈腹痛，疼痛数h后可自行缓解。多预后较好。

3. 肠结核 溃疡性结核X线造影表现为病变肠段呈激惹改变，黏膜粗乱，肠壁呈锯齿状；增生型及纤维狭窄型可见肠腔狭窄，肠管短缩变形。CT小肠造影见肠壁环形增厚，不均匀强化，肿大淋巴结呈环形强化是其特征性表现之一。

（张红梅　赵心明）

第4节 憩室炎

【概况】★★△△

1. 憩室炎以结肠多见，可分为先天性与后天性，以后天获得性多见。

2. 随着年龄增长，发病率增高，左半结肠相对多见。

3. 当憩室开口被阻塞时诱发憩室炎。

【相关临床】★△

1. 依据发病部位及严重程度，憩室炎可表现为腹痛、便秘与腹泻、便血、发热，严重时伴随恶心、呕吐。

2. 多以内科治疗为主，出现并发症如穿孔、瘘管形成时需手术治疗。

【影像学检查方法】★★★△△

1. 憩室炎的气钡双对比造影表现为憩室呈囊袋状突处于肠腔轮廓外，边界不规整，黏膜增粗紊乱、肠管有激惹现象，肠管痉挛性改变。病变反复可表现为肠管收缩功能差，结肠袋不规则，肠腔变窄，肠腔轮廓外出现细线样钡影提示有瘘管形成。

2. CT 见囊袋状突处的憩室周围脂肪密度增高，局部肠壁增厚，憩室内可见粪石形成，如伴随穿孔可见气腹或脓肿形成。

【鉴别诊断】★★△△

X 线造影或 CT 发现典型的囊袋状突处于腔外的憩室及伴随炎性表现多不难诊断。位于回盲部的憩室炎需注意与阑尾炎进行鉴别，临床症状、体征及 CT 表现有助于二者的鉴别。

（张红梅　赵心明）

第5节 结直肠其他炎性疾病

一、克罗恩病

【概况】★★△△

1. 是一种病因不明的慢性炎性肉芽肿性病变，有认为可能与感染、遗传及自身免疫有关。

2. 末端回肠与右半结肠多见，病变不累及直肠。

3. 呈跳跃性节段分布，与正常肠管间隔分布，且分界清楚。

4. 病理变化分为急性炎症期、溃疡形成期、狭窄期和瘘管形成期。早期肠壁黏膜水肿，浅小溃疡形成，进一步发展形成深入肠壁的纵形溃疡为该病的典型病理改变，溃疡多位于肠系膜侧。肠壁可有脓肿形成。黏膜下层水肿与炎细胞浸润，以及溃疡愈合形成纤维化及瘢痕收缩，使黏膜表面呈卵石样改变。如深在的溃疡进一步发展穿透肠壁可形成瘘管。

【相关临床】★△

1. 中青年多见。

2. 临床表现为腹痛，多为右下腹或脐周痛，腹泻，严重者可触及腹部包块，瘘管形成是其临床特征之一。可伴有发热、贫血、营养障碍等全身性表现，部分患者可伴随关节炎、虹膜睫状体炎、口腔黏膜溃疡等肠外损害。

3. 本病多反复发作，迁延不愈。出现并发症时需手术治疗，术后复发率高。

【影像学检查方法】★★★△△

1. 结肠气钡双对比造影及 X 线小肠造影可以早期发现黏膜的细微改变，对于疾病的早期诊断和治疗有重要意义。

2. CT 可同时观察肠道与周围组织的情况，了解有无腹腔脓肿及淋巴结肿大等信息。

【影像学表现】★★★△△△

1. 早期黏膜粗乱扁平，肠壁边缘不规则，黏膜面可见小钡斑形成及周围透亮区。

2. 沿肠管长轴系膜侧分布的线状溃疡是其特征性表现；随着病变发展黏膜表面呈小息肉样或卵石样充盈缺损；肠管狭窄、短缩及假性憩室形成；晚期可见瘘管或窦道形成。

3. 病变呈跳跃性非对称分布。

4. CT 小肠造影表现为肠壁不规则增厚、狭窄，增强扫描可表现为分层强化。另外可以观察有无腹腔脓肿形成，有无肿大淋巴结等伴随征象。

【鉴别诊断】★★△△

1．肠结核溃疡多围绕肠管横轴方向走行，以肠管痉挛激惹收缩为主，CT表现为肠壁不均匀强化，对称性增厚，发现肿大淋巴结呈环形强化有利于诊断。

2．溃疡性结肠炎多见于直肠与乙状结肠，病变呈连续性发展，与Crohn病相比，其溃疡较浅，较少发生穿孔。

二、肠结核

【概况】★★△△

1．多由人型结核分枝杆菌引起。好发于回盲部及邻近升结肠与回肠末端。

2．多继发于肺结核。

3．大体病理类型分为溃疡型、增生型或溃疡-增生型、纤维狭窄型，与其疾病发展阶段有关。

4．溃疡多围绕肠管横轴方向走行，干酪样肉芽肿为特征性改变。

【相关临床】★△

1．右下腹或脐周痛，多为钝痛或隐痛，腹泻或便秘，增生型可触及腹部包块。

2．全身症状可表现为不同程度的发热、盗汗、贫血、倦怠、乏力，以及全身营养不良的相关表现。

【影像学检查方法】★★★△△

1．气钡双对比造影及小肠钡剂造影可以观察黏膜的情况以及肠管形态、活动度的改变。

2．CT小肠造影有利于观察肠壁的改变以及肠外的浸润情况，有无淋巴结肿大等特征。

【影像学表现】★★★△△△

1．溃疡性肠结核造影可见病变肠段呈激惹表现，排空快，而上下正常肠管钡剂充盈良好。黏膜粗乱，肠壁呈锯齿状。增生型及纤维狭窄型可见肠腔狭窄，肠管短缩变形。

2．CT小肠造影可见病变肠壁环形增厚，不均匀强化。肿大淋巴结呈环形强化是其特征性表现之一。

【鉴别诊断】★★△△

主要与克罗恩病进行鉴别。二者好发部位相似，均为慢性肉芽肿性病变。Crohn病的病变部位呈跳跃性非对称性分布，受累肠管见分层强化，呈不对称性肠壁增厚可与之鉴别。

（张红梅　赵心明）

第6节　结直肠癌

【概况】★★△△

1．结直肠癌是常见的恶性肿瘤之一，发病率从高到低依次为直肠、乙状结肠、盲肠、升结肠、降结肠及横结肠。

2．结直肠癌的发生与高脂肪低纤维素饮食、大肠慢性炎症、腺瘤、遗传因素等关系密切。

3．组织学以腺癌为主，根据肿瘤浸润深度分为早期癌与进展期癌。早期癌为肿瘤侵犯黏膜与黏膜下层。肿瘤侵犯肌层以上者即为进展期癌。

【相关临床】★△

1．因发病部位不同表现为不同的临床症状。左半结肠癌及直肠癌多表现为大便性状的改变，便秘、便血、腹泻、腹痛等。右半结肠癌因症状隐匿不典型，发现时常分期较晚，主要症状为贫血、腹痛、触及腹部包块等。结直肠癌病情进展可引起肠梗阻以及消瘦、乏力、发热等全身症状。

2．肿瘤转移方式包括淋巴转移、血行转移及种植转移。

【影像学检查方法】★★★△△

1．气钡双重对比造影是应用于结直肠癌诊断的传统影像检查方法。通过观察黏膜的改变及肠腔、肠管活动度的改变进行肿瘤的诊断与鉴别诊断。

2．CT在结直肠癌的诊断与分期中具有重要意义，可以清楚观察肿瘤与周围组织、器官的情况以及淋巴道、远处转移的情况，为治疗方案的制定提供重要的依据。

3．MRI由于具有良好的软组织分辨率，对于直肠癌的分期具有不可替代的优势。

【影像学表现】★★★△△△

1．X线造影表现　①早期结直肠癌多为突向腔内的息肉样病变，造影表现为表面涂布钡剂的结节，轮廓不规则或有分叶，肠腔轮廓多无明显改变。②进展期癌造影可见局部黏膜破坏中断、象征溃疡或糜烂的龛影或小钡斑、不同程度的充盈缺损与肠腔狭窄。肿物形成的充盈缺损基底较宽，与正常肠管分界清楚，根据病变累及肠管的程度不同形成“肩征”或“苹果核征”。透视下见肿物所累及的肠管形态僵硬，不能扩张。严重时可引起肠梗阻，钡剂不能通过。

2. CT 表现 ① CT 可见肠壁增厚形成的软组织肿物，与正常肠管分界清楚，黏膜面不规整，可有溃疡形成，增强扫描强化程度高于肌肉，而黏液腺癌或印戒细胞癌则强化不明显。②肿瘤侵犯肠壁外膜则表现为外缘模糊、毛糙、肠周系膜脂肪密度增高，可见条索及结节影。③转移淋巴结多位于肠系膜上下血管周围的结肠系膜内及主动脉旁。④肝脏是结直肠癌最常见的远处转移器官。平扫多为低密度，边缘略模糊，部分病灶内可见钙化；增强扫描边缘见轻微或中等强化。其他远处转移器官还包括肺、卵巢、腹膜、骨等。⑤腹膜、网膜转移表现为脂肪组织密度增高，可见絮状、结节状或肿物状高密度影，多同时伴有腹水。

3. MRI 表现 可以清晰显示直肠壁的解剖结构，因此在直肠癌的分期中发挥重要作用。①其对 T 分期的准确性可以达 85% 以上，但对于部分 T2 或 T3 早期的病例仍存在分期过高或过低的可能。②对于淋巴结性质的判定，传统判别指标是应用淋巴结大小，但越来越多的证据显示，良恶性淋巴结间的大小存在相当程度的重叠，这一方面是由于正常大小的淋巴结可以发生微转移，另一方面炎性增生性淋巴结也可以表现为体积的增大。相对于用径线大小来判定淋巴结性质，淋巴结边界是否清楚、内部信号是否均匀两项指标可以获得更高的诊断准确性。但总体而言，MRI 对于直肠癌淋巴结性质判定的准确性尚处于中等水平，仍需进一步研究与经验积累。③ MRI 还可以清晰显示肿瘤超出肠壁的距离、肠周系膜筋膜是否受累、有无肠壁外静脉侵犯等信息，从而指导临床是选择手术还是术前新辅助放化疗。

【鉴别诊断】★★△△

1. 腺瘤 造影见边缘光滑的圆形或类圆形充盈缺损，带蒂或无蒂，邻近结肠轮廓多无改变。当大于 2 cm、宽基底、表面不规则、基底部肠壁出现凹陷等征象时应警惕恶变的可能。

2. 肠结核 溃疡型病变肠段呈激惹表现，黏膜粗乱，肠壁呈锯齿状；增生型及纤维狭窄型可见肠腔狭窄，肠管短缩变形，与上下正常肠管分界不清。CT 所见腹腔肿大淋巴结呈规则环形强化有助于肠结核的诊断。

3. 淋巴瘤 右半结肠多见，受累肠管多密度均匀，无或轻度强化，与结肠癌相比，肠管活动度尚可，较少伴有肠梗阻症状。

4. 间质瘤 肿瘤起源于黏膜下层，黏膜多呈推压改变，部分危险度高的间质瘤也可引起黏膜破坏。与癌相比，间质瘤多边界清楚，中至明显强化，根据危险度分级不同，肿物大小与内部结构表现不同。肿瘤＞5 cm，内部伴坏死、囊变多提示危险度较高。

（张红梅　赵心明）

第 7 节　结直肠其他肿瘤

一、神经内分泌肿瘤

【概况】★★△△

1. 神经内分泌肿瘤起源于机体神经内分泌细胞，结直肠神经内分泌肿瘤发病率相对较低，但新近有逐年升高的趋势。

2. 病理学分类按照细胞核分裂象及 Ki-67 增值指数等指标分为 3 级，随着级别升高，恶性度逐渐增加，1 级即为旧分类中的类癌。

【相关临床】★△

1. 多症状不典型或无明显症状，临床可表现为腹痛、便血、腹泻等，类癌综合征较少见。

2. 常发生淋巴结转移与肝脏转移。

3. 以手术为主的化疗、放疗等综合治疗方法。

4. 预后与肿瘤大小及病理分级有关。

【影像学检查方法】★★★△△

1. 造影 可观察肿瘤突向腔内生长形成的充盈缺损与黏膜破坏，以及肠管活动度的变化。

2. 增强 CT 可以直观显示肿瘤强化特点、内部结构以及与周围的关系，有无淋巴结或远处转移等信息。

3. MRI 可以作为直肠神经内分泌肿瘤的辅助检查手段，为治疗方案的制定提供更精确地信息。

4. 生长抑素显像（奥曲肽显像） 可作为常规影像检查的有力补充，对肿瘤的定位、定性及疗效评价具有较高的敏感性与特异性。

【影像学表现】★★★△△△

1. 气钡双对比造影见肿物突向腔内呈充盈缺损改变，宽基或带蒂，相对结肠腺癌，浸润肠壁生长相对少见，可有黏膜破坏及肠腔狭窄，肠管活动度减低。

2. 增强CT见肿瘤多明显强化，强化程度高于腺癌的强化，边界多较清楚，内部少见出血、坏死或溃疡形成。

3. MRI除了显示直肠神经内分泌肿瘤明显强化，还可进一步明确肿瘤侵犯深度、肠周系膜受累的情况，以及淋巴结转移等征象。

4. 生长抑素显像（奥曲肽显像）对神经内分泌肿瘤的定位、定性、分期及疗效评估有重要意义。

5. 无论哪种影像方法，都很难对神经内分泌肿瘤进行准确的分级，需要组织病理学及免疫组化明确。

【鉴别诊断】★★△△

结直肠神经内分泌肿瘤主要与结直肠癌进行鉴别。结直肠癌多呈浸润生长，偏心性或环周增厚，肠腔狭窄。增强扫描强化程度多低于神经内分泌肿瘤的强化，溃疡、坏死多见。但有时二者鉴别困难，最终依赖病理及免疫组化。

二、淋巴瘤

【概况】★★△△

1. 原发性结直肠淋巴瘤较少见，占消化道淋巴瘤的10%～20%，占结直肠肿瘤不足1%，以非霍奇金淋巴瘤多见。

2. 任何年龄都可发病，50～70岁为高发。

3. 右半结肠相对多见，常见发病部位依次为盲肠，其次为升结肠、横结肠、降结肠、乙状结肠及直肠。

【相关临床】★△

1. 临床表现无特异性，与相应部位的结直肠癌表现相似，包括腹痛、腹部包块、排便习惯的改变、便血、发热等。

2. 多以化疗为主，除非出现肠梗阻或肠穿孔等并发症时需手术治疗。

【影像学检查方法】★★★△△

1. 气钡双对比造影是传统检查方法。

2. CT可以进一步评估病变范围及程度，为临床治疗提供更全面的信息。

【影像学表现】★★★△△△

1. X线造影表现为病变局部充盈缺损，可伴黏膜破坏及溃疡形成。狭窄的肠腔在透视下观察可以扩张与蠕动，较少伴肠梗阻。

2. CT表现为肠壁局限性或弥漫性增厚，增厚的肠壁强化多不明显且密度均匀，肠腔变窄或扩张，周围脂肪间隙多较清楚。当肿物累及肠系膜时可以表现为脂肪间隙密度增高，出现条索或小结节影增多，可伴腹腔、腹膜后淋巴结肿大。

【鉴别诊断】★★△△

1. **结直肠癌** 结直肠癌多不均匀强化，黏膜面溃疡、坏死多见，受累肠管僵硬，活动度差，病变进展常引起肠梗阻。

2. **克罗恩病** 二者好发部位相似，Crohn病病变部位呈跳跃性非对称性分布，受累肠管呈分层强化可与淋巴瘤鉴别。

三、黑色素瘤

【概况】★★△△

1. 结直肠黑色素瘤主要发生于直肠末端与肛管位置，占人体全部黑色素瘤的1%～2%。

2. 中老年人多见，性别无显著差异，女性患者略多见。

3. 恶性度高，预后较差。

【相关临床】★△

1. 便血为最常见的临床症状，有时可触及脱垂的肿物，易与痔进行混淆。

2. 局限性病变以外科治疗为主，出现转移时需进行化疗。

【影像学检查方法】★★★△△

1. 气钡双对比造影需认真观察直肠末端的改变，有时容易漏诊。

2. CT可以观察肿瘤大小、强化特点、周围浸润以及转移的情况。

3. 黑色素在MRI有特征性的信号改变，因此MRI对于黑色素瘤的诊断有较大价值。

【影像学表现】★★★△△△

1. 多表现为突向腔内的蕈伞状肿物，肿物可较大充满肠腔，但较少引起肠梗阻，CT 增强扫描呈轻至中等较均匀强化。肿物可以向外浸润脂肪间隙，可发生淋巴转移与远处转移。

2. 由于黑色素的顺磁性效应，黑色素瘤在 MRI 上表现为 T1WI 高信号，T2WI 低或稍低信号，有助于肿瘤的定性诊断。但约有 30% 左右的黑色素瘤不含黑色素成分，使定性诊断变得困难。

【鉴别诊断】★★△△

1. **直肠腺癌** 肿物多沿肠壁浸润生长，肠腔狭窄僵硬，肿物较大时可引起肠梗阻症状。MRI 多为 T1WI 低信号，T2WI 高信号，可与典型黑色素瘤进行鉴别。

2. **内痔** 造影显示直肠末端充盈缺损，而黏膜多规整无破坏，触诊质软，肉眼观察多为肉色或紫红色，可与黑色素瘤的黑褐色进行鉴别。

3. **间质瘤** 与胃及小肠相比，结直肠间质瘤发病率相对较低，约占胃肠道间质瘤的不足 10%，其中以直肠多见。详见“胃肠道间质瘤”章节。

（张红梅 赵心明）

参 考 文 献

[1] 周纯武．肿瘤影像诊断图谱．北京：人民卫生出版社，2011,267-270.

[2] US Preventive Services Task Force, Bibbins-Domingo K, Grossman DC, et al. Screening for Colorectal Cancer: US Preventive Services Task Force Recommendation Statement . JAMA, 2016,15 (23): 2564-2575.

[3] Chino A, Osumi H, Kishihara T, et al. Advantages of magnifying narrow-band imaging for diagnosing colorectal cancer coexisting with sessile serrated adenoma/polyp. Dig Endosc, 2016, 28 (Suppl 1): 53-59.

[4] Saligram S, Rastogi A. Methods to become a high performer in characterization of colorectal polyp histology. Best Pract Res Clin-Gastroenterol, 2015, 29 (4): 651-662.

[5] Drouillard A, Lepage C. Colorectal cancer surgery with curative intent: what surveillance?. Rev Prat, 2015, 65 (6): 798-801.

[6] Carlberg DJ, Lee SD, Dubin JS. Lower Abdominal Pain. Emerg Med Clin North Am, 2016, 34 (2): 229-249.

[7] Wehkamp J, Götz M, Herrlinger K, et al. Inflammatory Bowel Disease. DtschArztebl Int, 2016, 113 (5): 72-82.

[8] Tontini GE, Rath T, Neumann H. Advanced gastrointestinal endoscopic imaging for inflammatory bowel diseases. World J Gastroenterol, 2016, 22 (3): 1246-1259.

[9] Morris MS, Chu DI. Imaging for Inflammatory Bowel Disease. SurgClin North Am, 2015, 95 (6): 1143-1158.

[10] Jain SS, Shah DK, Gambhire PA, et al. Early atherosclerosis in ulcerative colitis: cross-sectional case-control study. J Dig Dis, 2015, 16 (11): 656-664.

[11] Peery AF, Martin CF, Levinson SE, et al. Colonic Diverticula Are Not Associated With an Increased Risk of Colorectal Adenomas. Am J Gastroenterol, 2015, 110 (12): 1694-1697.

[12] Hedrick TL, Harrigan AM, Sawyer RG, et al. Defining Surgical Site Infection in Colorectal Surgery: An Objective Analysis Using Serial Photographic Documentation. Dis Colon Rectum, 2015, 58 (11): 1070-1077.

[13] Razik R, Nguyen GC. Diverticular disease: changing epidemiology and management. Drugs Aging, 2015, 32 (5): 349-360.

[14] Ghuman M, Bates N, Moore H. Computed tomographic colonography (CTC): a retrospective analysis of a single site experience and a review of the literature on the status of CTC. N Z Med J, 2012, 125 (1356): 60-67.

[15] Gryspeerdt S, Lefere P. Chronic diverticulitis vs. colorectal cancer: findings on CT colonography. Abdom Imaging, 2012, 37 (6): 1101-1109.

[16] Atreya R, Neurath MF. Predicting Therapeutic Response by in vivo Molecular Imaging in Inflammatory Bowel Diseases. Dig Dis, 2016, 34 (5): 552-557.

[17] Yeung V, Govind AG, Arastu S, et al. Tracheobronchitis in a Patient With Crohn’s Disease. ACG Case Rep J, 2016, 3 (3): 181-183.

[18] Greenup AJ, Bressler B, Rosenfeld G. Medical imaging in small bowel crohn’s disease-computer tomography enterography, magnetic resonance enterography, and ultrasound: “Which one is the best for what?” . Inflamm Bowel Dis, 2016, 22 (5): 1246-1261.

[19] Pricolo VE, Curley F. CT scan findings do not predict outcome of nonoperative management in small bowel obstruction: Retrospective analysis of 108 consecutive patients. Int J Surg, 2016, 27: 88-91.

[20] Mendelson R. Imaging for chronic abdominal pain in adults. AustPrescr, 2015, 38 (2): 49-54.

[21] Yawar B, Babar S, Imaad-Ur-Rehman, et al. Multidetector CT Patterns of Peritoneal Involvement in Patients with Abdominopelvic Malignancies. J Coll Physicians Surg Pak, 2015, 25 (6): 399-402.

[22] Osawa M, Kudoh S, Sakai F, et al. Clinical features and risk factors of panitumumab-induced interstitial lung disease: a postmarketing all-case surveillance study. Int J ClinOncol, 2015, 20 (6): 1063-1071.

[23] Papis D, Branchi V, Gomez L, et al. Abdominal tuberculosis mimicking Crohn's disease's exacerbation: A clinical, diagnostic and surgical dilemma. A case report. Int J Surg Case Rep, 2015, 6C: 122-125.

[24] Onorati M, Morganti D, Bocchi M, et al. Intestinal tuberculosis: a diagnostically-challenging case misdiagnosed as Crohn's disease atcolorectal biopsy. Pathologica, 2014, 106 (1): 22-25.

[25] Zhou ZY, Luo HS, Liang CB. Severe pulmonary tuberculosis complicating intestinal tuberculosis with the entire colorectalulcers. audi Med J, 2013,4 (9): 968-969.

[26] 周纯武. 肿瘤影像诊断图谱. 北京：人民卫生出版社，2011：250-259.

[27] Saltz LB. Value in Colorectal Cancer Treatment: Where It Is Lacking, and Why. Cancer J, 2016, 22 (3): 232-235.

[28] Balyasnikova S, Brown G. Imaging Advances in Colorectal Cancer. Curr Colorectal Cancer Rep, 2016, 12: 162-169.

[29] Zhou M, Yu P, Hou K, et al. Effect of RAS status on anti-EGFR monoclonal antibodies + 5-FU infusion-based chemotherapy in first-line treatment of metastatic colorectal cancer: A meta-analysis. Meta Gene, 2016, 9: 110-119.

[30] Fedeli U, Zorzi M, Urso ED, et al. Impact of fecal immunochemical test-based screening programs on proximal and distal colorectal cancer surgery rates: A natural multiple-baseline experiment. Cancer, 2015, 121 (22): 3982-3989.

[31] Kourie HR, Ghorra C, Rassy M, et al. Digestive Neuroendocrine Tumor Distribution and Characteristics According to the 2010 WHO Classification: a Single Institution Experience in Lebanon. Asian Pac J Cancer Prev,. 2016, 17 (5): 2679-2681.

[32] Ikeda K, Kojima M, Saito N, et al. Current status of the histopathological assessment, diagnosis, and reporting of colorectalneuroendocrine tumors: A Web survey from the Japanese Society for Cancer of Colon and Rectum. Pathol Int, 2016, 66 (2): 94-101.

[33] Ren Y, Chen Z, Su C, et al. Diffuse large B-cell lymphoma in colon confounded by prior history of colorectal cancer: A case report and literature review. OncolLett, 2016, 11 (2): 1493-1495.

[34] Chong VH, Telisinghe PU, BickleI,et al. Increasing Incidence of Colorectal Cancer, Starting at a Younger Age for Rectal Compared to Colon Cancer in Brunei Darussalam. Asian Pac J Cancer Prev, 2015, 16 (12): 5063-5067.

[35] Gallardo F, Padrón A, Garcia-Carbonell R, et al. Cytoplasmic accumulation of NCoR in malignant melanoma: consequences of altered gene repression and prognostic significance. Oncotarget, 2015, 6 (11): 9284-9294.

第66章 阑尾疾病

第1节 概论★★△△

阑尾是位于盲肠尖端内后侧，为回盲瓣下约2.5 cm的一条盲管。一般长约5～7 cm，直径约0.5 cm，其腔甚窄仅0.2～0.3 cm，但其变异较大。其组织类似于结肠，黏膜为结肠型上皮。

阑尾的X线检查包括腹部平片、钡餐检查及钡灌肠，对阑尾病变有一定的显示，而CT检查对阑尾病疾病的诊断有重要的作用。

（屈　东　赵心明）

第2节 阑　尾　炎

一、急性阑尾炎

【概论及相关临床】★★△△

急性阑尾炎是外科最常见的疾病，大部分依据典型临床表现和实验室检查可确诊。阑尾管腔阻塞是急性阑尾炎最常见的病因，临床症状包括转移性右下腹痛、发热，实验室检查中白血病总是及中性粒细胞分类都随阑尾炎症加剧而增高。

【影像学检查方法及表现】★★★△△

急性阑尾炎一般不需要做影像学检查。但如果临床症状不典型；年轻女性患者临床症状与妇科疾病相混淆；老年人阑尾炎形成包块要与肿瘤鉴别时，可进行影像学检查。

1. 腹部X线平片　阑尾区局限性密度增高；偶可见阑尾钙化粪石影。钡餐造影邻近肠管有激惹痉挛、外延表现。反射性肠淤积征象、盲肠挛缩征象、腹膜刺激征象、气腹征象。

2. CT　直接征象包括阑尾增粗肿大（直径＞6 mm），阑尾壁增厚、腔内积液、积液及粪石。间接征象包括阑尾盲肠周围炎和阑尾周围脓肿。阑尾穿孔特征表现包括阑尾脓肿、肠腔外气体、肠腔外阑尾粪石、增强扫描阑尾壁缺损，无特征表现，并不能排除阑尾穿孔。

【鉴别诊断】★★△△

结合临床表现及CT检查阑尾区的炎症性征象，可以明确诊断。当CT发现阑尾周围炎或脓肿而未发现异常阑尾或阑尾粪石，结合临床资料，应与盲肠憩室炎、结肠结核或Crohn病等炎症鉴别。

二、慢性阑尾炎

【概论及相关临床】★★△△

慢性阑尾炎由急性阑尾炎转变而来，少数也可开始即呈慢性过程。主要病变为阑尾壁不同程度的纤维化及慢性炎性细胞浸润。

【影像学检查方法及表现】★★★△△

1. X线造影检查　是重要的一项检查。尤其是临床症状不典型时，钡餐不仅可明确压痛点位于阑尾处，还可以除外其他病变。慢性阑尾炎可见出现显影的阑尾形态改变，表现为管腔僵直，中断，边缘毛糙。腔内有粪石时，可呈串珠状。

2. CT检查　不易直接显示对慢性阑尾炎的形态学改变，对慢性阑尾炎的诊断价值不大。

（屈　东　赵心明）

第3节 阑尾肿瘤与囊肿

一、类癌

【概论及相关临床】★★△△

阑尾最常见的肿瘤是类癌，生长缓慢，具有恶性倾向，可转移至肝脏。临床可出现皮肤潮红、腹泻、腹痛、哮喘和心瓣膜病变等征象，称为类癌综合征。多见于中青年，常由于肿瘤阻塞阑尾腔导致急性阑尾炎发作。

【影像学表现】★★★△△

1. X线表现 阑尾不显影。瘤体常在回肠末端或盲肠内侧产生压迹，局部管腔扩大，其中有不规则的圆形充盈缺损。

2. CT表现 主要表现为阑尾区的软组织肿块影。70%发生在阑尾远端，20%在中段，10%发生在基底部。发生在基底部的类癌可阻塞阑尾腔，产生阑尾炎的表现，瘤体较大时可见在回肠末端和盲肠产生压迹。中段的类癌，表现为阑尾区不规则增粗的软组织影。

二、阑尾腺癌

【概论及相关临床】★★△△

阑尾腺癌为常见的恶性肿瘤，临床表现与急性阑尾炎无法辨别，其余大部分表现为腹腔或盆腔包块，扩散至腹膜腔可产生大量黏液，形成腹膜假黏液瘤。

【影像学表现】★★★△△

1. X线表现 阑尾不显影，钡餐显示阑尾增粗或变形或完全破坏。

2. CT表现 囊性扩张或软组织肿块。阑尾直径一般大于15 mm，可见轻度强化或高强化。肝脏或其他脏器被摸下可见囊性转移。

三、阑尾黏液囊肿

【概论及相关临床】★★△△

阑尾黏液囊肿多继发于阑尾炎症，炎症导致阑尾腔闭锁，由于黏膜腺体继续分泌黏液，最终形成薄壁的圆形或卵圆形囊肿。囊壁可纤维化、钙化。本病症状类似阑尾炎，可以有右下腹部压痛，有时可见扪及包块。

【影像学表现】★★★△△

1. X线表现 钡餐及钡灌肠，阑尾不显影或仅近端小段显影。

2. CT表现 在右下腹壁可见囊性肿物，囊肿壁薄，密度均匀，囊内容物均匀呈水样密度；盲肠及回肠末端受压变形，盲肠壁未见明确增厚。囊肿壁有时可见弧形或点状钙化灶；有时可并发阑尾周围炎。

【鉴别诊断】★★△△

阑尾黏液囊肿较为罕见，起病缓慢，腹痛为隐痛等症状及体征类似慢性阑尾炎。结合临床及CT表现可以明确诊断。需要与腹腔神经鞘瘤、胃肠间质瘤、淋巴结转移鉴别。

1. 神经鞘瘤 腹膜后沿交感神经分布，肿物实性部分明显强化，囊变区无强化。

2. 胃肠间质瘤 位于肠基层、浆膜下肿块，多向肠腔外生长，实性部分明显强化，囊变区无强化。

3. 淋巴结转移 有原发肿瘤病史，多为圆形，多位于腹膜后大血管、髂血管周围，增强轻中度强化，中心坏死，坏死区无强化。

（屈　东　赵心明）

第 67 章　中弓韧带压迫综合征

【概况】★△

中弓韧带压迫综合征（median arcuate ligament syndrome，MALS），又称腹腔干压迫综合征（celiac artery compression syndrome）、Dunbar 综合征，主要指由中弓韧带压迫腹腔干所致的临床综合征。

【病因病理】★△

关于 MALS 的发病机制尚无定论，可能因为腹腔干发出位置较高或膈脚及中弓韧带过长导致中弓韧带压迫腹腔干，或双侧腹腔神经节融合（亦可能涉及肠系膜上神经节）压迫腹腔干，腹腔干受压后导致血液流动受限，相关脏器缺血出现相应临床症状。

【相关临床】★△

该病好发于 20～40 岁，尤其是体型偏瘦的女性。MALS 典型的三联症是餐后腹痛，体重下降及腹部血管杂音，但三者同时出现并不常见；其他临床症状包括厌食，恶心，呕吐，腹泻，乏力等，活动或某些体位症状可加重。

【影像学检查方法及表现】★★△△

数字减影血管造影（digital subtraction angiography，DSA）、CT 血管成像（computed tomography angiography，CTA）及 MR 血管成像（magnetic resonance angiography，MRA）均可用于 MALS 的诊断。

DSA 可观察腹腔干是否存在近端狭窄及狭窄后血管扩张、扩张的侧支循环血管形态及动态的血流状态。另外，还可能观察到从肠系膜上动脉经胰十二指肠动脉弓、胃十二指肠动脉逆行灌注腹腔干的现象。DSA 还可同时测定跨腹腔干起源处的动脉压力梯度，有助于判断是否存在腹腔干受压。

CTA 和 MRA 都能无创性观察腹腔干受压。多排螺旋 CT 结合血管三维重建技术能清晰显示主动脉及其分支，尤其是矢状位重建，可观察腹腔干近端前侧是否存在压迹、腹腔干是否呈鱼钩样变等，三维重建还能观察中弓韧带形态，侧支循环血管等。CTA 常在吸气相采集，因呼气相腹腔干受压更严重，若能在吸气相观察到腹腔干受压，更提示 MALS 的存在。MRA 扫描时间较 CTA 长，价格相对昂贵，空间分辨率及对钙化斑块的显示不如 CTA，但 MRA 无放射性，且对比剂不含碘，适用于儿童，孕妇，对含碘对比剂过敏及肾功能不全的患者。

【鉴别诊断】★△

其他原因导致的腹腔干狭窄，如动脉粥样硬化性狭窄，常为年龄较大，腹腔干根部偏心性或向心性狭窄，常伴钙化，壁内常可见斑块样结构；大动脉炎狭窄多为向心性狭窄，并可见多根动脉受累等。当与 MALS 鉴别诊断困难时，可用呼吸扫描法判断对狭窄的影响，MALS 吸气末狭窄程度轻，而呼气末狭窄程度重。

（严福华　孙　琨　李若坤）

参 考 文 献

[1] Balaban DH, Chen J, Lin Z, et al. Median arcuate ligament syndrome: a possible cause of idiopathic gastroparesis. Am J Gastroenterol, 1997, 92 (3): 519-523.

[2] Harr JN, Haskins IN, Brody F. Median arcuate ligament syndrome in athletes. Surg Endosc, 2016, Epub ahead of print.

[3] Kim EN, Lamb K, Relles D, et al. Median arcuate ligament syndrome-review of this rare disease. JAMA Surg, 2016, 151 (5): 471-477.

[4] Rubinkiewicz M, Ramakrishnan PK, Henry BM, et al. Ann R Coll Surg Engl, 2015, 97 (6): e96-9.

[5] Mak GZ, Speaker C, Anderson K, et al. Median arcuate ligament syndrome in the pediatric population. J Pediatr Surg, 2013, 48 (11): 2261-2270.

第 68 章　胃肠道间质瘤

【概况】★★△△

1. 胃肠道间质瘤是消化道最常见的间叶源性肿瘤，可发生于食管至肛门的任何位置，以胃最常见，约占 60%～70%，其次为小肠，约占 25% 左右，而大肠及食管相对较少发生。

2. 好发于中老年人，性别差异不明显，男性略多于女性。

3. 根据生长方式可分为腔外型、腔内外生长型及腔内型。

4. 病理诊断依据大体病理、组织病理、免疫组化及基因检测。按照肿瘤大小、核分裂象以及发生部位等信息，将胃肠道间质瘤的危险度分为极低、低、中及高危险度四级。

【相关临床】★△

1. 临床症状多不典型，包括上腹不适、腹痛、腹胀、腹部包块，以及恶心呕吐等，肿瘤较大时可引起消化道梗阻或出血。

2. 转移方式主要为血行转移与种植转移，淋巴转移较少见。

3. 手术切除为最主要的治疗方式，分子靶向药物的应用使胃肠道间质瘤的治疗达到新的高度。

【影像学检查方法】★★★△△

1. **X 线造影检查**　可以观察肿瘤推压黏膜层引起的相应变化，以及肠腔的改变，并可以动态观察肠管活动性的情况。

2. **CT**　是胃肠道间质瘤的最重要的影像检查方法，可直观显示肿瘤部位、大小、内部结构、与周围组织关系以及有无转移的情况，同时对于新辅助化疗的病例进行很好的疗效评价。

3. **MRI**　作为胃肠道间质瘤的辅助检查手段，可用于疑难病例的诊断，以及新辅助化疗后的疗效评估。

【影像学表现】★★★△△△

1. **X 线造影表现**　表现为胃肠道黏膜受压推移，向腔内突出生长者形成大小不一的充盈缺损，多无黏膜破坏，但高危险度的肿瘤也可累及黏膜表现为黏膜破坏与溃疡形成。胃腔及肠腔蠕动性好，多无肠梗阻表现。肿瘤较大时可见肠间距增宽。

2. **CT 表现**　多表现为圆形或类圆形的软组织肿块，膨胀性生长。肿瘤较小时多密度均匀，较大肿瘤呈类圆形或分叶状，内部可出现坏死囊变。增强扫描呈中度至明显强化。不同的 CT 征象与肿瘤危险度分级具有一定的相关性，危险度低的肿瘤多体积较小，内部密度均匀，边界清晰，周围浸润不明显；而恶性度高的肿瘤表现为体积较大，内部可有坏死、出血与囊变，边界模糊，向周围浸润生长，同时可发生远处转移。

3. **MRI 表现**　由于受到胃肠道运动伪影的干扰，一定程度上限制了 MRI 在除直肠以外的胃肠道中的应用。但随着 MRI 序列的不断研发与改进，其在胃肠道肿瘤诊断与疗效评估中必将发挥越来越重要的价值。扩散加权成像可以较早显示肿瘤内部结构的变化，因此可以用于早期评价间质瘤靶向治疗后的疗效。对于直肠间质瘤，MRI 由于具有良好的空间分辨率与组织分辨率，具有很高的诊断准确性，并能提供精确的疗前评价，从而指导临床进行适宜的个体化治疗。

【鉴别诊断】★★△△

1. 胃肠道癌因病变起源于黏膜层，常见黏膜破坏，大小不一的龛影形成，局部胃肠腔狭窄，壁增厚僵硬，肿物较大常引起消化道梗阻。CT 显示增厚的胃壁或肠壁中等强化，黏膜面见坏死及溃疡，肿物向壁外侵犯表现为周围脂肪间隙模糊，条索或颗粒影增多，病变进展可侵犯邻近器官，伴区域淋巴结或远处转移。

2. 胃肠道淋巴瘤累及胃及肠道范围多较广泛，但胃腔及肠腔多无明显狭窄。CT 增强扫描显示增厚的肠壁多密度均匀，强化不明显，以胃、小肠及回盲部相对多见。

3．神经内分泌肿瘤多呈明显强化，内部结构多较均匀，坏死、囊变相对少见。

（张红梅 赵心明）

参考文献

[1] Naredi P, OlofssonBagge R. Present and future role of surgery in metastatic gastrointestinal malignancies. CurrOpinOncol, 2016, 28 (4): 348-352.

[2] Koelzer VH, Zlobec I, Lugli A. Tumor budding in colorectal cancer--ready for diagnostic practice?Hum Pathol, 2016, 47 (1): 4-19.

[3] Li Y, Meng X. The efficacy of adjuvant imatinib therapy in improving the prognosis of patient with colorectal gastrointestinal stromal tumours. Ann R CollSurg Engl, 2015, 97 (3): 215-220.

[4] Isella C, Terrasi A, Bellomo SE, et al. Stromal contribution to the colorectal cancer transcriptome. Nat Genet. 2015, 47 (4): 312-319.

[5] Berdiel-Acer M, Cuadras D, Díaz-Maroto NG, et al. A monotonic and prognostic genomic signature from fibroblasts for colorectal cancer initiation, progression, and metastasis. Mol Cancer Res, 2014, 12 (9): 1254-1266.

第 69 章　腹壁与腹膜腔病变

第 1 节　腹前壁与腹膜解剖

一、腹前壁解剖★★△△

腹前壁由浅入深分别为：皮肤、浅筋膜、深筋膜、腹外侧肌、腹横筋膜、腹膜外组织和壁腹膜，其中主要由腹肌组成，包括腹直肌、腹斜肌、腹外斜肌、腹内斜肌和腹横肌，各肌肉之间均覆盖有深筋膜。腹外侧壁血管主要由下部肋间血管、腹壁上下血管、旋髂深血管等供应。

二、腹膜解剖★★△△

腹膜为全身面积最大的浆膜，腹膜分为壁腹膜与脏腹膜，壁腹膜覆于腹壁、盆壁表面，脏腹膜覆于腹腔、盆腔脏器表面。壁腹膜与脏腹膜在后腹壁相互融合而形成一个潜在的腔隙——腹膜腔。腹膜返折形成了韧带、系膜、网膜等腹腔结构。

网膜：大网膜、小网膜（肝胃韧带、肝十二指肠韧带）及网膜囊

系膜：肠系膜、阑尾系膜、横结肠系膜、乙状结肠系膜

韧带：肝镰状韧带、肝冠状韧带、胃脾韧带、脾肾韧带

以横结肠及其系膜为界，将腹膜腔分为结肠上区和结肠下区。

结肠上区位于横结肠与膈之间，又称膈下间隙，被肝及肝周的腹膜反折结构分为 8 个间隙：右肝上间隙、右肝下间隙、左肝上后间隙、左肝上前间隙、左肝下后间隙、左肝下前间隙、右膈下腹膜外间隙、左膈下腹膜外间隙。

结肠下区位于横结肠与盆底上面之间，包括 4 个间隙：左、右肠系膜窦及左、右结肠旁沟。

隐窝与陷凹：肝肾隐窝、直肠膀胱陷凹、膀胱子宫陷凹、直肠子宫陷凹

（宋　彬　汪　翊　于浩鹏）

第 2 节　腹膜腔积液、积气的定位

一、腹膜腔积液★★△△

少量腹腔积液在腹膜腔内聚集于最低位置，立位时盆腔是最低处，仰卧位肝肾隐窝是最低处。由于膈肌抽吸作用，因此积液也常聚集于膈下间隙。有些潜在的腹膜间隙，液体一开始是不会进入，例如小肠系膜的皱褶之间或网膜囊内。

1. 鉴别胸腔积液与膈下积液　在 CT 和 MRI 图像上，胸水位于膈脚后方，将膈脚推离脊柱，即“膈脚移位”征。膈下积液在膈脚前外方。

2. 网膜囊上隐窝与下隐窝　解剖学上以胃胰襞为界将网膜囊分出上下隐窝，在 CT 及 MRI 图像上寻找胃胰襞较为困难，可以胃左动脉为解剖标志，上隐窝位于胃左动脉左侧，下隐窝位于胃左动脉右侧。网膜囊积液更多来源于周边器官，而不是经网膜孔的蔓延。

3. 鉴别肠袢间积液与腹膜下间隙积液　肠袢间的液体与系膜血管之间有系膜分隔，积液不会围绕血管，一般不影响血管周围脂肪，而腹膜下间隙积液会围绕系膜血管，血管周围脂肪也会变得模糊。

4. 盆腔积液　由于立位时盆腔是最低位，因此盆腔积液既可能是盆腔病变引起，也可以是来源于远处腹腔病变。

二、腹膜腔积气★★△△

腹膜腔积气常来源于腹膜腔空腔脏器穿孔，也有其他的一些原因，如短期内腹部手术、腹膜透析等。腹膜的返折结构对积气的移动有阻挡，但积气仍有较大范围的移动空间，因此腹膜腔游离积气的定位较为困难。某些区域的游离积气，可以大致推测一下穿孔部位（表 7-69-1）。CT 发现游离积气远较其他影像学检查敏感，游离积气最多见于肝周。

表 7-69-1　腹膜腔积气的可能来源

积气位置	可能来源
网膜囊	胃后壁、十二指肠、食管下段、横结肠
十二指肠球部附近	十二指肠球部或胃幽门管
圆韧带裂	胃、十二指肠球部
系膜	结肠或小肠

（宋　彬　汪　翊　于浩鹏）

第3节　腹　部　疝

一、腹股沟疝

【概况】★★★△△△

腹股沟疝是指发生在腹股沟区域的腹外疝，分为斜疝和直疝。斜疝指疝囊经腹壁下动脉外侧的腹股沟管深环（内环）突出，向内、向下斜行经过腹股沟管，再穿出腹股沟管浅环（外环），可进入阴囊；直疝指疝囊经腹壁下动脉内侧的直疝三角区直接由后向前突出，不经过浅环，也不进入阴囊。斜疝是最常见的腹外疝，腹股沟疝男性发病率明显高于女性，右侧比左侧多见。

【相关临床】★△

易复性疝无自觉症状或疝块较大时有局部坠胀不适。难复性疝局部坠胀、隐痛不适稍重。嵌顿性疝局部疼痛加重，继发肠梗阻；进一步发展到绞窄性疝时，疝块有急性炎症表现。

【影像学检查方法】★△

超声、CT 及 MRI 均可用于腹股沟疝的诊断，其中 CT 容积扫描后进行多平面重组是最有价值的检查方法。

【影像学表现】★★★△△△

斜疝位于腹壁下动脉外侧，直疝位于腹壁下动脉内侧。CT 和 MRI 轴位图像可显示发生直疝时腹股沟管内正常脂肪组织被挤压呈新月形，即“新月征”

【鉴别诊断】★★★△△△

斜疝、直疝、股疝的鉴别见表 7-69-2。另外应与睾丸鞘膜积液、精索静脉曲张、子宫圆韧带囊肿、腹股沟淋巴结肿大鉴别，通过逐层图像观察，追踪有无腹腔内结构（肠管、肠系膜、大网膜等）进入腹股沟。

表 7-69-2　腹股沟斜疝、腹股沟直疝、股疝影像学特点及鉴别

	腹股沟斜疝	腹股沟直疝	股疝
突出途径	经腹股沟管突出	经直疝三角突出	经股管突出
是否进入阴囊	可进入	较少进入	不进入
腹股沟管深环有无扩大	扩大	正常	正常
疝囊颈与腹壁下血管的关系	疝囊颈在腹壁下血管外侧	疝囊颈在腹壁下血管内侧	疝囊颈多位于腹壁下血管后下方
疝与腹股沟韧带的关系	经过腹股沟韧带前上方疝出	经过腹股沟韧带前上方疝出	经过腹股沟韧带后下方疝入股三角区

二、股疝

【概况】★★△△

股疝是疝囊通过股环、经股管向卵圆窝突出的疝。多见于 40 岁以上妇女，原因在于女性骨盆较宽广、联合肌腱和腔隙韧带较薄弱，以致股管上口宽大松弛。

【相关临床】★△

股疝的疝块通常不大，一般为可复性，症状较轻，常不为患者所注意，尤其在肥胖者更易疏忽。如若发生嵌顿，疝块局部明显疼痛，常伴有较明显的急性机械性肠梗阻，严重者甚至可以掩盖股疝的局部症状。

【影像学检查方法】★△

超声、CT 及 MRI 均可用于股疝的诊断，其中 CT 容积扫描后进行多平面重组是最有价值的检查方法。

【影像学表现】★★★△△△

见表 7-69-2。

【鉴别诊断】★★★△△△

与腹股沟斜疝、直疝的鉴别见表 7-69-2。另外应与腹股沟淋巴结肿大、脂肪瘤、大隐静脉曲张鉴别，通过逐层图像观察，追踪有无腹腔内结构（肠管、肠系膜、大网膜等）进入股管。

三、半月线疝

【概况】★△

沿着腹直肌外侧缘半月线突出的疝称为半月线疝，好发于脐和耻骨联合连线的中点水平。

【相关临床】★△

典型表现是半月线处疼痛和局部包块的出现，当腹内压增加时症状和体征加重。疝块发生嵌顿或绞窄后疼痛会变得剧烈。

【影像学检查方法】★△

超声、CT 及 MRI 均可用于半月线疝的诊断，一般情况下超声即可明确诊断，而 CT 容积扫描后进行多平面重组能提供更为全面的信息。

【影像学表现】★★△△

疝囊突出，穿过腹横筋膜的后层，位于腹内斜肌层之间。半月线疝通常含有网膜脂肪，可包括小肠和大肠。

【鉴别诊断】★★△△

与腹壁本身的病变（如腹壁血肿、脓肿，腹壁脂肪瘤、纤维瘤、肉瘤等）鉴别，半月线疝的内容物为正常腹腔结构的一部分。

四、脐疝

【概况】★△

脐疝是腹内容物经脐部薄弱区域突出的一种腹壁疝。

【相关临床】★△

分成人脐疝和小儿脐疝两种。婴儿脐疝多属易复性疝，较常见，嵌顿少见。当啼哭、站立和用劲时，脐部膨胀出包块，无其他症状，常在洗澡、换衣时无意中发现。成人脐疝为后天性疝，其病因除脐环闭锁不全或脐部结缔组织薄弱外，主要是腹内压增高的因素存在，如多次妊娠、腹水等，多发生于中年肥胖女性。

【影像学检查方法】★△

超声、CT 及 MRI 均可用于脐疝的诊断，一般情况下超声即可明确诊断，而 CT 容积扫描后进行多平面重组能提供更为全面的信息。

【影像学表现】★★△△

CT 可显示腹壁缺损和疝内容物，常含有网膜，有时还包括肠道。

【鉴别诊断】★★△△

与腹壁本身的病变（如腹壁血肿、脓肿，腹壁脂肪瘤、纤维瘤、肉瘤等）鉴别，脐疝的内容物为正常腹腔结构的一部分。

五、腹内疝

【概况】★★★△△△

腹内疝是指腹腔内脏器或组织（疝内容物多为小肠）通过腹腔或肠系膜的正常或异常的孔道、裂隙或束带间隙等离开原有的位置而进入腹腔内某一解剖间隙。

【相关临床】★△

临床表现主要为腹痛、腹胀、恶心、呕吐，呕吐后腹痛不缓解；腹部可见肠型、蠕动波，不对称腹部膨隆，可闻及气过水声，可触及腊肠状或压痛性包块；腹痛伴有局限或全腹膜炎体征。

【影像学检查方法】★△

超声、消化道造影、CT 及 MRI 均可用于腹内疝的诊断，首选 CT 检查，特别是 CT 多平面重组能提供全面的信息。

【影像学表现】★★★△△△

网膜孔疝：可见错位的肠管堵塞在胃、胰和肝之间。

十二指肠旁疝：左侧十二指肠旁疝表现为“球样”空肠袢固定于十二指肠第 4 段的外侧，Teritz 韧带左边，胰体、胰尾部和胃之间。右十二指肠旁疝主要表现为十二指肠第 2 段下外侧有固定的“球样”空肠袢。

【鉴别诊断】★★△△

应与原发性小肠扭转鉴别，当一组扩张的小肠背离腹壁，肠管间没有系膜脂肪影时，应怀疑有腹内疝可能。

（宋 彬 汪 翊 于浩鹏）

第 4 节 腹膜炎性病变

【概述】★★△△

腹膜炎是由感染、化学刺激或损伤所引起的外科常见的一种严重疾病。按病因可分为感染性腹膜炎和非感染性腹膜炎。按发病机制可分为继发性腹膜炎和原发性腹膜炎。

【影像检查方法】★★△△

腹膜炎症时胃肠道常常胀气，因此超声不是优选检查，可作为急诊初筛。CT 是腹膜炎症的最佳检查方法。MRI 虽然软组织分辨力优于 CT，但容易受到胃肠积气、急腹症患者不能控制呼吸等因素影响，并不能得到最佳图像质量，并且显示腹膜解剖结构方面 CT 优于 MR。

（一）无菌性腹膜炎

【相关临床】★★△△

无菌性腹膜炎又称化学性腹膜炎，见于溃疡穿孔，急性出血坏死型胰腺炎等，胃酸、十二指肠液，胆盐胆酸、胰液的强烈刺激而致，此时腹腔渗液中无细菌繁殖。

【影像表现】★△

没有特异性的影像表现，参见后述“细菌性腹膜炎”。

（二）细菌性腹膜炎

【相关临床】★★△△

由细菌及其产生之毒素的刺激引起。一般表现早期腹膜刺激症状，如腹痛、腹肌紧张和反跳痛等。后期由于感染和毒素吸收，主要表现为全身感染中毒症状。部分病人可并发腹腔脓肿、髂窝脓肿及肠梗阻等。

【影像学表现】★★★△△△

1. X 线表现 肠管充气、扩张、并有多个小气液面等肠麻痹征象；腹脂线增宽、密度增高或消失；若有胃肠道穿孔，还可见游离积气。

2. CT 表现 腹腔积液，若有胃肠道穿孔，可见游离积气；受累的肠系膜水肿增厚，有散在条片状影；腹膜及腹膜外脂肪层水肿增厚，腹膜增厚一般比较均匀；肠管壁增厚，肠淤涨等。

（三）结核性腹膜炎

【相关临床】★★★△△△

主要的临床表现有发热、盗汗、腹痛、腹胀、腹水、腹部肿块，触诊腹壁柔韧感是该病常见体征。病理分型为：渗出型、粘连型、干酪型。在疾病的发展过程中，上述两种或三种类型的病理改变可并存。

【影像学表现】★★★△△△

影像表现与病理类型相关（表 7-69-3）。

表 7-69-3 结核性腹膜炎典型影像表现

病理类型	影像
渗出型	腹腔积液密度稍高；腹膜均匀光滑增厚，增强后明显强化；大网膜上较多渗出时呈污垢样改变。
粘连型	腹腔积液密度稍高，多为分散多发包裹性，网膜呈小规则扁块状增厚并有不同程度强化。肠系膜增厚呈线状、星芒状改变。肠系膜淋巴结钙化及环形强化。
干酪型	少见，多由渗出型、粘连型演变而来，以多房囊样改变常见，增强后囊壁、分隔多为轻度强化，伴细菌感染时明显强化。

【诊断与鉴别诊断】★★★△△△

主要与腹膜转移鉴别诊断，两者都是常见病变，都有腹腔积液、腹膜增厚、腹膜结节、网膜增厚、肠系膜增厚等类似改变（表 7-69-4）。

表 7-69-4 结核性腹膜炎与腹膜转移鉴别诊断

	结核性腹膜炎	腹膜转移
临床特点	青中年多见；多有肺结核或其他肺外结核病灶，无肿瘤病史；结核病相关临床表现	中老年多见；有原发肿瘤病灶；临床表现缺乏特异性
腹腔积液	少到中量	中到大量
腹膜改变	均匀增厚伴强化	不均匀增厚、结节状增厚伴强化
网膜改变	网膜增厚，早期为软组织密度细线条影，可合并小结节影，随病程进展呈多发结节、肿块改变；网膜增厚、粘连，可呈饼状改变	网膜改变与结核腹膜炎类似，但增厚、粘连程度更重，饼状改变更明显。
肠系膜改变	早期呈污垢样改变，肠系膜增厚伴结节、肿块影	肠系膜增厚伴结节、肿块影，较少出现污垢样改变
淋巴结改变	增大的淋巴结主要分布于肠系膜及腹膜后血管旁。增强扫描可有环状强化	增大的淋巴结分布范围与原发肿瘤相关；增强扫描多为均匀强化；淋巴结更易融合成团

（四）腹腔脓肿

【概述】★★△△

腹腔脓肿是腹腔内感染的液体聚集于腹腔某些间隙，逐渐被周围的纤维组织或脏器包裹而形成。腹膜腔个间隙有一定的连通关系，因此脓肿既可以局限于某一间隙，也可以蔓延到多个间隙。按部位分为膈下脓肿、盆腔脓肿、肠间脓肿。

【相关临床】★★△△

1. 膈下脓肿 持续的高热，全身乏力，白细胞计数明显升高，中性粒细胞所占比例也增加。发生脓肿的部位可有持续性的钝痛，深呼吸的时候可加重疼痛。

2. 盆腔脓肿 局部症状相对明显而全身症状较轻。有较明显发热，并常有典型的直肠或膀胱刺激症状。

3. 肠间脓肿 腹部化脓感染症状、腹胀、腹部压痛及包块，发热症状不及上述两种腹腔脓肿明显，多为低热。如脓肿穿破肠管或膀胱形成内瘘，脓液随大、小便排出。也可引起肠梗阻。

【影像学表现】★★★△△△

脓肿早期呈软组织密度样肿块，较长 T1 较长 T2 信号，增强无强化。

当脓肿发生液化坏死后，平扫脓肿中心为低密度，周边密度稍高；脓肿在 MRI 各序列的信号特点与脓液成分相关，脓肿中心坏死均匀，脓液主要为炎性渗出时，T2WI 高信号，T1WI 低信号；脓肿中心坏死不均匀时，各序列上为不均匀信号影；脓液含蛋白成分较多时，T2WI 及 T1WI 信号均较高；脓肿内伴有出血时，根据出血的时期有相应的信号改变；部分脓肿内可有积气；增强扫描脓肿环状强化，邻近血管受压移位。脓肿周围的脂肪间隙密度增高，T2WI 信号增高。脓肿邻近肠曲可见肠壁增厚肿胀、肠管粘连。

（宋　彬　汪　翊　于浩鹏）

第5节 腹膜创伤

【概况】★△

腹膜损伤常是由于严重的闭合性腹部损伤或开放性腹壁损伤造成，其中多为穿刺 / 贯通伤所致，导致腹膜血管的撕裂或断裂，以及常腹腔脏器损伤。

【相关临床】★△

单纯性腹膜损伤患者常表现为腹膜刺激征，移动性浊音阳性等，值得注意的是，存在腹膜损伤临床症状的患者同时应该明确是否存在腹腔脏器损伤。

【影像学检查方法】★△

超声可作为急诊初筛检查。CT 都是评价腹膜创伤主要的影像检查方法，同时能全面评价腹腔内脏器情况。CT 不能确诊时可结合 MRI 检查。

【影像学表现】★★△△

1. 腹膜渗出 CT 表现为腹膜增厚、脂肪密度增强、边缘模糊，呈“云絮或薄雾状”表现。

2. 腹腔积血 CT 表现取决于出血时期和出血量。

出血发生当时，CT 值类似于循环血液。随着血凝块的形成，CT 值逐渐升高。随后几天内血凝块逐渐溶解，CT 值开始下降，通常 2～4 周后接近水密度（0～20 HU）。

3．腹腔脏器损伤　损伤肠系膜血管，造成局部供血不足或中断，继发相应的肠管缺血、坏死表现。合并肝脏、脾脏、肾脏等器官的损伤、破裂和出血。

【鉴别诊断】★△

腹膜创伤诊断一般较为明确。

（宋　彬　汪　翊　于浩鹏）

第 6 节　腹 膜 肿 瘤

【概况】★★△△

1．腹膜肿瘤分为原发性与继发性两类，前者包括间皮瘤、假黏液瘤、脂肪瘤、纤维瘤等，后者主要是转移瘤。

2．腹膜间皮瘤是最常见的原发性腹膜肿瘤，但较少见。恶性间皮瘤多见于中老年男性，通常有石棉接触史。良性间皮瘤常位于腹膜表面成层状生长，恶性弥漫性间皮瘤沿浆膜面匍匐式生长，可表现为多发结节，也可表现为腹膜不均匀饼状增厚。

3．腹膜转移瘤的分布与腹水动力学有关。肿瘤多来自于消化道或卵巢，常常通过种植方式转移。可发生在腹腔任何区域，根据原发性肿瘤的不同，发生转移的位置和扩散路径有所差异。

【相关临床】

腹膜肿瘤患者临床表现缺乏特异性，常见症状：腹胀、腹痛、腹腔积液等。

【影像学检查方法】★△

CT 是腹膜肿瘤的最佳检查方法，在显示腹膜解剖结构方面 CT 优于 MR。

【影像学表现】★★△△

1．恶性腹膜间皮瘤　可分为局灶性和弥漫型，可以表现为一个单发肿块，亦可以表现为多发结节和广泛腹膜不规则增厚。腹膜、大网膜和肠系膜广泛不规则增厚，局部可形成囊实性肿块，亦可沿着腹腔脏器（肝、脾、胃、结肠）表面浸润生长；同时伴有腹腔积液。

2．腹膜转移瘤　腹膜不均匀增厚、并呈结节状、条结状、团块状；大网膜呈污垢，或囊性肿块，或融合饼状；增强扫描有不同程度强化，强化特征与原发性肿瘤类型一致。腹膜转移瘤最常见的伴随征象是腹水。

【鉴别诊断】★★△△

恶性腹膜间皮瘤、腹膜转移瘤和结核性腹膜炎影像学上鉴别存在一定困难，通常需要结合临床和病理学检查确诊。恶性腹膜间皮瘤：与石棉接触和胸膜斑块相关，通常无肿大淋巴结。腹膜转移瘤：原发灶病史，常表现为大网膜增厚成饼状、伴腹水。结核性腹膜炎：腹膜较均匀增厚，腹膜可钙化，常合并腹腔淋巴结肿大坏死以及脾肿大。

（宋　彬　汪　翊　于浩鹏）

参 考 文 献

［1］中华医学会外科学分会疝和腹壁外科学组．成人腹股沟疝诊疗指南．中华外科杂志，2014，52（7）：481-484.

［2］李福年．腹壁与疝外科学．北京：人民卫生出版社，2004：255.

［3］Dalrymple NC．腹部影像检查答疑．北京：人民卫生出版社，2011：443-444.

［4］赵爽，刘荣波，周莹，等．成人腹股沟区疝的 CT 诊断．华西医学，2010，25（9）：1670-1672.

［5］李琼，白人驹．腹内疝的分型和影像学检查的价值．国外医学临床放射学分册，2007，30（5）：326-329.

［6］尹建忠，张龙江．体部 CT 与 MRI 对照．4 版．天津：天津科技翻译出版公司．2010，1045-1089.

［7］陈星荣、陈九如．消化系统影像学．上海：上海科技出版社．2010，1124-1126.

［8］卢延，张雪哲．腹部疾病影像鉴别诊断．北京：化学工业出版社．2008，313-315.

［9］郭启勇．实用放射学．3 版．北京：人民卫生出版社，2007：763-770.

［10］金征宇，龚启勇．医学影像学．3 版．北京：人民卫生出版社，2015：330-334.

［11］翁心华．自发性细菌性腹膜炎的一些共识与进展．中华肝脏病杂志，2003，11（7）：389-390.

第八篇

泌尿系统、生殖系统及腹膜后间隙

第 70 章　泌尿系统疾病

第 1 节　概述、检查方法现状及新进展

【概况】★★△△

泌尿系统的疾病包括内科系统疾病和外科系统疾病，影像诊断对外科疾病的帮助在于检出、定性、分期、辅助制定手术计划等，对内科疾病的帮助在于评价疾病的状态，提供鉴别诊断的可能。

【检查方法现状及新进展】★★★△△

1. 肾上腺偶发肿物的评价可行腹部平扫＋增强 CT 或腹部平扫＋增强 MR。

2. 肾脏 CT/MR 检查的适应证见表 8-70-1。

表 8-70-1　肾脏 CT/MR 检查适应证

适应证	CT/MR 应用	说明
急性肾盂肾炎	复杂性患者（如糖尿病、免疫抑制、结石病史、肾脏术后、既往疗效不佳的患者） 腹盆腔平扫＋增强 CT	非复杂性患者不推荐进行影像检查
肾血管性高血压	肾功能正常患者 腹部平扫＋增强 MRA 腹部增强 CTA	对于肾血管性高血压可能性低、主要怀疑原发性高血压的患者不推荐行 CT/MR 检查
	肾功能不全患者 腹部平扫 MRA（预防肾源性系统性纤维化） 腹部平扫＋增强 MRA（对于有动脉粥样硬化的可疑近端肾动脉硬化的老年患者效果好）	
肾脏肿物	腹部平扫＋增强 CT（要求薄层 CT） 腹部平扫＋增强 MR	
肾细胞癌分期	腹部平扫＋增强 CT（推荐） 腹部平扫＋增强 MR	肿瘤＞3 cm 时可行胸部平扫 / 增强 CT 以观察转移
肾细胞癌复查	对于症状不典型、无明确转移灶的患者 腹盆腔增强 CT（特别是肿瘤）	胸片及胸部 CT 可用于观察转移
肾脏外伤	腹盆腔增强 CT	只有轻微血尿、钝器伤、无可疑腹部损伤：行 CT/MR 意义不大

注：1. 单纯检查肾结石不宜用 CT 增强；2. 血尿检查应申请 CTU；3. 肾血管检查应申请 CTA

3. 输尿管、膀胱 CT/MR 检查的适应证见表 8-70-2。

表 8-70-2　输尿管、膀胱 CT/MR 检查适应证

适应证	CT/MR 应用	说明
血尿	腹盆腔平扫＋增强 CT（CT 尿路造影）	必须包含分泌期高分辨率图像 对于肾实质引起的血尿，首选超声，不推荐行 CT/MR
腰痛（怀疑泌尿系统结石）	腹盆腔平扫 CT	

（待续）

（续表）

适应证	CT/MR 应用	说明
浸润性膀胱癌分期	腹盆腔平扫+增强 CT（CT 尿路造影）； 盆腔平扫+增强 MR	可行胸部 X 线检查观察转移； 扫描需包括分泌期图像。
膀胱癌复查	腹盆腔平扫+增强 CT（CT 尿路造影）	

注：CT 对浅表膀胱癌的分期效能欠佳

四、CT 和 MR 检查技术进展

近年来，低剂量 CT、双能量 CT、MR 扩散加权成像等在泌尿系统得到较广泛的推广应用。低剂量 CT 在结石平扫、CTU、肾血管成像中得到较多应用。双能量 CT 在肾结石成分析、肾脏肿瘤定性等受到认可。MR 扩散加权成像对肾脏囊性占位的定性、膀胱肿瘤的分期等进行了有益的探索，初步证实其效能。

对于泌尿系统的影像诊断，有经典的诊断标准，如针对肾脏囊性占位的 Bosniak 分类，针对肾上腺、肾脏偶发占位的 ACR 指南等。

（王霄英）

第 2 节　CT 和 MR 检查方法及基本影像表现

【肾上腺检查及基本影像】★★△△

一、肾上腺 CT 扫描基本序列

见表 8-70-3。

表 8-70-3　肾上腺 CT 检查基本序列

序号	序列名称	作用	范围	增强扫描延时时间
1	CT 平扫	显示钙化、脂肪 / 脂质及结石	全腹	NA
2	CT 增强动脉期	显示肿瘤、囊性占位、炎症、梗死等病变早期强化特点	肾上腺	25～30 s
3	CT 增强门脉期	显示病变中期强化特点	肾上腺	50～60 s
4	CT 增强延迟期	显示病变晚期强化特点	肾上腺	3 min

肾上腺检查时，如需鉴别少脂肪型腺瘤，可使用 CT 增强长延时扫描，见表 8-70-4。

表 8-70-4　鉴别少脂肪型肾上腺腺瘤的 CT 扫描序列

序号	序列名称	作用	范围	增强扫描延时时间
5	CT 增强长延时	少脂肪型腺瘤鉴别诊断	肾上腺	10～15 min

根据增强扫描不同时相计算病变的绝对廓清率和相对廓清率。

绝对廓清率（absolute percentage washout，APW）公式：（E-D）/（E-U）×100

相对廓清率（relative percentage washout，RPW）公式：（E-D）/E×100

注：E：增强期（打药后 60-70 s）CT 值；D：延迟期（打药后 10～15 min）CT 值；U：平扫 CT 值

如果 APW＞60%，RPW＞40%，则腺瘤可能性大；如果 APW＜60%，RPW＜40%，则恶性可能性大。

肾上腺 CT 检查的后处理方法见表 8-70-5。

表 8-70-5　肾上腺 CT 检查后处理方法

序号	显示目的	使用图像	重组方法	显示内容
1	病灶	病灶与背景对比最明显的时相	MPR	病灶左右、前后、上下最大径线
2	病灶与血管的关系	动脉期图像	MPR	同时显示病变和肾上腺动脉的关系

二、肾上腺 MR 扫描基本序列

见表 8-70-6。

表 8-70-6　肾上腺 MR 检查基本序列

序号	序列名称	作用	方向	范围
1	T1WI 同 / 反相位	显示脂质	轴位	肾上腺
2	T2WI 脂肪抑制	显示病变细节	轴位	肾上腺

（待续）

（续表）

序号	序列名称	作用	方向	范围
3	T2WI	与 T2 脂肪抑制序列比较，确认脂肪的存在；冠状位有助显示病变周围关系	冠状位及或轴位	肾上腺

【肾脏检查及基本影像】★★△△

一、肾脏 CT 扫描序列

见表 8-70-7。

表 8-70-7　肾脏 CT 扫描序列

序号	序列名称	作用	范围	增强扫描延迟时间
1	CT 平扫	显示肾脏钙化、结石	从肾上腺到肾脏	NA
2	CT 增强皮髓质期	显示肾脏皮质及髓质，评估肾皮质厚度，肾脏形态改变，肾脏肿瘤、囊性占位、炎症强化特点	从肾上腺到肾脏	30 s
3	CT 增强实质期	显示肾脏实质病变	从肾上腺到肾脏	80 s
4	CT 增强延迟期	显示集合系统病变，肿瘤与集合系统的关系	从肾上腺到肾脏	180 s

肾脏 CT 后处理方法（以肾肿瘤为例）见表 8-70-8。

表 8-70-8　肾脏 CT 检查后处理方法

序号	显示目的	使用图像	重组方法	显示内容
1	肾占位	实质期图像	MPR	肾占位最大径线。肾占位突出于肾轮廓的程度
2	肾占位与血管的关系	显示肾动脉使用动脉期图像；显示肾静脉使用皮髓质期图像	VR	同时显示肾占位和肾血管（肾动脉从主动脉发出的情况、分支及副肾动脉）

二、肾脏 MR 基本扫描序列

见表 8-70-9。

表 8-70-9　肾脏 MR 基本扫描序列

序号	序列名称	方向	范围	作用
1	T1WI 同、反相位	轴位	肾脏	显示脂质
2	T2WI 脂肪抑制	轴位	肾脏	显示病变细节
3	T2WI	冠状位	肾脏	显示病变周围关系，与 T2WI 脂肪抑制比较，确认脂肪的存在

在肾脏 MR 基本序列基础上，可根据本疾病的检查要求增加的序列见表 8-70-10。

表 8-70-10　肾脏 MR 可选扫描序列

序号	序列名称	方向	范围	作用
1	DWI	轴位	肾脏	鉴别病变性质
2	动态增强 T1WI 脂肪抑制	轴位	肾脏	显示病变强化特点；显示肾血管

【输尿管和膀胱检查及基本影像】★★△△

一、输尿管和膀胱 CT 扫描序列

见表 8-70-11 和表 8-70-12。

表 8-70-11　输尿管、膀胱 CT 检查基本序列

序号	序列名称	作用	范围	增强扫描延迟时间
1	CT 平扫	显示集合系统结石、钙化、膀胱轮廓	全尿路	NA
2	CT 增强皮质晚期	显示泌尿系解剖，输尿管壁及膀胱壁有无异常强化，病变强化性质	肾脏	50 s
3	CT 增强延迟期	显示病变强化性质	肾脏	120～180 s
4	CT 增强分泌期	显示集合系统情况，有无梗阻、占位，显示腔内有无充盈缺损，膀胱形态改变	全尿路	10 min 以上，必要时可延长

CTU 扫描可有多种方法，见表 8-70-12。

表 8-70-12　CTU 扫描方法

序号	序列名称	包含序列	范围	注射参数
1	传统 CTU	平扫 皮质期：30 s 实质期：60 s 分泌期：15 min	双肾上极至耻骨联合下缘水平	速率：0.04 ml/（s · kg） 剂量：1.7～2.0 ml/kg 300 mgI/ml 或 1.4～1.6 ml/kg 370 mgI/ml
2	2 次团注 CTU	平扫 实质 - 分泌期	双肾上极至耻骨联合下缘水平	50 ml 2 ml/s 延时 10 min 70 ml 3 ml/s：注射后 100 s 开始扫描
3	3 次团注 CTU	皮质 - 实质 - 分泌期	双肾上极至耻骨联合下缘水平	30 ml　2 ml/s 延时 7 min 50 ml　1.5 ml/s 延时 20 s 65 ml　3 ml/s：注射后 25 s 开始扫描

输尿管、膀胱 CT 检查后处理方法见表 8-70-13。

表 8-70-13　输尿管、膀胱 CT 检查后处理方法

序号	显示目的	使用图相	重组方法	显示内容
1	病变	病灶与背景对比最强的时相	MPR，矢状位、冠状位重建	病变大小
2	集合系统全貌	分泌期图像	CPR，沿输尿管走行重建	病变部位、集合系统情况

二、输尿管和膀胱的 MR 检查基本序列

见表 8-70-14 和 8-70-15。

表 8-70-14　输尿管 MR 检查基本序列

序号	序列名称	方向	范围	作用
1	厚层重 T2WI 脂肪抑制（2D MRU）	冠状位	从肾上极到膀胱出口	显示梗阻部位
2	T2WI 脂肪抑制	轴位	梗阻局部，从扩张段到正常段	显示病变细节，帮助判断梗阻原因
3	T1WI	轴位	梗阻局部，从扩张段到正常段	显示病变细节，帮助判断梗阻原因

表 8-70-15　膀胱 MR 检查基本序列

序号	序列名称	方向	范围	作用
1	T2WI	轴位	膀胱	显示膀胱解剖、病变细节，显示肿块对膀胱壁外的浸润情况
2	T2WI	矢状位	膀胱	显示膀胱解剖、病变细节，显示肿块对膀胱壁外的浸润情况，尤其是前壁、后壁和顶壁病变
3	T2WI 脂肪抑制	冠状位	盆腔	显示膀胱肿物的位置、形态；与周围脏器的关系；观察下腹部及盆腔淋巴结情况
4	T1WI	轴位	盆腔	显示盆腔骨转移、淋巴结转移

在输尿管 MR 基本扫描序列基础上，可根据本疾病的检查要求增加的序列见表 8-70-16。

表 8-70-16　根据输尿管疾病的特殊检查要求可增加的序列

序号	序列名称	方向	范围	作用
4	薄层重 T2 脂肪抑制（3D MRU）	冠状位	肾上极到膀胱出口	显示梗阻部位细节
5	快速平衡稳态序列电影 MRU	冠状位	腹盆腔	显示集合系统，用于鉴别持续狭窄、僵硬与正常蠕动
6	增强后 T1WI 分泌期 MRU	冠状位	腹盆腔	在肾功能正常情况下，可见对比剂充盈集合系统

在膀胱 MR 基本扫描序列基础上，可根据本疾病的检查要求增加的序列见表 8-70-17。

表 8-70-17　根据膀胱疾病的特殊检查要求可增加的序列

序号	序列名称	方向	范围	作用
5	扩散加权成像（DWI）	轴位	膀胱	显示病变，用于鉴别病变性质
6	增强 T1WI 脂肪抑制	轴位、矢状位、冠状位	膀胱	显示病变细节，鉴别诊断，用于膀胱肿瘤的分期等

（王霄英）

第 3 节　泌尿系统先天发育异常

【概况】★★△△

肾脏正常变异和先天发育异常包括一系列情况，在儿童及成人均较常见。在了解正常解剖的基础上，加强对常见先天发育异常的认识，通常不难与疾病鉴别。

一、正常变异

1. Bertin 柱（肾柱）肥大　增生肥大的肾柱亦从皮质延续，MRI 各个序列以及动态增强扫描各期均与肾皮质信号同步。

2. 肾驼峰样突起（dormatic kidney）　左肾上极外前方呈三角形或驼峰样隆起，在 MRI 各个序列以及增强扫描各期上隆起的部分均由皮髓质结构构成，可与占位鉴别。

3. 胚胎分叶（fetal lobulation）　肾叶不能完全融合，从而使肾轮廓呈分叶状，肾脏大小正常，分叶处为正常的肾脏结构。

4. 肾窦脂肪增多　在 T1WI 上肾窦高信号脂肪增多，肾盂可受压变形，结合 T1WI 或 T2WI 脂肪抑制序列可鉴别。

5. 肾外肾盂　肾盂大部或全部位于肾轮廓外，但肾盏无扩张，肾功能无异常，多双侧对称。

二、肾脏先天发育异常

1. 肾未发育（renal agenesis）和孤立肾（solitary kidney）　肾脏可双侧未发育（临床罕见）也可单侧未发育（孤立肾），同时伴有输尿管不发育，同侧肾上腺可发育或不发育。单侧者主要与肾切除术后鉴别。还需除外因异位肾所致原肾区无正常肾脏影。

2. 发育不良（hypoplastic kidney）　肾单位数量减少，体积减少，小于正常的 50%，发育分化结构是正常的。输尿管也正常。发育不良程度不同，也有的发育不良肾脏无正常结构，仅为一些小囊状改变取代。

3. 异位肾（ectopic kidney）　单侧或双侧肾脏不在正常位置，可由邻近大血管供血。其输尿管可过长或过短。与游走肾、肾下垂不同，后二者输尿管正常。

4. 融合肾

（1）马蹄肾：两肾的上极或下极融合在一起，90% 为下极融合，10% 为上极融合。连接的峡部可以是正常肾组织也可以是纤维组织。两条输尿管通常是由双侧向前旋转的肾盂发出，但也有第三条输尿管自峡部发出的报道。

（2）横过异位融合肾（crossed renal ectopic with fusion），一侧肾脏移位到对侧并与对侧肾脏融合，移位的多位于下部。

（3）盆腔融合肾，罕见，融合肾前面呈分叶状，肾盂位于前面，两个完全分开的肾盂与输尿管，输尿管进入膀胱的正常部位。

5. 额外肾（supernumerary kidney）　罕见，与重复肾盂输尿管畸形不同的是，额外肾是单独存在的第三或第四个肾脏，较正常小，可单独存在或以疏松结缔组织与正常肾脏相连，有单独的输尿管，其肾盂往往发育不良。

6. 肾脏旋转不良　肾门转向前方或后方。

7. 血管异常

（1）异常分支肾动脉，正常时单支动脉供应肾脏，约 25% 的患者可由副肾动脉参与供血，下极可由髂动脉分支供应，此副肾动脉可压迫肾盂输尿管交界处形成肾积水。

（2）Fraley 综合征，由于异常的肾血管分支压迫上肾盏漏斗部引起上肾盏积水扩大所致。

（3）先天性动静脉瘘，分为先天性或后天性两类。

8. 肾脏囊性病变　见本章第 5 节。

三、输尿管先天发育异常

1. 输尿管不发育或发育不全　一般与肾脏不发

育或发育不全并存。

2. 肾盂输尿管重复畸形（duplication of renal pelvis and ureter） 上泌尿道最常见畸形，发生率可达4%，一般女性多见，重复畸形可部分性，单独一个输尿管开口于膀胱，也可完全性，两个输尿管分别开口于膀胱。一般重复肾的上肾段发育较小，且常为单个肾盏，易感染积水。重复输尿管常合并异位开口、输尿管囊肿及反流。

3. 输尿管异位开口 74%～84%的输尿管异位开口是并发于肾盂输尿管重复畸形。异位的开口可位于男性后尿道、射精管、精囊、输精管和直肠等。女性则可位于前尿道、前庭、阴道和子宫等。

4. 输尿管囊肿（ureterocele） 输尿管末端囊状扩张突入膀胱所致，囊壁薄，为一层膀胱黏膜和输尿管黏膜构成。10%为双侧。

5. 先天性输尿管狭窄及梗阻

（1）先天性输尿管狭窄，常见于肾盂输尿管交界处（UPJO）以及输尿管和膀胱连接处。中段少见。狭窄段常为纤维化、狭窄伴慢性炎及肌层肥厚。

（2）先天性输尿管瓣膜症，罕见，在输尿管内有一横行的皱襞，伴有平滑肌组织。分叶瓣型和环瓣型两种。影像学可见局部充盈缺损，V字或倒V字形，局部输尿管狭窄或梗阻。瓣膜下的输尿管充盈正常。

6. 先天性巨输尿管 先天性输尿管扩大，无机械性梗阻，无膀胱输尿管反流。影像学检查以尿路造影为主，上输尿管上中段蠕动正常，而下段无正常蠕动。

7. 腔静脉后输尿管 发生率约0.09%。多见于右侧输尿管，输尿管自下腔静脉后方绕行至其前方。因压迫而致上尿路梗阻扩张。MRU表现为右侧输尿管在要3-4水平呈锐角转向中线，如S形，受压段以上输尿管、肾盂可扩张。

四、膀胱先天发育异常

1. 膀胱重复畸形（duplication of bladder）

（1）完全重复膀胱和不完全重复膀胱。前者为两个完全性分开的膀胱，同时有两个输尿管和两个尿道，可伴有膀胱直肠瘘。后者可见膀胱被一纵隔或矢状隔分成两个腔，远端相互交通并从一个尿道排出。

（2）纵隔膀胱（septal bladder）。根据矢状隔的完整程度可分为完全性、不完全性等类型。可伴有肾脏发育异常。

2. 先天性膀胱憩室 常位于膀胱输尿管入口的后外侧，70%单发，也可多发，多发者多伴有神经源性膀胱或后尿道瓣膜等。

（王霄英）

第4节 肾脏实性占位性病变

【概况】★★△△

由于影像检查的大量使用，肾脏占位性病变多为腹部影像检查过程中的偶然发现，无明确临床表现。

针对这类病变应区分囊、实性，在此基础上进一步定性。对定为恶性占位的疾病，还应进一步进行分期，并描述与手术相关的影像所见，以帮助指导治疗。

一、肾脏偶然发现实性占位性病变的处理原则

肾脏实性占位中，良性病变以血管平滑肌脂肪瘤多见，恶性病变以肾细胞癌多见。对无典型影像特征的偶然发现肾占位，处理建议见表8-70-18。

表8-70-18 肾脏偶然发现实性占位处理建议

肿瘤大小	可能的诊断	治疗建议	鉴别
大（>3 cm）	肾细胞癌	手术	少脂肪型肾血管平滑肌脂肪瘤 嗜酸细胞瘤 手术可能发现的良性肿瘤
小（1～3 cm）	肾细胞癌	手术	混杂密度且均匀强化的肿瘤，进一步行经皮肾穿刺除外少脂肪型肾血管平滑肌脂肪瘤
非常小（<1 cm）	肾细胞癌 嗜酸细胞瘤 肾血管平滑肌脂肪瘤	观察至肿瘤大小为1 cm	薄层扫描（≤3 mm）明确肿瘤强化程度

在影像报告中，描述肾脏占位性病变时，应包括以下内容：

1. 占位的位置、大小、突出于肾脏轮廓外的程度。应在肾实质期图像上，测量其最大径线。

2. 描述占位与肾脏血管的关系。在皮髓质期图像上，显示肾血管和占位的关系。

3. 描述占位与集合系统的关系。在分泌期图像上，显示占位与肾盂、肾盏的相对位置。

二、肾细胞癌（renal cell carcinoma，RCC）诊断、鉴别诊断及分期

【概况】★★△△

肾细胞癌是起源于肾小管或集合管上皮的恶性肿瘤，是肾脏最常见的恶性肿瘤，约占所有恶性肿瘤的90%，发病高峰年龄50～70岁。

根据2004年WHO的分类根据，RCC可分为：①透明细胞癌（clear cell RCC），最常见，约占所有RCC的70%；②乳头状肾细胞癌（papillary RCC），约占10%；③嫌色细胞癌（chromophobe RCC），约占5%；④遗传性癌症综合征（hereditary cancer syndrome），约占5%；⑤多房囊性肾癌（multilocular cystic RCC）；⑥肾集合管癌（collecting duct carcinoma）；⑦肾髓质癌（medullary carcinoma）；⑧黏液样小管状和梭形细胞癌（Mucinous tubular and spindle cell carcinoma）；⑨神经母细胞瘤相关肾细胞癌（Neuroblastoma-associated RCC）；⑩Xp11.2易位TFE3基因融合相关性肾细胞癌（Xp11.2 translocation–TFE3 carcinoma）；⑪未分类的肾细胞癌（Unclassified lesions），后几种类型发病率较低。

近年来，随着基因检测的临床推广，对RCC的分类有了更新的标准，2016年WHO发布了新的RCC分类标准，对RCC的精准治疗给予更多指导。但对影像学对不同种类RCC的识别，仍有一定困难。

【相关临床】★★★△△△

肾细胞癌多为偶然发现肾占位，肿瘤早期多无明确临床表现。晚期肿瘤可有局限侵犯和远处转移的相关表现。

RCC瘤体大小不一，临床病理中常可见多种病理类型并存。患者早期常无症状，增大到一定程度，可出现血尿、腰痛、腰部肿块等症状（出现此三联症的患者仅占约10%），或出现转移相关的症状。早期发现依赖于体检。影像检查除诊断定性外，还要对其进行分期，CT和MRI对RCC的诊断及TNM分期效能类似。CT和MRI联合使用对部分难以诊断的肾癌有时可较一种检查提供额外信息，比如对CT平扫为高密度的肿瘤，钙化的肿瘤等。

【影像学检查方法】★★★△△△

超声为筛查方法，增强CT和MR检查可进一步定性及分期。

【影像学表现】★★★△△△

不同病理类型可有不同的CT和MRI表现，如透明细胞癌常伴有出血、坏死、甚至囊变等。需要根据CT平扫＋增强以及MR的T1WI、T2WI和动态增强扫描的特点综合分析。大多数RCC在T1WI上为低信号，T2WI上不同类型RCC表现不同，乳头状肾细胞癌以低信号为主，透明细胞癌和嫌色细胞癌以高信号为主。伴有出血、坏死或囊变时可出现相应表现。出血根据不同时期表现为T1WI高、T2WI高或低信号，借助脂肪抑制技术可同脂肪鉴别。坏死和囊变则表现为肿瘤内的更低T1WI和更高T2WI信号。

部分肿瘤，尤其是小RCC在平扫各序列上可能难以检出，故完整的平扫＋增强扫描的检查方法非常重要。借助增强扫描，可以准确地判断静脉瘤栓的有无及累及范围。T2WI或稳态自由进动序列可用于无法使用Gd对比剂时对血管的判断。对于淋巴结检出同CT类似，以大小为主要判断标准，短径大于1 cm者可考虑转移，但以此为标准，敏感性会降低，此外，淋巴结信号不均匀，或不均匀强化，虽然较小，仍可考虑转移。

有的RCC可表现为以囊实性为主。囊液根据成分不同以T1WI低信号、T2WI高信号为主，实性部分可表现为增厚的壁、分隔或凸向囊内的结节，以及实性肿块等，增强扫描可见强化。此类囊实性肿瘤可归为Bosniak Ⅳ，部分也可能为Bosniak Ⅲ。影像学上与多房囊性肾癌难以鉴别。

【鉴别诊断】★★△△

以下列举较常见的三种RCC：

1. 透明细胞癌 最常见的RCC，约占70%，大多单发，多发者约5%。肿瘤成分复杂，可同时合并有嗜酸性细胞及颗粒细胞等。平扫表现为T1WI低或等信号、T2WI高信号，较小者信号可均匀，多不均匀。可见假包膜，表现为T2WI上肿瘤周围的低信号带。由于透明细胞癌含脂肪较丰富，可在T1WI反相位图像上见到信号衰减。动态增强扫描皮髓质期明显强化，实质期和分泌期信号低于肾实质。透明细胞癌

的强化高峰多于皮髓质期出现，强化幅度可高于肾皮质，若等于肾皮质时，部分肿瘤难以同肾柱区分，故需要平扫及各期增强扫描综合分析。

2. 乳头状肾癌 约占RCC的15%，男性多于女性。20 %～40 %的乳头状肾细胞癌多发或位于双肾，以2～3个最多见。大多数为少血供，动态增强扫描可见各期强化均低于肾实质。其平扫T2WI较有特异性，表现为低信号。部分乳头状肾癌可表现为囊实性，甚至含钙化及脂肪。MRI诊断时需提高警惕，勿诊断为AML。

3. 嫌色细胞癌 低度恶性，约占RCC的5%，男女比例相仿。MRI上往往信号较均匀，T1呈低或等信号，T2WI呈低、等或稍高信号。增强扫描强化程度较低，低于透明细胞癌而略高于乳头状肾癌。

肾细胞癌的诊断不难，但需与肾内常见良性实性占位鉴别。可包括：

1. 血管平滑肌脂肪瘤 成熟脂肪可表现为典型的T1WI高信号，在脂肪抑制序列上呈信号衰减，较小者在T1WI反相位图像上也可为低信号，借此可诊断为AML。少脂肪型AML则需要与乳头状肾癌鉴别，两者均在T2WI上呈低信号。鉴别点是：AML的强化程度远远高于后者。

2. 嗜酸细胞腺瘤 目前检查技术难以鉴别。

3. 多房囊性肾瘤 与多房囊性肾癌难以鉴别，主要鉴别点是实性成分的多少。

4. 局灶性肾盂肾炎 楔形长T2改变，无占位效应。T2WI高信号，但强化不明显可鉴别。

【肾细胞癌分期】★★★△△

如影像表现提示肾细胞癌，应进一步进行影像学分期，肾癌分期诊断的依据（AJCC/UICC 2010分期）见表8-70-19。

表8-70-19 肾癌诊断要求（AJCC/UICC 2010分期）

分期	描述
Tx	原发肿瘤无法评估
T1	肿瘤局限于肾内，最大径≤7 cm
T1a	肿瘤局限于肾内，最大径≤4 cm
T1b	肿瘤局限于肾内，4 cm＜最大径≤7 cm
T2	肿瘤局限于肾内，最大径＞7 cm
T2a	肿瘤局限于肾内，7 cm＜肿瘤最大径≤10 cm
T2b	肿瘤局限于肾内，最大径＞10 cm
T3	肿瘤侵及主要静脉、肾周围组织，但未侵及同侧肾上腺、未超过肾周筋膜

（待续）

（续表）

分期	描述
T3a	肉眼见肿瘤侵入肾静脉或者肾静脉段分支（含肌层）、侵及肾周脂肪组织和（或）肾窦脂肪组织，但未超过肾周筋膜
T3b	肉眼见肿瘤侵入膈下下腔静脉
T3c	肉眼见肿瘤侵入膈上下腔静脉或侵犯腔静脉壁
T4	肿瘤浸润超过肾周筋膜（包括侵及同侧肾上腺）
Nx	局部淋巴结无法评估
N0	无区域淋巴结转移
N1	局部淋巴结转移
Mx	远处转移无法评估
M0	无远处转移
M1	远处转移

三、血管平滑肌脂肪瘤

【概况】★★△△

血管平滑肌脂肪瘤（angiomyolipoma，AML）是肾脏常见良性肿瘤，人群中发生率0.3%～3%。可伴或不伴结节硬化症。

【相关临床】★★★△△△

病变发展缓慢，早期多无症状，较大时可出现腰腹部疼痛、肿块、血尿等症状。较大时可自发破裂出血，患者可突发腰痛、大出血，甚至休克。

【影像学检查方法】★★★△△△

超声可检出病变，增强CT和MR检查有助于定性，均对脂肪含量丰富的AML有诊断价值，对脂肪含量较少的AML定性诊断有一定困难。

【影像学表现】★★★△△△

AML由不同比例的脂肪、平滑肌和异常血管组成。肿瘤可形态不规则，也可呈圆形、类圆形膨胀性生长，与正常肾组织分界清晰或不清晰，也可凸出肾包膜。一般不侵犯肾盂和肾静脉，形成肾静脉瘤栓罕见。

根据瘤内各种成分不同，其CT和MRI表现不一。一般认为，在影像学上检测到瘤内脂肪可准确可靠地诊断AML。然而，约4.5%的AML可能在断层影像上无法检测到脂肪，被称为少脂肪型AML，主要由血管、肌肉或不成熟脂肪或散在于肿瘤内的少量脂肪构成。另一种比较少见AML的特殊类型为上皮样AML（epitheloid angiomyolipoma，EAML），属于血管周上皮样细胞瘤（PEComa）家族，具有恶性潜能，比较少见。后两者均较易误诊。

下面分别描述脂肪含量丰富的经典AML、少脂肪型AML、EAML的MRI特点：

1. 脂肪含量丰富的AML

（1）膨胀性生长，一般无包膜。

（2）瘤内的脂肪信号对于AML具有诊断价值。成熟脂肪信号在T1WI和T2WI上都是高信号，脂肪抑制序列上为低信号，在T1WI反相位图像上较大的脂肪周围可见"沟边"效应，较小的脂肪可完全呈低信号。

（3）非脂肪部分在T1WI上呈等低信号，T2WI上多为等低信号（对比肾实质）。T1WI脂肪抑制序列动态增强扫描，非脂肪成分表现为明显强化，整个瘤体表现为明显不均匀强化。

（4）合并出血时，根据出血不同时期可在MRI图像上有不同表现。

2. 少脂肪型AML

（1）通常在CT平扫上为较均匀的高密度。MR平扫T1WI及T2WI序列上均无明确脂肪信号。

（2）T2WI脂肪抑制序列上呈均匀的低信号。

（3）T1WI脂肪抑制序列增强扫描较均匀的明显强化。

3. EAML 较难诊断。

（1）膨胀性生长，常有假包膜。

（2）信号可均匀或不均匀。脂肪通常难以检出。

（3）T1WI脂肪抑制动态增强扫描常不均匀强化。

（4）囊性部分信号复杂，T1WI呈等低信号、T2WI呈等低信号为主，也可有高信号。

（5）有时可见静脉瘤栓、周围结构侵犯的征象。

【鉴别诊断】★★△△

脂肪含量丰富的AML诊断不难，但除AML外，肾细胞癌也可含脂肪，但非常少见。若同时CT检出钙化，往往提示是RCC。少脂肪型AML需要与乳头状肾癌鉴别，后者在T2WI上也是均匀的低信号，但其强化不显著。有时候需要结合CT增强扫描，借助CT值判断强化程度。必要时穿刺活检。

四、肾嗜酸细胞腺瘤

【概况】★★△△

肾嗜酸性细胞腺瘤（renal oncocytoma；RO）起源于肾皮质区集合管的闰细胞，男性多见。是少见的肾脏肿瘤，占肾脏肿瘤的3%～7%，是继AML的第二常见的肾良性肿瘤。

【相关临床】★★★△△△

无特异性临床表现。一般不侵犯肾静脉，无复发，多为单侧、单发，也可双侧（4%～5%）、可多发（13%），可表现为小病灶，也可体积巨大（1.2～15 cm）。

【影像学检查方法】★★★△△△

超声、CT、MR均可检出病变，但定性的能力有限。

【影像学表现】★★★△△△

CT和MR图像上表现为边界清楚、强化均匀的结节。平扫T1WI低、T2WI高信号。60%表现为中等强化，30%表现为低强化，一般无出血、坏死或钙化，10%～30%可表现为中心低密度星芒状瘢痕，中央瘢痕为T1WI低、T2WI高信号。有时可见动脉期和实质期节段性强化反转的征象，即早期强化不明显的部分到后期强化，而早期强化明显的部分到后期强化减弱。

【鉴别诊断】★★△△

与RCC等术前鉴别诊断较难。

（王霄英）

第5节 肾脏囊性占位性病变

【概况】★★△△

肾脏囊性病变根据其分隔、钙化、软组织成分大小及强化程度不同，其良恶性以及临床处理方式也不同。对肾脏囊性病变有很多分类方法，其中Bosniak于1980年代推出的分类法在临床上应用最广泛（表8-70-20）。MRI与CT对Bosniak分类较为一致，但MRI对复杂囊肿的评判更为准确。肾内的单发囊肿，在影像学上常归类为：单纯囊肿、复杂囊肿、肾盂旁囊肿。多发囊肿常为继发性或先天性、遗传性。

一、肾脏偶然发现囊性占位性病变处理原则

见表 8-70-20。

表 8-70-20 肾脏囊性占位的 Bosniak 分类及处理建议

表现		建议	
Bosniak 分类	影像学特征	正常人群	有伴随疾病或预期寿命有限的患者
Ⅰ	壁呈毛发样，囊内无分隔、无钙化，无实性成分，囊呈水样密度，无强化	忽略	忽略
Ⅱ	囊内有毛发样分隔，可有纤细或短段状略厚钙化，壁或分隔无强化或略有强化。包括小于 3 cm 的混杂密度囊肿，无强化，边缘锐利	忽略	忽略
ⅡF	囊内有多发毛发样分隔，可有壁或分隔的平滑增厚，可有厚或结节状钙化，无软组织成分。壁或分隔可略有强化。包括大于 3 cm 无强化的混杂密度囊肿	观察	观察或忽略
Ⅲ	壁和（或）分隔厚而不规则，可有强化	手术	手术或观察
Ⅳ	Ⅲ型表现＋有强化的软组织成分，与壁和（或）分隔相邻或不相邻	手术	手术或观察

二、肾脏囊性病变的诊断和鉴别诊断

【概况】★★△△

肾脏囊性病变常见，单纯性肾囊肿最常见。病理上是由肾小管和集合管发育异常、扩张所致，部分是由后天因素导致。

【相关临床】★★★△△△

常无明确临床表现，囊肿较大时，可有占位、压迫的表现，偶有合并感染等并发症。

【影像学检查方法】★★★△△△

超声为首选的影像诊断方法，CT 和 MR 增强扫描可发现囊肿的血供，有助于定性。

【影像学表现】★★★△△△

以下是几种常见囊肿的临床、病理和影像所见：

1. 单纯囊肿 最常见，随年龄增长而发病率增加。50 岁以上发病率约 50%。可单发，但常多发。囊壁薄，衬以单层扁平上皮细胞，内含透明液体，与肾盂不通。位于肾实质内，也可凸向肾外。大小不一，增大时可有相应的压迫症状，合并感染、出血时可导致脓尿、血尿。

2. 复杂囊肿 根据囊液成分不同，以及分隔多少，软组织成分比例等，可分为多种不同的复杂囊肿。包括出血性囊肿、含蛋白质的囊肿、感染性囊肿、钙化性囊肿、含分隔的囊肿等。对此类囊肿，影像学的作用是进行分类，推示其恶性的风险，而非鉴别其病理类型。因为复杂囊肿涵盖了良性到恶性等各种不同的病变。可包括：

（1）囊性肾瘤（cystic nephroma）：非遗传的少见良性肾肿瘤，组织成分复杂。囊壁完整，边缘光滑，囊肿内伴增厚、相对均匀的间隔，分成多种互相不交通的囊腔，囊腔大小不一，几毫米到几厘米，囊壁内衬扁平或立方上皮，囊液为淡黄或棕色。

（2）肾脏混合性上皮和间质肿瘤（mixed epithelial and stromal tumor of kidney，MEST）：是一类大体病理和影像上都跟囊性肾瘤类似的病变。WHO 于 2004 年认可其为独立的疾病，包含上皮和间质成分，间质成分以梭形细胞为主，组成上皮成分的细胞较为多样，呈黏液柱状、立方状或靴钉样。大体病理上表现为囊性和实性混合的病灶。好发于围绝经期的中年女性，部分病例提示可能与服用含雌激素的药物有关。男性和儿童极为罕见。有恶变的报道。

（3）囊性肾癌：部分 RCC 可有部分囊变，表现为囊性部分混杂在实性肿瘤边缘或中央部分，其实性成分为肿瘤组织，囊性部分为坏死液化部分，其内可合并出血。

3. 肾盂旁囊肿（parapelvic cyst） 位于肾盂旁的假性囊肿，含清亮的尿液或淋巴液体，不与集合系统相通，多见于 50-70 岁患者。病因可能是淋巴管扩张，也可能继发于梗阻或尿液渗漏。肾盂旁囊肿位于肾盂旁，为单纯囊肿 MRI 表现，增强扫描分泌期对比剂不进入囊肿内。

4. 多囊肾 皮质和髓质内发生多个囊肿的一类遗传性疾病。可分为常染色体显性遗传型（autosomal dominant polycystic kidney disease，ADPKD，成人型）

和常染色体隐性遗传型多囊肾（autosomal recessive，ARPKD，婴儿型）两种。

常染显性遗传型：较常见，占终末期肾病的5%～10%。病理上为皮质和髓质内分布的大小不一的囊肿，壁为上皮细胞，囊肿间为正常肾组织。多在30岁以后发病，表现为蛋白尿、血尿、高血压等，最终肾衰竭。患者可合并有多囊肝等。婴儿型多囊肾发病率1/6000-1/15000，病理上为肾小管增生及囊柱状扩张，有不同程度的肝门周围纤维化和肝内胆管扩张。根据肾脏受累情况和肝硬化程度，又可分为四类：产期型；新生儿期型；婴儿期型；少年期型。其中少年期型病变最轻，肾小管受累约10%，肾功能正常，肝纤维化明显。临床上会出现肝硬化、门脉高压的相关症状。多囊肾的肾脏体积明显增大，由多个大小不一的囊肿构成，囊肿间可见正常的肾组织。单纯的囊肿为Bosniak Ⅰ类，也可为复杂囊肿，而表现为Bosniak Ⅱ类，或更高级别。

5. 髓质海绵肾（medullary sponge kidney） 非遗传性的肾髓质集合管呈囊状扩张，大小不一，直径1-6 mm。70% 双侧发病。常合并有集合管内小结石。髓质海绵肾在CT上可见到位于乳头区的小钙化，增强扫描分泌期可见到扩张的集合管。MRI上小钙化显示欠佳，T2WI和增强扫描可见扩张的集合管。

6. 髓质囊性病（medullary cystic disease） 肾髓质集合管扩张为主要特点，临床症状重，预后差。可分为三型：

（1）儿童型，常染色体隐性遗传，多尿、生长发育障碍及进行性肾功能衰竭。

（2）成年型，常染显性遗传，表现为贫血、低盐综合征和尿浓缩功能下降，3～5年发展为肾衰竭。

（3）遗传性肾及视网膜发育不良，常染色体隐性遗传。青少年期发病，除肾功能不全外，有色素性视网膜炎及脉络膜视网膜变性。髓质囊性病表现为肾髓质集合管多发囊状扩张直径1～2 cm，肾皮质可萎缩，外形光整。囊肿T1WI低、T2WI高信号，增强扫描显示髓质为多囊状扩张，无强化，肾皮质增强、萎缩。

7. 长期透析引起的继发囊肿 约50%的长期血液透析患者会形成多发囊肿，原因不明，可能与缺血和纤维化有关。肾脏多萎缩，囊肿多位于表面。肾癌发生率增高。故影像学检查非常重要。

在MR图像上，使用Bosniak分类对囊肿进行诊断。单纯囊肿和盂旁囊肿、多囊肾、髓质囊性病、长期透析引起的继发囊肿中的单纯性囊肿，表现一致，均为边界清晰、光滑的T1WI低、T2WI高的液体信号，其内信号均匀，增强扫描无强化的壁，内部无强化成分。Bosniak分类为Ⅰ类。

复杂囊肿则根据囊液成分和有无分隔，以及分隔的多少、厚薄不同而表现不同。分别归为Bosniak Ⅱ，Ⅱ F和Ⅲ类。Bosniak Ⅳ类即囊性肾癌。囊性肾瘤和MEST均表现为边界清晰的囊实性占位，各囊肿互不相通，囊性部分以T1WI低、T2WI高信号为主，部分可出血，使信号变复杂。囊性肾瘤的实性成分以薄的分隔为主，MEST的实性成分则相对较厚，两者的实性成分早期强化不明显，延迟可见强化。准确的术前诊断和鉴别诊断困难。囊性肾瘤的Bosniak分类多为Ⅱ类，而MEST多为Ⅲ类和Ⅳ类。囊性肾癌为囊实性占位，可有无或无包膜，实性部分呈T1WI低、T2WI高信号，增强扫描可见强化。囊性部分根据囊液成分而有不同表现，大多为液体信号，也有出血表现。归为Bosniak Ⅳ类。

【鉴别诊断】★★△△

肾脏囊性病变表现多样，重要的是区分单纯囊肿和恶性囊肿。单纯囊肿诊断不难，但对于难以鉴别的有实性成分的囊肿，如囊性肾瘤、MEST、囊性肾癌等，术前通常难以根据影像学做出诊断。此时，Bosniak分类非常适合临床应用，并对临床处理做出指导。

另外，肾盂旁囊肿需要与积水鉴别，需要增强扫描分泌期，根据有无对比剂进入做出鉴别。

（王霄英）

第6节　集合系统病变

【概况】★★△△

集合系统的良性、恶性病变均多，良性疾病以结石、感染、出血、结核为主，恶性疾病以尿路上皮肿瘤为主。在原发病变的基础上，常合并梗阻等继发改变，并有可能进一步影响肾脏功能。尿路上皮肿瘤可多发，常由内镜取得病理结果，影像检查的目的是评估全尿路的情况，并进行分期。

一、泌尿系结石

泌尿系结石（肾、输尿管、膀胱结石）的最佳检查手段是CT，通常平扫即可检出，对于位于输尿管的较小的结石，有时候需要注射碘对比剂行CT泌尿系造影（CTU）检查进行诊断。CT检出泌尿系结石的优点是快速、敏感性和特异性均很高。缺点是有电离辐射，尤其是对于反复发生结石、反复进行CT检查的患者、年轻人及孕妇等，应尽可能采用低剂量CT扫描方案。双能量CT可用于尿酸盐结石与其他结石的鉴别。

MR不作为泌尿系结石的首选检查，可作为特殊情况下的备用检查手段。使用序列包括MRU和轴位、冠状位T2WI。MR检测泌尿系结石的阴性预测值较低。而对伴随的继发征象，如肾盂、输尿管扩张程度、肾周间隙渗出等的评估与CT类似，甚至优于后者。结石本身在MR上不显影，可表现为肾盂、输尿管或膀胱内的低信号的充盈缺损。

二、肾盂肿瘤

【概况】★★△△

肾盂癌是发生在肾盂或肾盏上皮的一种肿瘤，约占所有肾肿瘤的8%～10%。多数为移行细胞癌；少数为鳞癌和腺癌，其恶性程度远较移行细胞癌为高。肾盂癌多单侧发生，左、右无差异，约2%～4%为双侧。随着年龄的增大发病率增高，大部分患者年龄在65岁以上，男多于女，约2：1。

肾盂癌的病因不明。有研究认为吸烟是导致肾盂癌的致病因素之一，每日吸烟量多者的患病率较高，戒烟后患病率会下降。其他可能的致病因素还包括长期接触染料皮革、橡胶、油漆等工业原料中的有害化学物质。非那西丁类药物滥用、既往发生过肾乳头坏死也是致病因素之一。此外，以前有膀胱肿瘤病史的患者也属于高危人群。

【相关临床】★★★△△△

肾盂癌的主要临床症状为血尿，见于50%以上患者，通常为全程、无痛、肉眼血尿。少数患者可有腰部不适、隐痛及胀痛，偶可因凝血块或肿瘤脱落物引起输尿管阻塞而出现肾绞痛。合并炎症时有尿路刺激症状。

【影像学检查方法】★★★△△△

CTU是首选的影像检查方法，患者不适合行CTU检查或CTU难以做出确定诊断时，可行MR检查，尤其是磁共振尿路造影（MR urography，MRU）。MRU能获得清晰的全尿路图像，其影像与IVP相似，通常不需要注射对比剂，是诊断肾盂癌、特别是多发性尿路上皮肿瘤理想的检查方法。MRU对已发生梗阻、排泄性尿路造影不显影者尤为适用。在MRU对梗阻定位的基础上，加扫梗阻局部的MRI轴位及（或）冠状位图像，可帮助进一步判断病变性质。

【影像学表现】★★★△△△

肾盂癌在MRU上可见肾盂或肾盏内形态不规则的充盈缺损，椭圆形或分叶状。当肿块较大影响尿液排泄时，可出现肾盂肾盏积水，肾轮廓增大。MRI表现为肾盂肾盏内软组织肿块，与肾实质比较，T1WI呈等至稍低信号，T2WI呈等至稍高信号。增强扫描肿块轻到中度强化，通常表现为延迟强化。动脉期强化程度较低，明显低于正常肾实质的强化，至实质期强化程度增高，在分泌期见肾盂肾盏内低信号充盈缺损。当肿块较大向肾盂外生长时，可压迫和侵犯肾实质，有时可见输尿管、膀胱种植，后腹膜淋巴结和远处脏器的转移。根据其影像表现可分为3种类型：Ⅰ型（肾盂内肿块），Ⅱ型（肿块浸润），Ⅲ型（肾盂壁增厚）。

1. Ⅰ型-肾盂内肿块型 MRU可显示一侧肾盂或肾盏内充盈缺损，形态呈椭圆形或不规则形。MRI可见肾盂内软组织肿块，边缘光滑或有轻度分叶，增强扫描病灶呈轻、中度均匀延迟强化。

2. Ⅱ型-肿块浸润型 MRU可见肾盂、肾盏内充盈缺损，MRI示肾盂及肾实质内软组织肿块，肿块大时，信号不均匀，边界不清晰，增强扫描见肾盂内肿块向实质内侵犯，肾窦脂肪消失。增强扫描病灶呈轻、中度延迟强化。

3. Ⅲ型-肾盂壁增厚型 主要为肾盂壁的不规则增厚或呈扁平状肿块。MRU检查可无异常发现。T1WI平扫观察效果不佳，T2WI上在肾盂内高信号尿液和肾窦脂肪的对比下有时可见肾盂壁局限性增厚。增强扫描可见增厚的肾盂壁有强化。

【鉴别诊断】★★△△

需要与炎症、血块、结核等鉴别。

【尿路上皮癌的分期】★★★△△△

肾盂输尿管癌分期（AJCC 2010）见表8-70-21。

表 8-70-21　肾盂输尿管癌分期（AJCC 2010）

分期	描述
TX	原发肿瘤无法评估
T0	无原发肿瘤存在的证据
Ta	非侵袭性乳头状癌
Tis	原位癌
T1	肿瘤侵犯上皮下结缔组织
T2	肿瘤侵犯肌层
T3	超出肌层到达肾盂周围脂肪或肾实质（对肾盂而言）；超出肌层到达输尿管周围脂肪（对于输尿管而言）
T4	肿瘤侵犯邻近器官，或穿过肾脏到达肾周脂肪
NX	局部淋巴结无法评估
N0	无局部淋巴结转移
N1	单个淋巴结，最大径小于或等于 2 cm
N2	单个淋巴结，大于 2 cm，但小于或等于 5 cm；或多个淋巴结，均不超过 5 cm
N3	大于 5 cm
M0	无远处转移
M1	远处转移

三、输尿管肿瘤

【概况】★★△△

输尿管肿瘤分为良性和恶性。良性输尿管肿瘤包括乳头状瘤、纤维上皮息肉等，恶性肿瘤包括移行细胞癌、鳞状上皮癌，黏液癌、腺癌等。输尿管肿瘤多为恶性，其中移行细胞癌约占 90%。移行细胞癌患者年龄大多在 50～70 岁间，男性多于女性。纤维上皮息肉约占输尿管肿瘤的 1%，常见于男性青少年和儿童，男女比例约为 3：2。输尿管肿瘤与肾盂肿瘤合称为上尿路集合系统肿瘤，但输尿管肿瘤发病率比肾盂肿瘤少，后者比前者的 3～4 倍。

【相关临床】★★★△△△

约 10%～15% 输尿管肿瘤患者无临床症状，出现症状者最常见的为间歇性、无痛性、肉眼血尿。如有腰腹痛，其疼痛程度多轻微，少数患者因血块造成输尿管急性梗阻引起肾绞痛。其他少见临床症状包括：腹部包块（肿瘤或积水）、尿频、尿痛、体重下降等。

【影像学检查方法】★★★△△△

输尿管肿瘤的影像检查方法与肾盂肿瘤相似，除了常规 CT 和 MRI 外，CTU 和 MRU 具有取得泌尿系统全貌影像的优点，经常用于输尿管肿瘤的检查。

【影像学表现】★★★△△△

输尿管肿瘤 CT 和 MR 平扫表现为输尿管壁增厚或输尿管内占位，呈 T1WI 等或稍低信号，T2WI 稍高信号，MRU 上表现为低信号充盈缺损。MR 增强扫描时，通常表现为延迟强化，动脉期强化程度较低，至实质期强化程度增高，在排泄期见输尿管内低信号充盈缺损。随着肿瘤的生长，近端输尿管及肾盂出现积水扩张，进行性加重。恶性肿瘤侵犯出输尿管浆膜层时，输尿管外壁毛糙、欠光滑，周围脂肪间隙内出现软组织信号，肿瘤扩散时可出现淋巴结和其他脏器转移。

【鉴别诊断】★★△△

需要与炎症、息肉、血块、结核等鉴别。

四、膀胱疾病

【概况】★★△△

膀胱良、恶性病变的种类很多，包括先天发育异常、憩室、炎症、结石、结核、肿瘤等。良性病变的诊断，多通常临床及实验室检查，有并发症，需影像学检查。恶性病变常由膀胱镜取得病理而定性，影像检查的主要目的是分期。在影像检查中，最常见的膀胱恶性肿瘤尿路上皮癌。

膀胱癌泌尿系统第一常见的肿瘤，其中尿路上皮癌最多，以膀胱三角区及膀胱底部多发，可分为浸润性尿路上皮癌和非浸润性尿路上皮癌，30%～40% 为多发病灶。吸烟和职业接触芳香胺可能是导致膀胱癌的危险因素中，止痛剂（包括非那西汀）的滥用也可增加尿路上皮癌的患病风险。

【相关临床】★★★△△△

临床表现的类型和严重程度依赖于肿瘤发生的部位和扩散范围，绝大多数患者至少存在镜下血尿。最常见的临床表现是无痛性肉眼血尿，占患者总数的 85%。此外还可出现血凝块和尿痛。位于膀胱颈部或累及部位广泛的肿瘤可发生膀胱刺激症状。位于输尿管开口处可引起肾盂积水。

【影像学检查方法】★★★△△△

CT 和 MR 增强扫描是膀胱癌分期诊断的主要方法，但对表浅肿瘤的分期准确性有待提高。

【影像学表现】★★★△△△

尿路上皮癌可表现为膀胱腔内的乳头状、结节状病变，或表现为膀胱壁不均匀局限性增厚，膀胱充盈欠佳可造成小的扁平病灶漏诊。5%的病灶可伴有钙化，典型的钙化表现为包壳状。增强扫描病变有强化。出现尿路梗阻时，提示输尿管开口受累。肿瘤侵达浆膜外时，膀胱周围脂肪内可见条索结节及软组织密度肿物影。CTU相较于静脉肾盂造影优势在于可多角度及薄层显示病变，并可同时显示壁内外病变侵犯情况。

【鉴别诊断】★★△△

需要与炎症、结石、血块、结核、脐尿管癌等鉴别。

（王霄英）

第7节 肾上腺病变

【概况】★★△△

肾上腺病变多为偶然发现，以增生、腺瘤，常需与转移瘤鉴别。影像检查的目的是鉴别不同性质的病变。在有肾上腺功能异常时，常需了解腺体情况，以确定责任病灶，但有一定困难。

一、肾上腺偶然发现病变的处理建议

当偶然发现肾上腺病变时，应了解有无既往影像资料、有无恶性肿瘤病史以及肾上腺功能的异常。

应关注的临床情况为：①症状及体征：Conn综合征表现（高血压、低血钾）；Cushing综合征表现（向心性肥胖、多毛、多发、高血糖、高血压等）；肾上腺功能减退表现；其他系统性疾病（如肢端肥大症、甲状腺功能亢进等）；高血压表现是否为阵发性；恶性肿瘤病史（如肾癌、肺癌等）。②化验检查：血及尿液中儿茶酚胺、其他血内分泌激素化验。

肾上腺偶然发现的处理原则见图8-70-1。

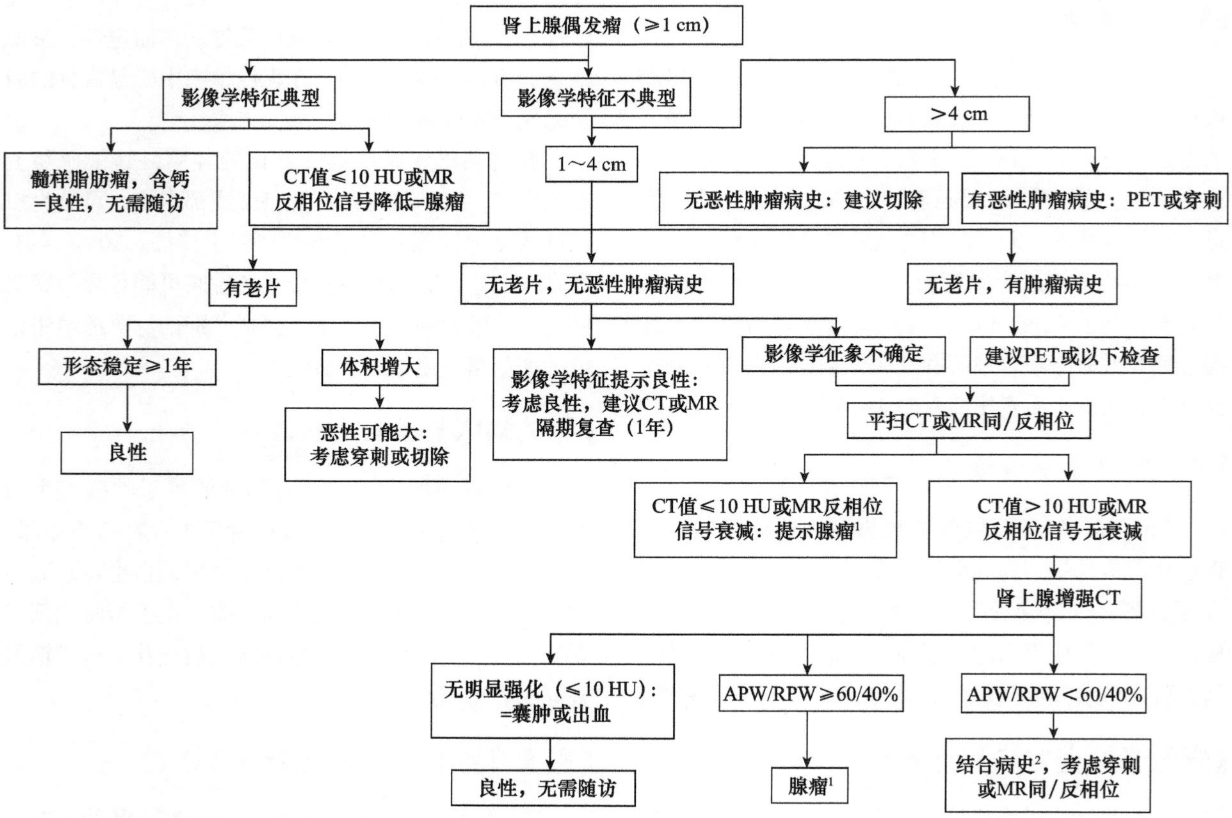

图8-70-1 肾上腺偶然发现的处理原则

二、肾上腺皮质腺瘤

【概况】★★△△

肾上腺皮质腺瘤（adrenal cortical adenoma）包括功能性和非功能性皮质腺瘤，其中功能性皮质腺瘤包括 cushing 腺瘤、Conn 腺瘤和分泌性激素的皮质腺瘤。

【相关临床】★★★△△△

多数为非功能性腺瘤。有功能异常时，可表现为：Cushing 综合征、Conn 综合征、性激素异常、高血压等，实验室检查可见相关激素异常。

【影像学检查方法】★★★△△△

超声、CT 和 MR 均可检出病变，CT 和 MR 对腺瘤内的脂质检出较容易。

【影像学表现】★★★△△△

腺瘤常为单侧，位于肾上腺侧肢相连或位于两侧肢之间，2～3 cm，部分体积较大，直径达 10 cm 以上。常为圆形、椭圆形，不规则形，边界清楚。

CT 平扫呈低密度，典型者均匀低密度（<10 HU），部分呈均匀软组织或稍低密度，少数密度不均匀，可见囊变和出血，钙化少见。CT 增强扫描可见典型者呈轻中度均匀强化，"快速廓清"，部分动脉期呈明显均匀强化，延迟退出呈稍低或等密度。较大的病灶可呈不均匀强化，囊变和出血区无强化，少数呈渐进性强化，部分可见明显均匀强化的包膜。绝对廓清率和相对廓清率的计算（本章第 2 节）有利于腺瘤与转移瘤的鉴别。

MR 平扫同、反相位有助于腺瘤的诊断，典型者表现为反相位的信号衰减。T2WI 呈等、略高信号。增强扫描典型者呈中等程度强化，"快速廓清"，血供丰富者可见动脉期明显强，病灶较大者强化多欠均匀。

【鉴别诊断】★★△△

需与肾上腺增生、囊肿、出血、转移瘤、髓质脂肪瘤、肾上腺皮质腺癌等鉴别。

三、肾上腺嗜铬细胞瘤

【概况】★★△△

嗜铬细胞瘤（pheochromocytoma）是源于交感神经嗜铬细胞的一种神经内分泌肿瘤，通常分泌儿茶酚胺。10% 为双侧肾上腺同时发病，10% 发生在肾上腺外。嗜铬细胞瘤中恶性的发生率占 13.0%～29.0%，肾上腺外的嗜铬细胞瘤，恶性发生率达 43.0%.

【相关临床】★★★△△△

嗜铬细胞瘤多为有临床症状而就诊。最常见体征 / 症状包括：阵发性高血压或持续性高血压；心悸、头痛、大汗三联症；阵发性心动过速、多汗、不明原因的高热、搏动性头痛、面色苍白或潮红等。还可以有体位性低血压、代谢紊乱、恶心、呕吐、蛋白尿、腹部肿块等。恶性者可有转移部位相应临床症状。

【影像学检查方法】★★★△△△

超声、CT 和 MR 均可检出病变，CT 和 MR 对嗜铬细胞瘤有一定的鉴别作用。

【影像学表现】★★★△△△

单侧肾上腺密度不均匀肿物，明显持续不均匀强化；恶性者在无嗜铬细胞的部位（肝、肺、骨及淋巴结等）出现转移灶。3～5 cm，少数较大，甚至达 20 cm 以上，常为圆形、卵圆形、哑铃形，恶性者形态不规则，边界不清楚。

CT 平扫较小者多密度均匀，呈等、低密度，较大者密度不均匀，见坏死、囊变、出血。CT 增强扫描可见实性部分持续性明显强化，坏死、出血、囊变无强化。恶性者呈明显快速显著持续强化，可侵及血管、周围组织，淋巴结转移，远处转移中肝脏最常见。

MR 平扫 T1WI 呈等、低信号，常不均匀，T2WI 呈明显高信号，少数稍高信号，囊变、坏死为更高信号。MR 增强扫描可见明显不均匀强化，囊变、坏死、出血不强化。

【鉴别诊断】★★△△

需与肾上腺皮质腺瘤、腺癌、转移瘤、淋巴瘤等鉴别。嗜铬细胞瘤的诊断流程见图 8-70-2。

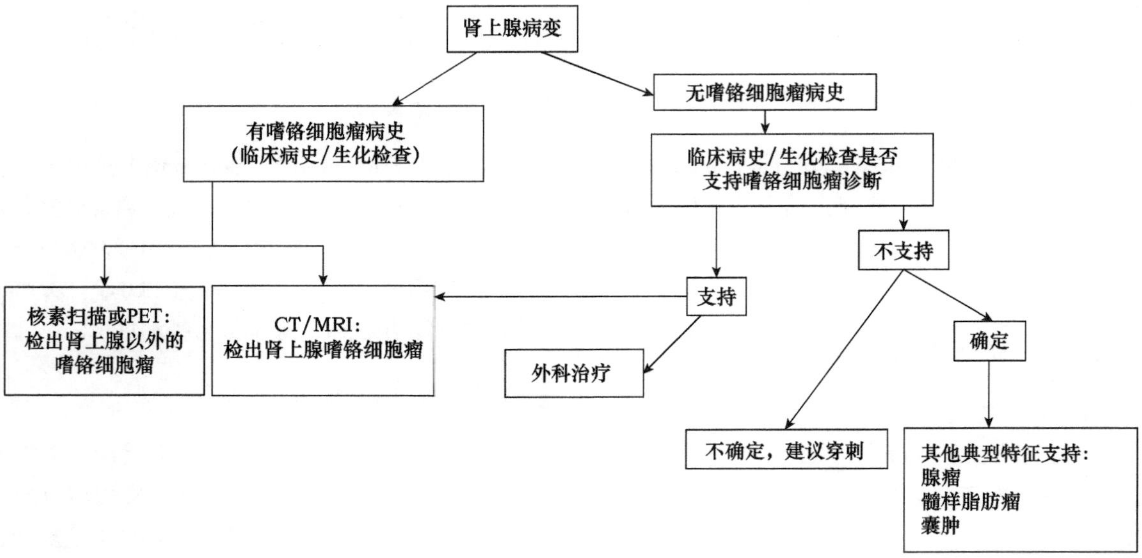

图 8-70-2　肾上腺嗜铬细胞瘤的诊断流程

（王霄英）

参考文献

[1] 王霄英. 多排螺旋CT临床手册. 北京：人民卫生出版社，2013：233-257.

[2] 王霄英. MR临床手册. 北京：人民卫生出版社，2013：147-165.

[3] 王霄英. 中华影像医学泌尿生殖系统卷. 2版. 北京：人民卫生出版社，2012：15-258.

[4] 周诚. 中华临床医学影像学泌尿生殖分册. 北京：北京大学医学出版社，2016：1-347.

[5] Lincoln LB，Stuart GS，Richard MG，et al. Managing incidental findings on abdominal CT：White paper of the ACR Incidental Findings Committee. J Am Coll Radiol，2010，7（10）：754-773.

[6] Cancer Staging Manual. 7th Ed. 2010 American Joint Committee on Cancer（AJCC）.

[7] Rosenkrantz AB，Hindman N，Fitzgerald EF，et al. MRI features of renal oncocytoma and chromophobe renal cell carcinoma. AJR Am J Roentgenol，2010，195（6）：W421-427.

[8] Prasad SR，Humphrey PA，Catena JR，et al. Common and uncommon histologic subtypes of renal cell carcinoma：imaging spectrum with pathologic correlation. Radiographics，2006，26（6）：1795-1806.

[9] Spero M，Brkljacic B，Kolaric B，et al. Preoperative staging of renal cell carcinoma using magnetic resonance imaging：comparison with pathological staging. Clin Imaging，2010，34（6）：441-447.

[10] Vikram R，Ng CS，Tamboli P，et al. Papillary renal cell carcinoma：radiologic-pathologic correlation and spectrum of disease. Radiographics，2009，29（3）：741-754.

[11] Cheng PM，Moin P，Dunn MD，et al.What the Radiologist Needs to Know About Urolithiasis：Part 1-Pathogenesis，Types，Assessment，and Variant Anatomy. Am J Roentgenol，2012，198（6）：W540-547.

[12] Semins MJ，Feng Z，Trock B，et al. Evaluation of acute renal colic：a comparison of non-contrast CT versus 3-T non-contrast HASTE MR urography. Urolithiasis，2013，41（1）：43-46.

[13] Bosniak MA. The current radiological approach to renal cysts. Radiology，1986，158（1）：1-10.

[14] 王霄英，范诒忠，梁妍，等. MRI对肾脏占位性病变的定性诊断误诊分析. 实用放射学杂志，2005，21（1）：75-78.

[15] 崔爱国，王霄英，许玉峰，等. MR对肾癌Ⅰ期瘤栓的诊断价值. 实用放射学杂志，2006，22（1）：84-87.

[16] 杜婧，王霄英. ACR关于腹盆部检查中偶然发现的处理原则. 放射学实践，2015，30（12）：1225-1231.

[17] 胡娟，王鹤，王霄英，等. 迭代算法在100kVp分次团注双期CTU检查中的应用研究. 放射学实践，2013，28（5）：509-513.

[18] 胡娟，王鹤，王霄英，等. 双能CT成像在分次团注双期CTU中的临床应用. 放射学实践，2012，27（3）：259-263.

[19] 张中元，唐琦，李学松，等. RENAL肾肿瘤评分系统用于保留肾单位手术的临床分析. 北京大学学报（医学版），2012，44（4）：539-543.

第 71 章　女性生殖系统疾病

第 1 节　概述、检查方法现状及新进展

【概况】★★△△

1. 女性生殖系疾病主要包括女性生殖器炎症、损伤、先天异常、肿瘤、内分泌异常等。

2. 女性生殖系统疾病，影像学具有较高的诊断价值，能敏感地发现子宫、卵巢、阴道等病变，鉴别病变性质，在恶性肿瘤中还能明确局部侵犯范围和有无转移，有利于指导临床治疗。

【检查方法现状及新进展】★★★△△

女性生殖系统疾病，超声、CT 和 MRI 检查的适应证因病变类型和病期而异。X 线检查对女性生殖系统疾病诊断意义小，偶然可以发现子宫肌瘤钙化，可用于宫内节育器定位等。子宫输卵管造影可用于子宫先天发育异常和不孕症的诊断，但子宫输卵管造影不能显示子宫外轮廓，而外形是评价子宫畸形时很重要的指标，同时，子宫输卵管造影鉴别子宫畸形的类型有时会有重叠，对不全纵隔子宫、弓形子宫与双角子宫的鉴别及完全纵隔子宫与双子宫的鉴别有困难。

CT 可以用于大部分女性生殖系统疾病，但 CT 的软组织分辨率相对较低，显示女性生殖系统解剖结构的能力不强，对于早期炎症、肿瘤的检出困难，同时，对子宫恶性肿瘤的分期能力不足，但对于晚期肿瘤的局部侵犯、淋巴结转移、远处转移等可以较好地显示。

MRI 为女性生殖系统疾病主要影像学检查方法，其软组织分辨率高及多方位、多参数成像，可以区分子宫体及子宫颈的各层结构，辨认卵巢内部结构，对宫颈癌、子宫内膜癌的分期诊断具有重要临床价值。有助于分析卵巢肿瘤影像表现的病理基础，对定性诊断提供帮助。

目前，对于女性生殖系统，磁共振动态增强扫描（DCE-MR）、磁共振扩散成像及功能成像等新技术、新方法的应用，有望进一步提高女性生殖系统疾病的检出、定性及评估。

（张惠茅　王景宇）

第 2 节　正常解剖及影像学表现

【概况】★★△△

女性生殖系统分为内外生殖器及其相关组织。内生殖器包括阴道、子宫、输卵管和卵巢。阴道是性交器官，也是月经血排出和胎儿娩出的通道。子宫是孕育胚胎、胎儿和产生月经的器官。输卵管为一对细长而弯曲的肌性管道，为卵子与精子结合场所及运送受精卵的通道。卵巢是产生与排出卵子、并分泌甾体性激素的器官。女性外生殖器包括阴阜、大阴唇、小阴唇、阴蒂及阴道前庭，统称为外阴。

【正常解剖及影像学表现】★△

一、子宫

子宫位于真骨盆的中央，膀胱和直肠之间，一般呈轻度前倾前屈位，子宫呈倒置的梨形，底部较大，下端狭窄的部分为宫颈，宫底与宫颈之间为宫体。正常子宫的大小依年龄不同变异很大，绝经期后子宫萎缩变小。子宫壁分浆膜、肌层和内膜三层。宫腔呈基底向上的三角形、前后径短的扁的裂隙。子宫

的正常位置由子宫阔韧带、圆韧带、主韧带和骶子宫韧带所维系。膀胱子宫陷凹由膀胱上面腹膜的后缘转折至子宫的前面所形成。子宫的后面则由子宫直肠陷凹与直肠前面相隔。

子宫输卵管造影宫腔呈倒三角形，底边在上，两侧角为子宫角，与输卵管相通，下端与边缘呈羽毛状的宫颈管（cervical canal）相通。

宫体在CT上呈横置梭形或椭圆形软组织密度影，边缘光滑，中心较小的类圆形或T形低密度区代表宫腔，宫颈在子宫体下方层面显示，呈圆形或椭圆形软组织密度影，外缘光滑，横径小于3 cm 。子宫肌呈明显均匀强化，宫颈由于间质成分多，强化程度低于子宫壁。

MRI的T1WI上，宫体、宫颈和阴道呈软组织信号，高信号的周围脂肪组织中常可见成对的呈低信号的子宫圆韧带和子宫骶骨韧带。T2WI上，宫体、宫颈和阴道呈分层表现，宫体分三层，内层的稍高信号，为子宫内膜和腔内分泌物，外层的中等信号，为子宫肌外层，二者间线状低信号，代表子宫肌内层，又称结合带 。宫颈分四层，最内层的高信号为宫颈管内黏液，其外可见中等信号，为宫颈黏膜皱襞，黏膜皱襞外可见低信号宫颈纤维基质，与宫体结合带连续，最外层中等信号，代表宫颈肌层，与宫体子宫肌外层相续。

二、卵巢

卵巢的大小、形状因年龄而异。性成熟期的卵巢最大，50岁左右随月经停止而萎缩。正常育龄妇女的卵巢最大径小于4 cm，平均体积约为10 cm^3，幼女的卵巢表面光滑，以后由于多次排卵，表面形成瘢痕而致凹凸不平。卵巢一般位于子宫体外侧偏后方，圆韧带附着处的头侧，但变异很大。

CT上，育龄期正常卵巢常可识别，尤为增强检查时，呈椭圆形结构，其内代表卵泡的低密度区。卵巢在MRI轴位和冠状位上多可识别，T1WI上呈卵圆形均匀低信号结构，在T2WI上，周边卵泡呈高信号，内部的中央基质呈低信号。

三、输卵管

输卵管长约10～12 cm，连于子宫底的两侧，为子宫阔韧带所包裹。

子宫输卵管造影，输卵管自子宫角向外下走行，呈纡曲柔软的线状影，依次为峡部、壶腹部和伞端，在CT与MRI上，正常输卵管通常难以识别。

四、阴道

阴道连接宫颈和外生殖器，上段较宽，包绕子宫阴道部，称为阴道穹窿，其后部最深，与直肠子宫陷凹紧密相连。阴道前壁邻接膀胱底和尿道，后壁也借结缔组织与直肠紧邻。

阴道于MRI的T2WI像上，可见中部高信号，代表阴道上皮和内容物，周边低信号代表阴道壁。

（张惠茅　王景宇）

第3节　女性生殖系统先天性异常

【概况】★★△△

女性生殖系统自发生至发育成熟要经过四个阶段，即生殖腺的形成，生殖管道的分化、外生殖器的生长及第二性征的发育。生殖腺发育异常是由于二个性染色体的一个有缺失或异常所致，可引起多种全身性改变（例如Turner综合征等）或两性畸形等。外生殖器的发育异常多可由临床做出诊断，本章重点叙述生殖管道即苗勒管发育异常。苗勒管畸形以子宫畸形最为常见，其中又以纵隔子宫最多，妇女妊娠时使用已烯雌酚，可发生子宫畸形，多表现为T型子宫，也可为子宫或阴道缩窄。苗勒管畸形的临床表现有：①月经异常，可为月经过多、月经稀少、痛经。②生育功能异常，流产、早产或死产。畸形严重者分娩时可发生难产或子宫破裂。③含有子宫内膜畸形的子宫与主宫腔或阴道不相通，导致子宫和（或）阴道（也可有并输卵管）积血。④部分子宫畸形者可无症状，多见于单角子宫或双子宫。

一、苗勒管的发生与发育★△

胚胎第6周开始，原始生殖细胞由卵黄囊后壁移进原始生殖嵴，形成原始生殖腺。同时在中肾体的腹面外侧出现一长条裂沟，称苗勒沟。不久沟沿闭合呈一实质管道，称为苗勒管。管内上皮由间质细胞组成，苗勒管的上段开口于胚腔，称为腹口，下端沿中肾管向下延伸。如果在这一阶段苗勒管根本没有形成或早期停止发育，可致苗勒管完全缺失，例如无输尿管、子宫、宫颈或输卵管部分形成而无子宫及阴道。

胚胎第 8 周开始，苗勒管降至盆腔，超过中肾管的腹面而位于其内侧，与对侧苗勒管并列，达泄殖腔的顶背部，并隆起形成苗勒结节。两侧的苗勒结节在中线合并。此时实性的苗勒管自上端向上开通，形成有腔的管道，其最下端的一小段仍为实体，不与泄殖腔相通。

胚胎第 12-16 周，在苗勒管结节上的两个苗勒管并排贴近，最终合并，止于圆韧带交界处，形成一段内部仍保持两个管腔的单体，为原始子宫，未合并的苗勒管成为输卵管。此时围绕苗勒管的间胚组织在不同的段落形成厚薄不一的肌肉和纤维组织。苗勒管发育过程中周围的泄殖腔阴道球细胞增生为实体的阴道索，其上部细胞与苗勒管下段的细胞共同形成阴道板。以后阴道索空泡化进而管腔化，最终在胚胎 20 周与已成腔的子宫及宫颈沟通。苗勒管移行、合并过程中的发育障碍导致各种类型的子宫、宫颈或阴道上段畸形。由于苗勒氏管与中肾管在发育过程中相互靠近，关系密切，因此约 1/4 的生殖系统先天畸形合并有泌尿系统先天畸形。

二、苗勒管畸形的分类★△

临床最常采用的苗勒管畸形 Buttram 和 Gibbon 分类法。见表 8-71-1。

表 8-71-1　苗勒管畸形分类

Ⅰ型　节段性发育不全（segmental agenesis or hypoplasia）	A. 阴道 B. 宫颈 C. 宫底 D. 输卵管 E. 复合异常
Ⅱ型单角子宫（unicorunate uterus）	A1. 残角子宫（rudimentary horn）内含有子宫内膜 A2. 残角子宫内无子宫内膜 B. 无残角子宫
Ⅲ型双子宫（Uterus didelphys）	
Ⅳ型双角子宫（Bicornuate uterus）	A. 完全型 -- 分隔直达宫颈内口 B. 部分型 C. 弓形子宫（arcurate uterus）
Ⅴ型纵隔子宫（Septate uterus）	A. 完全型 -- 分隔直达宫颈内口或外口 B. 不完全型
Ⅵ型己烯雌酚相关畸形，T 型子宫	

（待续）

（续表）

三、影像学检查的价值及其表现★★★△△△

影像学检查的目的是：①判断是否有苗勒管畸形及其类型；②与其他盆腔病变鉴别诊断；③检出合并存在的泌尿系统先天畸形（包括异位肾，肾或输尿管缺如等）及子宫内、外病变，例如子宫积血、子宫肌瘤、子宫腺肌病及（或）子宫内膜异位症等。

目前对纵隔子宫通常采用经宫腔镜子宫成形术，而双角子宫则需要作剖腹子宫成形术，因此准确判断 MDAs 的类型对制定正确的手术方案十分重要，检出畸形时需要发现同时存在的妇科疾病，例如子宫肌瘤、子宫内膜异位，这些信息也影响手术方案的制定。

子宫输卵管造影可以观察子宫内部形态、结构及输卵管，但不能显示子宫的外部轮廓，不同畸形可以有共同的造影表现，不能鉴别双角子宫或纵隔子宫，对有阴道中隔的患者，操作困难或不能进行检查，目前已逐渐被经阴道超声或 MRI 取代。

CT 扫描的软组织分辨率相对较低，不能很好地显示子宫内结构及宫底的轮廓，以及两宫底夹角的大小，不能准确地进行苗勒管畸形的分型，而且盆腔要受大量的 X 线照射，因此不应选择为苗勒管畸形患者检查的影像学手段。

MRI 具有良好的软组织分辨率，子宫各层结构均可清晰显示，也可以显示盆腔内及子宫内的其他病变。纵隔子宫的分隔在 T1WI 及 T2WI 多呈低信号，宫底轮廓平坦或轻度凹陷（≤1 cm）。双角子宫分隔的信号强度与子宫肌层者相一致，宫底轮廓凹入较深（>1 cm）。MRI 是目前鉴别Ⅳ型 / Ⅴ型苗勒管畸形的最佳检查方法。

（张惠芳　王景宇）

第 4 节　子宫及宫颈病变

一、子宫颈癌

【概况】★★★△△△

1. 子宫颈癌好发于宫颈鳞状上皮与柱状上皮移行区，其中鳞癌约占 90%，腺癌约占 10%，由宫颈上皮不典型增生，发展为原位癌，再发展为浸润癌。

2. 宫颈癌发病相关因素包括：初次性交年龄过早、性生活紊乱、多产、性传播疾病等。

3. 病理上可分为3型：

（1）内生型（endophytic type）肿瘤向宫颈管壁内深部浸润生长，宫颈一侧肿大，并继发宫颈管狭窄。

（2）外生型（exophytic type）肿瘤呈高低不平的结节状、菜花状突起。

（3）溃疡型（ulcerative type）肿瘤向深部浸润，局部坏死脱落甚至形成空洞，有时宫颈及穹窿组织可溃烂消失。

【相关临床】★★★△△△

1. 常见的临床症状主要是自发或性交后阴道出血，阴道分泌物增多。

2. 进展期肿瘤侵犯盆腔可引起腰痛、尿路刺激征、下肢水肿等。

3. 宫颈癌确诊主要依靠宫颈刮片细胞学检查或宫颈活检。

【影像学检查方法】★★★△△△

1. 超声 经阴道或直肠超声检查因位置与宫颈更为接近，能更直观地显示宫颈内口或肌层的病变。但超声检查范围小，无法对整个盆腔做全面评估，无法鉴别宫旁浸润与炎症反应，易受肥胖及肠道气体等因素干扰。

2. CT 平扫诊断价值不大。增强扫描难以诊断早期宫颈癌，但能够准确诊断进展期宫颈癌、进行术前分期及评估。

3. MRI 软组织分辨率高，可以清晰显示宫颈、宫体、阴道及其邻近结构，优于CT扫描。MRI在宫颈癌的诊断和分期方面的灵敏度、特异度和准确率明显优于超声及CT检查，是目前宫颈癌诊断及分期的最佳方法。

【影像学表现】★★★△△△

1. 超声表现 宫颈不规则增大、实性占位、黏膜中断或消失、内含光斑或光条有较强的诊断价值，对部分Ⅰb期及以上宫颈癌，子宫颈有明显形态学改变的患者可做出明确诊断。

2. CT表现

（1）肿瘤仅局限于宫颈：宫颈增大，前后径＞3.5 cm，边缘完整，轮廓对称或不对称，增强扫描时肿瘤强化程度低于正常宫颈组织，瘤内坏死或溃疡表现无或更低密度区；宫旁及输尿管周围无明显的异常密度；宫颈管阻塞可引起宫腔积液。

（2）宫旁肿瘤浸润：宫颈外侧边缘不规则或模糊；宫旁软组织内可见不规则条索影或软组织影，但与盆壁之间可见厚度至少为3～4 mm的脂肪间隙；末端输尿管周围脂肪间隙不清晰；盆壁受侵。

（3）盆壁浸润：肿瘤与盆壁肌肉之间脂肪间隙＜3 mm，可见粗大条索影，严重者可表现为肿瘤与盆壁肌肉完全分界不清。

（4）直肠或膀胱受侵：肿瘤突向直肠或膀胱腔内；直肠或膀胱壁不均匀增厚；直肠或膀胱周围脂肪间隙消失为可能受侵。

（5）淋巴结转移：淋巴结短径＞1 cm；肿大淋巴结的边缘不光整，中心伴有更低密度区。

3. MRI表现 T1WI可通过盆腔脂肪对比显示出肿块的部位、形态及轮廓，T2WI显示肿块信号高于正常宫颈组织、肌肉及宫旁组织，但低于内膜及宫内分泌液；有时肿块显示不明确，仅见低信号的正常宫颈部分或全部破坏。增强扫描肿瘤呈轻或中等强化。

宫旁浸润及盆壁浸润影像表现与CT相似。

4. 宫颈癌分期 见表8-71-2。

表8-71-2 宫颈癌的FIGO临床分期及MRI表现

分期	FIGO临床分期	MRI表现
0期	原位癌	阴性
Ⅰ期	局限于宫颈（忽略扩散至宫体）	
ⅠA期	临床前期（镜下浸润）	阴性
ⅠB期	剩余所有Ⅰ期患者	轴位见宫颈部中等信号的肿瘤，突破正常宫颈低信号的结合带
Ⅱ期	无阴道下1/3或盆壁侵犯的扩展	
ⅡA期	无宫旁扩散	矢状位显示宫颈中等信号，肿瘤向下侵犯低信号的阴道上2/3
ⅡB期	累及宫旁	轴位宫颈增大，多不对称，突向一侧或轴位高信号的宫旁组织
Ⅲ期	盆壁和（或）阴道下1/3受累，伴肾盂积水或无功能肾的所有患者	
ⅢA期	未扩展至盆壁	类似ⅡA，但向下累及阴道下1/3
ⅢB期	扩展至盆壁，和（或）肾、肾盂积水或肾无功能	类似ⅡB，但向周围达主韧带附着部或盆底肌肉受累
Ⅳ期	扩展至真骨盆以外或累及膀胱或直肠	
ⅣA期	扩散至邻近器官	局部侵犯低信号的膀胱壁和（或）高信号的直肠壁增厚
ⅣB期	扩散至远处器官	远处器官受累证据

IA1 深度≤3 mm 水平≤7 mm

IA2 深度 3～5 mm 水平≤7 mm

IB1 深度≤4 cm

IB2 深度>4 cm

【鉴别诊断】★★△△

（1）子宫内膜癌：好发于绝经期妇女，可有无痛性阴道出血，MRI 表现为子宫内膜增厚，宫腔增宽，T1WI 病变多与子宫肌层信号相近，T2WI 病变信号多高于子宫肌层，但低于正常子宫内膜信号，累及肌层时子宫结合带消失，增强早期病变强化程度低于子宫肌层。

（2）子宫息肉：可引起无痛性阴道流血，病变常带蒂突向宫腔内，T1WI 与正常子宫内膜相仿或稍高，T2WI 与子宫内膜相近或偏低，边缘较光整，强化较均匀。

（3）子宫肌瘤：根据部位不同分为壁间型、浆膜下型及黏膜下型肌瘤，可单发或多发，在 T1WI 及 T2WI 上多呈低信号，信号均匀或不均，边缘光整，境界清晰，强化程度低于子宫肌层。

（4）宫颈管囊肿：宫颈区囊性病变，多无明显症状，MRI 表现为 T1WI 呈低信号，T2WI 呈高信号，边缘光滑，无强化。

（5）子宫内膜异位症：可累及身体任何器官，以卵巢多见，临床表现为继发性或渐进性痛经，MRI 表现为单侧或双侧卵巢单囊或多囊含血囊性肿块。

二、子宫内膜癌

【概况】★★★△△△

1. 子宫内膜癌（carcinoma of endometrium）原发于子宫内膜上皮，是最常见的女性生殖系统恶性肿瘤之一。

2. 本病多发生于中老年女性，尤其是绝经后女性。

3. 病因尚不明确，发病危险因素有肥胖、糖尿病、高血压、未孕、绝经晚等。

【相关临床】★★★△△△

子宫内膜癌常表现为无痛性子宫出血、阴道分泌物增多、下腹部坠痛，晚期肿瘤压迫神经可引起腰腿痛。

【影像学表现】★★★△△△

1. CT 表现　子宫宫腔扩大，其内见软组织影，增强检查病变强化程度低于正常子宫肌层。病变侵犯子宫肌层呈亦呈相对低强化。宫外侵犯表现为软组织密度肿块，密度均匀或不均匀，形态不规则。发生盆腔或腹膜后转移淋巴结，盆壁直接蔓延受侵，盆腔内脂肪间隙消失，称冰冻骨盆。

2. MRI 表现　MRI 可清晰地显示子宫内膜的厚度、病变侵及的范围及与周围结构的关系。子宫内膜癌在 T1WI 上表现为等或低信号，在 T2WI 上表现为稍高信号，但低于正常子宫内膜信号。病变侵犯肌层时，表现为低信号结合带中断，子宫肌层见高信号病变；增强扫描正常子宫肌层先于病变强化，病变呈相对低强化，可显示局部子宫肌层受累情况；晚期可见盆腔淋巴结转移及骨盆转移。

【鉴别诊断】★★★△△△

1. 子宫内膜息肉，可单发或多发，圆形、长圆形或舌形，直径约 0.5～2.0 cm，偶有数厘米大者。大多有蒂，有时可脱垂至阴道内。

2. 黏膜下子宫肌瘤信号一般与子宫肌层信号相似，T2WI 多呈较低信号，增强扫描强化较高且均匀，典型者强化程度与子宫肌层相似。

3. 子宫腺肌症为子宫壁增厚，肌层内信号明显不均匀为特征，非子宫腔内病变。

4. 子宫肉瘤肿瘤一般较大，其内信号明显混杂，增强扫描可见明显不均匀强化。

三、子宫肉瘤

【概况】★△

1. 子宫肉瘤组织来源广泛，具有多种不同组织学形态和生物学活性。

2. 主要病理组织学类型有子宫平滑肌肉瘤、子宫内膜间质肉瘤和子宫恶性中胚叶混合瘤。

【相关临床】★△

临床症状与体征无特异性，主要表现为月经过多或阴道不规则出血。

【影像学检查方法】★△

1. 超声　可疑初步判断病灶的良、恶性，为临床常规筛查方法。但由于子宫肉瘤组织来源广泛，生长方式多样，在一定程度上影响了术前超声诊断的准确性。

2. CT　子宫肉瘤的 CT 表现缺乏特异性，其诊断和鉴别诊断价值有限，在临床上多应用于对病灶远处转移的诊断。

3. MRI 软组织分辨率高，可以清晰显示宫颈、宫体、阴道及其邻近结构，优于CT扫描。

【影像学表现】★△

1. 超声表现 子宫体积增大，表面不平，形态不规则。在肿瘤结节处，包膜可清晰也可与肌层界限毛糙不清 。肿瘤内部一般为实性欠均中低回声，失去漩涡状结构，也有中等不均回声表现。肿物内部可出现大小不等单个或多个液性暗区。肿物多数位于肌壁间、也可突向宫腔，个别位于宫颈或浆膜下。

2. MRI表现

（1）子宫内膜间质肉瘤：①宫腔或肌壁内的较大实性、囊实性或囊性肿块，并可见多发壁结节，肿块沿着周围韧带及血管扩散。②肿块实性部分呈T1WI等信号，T2WI高于肌层信号，囊变坏死部分与尿液信号相似，DWI显示明显高信号影。③增强扫描后实质部分与间隔成分明显强化。

（2）子宫恶性中胚叶混合瘤：①肌层浸润表现为结合带中断，病灶信号不均匀，常伴囊变和出血坏死。②增强扫描早期病灶实质部分明显强化，并可见延迟强化。③部分患者合并子宫外播散以及淋巴结转移，常伴有腹水及腹膜转移，病变超出宫颈外者约50%腹膜受侵。

（3）子宫平滑肌肉瘤：子宫分界欠清的软组织肿块影，并可见假包膜，T1WI呈中等偏低信号，T2WI呈高信号影，其内可见散在囊变坏死区，合并出血时表现为高信号，可出现远隔转移，转移性病灶与原发灶信号一致。

【鉴别诊断】★★△△

（1）子宫内膜癌好发于绝经期妇女，可有无痛性阴道出血，MRI表现为子宫内膜增厚，宫腔增宽，T1WI病变多与子宫肌层信号相近，T2WI病变信号多高于子宫肌层，但低于正常子宫内膜信号，累及肌层时子宫结合带消失，增强早期病变强化程度低于子宫肌层。

（2）子宫息肉，可引起无痛性阴道流血，病变常带蒂突向宫腔内，T1WI与正常子宫内膜相仿或稍高，T2WI与子宫内膜相近或偏低，边缘较光整，强化较均匀。

（3）子宫肌瘤，根据部位不同分为壁间型、浆膜下型及黏膜下型肌瘤，可单发或多发，在T1WI及T2WI上多呈低信号，信号均匀或不均，边缘光整，境界清晰，强化程度低于子宫肌层。

（4）子宫颈癌，早期表现为接触性出血，晚期出血不规则阴道流血，肿瘤可外生性生长，形成肿块，也可向宫颈深部浸润使宫颈肥厚质硬，MRI表现为宫颈增大，不对称性增厚或结节状突起，T1WI呈等信号，肿瘤有坏死时呈低信号，T2WI呈中、高信号，增强扫描轻中度强化，可累及紧邻结构或向下累及阴道。

四、滋养细胞肿瘤

【概况】★★△△

妊娠性滋养细胞肿瘤3种形式：葡萄胎、侵袭性葡萄胎（恶性葡萄胎）以及绒毛膜癌，均来源于母体内胎儿组织，即由合体滋养细胞和细胞滋养细胞两者构成的滋养细胞，恶性滋养细胞肿瘤包括后二者。

【相关临床】★★△△

目前，妊娠性滋养细胞肿瘤的诊断主要为临床诊断，最主要的依据为前期妊娠处理后血清HCG的异常，妊娠滋养细胞肿瘤最重要的特征是产生绒毛膜促性腺激素（HCG），所有葡萄胎或恶性滋养细胞疾病的患者血清或尿中都可以检测到HCG。

【影像学表现】★★△△

1. CT表现 增强扫描对恶性葡萄胎的诊断有一定价值。增强后见子宫腔内软组织灶显著强化，部分呈小圆形低密度环形强化的葡萄征，子宫腔内部分病灶融合成簇状改变，并可显示子宫肌层及宫旁是否受侵。

2. MRI表现 能很好地显示肿块的形态及范围，表现为结构不均和多血供，在T1WI上表现为低信号，在T2WI上表现为高位号，病变侵犯子宫肌层时子宫结合带显示不清，增强扫描强化方式与CT相似。

【鉴别诊断】★★△△

1. 子宫内膜息肉：可单发或多发，圆形、长圆形或舌形，直径约0.5～2.0 cm，偶有数厘米大者。大多有蒂，有时可脱垂至阴道内。

2. 黏膜下子宫肌瘤信号一般与子宫肌层信号相似，T2WI多呈较低信号，增强扫描强化较高且均匀，典型者强化程度与子宫肌层相似。

3. 子宫内膜癌表现为子宫腔扩大，其内见软组织影，增强检查病变强化程度低于正常子宫肌层。病变侵犯子宫肌层呈亦呈相对低强化。无明显HCG升高。

五、子宫恶性淋巴瘤

【概况】★△

原发性子宫淋巴瘤属于结外淋巴组织的免疫细胞肿瘤，临床上罕见，主要以非霍奇金淋巴瘤为主。发病率仅占生殖系统恶性肿瘤的 0.13%。

【相关临床】★△

1. 大多数子宫淋巴瘤发生在子宫颈部，发生在子宫体者相对少见。

2. 临床上一般会有间断性阴道出血、血性分泌物及盆腔、会阴部不适，当肿块较大时可能压迫输尿管、膀胱导致泌尿系相应症状。

3. 此病主要依靠组织学活检诊断。

【影像学表现】★△

1. 超声表现 发生于子宫和宫颈的淋巴瘤术前超声诊断很困难，主要表现为均质低回声。

2. CT 表现

（1）子宫体积明显增大，可见软组织密度肿块影，部分病灶可见分叶，密度较均匀，病灶主要以实性部分为主，可见小囊变及坏死区，钙化灶少见。

（2）增强扫描可见病灶实性部分中度以上强化，病灶内液化坏死区无强化。

（3）肿块较大时可压迫膀胱或输尿管，可引起相应的泌尿系症状，侵及膀胱或直肠，可见相邻膀胱壁或直肠壁增厚。

（4）盆腔、腹膜后及腹股沟可见增大的淋巴结。

3. MRI 表现

（1）病灶位于宫颈时可见子宫颈明显增粗，子宫颈内 T1WI 呈稍低信号，T2WI 呈稍高或不均匀稍高信号

（2）病灶位于子宫体部时子宫肌层明显增厚或弥漫的子宫内膜增厚；当肿瘤巨大时，可见坏死信号

（3）子宫解剖结构完整，宫颈黏膜完整无受累，宫颈基质以及子宫结合带未受侵犯。

【鉴别诊断】★△

（1）子宫平滑肌瘤：常多发，有包膜。肿块密度较均匀，边界清晰，可有坏死、钙化，MRI 示内膜及结合带常受压扭曲，但内膜仍连续；信号取决于肿瘤组织是否变性。

（2）子宫腺肌症：子宫体积增大，MRI 可检测到肌层内不同时期的出血灶。

（3）宫颈癌：宫颈体积增大，常形成软组织肿块，CT 一般为中等密度，病灶的边界显示不清；MRI 表现为宫颈增大，宫颈在的正常四层解剖结构模糊、消失、中断。

（4）子宫内膜癌：T2WI 高信号的子宫内膜信号不连续，可见低信号区，增强扫描肿瘤呈不规则强化。

六、子宫及宫颈良性病变

（一）子宫平滑肌瘤

【概况】★★★△△△

1. 子宫平滑肌瘤（leiomymoa of uterus）多发生于育龄期妇女，是最常见的子宫良性肿瘤，病因不明，可单发或多发。

2. 子宫肌瘤的发病部位可在肌壁间、浆膜下及黏膜下，也可以发生于阔韧带或宫颈。

【相关临床】★★★△△△

子宫肌瘤的临床表现与病变大小及发生部分有关。可表现为月经增多、不规律、可继发贫血，腹部肿块可引起下坠和压迫症状，压迫膀胱导致尿频、尿潴留等。绝经后肌瘤停止生长并逐渐萎缩，临床症状缓解或消失。

【影像学表现】★★★△△△

1. CT 表现 子宫增大，表面呈波浪状，见结节状均匀或不均匀等密度，病变内可见钙化，增强扫描病变明显均匀强化，当病变合并水肿、变性时可强化不均匀。当病变发生肉瘤样变时早期可有明显不均匀强化。

2. MRI 表现 子宫增大，轮廓凹凸不平，T1WI 病变信号与正常子宫肌层相近，T2WI 上呈低信号。当肿瘤发生变性时在 T2WI 上信号可不均匀，玻璃样变呈低信号，黏液样变呈高低混杂信号，囊性变呈高信号，红色样变及脂肪变性时可见不同时期出血信号及脂肪信号。肉瘤变时病变内由于易发生出血在 T1WI 上见高信号，T2WI 上呈高低混杂信号，早期可明显不均匀强化。

【鉴别诊断】★★★△△△

1. 子宫内膜息肉 可单发或多发，圆形、长圆形或舌形，直径约 0.5～2.0 cm，偶有数厘米大者。大多有蒂，有时可脱垂至阴道内。

2. 宫颈癌 表现为宫颈区肿块影，T1WI呈等信号，T2WI呈中、高信号，增强扫描轻中度强化，宫颈基质带可中断。

3. 子宫腺肌症 为子宫壁增厚，肌层内信号明显不均匀为特征，非子宫腔内病变。

4. 子宫内膜癌 表现为子宫腔扩大，其内见软组织影，增强检查病变强化程度低于正常子宫肌层。病变侵犯子宫肌层呈亦呈相对低强化。

（二）子宫腺肌症

【概况】★△

1. 子宫腺肌症（adenomyosis）是指具有生长功能的子宫内膜腺体和基质侵入肌层的良性病变，即内在性子宫内膜异位。

2. 绝大多数人认为是由于分娩、宫腔手术等造成子宫内膜或浅肌层损伤，基底层子宫内膜侵入或种植于子宫肌层生长而发病。

3. 病理上，子宫腺肌症是子宫内膜组织对子宫肌层的良性浸润，并伴有周围平滑肌组织反应性增生。

4. 子宫内膜层侵入子宫肌层后以弥漫型和局限型两种方式生长，以弥漫型多见。

【相关临床】★△

1. 子宫腺肌症主要症状为继发性、渐进性加剧的痛经以及月经过多。

2. 妇科检查可扪及子宫呈均匀性增大或局限型结节，且经期子宫增大，而经后子宫恢复至原大小。

3. 常有月经过多、经期下腹痛、不正常子宫出血等症状。

【影像学检查方法】★★△△

1. 子宫输卵管造影 可以观察子宫腔内情况。

2. 超声 目前是诊断子宫腺肌症的主要手段，但有时对局限性子宫腺肌症与小肌瘤鉴别有困难。

3. MRI 能反映子宫腺肌症的病理变化，并与子宫肌瘤鉴别。MRI检查常采用矢状面T2WI显示病变，若病灶较小，且边缘状况不清时要结合横断或冠状扫描。为了更好与子宫肌瘤鉴别，最好在分泌期进行检查，因为正常子宫肌层在分泌期比增殖期明显肥厚，且信号增高，与病变产生较好对比。

【影像学表现】★★★△△△

1. 子宫输卵管造影表现 子宫腔扩大，病变侧子宫壁向腔内弧形突出，子宫腔外缘见深约2～4 mm的树枝状或条索状瘘管或圆形、椭圆形囊带状腺腔影。

2. 超声表现 弥漫型显示为子宫增大，宫壁增厚，回声不均匀，其内可见不规则低回声区；局限型表现为子宫壁局限性增厚、隆起，边缘不清，无包膜，回声不均匀，常有液性暗区。

2. CT表现 ①子宫体积均匀性增大，边缘轮廓光滑。②子宫肌层内弥漫性、低密度结节。③增强，子宫肌层有不均匀强化的实性肿块，无钙化及变性。

4. MRI表现 ①子宫增大，轮廓光滑。②病变呈弥漫性、病灶边界不清楚。③结合带的厚度≥12 mm。④内膜基底部毛糙，⑤T1WI病灶内有点状高信号、T2WI病灶内有圆点状高信号，低信号病变中所见的高信号灶是子宫腺肌症的特异性表现。

【鉴别诊断】★★△△

1. 子宫肌瘤 ①肌瘤边缘光滑，T2WI为均匀一致低信号，并有假包膜与周围肌层形成明显界限。腺肌症则为边缘不清、不规则向肌层浸润，与周围肌层的信号很难区分。T1WI子宫肌层内出现明显的点状高信号高度提示子宫腺肌症。②紧靠内膜的肌瘤常压迫内膜使之变形，但内膜形态常光滑；而腺肌症沿着内膜形成弥漫病变，不会压迫内膜，但可导致内膜轮廓不规整。③肌瘤与子宫肌层间有许多血管，而腺肌症很少见血管增生。

2. 子宫平滑肌肉瘤 ①T1WI可呈明显高信号，T2WI呈等信号。②肿瘤血管丰富，肿瘤内可见多数血管。③动态增强肿瘤明显不均匀强化。

（三）子宫内膜增生

【概况】★△

1. 子宫内膜增生（endometrial hyperplasia）是一种由于卵巢功能失调、大量雌激素刺激发生子宫内膜过度增殖的病理改变。

2. 子宫内膜增生是无排卵型功能性出血的一种，为常见子宫疾患。

3. 病理上可见子宫内膜局部或弥漫性肥厚，有时可有小息肉样或多发息肉样突起。

【相关临床】★△

1. 多发生在青春期及更年期妇女，主要症状为短期停经后发生不规则阴道流血。

2. 妇科检查多无阳性发现，应用黄体酮可止血，诊断性刮宫可确诊。

【影像学检查方法】★△

1. **子宫输卵管造影**　可以观察子宫腔情况，间接反映内膜情况，基本不用于子宫内膜增生的诊断。

2. **超声**　目前是诊断子宫内膜增生的主要诊断手段，但对局限性子宫内膜增生与子宫内膜息肉及黏膜下小肌瘤、早期子宫内膜癌鉴别有困难。

3. **CT**　不能直接观察到子宫内膜，可以测量子宫及宫腔的大小，间接推测内膜变化。

3. **MRI**　能清楚显示子宫内膜情况，测量子宫内膜厚度，反应子宫内膜信号改变，以及增厚的内膜与子宫肌层的关系。

【影像学表现】★★△△

1. **子宫输卵管造影表现**　可见子宫腔扩张，内膜边缘凹凸不平。

2. **CT 表现**　子宫增大，子宫壁增厚，宫腔增大，有时可见卵巢增大。

3. **MRI 表现**　可清楚分辨子宫内膜、内膜基底层、肌层和浆膜层。子宫内膜增生时子宫内膜厚度超过 10 mm，甚至达 15 mm，有时呈息肉样增大。

【鉴别诊断】★△

子宫内膜癌：子宫内膜增生主要依靠刮宫确诊，影像学上不易与子宫内膜癌鉴别。

（四）子宫内膜息肉

【概况】★△

1. 子宫内膜息肉（endometrial polyps）是子宫内膜局限性增生并向腔内形成息肉样突起。

2. 主要由于机体功能紊乱与慢性炎症所致的子宫组织血液循环及营养障碍，或由于子宫内侧基底层发生的小肿瘤增殖发育进入内膜功能层，月经期不剥脱，继续发育到子宫内形成息肉。

3. 病理上可单发或多发，圆形、长圆形或舌形，直径约 0.5～2.0 cm，偶有数厘米大者。大多有蒂，有时可脱垂至阴道内。镜下可分为腺囊型和腺瘤型。

【相关临床】★△

1. 青春期后妇女均可发生，以 35 以后多见。

2. 单个小息肉一般无临床症状，较大者或多发息肉常有经量增多、经期延长或出现少量不规则阴道出血。

【影像学检查方法及影像学表现】★★△

1. **子宫输卵管造影表现**　可见子宫内腔壁边缘光滑充盈缺损、指压状、宽基底。

2. **超声表现**　子宫内膜明显增厚，弥漫的宫腔息肉表现为相对均质的内膜回声界面。

3. **CT 表现**　子宫腔内低密度区增宽，其中可见多发、边缘光滑小结节，增强扫描显示更清楚。

4. **MRI 表现**　T2WI 显示子宫内膜及息肉最好。在 T1WI 上息肉较子宫内膜信号稍高或相似，T2WI 上大多数息肉与内膜信号相似，但因息肉间质较多，信号可低于内膜，增强扫描显示更清楚。

【鉴别诊断】★△

黏膜下肌瘤：CT 与超声检查对于子宫黏膜息肉与黏膜下肌瘤鉴别有困难，MRI 上肌瘤 T2WI 为低信号，而息肉 T2WI 上呈稍高信号容易鉴别。

（五）宫颈纳氏囊肿

【概况】★△

宫颈囊肿，又呈纳氏腺囊肿（nabohian systs），是宫颈糜烂愈合过程中，腺体内分泌物不能外流，新生鳞状上皮过度增生阻塞宫颈腺管而形成的大小不等的囊肿。

【相关临床】★△

宫颈囊肿是妇科常见病，随年龄的增长，宫颈囊肿的检出率逐渐增加，尤其是 50 岁以上发生率明显增高。

【影像学检查方法】★△

临床多数结合临床病史，应用超声可诊断，多无需应用其他影像检查手段。

【影像学表现】★△

1. **超声表现**　宫颈肌层实质内类圆形或椭圆形囊性无回声区，壁薄，表面光滑，可多发。

2. **CT 表现**　宫颈区类圆形囊样低密度影。

3. **MRI 表现**　宫颈区类圆形或椭圆形 T1WI 低信号、T2WI 高信号，界清，无强化。

【鉴别诊断】★△

宫颈癌：超声、CT 及 MRI 通过回声、密度、信号及病变边缘清楚与否，有无强化等特征多能明显分辨宫颈囊肿及宫颈癌。

（张惠茅　王景宇）

第5节　卵巢和输卵管疾病

一、卵巢良性肿瘤及肿瘤样病变

（一）卵巢畸胎瘤

【概况】★△

1．卵巢畸胎瘤（mature cystic teratoma）又称皮样囊肿，来源于原始性腺生殖细胞。

2．病理上囊实性肿块内常有脂肪、牙齿或骨骼。圆形或卵圆形，多为单房。可见3个胚层的成熟组织，以外胚层为主。

【相关临床】★△

1．卵巢畸胎瘤可发生于任何年龄，绝大多数患者为20～30岁。

2．为常见的卵巢良性肿瘤，约占卵巢肿瘤的20%。

3．临床表现常为无痛性肿块。可有压迫症状，如腹胀、尿频等。

4．预后较好。恶变预后欠佳，5年生存率为15.0%～30.8%。

【影像学检查方法】★△

1．**超声**　一般首先选择超声检查，对于超声诊断有困难时进一步行其他影像学检查。

2．**CT**　多数病灶CT可见其特征性的混杂密度改变，囊性成分、实质密度成分及骨骼、牙齿样密度成分并存，诊断多无困难。

3．**MRI**　多数病变不需要MRI诊断，MRI对于畸胎瘤内多种成分的识别亦敏感。

【影像学表现】★★★△△△

1．**X线表现**　有时在X线片上可见富有特征性的骨组织和牙齿结构。

2．**CT表现**　①囊性肿块，密度不均匀，囊壁厚薄不均；②可有弧形钙化；③肿块内有低密度脂肪影与高密度牙齿或骨骼影；④可见密度较高的实质性结节或漂浮物；⑤有时可见液-液平面。

3．**MRI表现**　畸胎瘤的MRI诊断取决于所含的成分。①脂肪为T1WI上高信号，T2WI中低信号；STIR序列上为无信号；②肿块内或周围常出现化学位移伪影；③钙化、骨骼与牙齿呈无或低信号；④可见分层现象，且随体位改变而发生变化。

【鉴别诊断】★★△△

1．**卵巢囊肿**　单纯的卵巢囊肿，常较小。CT值接近水，壁厚薄均匀，边界光滑整齐。MRI卵巢囊肿视其内容物成分，T1WI为边界清楚的低、中或高信号，T2WI高信号。囊内无脂肪、牙齿和骨骼。

2．**卵巢囊腺瘤**　常较大。黏液性囊腺瘤壁较厚，常为多房性；浆液性囊腺瘤多为单房，囊壁菲薄；实性成分少。T1WI低信号、T2WI高信号。增强一般不强化，偶见实质部分强化。无脂肪、牙齿和骨骼。

3．**卵巢囊腺癌**　肿瘤囊实性。有较厚分隔或粗大的突起。实性部分有强化。30%的病例可见腹膜或大网膜转移。30%伴腹腔积液。T1WI上等信号、T2WI混杂高信号。晚期出现转移征象。

4．**子宫浆膜下肌瘤**　子宫增大。肌瘤呈等密度或低密度。瘤内可见钙化、变性与坏死。MRI上，T1WI均匀等信号，T2WI信号高于子宫肌层。无脂肪成分。

（二）卵巢囊腺瘤

【概况】★△

1．卵巢囊腺瘤（ovarian cystadenoma）属于上皮性来源的卵巢良性肿瘤，包括浆液性囊腺瘤（serous cystadenoma）和黏液性囊腺瘤（mucinous cystadenoma），浆液性囊腺瘤又分为单纯性囊腺瘤和乳头状囊腺瘤。

2．浆液性囊腺瘤以单房多见，囊壁薄，内壁光滑，囊内充满淡黄色清澈液体；多房囊内可见乳头，乳头可伴有砂粒样钙化。黏液性囊腺瘤常为多房性，体积较大，囊壁厚，囊内含胶冻样黏液，囊内少见乳头。

【相关临床】★△

1．发病年龄20～50岁。

2．常无临床症状，少数患者有腹部不适或隐痛、腹部包块、消化不良、月经紊乱等。

3．占卵巢原发肿瘤的25%左右。

4．双侧卵巢均可发生。

5．浆液性囊腺瘤恶变率较高，可达30%～50%。

【影像学检查方法】★△

卵巢囊腺瘤的诊断首选超声检查，能诊断大部分浆液性或黏液性囊腺瘤，但单房囊腺瘤易被误诊为卵巢囊肿。MRI 鉴别浆液性或黏液性囊腺瘤较准确。CT 对囊腺瘤的诊断价值与超声相似。

【影像学表现】★★★△△△

1. CT 表现　平扫一侧或双侧卵巢区可见薄壁、外缘光滑的单房或多房囊性病变。囊内液体密度接近于水。黏液性囊腺瘤囊内密度较浆液性高。囊壁及间隔均较薄且规则，厚度一般＜3 mm。浆液性囊腺瘤以双侧、单房多见，体积一般较黏液性囊腺瘤小。黏液性囊腺瘤常为单侧，多房，体积较大为特点。增强扫描囊壁、乳头明显强化。

2. MRI 表现　肿瘤间隔在 T2WI 上为线状较低信号。浆液性囊腺瘤在 T2WI 上呈高信号，T1WI 上呈低信号。黏液性囊腺瘤因各囊所含蛋白和黏液成分不同，T1WI 和 T2WI 上信号高于浆液性囊腺瘤。增强扫描囊壁、乳头明显强化。

【鉴别诊断】★★△△

1. 卵巢囊肿　单纯的卵巢囊肿，常较小。CT 值接近水，壁厚薄均匀，边界光滑整齐，无分隔，多数囊肿聚集在一起，无实性成分。

2. 卵巢畸胎瘤　常见脂肪、钙化、牙齿和骨骼；实质内可见实性结节（毛发、上皮等）或漂浮物，且随体位的改变而移位；常见液 - 液平面。

3. 卵巢囊腺癌　以囊实性为主，多为双侧不规则形，边界不清。囊壁及囊内分隔厚而不规则呈结节状。常有邻近组织浸润及远处转移的继发征象。

（三）卵巢囊肿

【概况】★★△△

1. 卵巢囊肿是一个笼统的概念，指一组组织学表现相似的附件囊泡状病变，包括单纯性囊肿、功能性囊肿（滤泡囊肿、黄体囊肿）等。临床上常能自行消退。

2. 影像检查的目的除发现病变外，重要的是进行良恶性的鉴别。

【相关临床】★△

单纯囊肿一般是指单房性有浆液的囊肿，是由卵巢上皮内陷引起的包涵囊肿，与浆液性囊腺瘤的上皮形态结构相似，但没有乳头。临床多无症状。

滤泡囊肿是由卵泡排卵失败后继续生长而成，直径一般在 3 cm 以下，不超过 5 cm，可单发或多数小囊泡聚合。常无症状，但囊肿破裂或扭转时可引起腹痛，囊肿可自行缩小或消失。

黄体囊肿较常见，由排卵后囊性黄体持续存在或黄体血肿含血量多所致。直径 2.5-6 cm，大于 4 cm 者少见，常见囊腔内出血。

【影像学检查方法】★★★△△

超声是检查囊肿最简便的方法。

MRI 对囊肿的形态及囊液成分的判定较 CT 准确和敏感。

【影像学表现】★★★△△△

1. CT 表现　为单侧或双侧卵巢区圆形或卵圆形低密度囊腔，内为液体密度影，出血时密度增高，增强扫描无强化。

2. MRI 表现　多数肿块在 T1WI 为低或等信号，在 T2WI 为高信号，边界清、光滑，增强扫描无强化。囊液含蛋白时在 T1WI 上信号可高于水，囊内出血时在 T1WI 上呈高信号，有时在 T2WI 囊肿底部可见略低信号沉积物。

3. 与单纯囊肿和滤泡囊肿相比，黄体囊肿壁较厚，且不规则，囊内因成分复杂而信号多变。

【鉴别诊断】★★△△

1. 卵巢良性囊性肿瘤性病变　需要与卵巢囊腺瘤、囊性畸胎瘤、卵巢子宫内膜异位症等进行鉴别。卵巢囊肿一般为单房，薄壁，无间隔及无实质部分，一般小于 5 cm，经临床观察常可自行消退。若有实质部分和间隔应高度怀疑为肿瘤性病变。

2. 卵巢囊性恶性肿瘤　囊壁及囊内分隔厚而不规则，边缘模糊，强化明显，可伴有局部侵袭转移征象。

3. 非肿瘤性附件区囊性病变　与腹膜包裹性囊肿、卵巢冠囊肿等不易鉴别。输卵管卵巢炎性包块壁厚、模糊，周围见炎性反应，壁及分隔明显强化，输卵管积液时呈腊肠样外观，鉴别较容易。

4. 卵巢子宫内膜异位症

【概况】★★△△

1. 子宫内膜异位症是子宫内膜组织（腺体和间质）出现在子宫体以外的部位。卵巢是子宫内膜异位症最好发的部位，卵巢异位内膜随月经周期反复出血而形成单个或多个囊肿，称为卵巢子宫内膜异位囊肿。囊肿内含暗褐色粘糊状陈旧血，状似巧克力液体，故又称为卵巢巧克力囊肿。

2. 其发病机理尚未完全阐明，经典的推论是

“子宫内膜种植学说”。

3．病变由新旧出血混合存在的、大小不等的囊肿聚合组成，常发生在两侧卵巢。由于血液成分的继发性改变，常有以凝固血液为主的坏死物和含铁血黄素的沉积。可随月经周期增大，常与阔韧带、卵巢后壁粘连。

【相关临床】★△

好发于育龄期妇女，典型症状为痛经和持续性下腹痛，且多随局部病变加重而逐年加剧，疼痛伴随月经期出现和消失。临床查体可发现子宫粘连、后倾固定，子宫一侧或两侧附件区可触及肿块。

【影像学检查方法】★★△△

CT、MRI 对子宫内膜异位囊肿均能做出定性诊断，但 MRI 对囊肿内的成分和形成过程的分析要优于 CT。

【影像学表现】★★★△△△

1．CT 表现为卵巢部位囊性低密度灶，壁薄或厚薄不均，多房性，出血时期不同密度不均匀，如近期出血可见分层现象，增强扫描后囊壁和囊内容不规则强化。

2．MR 信号随出血时期不同变化：由于出血时期不同信号高低也不同。

（1）急性期（1 周内）血肿在 T1W1 为中等或稍低信号，T2W1 呈明显的低信号。

（2）亚急性期（1 周～1 个月）T1W1 表现为血肿边缘低信号环，外周高信号带及中央的低信号区，囊肿边缘的低信号环在 T1W1 显示最清晰，T2W1 上整个血肿均为高信号。

（3）慢性期血肿在 T1W1、T2W1 上均为高信号。

（4）由于子宫内膜囊肿是长年累月反复出血积聚而成，可以为一个囊中内混合着新旧出血，也可以是含有不同时期出血的小囊肿堆积在一起，但主要是亚急性和慢性出血，所以囊肿一般表现为 T1W1、T2W1 均为高信号，这是其特点之一。

3．子宫内膜异位囊肿还有一个特点，就是有时在 T1WI 上均为高信号囊肿，在 T2W1 上其内可出现明显的低信号区（阴影区），由于重力原因，低信号区常出现在囊肿下方，有时也出现在囊肿的边缘。在低信号区显著的病例中 T2WI 高信号几乎完全消失，整个囊肿呈一致的低信号。低信号区形成的原因目前尚不十分清楚，有的学者认为主要是由脱落上皮、坏死物和含铁血黄素等的混合物形成。这一征象表明囊肿内有反复的出血，是子宫内膜囊肿的重要特征，可以与其他卵巢肿瘤内的出血相鉴别。

4．子宫内膜异位囊肿不断破裂、重新包裹，在其周围可见多个较小的卫星囊，成葡萄状，并形成纤维化和与周围组织的粘连。

【鉴别诊断】★★△△

1．卵巢囊肿或囊肿内出血 T1WI 也可见血肿的特征影像，但一般不出现阴影区，而且卵巢囊肿一般边缘明确，而子宫内膜异位症多存在卫星囊，并有明显粘连。

2．黏液性囊腺瘤 T1WI 信号可以很高，但不会高于皮下脂肪，囊壁表面光滑，与周围无明显粘连。

3．囊性畸胎瘤 含脂肪成分，采用脂肪抑制技术或化学位移成像可以区别出血和脂肪，如能看到脂液平面、碎屑、壁结节、钙化征象更支持畸胎瘤的诊断。

4．囊腺癌 囊壁有附壁结节及较多的不规则实质性软组织成分，强化明显。

5．盆腔炎性包块 腹痛与月经周期无关，并多有急性发作史，发热和白细胞升高，抗炎治疗后腹痛好转。影像上虽然可以表现为囊性，病变内部信号或密度不均匀，囊周边缘模糊，但很少合并出血，增强扫描显示炎性包块囊壁富含新生血管，明显强化。

二、卵巢恶性肿瘤

（一）卵巢癌

【概况】★★△△

1．卵巢恶性肿瘤大多数来源于上皮，即卵巢癌，包括浆液性囊腺癌、黏液性囊腺癌、子宫内膜样癌、透明细胞癌等。另外还包括来源于性索 - 间质的肿瘤，如颗粒细胞瘤，以及来源与生殖细胞的肿瘤，如无性细胞瘤、卵黄囊瘤、未成熟畸胎瘤等。

2．卵巢恶性肿瘤的扩散途径有种植转移、淋巴转移、直接蔓延和血行转移。种植转移是卵巢上皮性肿瘤的主要转移方式，其次是淋巴转移。

3．卵巢癌是女性生殖器官常见的恶性肿瘤，以囊腺癌最多见，多由囊腺瘤恶变而来。浆液性囊腺癌较黏液性囊腺癌多见。约 50% 的浆液性囊腺癌双侧发生，瘤体较小，切面为多房，有外生乳头或囊内乳头，常伴出血、坏死，囊液浑浊。黏液性囊腺癌单侧多见，瘤体较大，囊壁可见结节，切面多房，囊液浑浊或血性，破裂时可产生腹膜假性黏液瘤。

【相关临床】★△

1. 卵巢癌早期无症状，患者确诊时常为晚期，可出现盆腔肿块和腹腔积液。

2. 卵巢癌易发生种植播散，肿瘤多穿透盆腔形成腹膜种植，脱落的种植细胞可随腹水引流种植到膈下。淋巴转移主要累及髂内和髂外淋巴结、主动脉旁及主动脉前淋巴结。血行播散较少见。

3. 卵巢癌的分期对制定治疗方案和评估预后有重要意义。因其发现时多为晚期，外科实施肿瘤细胞减灭术后采用辅助化疗，是治疗卵巢癌的基本方法。卵巢癌容易复发，血清肿瘤标志物（CA-125）检测及影像学检查对早期检出复发、及时治疗十分重要。

【影像学检查方法】★★★△△

1. 超声检查是卵巢癌的初筛方法，分期的价值不如 CT。

2. CT 空间分辨率高，平扫及增强 CT 检查能够发现卵巢癌的腹膜和腹腔的种植转移、淋巴结转移、远处转移，故进行术前评估好于超声与 MRI 检查，也是卵巢癌随诊的首选影像学检查方法。

3. MRI 主要用于卵巢癌与其他病变的鉴别诊断。

4. PET-CT 对肿瘤的分期及检出复发有较好的应用前景。

【影像学表现】★★★△△△

1. 囊性、囊实性或实性肿块，类圆形，形态不规整，可与子宫分界不清，密度和信号不均，囊壁不均匀增厚，有较多的乳头样或菜花样软组织密度或信号结节，增强后明显强化。

2. 腹腔积液：约 30% 患者可见。因卵巢癌的腹水不是漏出液，CT 值较高，MRI 信号强度可高于或低于膀胱。

3. 大网膜转移：表现为横结肠与前腹壁之间或前腹壁后方的扁平或团状肿块，边界不规则，与周围组织界限不清。CT 呈不均匀软组织密度，MRI 的 T1WI 、T2WI 上分别呈不均匀等信号、高信号。

4. 腹腔播散：部分患者可见。表现为不规则结节或肿块位于腹腔内各个部位，与肠系膜分界不清。CT 呈软组织密度，MRI 的 T2WI 上可呈等高信号。

5. 钙化转移：6% 的患者可见。CT 表现为肝、脾边缘或肠管周围及盆腔肿块内可见钙化灶。

6. 淋巴结转移主要见于主动脉旁、髂内和髂外淋巴结。

【鉴别诊断】★★★△△

1. 卵巢囊腺瘤　常为单发，以囊性为多，呈圆形或类圆形，囊壁或囊内分隔厚薄均匀，囊壁结节少且位于囊内，多均匀轻度强化，无转移征象及大量腹水，实验室检查 CA125 多无升高。

2. 子宫内膜异位囊肿　由于异位的子宫内膜反复出血、粘连及纤维化等改变，有时在 CT 影像上与卵巢癌不易鉴别，但其 MRI 影像有一定特征性。此外，子宫内膜异位症常有进行性痛经等典型症状，可作为辅助鉴别。

3. 盆腔炎性肿块　由于盆腔或附件的慢性炎症导致粘连或包裹性积液，有时被误认为卵巢癌。炎性包块多形态不规则，与周边组织明显粘连或牵拉，界限不清，并有相关病史。

（二）卵巢恶性性索 - 间质肿瘤

【概况】★★△△

1. 卵巢性索 - 间质肿瘤是起源于卵巢胚胎生殖腺的间充质细胞的一类肿瘤，如颗粒细胞瘤、卵泡膜细胞瘤、硬化性间质瘤、两性母细胞瘤等。颗粒细胞瘤是最常见的卵巢性索 - 间质组织来源肿瘤，呈低度恶性，约占卵巢肿瘤的 3%。

2. 该类肿瘤可发生在女性的任何年龄阶段，常伴有各类性激素分泌异常的临床症状。

【相关临床】★△

1. 临床主要症状除肿瘤自身的压迫引起腹痛及腹部包块外，还表现为血中雌激素异常增高所致阴道不规则出血、月经紊乱、绝经延迟、子宫内膜过度增生等。

2. 颗粒细胞瘤发病高峰为 45～55 岁，可分为成人型及幼年型，成人型发病占 95%，幼年型占 5%。预后较好，5 年生存率达 80%，但晚期可有复发。

【影像学检查方法】★△

CT 扫描对肿瘤的诊断和分期很有帮助，MRI 与 CT 相比更能准确反映肿瘤的病理成分。

【影像学表现】★★★△△△

颗粒细胞瘤的影像学表现：

1. 盆腔内单发的囊实性或实性肿块影，其内常可见大小不等多个囊变区，多位于周边。

2. 边界一般清晰光滑　对周围组织呈推压改变，无明显侵犯。

3. 增强后肿块内实性成分呈轻至中度强化。

4. 多合并子宫增大，子宫内膜增厚，并伴有腹腔积液。

【鉴别诊断】★★△△

1. 卵巢囊腺瘤　一般分隔纤薄，实性回声少，血流不丰富。

2. 卵巢囊腺癌　形态不规则，囊壁及囊内分隔厚，可见乳头状软组织结节突入囊腔内，增强检查可发现囊腺癌的囊壁、分隔及乳头结节均明显强化，而颗粒细胞瘤多表现为实性部分的轻度强化。可转移至大网膜、腹膜及周围肠管。

3. 浆膜下子宫肌瘤　内部一般无囊腔，供血动脉来自子宫肌层，而非卵巢动脉。

4. 小肠间质瘤　多为实性成分，增强扫描时比卵巢颗粒细胞瘤强化明显，供血动脉源自肠系膜动脉。

5. 卵巢性索-间质来源的肿瘤　如卵巢卵泡膜细胞瘤、纤维瘤之间的鉴别常需通过病理诊断。

（三）卵巢恶性生殖细胞肿瘤

【概况】★★△△

1. 卵巢恶性生殖细胞肿瘤是起源于原始生殖细胞的少见恶性肿瘤，主要包括卵黄囊瘤、无性细胞瘤、未成熟畸胎瘤、胚胎性癌等。恶性生殖细胞肿瘤在卵巢恶性肿瘤中＜5%。

2. 多见于年轻妇女，在＜20岁妇女的恶性卵巢肿瘤中占2/3，可出现血清甲胎蛋白或人绒毛膜促性腺激素升高。

3. 肿瘤多为实性或囊实性，单侧，多无腹腔积液或少量腹腔积液。

【相关临床】★★△△

1. 卵巢无性细胞瘤是一种低到中度恶性肿瘤，约占卵巢恶性肿瘤的1～3%。多见于10～30岁青少年，相当于男性的精原细胞瘤。病理上分为单纯型和混合型，混合型合并卵黄囊或绒癌成分，预后较单纯型差。临床症状、体征及检查缺乏特异性，术前容易误诊。对放、化疗敏感，经综合治疗后预后较好，因此早期正确诊断尤为重要。

2. 未成熟畸胎瘤中含有内、中、外三胚层细胞，可向组织器官多方向混合分化，瘤内可有成熟的脂肪、骨骼、钙化，也可有幼稚状态的各种组织。平均发病年龄在20-30岁。可伴有血清肿瘤标记物甲胎蛋白的升高。

3. 卵黄囊瘤又称为内胚窦瘤，约占卵巢恶性肿瘤的1%，在生殖细胞肿瘤中发病率仅次于无性细胞瘤。最常发生于10-20岁。多以腹部包块为主诉就诊，由于肿瘤生长迅速，易发生出血坏死，有时会以腹痛、腹胀或急腹症就诊。卵黄囊肿瘤能分泌甲胎蛋白，因而血清甲胎蛋白含量明显升高。恶性程度高，病情进展很快，易出现转移和复发，预后较差。近年来对本瘤早期诊断及使用新的化疗药后，生存率有明显提高。

4. 胚胎性癌来源于原始的胚胎细胞，发病率较低，年轻者多见。因肿瘤能产生HCG，多数患者有内分泌表现，如儿童性早熟、青春期妇女月经不规则、闭经、阴道不规则出血或轻度多毛症等。肿瘤为实质性，类圆形或分叶状，表面不光滑，有结节状突起，有包膜。肿瘤较小时无症状，发育过程中肿瘤迅速长大时出现症状而被发现。

【影像学检查方法】★△

CT扫描对肿瘤的检出和分期有帮助，MRI与CT相比更能准确反映肿瘤的成分。

【影像学表现】★★★△△△

1. 无性细胞瘤　单侧或双侧实性、囊实性肿块，可有分叶，大小不一，有包膜、边界清，其内可有坏死、出血、囊变，增强扫描实质部分及分隔强化较明显。沿卵巢血管周围的淋巴结转移，可以超越盆腔淋巴结，第一站即转移至肾门水平的腹膜后淋巴结。腹膜转移罕见。

2. 未成熟畸胎瘤　多为单侧、实性，也可含有大小不等的囊变、出血和坏死，密度不均，呈软组织、脂肪、钙化等多种密度混杂，各成分分界不清，增强扫描软组织成分轻度强化。腹膜种植转移及远处转移可有相似表现。

3. 卵黄囊瘤　约15%与成熟畸胎瘤同时存在。肿瘤均呈囊实性，中心大片囊变区，增强后病灶周边及内部见多发显著强化血管影，是本病的一大特点。当肿瘤包膜破裂时，可出现腹水及腹腔内种植。

4. 胚胎性癌　实质性或部分囊性，多呈分叶状，边缘不整，膀胱及子宫常受压移位，轻度不均匀强化。

【鉴别诊断】★★△△

1. 卵巢囊腺癌　发病年龄多在40～60岁，2/3累及双侧，呈不规则分叶状，囊壁或间隔不规则或伴壁结节，中度以上强化，容易出现腹水、腹膜种植转移。

2. 卵巢性索 - 间质肿瘤　大多数发病年龄偏大，具有性激素分泌症状，强化呈轻至中度强化。

3. 卵巢转移瘤　卵巢转移瘤多有乳腺癌或消化道肿瘤等原发灶，大多双侧发生。

4. 卵巢未成熟畸胎瘤需与腹盆部脂肪肉瘤相鉴别　脂肪肉瘤的一大特点是沿腹盆部各间隙侵袭性生长、包绕大血管及腹盆腔脏器。钙化在脂肪肉瘤较为少见。脂肪肉瘤转移以血行转移为主，而腹膜种植是未成熟畸胎瘤的特点。

（四）卵巢转移瘤

【概况】★★△△

1. 卵巢转移性恶性肿瘤约占全部卵巢肿瘤的10%～28%。最常见的原发肿瘤为胃肠道肿瘤，其次为乳腺癌、胰腺癌和子宫内膜癌。70～90% 累及双侧卵巢。库肯伯格瘤（Krukenberg tumor）指来自胃部的印戒细胞癌转移，占卵巢转移瘤的 30～40%。

2. 转移途径可为直接侵犯、经输卵管转移、种植转移、淋巴转移和血行转移至卵巢。有时原发肿瘤尚未发现，已有广泛的远处转移。

【相关临床】★△

Krukenberg 瘤好发于育龄期中青年妇女，多为双侧性，体积差异较大，多伴有腹水。镜下病变见典型的印戒细胞，能产生黏液，预后差。

【影像学检查方法】★★△△

超声是首选的检查手段，CT 的优势在评价肿瘤分期及治疗后随访，以及寻找原发灶、搜索和发现其他处转移灶。MR 对于鉴别肿瘤的性质、分析成分有一定帮助。

【影像学表现】★★★△△△

Krukenberg 瘤

1. 双侧卵巢实性或囊实混合性肿块，以实性成份中间杂有小囊或多个分房小囊为主要表现，罕见较大囊性改变，绝大多数肿块边界清。

2. 增强扫描实性成分有强化。

3. 可伴有腹腔积液。

【鉴别诊断】★★△△

主要与卵巢原发恶性肿瘤鉴别，当发现双侧卵巢囊实性或实性为主的肿块、边界较清时，应考虑到卵巢转移瘤的可能性。原发肿瘤的存在、肿瘤标记物检测等具有重要意义。

三、输卵管肿瘤

【概况】★△

1. 输卵管肿瘤包括良性肿瘤及恶性肿瘤，输卵管癌包括原发性输卵管癌和继发性输卵管癌。

2. 原发输卵管癌是极少见的妇科恶性肿瘤，约占女性生殖道恶性肿瘤的 0.14%～1.8%。

3. 老年女性好发，高峰年龄为 50～60 岁。

4. 病因不明，不孕与生育少可能是其主要的发病因素，输卵管癌患者中有不孕史者占 30%～60%。

【相关临床】★△

1. 原发输卵管癌的临床表现：①早期多无症状，易被忽视或延误诊断。随病变发展，临床上表现为阴道排液、腹痛和盆腔肿块，称输卵管癌“三联征”，但不到 15% 的患者有此典型“三联征”；②预后很差，5 年生存率约 40%；③ 5 年生存率取决于肿瘤侵犯范围，侵犯范围越深，5 年生存率越低，侵犯黏膜层 5 年生存率为 53%，侵犯浆膜层为 25%。

2. 目前输卵管癌确诊需依赖病理检查，2003 年 1 1 月 FIG0 联合 GCS（国际妇癌协会）发布原发性输卵管癌病理诊断标准：①肿瘤来源于输卵管内膜；②组织学类型为输卵管黏膜上皮；③可见良性上皮向恶性上皮转化的移行带；④卵巢和子宫内膜或正常或虽有肿瘤，但体积小于输卵管肿瘤。病灶常见于壶腹部，其次为伞端。多为单侧发生，也可双侧。绝大多数是乳头状腺癌，占 90%，其中 50% 为浆液性腺癌，大多分化不良，其他如恶性苗勒瘤、内膜样癌、透明细胞癌、鳞癌等少见。

3. 输卵管癌的扩散和转移包括：①直接扩散：癌细胞可由伞端扩散累及邻近结构，也可累及肝脏、大网膜及另一侧输卵管，经会阴蔓延至阴道腔内；②淋巴转移：可转移到髂淋巴结、主动脉旁淋巴结等。

【影像学检查方法】★△

影像学检查没有特异性。CT 和 MRI 检查是发现肿瘤转移的重要检查方法。

【影像学表现】★△

1. CT 表现　主要表现为实性、囊实性肿块，特别是出现腊肠样实性肿块、管壁伴乳头样突起，伴输卵管积水时是输卵管癌的典型表现，其中输卵管积水是最重要的间接征象。增强后呈明显不均匀强化。

2. MR表现

（1）附件区囊实性肿块，多呈腊肠形，常伴有输卵管积水。实性部分增强后明显强化且不均匀，囊性成分呈典型水样信号，偶尔出血，在T1WI及T2WI上均呈高信号。

（2）附件区实性肿块。肿块增强后呈明显不均匀强化。

（3）附件区管状囊性肿块伴管壁乳头状软组织结节。管壁结节增强后呈明显不均匀强化。

【鉴别诊断】★△

1. 卵巢癌 ①卵巢癌多为囊实性肿块，直径多＞5 cm，囊壁及囊内分隔最厚处在0.3 cm以上，厚度多不均匀，而实性肿块常有坏死，强化明显，有盆腔转移及侵犯，卵巢癌很少呈纡曲管状形态；②一般无阴道排液及绝经后阴道出血症状。

2. 子宫浆膜下肌瘤或阔韧带肌瘤 子宫浆膜下肌瘤或阔韧带肌瘤呈圆形或椭圆形实质性肿块，边界清楚，有宽或窄基底与子宫相连，在T2WI呈低信号具有特点，大的肌瘤容易变性坏死，但子宫肌瘤强化方式及强化程度与子宫肌层相似，而输卵管癌多呈腊肠形或管状，T2WI信号强度高于子宫肌层。

3. 输卵管积水 表现附件区管道样水样液体密度影，边界清，管壁无结节。

4. 输卵管积脓 表现输卵管扩张积液，呈梭形或管形，壁均匀增厚。无壁结节及腔内肿块。

四、卵巢和输卵管感染性疾病

（一）卵巢和输卵管非特异性感染

【概况】★★△△

1. 卵巢和输卵管非特异性感染主要致病菌为链球菌、葡萄球菌、淋球菌等细菌。

2. 炎症多经阴道逆行感染引发子宫内膜炎，长期慢性炎症可导致输卵管炎性粘连及梗阻以至输卵管积液积脓，进而造成卵巢感染，引发单侧或双侧输卵管卵巢脓肿。

3. 部分附件感染是因阑尾炎、憩室炎或其他盆腔炎症直接扩散而来。

【相关临床】★△

急性期患者可有高热，白带增多，月经不调，下腹疼痛；慢性期则常有下腹钝痛，腰骶部胀痛及月经不调。有时可触及盆腔包块。

【影像学检查方法】★★★△△

大多数卵巢和输卵管炎症根据临床及超声就可诊断，CT与MRI可用于鉴别诊断。子宫输卵管造影也有一定的提示意义。

【影像表现】★★★△△

1. 子宫输卵管造影表现 可有以下几种表现：①输卵管较柔软，但管腔粗细不等，可有瘘管及憩室形成；②输卵管阻塞，管腔可不规则扩大，当子宫角与输卵管间质粘连时整个输卵管可不显影；③部分粘连时，输卵管通而不畅，造影后有部分对比剂排入盆腔，输卵管内仍有部分残留；④输卵管伞端积水，对比剂在积水囊内呈油珠状堆积而不弥散；⑤宫腔炎症后粘连，造影时粘连处呈充盈缺损形态不规则，而输卵管尚通畅。

2. CT表现 早期无特征性表现，形成包裹积液时，可见管道样水样液体密度影，可以有薄壁或厚壁，边缘模糊或清晰，增强扫描壁可不均匀强化。形成输卵管卵巢脓肿时：附件区可见厚壁囊性或囊实混合性密度影，囊内多有分隔，外缘模糊，厚壁分层强化；常伴随有增粗积液或积脓的输卵管管状结构影。炎症向后蔓延，可造成子宫骶骨韧带增厚及骶前、直肠周围脂肪层密度增高，还可累及直肠和乙状结肠，子宫直肠窝内囊实性肿块与直肠前筋膜粘连，局部脂肪线消失及肠管受压改变，右侧输卵管卵巢脓肿常合并急性阑尾炎，右侧附件脓肿和阑尾炎症可能互为因果。炎症还可造成盆腔内小肠、肠系膜、大网膜及盆壁组织的粘连，盆腔前腹膜及局部肠壁显著增厚。

3. MRI表现 早期影像无明显特征。随着炎症的进展，可出现卵巢肿大，继而可形成卵巢、输卵管积水或积脓，及盆腔包裹积液，一般表现为单发或多发的类圆形或椭圆形病变，在T1WI上呈低信号、T2WI上呈高信号，脓液的信号在T2WI上常低于一般积液的信号，DWI呈明显高信号，ADC呈低信号，脓肿壁不规整，囊壁较厚。病变多位于子宫直肠陷窝内。增强扫描周边可见明显环形强化，其内无实质成分，环形强化的壁较厚且毛糙，代表脓肿壁。单纯输卵管积水时可见膀胱后方分叶状的薄壁管道样液体信号。急性炎症未治愈转变成慢性时，渗出和纤维化的混合存在使之与恶性肿瘤鉴别困难。

【鉴别诊断】★★△△

1. 卵巢癌、卵巢囊腺瘤 卵巢癌好发于中老年妇女。肿块实性成分多，囊性成分少并囊壁厚薄不匀，易出现多量腹水及腹膜种植转移。卵巢囊腺瘤呈囊性肿块，体积较大，分为单房性及多房性，多数囊壁及分隔薄而一致，恶性者囊壁及分隔不规则增厚且大于5 mm，甚至出现壁结节及较大实性成分，囊腺瘤很少与周围脏器粘连。卵巢输卵管炎症由于渗出、纤维化与周围组织粘连而界限不清。CT所见肿块周围脂肪密度有不均匀升高，以及较广泛的肠壁呈羽毛状改变提示为炎症。出现卵巢输卵管积水或脓肿时输卵管呈管状水样密度/信号，DWI呈明显高信号，ADC呈明显低信号，有助于鉴别诊断。

2. 子宫内膜异位囊肿 CT图像鉴别通常较困难，但临床有痛经病史有利于内膜异位囊肿诊断。MRI能显示不同时期内膜异位囊肿的出血成分，对两者鉴别有较高特异性。

3. 盆腔内憩室炎、急性阑尾炎及小肠炎症等感染病变相鉴别 由于正常输卵管系膜向前上方拱形弯曲与卵巢系膜相连，输卵管卵巢脓肿造成的卵巢及卵巢系膜肿胀会推挤输卵管系膜前移，并推挤子宫向前、向对侧移位，据此可与其他来源的盆腔脓肿相鉴别。

（二）卵巢和输卵管结核

【概况】★△

为不孕症的原因之一。输卵管结核多见，其次为子宫结核，卵巢结核少见。

【相关临床】★△

输卵管卵巢结核一般发生于育龄妇女，好发20～40岁。其主要临床表现为不孕（45%～55%）、盆腔痛（50%）、全身消耗症状（25%），在未侵及子宫内膜时较少出现月经异常。输卵管卵巢结核多无明显症状，常因不孕就诊时发现。

【影像学检查方法】★△

输卵管卵巢结核的定位诊断方法，主要依靠B超、子宫输卵管造影、腹腔镜及腹腔镜下活检病理检查。

CT、MRI无太大价值，很少使用。可用于鉴别诊断。

【影像表现】★△

1. 盆腔平片 早期无改变，病变晚期有时可见盆腔中部及相当于子宫或输卵管部位的局限性、三角形或横行条状钙化影。

2. 子宫输卵管造影 常可见以下征象：①双侧输卵管僵硬如棒状，有时末端梗阻呈杵状，对比剂进入其中呈油滴状而不弥散；②输卵管呈串珠状，有时可见憩室形成；宫腔呈三叶草状，常由宫腔底部及两侧向内粘连所致，粘连严重时仅有盲端；③对比剂逆行入子宫壁间质、血管和淋巴管，往往由于输卵管或子宫内膜存在结核溃疡所致，表现为结核活动期。

【鉴别诊断】★△

1. 非特异性炎症 双侧输卵管柔软，无小溃疡，而结核时双侧输卵管僵硬或不通。

2. 卵巢结核 均见大网膜播散灶，很容易误诊为恶性肿瘤大网膜转移。大网膜结核灶的片状影相对较薄，条索状及点状影更稀疏细小，患者如果还有低热、盗汗、腹痛病史，则更支持结核的诊断。

（张惠茅　王景宇）

第6节　盆腔其他病变

一、血管内平滑肌瘤病

【概况】★△

血管内平滑肌瘤病（intravenous leiomyomatosis，IVL）是一种少见的子宫中胚叶良性肿瘤。1975年，Norris等提出血管内平滑肌瘤病（IVL）的命名。较少见，迄今为止，国内外约200多例病例报道。

血管内平滑肌瘤病的病因尚不清楚。目前存在两种理论：一种认为肿瘤起源于子宫血管壁的平滑肌；另一种认为侵袭性子宫肌瘤才是起源，然后有向静脉管腔的入侵。染色体畸变为病因研究提供了线索。Dal等在IVL细胞中都发现了特殊的染色体畸变。他们认为这一染色体的畸变可能与肌细胞侵袭性密切相关。

血管内平滑肌瘤病主要特点是平滑肌瘤细胞超出子宫范围沿血管蔓延结节样生长。虽然肿瘤的组织结构与子宫平滑肌瘤一样，均由良性增生的平滑肌细胞组成，但其具有与子宫肌瘤完全不同的酷似恶性肿瘤的生长方式，并且约有10%～30%的患者肿瘤可以累及下腔静脉，右心房室和肺。

【相关临床】★△

1. 血管内平滑肌瘤病无特异的临床体征。

2. 患者可以仅表现为子宫肌瘤的症状，如不规则阴道出血，疼痛，不适或盆腔压迫感；也可以没有任何临床症状，直到出现心功能不全，肺栓塞或猝死。

3. 即使疾病同时累及盆腔，大血管和心脏时，患者往往仅表现出心脏症状。

4. 临床表现与肿瘤栓塞程度相关，如右心衰、间歇性晕厥、呼吸困难、胸闷、气短、下肢水肿、腹胀等。

5. 血管内平滑肌瘤是一种缓慢生长的肿瘤。当肿瘤未出现严重的血管栓塞或三尖瓣缺损时，心功能可以代偿。

【影像学检查方法】★△

CT、MRI 能较好显示病变累及范围及病变复发情况。MRI 显示心脏肿块及子宫肿块有明显优势，MRA 或 CTA 技术可取代传统静脉造影和 CT 扫描用于肿瘤术前评价。

【影像学表现】★★△△

1. 肿瘤最初主要累及一侧宫旁静脉系统，子宫静脉比卵巢静脉更易受累。

2. 近 25% 的 IVL 病变范围超出阔韧带。10%～30% 的患者可通过腔静脉进入心脏，成为伴有心脏受累的血管内平滑肌瘤病。

3. 以心脏和大血管受累作为首发症状者，约 40%～50% 有子宫肌瘤手术史。

4. CT 表现为下腔静脉和（或）卵巢静脉、子宫静脉扩张。肿瘤黏附在静脉腔内，呈等密度管状结构。增强扫描：血管内和右心腔内充盈缺损，飘浮状；肿瘤自身可呈不均匀强化，与肿瘤坏死、玻璃样变程度有关。CT 可以排除一些恶性肿瘤累及腔静脉的病变。

5. MRI 可以多方位和多参数成像，流空效应能较好显示大血管。表现为腔静脉扩张，流空效应消失；增强后病变可强化。MRI 容易发现子宫病变，合并子宫病变约占 50%。

【鉴别诊断】★★△△

当较年轻女性，除了盆腔肿块或有子宫平滑肌瘤病史外，若出现心脏症状和右房肿块，应考虑血管平滑肌瘤累及心腔可能。

1. 心房黏液瘤 累及右心房血管平滑肌瘤易误诊为心房黏液瘤，但心房黏液瘤 90% 发生在左心房，MRI T1WI 呈高信号。

2. 与腹部恶性肿瘤累及下腔静脉鉴别 一些腹部恶性肿瘤易累及下腔静脉，有时癌栓向下生长，可累及卵巢动脉，有一定程度强化；CT、MRI 发现原发病变有助于鉴别。

二、盆壁肿瘤

【概况】★△

盆壁包括盆壁间隙、肌性壁及骨性壁部分，盆壁间隙为骨盆的腹膜后间隙，其上方与腹膜后间隙移行，下方至肛提肌、尾骨肌及盆筋膜构成的骨盆隔。

盆壁间隙肿瘤众多，包括畸胎瘤、神经鞘瘤、神经纤维瘤、原始神经外胚瘤、恶性纤维组织细胞瘤、间质瘤、血管肉瘤及外皮细胞瘤、脂肪肉瘤、侵袭性纤维瘤、淋巴瘤、平滑肌瘤、平滑肌肉瘤、Castleman 病、横纹肌肉瘤、淋巴管瘤等。

盆壁肌组织由闭孔内肌、梨状肌、肛提肌、尾骨肌等组成，盆壁肌组织肿瘤包括来源于横纹肌、平滑肌、脂肪、滑膜、血管、淋巴管及来源未明确的组织如颗粒细胞、上皮细胞、黏液以及来源于骨、软骨的一系列良性和恶性肿瘤。这些肿瘤侵犯肌群突向盆腔，临床需与盆腔肿瘤鉴别。影像学检查对发现肿瘤的位置、大小、范围和侵犯程度有重要作用。甲状腺癌、肺癌、乳腺癌、肝癌、胃癌、胰腺癌、结肠癌、肾癌、前列腺癌、卵巢癌、宫颈癌、黑色素瘤等均可转移到盆肌群。

盆壁骨组织肿瘤主要有骨巨细胞瘤、软骨瘤、软骨肉瘤、骨肉瘤、骨纤维肉瘤、恶性纤维组织细胞瘤、骨髓瘤、转移瘤等。

【相关临床】★△

盆壁肿瘤早期多无症状，不易发现，待临床出现症状时肿瘤常较大。一般出现相应部位疼痛，累及盆腔脏器会引起相应症状，多数肿瘤最大径在 4 cm 以上。肿块越大，越表浅或离直肠越近，检出率越高。

【影像学检查方法】★△

胃肠造影和 X 线平片通过显示肠管受压、移位、骨质破坏或增生，腰骶管扩大可提示肿瘤病变，CT 或 MRI 软组织分辨力和密度分辨率高，可检出 1 cm 以上的肿瘤病变，MRI 更敏感，盆壁肿瘤 CT、MRI

检查是检出肿瘤病变的首选方法。对于定位诊断，CT、MRI可达90%以上，定性诊断较困难，有部分畸胎瘤及脂肪瘤可明确诊断。

【影像学表现】★△

盆壁肿瘤影像表现根据肿瘤基质、骨质破坏、软组织改变特点而有不同。CT、MRI对定性诊断较困难，当病灶内出现脂肪密度时，提示畸胎瘤或脂肪瘤、脂肪肉瘤的诊断。有实性、云雾状或象牙质样钙化表示为骨性病变。而出现爆米花状、斑点状、斑片状、环形、弧形钙化提示为软骨类肿瘤。如肿块边界欠清，短时间内进行性增大，提示有恶变可能，如果出现肿瘤骨和反应骨则高度提示恶性或恶变。

【鉴别诊断】★△

与盆腔来源肿瘤鉴别：主要从血供，与周围脏器的关系，包绕盆壁血管情况确定是否为盆壁肿瘤。具体定性较困难。

三、盆腔畸胎瘤

【概况】★△

畸胎类肿瘤是一种较常见的原发性肿瘤，其病因尚不明确，但大多认为系由胚胎第3和第4对腮弓发育缺陷或细胞迷走所致。畸胎类肿瘤好发于盆腔附件区。畸胎类肿瘤按组织分化程度可分为良性与恶性两大类，按大体结构分为囊性和实性两类。囊性畸胎瘤又称为皮样囊肿，来自外胚层和中胚层组织，囊肿通常是单房或多房，边缘呈轻度分叶状，囊壁为纤维组织，壁内层有皮肤组织，囊腔内包含胶样组织，亦可为毛发、皮脂、牙齿等，有时在囊壁上还可出现钙化。实质性畸胎瘤是一种实质性混合瘤，肿瘤比较坚实，呈分叶状，生长快，也可发生囊性变，肿瘤主要由内、中、外3种胚层演变而来，在肿瘤内可出现人体任何器官的组织，但以由内胚层及中胚层演变而来的骨质、胃肠道及肺等组织为主，这种肿瘤常发生恶性变。绝大多数囊性畸胎瘤为良性。良性者边缘清楚，恶性者边缘常不清楚，并可压迫或侵犯周围组织。

【相关临床】★△

患者多无症状，肿瘤较大时出现相应压迫症状。

【影像学检查方法】★★△

CT与MRI相结合对畸胎瘤具有重要的定位、定性诊断价值，而常规X线价值较小。

【影像学表现】★★★△△△

1. CT表现 表现为密度不均匀的囊实性肿块，皮样囊肿囊壁厚薄不等，由于有多种成分，其内密度混杂，可有脂肪、软组织和钙化密度中的几种，改变体位扫描，其内容物可随重力而改变位置。

2. MRI表现 脂肪成分在T1WI上及T2WI上均呈高信号，脂肪抑制后呈低信号，MRI对肿瘤的成分、肿瘤转移及邻近组织的侵犯程度更有优势，但在显示钙化或骨化上不如CT。肿瘤与周围器官间的脂肪界面消失，局部受侵提示恶性。

【鉴别诊断】★★△△

肿瘤内的脂肪成分和骨骼、钙化是囊性畸胎瘤的特异性表现，不难诊断及与其他囊性肿瘤鉴别。对良、恶性畸胎瘤的鉴别主要根据其形态、包膜是否完整及与周围组织的关系，但有时从影像上很难鉴别。

（张惠茅　王景宇）

参考文献

[1] 廖秦平. 中国女性生殖道感染诊治现状及研究进展：中华医学会第十次全国妇产科学术会议妇科盆底会场（女性盆底学组，妇科感染协作组）论文汇编：2012.

[2] Lee JKT, Sagel SS. Computed Body Tomography with MRI Correlation. 4th ed. Philadelphia: Lippincott Williams &$Wilkins, 2005.

[3] 李松年，中华影像医学（泌尿生殖系统卷）. 北京：人民卫生出版社 2003：1053-1111.

[4] 高元桂. 磁共振成像诊断学. 北京：人民军医出版社，1993.

[5] 金征宇. 医学影像学. 2版. 北京：人民卫生出版社，2010：486.

[6] Lee JKT, Sagel SS. Computed Body Tomography with MRI Correlation. 4th ed. Philadelphia: Lippincott Williams & Wilkins, 2005.

[7] Stark DD, Bradley WG, Magnetic resonance imaging. 3rd ed. St Louis, Mo: Mosby company, 1999. [8] Hamm B, Forstner R, Forstner R, et al. MRI and CT of the Female Pelvis. NY: Springer-Verlag company, 2007.

[9] 李松年. 中华影像医学（泌尿生殖系统卷）. 北京：人民卫生出版社，2003：1053-1111.

[10] 唐光健. 现代全身CT诊断学. 北京：中国医药科技出版社，2013.

[11] Hamm B, Forstner R, Forstner R, et al. MRI and CT of the Female

Pelvis. NY: Springer-Verlag company, 2007.
［12］ 王霄英. 中华影像医学. 泌尿生殖系统卷. 2版. 北京：人民卫生出版社，2012：332-334.
［13］ 彭卫军，蒋朝霞. 影像学诊断方法在妇科肿瘤中的应用. 中国癌症杂志，2012，22(6)：441-446
［14］ 陈星荣，沈天真. 全身CT和MRI. 上海：上海医科大学出版社，1995：730.
［15］ 王霄英，蒋学. 中华影像医学. 泌尿生殖系统卷. 2版. 北京：人民卫生出版社，2012：335-336.
［16］ 龙俊，冉素真，杨正春. 经阴道超声对子宫内膜增生症与子宫内膜癌的鉴别诊断价值. 重庆医学，2014，19：10.
［17］ 唐军，王秀芹. 子宫肉瘤影像表现与病理改变的对比研究. 中国医学影像技术，2000，16（11）：982-984.
［18］ Surg ER, Jae YB, Seung EJ, et al. CT and MRI of uterine sarcomas and their mimiclers. AJR, 2003, 181 (5): 1369-1372.
［19］ 潘少辉，王灏. 恶性妊娠滋养细胞肿瘤的影像诊断. 中国CT和MR杂志，2004，2（3）：？.
［20］ 徐红，王李. 子宫淋巴瘤的CT及MR表现. 中国伤残医学，2015，23（5）：96-97.
［21］ Suzuki Y, Tam akI Y, H asegawa M, et al. Magnetic resonance images of primary malignant lymphoma of the ulerine body: a case report. Jpn JC linOn, 2000, 30: 519.
［22］ 曾平，郭轶，舒楠. 子宫腺肌症的MRI诊断. 实用放射学杂志，2011，27（12）：1862-1864.
［23］ 叶璐，冯亦军，徐宏刚. MRI对子宫腺肌症的临床诊断应用. 广州医学院学报. 2008，36（4）：20-23.
［24］ 赵蔚，刘智，常才. 内膜体积和三维能量多普勒对子宫内膜息肉和子宫内膜增生的鉴别诊断价值. 中华超声影像学杂志，2010，19（1）：40-42.
［25］ Odeh M, Vainerovsky I, Grinin V, et al. Three-dimensional endometrial volume and 3-dimensional power Doppler analysis in predicting endometrial carcinoma and hyperplasia. Gynecol Oncol, 2007, 106: 348-353.
［26］ Kondo E, Tabata T, Koduka Y, et a1. What is the best method ofdetecting endometrial cancer in outpatients?-endometrial sampling, suction curettage, endometrial cytology. Cytopathology, 2008, 1 9: 28-33.
［27］ Dessole S. Ruhattu G. Farina M, et a1. Risks and usefulness of sonohysterography in patients with endometrial carcinoma. Am J ObstetGynecol, 2006, 194: 362-368.
［28］ 张颖，张丹，李燕东. 子宫内膜息肉样病变的超声与病理对比分析. 首都医科大学学报，2014，35（2）：159-163.
［29］ Kupesic S, de Ziegler D. Ultrasound and infertility. London: Parthenon Publishing Group, 2000: 135.
［30］ Cicinelli E, Rests L, Nicoletti R, et al. Endometrial micropolyps at fluid hysteroscopy suggest the existence of chronic endometritis. Hum Repred, 2005, 20 (5): 1386-1389.
［31］ 胡越，朱世钗，耿筱虹. 经阴道超声诊断子宫内膜息肉的价值. 中华超声影像学杂志，2003，12（10）：636-637.
［32］ Dueholm M, Fprman A, Jensen ML, et al. Transvaginal sonography combined with saline contrast sonohysteography in evaluating the uterine cavity in premenopausal parients with abnormal uterine bleeding. Ultrasond Obstet Gynecol, 2001, 18: 54-61.
［33］ 张玲玲. 经阴道与腹部超声诊断宫颈囊肿价值对比. 中国卫生标准管理，2015，41（2）：49-50.
［34］ 陶忠琴. 宫颈囊肿的超声诊断分析. 检验与诊断，2013，12（1）：124.
［35］ 杨翠萍. 经阴道超声诊断宫颈囊肿及其临床意义. 中外女性健康，2013，3：134-135.
［36］ 金征宇. 医学影像学. 2版. 北京：人民卫生出版社，2010：494.
［37］ 朱翔，杨其根，华晓. 卵巢畸胎瘤的CT表现. 放射性实践. 2006，21（10）：1031-1033.
［38］ 沈爱军，戴工华，毛新清. 卵巢畸胎瘤的MRI诊断及临床病例基础. 中国临床医学影像杂志. 2011，22（5）：367-369.
［39］ Yamaoka T, Togashi K, Koyama T, et al. Immature teratoma of the ovary: correlation of MR imaging and pathologic findings. Eur Radiol, 2003. 13 (2): 313-319.
［40］ Buy JN, Ghossain MA, Moss AA, et a1. Cystic Teratoma of The ovary: CT Detection. Radiology, 1989, 17l (3): 697—701.
［41］ 张大千，强金伟，蔡宋琪. MRI鉴别卵巢冠囊肿与卵巢囊肿及囊腺瘤. 实用放射学杂志. 2015，21（2）：1031-1033.
［42］ 罗莉莉，许思恩，夏志淮. 多层螺旋CT对卵巢囊腺瘤和囊腺癌的鉴别诊断价值. 医学影像学杂志. 2015，25（4）：743-746.
［43］ 裴长志. 卵巢囊腺瘤和囊腺癌的螺旋CT诊断与鉴别诊断价值. 海南医学. 2014，25（3）：355-357.
［44］ Rao PM , Rhea JT , Novellin RA. Sensifieity and specificity of the individual CT signs of appendicitis: experience with 200helical appendiceal CT examinations. Comput Assist Tomog r , 2013 , 21 (3): 686 - 692 .
［45］ 滕陈迪，郑文龙，黄崇权. 卵巢囊腺瘤的CT诊断. 放射学实践. 2006，21（2）：157-159.
［46］ Silva EG, Kurman RJ, Russell P, et al. Symposium: Ovarian Tumors of Borderline Malignancy. Int J

Gyneccol Parhol, 1996, 15 (4): 281-302.

[47] 徐海风. 卵巢囊腺瘤与囊腺癌的CT诊断. 临床放射性杂志. 2006, 25（5）: 446-448.

[48] Jeong YY, Outwater EK, Kang HK. Imaging evaluation of ovarian messes. Radiographics, 2000, 20: 1445.

[49] Feong YY, Oulwater EK, Kang HK. Imaging evaluation of ovarian masses. Radio Graphics, 2000, 20 (5): 1445 -1470.

[50] Yumiko O, Tanaka MD, Hajime M, et a1. Function in ovarian tumors: direct and indirect findings at MR imaging. Radio Graphics, 2004, 24 (2): 147-166.

[51] 林燕，高培毅. 卵巢肿瘤的MR影像学诊断. 中国医学影像技术，2000，16（9）: 777-779.

[52] 宋庆轮，张聪，李文，等. 卵巢良性囊性病变的多层螺旋CT诊断，实用放射学杂志，2012，28（7）: 1066-1074.

[53] 韩志江，龚向阳，陈文辉. 16层螺旋CT在卵巢良性囊性占位病变鉴别诊断中的价值. 临床放射学杂志，2010，29（1）: 62-65.

[54] Woodward PJ, Sohaey R, Mezzetti TP Jr. Endometriosis: radiologic-pathologic correlation. Radiographics, 2001, 21 (1): 193-216.

[55] Bazot M, Darai E, Hourani R, et al, Deep pelvic endometriosis: MR imaging for diagnosis and prediction of extensionof disease. Radiology, 2004, 232 (2): 379-389.

[56] 闵卫平. 卵巢子宫内膜异位囊肿临床与MRI表现的相关性. 上海医学影像杂志. 2003，12（1）: 70-72.

[57] 肖新兰，刁卫民，梁英魁，等. 子宫内膜异位症的MR诊断. 放射学实践，2002，17（5）: 434-435.

[58] 王芳，陆菁菁，冯逢，等. 子宫内膜异位症的磁共振表现. 中国医学科学院学报，2009，31（3）: 374-377.

[59] 范新华，吴国森，徐祖辉. 卵巢囊腺瘤和囊腺癌的螺旋CT多期增强扫描及MRP重建诊断价值. 医学影像学杂志，2011，21（10）: 1541-1545.

[60] 吴春芳，朱勇，乌有弘，等. 卵巢囊腺瘤的CT和MR诊断价值. 上海医学影像，2009，18（2）: 113-116.

[61] 刘明娟，郭燕，张翎，等. 卵巢癌的CT诊断与鉴别诊断. 影像诊断与介入放射学，2007，2（7）: 37-39.

[62] Shaaban A, Rezvani M. Ovarian cancer: detection and radiologicstaging. Clinical Obstetrics and Gynecology, 2009, 52 (1): 73-93.

[63] Jung SE, Lee JM, Rha SE, et al. CT and MR imaging of ovarian tumors with emphasis on differential diagnosis. Radiographics, 2002, 22 (6): 1305-1325.

[64] Burges A, Schmalfeldt B. Ovarian cancer diagnosis and treatment. Dtsch Arztebl Int, 2011, 108 (38): 635-641.

[65] Mohaghegh P, Rockall AG. Imaging strategy for early ovarian cancer: characterization of adnexal masses with conventional and advanced imaging techniques. Radio Graphics, 2012, 32 (6): 1751-1773.

[66] 王伟，栾丽，陈嘉麟，等. 卵巢原发非上皮源性肿瘤的CT，MRI诊断. 新疆医科大学报，2014，37（2）: 206-213.

[67] 陈本宝，王泽，张善华，等. 卵巢颗粒细胞瘤的CT表现与病理对照分析. 实用放射学杂志，2008，24（7）: 931-933.

[68] 姬妮娜，高剑波，张智栩，等. 卵巢颗粒细胞瘤的CT及PET/CT表现. 实用放射学杂志，2012，28（5）: 721-724.

[69] 王为知，项剑瑜，许加峻，等. 卵巢颗粒细胞瘤的MRJ诊断. 放射学实践，2011，26（8）: 866-868.

[70] 朱正，戴景蕊，赵燕风，等. 卵巢颗粒细胞瘤的CT表现. 临床放射学杂志，2010，29（4）: 478-481.

[71] AL Husaini H, Soudy H, El Din Darwish A, et al. Puredysgerminoma of the ovary: a single institutional experience of65 patients. Med Oncol, 2012, 29 (4): 2944-2948.

[72] Burges A, Schmalfeldt B. Ovarian cancer diagnosis and treatment. Dtsch Arztebl Int, 2011, 108 (38): 635-641.

[73] 孙群维，史铁梅，杨思，等. 卵巢无性细胞瘤临床病理与影像学表现对照研究. 中国医学影像学杂志，2013，21（7）: 549-551.

[74] 于小平，梁赵玉，王平. 卵巢恶性生殖细胞肿瘤的CT诊断. 临床放射学杂志，2009，28（8）: 1101-1104.

[75] 陈永露，江魁明，宋亭，等. 卵巢卵黄囊瘤CT和MRI特征. 实用放射学杂志，2013，29（7）: 1140-1143.

[76] 叶裕丰，余梦菊，陈秋梅，等. 原发性卵黄囊瘤CT诊断及相关文献分析（附10例报告）. 中国临床医学影像杂志，2012，23（2）: 143-144.

[77] 于小平. 卵巢恶性畸胎瘤的CT表现. 医学影像学杂志，2008，18（6）: 646-648.

[78] Russel P, Bannatyne P. Surgical Pathology of the Ovarian. Edinburgy: Churchii Livingstone, 1989: 474.

[79] Kim SH, Kim WH, Park KJ, Lee JK, Kim JS. CT and MR findings of Krukenberg tumors: comparison with primary ovarian tumors. J Comput Assist Tomogr, 1996, 20 (3): 393-398.

[80] 许玲辉，陈彤箴，王玖华，等. Krukenberg瘤的CT诊断. 临床放射学杂志，2002，（9）: 696-699.

[81] 李文波，白林，傅凯，等.

Krukenberg瘤病理及CT表现特点. 放射学实践，2006，(1)：64-66.
[82] 郭永梅，王永安，黄力. 原发性卵巢恶性肿瘤与卵巢转移瘤的CT诊断与鉴别诊断. 实用放射学杂志，2005，(3)：300-303.
[83] 张明珠. 原发性输卵管癌20年文献复习. 国外医学妇产科分册，1996，23(1)：33-35.
[84] Riska A, Leminen A, Pukkala E. Sociodemographic determinantsof incidence of primary fallopian tube carcinoma. Finland1953-97. Int J Cancer, 2003, 104 (5): 643-645.
[85] Ajithkumar TV, Minimole AL, Joln MM, et a1. Prifmary fallopian tube carcinoma. Obstet Gynecol Surv, 2005, 60 (4): 247-252.
[86] Shamam OM, Bennett WF, Teteris NJ, et a1. Primary fallopian tube adenocarcinoma presenting as a hydrosalpinx: CT appearance. J Comput Assist Tomogr, 1988, 12 (4): 674-675.
[87] Kawakami S, Togashi K, Kimura l. Primary malignant tumor of the fallopian tube: appearance at CT and MR imaging. Radiology, 1993, 186 (2): 503-508.
[88] Wilbur AC, Aizenstein RI, Napp TE. CT findings in tuboovarian abscess. AJR, 1992, 158: 575-579.
[89] 何富生，杨明，郭军，等. 螺旋CT三期增强对卵巢输卵管脓肿的诊断价值. 辽宁医学杂志，2009，23(1)：37-39.
[90] 杜铁桥，董杰，许全安，等. 卵巢输卵管脓肿的CT诊断价值. 中华放射学杂志，2006，40(3)：285-287.
[91] Wilbur AC, Aizenstein RI, Napp TE. CT Findings in tuboovarian abscess. AJR Am J Roentgenol, 1992, 158 1 575-579.
[92] Tripathy SN. Infertility and pregnancy outcome in female genital tuberculosis. Inter J Gynecol Obstet, 2002, 76: 159-163.
[93] Bwrgress LJ, Reuter H, Carstens ME, et al. The use of adenosine deaminase and interferon gamma as diagnostic tools for tuberculous pericarditis. Chest, 2002, 122 (3): 900-905.
[94] Norris HJ, Parmley T. Mesenchymal tumors of the uterus. V. Intravenous leiomyomatosis: A clinical and pathologic study of 14 cases. Cancer, 1975, 54: 1154-1155.
[95] Lam PM, Keith WK, Mei YYu, et a1. Intravenous leiomymatosis: Two cases with different routs of routes of tumor extension. J Vasc Surg, 2004, 39: 465-469.
[96] Eduard G, Maxim L, Shimon M, et a1. Benel cell carcinoma invading the right ovarian vein multidetector computed tomography and ultrasound Doppler findings. J Comput Assist Tomogr, 2005, 29: 472.
[97] 张克云，邓乐群，雷红卫. 盆壁肿瘤的多层螺旋CT诊断. 影像诊断与介入放射学，2011，20(2)：106-108.
[98] 王霄英，蒋学祥. 中华影像医学泌尿生殖系统卷. 2版. 北京：人民卫生出版社，2012：399-437.
[99] 李果珍. 临床CT诊断学. 北京：中国科学技术出版社，1994：605.
[100] 高元桂，蔡幼铨，蔡祖龙. 磁共振成像诊断学. 北京：人民军医出版社，1993：409.
[101] 梁宇闯. 卵巢畸胎瘤的CT表现及其病理基础. 影像诊断与介入放射学，2001，1：20-21.

第72章　男性生殖系统疾病

第1节　概述、检查方法现状及新进展

【概况】★★△△

1. 男性生殖系疾病主要包括生殖器感染、生殖器结核、生殖系肿瘤、生殖器损伤、尿路生殖器畸形、前列腺增生症、精索静脉曲张等。

2. 男性生殖系统疾病，影像学具有较高的诊断价值，能敏感地发现前列腺、精囊和睾丸等病变。指明病变性质，在恶性肿瘤中还能明确局部侵犯范围和有无转移，有利于指导临床治疗。

【检查方法现状及新进展】★★★△△

男性生殖系统疾病，超声、CT和MRI检查的适应证因病变类型和病期而异。对于前列腺癌，MRI为主要检查方法，可以区分前列腺的分带，显示前列腺包膜，能早期发现肿瘤，尤其对前列腺癌的早期诊断及周围侵犯具有重要临床价值，而CT对局限于前列腺腺体的早期肿瘤无诊断价值。对于睾丸肿瘤，以超声检查为主，CT一般不用于检查睾丸本身，仅用于睾丸定位和睾丸肿瘤。在生殖系统恶性肿瘤的进展期，三种检查均能显示肿瘤局部侵犯情况和有无转移，但对骨转移的显示则应用CT和MR检查。

MRI同相位反相位（chemical shift imaging，CSI）技术基于脂肪中氢质子和水分子中氢质子的振动频率不同，在脂肪中氢原子核质子1H的共振频率小于水中氢原子核质子1H的共振频率，射频脉冲关闭后周期性出现相位差180°和相位差0°，选择不同的回波时间时即出现同相位和反相位，同相位磁化矢量相加，反相位相减，从而影响图像的信号强度，据此可以检测被检部位的脂类含量。MRI中属水脂混合组织，故反相位图像出现信号减弱，而脂肪抑制序列信号无下降。对于富含脂质的肿瘤，利用CSI对脂类敏感的特性，从而进行定性诊断。

弥散加权成像（diffusion-weighted imaging，DWI）利用水分子的弥散运动特性进行成像。DWI使MRI对人体的研究深入到细胞水平的微观世界，反映人体组织的微观结构以及细胞内外水分子的转运等变化。其中细胞外水分子运动和血流灌注的不同是引起宏观扩散状态改变的主要原因，同时提供的3种信息，即弥散图、表观弥散系数（apparent diffusion coefficient，ADC）图和定量指标ADC值，比常规MRI检查，更加形象、直观、详细地显示肿瘤内部的微观结构。磁共振波谱（magnetic resonance spectroscopy，MRS）是一种功能检查技术和唯一无创性检测活体组织器官能量代谢、生化改变和特定化合物的定量分析技术。MRS是在MRI形态学诊断的基础上，从代谢方面对病变进一步研究。

MRS成像的基本原理是依据化学位移和J-耦合两种物理现象。由于化学位移不同，不同化合物可以根据其在MRS上共振峰的位置不同加以区别。共振峰的面积与共振核的数目呈正比，反映化合物的浓度，因此可用来定量分析。峰值在横轴上的位置代表物质的种类、波峰的高度或波峰下的面积代表物质的数量，合物的含量亦可用图谱色阶表示。

（李春媚　张　帅　陈　敏）

第2节　正常解剖及影像学表现

【概况】★★△△

男性生殖系统分为内生殖器和外生殖器。内生殖器包括生殖腺（睾丸）、生殖管道（附睾、输精管、射精管和男性尿道）和附属腺（精囊、前列腺和尿道球腺）。睾丸产生精子和分泌雄性激素，精子先贮存于附睾，当射精时经输精管、射精管和尿道排出体外。精囊、前列腺和尿道球腺的分泌物参与精液的组成，有供给精子营养、有利于精子的活动及润滑尿道等作用。外生殖器包括阴囊和阴茎。

【相关临床】★△

一、睾丸

于阴囊内，左、右各一。睾丸是稍扁的卵圆形器官，表面光滑，分为上、下端，内、外侧面和前、后缘。睾丸上端被附睾头遮盖，下端游离；内侧面较平坦，与阴囊隔相贴，外侧面较隆凸，与阴囊壁相依；前缘游离，后缘有睾丸的血管、神经和淋巴管出入，并与附睾和输精管睾丸部相接触。成人睾丸约 4.5 cm×2.5 cm×3 cm 大小，重约 12 g 。新生儿的睾丸体积相对较大，性成熟期以前发育较慢，随着性成熟迅速发育生长，老年人的睾丸随着性功能的衰退而萎缩变小。

睾丸在 T1WI 呈中等信号，在 T2WI 呈均匀高信号，睾丸由致密纤维包膜及白膜紧密包饶，在 T1WI、T2WI 均表现为低信号带。

二、附睾

附睾为一对细长的扁平器官，紧贴睾丸的后上部。上端膨大为附睾头，中部为附睾体，下端变细为附睾尾。附睾尾急转向后内上方移行为输精管。附睾头由睾丸输出小管盘曲而成，输出小管末端汇成一条附睾管，迂回盘曲构成附睾体和尾。

附睾 T1WI 与睾丸信号相仿，T2WI 信号不均匀，低于睾丸。

三、精囊

精囊（精囊腺）为一对长椭圆形前后略扁的囊状器官，主要由纡曲的小管构成，因而表面凸凹不平，呈结节状。精囊上端游离，较膨大；下端细直为排泄管，与输精管末端合成射精管。精囊位于膀胱底后方，输精管壶腹的外下侧。

精囊腺的壁由内向外分黏膜层、肌层和外膜。黏膜突向腔内形成皱襞，皱襞分支并交织成网，使管腔呈蜂窝状，由此增大了腺体的分泌面积。上皮为假复层柱状，由主细胞和基底细胞组成。肌层由两层平滑肌组成，其细胞的生长与增殖受雄激素的影响。射精时，平滑肌收缩，将精囊腺分泌物排入射精管内。

MRI 以横断面和冠状面显示较好。精囊腺实质为卷曲的管道及分支，T1WI 为低中信号，T2WI 为高信号，周围低信号为精囊管道壁。

四、前列腺

前列腺是不成对的实质性器官，呈前后略扁的栗子形，质硬，色稍灰红。上端宽大称前列腺底，与膀胱颈相邻接，并有尿道穿入，近底的后缘处有一对射精管穿入。下端尖细，称前列腺尖，向前下方与尿生殖膈相接。底与尖之间为前列腺体，体的后面平坦，在正中线上有一纵行浅沟称前列腺沟，前列腺肥大时，此沟消失。前列腺的排泄管开口于尿道前列腺部，其分泌物是精液的主要成分。

前列腺一般分为 5 叶，即前叶（位于尿道前方）、中叶（位于尿道和射精管之间）、后叶（位于射精管后下方）及两侧叶（紧贴尿道两侧）。老年人因激素平衡失调，导致前列腺结缔组织增生而引起的前列腺肥大，常发生在中叶和侧叶，压迫尿道引起排尿困难。

前列腺的表面，有结缔组织和平滑肌形成的前列腺囊包被，囊外面还有盆内筋膜形成的前列腺鞘包围。两者之间有前列腺静脉丛。在进行前列腺摘除术时，应避免损伤其被膜及静脉丛。

前列腺的位置和毗邻：前列腺位于盆腔内，膀胱与尿生殖膈之间。前列腺底与膀胱颈、精囊和输精管壶腹相邻；前面为耻骨联合；后面借疏松结缔组织与直肠相邻，活体直肠指诊可触及前列腺的后面，向上可触及输精管壶腹和精囊。

前列腺外周带主要由腺体组织构成，故在 T2WI 上因含水较高而信号较高，外周带在前列腺尖部较宽，基底部最薄，大部分前列腺癌起源于外周带。中央带位于前列腺外周带的前外侧，约占前列腺体积的

20%，因腺体少、基质多，故T2WI较外周带低，为中等信号强度。移行带为一较小区带，约占前列腺体积的5%，由前列腺尿道周围的腺体及纤维基质构成，常规MRI一般无法显示。成年人的中央带和移行带常无法区分，故将中央带与移行带统称为中央腺体。前列腺包膜为前列腺周边一薄层纤维肌肉性组织，连接周围筋膜，以T2WI显示较好，呈线状稍低信号，前列腺的包膜可不完整，故局部包膜缺失并不代表病变。

五、阴囊

阴囊为一皮肤囊袋，位于阴茎根与会阴之间。在阴囊正中线上，有一条纵行缝线，称阴囊缝。阴囊壁由皮肤和肉膜组成。阴囊皮肤薄而柔软，富含毛囊和皮脂腺，色素沉着明显呈深褐色。阴囊的浅筋膜缺乏脂肪组织而较致密，含有弹性纤维和平滑肌纤维，称肉膜。肉膜的舒缩可使阴囊松弛或收缩，以调节阴囊内的温度，有利于精子的发生。肉膜在阴囊缝处向深部发出阴囊中隔，将阴囊分为左、右两部，分别容纳各侧的睾丸、附睾及输精管睾丸部。

（李春娟　张　帅　陈　敏）

第3节　前列腺及精囊病变

一、前列腺增生

【概况】★★△△

1. 前列腺增生症（Benign prostate hyperplasia，BPH）是一种老年男性的常见病，是前列腺基质和腺体的增生肥大，包绕并挤压后尿道而引起的一系列梗阻和刺激症状。

2. 前列腺增生症多于40岁开始发病，50岁发病率为40%，随年龄增长而逐年增高，80岁可高达70%～80%。

3. 前列腺增生症其发展依赖于睾酮及年龄因素的共同作用，睾酮在前列腺内5α-还原酶的作用下转化为双氢睾酮（DHT），DHT与BPH的发生密切相关，能导致尿路梗阻和尿路刺激等一系列症状。

4. 前列腺增生病理改变主要为前列腺组织及上皮增生，常发生在两侧叶及中叶，增生部分特别是中叶和两侧叶可突入膀胱内，使膀胱出口抬高超过膀胱底部水平，这种活瓣作用可引起膀胱排尿障碍。

5. 前列腺增生症作为一种进行性疾病，严重影响患者生活质量，该病的诊治受到越来越多的关注。

【相关临床】★△

1. 前列腺增生症的临床表现 ①排尿异常。②梗阻症状为排尿踌躇、间断、终末滴沥、尿线细而无力、排尿不尽等。③刺激症状为尿频、夜尿多、尿急、尿痛。④发病年龄大都在50岁以后。⑤冷冻治疗。

2. 前列腺增生症的典型特征 ①移行带与中央带增大。②增强，早期明显强化。③ T_1WI低信号，T_2WI上为高或低信号。

3. 前列腺增生症的临床诊断要点 ①常见于50岁以上的老年男性。②前列腺对称性增大，以移行带和中央带为主。③MR：T1WI低信号，T2WI高或低信号。

4. 目前前列腺增生症术前的诊断方法主要有 ①前列腺特异抗原（prostate specific antigen，PSA）检测。②直肠指检（digital rectal examination，DRE）。③直肠内超声（transrectal ultrasonography，TRUS）。④MRI（magnetic resonance imaging，MRI）诊断。⑤活体组织检查（biopsy）。

【影像学检查方法】★★★△△

1. 常规X线检查 用于前列腺增生的常规X线检查方法有骨骼X线片及静脉尿路造影或膀胱造影及尿道造影。骨骼是前列腺增生好发转移的部位，尤以骨盆、腰椎、股骨等处常见，严重者侵犯全身骨骼。因此骨骼X线检查是前列腺癌的常规检查。

2. CT检查 CT扫描是前列腺疾病常用的检查方法。主要用于观察肿瘤范围及转移情况。CT扫描能够清晰显示前列腺及其周围解剖，不能显示前列腺内的分区解剖，因此不能显示前列腺内的小肿瘤（B2期以下），仅能发现前列腺的形态不对称，如有局部结节状隆起，提示有癌瘤的可能。

3. MRI扫描 MRI扫描是检查前列腺疾病重要的方法。尤其使用腔内线圈，对早期前列腺增生的检出更敏感。在MRI功能成像方面，动态增强扫描（dynamic contrast-enhanced MRI，DCE-MRI）、扩散成像（diffusion-weighted imaging，DWI）及表观扩散系数（apparent diffusion coefficient，ADC）图和MR波谱成像等技术有较大发展，进一步提高了前列腺癌MRI诊断的准确性。

4. 超声波检查 有经直肠与经腹部两种方法，其中又以经直肠超声（TRUS）最准确，测出前列腺的3径线后，可按以下公式计算前列腺重量：前列腺体积=0.52×（前列腺三径之乘积），将体积乘以比重1.05，即为前列腺重量。超声波检查还可测定残余尿，并根据声像图排除前列腺癌等疾病。超声波检查能了解前列腺的大小和形状，对外科医生选择微创治疗或手术治疗有帮助。

5. X线泌尿系造影 单纯前列腺增生患者此检查价值不大，多用来排除上尿路梗阻及有无膀胱输尿管反流。

【影像学表现】★★★△△

1. CT表现 ①前列腺体积增大，边缘光滑、清晰。②两侧对称。③移行带与中央带增大，外周带受压变窄。④CT增强，不均匀明显强化。⑤动态增强，早期呈相对不均匀强化，随时间延迟晚期强化趋向均匀。

2. MRI表现 ①T1WI上增大的前列腺呈均匀低信号。②T2WI上以腺体增生为主为高信号，以间质增生为主为低信号。③腺体增生者常有假包膜形成，为包绕中央区的环状低信号。④MR灌注成像表现PWI表现高灌注，SI-T曲线表现信号强度下降幅度明显大于外周带。⑤MRS良性腺体增生，枸橼酸和聚氨值增高，胆碱和胆碱化合物水平下降，良性间质增生，枸橼酸和聚氨减少和缺失。

【鉴别诊断】★★△△

1. 膀胱颈挛缩 直肠脂指检前列腺增生不明显，而症状较重，膀胱镜可见膀胱颈后唇抬高，后尿道与膀胱三角区收缩变短。此病可合并前列腺增生，治疗时应同时处理 。

2. 神经源性膀胱功能障碍 本病患者亦可有类似的症状，但直肠指检前列腺可不大，有神经系统疾病病史，如脑、脊髓及周围神经病变或糖尿病史等。神经科有关检查可提供诊断的线索，有条件者可行尿流动力学检查及尿道括约肌功能检测 。

3. 前列腺癌 ①常发生于外周带。②化验检查前列腺特异性抗原（PSA）升高提示前列腺癌。③T_2WI表现为高信号的外周带内单个或多发的片团状的低信号或混杂信号区。④MRS，胆碱和肌醇水平升高，枸橼酸水平明显下降。⑤前列腺癌常早期发生转移，一些转移征象有助于诊断。

4. 尿道狭窄 患者往往有泌尿生殖道器械操作、外伤和性传播疾病病史，尿道探查和尿道膀胱镜检查有助鉴别。另外，还应与精阜肥大、苗勒管囊肿、前列腺结核等少见疾病鉴别。

5. 前列腺增生 与癌不同的是增生病变密度相对均匀很少有坏死，然而癌常常密度不均匀，有坏死，肿瘤较大时常伴有转移灶。

二、前列腺恶性肿瘤

【概况】★★△△

1. 前列腺肿瘤最常见的是前列腺癌，多发生在老年人；其次是前列腺肉瘤，多发生在青年人。

2. 前列腺癌（prostate eancer，PCa）是前列腺上皮细胞的过度生长，与性激素有关。

3. PCa是男性泌尿生殖系统最常见的恶性肿瘤之一，其发病率在欧美国家恶性肿瘤中居首位，死亡率仅次于肺癌。在亚洲国家，随着人口增长、人均寿命延长和生活习惯改变以及该病检出手段日益进步，其发病率及死亡率逐年上升。

4. 前列腺癌作为一种老年性疾病逐渐呈现为高发病率、年轻化的趋势。前列腺癌的预后与早期诊断及早期治疗密切相关。

5. 95%以上为腺癌，其余为移行细胞癌、鳞癌和肉瘤。70%发生于外周带，20%发生于移行带。常为多病灶，单个结节占10%以下。

【相关临床】★△

1. 前列腺癌的临床表现 ①多发生于50岁以上的老年男性。②排尿不畅、少尿、无尿甚至尿失禁。③转移征象，骨骼疼痛及腹股沟淋巴结增大。④全身症状，消瘦、乏力、低热、进行性贫血和恶病质表现。⑤直肠指检，80%的病例中可获得诊断。⑥穿刺活检提供细胞学诊断依据。

2. 前列腺癌的典型特征 ①多发生于外周带。②CT上等密度病灶。③T2WI上低信号。④早期明显强化

3. 前列腺癌的临床诊断主要包括 早期诊断及定位、分期诊断及对侵袭性的预测。其中，肿瘤的体积（大小）、TNM分级、Gleason评分是前列腺癌预后的主要评价指标。

4. 目前前列腺癌术前的诊断方法主要有 ①前列腺特异抗原（prostate specific antigen，PSA）检测。②直肠指检（digital rectal examination，DRE）。③直肠内超声（transrectal ultrasonography，TRUS）。

④ MRI（magnetic resonance imaging，MRI）诊断。⑤活体组织检查（biopsy）。

5. 超声引导下经直肠穿刺活检 被视为前列腺癌术前诊断金标准。

【影像学检查方法】★★★△△

1. 常规 X 线检查 用于前列腺癌的常规 X 线检查方法有骨骼 X 线片及静脉尿路造影或膀胱造影及尿道造影。骨骼是前列腺癌好发转移的部位，尤以骨盆、腰椎、股骨等处常见，严重者侵犯全身骨骼。因此骨骼 X 线检查是前列腺癌的常规检查。

2. CT 检查 CT 扫描是前列腺疾病常用的检查方法。主要用于观察肿瘤范围及转移情况。CT 扫描能够清晰显示前列腺及其周围解剖，不能显示前列腺内的分区解剖，因此不能显示前列腺内的小肿瘤（B2 期以下），仅能发现前列腺的形态不对称，如有局部结节状隆起，提示有癌瘤的可能。

3. 超声检查 包括经腹及腔内两个途径。经腹 B 超的适应证同 CT。经腔内的方法是鉴别前列腺增生与癌，是检出早期前列腺癌的首选方法。必要时可在 B 超引导下穿刺活检定性。

4. MRI 扫描 MRI 扫描是检查前列腺疾病重要的方法。尤其使用腔内线圈，对早期前列腺癌的检出更敏感。

在 MRI 功能成像方面，动态增强扫描（dynamic contrast-enhanced MRI，DCE-MRI）、扩散成像（diffusion-weighted imaging，DWI）及表观扩散系数（apparent diffusion coefficient，ADC）图和 MR 波谱成像等技术有较大发展，进一步提高了前列腺癌 MRI 诊断的准确性。

5. 影像学首选 MRI 平扫及扩散成像，MRS。

【影像学表现】★★★△△△

1. 常规 X 线表现 如果骨骼有转移说明前列腺癌已属于晚期。肺癌的早期症状，转移瘤破坏骨 40% 以上才能在 X 线片上表现出来，因此有假阴性的可能。与骨扫描相比，骨扫描比骨 X 线片敏感，可较早发现骨转移灶。有学者报道 23% 的 X 线片阴性患者的骨扫描有阳性发现。

前列腺癌的骨转移表现为成骨型、混合型（成骨和溶骨混合同时存在）及溶骨型，以成骨（80%）、及混合型（15%）更为多见。病变区骨质密度增高、硬化（成骨表现）或多个圆形、不规则形破坏区，骨小梁消失，边界模糊（移行带不清晰）。静脉尿路造影或膀胱尿道造影间接反映前列腺增大，不能定性诊断。

2. CT 表现 ①大多数前列腺外形不规则增大，以外周带为主。②肿块多呈等密度，可见钙化。③ CT 增强，低密度外周带内局限性或多发的异常强化区。④晚期，有明显的占位效应和转移征象。⑤ CT 灌溉，BV、BF、MTT、PEI 低于正常或者增生前列腺组织。

前列腺边缘结节状隆起及边缘毛糙是 CT 诊断前列腺癌的较可靠的征象。CT 有助于检出前列腺向外周侵犯（≥C 期），表现为前列腺、精囊间脂肪层消失或向膀胱底部不规则隆起，精囊膀胱角不对称。精囊一侧增大或一侧输尿管、肾盂积水，说明肿瘤偏一侧生长，侵犯相应的结构。CT 诊断前列腺癌的敏感性在 60%～72%，然而对包膜外侵犯的诊断准确性为 72%～85%。CT 对前列腺癌淋巴转移的诊断准确率为 80%～90%，其标准为淋巴结直径＞1.5cm 为转移，直径＞1 cm 为可疑转移。

3. 超声表现 前列腺癌表现前列腺不规则增大，腺体内结构不清，有不均质回声区或低回声结节或团块，可侵犯包膜或达膜外。

4. MRI 表现 ① T2WI 上高信号的外周带内低信号或混杂信号区。② MRI 增强早期明显强化，延迟期强化程度下降呈低信号。③ MRS 胆碱和肌醇水平升高，枸橼酸水平明显下降。④ ADC 值降低，DWI 高信号。

前列腺癌表现前列腺不规则增大，腺体内结构不清，各带消失，尤其边缘带出现不均质信号区，前列腺包膜不光整或不连续、中断，包膜外见软组织信号影。盆腔内可见肿大淋巴结。转移的淋巴结诊断标准同 C。

【鉴别诊断】★★△△

前列腺癌的诊断中常要与前列腺增生及其他鉴别。

1. 前列腺增生 ①多发生在前列腺尿道周围的移行带，逐渐占据中央带。表现为前列腺增大，压迫、推压膀胱底壁，边缘光整。②常双侧对称。③增生明显时前列腺可有分叶，明显凸入膀胱腔内，可类似膀胱肿瘤。④ T2WI 上为等信号或高信号的结节。⑤动态增强 MRI 表现为逐渐强化，延迟强化，峰值多位于晚期。⑥ MRS，良性腺体增生，枸橼酸和聚胺值增高，胆碱和胆碱化合物水平下降。⑦良性间质增生枸橼酸和聚胺减少和缺失。

前列腺增生与癌不同的是增生病变密度相对均匀很少有坏死，然而癌常常密度不均匀，有坏死，肿瘤较大时常伴有转移灶。

2. 发生于外周带的良性病变 ①局限性前列腺炎、肉芽肿性病变，炎症通常为片状，强化较晚或延迟强化。②前列腺活检后出血在 T_2WI 上也可表现为低信号灶，但一般 T1WI 为高信号。

3. 前列腺肉瘤 影像表现无特征性，不能与前列腺癌区别，需结合患者年龄，临床查体情况诊断。

三、精囊腺异常

【概况】★★△△

1. 精囊腺异常分为精囊腺炎和精囊肿瘤。

2. 精囊腺炎是泌尿生殖系统的一种常见病，常由细菌感染所致。单纯孤立性精囊腺炎少见，往往继发于尿道生殖系统其他器官感染，最常见的是与前列腺炎同时发生。精囊炎的炎症过程为黏膜充血、水肿、脱屑，精囊的管腔阻塞，继而出现血精。精囊炎急性者表现为尿急、尿痛、排尿困难，可见终末血尿。慢性者以尿频、尿急，并伴排尿不适、有灼热感为明显。

3. 原发精囊肿瘤罕见，继发肿瘤较常见，为前列腺、膀胱、直肠肿瘤等恶性肿瘤侵及精囊。临床上常无症状，偶见血精。良性肿瘤包括平滑肌瘤、纤维瘤、血管瘤及脂肪瘤等，其中以平滑肌瘤最为常见。原发精囊癌最常见为腺癌，多见于老年男性。精囊肉瘤（主要为平滑肌肉瘤、纤维肉瘤）很少见，后腹膜肉瘤转移至精囊与原发精囊肉瘤颇难鉴别。最常见精囊恶性肿瘤为转移，为邻近器官恶性肿瘤直接蔓延。前列腺肿瘤经射精管或经精囊周围组织直接蔓延到精囊，膀胱及直肠肿瘤经精囊周围脂肪组织扩散。

【相关临床】★△

1. 精囊炎的临床诊断主要包括：血精，直肠指诊发现精囊腺肿大、压痛，精液细胞学检查发现白细胞。

2. 结合临床病史对于精囊转移诊断非常重要。

【影像学表现】★★★△△△

MRI 表现

1. 急性精囊炎

（1）精囊增大，管状腺体管腔增宽，信号异常，但整体结构无异常，仍呈纡曲管状结构聚集成团。

（2）T1WI 上为等信号或低信号，合并出血时 T1WI 呈高信号，T2WI 信号表现不一，可呈稍低或稍高信号。

2. 慢性精囊炎 精囊萎缩，精囊内液体量明显减少；T1WI 及 T2WI 上信号均减低。

3. 良性精囊肿瘤

（1）肿瘤边缘光滑、清晰；平滑肌瘤、纤维瘤表现为精囊实性软组织肿物，T1WI 上为等信号，T2WI 上为等或高信号。

（2）错构瘤信号不均匀。

（3）皮样囊肿信号混杂，内可见脂肪及钙化灶。

4. 恶性精囊肿瘤 恶性肿瘤表现为多样化，原发罕见，最常见由前列腺癌蔓延而来。

（1）囊受侵时可见精囊不对称性增大，腺管失去正常结构，T2WI 双侧精囊信号不对称，受侵侧出现局灶性低信号区；双侧精囊在 T2WI 中皆呈低信号，提示双侧精囊广泛受侵。

（2）受侵犯的精囊在 DWI 上呈高信号，ADC 图上呈低信号，与前列腺癌信号一致。

（3）DCE-MRI 表现为病变区异常强化尤以早期强化更有意义，有助于鉴别诊断。

【鉴别诊断】★★△△

1. 精囊肿瘤 良性肿瘤或肿瘤样病变以囊肿较多见，表现为类圆形水样信号，潴留液体内含大量蛋白时 T1WI 信号可增高；恶性肿瘤中，多见于前列腺癌侵犯精囊，表现为精囊不对称性增大，腺管失去正常结构，T2WI 双侧精囊信号不对称，受侵侧出现局灶性低信号区，动态增强有助于鉴别诊断，肿瘤及肿瘤侵犯表现为病变区异常强化尤以早期强化更有意义，精囊炎则无局灶性异常强化且整体结构完整。

2. 精囊结核 精囊不规则增大或缩小，信号不均，其边缘与周围脂肪组织的界限模糊；T1WI 呈低信号，T2WI 呈高信号，若有纤维化则 T2WI 可见不规则低信号；增强扫描时，病灶区可见不规则异常强化；因其大多与泌尿系结核同时存在，泌尿系结核病史对鉴别诊断很重要。

3. 精囊炎 信号改变与炎症时期相关，信号多变，体积可增大或萎缩，但精囊整体结构无异常，仍呈纡曲管状结构聚集成团，这是鉴别的要点。

（李春媚　张　帅　陈　敏）

第4节 睾丸病变

一、隐睾

【概况】★★△△

1. 隐睾（cryptorchism）是指睾丸未下降至阴囊，包括睾丸下降不全和睾丸异位。临床上绝大多数隐睾为睾丸下降不全。

2. 异位睾丸最常位于腹股沟浅表小窝内。80%的隐睾可被触及，20%不可被触及，大约20%不可触及睾丸是睾丸缺如，30%是睾丸萎缩。

3. 儿童可以回缩睾丸，通常只需要随访以证明睾丸处于正常状态而没有回缩即可。

4. 诊断双侧无睾症时，必须确认其男性染色体核型，有必要进行内分泌学评估，以助于判断单侧或双侧睾丸是否存在。

【相关临床】★△

1. 隐睾的病因是由睾丸下降异常造成，引起睾丸下降异常的因素很多，常见的有：将睾丸引入阴囊的睾丸引带异常或缺如，致使睾丸不能由原来的位置降至阴囊；先天性睾丸发育不全使睾丸对促性腺激素不敏感，失去下降动力；下丘脑产生的黄体生成素释放激素使脑垂体分泌的LH和卵泡刺激素FSH缺乏，也可影响睾丸下降的动力。

2. 隐睾临床表现主要包括不育症、恶性变、疝气、睾丸扭转。腹腔镜是当前隐睾诊断的“金标准”，在定位时可进行治疗。

3. 由内分泌因素所致者多为双侧隐睾，由其他因素引起者多为单侧隐睾，有时隐睾可合并有腹股沟斜疝。双侧或单侧隐睾伴阴茎短小、尿道下裂等，需进行HCG刺激试验、雄激素、FSH、LH、MIS/AMH测定、染色体核型、遗传基因测定等检查。

【影像学检查方法】★★★△△

1. 主要针对不可触及的睾丸，为确定睾丸是否存在及其定位，B超可作为术前常规检查。

2. CT、MRI相对B超在诊断隐睾的价值上无优势。睾丸动静脉造影及精索静脉造影不推荐使用。睾丸未降行放射性检查没有意义，在大多数情况下手术选择、手术方式、隐睾功能的改善等都不取决于影像学结果。

【影像学表现】★★★△△△

1. 超声表现 腹股沟管、阴囊根部等表浅的隐睾，超声表现为椭圆形，形态较规整，与正常睾丸类似均匀性低回声。对腹腔内及腹膜后的不可触及的隐睾，超声显示为不均质的高回声，隐睾内血流信号及频谱不易探测。由于位置较深、图像分辨率差，同时因肠气干扰，易同腹腔淋巴结、肠管等结构混淆。

2. CT表现 表现为睾丸移行部位类圆形软组织密度影，大小不等，边界清楚，轮廓光整，密度较均匀，增强后轻度均匀强化。CT能提供较好的睾丸及周围组织的结构图像，结合增强CT，依据睾丸动脉供血情况及强化方式可以做出定性诊断。如果隐睾体积较大，其内密度不均，增强后显示不均匀强化，则提示恶变。若隐睾发育不良，其密度类似腹壁肌肉，也易漏诊。同时CT的软组织分辨率较MRI低，由于周围缺乏脂肪组织的对比，CT平扫难以同腹腔淋巴结、血管及肠管鉴别而造成漏诊。

3. MRI表现 可以多方位成像，软组织分辨率高，解剖结构清晰，同时能反应隐睾部分组织学特性，隐睾的MRI信号与正常睾丸相近，T1WI为低信号，T2WI为较高信号；而肠管内的气体，在T1WI和T2WI为低信号，肠管外的脂肪T1WI为高信号，T2WI为稍高信号。可清晰显示睾丸与周围组织结构关系，根据其特征性信号差别进行鉴别。

【鉴别诊断】★★△△

1. 腹股沟增大淋巴结 增大淋巴结形态往往不同于隐睾，淋巴结常为圆形，隐睾为椭圆形，另外两者的部位不同，隐睾位于精索走形区，周围可见精索结构。

2. 腹股沟斜疝 腹股沟斜疝往往体积较大，临床表现典型，内含肠道脂肪。

二、睾丸及相关结构的良性病变

【概况】★★△△

1. 睾丸与附睾炎症是男性生殖系统的常见炎症，可由多种致病因素引起，可分为非特异性、病毒性、霉菌性、螺旋体性、寄生虫性、损伤性、化学性等多种类型。

2. 睾丸与附睾炎症感染途径以血行和淋巴管途径多见，也可由尿道、精囊、输精管、附睾逆行侵入睾丸，常常累及附睾。

3. 临床上常见的是非特异性睾丸炎，多发生在尿道炎、膀胱炎、前列腺炎、前列腺术后及长期留置导尿管的患者。

【相关临床】★△

睾丸附睾感染性病变可仅发病于睾丸或附睾，也可二者同时受累，临床主要表现为患侧阴囊肿痛，可有压痛，可伴有其他部位发病，特别是精囊。

【影像学检查方法】★★★△△

睾丸附睾位置表浅，超声简便易行，可反复检查，可用于观察不同抗感染治疗阶段的睾丸附睾病变特点、动态观测其变化，观察治疗效果，是目前临床常用的筛查和随访检查方法。；当超声表现不典型，诊断有困难时可进行 MRI 检查。MRI 可清晰显示病变及其与周围组织 的关系，甚至可以观察前列腺、精囊腺的情况，多序列的成像分析病变的信号特点，推测其可能组织学成分，且其增强扫描检查对鉴别诊断提供了更多的依据，有助于病变的正确诊断。

【影像学表现】★★★△△△

睾丸及附睾炎症在 MRI 上呈弥漫性肿大，信号混杂，可合并鞘膜积液。结核与非特异性炎症实性强化区 DWI 呈低、等或稍高信号，脓肿和干酪样坏死区 DWI 呈高信号，脓肿 T2WI 信号较高，增强边缘强化，壁比较光滑，腔内信号较低；干酪样坏死 T2WI 信号相对脓肿低，增强边缘强化，壁不及其光滑，腔内信号欠均匀，强化环内无强化区高于水样信号，似可见轻度强化结节或可见明显强化结节。

【鉴别诊断】★★△△

非特异性炎症与睾丸附睾结核临床症状不典型时常需相互鉴别。有学者认为，当实验室检查阴性，对常规的抗炎治疗效果不明显时，进行 MRI 检查发现睾丸附睾弥漫肿大或单发、多发实性或囊实性结节灶，且实性部分在 T1WI 上呈等或稍高信号，T2WI 呈低信号或以低信号为主的混杂信号，考虑睾丸附睾结核。增强扫描 T2WI 低信号区明显强化，要重点考虑结核的可能。

三、睾丸肿瘤

【概况】★★△△

1. 睾丸肿瘤（testis tumor）并不常见，仅占全身恶性肿瘤 1%，然而却是 15～34 岁人群的最常见癌。其病因包括先天因素及后天因素。先天因素中以隐睾患者发病率最高，其次为遗传及睾丸女性综合征；后天因素以损伤为主要原因，其次为激素及感染，使睾丸继发萎缩、细胞变性引起肿瘤。

2. 睾丸肿瘤可分为原发性和继发性两大类。原发性肿瘤根据组织学分类分为生殖细胞瘤和非生殖细胞瘤，以生殖细胞瘤多见，比例约占 95%。生殖细胞瘤又可进一步分为精原细胞瘤和非精原细胞瘤，以精原细胞瘤常见，占全部生殖细胞瘤的 35%～50%。非精原细胞瘤包括胚胎瘤、畸胎瘤、绒毛膜上皮癌等。非生殖细胞瘤包括纤维瘤、淋巴瘤、纤维肉瘤、血管瘤等，临床较少见。

3. 隐睾是睾丸肿瘤公认的危险因素，肿瘤发生率约为正常 20～40 倍。

4. 睾丸肿瘤的发病与年龄相关，主要的发病年龄是 15～35 岁，且绝大部分（约 95%）是生殖细胞起源。

【相关临床】★△

1. 睾丸肿瘤患者临床表现为睾丸无痛性肿大，腹部可及质硬包块。肿瘤标志物检查有提示作用，精原细胞瘤者血内胎盘酸性磷酸酶（PLAP）常常增高，而非精原细胞瘤者常有 HCG 及 AFP 增高。

2. 精原细胞瘤主要症状为阴囊疼痛伴坠胀感、睾丸局限性生长缓慢的肿块，少数以腹股沟或颈部肿块等转移症状为首发表现。

3. 睾丸癌的典型表现为睾丸肿块或无痛性增大，疼痛在大约 25% 患者中可见。

【影像学表现】★★★△△△

MRI 表现

1. 精原细胞瘤

（1）肿瘤呈结节性或分叶状实性肿块，边界清晰，可伴有囊变、坏死等。

（2）肿瘤实质 T1WI 呈等或稍低信号，T2WI 呈均匀低信号，增强扫描肿瘤呈轻度强化，纤维血管分隔则明显强化。

2. 非精原细胞瘤 病理变化大，MRI 表现多变；因出血和坏死，T2WI 上表现为高低不等的斑片状信号，是该类肿瘤的特点；增强后实质部分可出现明显强化。

【鉴别诊断】★★△△

睾丸各种肿瘤之间的鉴别诊断比较困难，有研究认为为 T2WI 病变呈相对均匀低信号时可提示精原细胞瘤，能够区分精原细胞瘤和非精原细胞瘤，对于难以鉴别的肿瘤需进行组织学检查。

（李春媚　张　帅　陈　敏）

参考文献

[1] Barentsz JO, Richenberg J, Clements R, et al. European society of urogenital radiology. ESUR prostate MR guidelines 2012. Eur Radiol, 2012, 22 (4): 746-757.

[2] Mostofi FK.Proceedings: testicular tumors, epidemiologic, etiologic, and pathologic features. Cancer, 1973, 32: 1186-2013.

[3] Ikonen S, Karkkainen P, Kivisaari L, et al. Endorectal magnetic resonance imaging of prostatic cancer: comparison between fat-suppressed T2-weighted fast spin echo and three-dimensional dual-echo, steady-state sequences. Eur Radiol, 2001, 11 (2): 236-241.

[4] Kurhanewicz J, Swanson MG, Wood PJ, et al. Magnetic resonance imaging and spectroscopic imaging: Improved patient selection and potential for metabolic intermediate endpoints in prostate cancer chemoprevention trials. Urology, 2001, 57 (4 Suppl 1): 124-128.

[5] Peter S, Simon M C, Peter R, et al. Pathologic characterization of human prostate tissue with proton MR spectroscopy. Radiology, 2003, 228 (1): 144-151.

[6] Alonzi R, Padhani AR, Allen C. Dynamic contrast enhanced MRI in prostate cancer. Eur J Radiol, 2007, 63 (3): 335-350.

[7] 林咏梅，陆瑛．良性前列腺增生中西药治疗进展．云南中医药杂志，2007，28（4）：48-50.

[8] 吴阶平．泌尿外科．济南：山东科学技术出版社，2004：1160-1167.

[9] Emberton M, Andriole GL, Rosette J, et al. Benign prosta t i c h y p e r p l a -s i a: a p r o g r e s s i v e d i s e a s e o f a g i n g m e n. U r o l o g y, 2003, 61: 267-273.

[10] American Urological Association Practice Guidelines Committee. American Urological Association guideline on management of benign prostatic hyperplasia (2003). Chapter 1. Diagnosis and treatment recommendations. J Urol, 2003, 170: 530-547.

[11] Jemal A, Siegel R, Ward E, et al. Cancer statistics. CA Cancer J Clin, 2007, 57 (1): 43-66.

[12] Parkin DM, Bray F, Ferlay J, et al. Global cancer statistics. CA Cancer J Clin, 2002, 55 (2): 74-108

[13] Costello LC, Franklin RB, Narayan P, et al. Citrate in the diagnosis of prostate cancer. Prostate, 1999, 38 (3): 237-245.

[14] Wang JY, Chen X, Liu M, et al. MRI in clinical diagnosis and treatment of prostate cancer. Chin J Magn Reson Imaging, 2010, 1 (4): 253-256.

[15] 王建业，陈鑫，刘明，等.MRI 在前列腺癌诊断和治疗中的应用．磁共振成像，2010，1（4）：253-256.

[16] Li CM, Chen M, Li SY, et al. Prostate cancer detection: comparison of T2-weighted imaging, diffusion-weighted imaging, proton magnetic resonance spectroscopy, and the combination of three techniques. Chin J Magn Reson Imaging, 2010, 1 (4): 257-263.

[17] 李春媚，陈敏，李飒英，等．前列腺癌的 MRI 诊断：T2WI、DWI、MRS 及其综合应用．磁共振成像，2010，1（4）：257-263.

[18] 陆敏华，贺情情，张浩，等．经直肠超声在精囊炎病程判定及治疗策略选择中的应用．中华腔镜泌尿外科杂志（电子版），2013，（6）.

[19] 陈嵘，徐月敏，乔勇，等．慢性精囊炎的介入治疗．中华男科学，2013（6）.

[20] 刘东，李凤华．隐睾的影像学诊断．中国男科学杂志，2006（8）.

[21] 刘倚河，郑玉凤，张蓉，等．超声诊断隐睾症的临床应用价值．临床军医杂志，2003（3）.

[22] 邱喜雄，雷益，杜立新，等．睾丸良性病变的 MRI 诊断．海南医学，2013，24（4）：531-533.

[23] Silverberg E.Cancer in young adults (ages 15-34).Cancer J Clin, 1982, 32: 32-42.

[24] Mostofi FK.Proceedings: testicular tumors, epidemiologic, etiologic, and pathologic features. Cancer, 1973, 32: 1186-2013.

[25] Skakkebaek NE, Berthelsen JG, Giwercman A, et al.Carcinoma in situ of the testis: possible origin from gonocytes and precursor of all types of germ-cell tumours except spermatocytoma.Int J Androl, 1987, 10: 19-28.

[26] Nichols CR.Testicular cancer. Curr Probl Cancer, 1998, 22: 187-274.

第 73 章　腹膜后病变

第 1 节　腹膜后间隙正常解剖

【概况】★★△△

1. 腹膜后间隙位于后腹部，又称后腹膜腔是壁腹膜与腹横筋膜之间的间隙及其内解剖结构的总称，上达隔下，下止盆膈。位于其内的器官有胰腺、部分十二指肠、肾上腺、肾脏、输尿管等。此间隙内还有腹主动脉、下腔静脉及分属支、神经干（交感神经、脊神经）、淋巴结、淋巴管及大量疏松结缔组织、脂肪、肌肉、筋膜、胚胎残留组织、原始泌尿生殖嵴残留部分，以上组织均可成为肿瘤起源。

2. 腹膜后间隙范围包括肾上腺、肾、输尿管、十二指肠、胰、升结肠、降结肠、腹部大血管、神经、淋巴结、疏松结缔组织

【正常解剖】★△

1. 腹膜后间隙分为三个解剖区　肾筋膜前后两层，即肾前筋膜和肾后筋膜以及二者在升、降结肠后融合形成的侧椎筋膜，将腹膜后间隙分为三个间隙即肾旁前间隙、肾周间隙及肾旁后间隙。

（1）肾旁前间隙：位于肾前筋膜与后壁腹膜之间，外侧止于侧椎筋膜、两侧的间隙潜在相通，其内含胰腺、十二指肠的降部、水平部及升部，升、降结肠以及供应肝、脾、胰腺和十二指肠的血管。肾旁前间隙内的任何结构的病变都可能引起肾前筋膜和侧椎筋膜的增厚，最常见的病因来源于胰腺、结肠、十二指肠或阑尾。而肾脏很少是肾旁前间隙病变的原因。

（2）肾周间隙：位于肾前筋膜与肾后筋膜之间，内含肾上腺、肾脏、肾脏血管及周围的脂肪囊。 肾筋膜上方与膈筋膜相融合，外侧与侧椎筋膜相融，下方肾筋膜前后两层与髂筋膜及输尿管周围的结缔组织疏松融合或相连，因此，此间隙下部与髂窝相通，内侧肾前筋膜融会于肠系膜根部围绕大血管的致密结缔组织中，肾后筋膜则与腰大肌和腰方肌筋膜融合。肾周间隙内器官的病变导致肾筋膜增厚，并侵犯肾周脂肪囊。

（3）肾旁后间隙：位于肾后筋膜与腹横筋膜之间，内仅含脂肪组织，内侧止于肾后筋膜与腰大肌、腰方肌筋膜融合处，外侧与腹侧壁的腹膜外脂肪层相连，下方在髂嵴水平是开放的。上方、肾旁后脂肪层向上伸延至隔下腹膜外脂肪层。此间隙因为不含重叠的器官，因此，病变很少来源于此处。肾旁后间隙的病变常常与其他腹膜后间隙的病变有关。

2. 腹膜后间隙之间的交通　尽管腹膜后三个间隙解剖上是完整的，但它们之间存在潜在的交通，一个间隙的病变可波及另外的间隙。

（1）同侧的三个腹膜后间隙在髂嵴平面下潜在相通。

（2）两侧的肾旁前间隙在中线潜在相通。

（3）两侧的肾周间隙在中线是否相通，存在争议，多数人认为潜在相通。

（4）两侧的肾旁后间隙中线不相通，但通过腹前壁的腹膜外脂肪层使两侧在前方潜在相通。

（5）另外，盆腔的病变可直接蔓延至腹膜后三个间隙，直肠、乙状结肠的病变也容易波及腹膜后间隙。

（6）任何一个间隙的病变，可因为浓液、胰腺消化酶的作用或肿瘤的侵蚀、破坏筋膜的屏障作用而直接侵犯其他间隙。

（李春娟　张　帅　陈　敏）

第2节 腹膜后炎症、脓肿及血肿

【概况】★★△△

1．腹膜后间隙是指后腹膜壁层与腹横筋膜之间的一个立体间隙，其范围上至膈肌，下达盆腔。腹膜后间隙的解剖较复杂，其内的筋膜附着、伸延，将腹膜后间隙划分成不同的间隙，这些间隙相互独立又相互通连。由于胰腺、肾脏等脏器的存在，腹膜后间隙的感染性病变并不少见。

2．腹膜后脓肿多继发于炎性疾病和外伤，少数与血源性感染和医源性因素有关，根据病因可将腹膜后脓肿分为：原发性和继发性两类。临床上腹膜后脓肿较腹腔脓肿少见，多继发于与腹膜后间隙相邻或其内器官的疾病。

（1）炎性疾病：急性坏死性胰腺炎、炎性疾病所致消化道穿孔、克罗恩病、腹膜后阑尾穿孔、肾脏疾病、胆道穿孔等。

（2）外伤：十二指肠、结肠、肾脏等损伤导致感染累及腹膜后间隙。

（3）血源性感染：皮肤或呼吸道感染经血液途径播散所致，多继发于糖尿病，HIV等免疫功能受损状态下。

（4）医源性因素：胆道探查取石术中损伤胆道，ERCP检查及奥狄氏括约肌切开，腹腔镜胆囊切除术中结石遗留于腹腔等。

3．腹膜后血肿是较为严重的创伤性疾病，由于腹膜后间隙解剖结构较为特殊，存在较深的潜在腔隙，间隙范围大，组织结构较为疏松，其出血后局限能力较差，腹部脏器、血管在受到损伤易发生出血，而腹膜后间隙扩大时易形成血肿。

【相关临床】★△

1．腹膜后炎症临床表现为急性腹痛，血和（或）尿淀粉酶升高，临床可能怀疑急性胰腺炎；腰背部隐痛或胀疼，尿液中发现脓细胞和（或）白细胞增多，伴有发热症状，临床怀疑可能泌尿系感染。

2．腹膜后脓肿表现的主要症状大多为发热、腹痛，腹胀等，其全身症状较重，与腹部体征不符。特征性体征有腰大肌强直征、腹部肿块、肋腰部过敏、坠积性水肿、腹痛，但无明显的腹膜刺激征，肠鸣音减弱或消失。延误诊断时，脓肿向潜在间隙蔓延扩散，可破溃于胸腔、腹腔、纵隔、前腹壁、腰大肌、臀部或股部。

3．腹膜后血肿发病情况较为隐匿，早期临床症状不明显，尤其是患者在合并严重腹腔脏器损伤后，复合伤的症状会掩盖腹膜后血肿，因此单凭症状和体征很难鉴别。

【影像学检查方法】★★★△△

CT扫描速度快，能够在较短时间内对腹部区域进行扫描；且CT图像具有较高的空间分辨率和密度分辨率，能够清楚显示盆腔、腹部结构特点，也能够明确腹膜后血肿与相邻结构的解剖关系，准确判断病变范围和程度。同时CT可在较短时间内判断血肿稳定性，判断是否合并其他脏器损伤；并可全面观察到盆腔、腹部及其他脏器的损伤情况，为临床治疗提供了必要的参考价值。与CT比较MR软组织分辨率较高，但扫描时间较长。

【影像表现】★★★△△

1．腹膜后炎症 CT或MR可显示细微的解剖细节，能全面 、直观地显示腹膜后间隙内各器官组织的毗邻关系 ，正常肾筋膜的走行和分布 ，以及在感染状态下各间隙内组织器官的改变 、间隙积液（ 积脓）、筋膜和腹膜等的改变情况 ，从而准确评价腹膜后间隙感染的程度和累及范围 ，为临床治疗

2．腹膜后脓肿 X线腹部平片可示肾轮廓和腰大肌阴影消失，口服水溶性造影剂进入脓腔可诊断消化道穿孔。目前B超和CT的广泛应用，为诊断腹膜后脓肿提供了极大帮助，可显示脓肿大小及范围，诊断敏感性可达67%和100%。

【鉴别诊断】★★△△

结合病史、临床症状、实验室检查及影像学检查，易鉴别诊断。

腹膜后血肿：X线平片对创伤性腹膜后血肿不敏感，无特异性，易出现漏诊、误诊情况。

（李春媚 张 帅 陈 敏）

第3节 原发腹膜后肿瘤

【概况】★★△△

1．原发性腹膜后肿瘤（primary retroperitoneal neoplasm，PRN）是指除后腹膜固有器官（如胰腺、肾脏、肾上腺等）以外，起源于腹膜后组织的原发肿瘤。

2．原发性腹膜后肿瘤较为少见，约占全身肿瘤的0.01%～0.3%，多为恶性（占80%以上），以肉瘤多见。

3．原发性腹膜后肿瘤以间叶组织肿瘤多见，其他有神经源性、血管源性、生殖细胞源性、上皮残余组织源性等。

4．原发腹膜后肿瘤按组织来源分为中胚层组织来源、神经组织来源、生殖细胞来源、淋巴/血管组织来源、其他组织来源等五类。

【相关临床】★△

1．原发腹膜后肿瘤的临床表现 ①缺乏特异性，肿瘤较小时，一般无明显症状。②病变增大到一定程度，影响邻近器官出现相应症状，如腰背部胀痛或肋部不适伴腹部包块。

2．原发腹膜后肿瘤的典型特征（提示病变来自腹膜后）①肿瘤与腹膜后器官间脂肪间隔存在。②腹膜后器官（如胰腺、肾脏等）受压向前移位。③肿瘤与相邻后腹壁或盆腔肌肉脂肪间隙不清或消失。④肿瘤包裹腹主动脉或下腔静脉，腹部大血管向前及向对侧移位。

3．原发腹膜后肿瘤的临床诊断要点 ①来自腹膜后间隙间质成分的肿瘤，绝大多数为恶性。②恶性肿瘤中以平滑肌肉瘤、脂肪肉瘤和恶性纤维组织细胞瘤为多见，其他类型少见。③肿块的位置、密度、强化程度有助于鉴别诊断。

4．目前前列腺癌术前的诊断方法主要有：①前列腺特异抗原（prostate specific antigen，PSA）检测。②直肠指检（digital rectal examination，DRE）。③直肠内超声（transrectal ultrasonography，TRUS）。④MRI（magnetic resonance imaging，MRI）诊断。⑤活体组织检查（biopsy）。

5．多层螺旋CT和MR检查由于具有高分辨率和良好的解剖结构显示能力，已成为腹膜后肿瘤诊断中极为重要的检查手段。

【影像学检查方法】★★★△△

1．CT和MRI对腹膜后肿瘤的检查意义在于准确定位、诊断和术前评估。对少见肿瘤的准确诊断依赖于对各类肿瘤影像特点的了解、识别内部组织特征、判断肿瘤生长方式等。

2．影像学首选CT平扫及增强检查。

【影像学表现】★★★△△△

（一）CT

恶性肿瘤中以平滑肌肉瘤、脂肪肉瘤和恶性纤维组织细胞瘤为多见，其他类型少见，恶性肿瘤密度常常不均，坏死、囊变多见，多呈不均一强化。

1．脂肪肉瘤 ①可分为实体型、假囊肿型和混合型。②混合型者表现为不均一密度并含有脂肪性低密度灶。③其特点为肿瘤常呈侵袭性生长，可深入各种间隙内。

2．平滑肌肉瘤 ①易发生坏死、囊变，甚至呈厚壁囊肿表现。②最常转移至肝，转移灶呈"牛眼"征。

3．恶性纤维组织细胞瘤 ①分为5型，纤维型、巨细胞型、黏液型、炎症型、血管瘤型。②肿瘤较大并向周围浸润生长，肿瘤内部坏死显著，瘤内出血常见，可伴转移。③团块状或环状钙化是特征性表现。④轨道征强化可提示本病，为间隔样强化伸入肿瘤坏死区所致。

4．神经母细胞瘤 ①常有斑点状钙化。②易发生在婴幼儿或儿童。③良性肿瘤常呈圆形或椭圆形肿块，边界清楚和邻近结构多有明确分界。

5．神经源性良性肿瘤 ①通常位于脊柱两旁，边界清楚。②其密度可从水样密度到肌肉密度。③增强检查肿瘤实体部分发生强化。

6．脂肪瘤 呈均一脂肪性低密度。

7．畸胎瘤 含有3个胚层组织结构的囊实性肿块。

（二）MRI

形态学表现同CT检查，分化良好的脂肪肉瘤含有脂肪组织。

1．脂肪肉瘤 具有特征性MRI表现，呈均匀短

T1 长 T2 脂肪信号，并可为脂肪抑制序列所抑制。

2. 平滑肌肉瘤 ①肿块信号不均，T1WI 上以低至中等信号为主，T2WI 上以中至高信号为主，坏死区信号更高。②肿瘤富有侵袭性，易侵犯下腔静脉。

3. 畸胎瘤 ①通过不同成像序列，可识别出其内含脂肪、囊液、软组织和钙化。②增强扫描囊壁及实体性部分可增强。

4. 异位的腹主动脉旁嗜铬细胞瘤 ① T2WI 上呈显著高信号。②实体部分有明显强化。

（三）X 线

1. 平片、胃肠道和尿路造影可发现病变相邻器官受压移位。

2. 平片可发现某些恶性肿瘤造成脊椎骨质破坏。

【鉴别诊断】★★△△

1. 肿块密度 ①常软组织密度多见于纤维瘤、神经源性肿瘤、肉瘤等。②脂肪密度多见于脂肪瘤、纤维脂肪瘤、脂肪肉瘤和畸胎瘤等。③水样密度多见于囊肿、囊性淋巴管瘤。

2. 强化程度 ①高度强化的肿瘤有血管性肿瘤（如血管内、外皮肉瘤）和副神经节瘤。②中度强化的肿瘤有平滑肌肉瘤、MFH 和其他肉瘤。③低强化的肿瘤有淋巴瘤和其他良性肿瘤。

3. 肿块位置 ①神经源性肿瘤和异位嗜铬细胞瘤多见于脊柱两旁。②淋巴管瘤发生部位与淋巴管走行一致。

（李春娟　张　帅　陈　敏）

第 4 节　腹膜后淋巴瘤

【概况】★★△△

1. 淋巴瘤是一种淋巴组织系统恶性增生性疾病，分为霍奇金和非霍奇金淋巴瘤，其对放化疗相当敏感，大多无需手术治疗，故术前明确诊断对指导患者治疗尤为重要。磁共振对诊断腹部淋巴结肿大，尤其是腹膜后腹腔动脉、下腔静脉及其腹主动脉周围的淋巴结肿大较其他影像学检查方法敏感，对淋巴瘤的确定、分期、范围及治疗效果和随访有重要意义。

2. 淋巴瘤典型表现，腹膜后大血管“漂浮征”，增强检查呈轻度强化，对放射线治疗敏感。

3. 腹膜后恶性淋巴瘤 ①腹部不适、腹痛、腹部包块等。②亦可有贫血、发热、体重减轻等全身症状。③体检可触及腹部肿块及肝、脾大等。

4. 腹膜后淋巴瘤（Retroperitoneal lymphoma）的病理分型 ①霍奇金淋巴瘤：淋巴细胞为主型；结节硬化型；混合细胞型；淋巴细胞减少型②非霍奇金淋巴瘤：淋巴细胞分为良好型；淋巴细胞分化不良型；混合（淋巴 - 组织）细胞型；组织细胞型。

【相关临床】★△

1. 淋巴瘤临床症状多不典型，易隐匿，多表现为全身症状，低热、腹痛、腹胀、消瘦、乏力，非特异症状，少数伴有浅表淋巴结肿大，与其他原发恶性肿瘤的恶病质相比，淋巴瘤症状往往较轻。

2. 腹膜后淋巴瘤的临床表现 ①恶性淋巴瘤占全身恶性淋巴瘤的 4% 左右。②淋巴瘤多发生在中青年，男性多于女性。③腹膜后淋巴瘤多为全身淋巴瘤的一部分，但也可单独发生或为首先受累部位。④淋巴瘤常以无痛性、进行性浅表淋巴结肿大就诊。

3. 腹膜后淋巴瘤的临床诊断要点主要包括：①肿大的淋巴结包绕腹主动脉、下腔静脉，呈所谓主动脉，下腔静脉“漂浮征”。②增强检查呈轻度强化。③ PET-CT 显示异常高度摄取 ^{18}F-FDG 高度提示淋巴瘤。④对放射线治疗敏感。

【影像学检查方法】★★★△△

影像学首选 CT 平扫及增强检查。CT 和 MRI 对腹膜后肿瘤的检查意义在于准确定位、诊断和评估。

【影像学表现】★★★△△△

1. CT 表现 ①初期，淋巴结以轻至中度增大为主，边界清楚。②进展期，受累淋巴结增大、融合。③增大的淋巴结包绕腹主动脉、下腔静脉，呈所谓主动脉，下腔静脉“漂浮征”。④增强检查呈轻度强化。

2. MRI 表现 ① T1WI 为等或稍低信号，略高于肌肉而低于脂肪。② T2WI 上呈稍高信号，明显高于肌肉信号，并与周围脂肪信号类似。③抑脂像上淋巴结仍呈较高信号，有助于检出小的病变淋巴结。④ PET-CT 显示异常高度摄取 ^{18}F-FDG 高度提示淋巴瘤。

【鉴别诊断】★★△△

1. 腹膜后淋巴结转移瘤 ①一般有原发肿瘤的病史和原发肿瘤的CT表现。②病灶亦可融和成团块状、其内可见坏死灶，单凭CT表现较难鉴别。③根据淋巴瘤对放射线治疗较敏感的特性可进行诊断治疗。

2. 腹膜后淋巴结结核 ①周围轮廓模糊。②结核性淋巴结增大具有自限性、淋巴结直径常<4 cm。③增强扫描可因淋巴结内干酪坏死而出现环形强化。④后期可见高密度钙化影。

3. 腹膜后纤维化、动脉瘤周围纤维化 ①以腹主动脉为中心分布。②一般不累及大血管后方，不使大血管向前移位。③增强扫描可发生明显强化，晚期无强化。

4. 腹膜后巨大淋巴结增生 ①均匀或不均匀肿块，钙化少见。② CT增强扫描，动脉期明显均匀强化，肝门脉期和平衡期持续强化。

（李春媚　张　帅　陈　敏）

第5节　腹膜后转移瘤

【概况】★★△△

1. 腹膜后转移瘤（Peritoneal carcinomatosis）指身体其他部位的恶性肿瘤选择性沿系膜 、韧带直接蔓延或腹膜腔种植及淋巴转移、血行等途径转移至腹膜后间隙所形成的继发性肿瘤，以胃、肝、结肠、胰腺、胆道及卵巢和子宫的恶性肿瘤最为多见。

2. 腹膜后转移瘤病理①转移途径可经淋巴、血行播散、经肠系膜和韧带附着处直接扩散或种植。②原发瘤部位不同，其淋巴转移途径和腹膜后淋巴结受累情况也就有所不同。

腹膜转移瘤常为腹部恶性肿瘤

【相关临床】★△

1. 腹膜后转移瘤的临床表现 ①主要与原发肿瘤有关。②预后相对较差

2. 腹膜后转移瘤的典型特征 ①有原发肿瘤的病史。②腹膜后多发增大或融合结节影。③ CT增强扫描呈轻度强化。

3. 腹膜后转移瘤的临床诊断要点 ①一般有原发肿瘤的病史和原发肿瘤的CT表现。②腹膜后多个增大淋巴结，并可融合，推移或包绕大血管。③增强扫描呈轻度强化。

【影像学检查方法】★★★△△

1. CT和MRI对腹膜后肿瘤的检查意义在于准确定位、诊断和术前评估。对少见肿瘤的准确诊断依赖于对各类肿瘤影像特点的了解、识别内部组织特征、判断肿瘤生长方式等。

2. 影像学首选CT平扫及增强检查。

【影像学表现】★★★△△△

1. CT表现

（1）最常见的两种表现，实质性肿块，淋巴结增大。

（2）实质性肿块表现多样，没有一定的特征性。

（3）淋巴转移①多位于腹主动脉旁②可呈单一或多个类圆形结节影，边缘清楚，呈软组织密度。③多个增大淋巴结可融合成块而呈分叶状表现，推移或包绕大血管。④部分淋巴结可发生坏死而致密度不均⑤增强扫描呈轻度强化。

2. MRI

（1）实质性转移灶表现为软组织肿块，其内可见肿瘤坏死所致长T1长T2信号。

（2）淋巴结转移呈单发或多发结节影，T1WI上等信号，而T2WI上为显著高信号。

（3）脂肪抑制技术可区分淋巴结与周围脂肪。

（4）能更多了解椎体转移瘤侵犯的范围，并可鉴别治疗后肿瘤残留或复发与纤维化。

【鉴别诊断】★★△△

鉴别诊断上应注意与结核性腹膜炎 、腹膜原发性肿瘤等鉴别。

1. 结核性腹膜炎与癌性腹膜炎鉴别要点

（1）腹膜结核者，其壁腹膜光滑均匀增厚而癌性则以结节状宽带样不规则增厚。

（2）“网膜线征” 及 “放射状 ” 肠系膜多见于腹膜结核壁，而“网膜饼征 ” 常见于癌性。

（3）增强环状强化的肿大淋巴结为腹膜结核较为特征性的表现，而癌性腹膜炎少此表现。

（4）肿瘤的原发灶有无。

2. 淋巴瘤 ①二者单凭 CT 表现较难鉴别。②转移瘤一般有原发肿瘤的病史和原发肿瘤的 CT 表现 ③淋巴瘤对放射线治疗较敏感，可进行诊断治疗。④ PET-CT 显示异常高度摄取 ^{18}F-FDG 高度提示淋巴瘤。

（李春媚 张 帅 陈 敏）

第 6 节 腹膜后纤维化

【概况】★★△△

1. 腹膜后纤维化（retroperitoneal fibrosis）以腹膜后广泛纤维化为特征，病变集中在中线大血管区域，输尿管常受压，可引起不同程度的肾积水或肾性高血压。

2. 腹膜后纤维化（RPF）为临床的少见疾病，病理上主要以腹膜后脂肪组织亚急性和慢性炎症伴大量纤维组织增生为特点，发病率仅为 1 /20 万。

3. 腹膜后纤维化病因不明，可能为特发性或与手术、放疗等有关。

4. 腹膜后纤维化按病因分为①特发性：无明显临床诱因，多数人认为该病是一种自身免疫性疾病，并与动脉炎及动脉瘤发病密切相关。②继发性：有相对明显的诱因，可由外伤出血、感染、恶性肿瘤、放射照射、动脉瘤及一些药物（如二甲麦角新碱、水解酶和 β 受体阻滞药）引发。

【相关临床】★△

1. 腹膜后纤维化的临床表现 ①发病率仅 1/20 万。②好发于 40～70 岁。③男女比例为 2～3：1 ④临床表现隐匿，缺乏特异性，可有非特异性背痛：、腰痛、身体不适和体重下降。⑤下腔静脉、髂静脉及肾静脉受累时可造成狭窄、闭塞或血栓形成。⑥如输尿管受累内移或狭窄，可造成尿路阻塞症状。

2. 腹膜后纤维化的典型特征 ①以腹主动脉为中心。②肿块不伸向主动脉后方，动脉与脊柱的关系保持正常。③输尿管常受累。

3. 腹膜后纤维化的临床诊断要点 ①腹膜后广泛纤维化为特征。②肿块以腹主动脉为中心，不伸向主动脉后方。③早期病灶增强多较明显，强化明显者其 CT 值可与强化的主动脉相仿，晚期几乎无强化。④输尿管常受压，引起不同程度的肾积水或肾性高血压。

4. 腹膜后纤维化的病理 ①好发于大血管周围；一般位于大血管前外侧，不累及其后面。②其他腹膜后结构也常受累，如下腔静脉、髂静脉、肾静脉及输尿管等。③早期改变为不成熟的纤维化过程，胶原纤维网内含有成纤维细胞、炎细胞、毛细血管增生，含水量较高。④随着病程延长，病变内胶原纤维变性，细胞成分减少，病变区水分含量减少，纤维化组织包裹血管、输尿管。⑤组织学上病变为带有局部黏液退变及慢性炎症性改变的反应性成纤维细胞增殖，可见玻璃样变及脂肪坏死，没有细胞的恶性病变。

【影像学检查方法】★★★△△

影像学首选 CT 平扫及增强检查、MRI。

【影像学表现】★★★△△△

1. CT 表现

（1）不同病理阶段 CT 表现不同。①早期以炎性细胞浸润和水肿为主，表现为腹膜后间隙境界不清的弥漫性低密度影。②晚期纤维结缔组织增加而细胞成分及含水量下降，表现为腹膜后或盆后间隙境界清楚的低、不均或等密度不规则软组织肿块影，呈对称或非对称性分布。

（2）CT 增强后强化行为不一①早期病灶增强多较明显，强化明显者其 CT 值可与强化的主动脉相仿，这种行为是由于纤维组织内富含毛细血管网。②晚期几乎无强化。

2. MR 表现

（1）早期：稍长 T1 稍短 T2 信号，动态增强扫描病变区早期强化。

（2）晚期：稍长 T1 稍短 T2 信号，动态增强扫描病变区早期无强化，延迟期有轻度强化。

3. X 线表现

（1）诊断价值不大

（2）输尿管受累者尿路造影单侧或双侧肾盂积水或上段输尿管扩张，近下腰椎段输尿管变细和内移。

【鉴别诊断】★★△△

1. 淋巴瘤 ①分布范围较广。②融合成块的增大淋巴结可出现于腹主动脉和下腔静脉的后方，使大血管与脊柱之间的距离增大。③增强扫描无明显强化。

2．淋巴结转移通常表现为不连续的结节状改变，而本病表现为斑块或浸润性改变；一般有原发肿瘤的病史和原发肿瘤的CT表现。

3．腹膜后纤维化应与发生于腹膜后的其他肿瘤相鉴别，特别是肿块型腹膜后纤维化，主要包括：淋巴瘤、淋巴结转移瘤、来源于腹膜后组织的间质性肿瘤及副节瘤等，一般淋巴瘤和淋巴结转移瘤的病变范围较腹膜后纤维化更加广泛，其他肿瘤对腹膜后组织主要表现为推挤而非包绕。MRI在鉴别诊断方面有一定优势，因为除淋巴结外，其他肿瘤在T2WI上均呈高信号。

（李春媚　张　帅　陈　敏）

参考文献

[1] Hawkins AE, Mirvis SE. Evaluation of bowel and mesenteric injury: role of multidetector CT. Abdom Imaging, 2003, 28 (4): 505-514.

[2] Aizenstein RI, Wilbur AC, O'Neil HK. Interfascial and perinephric pathways in the spread of retroperitoneal disease: refined concepts based on CT observations. AJR Am J Roentgenol, 1997, 168 (3): 639-643.

[3] Lee SL, Ku YM, Rha SE. Comprehensive reviews of the interfascial plane of the retroperitoneum: normal anatomy and pathologic entities. Emerg Radiol, 2010, 17 (1): 3-11.

[4] Mirilas P, Skandalakis JE. Surgical anatomy of the retroperitoneal spaces: part II—the architecture of the retroperitoneal space. Am Surg, 2010, 76 (1): 33-42.

[5] Oliphant M, Berne AS, Meyers MA. Spread of disease via the subperitoneal space: the small bowel mesentery. Abdom Imaging, 1993, 18 (2): 109-116.

[6] Pickhardt PJ, Bhalla S. Primary neoplasms of peritoneal and subperitoneal origin: CT findings. RadioGraphics, 2005, 25 (4): 983-995.

[7] Oliphant M, Berne AS, Meyers MA. The subperitoneal space of the abdomen and pelvis: planes of continuity. AJR Am J Roentgenol, 1996, 167 (6): 1433-1439.

[8] 汪志明，李谋秋．腹部CT在外伤性腹膜后血肿诊治中的价值．中国实用外科杂志，2011，19（12）：736-737.

[9] Goet ER, Van der Kleij FG, Haanstra WP. A retroperitoneal abscess causing hydronep hrosis: anunusual sequelao fERCP. Eur J Intern Med, 2005, 16 (3): 219.

[10] 闵鹏秋．腹膜后间隙的影像学诊断一个曾长期被疏忽甚至被遗忘的角落．中华放射学杂志，2002，36（10）：871.

[11] 闵鹏秋，伍兵．腹膜后间隙放射解剖学研究进展．中国医学计算机成像杂志，1999，5（4）：269.

[12] Korobkin M, Silveman PM, Quint LE, et al. CT of the extraperitoneal space: normal and fluid collections. AJR, 1992, 159 (11): 933.

[13] Rajiah P, Sinha R, Cuevas C, et al.Imaging of uncommon retroperitoneal masses.Radio Graphics, 2011, 31: 949.

[14] Brennan C, Kajal D, Khalili K, et al.Solid malignant retroperitoneal masses-a pictorial review.Insights Imaging, 2014, 5: 53.

[15] 周建军，曾蒙苏．腹膜后原发肿瘤CT和MR诊断现状．外科理论与实践，2012，17：317.

[16] Nishino M, Hayakawa K, Minami M, et al.Primary retroperitoneal neoplasms: CT and MR imaging findings with anatomic and pathologic diagnostic clues.Radio Graphics, 2003, 23: 45.

[17] 马庆龙，张庆彦．胸部淋巴瘤的CT征象分析．中国社区医师（医学专业），2011，25（13）：190-194.

[18] Nyman R, Rehn S, Glimelius B, et al. Magnetic resonance imaging. Chest radiography, computed tomography and ultrasonography in malignant lymphoma.Acta Radiologica, 2007, 28 (3): 253.

[19] 王松岩，任克，刘伟．胃癌腹膜转移的CT诊断价值与影像分析：附45例分析．中国临床医学影像杂志，2002，13（4）：296-297.

[20] 谢琦，吴沛宏，陈胜利．腹膜转移瘤的螺旋CT与手术病理对照研究．中华肿瘤杂志，2002，24（2）：170-172.

[21] 周蕾，丁永生，祝乐群．腹膜转移瘤的CT诊断．实用放射学杂志，2004，20（7）：611-613.

[22] 卢春燕，闵鹏秋，杨志刚，等．结核性腹膜炎的螺旋CT特征探讨．放射学实践，2004，19（5）：344-347.

[23] 蒋明，张思争，潘卫东，等．特发性腹膜后纤维化七例临床分析．中华医学杂志，2002，82：186-188.

[24] Breems DA, Haye H, van derM eulen J. The role of advanced atherosclerosis in idiopathic retroperitoneal fibrosis: anslysis of nine cases. Neth J Med, 2000 56: 38-44.

[25] Takashi ma T, Onoda N, Ishikawa T, et al. Tumor-forming idiopathic retroperitoneal fibrosis: report of a case (Review). Surg Today, 2004, 34: 374-378.

第九篇

骨与关节系统

第74章 总 论

第1节 骨关节影像学诊断现状与进展

常规X线摄影由于其空间分辨率高、操作简便、检查费用低依然是骨关节影像检查的首选方法。X线平片不仅能显示骨关节整体形态，而且能够显示骨结构的细节，例如骨皮质、骨小梁、骨赘等。缺点是由于组织重叠，难以清晰显示复杂结构解剖、关节内结构、软骨及周围软组织等结构情况。

CT由于密度分辨率高、图像无重叠、扫描速度快等特点成为骨与关节病变的常用检查方法。能够区分引起骨质破坏病变的位置、形态、密度、大小、范围、边界及周围软组织情况，结合二维多平面重建、容积再现等三维重建技术可较好的显示复杂部位病变的确切位置、解剖结构及病变形态和结构。动态增强扫描能够更好显示病变的范围、血供等情况。但对于关节软骨、颈椎间盘、病变边界、早期骨髓内病变的显示不如MRI。随着高端能谱CT的迅速发展，能够进行单能量成像及物质分离，以及迭代技术的应用，能够有效降低辐射剂量、减少骨关节金属植入物的伪影，为病变诊断及疗效评估等提供了新的诊断方法及思路。

MRI具有多参数、多平面成像、软组织分辨率高、无辐射等优势，且可直观评价X线、CT不能显示的无骨质破坏的骨髓及髓内浸润、软骨、软组织等结构和病变，已成为骨与关节、软组织病变最有效的检查方法。MRI还能清晰显示关节囊、韧带、肌肉、滑膜等结构，为关节、软骨病变的早期诊断、病情评估提供了最有效、直接的影像检查方法。但MRI对钙化、骨化、骨膜反应等的显示能力不如X线和CT。功能成像技术、分子影像学正在不断引入骨与关节系统的研究及临床应用中。

常规X线关节腔造影由于其为有创检查，且随着CT及MRI的快速发展已逐渐被替代。高分辨率超声的应用由于其方便快捷、无辐射以及多角度成像等在关节及软组织病变的应用中逐渐广泛。

（徐文坚　李晓莉　马千里）

第2节 骨关节影像学诊断思路

一、骨骼病变影像学诊断思路

骨骼数目多，形态各异，发育变异、先天性畸形、炎症、肿瘤、内分泌及代谢异常等疾病种类多而繁杂，临床表现轻重不一且不典型，造成临床诊断困难。病理上，由于骨骼取材的限制及病理表现的多样性，导致骨骼病变病理诊断困难。影像学检查能较全面显示骨骼及病变的整体变化，加之影像学不同方法相互补充，可提供骨、软骨、骨髓、肌腱、韧带、肌肉及周围其他软组织等不同组织和结构的信息，信息层次由大体形态到细微结构，甚至细胞、亚细胞、分子水平，还可提供功能及动态变化信息。因此，影像学检查在骨关节疾病中具有举足轻重的作用。在骨关节系统，X线平片仍是最基本、最常用和首选的影像检查方法。遇结构复杂、相互重叠、病变微小、密度分辨不清时，应行CT检查。疑骨髓、软骨、软组织病变时，应首选行MR检查。基于上述原因，骨骼病变，尤其是骨肿瘤，需要“临床、影像、病理”三结合才能做出正确诊断。

（一）骨骼病变影像诊断的目的

目的包括：定位诊断、定量诊断、定性诊断、疾病分期及预后判断、疗效监测与评估等几个方面。

（二）骨骼病变影像诊断原则

进行影像诊断时，应遵循一定的基本诊断原则，避免主观片面等思维误区。一般应掌握16字原则，即全面观察、具体分析、结合临床、综合诊断。

1. 全面观察 首先判定是否有异常，即检出病变，难以判定时，建议双侧肢体对照观察。若影像学表现有异常，应遵循一定的规律对病变进行全面观察分析，以便达到影像学诊断的上述目的。

对于所有影像检查的资料首先进行分类、排序，按时间先后进行全面系统的观察，不能遗漏任何的部分和层面，在认识正常解剖和变异影像的基础上，发现异常影像表现。然后对异常影像进行详细的观察与分析。

2. 具体分析 对于所见异常影像，要按照影像表现的特点进行分类和概括，进一步分析异常表现所代表的病理意义。要注意从病变的部位与分布、大小与数目、边缘与形态、结构与密度（或信号）、骨膜反应、骨皮质改变、钙化与骨化（或瘤骨）、关节间隙及关节软骨改变、骨关节周围软组织改变、关节功能变化、病变动态发展变化、远隔脏器变化等方面逐一进行分析。根据异常影像表现的特征，概括推断其反映的基本病理变化，并结合临床、甚至病理进一步判断病变性质。

3. 结合临床 由于影像表现只是疾病发生发展过程中某一阶段某一方面的反映和表达，必然存在“同影异病、同病异影”的问题，因此在具体分析异常影像所代表的病理性质后，必须结合临床症状、体征、实验室检查和其他辅助检查进行分析，才有可能明确异常影像表现所代表的何种疾病。除应了解现病史和既往史、临床体征和治疗经过外，分析时还应注意患者的年龄和性别、生长和居住地区、职业史和接触史以及结合其他重要检查，以尽量达到正确的诊断。

4. 综合诊断

（1）经过对图像的观察、分析和结合临床后，需结合各种影像检查的结果，做出综合诊断。现代影像检查技术多种多样，相互之间具有互补性，在很多情况下需利用不同检查方法提供的信息互相补充、互相参照、互相对比，从多方位、多角度反映疾病的本质。因此，应强调综合影像诊断的基本原则，即各种影像资料的综合分析判断，并且按照由影像分析所推断的基本病变的疾病谱和概率分布，在密切了解临床资料的情况下，做出初步诊断，对于有关相似的疾病提出鉴别诊断和进一步相关检查的意见。

（2）在诊断时要考虑下面几个关系：①常见病、多发病与少见病、罕见病的关系：应首先考虑常见病和多发病，后考虑少见病和罕见病，同时要考虑到不同地区不同人群的具体情况和疾病谱的变化，这样误诊的概率较小。②单一诊断与多个诊断的关系：要尽量用一种疾病来解释影像，即“一元论”原则，但当用一种疾病确实难以解释时，应考虑多种疾病并存的可能。③功能性疾病与器质性疾病的关系：诊断时，首先要分清是器质性病变还是功能性病变，有时二者并存，功能性病变可能掩盖器质性病变的显示，这在消化系统检查中尤为多见。诊断时，应尽最大可能排除功能性病变、显示器质性病变，没有把握排除器质性病变时，不能轻易诊断为功能性疾病。

（三）影像诊断类型

1. 肯定诊断 在各种影像表现典型、资料齐全，具有能够反映疾病本质的特异征象时，通过影像学可以做出明确诊断，如骨折、骨髓炎、关节脱位、骨肉瘤等。

2. 否定诊断 经过影像分析，可做出排除某些疾病的诊断，如骨折，但应注意它有一定限度。

3. 可能性诊断 通过对所获得的影像信息分析，尽管不能确定病变的性质，但应提出几种可能性。还应提出进一步检查的意见或建议，如随诊观察、试验治疗、实验室检查或其他检查等措施。

二、关节病变影像诊断思路

与骨骼病变影像诊断思路类似，但观察分析的内容有所不同。关节病变影像诊断应着重观察下列内容并综合分析，方能做出正确诊断。

1. 关节间隙改变 各种关节病所致的关节间隙改变对病变的影像诊断具有重要意义。

（1）关节间隙增宽：多见于关节脱位、炎症性关节炎早期阶段、关节积液等。

（2）关节间隙狭窄：关节间隙狭窄多见于炎症性关节炎（如类风湿性关节炎、化脓性关节炎、关节结核等）及退行性骨关节病。关节间隙狭窄合并关节边缘骨赘形成、关节面硬化常见于退行性骨关节病（原发性退行性骨关节病、继发性骨关节病）、化脓性关节炎等；关节间隙狭窄合并关节骨端骨质疏松、关节边缘骨侵蚀常见于炎症性关节炎，如关节结核、类风湿关节炎、血清阴性脊椎关节病等。

（3）关节强直：表现为关节间隙消失，其中关节纤维性强直常见于关节结核等，骨性强直多见于化脓性关节炎、强直性脊椎炎等，类风湿性关节炎可出现关节纤维性强直，也可出现骨性强直。

2. 关节面改变 关节面增生硬化多见于退行性骨关节病、化脓性关节炎（中后期改变）等；关节面破坏多见于炎症性关节炎，其中化脓性关节炎最先出现承重区关节面破坏，而关节结核、类风湿性关节炎的关节面破坏最先由关节边缘部出现骨质破坏。关节肿瘤也可引起关节面破坏，如色素沉着绒毛结节性滑膜炎、滑膜骨软骨瘤病等。

3. 关节软骨改变 主要为关节软骨破坏或变性、脱落，X线上表现为关节间隙变窄，MR可直接显示关节软骨改变。关节软骨破坏多见于炎症性关节炎，如化脓性关节炎、关节结核、类风湿性关节炎、强直性关节炎等；关节软骨变性、脱落多见于关节慢性损伤及退行性骨关节病。

4. 关节内结构改变 包括关节内韧带、纤维盘（如半月板）等，主要病变为韧带损伤、半月板撕裂等。

5. 关节骨端骨质改变 包括关节双侧骨端的骨质增生硬化、骨质疏松、骨质破坏等，骨质增生硬化多见于退行性骨关节病、化脓性关节炎晚期改变、成骨性肿瘤等，骨质疏松多见于关节结核、类风湿性关节炎、关节失用性骨质疏松、特发性骨质疏松、甲旁亢等，骨质破坏多见于炎症性关节炎（如化脓性关节炎、关节结核、类风湿性关节炎、强直性脊椎炎等）及关节肿瘤（如滑膜骨软骨瘤病、色素沉着绒毛结节性滑膜炎、滑膜肉瘤等），也可见于骨肿瘤累及关节骨端，但后者多发生于关节的单侧骨端。

6. 关节滑膜及关节囊改变 关节滑膜增厚或肿块改变多见于滑膜骨软骨瘤病、色素沉着绒毛结节性滑膜炎、滑膜增生及滑膜炎等。关节囊撕裂多见于急性损伤所致的关节囊损伤，关节囊增厚多见于关节炎症。

7. 关节周围软组织改变 软组织弥漫性肿胀多见于化脓性关节炎、关节结核、类风湿性关节炎、关节外伤等，局限性肿块多见于滑膜骨软骨瘤病、色素沉着绒毛结节性滑膜炎、滑膜肉瘤、痛风性关节炎等。

8. 其他部位异常改变 全身其他器官或系统性疾病也可引起关节异常，如血清阴性脊椎关节病、痛风、肺性肥大性骨关节病等。

9. 受累关节数目与部位 单关节受累，常为化脓性关节炎、关节结核、关节肿瘤等；多关节受累，多见于全身性或系统性疾病，如类风湿性关节炎、强直性脊椎炎、血清阴性脊椎关节病、痛风等。类风湿关节炎多先累及近侧指间关节，血清阴性脊椎关节病则主要累及远侧指间关节，强直性脊椎炎则从双侧骶髂关节最先受累。

（徐文坚　李晓莉　马千里）

第 75 章　骨与关节创伤（不含脊柱）

第1节　骨　　折

一、创伤性骨折

【概况】★★△△

创伤性骨折（traumatic fracture）是由直接或间接暴力作用引起正常骨的骨折，临床多见。上肢多于下肢，四肢多于躯干。多有明确的外伤史。

骨折根据损伤程度分为不完全性骨折和完全性骨折。不完全性骨折包括裂缝骨折和青枝骨折，青枝骨折多见于儿童；完全性骨折根据骨折线的形态和方向又可分为横行骨折、斜行骨折、螺旋骨折、粉碎性骨折、嵌插骨折、压缩骨折等。根据复位后是否易于发生移位又可将骨折分为稳定性骨折和不稳定性骨折。

【相关临床】★△

临床表现为局部疼痛、肿胀、变形、患肢缩短、保护性姿势及功能障碍。患肢活动可听到骨擦音或扪及骨擦感。可合并相邻脏器或神经、血管、肌肉损伤，严重者伴有内脏损伤，引起休克。

【影像学检查方法】★★★△△

X线平片为诊断骨折常用检查方法，一般投照正、侧位，有时需投照切线位等特殊体位。CT可较好显示复杂解剖部位的结构和重叠部位，对平片检查起到重要的补充作用，还可以发现平片难以显示的隐匿骨折，能够精确显示骨折移位情况，还可清晰显示周围软组织损伤情况。CT行横轴位薄层螺旋扫描，行曲面或三维重建可直观显示骨折及骨折移位情况。MRI能比CT更敏感发现隐匿骨折，显示骨髓水肿及周围软组织的损伤。

【影像学表现】★★★△△△

1. X线表现

（1）新鲜骨折线为透亮线影，边缘清晰锐利。2～3周后，骨性骨痂形成，骨折线模糊。

（2）成人常为完全性骨折，可见骨折断端移位或成角情况。

（3）不完全性骨折仅表现为皮质骨皱褶、成角、裂痕，松质骨骨小梁中断、嵌插。常见于儿童长骨的青枝骨折或颅骨等部位的裂缝骨折。

（4）X线常用于评价骨折愈合情况。

2. CT表现

（1）骨折线表现为条形低密度影，较X线平片更易显示骨质中断、断端分离、移位等直接征象及周围软组织损伤等间接征象。

（2）对显示不规则骨及扁骨的骨折有显著优势，尤其是细微骨折。

（3）当骨折线与CT扫描平面平行时易漏掉骨折，需行二维或三维重建。

3. MRI表现

（1）骨折线在T1WI及T2WI为条状或不规则线状低信号，T1WI显示最佳，周围骨髓水肿表现为长T1长T2信号，T2WI脂肪抑制序列或短时反转恢复序列显示水肿更清晰。伴随出血时信号不均匀。

（2）可同时显示膝关节半月板、韧带、软骨损伤、关节积液、积血及周围软组织损伤，为术前关节镜检查提供指导。

（3）较X线、CT更易显示隐匿性骨折。

【鉴别诊断】★★△△

病理性骨折：存在肿瘤、肿瘤样病变、炎性病变等局限性病变或骨质疏松、骨质软化等全身性病变的骨，由于强度下降，即使轻微外力即可引起骨折，称为病理性骨折。若原发病灶表现轻微合并外伤者，易误诊为创伤性改变。影像检查发现骨质破坏、软组织肿块等可进行鉴别。

二、应力性骨折

【概况】★★△△

应力性骨折（stress fracture），又分为疲劳骨折（fatigue fracture）和衰竭骨折（insufuciency fracture，也称为机能不全性骨折），前者是指长期、反复、轻微的外力持续性作用于弹性抵抗力正常的人体骨骼的某一部位，引起骨骼的慢性损伤，如长期负重、跑步、跳跃、行军等均可造成此类骨折，故又称为行军骨折；后者是指轻微外力作用于作用于弹性抵抗力减弱的骨骼而引起的骨折，常见于老年性骨质疏松、放疗后骨质疏松等，也称为机能不全性骨折。

【相关临床】★△

疲劳骨折多见于长途行军的士兵、舞蹈演员、径赛运动员、军训期学生或长期重体力劳动者等，以青少年多见；衰竭骨折多见于能导致骨骼应力减弱的各种情况，最常见于老年性骨质疏松，也可见于骨盆区放疗后、Paget 病、长期服用糖皮质激素、内分泌和代谢紊乱（如糖尿病、肾性骨病、佝偻病）等。该类骨折起病缓慢，最初仅感到局部疼痛，后逐渐加重影响功能，休息后可减轻。体检局部可触到骨性固定包块，压痛，表面软组织正常或轻度肿胀。

【影像学检查方法】★△

X 线检查为基本筛选检查方法，CT 可作为其补充检查方法，MRI 检查对此类骨折非常敏感。二种骨折基本影像学表现类似。

【影像学表现】★★★△△△

疲劳骨折好发于胫骨、腓骨及跖骨，也可见于肋骨、股骨干、股骨颈等，病骨密度正常；衰竭骨折一般均有明显骨质疏松表现，常见于骶骨、坐骨和耻骨等部位。二种骨折的病变区基本影像学表现类似。

1. X 线表现

（1）1～2 周内无阳性发现，有时压痛部位骨皮质可见透亮线影。

（2）3～4 周骨折线周围梭形骨痂形成，骨折线多为横行，常位于一侧骨皮质，邻近骨髓腔密度增高。

（3）可见线状、层状骨膜反应，骨折线处最厚，向两端逐渐变薄。

2. CT 表现

（1）显示病变常需结合冠、矢状位重建。

（2）骨膜反应和骨痂，以层状、丘状骨膜反应多见，放射状骨膜反应偶可见。

（3）骨髓腔密度增高。

（4）骨皮质密度轻微降低或模糊透亮线影。

（5）肌间隙密度增高、模糊。

3. MRI 表现

（1）骨髓水肿，骨髓腔内大范围长 T1 长 T2 信号。

（2）低信号骨皮质内见条形或点状高新号，边界不清。

（3）骨髓腔骨质硬化呈低信号影。

（4）周围软组织水肿呈长 T1 长 T2 信号，边界不清。

（5）T2WI 脂肪抑制像示皮质周围线状高新号，DWI 呈高新号，增强扫描明显强化，提示骨膜水肿、增厚。

【鉴别诊断】★★△△

1. 成骨性骨肿瘤（如骨肉瘤、骨样骨瘤等）

（1）应力性骨折有其好发部位，且患者多有近期大量持续运动、劳动史，休息后症状缓解。

（2）骨肉瘤可见瘤骨，放射状骨膜反应和软组织肿块常见。MRI 示骨髓水肿范围常局限。

（3）骨样骨瘤病程与应力性骨折类似，且有明显骨质硬化，易于应力性骨折混淆，但有夜间痛，可见瘤巢，骨皮质内无条形透亮线或低信号影。

2. 创伤性骨折

（1）有明确的外伤史，症状明显。

（2）骨折部位、骨折线走行和错位情况取决于外力的大小、方向和着力点。

（4）骨折线清晰、明确，粉碎性骨折可见骨碎片。

（徐文坚　李晓莉　马千里）

第 2 节　关节创伤

一、肩关节

【解剖学】★★△△

1. 盂肱关节为狭义肩关节，为典型球窝关节，由肩胛骨关节盂和肱骨头构成。

2. 人体运动范围最大，稳定性较差的关节。

3. 由肩胛下肌、冈上肌、冈下肌、小圆肌及其肌腱构成肩袖，与关节囊密切相连维持关节稳定性。

4．喙肩韧带、肩胛骨肩峰及肩袖构成冈上肌出口，肩胛骨肩峰及喙肩弓（由喙肩韧带和喙突构成）防止肱骨头向上方脱出。

5．盂肱上、中、下韧带位于关节囊内与关节囊融合在一起加强关节囊前壁。

6．冈下肌、小圆肌及其肌腱加强关节囊后壁。

7．肩关节囊下壁较松弛。

8．肩关节盂唇为骨性关节盂外围的一圈纤维软骨环，起到加深关节窝、保护肱骨头，防止脱位或半脱位作用。

【相关临床】★△

肩关节创伤主要包括肩关节脱位、肩袖损伤、盂唇损伤、韧带损伤等。

1．肩关节脱位常见于青壮年和老人。根据肩关节损伤机制可分为前脱位和后脱位。由于肩关节囊下壁松弛，易发生前下方脱位，占95%以上。患者有明确外伤史，伤肩疼痛、无力、酸胀和活动受限。体检见方肩畸形，挤肩实验阳性。

2．肩袖损伤主要为冈上肌腱撕裂，严重冈上肌腱撕裂可累计冈下肌或肩胛下肌腱，单独的冈下肌腱及肩胛下肌腱撕裂少见，小圆肌撕裂罕见。冈上肌的撕裂大多累及冈上肌腱附着于肱骨大结节处，可伴有肱骨大结节撕脱。肩袖病变分期：Ⅰ期为肌腱的水肿或出血；Ⅱ期为肌腱退变或纤维化；Ⅲ期可发现部分或完全性撕裂。部分性撕裂的发病率是完全性撕裂的两倍。

3．盂唇撕裂分为四种，①瓣状撕裂，最常见撕裂方式；②纵向撕裂，最少见，伴有移位的碎片；③前上部盂唇撕裂，可有肱二头肌累及和部分肩袖损伤；④上盂唇前后向撕裂（superior labrum from anterior to posterior，SLAP），最常见。

【影像学检查方法】★★★△△

肩关节脱位主要依靠X线检查，CT可作为重要补充检查方法，肩袖损伤、盂唇损伤、韧带损伤的诊断主要依靠MRI检查。

1．X线投照体位为正位，有时需加照穿胸位等。CT检查同骨创伤检查方法，薄层螺旋扫描后进行重组，扫描时一般行骨及软组织算法两种数据重建方式，分别用于观察骨及软组织情况。

2．MRI检查方法

（1）病人体位：仰卧位，上肢贴于身体两侧，呈中立位。

（2）扫描方向：①横断面：扫描层面与关节盂垂直，从肩峰至肱骨颈下方；②斜冠状面：平行于冈上肌腱，利于显示冈上肌腱及关节盂上方的盂唇；③斜矢状面：垂直于冈上肌腱，扫描范围包括肱骨头和整个关节盂，利于显示肩袖4个组成成分及喙肩弓。

（3）检查序列：① SE T1WI，信噪比高，肩关节应用较多。②脂肪抑制的FSE PDWI，易于显示关节盂唇的病变。③ GRE T2＊WI，对肩袖病变敏感性高。

【影像学表现】★★★△△

1．肩关节脱位

（1）X线易于显示肩关节脱位，可伴有肱骨大结节撕脱骨折。

（2）CT可以明确肱骨头移位情况，还可显示平片不易发现的肱骨头压缩骨折和关节盂骨折等。

2．肩袖撕裂 分为部分性撕裂和完全性撕裂。

（1）部分性撕裂

1）肌腱连续性存在，肌腱变细或边缘不规整。

2）肩袖滑膜面或关节囊面撕裂区的液体特征性表现。

3）T1WI呈低到中等信号，PDWI呈中等到高信号，T2WI、脂肪抑制图像上呈高信号。

（2）完全撕裂

1）肩袖肌腱断裂不连续。

2）急性期肌腱信号增高。

3）肌腱断端回缩，肌腹扭曲呈结节状。

4）肩峰下-三角肌下滑囊积液。

5）慢性期肌肉萎缩、脂肪变性。

3．盂唇撕裂

（1）盂唇基底部不规则，信号增高，关节囊前部增厚。

（2）盂唇撕裂可表现为与关节盂缘分离，向关节囊内移位。

二、髋关节

【解剖学】★★△△

1．人体最大、最完善的杵臼关节。

2．髋臼由髂骨、坐骨及耻骨构成，周围有髋臼唇、髋臼横韧带加深髋臼窝。

3．关节囊近端附着于髋臼边缘、盂缘及髋臼横韧带，远侧止于小转子间线，后缘止于转子间嵴内侧相当于股骨颈中外1/3交界处——股骨颈前面全部包括在关节囊内，后面外侧 1/3 不被关节囊包绕。

【相关临床】★△

髋关节骨折与脱位是比较常见的损伤，损伤类型与年龄相关，儿童与青少年常见骨骺分离，中年人常见髋关节脱位，老年人常见股骨颈骨折和转子间骨折。临床表现与损伤类型相关，常表现为疼痛、跛行、运动障碍、保护性体位。

【影像学检查方法】★★★△△

1. X 线表现　首选影像检查方法，有时为观察股骨颈投照蛙式位。

2. CT 表现　可发现 X 线不易发现的微小骨折。横轴位薄层螺旋扫描，范围包括髋臼上方至股骨小转子下方，数据重建方法包含骨算法及软组织算法，行冠状、矢状位重建。

3. MRI 表现　主要用于观察隐匿性骨折及髋臼唇的病变。常规大 FOV 对双髋关节行冠状位、横轴位扫描。髋关节唇病变行小 FOV 单侧髋关节扫描，扫描方位包括平行于股骨颈的斜矢状面和垂直于髋臼的斜冠状面扫描。

【影像学表现】★★★△△△

1. 骨折和脱位

（1）骨骺分离：股骨头相对于干骺端向内、后方移位，骺线增宽，Shenton 线上移。

（2）股骨颈骨折：可发生于股骨颈上部、中部和下部。无错位的骨折和嵌入型骨折 X 线必须认真观察骨折线，CT 检查可避免漏诊，MR 检查除可显示骨折线外，同时可清晰显示骨髓水肿及周围软组织损伤情况。

（3）转子间骨折分为稳定型和不稳定型。稳定型骨折线自大转子斜向内下至小转子，较常见。不稳定型少见，骨折线自下转子向外下达大转子下方。因血供丰富，极少发生不愈合，但常遗留髋内翻、下肢外旋和短缩畸形。

（4）髋关节脱位常见原因为车祸伤。分为后脱位、前脱位和中央型脱位。后脱位常见，可造成髋臼后壁及股骨头骨折。前脱位少见。中心脱位多合并骨盆骨折及盆腔脏器损伤，后遗症较多。

2. 髋关节盂唇撕裂

（1）低信号关节盂内可出现线样高新号影。

（2）关节盂唇旁囊肿。

（3）髋臼顶软骨下关节面不规整，与关节唇的慢性撕裂有关。

（4）MRI 造影检查可以提高盂唇撕裂的检出率。

三、膝关节

【解剖学】★★△△

1. 股骨下端与胫骨上端构成内、外侧胫股关节。

2. 股骨与髌骨构成髌股关节。

3. 韧带

（1）前交叉韧带：自胫骨髁间嵴前方呈散开状止于股骨外侧髁内侧面后部。主要作用是限制胫骨前移和辅助限制胫骨内旋。

（2）后交叉韧带：自胫骨髁间嵴后方斜向内前上方止于股骨内侧髁外侧面。主要作用是防止胫骨后移，与前交叉韧带和侧副韧带协同限制膝关节的旋转运动。

（3）胫侧副韧带：起自股骨内侧髁收肌结节之下，止于胫骨内侧，由深、浅两层组成，浅层通常称胫侧副韧带，深层为增厚的关节囊。

（4）腓侧副韧带：起自股骨外上髁上方，止于腓骨小头下方。

4. 半月板

（1）内侧半月板：为一环形软骨，后角比前角宽，与胫侧副韧带紧密相连。

（2）外侧半月板：近似“O”形，其前角、体部、后角宽度相近，且比内侧半月板宽。

【相关临床】★△

膝关节韧带强度大，脱位罕见。常见损伤有急性创伤性滑膜炎以及半月板、内外侧副韧带和前后交叉韧带损伤。

前交叉韧带损伤在膝关节创伤中最常见，当急性损伤时患者常有突然剧烈的疼痛和功能障碍，关节肿胀。关节积血常提示有骨软骨损伤或撕脱骨折。前交叉韧带撕裂的检查包括前抽屉试验、Lachman 试验、轴移试验、关节动度测量。后交叉韧带撕裂的检查包括股四头肌激发试验、后抽屉试验、下垂征象。侧副韧带损伤的检查包括侧方应力试验。但在膝关节急性创伤时，患者由于疼痛、肌肉痉挛等原因常使检查难以进行。

半月板撕裂为常见病，多见于从事剧烈运动的青壮年。临床检查主要有压痛、回旋挤压试验、强力过伸或过屈试验、侧压试验等。

【影像学检查方法】★★★△△

1. 膝关节韧带及半月板的影像检查主要为 MRI

检查。

2．病人体位：仰卧位，膝关节自然伸直或外旋15°～20°。

3．扫描方向

（1）矢状面：为最重要的扫描方向；诊断半月板、交叉韧带的最主要依据。

（2）冠状面：主要用于观察内外侧副韧带；辅助观察内外侧半月板及交叉韧带。

（3）横轴面：观察髌股间隙及侧副韧带，辅助观察交叉韧带起止点。

4．扫描序列

（1）SE T1WI：信噪比高，解剖结构显示好，对骨髓病变敏感。

（2）脂肪抑制 FSE T2WI：具有较小磁化率伪影，适用于韧带重建后病人的检查。

（3）脂肪抑制 FSE PDWI：对于半月板损伤的显示较敏感。

（4）GRE T2＊WI：利于显示半月板、关节软骨病变，对骨髓、韧带病变诊断能力较差，对含铁血黄素沉着较敏感。

（5）STIR：对骨髓、软骨异常较敏感。

【影像学表现】★★★△△

1．半月板损伤

（1）MRI 分级

1）0级：正常半月板，其内无异常信号。

2）Ⅰ级：半月板内圆形或椭圆形异常信号，未达关节面。

3）Ⅱ级：半月板内线样异常信号，亦未达关节面。

4）Ⅲ级：半月板内高信号影，达关节面。

注：Ⅰ、Ⅱ级提示半月板退变，Ⅲ级为半月板撕裂。

（2）损伤类型

1）纵行撕裂（longitudinal tear）：半月板内高信号影的方向与半月板长轴平行。

2）水平撕裂（horizontal tear）：半月板内高信号方向与胫骨平台平行，内缘达半月板游离缘；此型多见于年龄较大病人。

3）垂直撕裂（vertical tear）：半月板内高信号影与胫骨平台垂直。

4）斜行撕裂（oblique tear）：半月板内高信号影与胫骨平台呈一定角度，为常见撕裂类型。

5）桶柄样撕裂（bucket handle tear）

①纵行撕裂的一种特殊类型；②撕裂的内侧半月板碎片向髁间窝移位，类似水桶的柄；③多见于年轻人内侧半月板；④影像表现：“双后交叉韧带征”：冠状及矢状位显示后交叉韧带下方移位的半月板碎片与后交叉韧带一起形成类似两条后交叉韧带；半月板前角/后角假性肥大，撕裂的半月板碎块向前和后方移位；冠状位，在髁间窝内有低信号的半月板组织位于交叉韧带旁；矢状位，残余的半月板前角或后角变小或截断。

6）鹦鹉嘴样撕裂（parrot-beak tear）：一种特殊的斜行撕裂，不完全向前或向后的撕裂或伴有一小的水平撕裂的斜行撕裂。

2．韧带损伤

（1）前交叉韧带损伤

1）直接征象：①前交叉韧带连续性中断；②前交叉韧带呈弥漫性高信号；③异常水平走行，呈波浪状或不规则状；④韧带内形成假瘤，T2WI/STIR 序列呈高信号；⑤前交叉韧带弥漫性萎缩或消失。

2）间接征象：胫骨向股骨前方移位；外侧胫骨平台和股骨外侧髁骨挫伤或骨折。

（2）后交叉韧带撕裂

1）直接征象：①后交叉韧带连续性中断，残余后交叉韧带退缩扭曲；②未显示后交叉韧带；③ T2WI 后交叉韧带呈不规则高信号；④后交叉韧带附着点撕脱、后交叉韧带连续性无中断。

2）间接征象：无上述完全撕裂的 MR 征象，后交叉韧带内有异常信号改变。

（3）侧副韧带撕裂

1）胫侧副韧带损伤多于腓侧副韧带。

2）胫侧副韧带撕裂以股骨附着点最多、韧带中部次之，远端最少。

3）Ⅰ级损伤，侧副韧带形态正常，T2WI/STIR 为高信号；Ⅱ级损伤，韧带肿胀，边缘不清，纤维部分断裂于 T2WI 呈高信号；Ⅲ级损伤，韧带连续性中断及 T2WI 呈弥漫性高信号。

四、踝关节

【解剖学】★★△△

1．由胫骨、腓骨远端和距骨滑车构成的滑膜关节。

2．韧带

（1）内侧韧带：即三角韧带，由胫舟韧带、胫跟韧带、胫距韧带构成。

（2）外侧韧带：由距腓前韧带、跟腓韧带、距腓后韧带构成。

【相关临床】★△

踝关节韧带损伤均有外伤史，旋前后内翻易造成距腓前韧带、跟腓韧带损伤，旋前外翻易造成内侧副韧带损伤。临床多表现为局部肿胀、内外踝疼痛、皮肤瘀斑、局部压痛、关节不稳等。未经正确治疗，患者易合并软骨损伤、滑膜炎及创伤性骨关节炎等。

【MR 影像检查方法】★△

2．扫描方向

（1）横断面：最重要的方向；主要提示内、外侧韧带和肌腱的信息。

（2）冠状面：观察胫距关节的最佳方向；利于观察胫距韧带病变。

（3）矢状面：利于显示肌腱和关节软骨病变，特别是观察跟腱；对内、外侧韧带显示不佳。

3．扫描序列

（1）SE T1WI 基本序列。

（2）TSE PDWI/T2WI 易于显示软骨及韧带病变。

（3）STIR 对骨髓病变及韧带损伤敏感。

【影像学表现】★★★△△△

1．韧带损伤最常见的是外侧副韧带，其中单纯距腓前韧带断裂最多，其次为距腓前韧带和跟腓韧带同时断裂，距腓后韧带很少受损。

2．踝关节韧带损伤分为三度：Ⅰ度，轻微韧带拉伤，形态正常，仅见周围及皮下水肿；Ⅱ度，韧带部分撕裂，韧带增粗，内见水肿信号或见韧带部分纤维不连续；Ⅲ度，韧带完全断裂，韧带消失或纤维完全断裂，表现为严重肿胀和压痛，踝关节功能丧失。

3．间接征象：关节积液，骨髓水肿和软组织水肿。

4．MRI 比较容易诊断距腓前韧带的损伤，但对于跟腓韧带的损伤诊断相对困难。

（徐文坚　李晓莉　马千里）

第 76 章　骨与关节感染

第 1 节　骨与关节化脓性感染

骨与关节化脓性感染包括化脓性骨髓炎（pyogenic osteomyelitis）和化脓性关节炎（pyogenic arthritis），化脓性骨髓炎是指涉及骨髓、骨和骨膜的化脓性炎症，关节滑膜的化脓性炎症即为化脓性关节炎。

一、急性化脓性骨髓炎

【病因病理】★★△△

1. 血源性细菌栓子经滋养动脉进入骨髓，易停留在干骺端松质骨区，形成化脓性炎症。

2. 炎症迅速在骨髓腔内蔓延，可沿哈弗管和伏克曼管穿透骨皮质形成骨膜下脓肿，使骨外膜与骨皮质分离。

3. 骨膜下脓肿可穿过骨膜形成软组织脓肿，甚至穿透皮肤形成脓性瘘管。

4. 由于骨外膜掀起和血栓性动脉炎，骨质血供发生障碍而发生骨质坏死。存活的骨外膜和骨内膜受到炎症刺激增生骨化包围死骨，称为骨柩。

5. 2 岁内婴幼儿骨结构与儿童和成人有差异，病理过程不同。幼儿骨皮质较薄且和骨膜附着较松，感染灶易穿透骨皮质形成骨膜下脓肿而减压，骨膜反应形成量多，骨包壳较厚且完整，骨修复迅速，形成的骨柩较厚且完整；骨骺、干骺端血管相通，致骨髓炎易于累及骨骺。

6. 儿童骺板软骨对化脓性感染有一定阻碍，感染一般不易穿过骺板而侵入骨骺及关节；而成人骺板愈合，感染易侵入关节引起化脓性关节炎。

【相关临床】★△

1. 起病急骤，高热，寒战，脉速，患肢剧痛，拒动，压痛，软组织肿胀，局部皮肤可红肿热痛。

2. 化脓性骨髓炎可侵犯任何骨，但多见于长骨，发病率由高到低依次为胫骨、股骨、肱骨、桡骨。

【影像学检查方法】★★★△△

X 线片依然是最常用的影像检查方法，但 CT 能较 X 线更易发现小的病变，MRI 能更早显示病变。

【影像学表现】★★★△△△

1. X 线表现

（1）疾病早期（发病 7-10 天内）：骨质改变不明显，可出现局限性延疏松，骨膜反应、软组织肿胀。

（2）进展期：出现骨质破坏、块状死骨、骨膜新生骨，并伴有骨破坏区周围的骨质增生。

（3）慢性期：骨质破坏区周围出现反应性骨质增生硬化，皮质增厚，髓腔变窄，骨膜新生骨增厚（葱皮样、花边状或垂直状）。

2. CT 表现

与 X 线表现类似，早期表现为软组织肿胀，1 周后骨髓内出现边缘模糊骨质破坏区，比 X 线平片更易发现骨内小的侵蚀破坏、死骨形成和周围软组织肿胀，但显示薄层骨膜新生骨不如 X 线平片更清晰。

中后期改变基本同 X 线平片，但显示骨和软组织内细微结构有优势。

3. MRI 表现

（1）可先于 X 线、CT 显示骨髓水肿和软组织肿胀。

（2）炎性病灶 T1WI 上呈低或中等信号，T2WI 或 STIR 呈不均匀高信号。

（3）死骨呈低信号。

（4）增强扫描炎性病灶信号增强，坏死液化区不增强，脓肿壁环形强化。

【鉴别诊断】★★△△

本病主要表现为骨质破坏、死骨形成、骨膜新生骨和骨质增生，主要与恶性骨肿瘤，如成骨肉瘤、尤文氏肉瘤等鉴别。恶性骨肿瘤骨质破坏周围不一定有骨质增生，而且骨质增生不会随病程的延长而日趋明显。急性化脓性骨髓炎虽然以骨质破坏为主，但围绕骨质破坏区的骨质增生和骨膜新生骨等修复反应几乎同时发生，另外修复反应随病程的延长而逐渐明显。

二、慢性化脓性骨髓炎

【病因病理】★★△△

1．常因急性化脓性骨髓炎治疗不及时或不彻底所致，也可以一开始就是慢性过程。

2．病程迁延，可反复急性发作，有的流脓窦道经久不愈。

【相关临床】★△

慢性硬化性骨髓炎（sclerosing osteomyelitis）亦称Garré骨髓炎，常由低毒感染引起，主要表现为骨质硬化。好发于长骨骨干，如胫骨、腓骨、尺骨等处，仅见局部软组织肿胀、疼痛、夜间加重。症状反复为其特征。

慢性骨脓肿（chronic abscess of bone）又称Brodie脓肿（Brodie abscess）为相对静止的局限性感染性病灶。多见于儿童和青年，常发生在胫腓骨上端、股骨下端、肱骨下端的干骺区，病变破坏区周围常有骨质增生硬化。临床症状轻微，疼痛多呈阵发性，可夜间加重。

【影像学检查方法】★★★△△

影像学检查同急性化脓性骨髓炎。

【影像学表现】★★★△△△

1．X线表现

（1）慢性化脓性骨髓炎主要表现为广泛的骨质增生、脓腔和死骨形成。

（2）骨内膜增生致髓腔变窄、闭塞消失；骨外膜增生致骨干增粗，轮廓不规整。

（3）软组织以增生、修复为主，形成局限性软组织肿块，随访逐渐缩小。

（4）慢性硬化性骨髓炎主要表现皮质增生、髓腔狭窄或闭塞，骨质硬化，一般无死骨形成。

2．CT表现

（1）与X线类似，表现为骨质增生硬化，髓腔变窄或消失。

（2）比X线更易发现死骨和骨内脓肿。

3．MRI表现

（1）骨质增生硬化呈低信号。

（2）骨髓炎性浸润、肉芽组织、脓液，T1WI呈低信号，T2WI和STIR序列呈高信号。

（3）死骨各序列呈低信号。

（4）增强后脓液呈低信号，其他病理组织呈高信号。

【鉴别诊断】★★△△

由急性化脓性骨髓炎转化而来的慢性化脓性骨髓炎容易诊断。骨皮质或骨膜感染引起的局限性不典型骨髓炎应与骨样骨瘤、硬化性骨肉瘤相鉴别。

1．骨样骨瘤：X线及CT上瘤巢骨质破坏区呈低密度影，其内可有钙化或骨化影，周围环绕高密度骨质硬化。骨皮质感染破坏灶在磁共振上T2WI呈明显高信号，骨样骨瘤一般为中等信号。

2．硬化型骨肉瘤：常有Comman三角及周围软组织肿块。

三、化脓性关节炎

【概况】

化脓性关节炎（pyogenic arthritis）由细菌感染滑膜引起，可发生于任何年龄，多见于髋、膝、踝等承重关节，单发。

【临床表现】

1．儿童婴儿多见。

2．致病菌，葡萄球菌、链球菌、肺炎球菌，以金黄色葡萄球菌多见。

3．关节肿胀，关节周围红肿热痛，活动受限。

【病理】

1．早期　滑膜充血、水肿，关节腔内渗液。

2．进展期　白细胞分界释放蛋白酶，溶解软骨和软骨下骨质。

3．晚期　关节腔形成肉芽组织，形成纤维状强直或骨性强直。

【影像学表现】

1．X线表现

（1）早期：关节肿胀，关节间隙略增宽，关节周围骨质疏松。

（2）进展期：承重部位骨质破坏，关节间隙均匀性变窄。

（3）晚期：骨质增生硬化，保留部分间隙或骨性强直。

2. CT 表现

（1）关节囊肿胀、积液

（2）骨性关节面及邻近骨质破坏。

（3）病程稍长时，骨破坏周围区可出现骨质硬化。

（4）增强检查软组织内脓肿壁明显强化，脓肿腔无强化。

3. MRI 表现

（1）滑膜炎症及关节腔积液：长 T1 长 T2 信号影。

（2）关节软骨厚薄不均，边缘模糊。

（3）软骨下骨性关节面的低信号影中断，代之以不均匀高新号。

（4）骨髓炎表现为长 T1 长 T2 信号影。

（5）脓腔呈长 T1 长 T2 信号，DWI 多呈高信号。

（徐文坚　李晓莉　马千里）

第 2 节　骨与关节结核

一、骨结核

【概况】★★△△

1. 骨结核（bone tuberculosis）好发于 30 岁以前，特别是儿童青少年时期。

2. 通常以短管状骨骨干及长管状骨的骨骺和干骺端为好发部位，并可发生于扁骨。

3. 长骨结核多见于股骨上端、尺骨近端及桡骨远端，其次为胫骨上端、肱骨远端及股骨远端。

4. 短管骨骨干结核也称结核性指（趾）骨炎或骨气臌，多见于 5 岁以下儿童。常为双侧多发，好发于近节指（趾）骨。大多可自愈。

【病因病理】★△

多继发于身体其他部分的结核，结核菌经血行传播至骨关节发病，少数为骨关节原发结核。结核病变最初为非特异性的炎症反应，随后出现结核性肉芽组织增生，形成结核结节，结节中央可发生干酪性坏死。结核病理可分为增生（肉芽）型与干酪（渗出）型，或混合存在。

【影像学检查方法】★★★△△

X 线和 CT 检查是最常用的检查方法。MRI 能较早发现病变并显示其病理改变。

【影像学表现】★★★△△△

1. 长骨骨骺、干骺结核：分为中心型和边缘型，中心型多见。

（1）中心型

1）病灶位于骨骺、干骺端内，常跨骺板。

2）早期表现为局限性骨质疏松，骨小梁变细、模糊。

3）进展期出现点状骨质破坏，逐渐扩大相互融合呈圆形、椭圆形或不规则形，邻近无明显骨质增生征象。

4）骨膜新生骨轻微。

5）死骨呈砂砾状，与化脓性骨髓炎不同，死骨边缘多较清楚。

（2）边缘型

1）多位于骺板愈合后的骨端，特别是长管状骨的骨突处（如股骨大粗隆）。

2）早期表现为局部骨质侵蚀，病变进展可形成不规则的骨质破坏，可伴有薄层硬化边。较少出现死骨。

3）CT 平扫可显示邻近软组织肿胀。增强扫描骨质破坏区呈斑片状或环形强化。

4）MRI 早期为渗出性病变，呈不均匀长 T1 长 T2 信号。肉芽肿，T1WI 呈低信号，T2WI 呈混杂信号。干酪样坏死病变 T1WI 呈低信号，T2WI 呈明显高信号。增强扫描肉芽肿呈明显不均匀强化，水肿和干酪样坏死无明显强化。

2. 长管骨骨干结核

（1）好发于前臂和小腿骨等，通常为单发。

（2）多偏于骨干一侧。

（3）X 线早期呈弥散性骨质吸收，进展形成单个或多个圆形或椭圆形骨质破坏区，边缘清晰，多有硬化边缘。可有砂砾状钙化或死骨，以 CT 显示更清楚。

（4）小儿骨干结核骨质增生硬化明显，皮质增厚，骨干略膨胀增粗，其内有细小骨质破坏区，髓腔与骨皮质界限不清。

（5）MRI 可显示早期病变及周围软组织累及情况，但显示死骨不如 CT。增强扫描脓肿呈环形或花边形强化。

3. 短管骨骨干结核

（1）早期仅见软组织梭形肿胀，局部骨质疏松。

（2）病变进展松质骨内出现圆形或卵圆形骨质破坏，或呈多房性骨质缺损。

（3）大多位于骨中央，长径与骨干长轴一致。骨皮质变薄，骨干膨胀，故又称为骨气臌。

（4）病灶内有时可见粗大而不整的残存骨嵴，死骨少见。

（5）边缘多较清楚，周围可有薄层硬化，并可见层状骨膜增生或骨皮质增厚。

【鉴别诊断】★★△△

1. 长骨骨骺、干骺结核需与累及骺板的肿瘤或肿瘤样病变相鉴别，例如成软骨细胞瘤、骨囊肿等。

① 软骨母细胞瘤：发生于骨骺，呈分叶状，其内常有分隔、钙化，边缘有薄层硬化边，而无骨质疏松和软组织冷性脓肿。

② 骨囊肿：多位于干骺端，为卵圆形透亮区，边缘清晰锐利，其内无死骨，CT 和 MRI 表现为典型含液囊性病变。

2. 短管骨骨干结核需与多发性内生软骨瘤鉴别。多发性内生软骨瘤好发于骨骺端或骨干，偏心膨胀性生长，皮质变薄，与正常骨组织分界清楚，其内见有条状骨嵴及斑点状钙化影。一般无骨膜反应及软组织肿胀。

二、关节结核

【概况】★★△△

关节结核（tuberculosis of joint），95% 以上继发于肺结核，结核分枝杆菌血行到骨关节，停留在血管丰富和负重大、活动较多的髋、膝关节滑膜而发病。

【相关临床】★△

1. 发病缓慢，症状轻微。

2. 关节肿痛，活动受限。

3. 儿童常表现为盗汗、午后低热、消瘦、食欲减退。

【病因病理】★△

1. 依据发病部位分为骨型和滑膜型关节结核。

2. 骨型关节结核先为骨骺、干骺端结核，后蔓延至关节，侵犯滑膜及关节软骨。

3. 滑膜型关节结核是先侵犯滑膜，较晚才破坏关节软骨及骨端。

4. 滑膜水肿、充血增厚，渗出积液，导致关节囊肥厚。

5. 初期关节软骨光滑，病变进展后关节软骨坏死、脱落甚至造成骨端破坏。

【影像学检查方法】★★★△△

X 线和 CT 检查是最常用的检查方法。MRI 能较早发现病变并显示其病理改变。

【影像学表现】★★★△△△

1. X 线表现

（1）骨型结核

① 以髋关节、肘关节常见。

② 在骨骺与干骺端结核的基础上，出现关节周围软组织肿胀，关节骨质破坏及关节间隙不对称狭窄等。

（2）滑膜型结核

① 多见于膝关节、踝关节。

② 早期表现关节囊和软组织肿胀，关节间隙正常或稍增宽，邻近关节骨质疏松。

③ 病变进展，在关节非承重面出现虫蚀状骨质破坏，且关节上下骨端多对称受累。

④ 晚期肉芽组织增生，病变修复，关节面及破坏边缘变清晰并可出现硬化。严重病例病变愈合后出现关节强直，多为纤维性强直。

2. CT 表现

（1）骨性结核：骨质破坏同骨骺、干骺结核。

（2）滑膜型结核

① 可清楚显示关节囊增厚，关节腔积液和周围软组织肿胀。

② 脓肿形成可确定其部位和范围。

③ 增强扫描关节囊和脓肿壁呈均匀强化。

3. MRI 表现

能全面显示关节结核的病理改变：关节腔积液，滑膜肿胀充血，结核肉芽组织，软骨及软骨下骨破坏，关节周围的冷性脓肿等。

【鉴别诊断】★★△△

1. 化脓性关节炎

（1）起病急，症状体征明显且较严重。

（2）病变进展快，关节软骨破坏灶且较快出现关节间隙狭窄，常为均匀性窄。

（3）骨破坏发生在承重面，骨破坏同时多伴有骨增生硬化，骨质疏松不明显。

（4）最后多为骨性强直。

2. 类风湿关节炎

（1）常对称性侵及多个关节。

（2）关节间隙变窄出现较早，且均匀性窄，然后再侵及骨性关节面。

（徐文坚　李晓莉　马千里）

第 77 章　慢性关节病

第 1 节　退行性骨关节病

【概况】★★△△

退行性骨关节病（degenerative osteoarthrosis）也称骨关节炎，是以关节退变、关节面和其边缘形成新骨为特征的一组非炎症性骨关节病变。

【相关临床】★△

本病分原发性和继发性两类。原发性者最多见，无明显原因，多见于 40 岁以上老年人，为随年龄增长关节软骨退行性变的结果。继发性者为任何原因引起的关节软骨破坏。当关节软骨受损后，表面不规则，使其下骨质受力不均匀而破坏及发生反应性硬化。软骨改变主要为水含量减少、表层侵蚀或磨损而引起软骨变薄，严重的可完全被破坏而剥脱。晚期关节腔内可见游离体，多由软骨退行性变、碎片脱落而来，并可发生钙化和骨化。

【影像学检查方法】★★★△△

X 线平片是退行性骨关节病最基本的检查方法。CT 检查复杂关节时扫描面与关节面垂直，显示病变较好。MRI 是唯一可以直接清晰显示关节软骨的影像学方法。

【影像学表现】★★★△△△

1. X 线和 CT 表现

（1）关节间隙变窄，以承重区为主。

（2）骨性关节面硬化、模糊、不规则、变直，以承重区为主。

（3）关节骨端肥大、扁平。

（4）关节边缘和突起部位骨质增生。

（5）关节面下圆形或类圆形透光区，周围伴硬化边或弥漫性硬化。

（6）关节内游离体：不规则形钙化、骨化碎片。

（7）关节囊及周围韧带、肌腱附着处骨增生。

（8）关节脱位及半脱位。

2. MRI 表现

（1）早期软骨局限性肿胀，T2WI 上为高信号。

（2）进展期软骨局限性缺损、表面糜烂或小溃疡形成。

（3）晚期软骨变薄、剥脱，T2WI 上表现为低信号或液性信号填充；软骨下骨质局限性囊变或增生硬化，邻近骨髓水肿。

【鉴别诊断】★★△△

本病主要依靠临床病史、体征和 X 线表现进行诊断，应与类风湿性关节炎、神经性关节病等进行鉴别。

（徐文坚　李晓莉　马千里）

第 2 节　类风湿性关节炎

【概况】★★△△

类风湿性关节炎（rheumatoid arthritis，RA）是多发性、非特异性慢性关节炎症为主要表现的全身性疾病，以对称性侵犯手足小关节为特征。高发年龄为 45～54 岁。

【相关临床】★△

主要病理变化为关节滑膜的非特异性慢性炎症。初期以渗出为主，随后滑膜血管翳形成，并侵蚀软骨及骨等关节结构。临床上发病隐匿，对称性侵犯周围关节，以手足小关节为主，中轴骨受累少见。早期表现为手指关节梭形肿胀、疼痛，晚期表现为关节畸形，并伴有肌肉萎缩。

实验室检查：类风湿因子阳性，血沉加快等。

【影像学检查方法】★★★△△

X 线显示手足小关节是最早、最常受累的部位。MRI 显示 RA 颇为敏感，在骨质侵蚀灶出现之前，即可出现炎性滑膜的强化。

【影像学表现】★★★△△△

1. X 线和 CT 表现

（1）关节肿胀，多呈梭形对称，多最先见于近侧指间关节、掌指关节、腕关节尺侧。

（2）骨质疏松

（3）关节软骨破坏，关节间隙变窄。

（4）关节面及相邻骨质破坏：①骨性关节面模糊、残缺或消失；②关节面边缘性骨质侵蚀；③骨性关节面下或经关节面多发小囊状透光区，边缘模糊，无硬化边；④压迫性侵蚀，关节结构破坏所致的相邻骨性关节面相互接触和压迫引起骨吸收。

（5）骨质增生和骨膜增生：肌腱、韧带附着处羽毛状骨质增生。

（6）关节畸形、关节半脱位和关节强直，包括纤维强直（多见）和骨性强直。

（7）继发性关节退变：见于晚期。

2. MRI 表现

（1）MRI 平扫加增强扫描显示关节骨质侵蚀，比平片和 CT 敏感。

（2）填充在侵蚀灶内的血管翳表现为长 T1、长 T2 信号并明显强化，与关节内血管翳相延续。

【鉴别诊断】★★△△

1. 关节结核　多为单关节发病，关节软骨和骨质破坏发展快而严重。

2. 牛皮癣性关节炎　多有皮肤牛皮癣病病史，好发于手足的远侧指间关节，以病变不对称和指骨的肌腱、韧带附着部位骨质增生为特征。

3. Reiter 综合征　常有泌尿系感染的病史，侵犯关节不对称、肌腱和韧带附着部增生为其特征。

4. 痛风性关节炎　呈间歇性发作，以男性多见，半数以上先侵犯第一跖趾关节，晚期形成痛风结节。

（徐文坚　李晓莉　马千里）

第 78 章　骨坏死和骨软骨病

第 1 节　股骨头缺血坏死

【概况】★★△△

股骨头缺血坏死（avascular necrosis of femoral head）是股骨颈骨折最常见的并发症，股骨头主要血供来源于股深动脉发出的旋股内侧动脉和旋股外侧动脉，两者在股骨颈基底部形成动脉环，因此关节囊内骨折会导致股骨头血供减少，容易并发股骨头缺血坏死。

【相关临床】★△

股骨头缺血坏死好发于 30 岁～60 岁男性，常见的病因有创伤、皮质激素治疗和酒精中毒。主要症状和体征表现为髋部疼痛、压痛、活动受限及“4”字试验阳性。晚期，关节活动受限加重，同时伴有肢体短缩、屈曲和内收畸形。

【影像学检查方法】★★★△△

X 线平片为诊断股骨头缺血坏死的常用检查方法。CT 检查主要用于明确 X 线平片阴性或可疑的股骨头缺血坏死征象。MRI 在诊断早期股骨头缺血坏死具有很高的敏感性和特异性。

【影像学表现】★★★△△△

1. X 线和 CT 表现

（1）早期表现：①股骨头外形正常；②股骨头内出现散在斑片状或条带状硬化区，边界模糊；③颈横线：邻近股骨颈横行硬化带；④囊状破坏区。

（2）进展期表现：①股骨头塌陷，关节间隙正常；②新月征：邻近皮质新月形透光影（是诊断股骨头缺血坏死的重要征象）；③裂隙征：内部裂隙样透亮线；④皮质成角：台阶征指股骨头皮质台阶样断开，双边征指基底部外侧缘平行的双皮质影，均为股骨头塌陷征象；⑤股骨头碎裂伴硬化。

（3）晚期表现：①股骨头塌陷加重；②股骨头内多呈混合性死骨改变，或表现为硬化及透光区混杂存在；③退行性骨关节病：关节间隙变窄，骨关节面骨质硬化。

2. MRI 表现

（1）早期病灶局限于股骨头前上方，呈长 T1 长 T2 异常信号，与负重部位一致。

（2）坏死区的外围在 T1 及 T2 加权像均呈低信号带，为新生骨质硬化带。

（3）双线征：低信号的关节侧有对应 T2WI 高信号带出现，为病灶修复的肉芽组织和软骨化生组织。

（4）股骨头碎裂，出现混杂异常信号。

【鉴别诊断】★★△△

1. 退变性囊肿　多局限于承重区骨关节面下，形态规整，无股骨头塌陷。

2. 一过性骨质疏松　短期随访可恢复正常。

3. 骨岛　多为孤立的圆形硬化区，边缘较规整。

（徐文坚　李晓莉　马千里）

第 2 节　骨　梗　死

【概况】★★△△

骨梗死（bone infarction）是发生于干骺端和骨干的骨缺血坏死。骨梗死常见病因有减压病、镰状细胞贫血、血红蛋白 S-C 病、高 - 雪病、Niemann-Pick 病、动脉硬化、激素乱用、酗酒等引起的骨内血管气栓、血栓、痉挛、压迫和狭窄所致。病理上可分为早、中、晚期，早期局部血液供应中断，骨髓脂肪细胞液化坏死，骨细胞死亡，骨小梁尚存留；中期（进展期），局部骨质坏死，死骨边缘性骨质吸收，周围肉芽组织和反应性新骨生成；晚期，死骨被肉芽组织和纤维组织替代，局部发生纤维化、营养不良性钙化和反应性骨质硬化。

【相关临床】★△

骨梗死容易累及长骨骨干和干骺端的松质部分，好发于股骨下段和胫骨上段，其次为肱骨上段、胫腓骨骨干及桡骨下段，通常为多发、对称发病。急性骨梗死会出现患肢剧痛，活动障碍。慢性者患肢酸痛、软弱无力。

【影像学检查方法】★★★△△

骨梗死发生在 X 线平片上出现征象需要较长时间，CT 和 MRI 可较早发现病变。

【影像学表现】★★★△△△

1. X 线和 CT 表现

（1）早期表现阴性或仅有骨质疏松。

（2）囊状及分叶状透光区：可为单发或多发，长径 0.5～3 mm，多围以 1～3 mm 厚的硬化边。

（3）斑块硬化影：呈圆形、椭圆形或不规则形，长径 0.3～1.6 cm，质地均匀，边缘锐利，以股骨颈和肱骨颈最多见，其次为股骨粗隆间和长骨下端。

（4）骨髓内条带状钙化影：自干骺部松质骨向骨干延伸，宽约 1.5 cm～2 cm，可覆盖骨干大部。骨内膜钙化或骨化表现为条状致密影，沿皮质内缘平行延伸。

（5）绒毛状骨纹和骨外膜增生：绒毛状骨纹多见于长骨骨端或小儿干骺部。骨小梁稀疏变粗，边缘模糊，似粗线毯。骨外膜增生早期呈层状，晚期与皮质融合，导致骨皮质增厚、骨干增粗。

2. MRI 表现

（1）早期骨梗死表现为骨髓水肿，T1WI 呈低信号，T2WI 呈高信号。

（2）进展期，缺血坏死病灶中心 T1WI 与骨髓等信号，T2WI 呈等、高混杂信号；病灶边缘 T1WI 呈花边状低信号带，T2WI 呈内高外低两层信号（内层高信号反映充血水肿和肉芽组织，外层低信号为骨质硬化带）。

（3）病灶数目：常多发，形态不规则，常有融合趋势，呈典型“地图板样”改变。

【鉴别诊断】★★△△

1. 软骨肉瘤　发生于髓腔内的早期软骨肉瘤表现为小环状、斑点状钙化，骨皮质内缘多有侵蚀征象，如出现骨硬化、骨膜反应甚至软组织肿块。

2. 髓腔内骨肉瘤　多发生于青少年长骨干骺端，可见云絮状肿瘤骨、不规则软组织肿块及 Codman 三角。

（徐文坚　李晓莉　马千里）

第3节　骨软骨炎

【概况】★★△△

骨软骨炎（osteochondritis）又称为骨软骨缺血坏死，是指骨组织失去血运而发生的骨骺、干骺部骨软骨局限性坏死。胫骨结节缺血坏死又称为 Osgood-Schlatter 氏病；股骨头骨骺缺血坏死称为 Legg-Perthes 氏病；第二跖骨头缺血坏死称为 Freiberg 氏病。

【相关临床】★△

骨软骨炎好发于管状骨骨端和骨骺部、腕跗骨、椎体、坐骨结节、髋臼和耻骨联合，常见病因包括外伤、减压病、医源性和物理性损伤、造血系统疾患及营养不良。其病理机制如下：

病变早期为缺血所致的骨内细胞坏死、崩解、骨陷窝变空。进展期为新生肉芽组织将死骨清除，坏死骨因应力作用发生骨折和塌陷；死骨表面出现新骨增生，为修复反应。晚期，坏死区肉芽组织化生成骨，骨质增生硬化；关节发生退行性变。

【影像学检查方法】★★★△△

X 线平片对诊断骨软骨炎敏感性低，CT 和 MRI 可较早发现病变。

【影像学表现】★★★△△△

1. X 线和 CT 表现

（1）早期（坏死期）：坏死骨组织呈相对性骨密度增高影，均匀一致。坏死区骨小梁结构紊乱，其内可见点片状密度增高影，周围骨松质出现骨质疏松征象。

（2）中期（死骨吸收期）：死骨边缘出现骨质疏松和骨质侵蚀，初为边界模糊，后界限清晰，逐渐出现囊状或带状骨质缺损，死骨游离。

（3）后期（后遗症期）：表现为坏死区骨质碎裂及变形，碎骨之间骨质吸收呈不规则低密度区或出现大囊状骨质缺损。骨端蘑菇状变形，关节间隙狭窄，骨性关节面硬化，继而出现退行性骨关节病。相邻关节出现关节积液。

2. MRI 表现

（1）骨坏死区形态多不规则，T1WI 信号均匀或不均匀减低，T2WI 呈等、高信号。

（2）病变外缘见 T1WI 低信号带环绕。

（3）病变最外侧可见 T2WI 高信号的肉芽组织和组织修复带。

（4）晚期表现为软骨破坏、关节面碎裂和骨质硬化、纤维化。

【鉴别诊断】★★△△

本病依据发病部位和影像学表现易于诊断，但需要与关节结核进行鉴别。后者骨质破坏缺损区以关节面的边缘部位为主，常同时有关节间隙变窄和关节囊肿胀；另外，关节结核骨质破坏明显，周围较少出现高密度硬化带。

（徐文坚　李晓莉　马千里）

第79章　内分泌和代谢性骨病

第1节　巨人症与肢端肥大症

【概况】★★△△

巨人症（gigantism）与肢端肥大症（acromegaly）为腺垂体生长激素过度分泌所致。发生在骨骺愈合之前，骨骼纵向生长尚未停止，则发展成为巨人症；发生于骨骺愈合之后，骨骼纵向生长已经停止，而横径继续生长，则形成肢端肥大症。

【相关临床】★△

巨人症骨骼改变为全身骨骼普遍性增大，而肢端肥大症则以骨骼横径增大为主。巨人症与肢端肥大症病因相同，前者多自幼发病，身高臂长，肌肉发达，手足过大；后者多开始于20岁～30岁，前额及下颌增大，舌大肥厚，语音不清，四肢粗大，身材一般不高。二者均有继发性内分泌症状。实验室检查血清生长激素增高

【影像学检查方法】★★★△△

X线平片是诊断巨人症和肢端肥大症的主要检查方法，可清楚显示骨骼病变，但垂体病变的显示则需要CT或MRI。

【影像学表现】★★★△△△

1. X线表现

（1）巨人症表现为全身骨骼均匀性增长、变粗，骨骺愈合及二次骨化中心出现延迟；肢端肥大症表现为颅骨增大，颅板增厚及四肢骨增粗大改变为主。

（2）下颌骨增大，升支伸长，下颌角变钝，体部前突。

（3）鼻窦和乳突过度发育。

（4）四肢长骨及颜面骨粗厚、增大，末节指骨远端甲丛增生、变宽。

（5）蝶鞍扩大（垂体瘤时）：表现为前床突上翘、后床突及鞍背后移，鞍底下陷或呈双边征。

2. CT表现

（1）四肢骨粗大，皮质增厚，骨小梁增粗。

（2）垂体瘤时表现为蝶鞍扩大，鞍底下陷，垂体柄及视交叉受压上移。

3. MRI表现

（1）骨关节改变：应用MR检查较少。

（2）垂体瘤：垂体内结节或肿块，鞍底下陷，鞍隔抬高，垂体柄偏移等（见本书“垂体瘤”部分）。

【鉴别诊断】★★△△

1. 家族性身材高大　全身各部位发育匀称，身材高大具有遗传性，无内分泌异常症状。

2. 巨脑畸形　婴幼儿期生长速度超常，但5岁后即停止发展；头颅增大、手足粗大并智力低下；动作不协调；眼距增宽；血清生长激素正常。

（徐文坚　李晓莉　马千里）

第2节　甲状旁腺功能亢进

【概况】★★△△

甲状旁腺功能亢进（hyperparathyroidism）又称甲旁亢，为甲状旁腺分泌过多的甲状旁腺素，引起体内钙、磷代谢失常所致。

【相关临床】★△

甲旁亢分为原发性和继发性，前者多见，以甲

状旁腺腺瘤为主，其次为弥漫性甲状旁腺增生，腺癌最少；后者是由于肾脏或其他代谢性疾患引起血钙、磷异常，多见于慢性肾疾病、佝偻病等。骨骼系统改变主要为破骨细胞沿骨小梁表面及哈弗管破骨活动增强，引起骨吸收，同时伴有新骨形成，但类骨组织钙化不足。骨吸收区可被纤维及肉芽组织替代，后两者可出现继发性黏液变性和出血，称之为纤维性或囊性骨炎。因其富含含铁血黄素而呈棕红色，又称为棕色瘤。

甲旁亢多见于30～50岁女性。实验室检查血甲状旁腺素（PTH）、血钙、尿钙升高，血磷减低及碱性磷酸酶升高。

【影像学检查方法】★★★△△

X线片显示甲旁亢病人仅1/3发生骨骼改变，1/3表现为骨质疏松，另1/3无骨骼改变。CT除显示骨质改变外，还能发现甲状旁腺腺瘤，检出率达50%～77%。MRI显示此类骨骼改变不如X线片和CT，但可检出甲状旁腺腺瘤，检出率达71%～78%。

【影像学表现】★★★△△△

1. X线和CT表现

（1）广泛性骨质疏松：①脊柱、扁骨、掌指骨及肋骨改变明显，以指骨改变价值较大；②颅骨内外板模糊，内有散在囊状或颗粒状骨疏松区；③腰椎呈双凹变形；④肋骨常有骨折。

（2）骨质软化和佝偻病征象。

（3）骨膜下骨吸收（特征性表现）：①中节指骨桡侧基底部与骨干交界处出现最早，皮质外侧边缘模糊，呈刺状或花边状吸收；②锁骨外侧端或内侧端上下缘出现骨膜下骨吸收。

（4）软骨下骨吸收：多表现为锁骨肩峰端和耻骨联合软骨下骨吸收。

（5）局限性囊状骨破坏：①发生于骨质疏松之后；②单个或多个、单房或多房、大小不一、边缘清楚锐利的圆形或卵圆形透光区，相邻皮质变薄或轻度膨胀；③多见于长骨骨干，可位于骨内或骨膜下，肋骨和骨盆者常为多发；④继发骨折后，常愈合不良。

（6）骨质硬化：①多见于肾性骨病所致继发性甲旁亢；②颅板各层分界模糊，板障棉团状硬化；③长管骨透光区内出现致密骨岛或术后原棕色瘤内致密硬化。

（7）关节改变：①关节肿胀和关节侵蚀少见；②关节软骨、关节囊及周围组织钙化，关节软骨钙化主要见于原发性甲旁亢，部位以膝关节、肩关节和腕部三角软骨多见。

（8）软组织钙化：继发性多见，好发于关节周围及韧带周围软组织，呈堆积的致密影。

（9）尿路结石及肾实质钙化。

（10）甲状旁腺腺瘤和甲状旁腺增生。

（11）继发性关节退变：见于晚期。

2. MRI表现

MRI可检查甲状旁腺肿瘤呈等T1、等T2结节样异常信号，边缘欠清，增强扫描明显强化。

【鉴别诊断】★★△△

1. 骨纤维异常增殖症 ①多骨发病，病变局限，未受累骨骼正常；②病变局部囊状扩张，密度呈磨玻璃密度或丝瓜瓤样，骨皮质变薄；③血尿生化检查正常。

2. 肾性骨病 出现继发性甲旁亢，骨骼改变与甲旁亢类似，但以儿童多见。

3. 畸形性骨炎 ①多骨发病，但不累及全身骨骼，大部分骨骼完全正常；②病变骨增粗、变形，骨小梁稀疏；③病变常累及颅骨，呈进行性增大，颅板增厚；④碱性磷酸酶明显增高。

4. 多发性骨髓瘤 ①多见于老年人；②多发生于躯干部和四肢长骨近端，呈点状或圆形溶骨性骨质破坏；③无骨膜下骨吸收；④颅骨可见弥漫多发圆形、虫蚀样破坏，边界清楚；⑤尿中本-周蛋白阳性。

（徐文坚　李晓莉　马千里）

第3节　骨质疏松

【概况】★★△△

骨质疏松（osteoporosis）是指单位体积内骨组织的含量减少，即骨组织的有机成分和无机成分都减少，但是两者的比例仍正常。骨质疏松的组织学变化是骨皮质变薄、哈弗管和伏克曼管扩大及骨小梁减少、变细甚至消失。

【相关临床】★△

骨质疏松分为全身性和局限性两类。全身性骨质疏松的主要原因有先天性疾病（如成骨不全）、内分泌紊乱（如甲状旁腺功能亢进）、医源性（如长期使用激素治疗患者）、老年及绝经后骨质疏松、营养性或代谢障碍性疾病（如维生素 C 缺乏病）、酒精中毒及其他不明原因（如青年特发性骨质疏松）的骨质疏松。局限性骨质疏松多见于肢体失用、炎症、肿瘤等。

【影像学检查方法】★★★△△

X 线平片上出现骨质疏松征象比较迟，骨内钙盐丢失达 30%～50% 时才能显出阳性 X 线征象。即便如此，由于常规 X 线检查简单易行，仍不失为首选的检查手段。CT 和 MRI 在骨质疏松症的早期诊断和定量评估方面有优势。

【影像学表现】★★★△△△

1. X 线表现

（1）骨密度减低，骨皮质变薄，皮质内可出现条纹状改变。

（2）骨内膜性骨吸收可导致皮质内缘呈扇贝样改变。

（3）骨小梁减少、变细但清晰。

（4）椎体骨小梁呈稀疏的网格状，垂直方向上骨小梁排列呈栅栏状。

（5）椎体常出现双凹变形或压缩性骨折。

（6）双能 X 线骨密度测量（Dual-energy X-ray Absorptiometry，DXA）可定量评估骨质疏松改变。

2. CT 表现

（1）可评估骨小梁数目减少、纤细、间隙增宽。

（2）椎体压缩骨折多不伴有软组织肿块。

（3）定量 CT（quantitative computed tomography，QCT）可定量评估骨质疏松改变。

3. MRI 表现

（1）骨髓呈短 T1、中长 T2 信号，原因是骨质疏松时，增宽的骨小梁间隙被过多的脂肪、蛋白质、造血组织或水分所填充，尤其以黄骨髓量增多明显。

（2）骨皮质疏松表现为低信号的皮质内出现异常等信号区，代表皮质内的哈氏系统扩张或黄骨髓侵入。

【鉴别诊断】★★△△

1. 骨质软化 ①骨小梁减少、变细，骨皮质变薄，边缘模糊不清；②持重肢体弯曲畸形，骨盆内收变形；③先期钙化带模糊、消失；④干骺端增宽、假骨折。

2. 骨髓瘤 ①肿瘤多位于中轴骨和四肢骨近端等红骨髓集中区；②尿中可有本 - 周蛋白；③骨质破坏呈穿凿状或鼠咬状；④伴有病理骨折和软组织肿块。

3. 转移瘤 转移瘤所致病理骨折应与骨质疏松所致的病理骨折相鉴别。①转移瘤有原发肿瘤病史；②转移瘤所致骨折常伴有局部软组织肿块；③骨质破坏边缘模糊。

（徐文坚　李晓莉　马千里）

第 4 节　骨质软化与肾性骨病

【概况】★★△△

骨质软化（osteomalacia）是以新近形成的骨基质矿化障碍为特点的一种骨骼疾病，导致非矿化的骨样组织（类骨质）堆积，引起骨质软化、骨骼畸形、骨折等改变。病因多种多样，主要分为四类：①维生素 D 营养性缺乏；②维生素 D 的代谢活性缺陷；③骨矿化部位的矿物质缺乏；④骨细胞、骨基质紊乱。青春期前，即长骨生长板闭合前到闭合期发生损害为佝偻病（rickets）；在成人期，骨骺生长板闭合后的骨矿化损害，称骨质软化。

肾性骨病（renal osteopathy）又称为肾性骨营养不良，是由各种慢性肾脏疾病所引起的钙、磷代谢障碍，酸碱平衡失调，维生素 D 代谢异常及继发性甲状旁腺功能亢进等所造成的骨骼损害。在儿童期，称为肾性佝偻病；成人期，称为肾性软骨病。

骨质软化的基本病理学变化为骨骼因矿化障碍而致大量类骨质堆积，使骨质变软，骨小梁变薄、数量减少，皮质内哈弗系统排列无规律并有管道生成。肾性骨病分为肾小球性骨病和肾小管性骨病两类，其病理生理机制为：①肾小球滤过下降导致尿磷排除减少，肾功能下降，继而出现维生素 D 代谢障碍；②肾小管分泌及再吸收功能下降导致尿钙再吸收下降。以上两个因素共同导致血钙下降，出现骨质软化和继发性甲旁亢。

【相关临床】★△

本病好发年龄为青少年，肾性骨病可有家族史。临床症状和体征主要为肢体疼痛、肌无力、身材矮小及肢体畸形（X 或 O 型腿）。肾小球性骨病实验室检查出现血钙正常或降低，血磷升高，血尿素氮升高。

肾小管性骨病出现血钙正常或降低，血磷降低，血尿素氮正常。

【影像学检查方法】★★★△△

骨质软化和肾性骨病的影像学检查主要依靠X线平片，CT和MRI可作为辅助手段提供更多的影像资料，其基本X线表现类似。

【影像学表现】★★★△△△

X线表现

（1）骨质软化：①骨密度下降，皮质模糊，骨小梁稀疏粗大、模糊；②骨盆、髋关节及膝内外翻畸形，长骨弯曲；③假性骨折，多见于股骨颈、肋骨和坐骨、耻骨。

（2）干骺端改变：①先期钙化带消失或变薄；②毛刷状改变；③干骺端杯口状增宽；④骨干骺距离增宽。多见于小儿生长期。

（3）骨膜下骨吸收：常见于指骨，皮质外缘出现虫蚀样缺损。

（4）骨内囊状透光区（纤维囊性骨炎）：多见于髂骨、长管骨，呈单房或多房类圆形囊状透光区，边缘清楚。

（5）病理骨折：常见于儿童及青少年长骨骨端，表现为一侧皮质横行透光线，或骨骺干骺分离。

（6）骨质硬化：以脊柱、颅底和长骨骨端多见。脊椎呈“夹心椎”样改变；颅底骨质硬化并轻度增厚，颅板各层分界模糊，板障棉团状硬化；长管骨表现为两侧粗细不等，皮质花边状骨质增生，干骺内不规则致密条带伴邻近低密度脱钙区。

（7）软组织钙化：呈片状、条状或斑点状，常见于关节软骨、动脉壁及肾实质。

（8）Fanconis综合征：为常染色体隐性遗传病，主要原因为肾近曲小管功能缺陷，对磷、葡萄糖和氨基酸再吸收障碍。X线表现为肌腱、韧带附着处骨质增生。

【鉴别诊断】★★△△

本病与其他类型肾性骨病在影像学上不易鉴别，需要依靠临床及实验室检查综合判断。

（徐文坚　李晓莉　马千里）

参考文献

[1] 白人驹. 医学影像诊断学. 3版. 北京：人民卫生出版社，2010.

[2] 王云钊，屈辉，孟悛非，等. 骨关节影像学. 2版. 北京：人民卫生出版社，2009.

[3] 丁建林，易旦冰，陈晓亮，等.64层CT及MRI诊断隐匿性骨折的临床价值。中国医学影像学杂志，2009，17（1）：12-15.

[4] Starr A M, Wessely M A,Albastaki U, et al. Bone marrow edema: pathophysiology, differential diagnosis, and imaging. Acta Radiol, 2008, 49 (7): 771-786.

[5] Ranganath VK, Motamedi K, Haavardsholm EA, et al. Comprehensive appraisal of magnetic resonance imaging findings in sustained rheumatoid arthritisremission: a substudy. Arthritis Care Res, 2015, 67(7): 929-39.

[6] 丁小南，袁建华，程爱萍. 膝关节退行性骨关节病中滑膜改变的MRI表现. 中国临床医学影像杂志，2010，21（1）：31-33.

[7] 李河北，杜湘珂，贾园，等. 手及腕关节MRI对类风湿关节炎的早期诊断价值. 中华放射学杂志，2004，38：360-364.

[8] 崔光彬，王玮，宋立军，等. 骨梗死影像学表现及其病理学基础. 中国医学影像技术，2007，23（5）：724-726

[9] 路淮英，栾德广，姜书平，等. 股骨头缺血坏死的X线、CT和MRI表现和诊断价值. 中国医学影像技术，2001，17（11）：1113-1114.

[10] 程永远，徐经薇，贾海龙. 早期骨梗死的CT、MR表现及其病理学基础. 中国临床医学影像杂志，2009，20（9）：726-727.

[11] Witteveen J. E, Kievit J, Morreau H, et al. No recurrence of sporadic primary hyperparathyroidism when cure is established 6 months after parathyroidectomy. Eur J Endocrinol, 2010, 162 (2): 399-406.

[12] 赵洪全，迟金军，张子东. 老年骨质疏松性椎体压缩骨折并发症的影像学研究. 中国骨质疏松杂志，2015，21（3）：318-322.

[13] 钱占华，白荣杰，闫东，等. 原发性甲状旁腺机能亢进性骨病影像学表现. 中华医学杂志，2013，93（1）：30-33.

[14] 孙钢，金鹏，李敏. 压缩性骨折椎体真空征的病理与影像表现对照研究. 中华放射学杂志，2010，44（2）：165-168.

[15] 田小丽，蔡跃增，李景学. 骨质软化症中骨折的影像学鉴别诊断. 中华放射学杂志，2008，24（6）：939-9.

第80章 脊柱疾病

第1节 正常脊柱

一、脊柱的发生 ★★△△

（一）脊柱、脊髓的发育

1. 脊柱的发育来源于脊索。脊索在外胚层内形成神经板，神经板折叠形成神经沟，进而在背侧闭合形成神经管，神经管与外胚层分离，移行进入身体中央。

2. 神经管头侧扩张呈脑，尾侧部则发展为脊髓。

3. 脊柱发生于脊索两侧节体，位于神经管腹侧，自尾侧延伸至中脑。

4. 胚胎三个月时，脊髓占据椎管全长，以后脊柱发育比脊髓快，出生时圆锥位于第3腰椎处，出生后3个月，圆锥上升至第1腰椎下缘。

5. 脊索退化形成髓核。

（二）脊柱的骨化

1. 胚胎第4周形成软膜性脊柱。

2. 胚胎第9周时在椎体前部和后部形成两个骨化中心，随后融合为一个大的骨化中心，最早出现于下胸椎及上腰椎，很快向头侧延伸，向尾侧延伸较慢。

3. 胚胎第5～6月，骨化中心将软骨体分为两个厚软骨板，向椎间盘一侧进行软骨内化骨。

4. 椎弓的骨化始于胚胎的第8周，左右各1个，首先出现在上位颈椎，逐渐向尾侧延伸。

5. 椎体前部由椎体的骨化中心延伸，而椎体后外侧部则由椎弓骨化中心扩展而至，故出生时椎体表现为两个软骨的融合。

二、脊柱和脊髓的解剖 ★★△△

（一）椎骨

1. 脊柱由33块椎骨构成。

2. 椎骨由前面的椎体和后面的椎弓构成，椎体和椎弓合成椎孔，各椎体和椎孔串联形成椎管，内有脊髓和终丝。

3. 椎弓由椎弓根、椎板、棘突、横突及上、下关节突组成。

4. 上、下关节突间形成关节突关节，为滑膜关节，表面覆有软骨，周围有关节囊，前方紧贴脊神经根。

5. 相邻椎弓根之间形成椎间孔，内有脊神经通过。

6. 寰椎无椎体、棘突何关节突，由前、后弓及侧块构成，枢椎前上方的齿突与寰椎前结节形成寰枢前关节，与寰椎侧块形成寰枢侧关节。

7. 胸椎椎体后部有一对肋凹与肋骨头形成胸肋关节，第2-8胸椎椎体两侧各有一个上肋凹和一个下肋凹。

（二）脊柱的连接

1. 依靠椎间盘、韧带及关节突关节连接。

2. 椎间盘由周围的纤维环和中央的髓核构成。

3. 关节突关节由下位椎体上关节突与上位椎体的下关节突构成关节，有软骨覆盖，为滑膜关节。

4. 韧带包括椎体前外侧面的前纵韧带、椎体后部的后纵韧带、椎弓和椎板间的黄韧带，另外还有棘突间韧带及棘上韧带、项韧带等。

（三）椎管

1. 由椎体的椎孔串联而成，前方为椎体、椎间盘和后纵韧带，后壁是椎板和黄韧带，侧壁是椎弓根及其间的椎间孔，后外侧是椎间关节。

2. 椎管前后径，颈段 15 mm，胸段 14～15 mm，腰段 17 mm。

（四）脊髓

1. 脊髓由外胚层神经管尾侧发育而来，中央管是胚胎时期神经管的遗留，上通第四脑室，下达脊髓圆锥内梭形膨大，形成终室，内含脑脊液。

2. 脊髓由灰、白质构成，切面呈 H 型，灰质由前、后联合、前角和后角组成。前角由运动神经元构成，主要支配骨骼肌。后角由混合神经元构成，与触、温、痛觉传导有关。

（五）脊神经

1. 脊神经共 31 对，包括颈 8 对、胸 12 对、腰 5 对、骶 5 对和 尾 1 对。

2. 第 1～7 颈神经在相应椎骨的上缘穿出，第 8 颈神经以下均从相应椎骨下缘穿出。

3. 神经根外包蛛网膜和硬脊膜形成鞘膜，与椎间孔紧密相连。

（六）脊髓的血管

1. 动脉 从上至下分别椎动脉、颈深动脉、颈升动脉、肋间动脉和腰动脉发出 6-8 根前根髓动脉和 20 根左右后根髓动脉，经椎间孔进入椎管，由前根髓动脉汇合成脊髓正中动脉，在脊髓前正中裂走行，走行途中发出外侧支参与软膜小动脉丛构成。主干向后直角发出沟动脉，进入前正中裂，供应脊髓灰质前 3/4 级部分侧索和外侧索。由双侧小脑后下动脉发出的两支脊髓后外侧动脉，沿途有后根髓动脉汇入，走行于脊髓后外侧沟，发出分支参与软膜小动脉丛的构成，并进入脊髓背侧，供应脊髓后角大部及部分后索。

2. 静脉 引流途径为髓周静脉—根髓静脉—椎间静脉—椎间静脉丛—奇静脉—腔静脉。

（袁慧书　曾祥柱）

第2节　脊 柱 外 伤

一、概述 ★△

（一）病因 ★△

1. 间接外力 屈曲、伸展、牵拉、压缩、剪切和旋转外力。

2. 直接外力 直接作用于受累阶段脊柱。

脊柱外伤更多见的是间接外力所致，常见部位是 T12-L1，C5-7，约有 20% 为多椎体受累。

（二）分型 ★△

根据外力作用方向和患者受伤时的体位，分 3 型。

1. 屈曲型脊柱损伤 外力使脊柱骤然过度前屈所致，占脊柱损伤 80%～90%。好发于脊柱活动度大的节段，如 C1-2、C5-6、T11-L2。可造成椎体压缩骨折，棘上、棘间韧带撕裂，后纵韧带、附件、椎间盘损伤。常伴椎体脱位，严重者可损伤脊髓。

2. 过伸型脊柱损伤 外力使脊柱骤然过度后伸所致，可发生前纵韧带撕裂，椎板、棘突、关节突骨折，严重者椎体开裂损伤脊髓。

3. 直接暴力型脊柱损伤 直接暴力致打击部位的椎体和附件骨折，可伴椎体移位和脊髓损伤。

（三）稳定骨折和不稳定骨折 ★★△△

1. 脊柱分为前、中、后 3 柱，前柱包括前纵韧带、椎体及椎间盘的前 2/3；中柱包括椎体和椎间盘的后 1/3 和后纵韧带；后柱包括后纵韧带之后的所有骨结构（椎弓根、椎板、关节突、棘突）和软组织（小关节的关节囊、黄韧带、棘上和棘间韧带）。

2. 压缩骨折（compression fracture）是前柱在屈曲外力时断裂的结果。

3. 爆裂骨折（burst fracture）是由于前柱和中柱在压紧时崩裂的结果。

4. 安全带骨折（seat-belt type fracture）由于中柱和后柱在牵拉时发生断裂的结果。

5. 一般认为骨折仅累及前柱是稳定性骨折，骨折累及前柱、中柱或三柱均受累为不稳定性骨折。中柱的破裂也属于不稳定性损伤。不稳定骨折常致椎管狭窄。将椎管横断面分成 3 等份，并用 0、Ⅰ、Ⅱ、Ⅲ度表示狭窄程度，无狭窄为 0 度，椎管狭窄 1/3 为Ⅰ度狭窄，狭窄 2/3 为Ⅱ度狭窄，椎管完全堵塞为Ⅲ度狭窄，不稳定骨折时脊髓损伤发生率显著提高。

二、脊柱损伤

（一）颈椎骨折和脱位 ★★★△△△

1. 寰椎骨折 杰（Jefferson）氏骨折：由从枕骨髁至寰椎侧块垂直受压导致的寰椎前后弓双侧骨折，侧块被挤压向四周分离。典型的杰氏骨折有4条骨折线，分别位于两侧侧块与前后弓的连接处。同时可伴有横韧带附着结节的撕脱骨折和齿状突移位。

2. 枢椎骨折

（1）枢椎齿突骨折分3型。

1）齿状突尖撕裂伴翼状韧带不连。

2）齿状突基底骨折，属不稳定型骨折，当骨折移位时可并发脊髓损伤。

3）骨折向枢椎体部延伸。

（2）汉氏（Hangman）骨折又称枢椎椎弓根骨折，为C2椎体第二常见骨折，是由轴向负荷和过度伸展受力联合导致的经过C2两侧椎弓根的骨折和C2椎体的可复性滑脱。

3. 第3～7颈椎骨折 是最常发生损伤的位置，常发生压缩骨折和爆裂骨折。

4. 寰枢关节脱位 寰枢关节包括寰齿关节和两个外侧关节，寰枢关节脱位与寰椎横韧带损伤有关。

（1）寰齿关节前脱位：成人寰椎前弓后缘与齿状突前缘距离>3 mm即为脱位，这需要在侧位片上测量。横韧带限制寰椎向前移位，当横韧带撕裂，翼状韧带未受损伤时，寰椎活动度小于5 mm；当翼状韧带和横韧带均撕裂时，寰椎向前移位大于5 mm。

（2）外侧关节脱位：齿状突与两侧块间距不等，相邻关节面亦不平行。

5. 寰枕关节脱位 特点是由于严重的屈伸使寰枕间多有的韧带关联完全断裂。X线平片上发现有枕骨底部与寰椎椎弓分离。头颅相对于寰椎可以向前、向后及纵向移位。

6. 颈椎脱位 水平暴力可颈椎向前或向后脱位。

（1）前脱位：上一椎骨的下关节突完全移至下一椎骨的上关节突前方，通常为双侧性，两椎体棘突间距加宽，可伴有椎体压缩骨折或椎体前缘小片骨折，常伴脊髓损伤。

（2）后脱位：上位颈椎向后移位，伴有脊髓受压。

（二）胸、腰椎骨折和脱位 ★★★△△△

T1-10活动范围小且有肋骨保护，不易发生骨折，T11-L2骨折占脊柱骨折的40%，其中75%为稳定性压缩骨折，20%为不稳定性骨折。

1. 椎体骨折

（1）单纯压缩骨折 好发于T11-L2，由于过曲外力，引起前柱压缩。

1）X线表现：椎体前部皮质断裂，而中柱和后柱正常，椎体呈楔形。

2）CT表现：松质骨密度增加，骨小梁中断、变形，椎体前缘皮质皱褶、中断、嵌入。

3）MRI表现：T1加权像显示信号高于骨皮质而低于骨松质的骨折线，T2加权像及STIR显示骨髓水肿的高信号。

（2）爆裂骨折 脊柱在伸直状态下，由垂直暴力引起椎体轴向压缩，形成上和（或）下终板的粉碎骨折，累及前、中柱，并有骨碎片突入椎管，同时可伴有椎板骨折、椎弓根间距增大（后柱受累）。

1）X线表现：椎体高度变扁，累及前、中柱，骨折处椎体后缘连线不光滑，骨折椎体向后突入椎管。

2）CT表现：可清楚显示突入椎管的骨碎片，并可显示椎弓根及椎板的骨折。

3）MRI表现：可显示骨碎片对脊髓的压迫及脊髓的损伤情况。

（3）安全带骨折 也称Chance骨折，发生机制是以安全带为支点上部躯干前屈，中柱与后柱受到牵张力而断裂。典型的Chance骨折发生在L1-3之间，是经过后弓和椎弓根向前延伸的水平撕裂，累及椎间孔前缘和椎体后上部。

1）X线表现：可显示横行骨折线和张开的棘突。

2）CT表现：横断面图像及重组图像可清晰显示椎体及附件的骨折。

3）MRI表现：对棘上韧带、棘间韧带和黄韧带损伤及脊髓受累情况显示良好。

2. 附件骨折

（1）椎板骨折：多位于椎弓峡部，一侧或两侧同时发生，可伴有脊柱滑脱。

（2）椎弓根骨折：为严重脊柱压缩骨折的并发症。

（3）关节突骨折：如两侧同时发生，可伴有椎体前滑脱。

（4）横突骨折：可单独发生，骨折线多与横突垂直。

（5）棘突骨折：多位于棘突根部或中部，骨折线多与棘突方向垂直。

3. 椎体滑脱

（1）椎体滑脱通常指一个椎体相对于其下方椎体部分或全部的向前滑移，椎体相对于下方椎体向后滑移者称为反向脊椎滑脱或后滑脱。

（2）可由先天发育异常，脊柱退行性变或外伤引起。

（3）外伤性脊柱滑脱多伴有附件骨折。

（4）将下位椎体上缘平均分为4等份，上位椎体每向前或向后移动1/4为Ⅰ度滑脱，以此类推。

（三）骶尾椎骨折和脱位★★△△

1. 骶尾椎单发骨折和脱位多因仰面滑到，骶尾椎首先着地，直接撞击所致。

2. 骶骨横形骨折，多因仰面摔倒，骶骨着地引起，多发生在骶髂关节平面以下（S4～S5），X线侧位片易于显示，正常骶骨前缘光滑锐利，骨折时骶骨前缘皮质断裂，出现皱褶。

3. 尾椎解剖变异很大，骶尾角能从0°～90°，因此诊断尾骨脱位必须结合临床。

三、椎管内损伤

椎管内损伤主要为脊髓、硬脊膜、神经根等结构的撕裂、水肿、出血等改变。

（一）脊髓损伤 ★★★△△△

脊髓损伤多由脊柱骨折和脱位引起，骨碎片或移位的椎体及附件造成脊髓受压，也可因外伤性椎管内血肿压迫脊髓，或脊髓供血动脉损伤导致脊髓缺血等引起脊髓损伤，另外火器伤等直接作用于脊髓，引起脊髓的穿通损伤。脊髓损伤包括脊髓震荡、脊髓挫裂伤和脊髓横断伤。

1. 脊髓震荡 是脊髓损伤中最轻的一种，系脊髓神经细胞受强烈刺激产生的功能性抑制，这种可逆过程的病理基础是神经内传递功能的短暂异常和脊髓微循环的一过性中断，表现为脊髓损伤平面以下运动障碍、感觉异常、内脏麻痹、括约肌功能缺失等。影像学无异常发现，2～4周脊髓功能可逐渐恢复正常。

2. 脊髓挫裂伤 脊髓挫裂伤的范围可从髓内出现轻至中度水肿到广泛的脊髓破裂出血。

（1）非出血型脊髓损伤主要为脊髓水肿，磁共振T1Wl矢状位显示局限性脊髓肿胀或外形正常，病变区为等或低信号，T2WI为梭形高信号，自损伤部位向上向下延伸，多在1～3周后消退，病人症状可消退。

（2）出血型脊髓损伤因出血时间不同，表现不一。CT表现为脊髓增粗，其内密度不均匀，可见点片状高密度区；MRI在出血急性期（<3天）在T1Wl为等或稍低信号，T，WI为典型的低信号；在出血4～7天，T1 WI为高信号，T2WI为低信号；在出血1周至数月内，T1WI及T2WI均为高信号。伴有出血的脊髓损伤功能多不能恢复，预后不良。

3. 脊髓横断伤 是最严重的脊髓损伤，脊髓可发生部分或完全断裂，往往伴有相应节段的神经根撕脱和硬膜囊撕裂，MRI矢状位T1WI能清晰显示脊髓横断部位、形态及其周围结构的损伤，T2WI可显示断裂处的脊髓呈两个盲端。

4. 外伤后脊髓软化和囊变 损伤1-2周以后水肿消退，出血产物逐渐吸收，脊髓发生脱髓鞘改变，最后脊髓中央坏死区发生溶解液化而形成囊腔，损伤的边缘发生特征性神经胶质增生，构成了囊腔的壁。外伤的晚期亦可有脊髓篓缩。囊肿在T1WI为边界清楚的低信号，T2WI为高信号，外伤的上方或下方出现脊髓局限性或广泛性的萎缩。

（二）神经根损伤★★△△

包括神经根撕裂、脊膜膨出和假脊膜膨出。神经根撕裂多见于C5-T1；脊膜膨出系蛛网膜通过撕裂的硬膜向外膨出；假脊膜膨出是脊髓蛛网膜和硬膜均破裂，形成硬脊膜外积液，积液范围可较广泛，跨越几个椎间孔。

MRI不能显示断裂的神经根，但能显示伴发的脊膜膨出或假脊膜膨出，主要表现为经过椎间孔的矢状图像上椎间孔内正常脂肪信号消失，代之以囊状脑脊液信号影。横断图像可见蛛网膜下腔的脑脊液信号延伸至椎间孔。尽管MRI能够显示外伤性神经根撕裂合并的脊膜膨出，但X线脊髓造影和CT脊髓造影仍是诊断的金标准，可见造影剂经撕裂的硬膜囊溢入至撕裂的神经根鞘内，呈条状或囊状致密影。

（三）硬膜下和硬膜外血肿★★△△

硬膜下血肿位于硬膜内，并由硬膜和硬膜外脂肪与椎体附件隔开，横断面有助于分辨硬膜囊周围的硬膜外脂肪和硬膜下血肿，硬膜下血肿不会延伸至椎间孔内。硬膜外血肿较硬膜下血肿局限，多位于椎管的后外侧，与硬膜夹角常为钝角，上下缘为双凸形态，病变可到达椎间孔内。

（袁慧书 曾祥柱）

第3节 脊柱退行性病变

一、椎间盘及椎骨的退变过程

（一）椎间盘的退变过程 ★★△△

1. 30岁后，髓核中水分开始减少，纤维环与髓核的界限变得不清楚，髓核有向纤维环转化的趋势，这一过程缓慢进行，至老年髓核几乎完全被纤维组织和软骨细胞代替，椎间盘变为纤维软骨实体，甚至发生真空和钙化，纤维环在退变过程中，常发生环状或放射状裂隙，是造成椎间盘突出的病理基础。

2. 椎间盘由胶原纤维和基质构成，纤维环的外层为Ⅰ型胶原纤维，内层为Ⅰ型和Ⅱ型胶原纤维的混合存在，而髓核为Ⅱ型胶原纤维，Ⅱ型胶原与Ⅰ型胶原的不同点在于交织成网的网眼大，空隙多，包含的基质多。基质的主要成分是蛋白多糖和水分。蛋白多糖含有的透明质酸有许多亲水基团，极易与水分子结合。基质的这种亲水性使代谢物质、电解质和气体分子在基质间易于扩散，这是无血供的椎间盘内部营养的主要途径，髓核内液体可经软骨板与椎体松质骨内的细胞外液相交通，随着年龄的增长，髓核亲水性降低，或软骨终板的渗透

功能减低，使髓核营养发生障碍，导致椎间盘变性。

（二）脊椎终板及邻近椎体骨髓的改变 ★★★△△△

1. Ⅰ型 终板的破裂/撕裂，邻近椎体内出现了血管化的纤维组织和骨髓水肿，T1WI信号减低，T2WI信号增高。

2. Ⅱ型 终板破裂，被邻近椎体内的黄骨髓替代，T1WI表现为高信号，T2 W1表现为等或稍高信号。

3. Ⅲ型 终板区反应性骨质硬化，在T1WI及T2 WI均为低信号。

Ⅰ型可转化为Ⅱ型，Ⅱ型和Ⅲ型为慢性改变，可在数年内保持稳定不变。

二、椎间盘疝

【概况】★△

1. 病因

（1）内因：椎间盘退变。

（2）外因：劳损、外伤、寒冷潮湿、突然肌肉收缩等。

2. 上述原因致椎间盘内压力增高，纤维环内层开始断裂，髓核延裂隙向外膨出，外层纤维环随之一道向外移位，压迫其后方的椎管内容物。

【相关临床】★★△△

1. 椎间盘退变和突出及其继发性的椎小关节、椎旁韧带的退行性变所致邻近组织（脊髓、神经根、椎动脉、交感神经）受累而表现出相应的症状和体征。

2. 可以分为以下几型：

（1）椎间盘膨出（disk bulges）纤维环保持完整，椎间盘向周围均匀膨出，超出椎体边缘之外。

（2）椎间盘突出（disk protrusion）指纤维环内层断裂，外层和后纵韧带保持完整，椎间盘向某一局部方向突出。

（3）椎间盘脱出（disk extrusion）指髓核突破纤维环外层和后纵韧带进入硬膜外间隙。

（4）椎间盘游离（free fragment disk）指脱出的髓核与椎间盘母体分离，落入椎管。

【影像学表现】★★★△△△

1. X线表现 不能直接显示突出的椎间盘，但如出现椎体后1/3局限性压迹，脊柱生理曲度变直，椎间隙变窄和许莫结节，间接提示椎间盘的退变。

2. CT表现

（1）椎间盘膨出：椎间盘向四周均匀性膨大，明显超出椎体外缘，椎间盘后纵韧带处内凹消失并向外凸，侧隐窝狭窄。

（2）椎间盘突出：椎间盘向后侧方或后正方局限性突出，基底较宽，边缘光滑清楚，提示纤维环外层并未破裂。

（3）椎间盘脱出：椎间盘向后侧方或后正方局限性突出，突出的椎间盘组织与椎间盘主体连接部位（基底）的径线小于突出椎间盘组织的直径，提示纤维环外层破裂。

（4）椎间盘游离：椎管内见到游离的髓核，与突出的间盘分离。

3. MRI表现 MRI信号改变可直接反映椎间盘含水量的多少，能直接显示椎间盘的变性情况。

（1）椎间盘变性：是椎间盘含水量减少或出现钙化、真空现象，而无椎间盘突出。正常椎间盘T2WI信号分为两部分：中央部分为髓核和含水较多的纤维

环内层（由Ⅱ型胶原纤维构成）表现为高信号，周围部分反映含水较少的纤维环外层（由Ⅰ型胶原纤维构成）表现为低信号。椎间盘变性的MRI表现为T2WI上椎间盘中央部分的信号减低。出现真空和钙化时，在任何序列均表现为低或无信号。

（2）椎间盘膨出和突出：在矢状面均表现为椎间盘后缘膨大，超出椎体后缘，突出物与椎间盘主体间呈宽颈相连，在突出物的后缘可见到线样的低信号的纤维环外层和后纵韧带。在横断图像上可清楚地显示椎间盘是均匀的膨出还是局限性突出，并可显示突出的方向和对椎管内容物的压迫情况，及继发的脊髓及神经根的变化。

（3）椎间盘脱出和游离：椎间盘脱出矢状位显示椎间盘向后明显超出椎体后缘，并窄颈与椎间盘主体相连．横断图像显示突出物位于纤维环之后；如果脱出物与椎间盘主体分离，则为椎间盘游离，游离的间盘可位于病变椎间盘平面，也可在椎管内上下移动一段距离。

三、韧带肥厚和钙化

【概况】★△

脊柱黄韧带及后纵韧带易发生肥厚和钙化并引起相应的临床症状和影像学表现。后纵韧带和黄韧带椎板部肥厚和钙化可造成主椎管狭窄，黄韧带关节囊部肥厚和钙化可造成侧隐窝狭窄，狭窄到一定程度，则出现脊髓受压或神经根受压的表现。

【影像学表现】★★★△△△

1. X线表现

（1）黄韧带肥厚、钙化X线平片难以发现。

（2）后纵韧带骨化：表现为沿椎体后缘的钙化影，钙化可连续几个椎体，也可跳跃发生或仅局限于一节椎体的后缘。

2. CT表现

（1）黄韧带肥厚和钙化：黄韧带厚度>5 mm即可诊为黄韧带肥厚，黄韧带的钙化可发生于一侧也可发生在两侧。

（2）后纵韧带骨化：表现为椎体后缘正中或偏侧的条状、突入椎管的骨块。椎体和骨块间可有间隙或相连。

3. MRI表现

（1）黄韧带肥厚：T2 WI较T1 WI检出率高，矢状T1WI可清晰显示黄韧带和前方的脂肪层，黄韧带肥厚时，其前方脂肪层受压消失，增厚的黄韧带和低信号脑脊液难以区别。而T2 WI韧带呈低信号，脑脊液呈高信号，故肥厚的韧带可清晰显示，横断面上正常腰部黄韧带厚度为约为5 mm，颈部黄韧带厚度1.5 mm，胸部黄韧带厚度2 mm，超过此范围即为黄韧带肥厚。

（2）后纵韧带肥厚和骨化：正常椎体后缘由后纵韧带、椎体后缘骨皮质及纤维环外层构成的低信号平滑带，如有明显外突提示后纵韧带肥厚或骨化。

四、椎小关节退行性变

【概述】★△

椎间盘退变、纤维环和椎旁韧带松弛，盘-椎连接松动导致在外力作用下，椎体和椎间盘不能吸收和承受大部分载荷，而将这些载荷传给了后方的小关节，过度的载荷作用于小关节面，使关节面碰撞和过度磨损，造成关节软骨破坏，软骨下骨质囊性变，骨质硬化，关节边缘骨质增生，晚期关节间隙变窄。

【相关临床】★△

颈椎钩椎关节退变致骨质增生可压迫脊髓、神经根和椎动脉引起相应的临床表现，腰椎小关节的增生，主要是对神经根的刺激引起相应的临床表现。

【影像学表现】★★★△△△

1. X线表现

（1）颈椎X线正位片可见：钩突变尖、肥大，突向侧方，钩椎关节间隙变窄。

（2）腰椎X线正位片示：上、下关节突肥大，边缘硬化，关节面不平行，关节间隙变窄。

2. CT表现 清楚显示关节突增生肥大，关节面不规整，关节面下假囊肿，关节间隙的狭窄及之中的真空现象；同时能显示退变的小关节造成的主椎管或侧隐窝的狭窄。

3. MRI表现 如关节退变导致关节囊积液和滑膜囊肿时MRI显出诊断优势，小关节积液在T2WI上表现为关节腔内高信号影，关节滑膜囊肿表现为关节前内侧的囊性病变，从外侧压迫硬膜囊，T1WI为低信号，T2WI为高信。

五、椎管狭窄

【概述】★△

1. 可为先天性、发育性椎管狭窄等。

2．获得性椎管狭窄：①退变所致椎管狭窄；②混合性：先天性，退变性及椎间盘突出，三者之中两种混合；③脊柱滑脱。

【影像诊断标准】★★★△△△

1．颈椎 矢状径（椎体后缘至棘突椎板间的最短距离）：正常＞13 mm，10～13 mm 为狭小椎管，＜10 mm 为狭窄椎管。

2．胸椎椎体后下角至下位脊椎上关节突前缘的距离，正常＞10 mm，＜10 mm 为狭窄椎管。

3．腰椎

①矢状径：正常＞17 mm，15～17 mm 为狭小椎管，＜15 mm 为狭窄椎管；②横径：正常＞22 mm．20～22 mm 为狭小椎管，＜20 mm 为狭窄椎管。

4．侧隐窝 正常侧隐窝前后径＞ 5 mm，2～5 mm 为侧隐窝狭小，＜2 mm 为侧隐窝狭窄。

（袁慧书 曾祥柱）

第4节 脊柱感染性病变

一、化脓性脊柱炎

【概述】★△

1．化脓性脊柱炎约占骨髓炎患者的 2%～10%，最常见的致病菌是金黄色葡萄球菌，其次为链球菌、沙门菌等。感染途径多为血源性，少数为外伤、椎间盘手术或腰椎穿刺术后的感染。根据病变的主要累及部位表现为 3 种类型，即椎体化脓性骨髓炎、椎间盘炎和二者的混合型。腰椎是感染的多发部位，达 50%，其次为胸椎占 34%，颈椎占 7%。

2．致病菌经椎体前后滋养动脉和 Batson 静脉丛到达椎体骨骺区毛细血管床，细菌繁殖引发化脓性炎症，致椎体骨质破坏，感染可破坏终板进入椎间盘累及邻近椎体，感染灶可形成脓肿，扩散到椎旁组织或椎管内，后期椎体破坏严重，可形成压缩骨折及脊柱后突畸形。

【相关临床】★△

1．20～40 岁多发，糖尿病、免疫缺陷患者和静脉内滥用药物者易患本病。全身急性症状包括高热、谵妄、昏迷等。患者脊柱剧痛，活动受限，肌肉痉挛，可同时伴有经根及脊髓受压的表现。

【影像学表现】★★★△△△

1．X 线表现 发病 2～6 周 X 线才出现阳性征象。早期椎体中央或上下终板处骨质密度减低，后发展为边界模糊的骨质破坏区；短时间内椎间盘破坏，可出现椎间隙变窄或消失，常可累及邻近椎体，并有椎旁软组织肿胀。在晚期（4～6 周后），骨质破坏区边缘清楚，可见骨硬化环，椎体可有变形，严重塌陷少见，椎体血供丰富，不易出现大块死骨，脓肿通过韧带间隙扩散到周围软组织形成椎旁脓肿。

2．CT 表现 早期可见骨小梁吸收、破坏，继之出现溶骨性骨质破坏区，骨皮质虫蚀状破坏，椎旁软组织肿胀，椎间盘受累时表现为终板与椎间盘界限不清，继而出现成骨反应，表现为骨破坏区边缘硬化及终板硬化，另外 CT 可显示椎间隙狭窄、消失，椎旁和椎管内脓肿及椎体压缩等表现。

3．MRI 表现 对脊椎化脓性炎症敏感性为 96%．准确性 94%，为首选检查方法。早期表现为椎体近终板前上区或椎体中央正常骨髓信号消失，代之为 T1WI 低信号，T2WI 稍高信号区，随后累及整个椎体，随病变进展可显示溶骨性骨破坏区，椎间盘受累时在 T1WI 为低信号，与病变椎体分界不清，T2WI 表现为明显高信号，椎旁脓肿 T1WI 为低信号、T2WI 为高信号，增强检查呈环状强化，另外 MRI 可显示脓液破入椎管及对脊髓侵犯情况。

【鉴别诊断】★★△△

脊柱结核

（1）化脓性脊柱炎进展迅速，于骨破坏的同时出现骨增生硬化（4～6 周出现），而脊柱结核病变以骨破坏为主。

（2）化脓性脊柱炎的间盘破坏发生早，进展要比脊柱结核快。

（3）脊柱结核椎旁脓肿常边界清晰，囊肿壁薄而光滑；脓肿壁厚而不规则及边界不清的椎旁异常信号提示为化脓性脊柱炎。

二、椎管内脓肿

以硬膜外脓肿常见，硬膜下脓肿少见，髓内脓肿极为少见，致病菌主要为金葡菌，由邻近组织蔓延或血行感染引起。

（一）硬膜外脓肿

【概述】★★△△

1．硬膜外脓肿（epidural abscess）是椎管内硬膜外间隙的局限性化脓炎症。

2．绝大多数为继发性脓肿，可以是远处感染灶经血行播散而来，也可以是邻近组织感染如椎体骨髓炎等的直接蔓延。

3．病变早期在硬膜外形成蜂窝织炎，然后形成脓肿和脓腔，并呈纵向扩散，可延伸数个节段或椎管全长，以后脓液逐渐吸收，肉芽组织形成，脊髓受压导致脊髓血液循环障碍，引发脊髓坏死和软化。

【相关临床】★△

早期持续高热、乏力、腰背部疼痛，继之出现神经根放射痛，双下肢无力、瘫痪、尿潴留、括约肌功能障碍，以及急性横贯性脊髓损害的表现。

【影像学表现】★★★△△△

1．X线表现 如非椎体骨髓炎引起，平片无阳性发现。

2．CT表现 硬膜外间隙脂肪层消失，代之以软组织密度影，硬膜囊受压移位，蛛网膜下腔变窄，变性期病变邻近椎体可有不规则破坏和轻度增生，增强检查，脓液表现为边缘强化，肉芽肿形成表现为均匀强化。

3．MRI表现 多为脊髓背侧硬膜外间隙梭形或结节状长T．长T2信号影，STIR呈高信号，脊髓受压，增强检查脓肿呈环状强化，慢性期肉芽组织形成可呈较均匀强化。如脊髓有坏死，可在相应平面见脊髓内片状长T1长T2信号。

（二）硬膜下脓肿 ★★△△

1．硬膜下脓肿（subdural abscess）少见，多由化脓性硬脊膜炎和软脊膜炎所致，脓液积聚在硬膜下间隙，临床主要症状发热、背痛或相应水平的功能障碍。

2．X线平片无价值。CT及MRI显示病变位于硬膜下间隙，蛛网膜下腔狭窄，硬膜增厚，脊髓受压移位。

三、脊柱结核

【概述】★★△△

骨结核是最常见的肺外结核，脊柱结核（spinctuberculosis）在骨结核中最常见，约占骨结核的50%。以腰椎最多，胸腰段次之，骶尾椎极少见。病变常累及两个以上椎体，可间隔分段发病。

【相关临床】★△

1．肺或其他部位的结核经血流到达脊柱引起脊柱结核。

2．结核杆菌到达感染部位，易发生干酪性坏死。干酪性坏死物产生局限性骨质破坏，并逐渐缓慢扩大，以后液化形成脓肿，脓肿可穿破骨皮质形成椎旁软组织脓肿。脓肿壁可有钙质沉着。由于韧带、软骨对结核菌无屏蔽作用，故易累及邻近椎体。

3. 多见于儿童及青壮年，发病隐袭，病程缓慢，症状较轻，局部可有钝痛和叩击痛。

4．全身结核中毒症状，低热、盗汗、消瘦、乏力、食欲不振等。

5．压缩骨折后的脊柱畸形，椎管内脓肿致脊髓受压出现的相应症状。

【影像学表现】★★★△△△

1．X线表现 脊柱结核X线上分椎体结核和附件结核，而椎体结核又分为中心型、边缘型和骨膜下型。

（1）中心型（椎体型）：多见于青少年胸椎结核，表现为椎体内的溶骨性骨质破坏区，无硬化缘，随病变进展骨破坏区增大，甚至出现楔形变，脊椎后凸，并可侵犯椎间盘致椎间隙变窄，进一步破坏邻近椎体终板，可伴发椎旁脓肿。

（2）边缘型（椎间型）：腰椎结核多属此型。成人椎体血供主要由肋间动脉和腰动脉从椎体前缘进入，沿骨外膜分布，病变始于椎体终板。椎体前、上或下缘局部骨质首先破坏，再向椎体或椎间盘侵蚀蔓延，病变发展可出现椎间隙变窄，破坏椎间盘而波及邻近椎体，伴腰大肌脓肿。

（3）韧带下型（椎旁型）：主要见于胸椎，病变在前纵韧带下扩展，椎体前缘侵蚀，X线侧位片见椎体前缘呈弧形凹陷，椎间隙多完整。

（4）附件结核：较少见，及脊椎附件骨质破坏为主，累及关节突时长跨越关节。

2．CT表现 CT较X线片更早更清楚地显示骨质被破坏的范围、骨质破坏的细节；更易发现死骨及病理骨折碎片；更明明确的显示破坏区内的细小钙化以及椎旁脓肿及椎管内脓肿，及其与周围大血管、组织器官的关系。

3．MRI表现 是显示脊柱结核病灶和累及范围最敏感的方法，可发现X线、CT表现正常的早期椎体结核病灶；可显示椎体病变范围、椎间盘受累情况，对观察软组织改变和向椎管内侵犯优于CT。

（1）椎体骨破坏：T1WI为较低信号，T2WI多为混杂高信号，因骨髓水肿存在，异常信号区较实际骨破坏区大，增强检查病灶多为不均匀强化，如脓肿形成则表现为环状强化。

（2）椎间盘改变：因结核杆菌缺乏蛋白水解酶，椎间盘的破坏主要是变性坏死和机械压力所致，除非进入感染的后期阶段，椎间盘的高度仍可保持不变。椎间盘变性坏死T1WI为低信号，T2WI为散在混杂高信号。

（3）椎旁软组织肿块：椎旁寒性脓肿在T1WI为低信号，T2WI为高信号，增强检查为环状强化，脓肿壁薄且均匀强化为其特点；椎旁结核性肉芽肿，T1WI为低信号，T2WI为中等偏高信号，增强检查可为均匀、不均匀或结节状强化。

（4）椎管内脓肿及脊髓受压：MRI能显示硬膜外及硬膜下的脓肿，以及脊髓受压变性情况。

【鉴别诊断】★★△△

化脓性脊柱炎，参见化脓性脊柱炎一节。

（袁慧书　曾祥柱）

第5节　脊柱炎症和肉芽肿性病变

一、强直性脊柱炎

【概述】★★△△

强直性脊柱炎（ankylosing spondylitis）是一种以中轴关节慢性炎症为主的全身疾病，常见于男性和组织相容抗原B27阳性者。病变开始于骶髂关节，并逐渐向上蔓延至腰、胸及颈椎。四肢近侧大关节亦可受累，并可侵及关节囊及其周围韧带，少数病人可侵及心脏、升动脉，且本病存在家族分布倾向。

【临床与病理】★★△△

1．在少动关节如骶髂关节，表现为软骨炎和软骨关节面下骨炎，以后软骨破坏，被纤维组织取代，可形成完全性骨性强直，关节面下骨质可有囊状破坏区及反应性骨硬化。

2．在可动关节，如四肢大关节及骨突关节，滑膜增厚形成滑膜血管翳，继之软骨及软骨下骨质被血管翳破坏，最后形成骨性强直。

3．在椎间盘，由纤维组织代替髓核并延伸至纤维环，纤维组织穿破纤维环及软骨终板，累及前纵韧带及终板下骨质，最后形成椎前软组织钙化和椎间隙狭窄。

4．本病好发于10～40岁，以20岁左右发病率最高，男女比约为5∶1。

5．发病隐匿，起初多为臀部、骶髂关节隐痛，难以定位。

6．活动期骶髂关节、脊椎棘突等疼痛及压痛。

【影像学表现】★★★△△△

1．X线表现

（1）骶髂关节①本病多从骶髂关节开始．自下而上累及脊柱，少数病例可从颈椎或下胸椎开始向下扩延；②早期关节边缘模糊，主要累及髂骨侧，随后关节软骨受侵表现为关节间隙假性增宽，关节面呈锯齿状或串珠状骨破坏，周围可有骨质硬化，最后关节间隙变窄、消失，发生骨性强直。

（2）脊柱改变失，形成方形椎体，有时甚至使椎体前缘隆凸；②关节突关节骨破坏：关节突关节的关节面不光滑，关节面下骨质缺损，伴边缘硬化，关节间隙变窄、消失，最后形成骨性强直；③脊柱周围韧带、软组织钙化：前纵韧带、后纵韧带、棘上韧带、棘间韧带、黄韧带均可出现钙化；晚期出现软组织钙化和脊柱两侧的骨桥使脊柱呈“竹节状”；④脊柱畸形：脊柱后凸，寰枢关节脱位及半脱位：⑤四肢近侧大关节受累：常对称分布，关节间隙变窄，关节边缘骨赘形成和骨性强直，关节面下骨质缺损及边缘性骨质硬化。

2．CT表现　用于显示骶髂关节及椎骨突关节早期变化，主要表现为关节面模糊，软骨下皮质表面毛糙及关节面下局限性硬化，晚期可有关节间隙变窄、消失或骨性强直。

3．MRI表现　MRI可以显示骶髂关节的早期变化，主要为关节面下骨髓腔的水肿，表现为小片状长T1长T2信号，STIR呈高信号；另外MRI可显示强直性脊柱炎另一有意义的表现，即神经方面的变化，椎管显著增宽、硬膜囊扩大，甚至憩室形成。

【鉴别诊断】★★△△

主要与脊柱类风湿关节炎鉴别：

1．本病好发于青年男性，类风湿关节炎好发于中年女性。

2．本病主要侵犯脊柱和四肢近侧大关节，类风湿关节炎多累及四肢小关节。

3. 本病多从两侧骶髂关节向上累及腰椎、胸椎，而类风湿关节炎多先累及颈椎然后才累及胸腰椎。

4. 本病有 1/4 合并虹膜炎，而类风湿关节炎少。

5. 影像上本病椎体典型改变为方形椎，椎体竹节样改变；类风湿性脊柱炎主要表现为寰椎椎不稳，颈椎椎体边缘骨质破坏。

二、脊柱类风湿关节炎

【概述】★★△△

脊柱类风湿关节炎（spine rheumatoid arthritis）是一种泛发的结缔组织病，当病变发展到一定程度时，可累及脊柱。在脊柱主要侵犯寰枢关节及颈椎关节，胸椎和腰椎的骨突关节可不受侵犯，偶尔可侵犯骶髂关节。

【相关临床】★△

1. 病因不明，多数学者认为是细胞免疫异常的自身免疫性疾病。

2. 可见于任何年龄，女性多于男性，一般中青年女性多见。

3. 全身症状，低热、疲劳、体重减轻、肌肉酸痛、血沉快。

4. 双手、腕、足小关节最先受累，受累多为对称性。

5. 脊柱类风湿关节炎以颈椎受累最多见，出现颈枕部的疼痛或畸形。

【影像学表现】★★★△△△

1. X线和CT表现 主要显示骨质的变化。

（1）环枕区边缘性骨侵蚀：表现为枢椎齿状突，两侧枕骨髁和寰椎前、后弓、侧块的骨质边缘模糊，虫蚀状骨破坏，以齿状突的后缘和尖部，寰椎前弓的后缘和侧块边缘多见。

（2）颈部骨突关节面和椎体边缘的骨侵蚀：表现为椎小关节骨性关节面及邻近椎间盘的椎体边缘毛糙模糊，晚期可致椎间隙变窄。

（3）炎症致齿突周围韧带的软化、松弛，关节稳定性降低，具有半脱位和脱位倾向，主要表现为寰枢椎的不稳。在成人前寰齿间距超过 3 mm，即可诊断寰枢椎半脱位。另外还可发生垂直半脱位，表现为颅骨下降，颅底突出，颈椎上移。

2. MRI表现 除可显示骨质侵蚀改变外．还可显示关节腔积液，滑膜血管翳及显示对硬膜囊脊髓的压迫的情况，另外 MRI 还可鉴别滑膜血管翳的类型，住 T2WI 富血管的血管翳呈高信号，乏血管的血管翳星中等信号，纤维性血管翳为低信号。在增强 MRI 上富血管的血管翳呈明显强化。

【鉴别诊断】★★△△

参见强直性脊柱炎。

（袁慧书　曾祥柱）

参 考 文 献

[1] Brinjikji W, Luetmer PH, Comstock B, et al. Systematic literature review of imaging features of spinal degeneration in asymptomatic populations. Am J Neuroradiol. 2015, 36 (4): 811-816.

[2] Burns JE, Yao J, Muñoz H, et al. Automated Detection, Localization, and Classification of Traumatic Vertebral Body Fractures in the Thoracic and Lumbar Spine at CT. Radiology. 2016, 278 (1): 64-73.

[3] Diehn FE. Imaging of spine infection. Radiol Clin North Am. 2012, 50 (4): 777-798.

[4] Hu Z, Xu M, Lin Z, et al. Limitations of lumbar spine MRI in the diagnosis of ankylosing spondylitis. Clin Exp Rheumatol. 2014, 32 (1): 22-27.

[5] Söderman T, Olerud C, Shalabi A, et al. Static and dynamic CT imaging of the cervical spine in patients with rheumatoid arthritis. Skeletal Radiol. 2015, 44 (2): 241-248.

第81章 骨 肿 瘤

第1节 概 述

【骨肿瘤的分类】★★★△△△

最新修订的《WHO骨与软组织肿瘤分类》第四版于2013年出版，与2002年WHO的第三版骨肿瘤分类比较，新版分类最显著的特点是根据国际肿瘤性疾病分类，在旧版原有“良性”与“恶性”的基础上，引入了“中间性”的概念，从而将骨肿瘤分为良性、中间性及恶性，中间性又分为局部侵袭型和偶见转移型两种亚型。与旧版分类比较，新版分类对肿瘤种类和名称进行了一些删增，对部分肿瘤的类别和名称进行了变更。第四版骨肿瘤的主要分类见表8-1-1。

表8-1-1 WHO（2013）骨肿瘤分类

肿瘤来源	良性	中间性	恶性
软骨源性肿瘤	骨软骨瘤，软骨瘤（内生、骨膜），骨软骨黏液瘤，甲下外生性骨疣，奇异性骨旁骨软骨瘤样增生，滑膜软骨瘤病	局部侵袭型：软骨黏液样纤维瘤，非典型软骨样肿瘤/软骨肉瘤（1级） 偶见转移型：软骨母细胞瘤	软骨肉瘤（2、3级），去分化软骨肉瘤，间质性软骨肉瘤，透明细胞软骨肉瘤
骨源性肿瘤	骨瘤，骨样骨瘤	局部侵袭型：骨母细胞瘤	低级别中心性骨肉瘤，普通型骨肉瘤，毛细血管扩张型骨肉瘤，小细胞骨肉瘤，继发性骨肉瘤，骨旁骨肉瘤，骨膜骨肉瘤，高级别表面骨肉瘤
纤维源性肿瘤		局部侵袭型：骨的促结缔组织增生性纤维瘤	骨的纤维肉瘤
纤维组织细胞性肿瘤	良性纤维组织细胞瘤/非骨化性纤维瘤		
造血系统肿瘤			浆细胞骨髓瘤，骨孤立性浆细胞瘤，骨原发性非霍奇金淋巴瘤
富含巨细胞的破骨细胞肿瘤	小骨的巨细胞病变	局部侵袭＋偶见转移型：骨巨细胞瘤	恶性骨巨细胞瘤
脊索样肿瘤	良性脊索样细胞瘤		脊索瘤
血管性肿瘤	血管瘤	局部侵袭＋偶见转移型：上皮样血管瘤	上皮样血管内皮瘤，血管肉瘤
肌源性肿瘤	骨的平滑肌瘤		骨的平滑肌肉瘤
脂肪源性肿瘤	骨的脂肪瘤		骨的脂肪肉瘤
未明确性质的肿瘤	单纯性骨囊肿，纤维结构不良（纤维异常增殖症），骨纤维结构不良，软骨间叶性错构瘤，Rosai-Dorfman病	局部侵袭型：动脉瘤样骨囊肿，朗格汉斯细胞组织细胞增多症（单骨型，多骨型），Erdheim-Chester病	
杂类肿瘤	尤文肉瘤，釉质瘤，骨的未分化高级别多形性肉瘤		

【骨肿瘤的诊断思路】★★★△△△

患者的发病年龄、病变部位、数目、组织起源等是骨肿瘤的重要诊断依据。

1. **发病年龄** 多数的骨肿瘤有相对稳定的好发年龄，如恶性骨肿瘤中尤文肉瘤常见于10岁左右（5～20岁），骨肉瘤20岁以下多见。转移瘤、骨髓瘤、软骨肉瘤一般见于40岁以后（30～60岁）。而常见的良性病变如骨囊肿见于骺板闭合前，中间性肿瘤如骨巨细胞瘤发生在骨骺板闭合后，动脉瘤样骨囊肿、软骨黏液样纤维瘤和成软骨细胞瘤多见于20岁以下年轻人。

2. **发病部位** 不同类型骨肿瘤常有特定的好发部位，绝大部分原发骨肿瘤好发于长骨干骺端，如成骨肉瘤、长骨的软骨源性肿瘤。成软骨细胞瘤好发于骺板愈合前的长骨骨骺。儿童的尤文肉瘤好发于长骨骨干，成人的好发于扁骨。单纯性骨囊肿好发在肱骨和股骨近端的干骺端；骨巨细胞瘤好发于股骨远端、胫骨近端、桡骨远端的骨端；骨旁骨肉瘤好发在股骨远端后方骨皮质；骨化性纤维瘤、骨样骨瘤、造釉细胞瘤均好发在胫骨、腓骨；软骨黏液样纤维瘤好发于胫骨干骺端前部；软骨肉瘤好发在骨盆骨、管状骨、肋骨、脊椎、颅面骨、颌骨及肩胛骨；脊索瘤好发于中轴骨的两端，如骶骨、斜坡等；多发骨髓瘤则好发于骨盆骨、脊椎及头颅。

3. **组织起源** 影像学能显示部分病灶的肿瘤基质，借以推测病变的组织起源。如，病灶内有棉絮状、云雾状或象牙质状肿瘤骨，为成骨肉瘤的表现；病灶内爆玉米花样、点状、环状、半环状钙化，提示软骨源性肿瘤。

4. **病灶数目** 多灶性良性病变有骨纤维异常增殖症、内生软骨瘤病、多发骨软骨瘤病和纤维瘤病等。多发恶性骨肿瘤多见于转移瘤及多发骨髓瘤。

5. **良、恶性骨肿瘤的鉴别** 见表8-1-2。中间性骨肿瘤影像学表现及生物学行为介于良恶性之间。

表8-1-2 良恶性骨肿瘤的鉴别

	良性	恶性
骨破坏类型	地图样	虫蚀状、渗透状
边缘	光滑整齐，常有硬化缘，界限清楚	边界不清，无硬化缘
骨皮质	多完整，可因膨胀性压迫而变薄	骨皮质受侵破坏，多表现为变薄、中断、消失或呈不规则的残留骨片，因进展迅速一般无膨胀性改变
骨膜反应	一般无骨膜反应，或连续完整骨膜增生	不同形式骨膜反应、被肿瘤破坏
软组织肿块	多无	骨旁多见，边界不清
生长情况	缓慢，压迫邻近组织	迅速，侵蚀邻近组织
并发症	少	常见为病理骨折及失用性骨萎缩

以上特点结合患者的临床病史综合分析，得出最终影像学诊断。骨肿瘤的最终诊断强调临床、影像及病理三结合。

（程晓光 于爱红）

第2节 软骨源性肿瘤

一、骨软骨瘤

骨软骨瘤（osteochondroma）又名外生骨疣，发生于软骨化骨的骨骼，是最常见的良性骨肿瘤，多为单发，多发者属于遗传性骨软骨发育异常。发生于关节附近骨端的叫作骺生骨软骨瘤，位于末节趾骨的叫作甲下骨疣。

【临床表现】★★△△

1. 多发生于青少年，生长缓慢，本身无症状，多因压迫周围组织如肌腱、神经、血管等影响功能而就医。

2. 好发于股骨远端、肱骨和胫骨近端干骺端，也可见于肩胛骨及骨盆。

3. 多发性骨软骨瘤可妨碍正常长骨生长发育，导致患肢出现短缩弯曲畸形。

【病理】★★△△

1. 骨软骨瘤由纤维组织包膜、透明软骨帽和瘤体骨质构成。

2. 在生长年龄内，骨软骨瘤本身也有骺板，所以到生长年龄结束时，骨软骨瘤的生长也停止。

3. 在骨软骨瘤与周围组织之间，可因摩擦而产生滑囊。

【影像学表现】★★★△△△

1. 位于干骺端的骨性突起，背向关节生长，皮质和松质骨均与正常骨相延续。

2. 软骨帽表面可出现不规则、斑片状或菜花状钙化。

3. 形状不一，可有一个很长的蒂和狭窄的基底，或很短粗宽大的基底，较大的肿瘤顶端膨大如菜花。

4. 较大者会压迫邻近骨骼，引起邻近骨骼变形或移位。

5. 如果肿瘤突然增大、钙化增多、肿瘤边缘不规则或软组织肿块形成，则提示肿瘤恶变。

【鉴别诊断】★★★△△△

1. 肱骨髁上突

（1）系先天发育异常，无症状，多在X线体检时发现。

（2）发生于肱骨内上髁上方5～7 cm处，侧位显示较好，表现为鸟嘴状骨性突起、密度较均匀，较骨皮质密度稍低。

（3）基底较宽，基底与骨皮质间可有透亮区。

（4）有时髁上突与肱骨内上髁之间有纤维组织相连。

2. 胫骨内髁骨软骨病

（1）又称Blount病，常见于婴儿及儿童。

（2）膝部向外弯曲畸形。

（3）胫骨内髁增大，关节面向内、下、后方倾斜塌陷；相对应的干骺端伴随向内下扩展塌陷，内侧关节间隙增宽，塌陷的干骺部可有斑片状密度不均或不规则钙化。

（4）胫骨干内侧骨质增厚，甚至形成骨突，类似骨软骨瘤。

二、软骨瘤

软骨瘤（Chondroma）在良性骨肿瘤中较为常见，发病率仅次于骨软骨瘤。可发生于骨髓腔、骨皮质、骨膜下或软组织内。发生于骨髓腔内者称为内生软骨瘤，最为常见。发生于骨皮质或者骨膜下者称为外生软骨瘤。可以是单发或者多发，单发者多见。多发内生软骨瘤合并骨骼发育畸形称为Ollier病，多发内生软骨瘤合并肢体软组织血管瘤称为Maffucci综合征。

【临床表现】★★△△

1. 多发生于手足的短管状骨，一般因病理骨折或体检偶然发现。

2. 一般无明显症状，少数病例或者合并病理骨折者可出现疼痛。

【病理】★★△△

镜下可见肿瘤主要由软骨细胞和软骨基质构成，软骨细胞呈簇状或花状排列形成分叶状结构，周围可见成熟的骨组织。

【影像学表现】★★★△△△

1. X线及CT表现

（1）发生于指（趾）骨或者掌（跖）骨时，表现为边界清晰的囊状低密度影，膨胀性生长，无骨膜反应，局部骨皮质变薄，内可见散在的斑点状或砂粒样钙化。

（2）发生于长骨者多位于干骺端，一般呈中心性生长，边缘呈分叶状，一般无硬化边，肿瘤内出现斑点状、环状或斑块状钙化是诊断的重要征象。

（3）肿瘤恶变时可见骨皮质破坏、骨膜反应及软组织肿块。

2. MRI表现

（1）一般表现为T1WI低、T2WI显著高信号，部分肿瘤内可见斑点状低信号（代表肿瘤内的钙化），局部骨皮质完整，周围无软组织肿块。

（2）增强扫描呈环形轻度强化。

（3）骨皮质中断及出现软组织肿块提示肿瘤恶变。

【鉴别诊断】★★★△△△

1. 发生于短骨的内生软骨瘤应与血管球瘤、上皮样囊肿及短管状骨结核鉴别。

（1）血管球瘤及上皮样囊肿的发病部位多在末节指骨，病灶内无钙化，上皮样囊肿的外伤史和血管球瘤的针刺样疼痛有助于诊断。

（2）短管状骨结核又称骨气臌，一般有其他部位的结核病史，局部有骨膜反应，周围软组织梭形肿胀。

2. 发生于长骨的内生软骨瘤应与骨囊肿、骨巨细胞瘤、骨化性纤维瘤鉴别。

（1）钙化是内生软骨瘤与骨囊肿、骨巨细胞瘤鉴别的重要依据。

（2）与骨化性纤维瘤鉴别还需结合发病年龄、部位等各种资料。

三、成软骨细胞瘤

成软骨细胞瘤（chondroblastoma）又称软骨母细胞瘤，较少见，占原发骨肿瘤的1%。2013版WHO

骨肿瘤分类将成软骨细胞瘤划分为中间性肿瘤。

【临床表现】★★△△

1. 好发于10～20岁，男性多见，男女之比为2∶1。

2. 最常发生于长骨骨骺内，如股骨、胫骨及肱骨，不规则骨如髋臼、髌骨、距骨也不少见。

3. 进展缓慢，主要表现为局部肿痛，关节积液和活动障碍。

【病理】★★△△

1. 边界清楚，呈分叶状，可含砂粒样钙化。

2. 中心可见囊性出血灶或坏死区。

3. 由胚胎型软骨细胞组成，内含散在的软骨基质。

【影像学表现】★★★△△△

1. X线表现

（1）多位于长骨骨骺内。

（2）囊状透亮区，边缘清楚，有硬化边。

（3）内散在斑点状钙化，且钙化具有发生于病灶周围的倾向。

2. CT表现

（1）单房类圆形骨质破坏，边界清楚，可呈偏心性生长，邻近骨皮质无膨胀或有轻中度膨胀。

（2）病灶内有浅淡钙化影，呈斑点状、片絮状，较具特征性，CT可显示平片上难以显示的病灶内的细小钙化。

（3）多有边缘锐利的硬化带，硬化带可不完整。

（4）部分骨皮质断裂，骨片可陷入病灶内或向外突出。

（5）病变穿破皮质可形成软组织肿块，侵犯关节则可有关节肿胀积液，CT可准确地评估皮质的完整性和是否存在软组织肿块。

（6）增强扫描病变一般呈轻度到中度不均匀强化。

3. MRI表现

（1）MRI有助于评估病变在骨髓内侵犯的范围。

（2）MRI可以显示病灶内囊性坏死或出血灶，但对点状钙化的显示不如CT。

（3）成软骨细胞瘤在T1WI上多呈低信号，T2WI上呈高信号，信号常不均匀。

（4）成软骨细胞瘤由于会分泌前列腺素，可以刺激周围骨髓出现大片骨髓水肿，在T2WI脂肪抑制序列上呈高信号。

（5）成软骨细胞瘤常会合并动脉瘤样骨囊肿（ABC），在MRI上表现为病变内多发液平面。

（6）增强扫描病变一般呈轻度到中度不均匀强化。

【鉴别诊断】★★★△△△

1. 软骨黏液样纤维瘤

（1）多发生于干骺端，好发于下肢，胫骨上端最多见。

（2）偏心性膨胀骨质破坏，多呈纵向生长，其内可见分隔似蜂窝状。

（3）少有钙化。

（4）易向周围扩展连成更多骨皮质破坏和相当程度的反应性骨硬化。

（5）黏液成分于T2WI上呈高信号。

2. 骨巨细胞瘤

（1）好发于骺板闭合后的骨端。

（2）发病年龄较晚：20～40岁。

（3）病灶较大，偏心生长。

（4）膨胀显著。

（5）内多无斑点状钙化影。

（6）X线多无明显硬化边。

（7）肿瘤在T1WI呈中等信号，T2WI呈等或高信号，增强扫描病变一般强化明显。

3. 内生软骨瘤

（1）好发于短管状骨。

（2）起自干骺端向骨干延伸。

（3）钙化常更密实，并可呈团块状。

4. 长管状骨骨骺及干骺端结核

（1）早期仅表现为局限性骨质疏松。

（2）后期表现为干骺端或者骨骺的溶骨性骨质破坏区，常跨越骺板，边界较清楚，一般无或仅有少量硬化及骨膜反应，病灶内可见砂砾样死骨。

（3）增强扫描脓液无强化，脓肿壁呈环形强化。

四、软骨黏液样纤维瘤

软骨黏液样纤维瘤（chondromyxoid fibroma）是一种少见的以分叶状生长的黏液样和软骨样分化的肿瘤，2013版WHO骨肿瘤分类将软骨黏液样纤维瘤划分为具有局部侵袭性的中间性肿瘤。

【临床表现】★△

1. 10～30岁最常见，男性多于女性。

2. 病程缓慢。

3. 主要症状为轻微疼痛、肿胀、运动受限。

4. 好发于长骨的干骺端或者骨端，80% 发生于下肢，最多见于胫骨近端。

【病理】★△

1. 肿瘤中纤维组织、黏液组织和软骨组织以不同比例存在。

2. 典型者镜下呈小叶状，小叶中央主要由黏液样间质和星形细胞构成，小叶间由薄层的纤维血管束分隔。

3. 病变内钙化较少见。

【影像学表现】★★△

1. 多累及干骺端或骨端，呈偏心性纵向生长。

2. 其内可见分隔似蜂窝状。

3. 周围骨皮质膨胀变薄，内缘呈扇贝样改变，一般无骨膜反应。

4. 肿瘤钙化少见。

【鉴别诊断】★★△

1. 骨巨细胞瘤 ①位于骺板闭合后的骨端；②偏心膨胀性生长，无明显硬化边；③增强扫描强化明显。

2. 成软骨细胞瘤 ①位于骨骺，很少见于干骺端；②病变内钙化常见。

3. 骨囊肿 ①位于干骺端及骨干，呈中心性生长；②轻度膨胀，易发生病理骨折（骨片陷落征）；③病变内呈水样密度影，增强扫描无强化。

五、软骨肉瘤

软骨肉瘤（chondrosarcoma）是一种起源于软骨组织的恶性骨肿瘤，占恶性骨肿瘤的 10%，分为原发性和继发性两种。

【临床表现】★★△△

1. 原发性软骨肉瘤

（1）多见于 40～60 岁中年人。

（2）男性多于女性。

（3）好发于四肢长骨，骨盆及肩胛骨等，短管状骨少见。

（4）钝性疼痛为主要症状，随着病情进展由间歇性逐渐转为持续性。

（5）邻近关节者常可引起关节活动受限。

（6）局部可扪及肿块。

2. 继发性软骨肉瘤

（1）多见于内生软骨瘤、骨软骨瘤及 Paget 病恶变或者放射治疗后。

（2）男性多见。

（3）好发于骨盆、肩胛骨、股骨及肱骨。

（4）以缓慢生长的包块为主要特征。

（5）表面皮肤无明显静脉曲张及发热。

【病理】★★△△

1. 由分化程度不同肿瘤性软骨细胞和软骨基质构成。

2. 按部位可分为中央型和周围型。

【影像学表现】★★★△△△

1. X 线表现

（1）髓腔内膨胀性骨质破坏。

（2）皮质增厚和骨内扇贝样花边状改变。

（3）常伴有爆米花样、逗点状、弧形和环状钙化。

（4）骨膜反应多为单纯的层状，一般没有 Codman 三角。

2. CT 表现

（1）表现为分叶状的髓内肿块。

（2）肿瘤内散在环状、点状及簇状钙化。

（3）肿瘤突破皮质可以形成软组织肿块。

（4）增强扫描一般表现为轻到中度环形或边缘强化。

3. MRI 表现

（1）肿瘤一般呈分叶状。

（2）在 T1WI 上呈低到中等信号，在 T2WI 上呈明显高信号，信号不均匀。

（3）肿瘤内钙化呈低信号。

（4）增强扫描表现为扇贝样花边状的边缘强化同时伴有独特的环状、弧形强化，有时可类似于内生软骨瘤的表现。

【鉴别诊断】

1. 软骨瘤 ①内常有散在砂粒钙化点，但较软骨肉瘤少而小；②骨皮质多保持完整，无肿瘤性软组织肿块。

2. 骨软骨瘤 ①为附着于干骺端的骨性突起，形态多样；②软骨帽盖厚薄不一。

3. 骨肉瘤 ①骨肉瘤具有的特征性肿瘤骨；②骨膜反应显著。

（程晓光 过 哲）

第3节　骨源性肿瘤

一、骨瘤

骨瘤（osteoma）一种常见的良性骨肿瘤，好发于颅骨内外板、鼻窦等，多为单发，多发者一般见于Gardner综合征。

【临床表现】★★△△

1. 发生在颅面骨表面者，局部隆起。
2. 发生在颅内板者，可引起颅内压迫，导致晕眩、头痛，甚至癫痫。
3. 发生于鼻窦者可堵塞鼻窦引流引起鼻窦炎。
4. 发生于眼眶内者可压迫眼球引起相应症状。

【病理】★★△△

1. 主要发生在膜化骨的骨骼，可分为致密型和松质型。
2. 致密型较多见，主要由成熟板层骨构成，松质型则由成熟板层骨和编织骨构成。
3. 切面为骨组织，表面有骨膜覆盖。

【影像学表现】★★★△△△

X线及CT表现

1. 致密型骨瘤表现为圆形、卵圆形或丘状致密影，边界清楚，基底与正常颅骨相延续。
2. 松质型骨瘤内可以看到松质骨结构，局部颅板增厚。

【鉴别诊断】★★★△△△

1. **脑膜瘤**　①生长快；②脑膜瘤基底宽，并可有颅板硬化性改变；③肿瘤血供丰富，增强扫描明显强化。

2. **额骨内板增生症**　①呈波浪形骨增生；②患者常有头痛、肥胖、性欲减退；③多见于停经后的女性，有时伴发糖尿病或尿崩。

3. **颅骨骨纤维异常增殖症**　病变广泛，多处发病，累及板障和颅板，病变内呈磨玻璃样密度影。

二、骨样骨瘤

骨样骨瘤（osteoid osteoma）是一种来源于成骨性间胚叶细胞的良性骨肿瘤。

【临床表现】★★△△

1. **发病率**　骨样骨瘤是一种良性成骨性骨肿瘤，国内报道占良性骨肿瘤的1.81%。

2. **好发年龄及性别**　90%的患者发病年龄为10～30岁，多见于男性，男女比例约3∶1。

3. **好发部位**　最常见的部位是股骨和胫骨，约占50%；其次为肱骨，脊柱和手足骨等。

骨样骨瘤患者多数具有典型临床症状，以局部疼痛为主，夜间疼痛加剧，服用水杨酸类药物可缓解。

【病理】★★△△

1. 骨样骨瘤由直径<2 cm的瘤巢及其周围的反应性增生骨质构成，镜下可见瘤巢由骨样组织和血管丰富的结缔组织构成。
2. 骨样骨瘤按瘤巢发生的部位不同可分为3型。

（1）皮质骨型，常发生于长骨骨干，瘤巢位于一侧骨皮质内，周围有轻度或明显的骨硬化。

（2）松质骨型，多发生于骨端及不规则骨，瘤巢周围骨硬化反应不明显，或仅有薄层硬化环。

（3）骨膜下型，瘤巢位于骨膜内、骨膜下或骨膜外，非常少见，位于骨旁可表现为软组织肿块，邻近的骨皮质可有反应性增生硬化。

3. 骨样骨瘤发展过程分3个阶段

①初期以成骨细胞为主，伴有丰富的血管，但骨质形成稀少；②中期则形成骨样组织较多；③成熟期以网织骨为主要成分。

【影像学表现】★★★△△△

1. **X线表现**

（1）典型X线表现是直径小于1.5 cm的瘤巢，周围骨质硬化。

（2）皮质骨样骨瘤表现为皮质内小类圆形低密度灶，周围是致密骨。

（3）松质骨骨样骨瘤最常见于股骨颈，其次是手足的小骨和椎体；病灶周围常无很多新生骨形成，但有高密度的骨环包绕病灶。

（4）骨膜下骨样骨瘤，通常表现为骨附近的软组织肿物，最常见于股骨颈的内侧缘及手和足，邻近骨皮质可出现外压性骨吸收。

2. CT表现

（1）CT对于准确显示瘤巢从而最终确诊该病十分重要。

（2）CT对于解剖结构复杂的部位，如发生在脊椎附件，月骨或股骨颈等部位时，可以避免结构的相互重叠，容易显示瘤巢。

（3）半数以上瘤巢中心可有不同程度的钙化或骨化，增强扫描瘤巢可不均匀强化。

3. MRI表现

（1）瘤巢在T1WI上为等信号，在T2WI上为高信号，瘤巢中钙化或骨化部分在各序列上均为低信号。

（2）MRI发现病灶敏感，多方位扫描更有利于瘤巢的发现，尤其T2WI、STIR像可较准确地显示瘤巢。

（3）MRI对瘤巢周围髓内和软组织的炎性水肿显示清楚，60%病例瘤巢周围可见骨髓水肿，不到一半的病例可见软组织肿胀。

【鉴别诊断】★★★△△△

1. 骨皮质脓肿

（1）常有红、肿、热、痛等炎性反应症状和反复发作史，无骨样骨瘤的规律性疼痛。

（2）骨膜新生骨少，且更不规则。

（3）骨质破坏区内无钙化或骨化。

（4）MRI表现“靶征”或“晕征”。

2. 硬化性骨髓炎

（1）反应性硬化范围更广泛，可围绕整个骨干1周，皮质增厚呈不规则状，髓腔变小或消失。

（2）一般无脓肿和死骨，亦无透亮“瘤巢”。

（3）疼痛常呈间歇性，服用水杨酸类药物无效。

3. 疲劳骨折

（1）骨折X线透亮影表现为线状，与骨皮质垂直或成角走行，而非与骨皮质平行。

（2）易发生于下肢，有特定的好发部位，如跖骨和胫腓骨。

（3）有剧烈或长期运动史。

（4）可在疼痛部位摸到一个骨性包块，压痛明显，无异常活动，表面软组织轻度肿胀。

4. 成骨细胞瘤

（1）直径多>2 cm。

（2）发展较快，疼痛较轻，无骨样骨瘤所特有的疼痛，服水杨酸类药物不缓解。

（3）很少引起反应性骨皮质增厚，无透亮“瘤巢”。

5. 骨岛

（1）骨岛内部无透亮“瘤巢”。

（2）骨岛的光滑或毛刷状边缘与周围的骨小梁混合在一起呈“伪足状”。

三、成骨细胞瘤

成骨细胞瘤（osteoblastoma）又称骨母细胞瘤，组织学结构与骨样骨瘤类似，但是体积较大，一般超过2 cm，2013版WHO骨肿瘤分类将成骨细胞瘤划分为具有局部侵袭性的中间性肿瘤。

【临床表现】★★△△

1. 多发生在脊椎附件，四肢长管状骨及手足骨次之，肩胛骨、肋骨偶见。

2. 好发年龄10～20岁，男性多于女性。

3. 症状主要表现为局部持续性疼痛，多为隐痛，服用水杨酸类药物不能缓解。

【病理】★★△△

1. 肿瘤血管丰富，呈棕色或紫红色，易出血，直径2～10 cm。

2. 瘤组织为颗粒或砂粒状，砂样硬度。

3. 镜下，纤维性血管丰富的间质中有大量成骨细胞，细胞间钙化形成小梁状骨样组织。

【影像学表现】★★★△△△

1. X线表现

（1）发生于脊柱者，多位于脊椎附件，表现为膨胀性骨质破坏，边界清楚，病变内可见斑片状骨化影。

（2）发生于长管状骨者，表现为膨胀性骨质破坏，偏心性生长，边界清楚，可有硬化边，骨膜反应不多见，病变内可出现范围、大小不等的骨化。

2. CT表现 对于发生在脊椎附件者，CT可清楚显示病变，并可以显示周围软组织受累的情况。

3. MRI表现 成骨细胞瘤在T1WI上一般表现为低信号，T2WI上一般表现为高信号，病灶内的骨化或钙化在各个序列上均显示为低信号，病变周围骨髓及软组织会出现大片特征性的水肿，增强扫描病变实性部分会出现明显强化，钙化或骨化部分不强化。

【鉴别诊断】★★★△△△

1. 骨样骨瘤 病变一般大小不超过2 cm，X线片上可以观察到低密度的瘤巢。

2. 骨肉瘤

（1）恶性肿瘤，发展快，症状重。

（2）有骨膜反应，破坏性大，可以突破骨皮质形成软组织肿块。

3. 骨巨细胞瘤

（1）好发于长骨骨端，横向膨胀性生长。

（2）发病年龄较晚，20～40岁。

（3）病变内无成骨。

四、骨肉瘤

骨肉瘤（osteosarcoma）是青少年最常见的原发性恶性骨肿瘤，约占原发恶性骨肿瘤的三分之一。骨肉瘤起源于骨的未分化纤维组织，分为原发性和继发性两种。原发性骨肉瘤多见于20岁以下年轻人，好发于四肢长管状骨干骺端，大多数发生于膝关节周围。继发性骨肉瘤发病年龄较大，可继发于Paget病、骨软骨瘤、骨纤维异常增殖症恶变以及放射治疗后。

【临床表现】★★★△△△

1. 主要表现为局部疼痛、肿胀及功能障碍。
2. 局部可有皮温增高、压痛及表皮静脉怒张等。
3. 病情进展快，病程短，发生转移较早，常通过血行转移至肺部。
4. 实验室检查碱性磷酸酶增高。

【病理】★★★△△△

1. 多起源于髓腔，通过Haversian管侵入周围软组织。
2. 具有肉瘤样基质，并直接产生大量骨样组织。
3. 根据瘤骨多少分为成骨型、溶骨型和混合型。
4. 显微镜下可见许多瘤细胞，细胞及细胞核大小、形状不一。

【影像学表现】★★★△△△

1. X线表现

（1）骨质破坏与瘤骨形成是骨肉瘤影像的基本特征。

（2）骨膜反应和Codman三角。

（3）软组织肿块。

（4）肿瘤内可见残留骨和肿瘤骨。

（5）骺板软骨及关节软骨对肿瘤浸润有一定的抵抗能力，肿瘤较少经骺板或关节软骨而直接侵犯骨骺和关节。

（7）骨皮质破坏时容易发生病理骨折。

2. CT表现

（1）松质骨的斑片状骨质破坏，骨皮质破坏呈虫蚀状、大块样缺损或不规则变薄，边缘不规则，偶尔可见轻度膨胀。

（2）肿瘤组织内可见肿瘤骨形成，象牙质、云雾样密度。

（3）骨膜反应和Codman三角。

（4）软组织肿块形成。

（5）增强扫描肿瘤的实质部分（非骨化的部分）可有较明显的强化。

3. MRI表现

（1）T1WI上表现为不均匀的低信号，T2WI上表现为不均匀的高信号。

（2）MRI显示细小骨化或钙化的能力远不及CT。

（3）可见软组织肿块，边缘多不清楚。

【鉴别诊断】★★★△△△

1. 化脓性骨髓炎

（1）常伴有全身症状及局部红肿热痛，骨质破坏周围常出现骨质硬化，周围软组织肿胀，无软组织肿块形成。

（2）骨膜反应多为层状，有时可见死骨形成。

2. 尤因肉瘤

（1）尤因肉瘤患者发病年龄略低。

（2）发生于长骨的尤因肉瘤多发生于骨干，肿瘤内没有瘤骨形成，周围可见葱皮样骨膜反应。

（程晓光　过　哲）

第4节　纤维源性肿瘤

骨纤维肉瘤（fibrosarcoma）是起源于非成骨性间叶组织，即成纤维细胞的恶性骨肿瘤，可继发于骨梗死、硬纤维瘤、骨纤维异常增殖症、Paget病、骨巨细胞瘤等病或者放射治疗后。根据发病部位可以分为中央型和周围型。中央型位于髓腔的中心，以骨质破坏为主。周围型起源于骨膜，以软组织肿块为主。

【临床表现】★△

1. 发病年龄范围较广，多发生于中年以后，男女比例为2∶1。
2. 多见于四肢长管状骨的干骺端。
3. 主要症状为局部疼痛和肿胀，进行性加重。

4. 周围型早期除局部有肿块外，可无症状，疼痛出现较晚，肿块轻度压痛及波动感。

【病理】★△

1. 成骨纤维结缔组织肿瘤。

2. 肿瘤细胞呈梭形、圆形、椭圆形，紧密地排列成囊状或旋涡形。

【影像学表现】★★△

1. X 线及 CT 表现

（1）中央型：①虫蚀状、地图样或弥漫性溶骨性骨质破坏，形态不规则，范围较大，常大于 6 cm，边界不清，病变周围无骨质硬化。②病变突破骨皮质可形成软组织肿块。③骨膜反应少见。④病变内偶尔会出现斑片状大小不等的死骨，对本病诊断有一定意义。

（2）周围型：①病变位于骨膜，骨旁出现软组织肿块。②局部骨皮质凹陷缺损。

2. MRI 表现

（1）在 T1WI 上呈低信号。

（2）在 T2WI 上一般呈高信号，高分化者信号均匀而较低，低分化者信号混杂。

（3）MRI 可清晰显示肿瘤在髓内的浸润范围。

（4）增强扫描肿瘤呈不均匀强化。

（程晓光 过 哲）

第 5 节 纤维组织细胞性肿瘤

非骨化性纤维瘤（nonossifying fibroma）一种纤维组织构成的良性骨病变。一般将病灶较小，仅局限于骨皮质内，无明显症状者称为纤维骨皮质缺损，而将病灶持续增大累及骨髓腔，引起临床症状者称为非骨化性纤维瘤。

【临床表现】★△

1. 多见于年轻人，好发于四肢长骨干骺端，并随年龄增长移向骨干。

2. 一般无症状或仅表现为局部轻度酸胀感，常在 X 线检查时偶然发现，偶可引起病理骨折。

【病理】★△

1. 肿瘤由坚韧的纤维结缔组织构成，与周围骨组织分界清晰。

2. 镜下纤维细胞呈漩涡排列，其内可见泡沫细胞和多核细胞，肿瘤内无成骨。

【影像学表现】★★★△△△

1. X 线表现

（1）可分为皮质型及骨髓型。

（2）皮质型表现为一侧骨皮质下、偏心性单囊或多囊膨胀性透光区，无死骨及钙化，一般无骨膜反应，周围软组织无肿胀。

（3）骨髓型主要侵犯松质骨，呈单囊或多囊状透光区，密度均匀，多囊者有不规则的骨性间隔或骨嵴，局部骨皮质变薄，膨胀程度较轻，边界清晰，邻近骨髓腔变窄，可见轻度硬化边。

2. CT 表现

（1）多位于长骨干骺部。

（2）沿骨长轴扩展，病变局部表现为偏心性膨胀性骨质破坏，主要累及骨皮质，病变内为软组织密度。

（3）膨胀性生长致邻近骨皮质压迫吸收而菲薄，可引起病理性骨折。

（4）CT 能更清楚显示病变的位置、病变内结构及周围组织的详细情况，能发现早期细小的病理性骨折。

3. MRI

（1）一般在 T1WI 及 T2WI 上均为低信号。

（2）MRI 信号强度取决于肿瘤组织成分的含量，包括纤维组织、含铁血黄素、出血、胶原、泡沫细胞和骨小梁等，纤维组织和含铁血黄素在 T2WI 表现为低信号，而 T2WI 呈高信号的病变内含有较多的泡沫细胞而纤维组织相对较少。

【鉴别诊断】★★★△△△

1. 纤维骨皮质缺损

（1）多见于 4～8 岁儿童，有家族倾向。

（2）多于 2～4 年内自行消失。

（3）病灶仅局限在骨皮质表层或骨皮质内。

2. 骨巨细胞瘤

（1）位于骨端。

（2）膨胀明显，典型呈肥皂泡状改变。

（3）一般无硬化边。

3. 骨囊肿

（1）呈中心性生长。

（2）易发生病理性骨折，病灶内有骨片陷落。

（3）周围无清楚的硬化边，密度较低，CT值为均匀的液体密度。

4. 骨样骨瘤

（1）多发生于骨皮质内，瘤巢较小，直径<2.0 cm。

（2）瘤巢周围有明显的反应性骨质增生和骨膜反应。

5. 骨纤维异常增殖症

（1）范围广泛，常有骨骼变形。

（2）特征性改变为囊状膨胀性改变，呈磨玻璃样密度增高。

（3）其中尚可见不规则骨小梁残留而呈“丝瓜襄瓜样改变。

（4）边缘骨质硬化轻微。

6. 动脉瘤样骨囊肿

（1）膨胀明显，可呈气球样，骨皮质侵蚀变薄明显。

（2）骨膜下新生骨形成的包壳薄如纸。

（3）病灶内如有残留骨嵴常较粗大且不规则。

（程晓光　过　哲）

第6节　造血系统肿瘤

一、骨髓瘤

骨髓瘤（myeloma）是一种起源于骨髓网状内皮系统的恶性肿瘤，以原发性恶性浆细胞在骨髓中异常增殖并伴有异常的单克隆免疫球蛋白的生成为特征。好发于中老年人，平均发病年龄为50岁左右，男性多于女性，男女比为2：1。可以单发或者多发，好发于富含红骨髓的骨骼，如颅骨、脊柱、肋骨、骨盆、胸骨、长骨的干骺端等。

【临床表现】★★★△△△

1．起病隐匿，呈进行性发展。

2．主要表现为全身骨痛、贫血和肾脏损害。

3．易发生病理性骨折。

4．实验室检查血清球蛋白显著增高，血钙增高，血清碱性磷酸酶正常，尿中可出现Bence-Jones（本-周）蛋白，骨髓涂片显示浆细胞系增生。

【病理】★★△△

1．病变位于红骨髓内、早期为多个灰红色小结节。

2．瘤组织由大量肿瘤性浆细胞构成。

3．肿瘤细胞内可见Russell小体。

【影像学表现】★★★△△△

1. X线表现

（1）可以分为三型：骨质正常型、骨质疏松型和骨质破坏型。

（2）骨质疏松型主要表现为骨质疏松，骨质破坏不明显。

（3）骨质破坏型主要表现为髓内多发类圆形溶骨性骨质破坏，呈穿凿样，边界不清，部分融合，突破骨皮质可形成软组织肿块，易发生病理骨折。

2. CT表现

（1）骨质疏松。

（2）CT与X线片相比可以显示更细微的骨质破坏。

（3）增强扫描病变明显强化。

3. MRI表现

（1）MRI是评价骨髓瘤最敏感的方法。

（2）骨髓瘤在T1WI上表现为低信号，T2WI上表现为不均匀高信号。

（3）病变内正常脂肪细胞、肿瘤细胞及红骨髓混杂可以表现为“胡椒盐征”。

（4）增强扫描病变强化明显。

【鉴别诊断】★★★△△△

本病应与骨质疏松症、甲状旁腺功能亢进症、骨转移瘤、畸形性骨炎几种疾病作鉴别诊断。

1. 老年性骨质疏松症

（1）女性多见。

（2）骨髓瘤相关实验室检查无异常。

（3）无进行性骨质破坏及软组织肿块。

2. 甲状旁腺功能亢进

（1）血钙升高，血磷降低，血碱性磷酸酶升高，血甲状旁腺素（PTH）升高。

（2）常有全身骨质疏松。

（3）典型者出现指骨骨干桡侧骨膜下骨吸收。

（4）常并发尿路结石。

3. 溶骨型骨转移瘤

（1）常有恶性肿瘤病史，表现为在正常骨中的溶骨性骨质破坏。

（2）边缘模糊，周围无骨质疏松改变。

（3）发生在脊椎的转移瘤一般破坏椎体和椎弓根，而骨髓瘤仅破坏椎体，椎弓根保留。

（4）常出现软组织肿块。

二、骨原发性非霍奇金淋巴瘤

骨原发性非霍奇金淋巴瘤（non-Hodgkin’s lymphoma）属于结外恶性淋巴瘤的一种，较为少见，占全部非霍奇金淋巴瘤的5%。男性多于女性，成年人多见，可累及全身任何骨，以下肢骨多见。

【临床表现】★△

1．早期可有自发疼痛或局部性压痛。

2．有时可触及肿块。

3．体检均有局部压痛、叩击痛，均无肝、脾及全身浅表淋巴结大。

4．骨髓象可见典型淋巴瘤细胞或R-S细胞。

5．实验室检查碱性磷酸酶升高，血沉加快。

【病理】

1．肿瘤为鱼肉样物，灰红色，质软。

2．瘤组织由类圆形细胞组成，呈弥漫状分布，瘤细胞胞质中等，核呈圆形稍不规则，部分见有核裂，核分裂多见。

【影像学表现】★★△△

1．X线表现

（1）弥漫性溶骨性骨质破坏，呈虫蚀状，边界模糊，周围可有硬化，骨膜反应少。

（2）病变突破骨皮质可形成软组织肿块，易发生病理骨折。

2．CT表现

（1）可以显示骨皮质细微的破坏和软组织肿块。

（2）部分病变内可见死骨。

（3）增强扫描骨内病变及周围软组织肿块可见中等程度强化。

3．MRI表现

（1）在T1WI上表现为等或稍低信号，在T2WI上表现为等或稍高信号。

（2）MRI可以清晰显示肿瘤在骨髓内侵犯的范围。

（3）增强扫描呈中度程度强化。

【鉴别诊断】★★△△

1．骨肉瘤

（1）好发于年轻人。

（2）主要表现为骨质破坏及瘤骨形成。

（3）骨膜反应明显，可有Codman三角形成。

2．尤因肉瘤

（1）好发于年轻人。

（2）发生于长骨者多见于骨干。

（3）X线表现为广泛虫蚀样溶骨性骨质破坏。

（4）骨膜呈“葱皮样”改变，软组织肿块多见。

3．骨转移瘤

（1）常有恶性肿瘤病史。

（2）溶骨性转移骨破坏，边缘多无硬化。

4．骨髓瘤

（1）年龄较大。

（2）常为穿凿样骨质破坏，边缘清楚，硬化少见。

（程晓光　过　哲）

第7节　骨巨细胞瘤

骨巨细胞瘤（giant cell tumor）起源于非成骨性间叶组织，占全部原发骨肿瘤的5%～9%，多见于20～40岁成年人，好发于长管状骨骨端，以股骨下端、胫骨上端、肱骨上端多见，非长管状骨如脊柱、髌骨、跟骨、距骨等也可以发生骨巨细胞瘤。部分骨巨细胞瘤具有局部侵袭性，切除后易复发，并容易转移到肺部，2013版WHO骨肿瘤分类将骨巨细胞瘤归入中间性肿瘤。部分骨巨细胞瘤放疗后会恶变为纤维肉瘤或骨肉瘤。

【临床表现】★★△△

主要症状为局部疼痛，可发生病理骨折。

【病理】★★△△

骨巨细胞瘤大体组织呈棕红色，质地柔软。镜下主要由圆形、卵圆形、多角形或梭形的单核基质细胞和均匀分布其间的破骨细胞样多核巨细胞组成，病变内还可出现出血、坏死、纤维组织细胞及泡沫细胞增生等继发改变。

【影像学表现】★★★△△△

1. X线表现

（1）发生于骨端的偏心性溶骨性骨质破坏。

（2）骨皮质膨胀变薄，呈肥皂泡样改变，横径可大于纵径。

（3）边界清楚，无硬化边。

（4）除非发生病理骨折，一般无骨膜反应。

（5）生长活跃部分骨皮质断裂，软组织肿块范围局限，边界较清晰。

（6）恶性者骨皮质广泛断裂，骨质破坏区边缘不清，软组织肿块范围广泛。

2. CT表现

（1）偏心膨胀性溶骨性骨质破坏区，病灶内呈软组织密度，CT值一般20～70 HU。

（2）病变内无钙化及成骨，无残留骨。

（3）病变边缘常见残留的骨嵴。

（4）常合并动脉瘤样骨囊肿，病变内可见液-液平面。

（5）增强扫描病变可见明显强化，CT值一般会超过100 HU。

3. MRI表现

（1）T1WI多为均匀的低信号或中等信号，T2WI上信号不均，多呈低、等、高混杂信号，形成“卵石征”。

（2）在T2WI上有时病变内可见点状低信号，代表含铁血黄素沉着。

（3）当病灶内有坏死、囊变合并出血时，病变内信号混杂，并可见液-液平面。

（4）增强扫描可呈明显强化。

【鉴别诊断】★★★△△△

1. 动脉瘤样骨囊肿

（1）好发于青少年。

（2）最好发的位置为长管状骨的干骺端。

（3）呈显著膨胀，长径与骨干平行。

（4）边缘清晰，多数可见硬化。

（5）液-液平面为特征性表现。

2. 骨囊肿

（1）多发生于20岁以下。

（2）以肱骨上段最多见，其次为股骨上段及胫骨上、下段。

（3）症状轻微，随骨的生长向骨干逐渐远离骺板。

（4）可有薄的硬化边。

（5）与骨干长轴平行。

（6）合并病理性骨折时可出现特征性的“碎片陷落征”。

3. 软骨母细胞瘤

（1）常见于25岁以下。

（2）好发于四肢长管状骨的骨骺。

（3）发病缓慢，症状轻微。

（4）可有较厚的硬化缘。

（程晓光　过　哲）

第8节　脊　索　瘤

脊索瘤（chordoma）是一种起源于残留或者异位的胚胎性脊索组织的低度恶性肿瘤，占原发恶性骨肿瘤的3%～4%，几乎全部累及中轴骨，绝大多数发生于骶尾部（50%）和颅底蝶枕联合区（35%～40%），其余发生在脊柱其他部位，极少数发生在中轴骨以外的其他骨。脊索瘤的发病年龄多为40～60岁，男性多见。

【临床表现】★△

根据肿瘤的发生部位不同，临床症状不一，主要表现为局部持续性疼痛和周围组织的压迫肿胀。

【病理】★△

肿瘤质软，灰褐色，为胶冻样多小叶状肿块，分叶清楚，有假包膜。镜下病变由大的空泡化的黏液细胞及液滴细胞构成，肿瘤细胞之间为黏液基质，病变被纤维血管间隔分隔呈多小叶状。

【影像学表现】★★★△△△

1. X线和CT表现

（1）骶尾部：①多位于骶骨下部的溶骨性骨质破坏；②多呈中心性生长，病变较大时可呈偏心性生长；③病变膨胀较明显；④边界清楚；⑤有厚薄不一且不完整的骨壳；⑥病变内可见残留骨或点状钙化；⑦增强扫描可见不均匀边缘强化。

（2）颅底区：①多发生于颅底蝶枕联合部；②颅底局部溶骨性破坏；③周围出现软组织肿块，内有散在斑点状钙化；④增强扫描可见不均匀边缘强化。

（3）脊椎：①多位于椎体的溶骨性骨质破坏；②常累及多个椎体；③椎旁出现软组织肿块，肿块内斑点状钙化；④增强扫描可见不均匀边缘强化。

2. MRI 表现

（1）肿瘤信号多不均匀。

（2）T1WI 多为低或中等信号。

（3）T2WI 和 STIR 为高信号。

（4）增强扫描肿瘤多呈不均匀边缘强化。

【鉴别诊断】★★★△△△

1. 发生于骶尾部的骨巨细胞瘤

（1）多位于骶骨上部。

（2）多为偏心性生长，膨胀明显。

（3）病变内无钙化。

（4）增强扫描实性部分多呈明显均匀强化。

2. 鼻咽癌

（1）好发于鼻咽顶后壁和咽隐窝。

（2）颅底骨质明显破坏。

（3）肿块中心主要在鼻咽部。

（4）CT 检查常明显强化。

（5）很少累及鞍背及后床突。

（6）临床上鼻咽部检查及组织活检可明确诊断。

3. 软骨肉瘤

（1）膨胀程度低。

（2）病变内可有瘤软骨的钙化，多为点状或者环状。

（3）在 T2WI 上呈明显高信号。

（4）增强扫描强化程度较轻。

（程晓光　过　哲）

第 9 节　血管性肿瘤

一、骨血管瘤

骨血管瘤（hemangioma）是一种起源于骨血管的良性肿瘤，可发生于任何年龄，女性多于男性，多见于脊柱和颅面骨。骨血管瘤多为单发，多发者称为血管瘤病。

【临床表现】★△

1. 一般无明显临床症状，少数会出现局部疼痛及肿胀。

2. 多在进行影像学检查时偶然发现。

3. 伴发病理骨折或出血时会引起相应症状。

【病理】★△

1. 表面为暗红色，呈海绵状或蜂窝状。

2. 分为海绵状血管瘤或毛细血管瘤，前者由大的薄壁血管和血窦构成，其中充满血液，表面覆盖一层扁平内皮细胞，多见于颅骨和脊柱，而后者由极度扩张增生的毛细血管构成，多见于扁骨和长管状骨的干骺端。

【影像学表现】★★★△△△

1. X 线和 CT 表现

（1）发生于脊椎者表现为骨小梁粗大稀疏，纵向走行，呈栅栏状改变。

（2）发生于颅骨的血管瘤侵犯板障，呈囊状骨质破坏，边界清楚。

（3）发生于扁骨或长骨的血管瘤常表现为囊状或者蜂窝状膨胀性骨质破坏。

（4）肿瘤可突破骨皮质侵犯周围软组织，一般无骨膜反应。

（5）CT 增强扫描病变可呈明显强化。

2. MRI 表现

（1）典型的椎体血管瘤在 T1WI 和 T2WI 上均为高信号。

（2）椎体血管瘤病变内可见线样或者点状低信号，代表增粗的骨小梁。

（3）发生于长骨的血管瘤其内由于反复出血，在 MRI 上信号混杂。

二、骨血管肉瘤

骨血管肉瘤（angiosarcoma）是一种起源于血管内皮细胞的恶性肿瘤，占所有恶性骨肿瘤的 1%，多见于中老年男性，好发于四肢长骨，其次为骨盆、颅骨、肋骨。

【临床表现】★△

1. 发病时症状轻微，进展缓慢。

2. 主要表现为局部疼痛和肿胀，压痛明显。

3. 易发生转移，以肺转移多见。

【病理】★△

1. 镜下可见相互吻合的血管腔隙，内衬以排列紧密呈巢状的恶性内皮细胞。

2. 嗜银染色有特征性表现，可见血管壁的轮廓，嗜银纤维包绕肿瘤细胞。

【影像学表现】★★△

1. 单发或者多发溶骨性骨质破坏，呈不规则的斑片状或地图状，边界不清，周围无硬化。

2. 突破骨皮质可形成软组织肿块。

3. 骨膜反应少见。

4. 增强扫描可见不均匀强化。

【鉴别诊断】★△

定性诊断仍需依靠病理检查，特别是肿瘤的超微结构及免疫组织化学检查。

（程晓光　过　哲）

第10节 其他肿瘤

尤文肉瘤（Ewing sarcoma）为起源于未分化的间充质的恶性肿瘤，好发于年轻人，多发病于30岁以前，男性多于女性。发病年龄小者，多位于长管状骨的骨干；发病年龄较大者，多位于扁骨如髂骨、肩胛骨和肋骨，骶骨及距骨也可发生。

【临床表现】★★△△

1. 局部肿痛、肿胀，静脉怒张，部分有乏力、低热、白细胞增高、血沉增高。

2. 早期易发生血行转移到肺部。

3. 肿瘤对放疗敏感。

【病理】★△

1. 大体病理表现为骨内的灰白色结节，质软，常有出血坏死，可通过Haversian管穿破骨皮质形成软组织肿块。

2. 镜下可见病变由小圆细胞构成，易见核分裂象，PAS染色阳性。

【影像学表现】★★★△△△

1. X线及CT表现

（1）多位于长骨骨干。

（2）表现为虫蚀状或鼠咬状骨质破坏，边界模糊。

（3）葱皮样骨膜反应。

（4）病变可通过Haversian管穿破骨皮质形成软组织肿块，X线片上皮质可保持完整。

（5）Ewing肉瘤不形成瘤骨及瘤软骨，但是局部可有反应性骨质硬化及残留骨。

（6）CT增强扫描病变呈不均匀强化。

2. MRI表现

（1）MRI可以在早期显示髓内的浸润范围。

（2）在T1WI上呈低信号，在T2WI上呈高信号。

（3）瘤周可出现水肿。

（4）MRI增强扫描病变呈不均匀强化。

【鉴别诊断】★★★△△△

1. 溶骨型骨肉瘤

（1）多位于四肢长骨干骺端。

（2）血碱性磷酸酶显著增高。

（3）骨质破坏区内常有瘤骨形成或瘤软骨钙化。

2. 骨淋巴瘤

（1）软组织肿块明显而骨质破坏相对较轻。

（2）骨淋巴瘤发病年龄大，病程较长，临床症状轻。

3. 朗格汉斯细胞组织细胞增多症

（1）具有自限自愈和病变多发的特点。

（2）病灶一般较局限。

（3）边缘常常部分清楚，可见增生硬化。

（4）周围软组织肿块不明显。

（5）MRI矢状面或冠状面增强扫描常出现较特征的袖套征。

4. 急性骨髓炎

（1）多位于长骨干骺端，起病急。

（2）骨膜反应较成熟，局部可有死骨。

（3）周围软组织肿胀，无软组织肿块形成。

（4）抗感染治疗有效。

（程晓光　过　哲）

第11节 未明确肿瘤性质的肿瘤

一、单纯性骨囊肿

单纯性骨囊肿（simple bone cyst）是一种常见的良性病变，病因不明，多见于20岁以下的儿童和青少年，男性多见，好发于长管状骨，尤其是肱骨和股骨上段。2013版WHO骨肿瘤分类将单纯性骨囊肿归为未明确性质的良性肿瘤。

【临床表现】★△

一般无症状，多在发生病理骨折后发现。

【病理】★△

1. 大体所见为一骨内囊腔，囊内含棕色液体。

2. 囊腔内壁覆盖一层纤维包膜，包膜周围为边缘整齐的薄层骨壁。

3. 包膜可见纤维组织及丰富的毛细血管，还可见散在的多核巨细胞。

【影像学表现】★★★△△△

1. X线表现

（1）骨囊肿发生于长骨骨干或干骺端膨胀性骨破坏，一般位于髓腔中央。

（2）边缘光整，周围有薄层硬化环包绕，骨皮质变薄。

（3）其长轴与骨干长轴平行，随年龄增长病灶有向骨干方向移行趋势。

（4）合并病理性骨折时，可见特征性的“骨片陷落征”。

2. CT表现

（1）单囊或多房状，边缘光滑。

（2）多有高密度的硬化边和伸入囊腔的骨嵴。

（3）囊肿内呈均匀一致的水样密度，若囊内有出血则CT值可较高。

（4）增强扫描无强化。

（5）病理骨折后可见皮质断裂及液-液平面。

3. MRI表现

（1）囊肿边界光滑，囊内容物的信号通常与水的信号一致，即T1WI上为低信号而T2WI上为明显的高信号。

（2）病理性骨折并发出血时，T1WI、T2WI可均呈高信号，并可见液-液平面。

【鉴别诊断】★★★△△△

1. 骨巨细胞瘤

（1）发病年龄较晚（20～40岁），好发于长骨骨端。

（2）偏心膨胀性生长，无硬化边。

（3）增强扫描可见明显强化。

2. 动脉瘤样骨囊肿

（1）偏心性生长。

（2）膨胀明显。

（3）病变内由于出血，可见多发液-液平面。

二、动脉瘤样骨囊肿

动脉瘤样骨囊肿（aneurysmal bone cyst，ABC）是一种病因不明的病变，2013版WHO骨肿瘤分类将ABC划为中间性的未明确性质的肿瘤。ABC分为原发性和继发性两种，继发者多继发于骨巨细胞瘤、成软骨细胞瘤等。本病好发于30岁以下的青年人，多见于脊柱和长骨的干骺端，发生于脊柱者，多位于颈椎及下胸椎的附件。

【临床表现】★△

1. 多表现为局部肿胀、疼痛。

2. 脊柱的病变可造成神经受压症状。

【病理】★△

1. 大体标本由大小不等的囊腔组成，其内充满血性液体，表面由骨膜包裹，囊腔之间由纤维状的膜形成分隔。

2. 镜下为富含血液的间隙，由纤维分隔或不成熟的编织骨小梁构架，散在有含有含铁血黄素的Ⅰ型巨噬细胞，成纤维细胞，毛细血管和多核巨细胞。

【影像学表现】★★★△△△

1. X线表现

（1）多发生于长骨的干骺端和脊椎，发生在扁骨ABC多位于骨盆。

（2）典型者表现为溶骨性骨质破坏区，膨胀性生长，边界清晰，周围骨包壳完整，病变内可见粗细不等的分隔。

（3）一般无骨膜反应。

2. CT 表现

（1）CT 扫描对骨盆、脊柱等解剖结构复杂区域的病变有较高的价值。

（2）CT 扫描能很好显示腔内的多灶性的液 - 液平面，所以对鉴别单纯性骨囊肿意义较大。

3. MRI 表现

（1）囊腔内液体一般表现为 T1WI 低、T2WI 高信号，而纤维性间隔一般是在 T1WI 和 T2WI 均呈低信号。

（2）MRI 对囊腔内的液 - 液平面显示效果最佳，在 T2WI 上显示更明显，液平面之上部分呈 TW2I 高信号，代表浆液或者新鲜出血，液平面之下部分呈 T2WI 低信号，代表陈旧出血或者含铁血黄素沉积。

（3）增强扫描见轻 - 中度的间隔强化。

【鉴别诊断】★★★△△△

1. 骨囊肿

（1）多发生于长骨骨干偏干骺部，轻度膨胀，其内为均匀液性密度，多数为单房。

（2）一般无临床症状，增强扫描无强化，无软组织肿块，病理性骨折常见。

2. 骨巨细胞瘤

（1）骨巨细胞瘤好发于骨端，无硬化边。

（2）发生于髂骨时，动脉瘤样骨囊肿不会侵及相邻的骶骨，而骨巨细胞瘤则可以跨越骶髂关节累及骶骨。

（3）动脉瘤样骨囊肿可见分房，也可为单房，骨巨细胞瘤在 CT 上几乎均为单房，所谓的 X 线片上的分隔是肿瘤边缘残留骨脊形成的假象。

（4）骨巨细胞瘤在 CT 上如果不继发动脉瘤样骨囊肿，则为软组织密度，增强扫描强化明显，但部分骨巨细胞瘤可合并动脉瘤样骨囊肿，此时鉴别较困难。

三、骨纤维异常增殖症

骨纤维异常增殖症（fibrous dysplasia），又称为骨纤维结构不良，为正常骨组织由异常增生的纤维组织所代替的一种疾病。根据发病部位不同，本病可分为单骨型和多骨型，单骨型多见。多骨型女性患者如果合并皮肤色素斑、性早熟等内分泌症状，则称为 Albright 综合征。2013 版 WHO 骨肿瘤分类将骨纤维异常增殖症归为未明确性质的良性肿瘤。本病好发于青少年，男女发病率相近，可累及全身骨骼，以长管状骨、骨盆、肋骨及颅面骨多见。

【临床表现】★△

1. 病变进展缓慢，早期无症状。

2. 可有轻度疼痛、肿胀、压痛。

3. 发生于承重骨的骨纤维异常增殖症，可引起受累骨的弯曲畸形，称为“牧羊拐样畸形”。

4. 可出现病理骨折。

5. 发生于颅面骨者，可出现颅面部不对称隆突，眶间距增宽。

6. 一般病变在成年后趋于稳定，如果出现生长加快，疼痛加重，应警惕恶变。

【病理】★△

1. 大体病理可见病变区骨组织被纤维组织取代，呈灰白色，质硬。

2. 镜下可见病变由梭形间叶细胞及编织骨构成，可见成纤维细胞、胶原基质、化生的骨样组织，胶原纤维呈束状或漩涡状，偶可见软骨组织及多核巨细胞。

【影像学表现】★★★△△△

1. X 线表现

（1）典型 X 线表现为磨玻璃样、囊状、丝瓜瓤样及虫蚀样骨质破坏，边界清晰。

（2）受累骨膨胀增粗，部分弯曲变形，骨皮质变薄。

（3）除非发生病理骨折，一般无骨膜反应。

2. CT 表现

（1）囊肿型：①主要见于四肢；②囊状透光区；③皮质变薄；④囊内毛玻璃样改变。

（2）硬化型：①多见于颅面骨；②非一致性密度增高；③散在颗粒状透亮区。

3. MRI 表现

（1）病变主体 T1WI、T2WI 上均呈低信号。

（2）囊变区在 T2WI 上呈高信号。

【鉴别诊断】★★★△△△

1. 单纯性骨囊肿

（1）位于骨干近干骺端。

（2）膨胀性骨质破坏，纵轴与骨干平行，其内为液体密度，无磨玻璃样结构。

（3）易发生病理骨折。

2. 畸形性骨炎

（1）多见于成年和老年人。

（2）骨皮质增厚，骨小梁呈粗大网眼状。

（3）血清碱性磷酸酶显著升高。

3. 非骨化型纤维瘤

（1）多位于长骨皮质内或紧邻皮质下。

（2）为多囊分叶状软组织密度区。

（3）周围有较厚的硬化环。

（程晓光　过　哲）

参 考 文 献

[1] Fletcher CDM, Bridge JA, Hogendoorn PCW, et al. WHO classification of tumours of soft tissue and bone. Lyon: IARC Press, 2013: 239-394.

[2] Rosenberg AE. WHO Classification of Soft Tissue and Bone, fourth edition: summary and commentary. CurrOpin Oncol, 2013, 25(5): 571-573.

[3] Fletcher CDM, Unni KK, Mertens F. World Health Organizationclassification of tumours: pathology and genetics of tumours of soft tissue and bone. Lyon: IARC Press, 2002: 225-367.

[4] 王朝夫，朱雄增. 第 4 版 WHO 骨肿瘤分类解读. 中华病理学杂志，2013，42（10）：652-654.

[5] 杜湘柯，朱绍同. 骨与软组织肿瘤影像诊断及鉴别诊断. 北京：北京大学医学出版社，2007：31-264.

第 82 章　软组织病变

第 1 节　概　　述

软组织来源于中胚层，是指人体的皮肤、皮下组织、肌肉、肌腱、韧带、关节囊、滑膜囊，神经、血管等。

发生于软组织的肿瘤和其他组织器官发生的肿瘤一样，良性肿瘤一般有包膜，境界清楚，密度均匀，如：脂肪瘤、纤维瘤等。恶性肿瘤常常境界不清，呈浸润性生长，密度不均匀，如：脂肪肉瘤、滑膜肉瘤、纤维肉瘤。由于大多数软组织肿瘤的密度和周围组织的密度差别不大，X 线诊断有一定的困难。CT 由于其密度分辨率的提高，对软组织肿瘤的检出、肿块的定性及与周围组织的关系方面明显优于 X 线检查。MRI 以其较高的软组织分辨率和多参数、多方位的扫描，成为软组织肿瘤的主要影像学检查方法。肿瘤组织中的不同组织成分在 CT、MRI 检查中也有其特征性的影像。对软组织肿瘤的鉴别诊断基本思路是根据肿块的大小、生长速度、形状、生长部位、数目、密度、肿块钙化或骨化情况、肿块的边界和周围骨质侵犯情况来进行判断。良性肿瘤一般具有边缘光整、境界清晰的特征、对邻近的肌肉及脂肪无直接侵犯征象；而恶性病变边界不清，内部密度不均匀，邻近脂肪界面模糊，伴有邻近肌肉、血管、神经及骨骼受累征象。MR 检查可进一步明确病变的范围、判断病变的良恶性。

（曾献军　姜　建　刘海萍　李　丹）

第 2 节　正常软组织的影像学表现

1. 正常 X 线表现

（1）由于骨骼肌肉系统的各种软组织的密度差别不大，缺乏明确的天然对比，在 X 线片上无法显示各种软组织的形态和结构，观察受到较大的限制。

（2）在一帧对比度良好的 X 线平片上，仅可通过较低密度的皮下、肌间和关节囊内外脂肪组织的衬托，观察某些肌肉、肌腱和韧带的轮廓，如跟腱、髌韧带，腰大肌外缘等；此外均表现为一片中等密度的影像。

2. 正常 CT 表现

（1）CT 不仅能显示软组织结构横断面解剖，而且可分辨密度差别较小的脂肪、肌肉和血管等组织和器官。

（2）躯干和四肢的最外层是线样中等密度的皮肤，其深部为厚薄不一低密度皮下脂肪层，其内侧和骨的四周是中等密度的肌肉。

（3）血管和神经多走形于肌间，在周围脂肪组织的衬托下呈中等密度的小圆形或索条影，增强扫描血管呈相对高密度影。

（4）关节囊因囊壁内外层间的或囊外的脂肪而辨认其轮廓；关节附近的肌腱和韧带亦可为其周围的脂肪所衬托而得以显示，上述结构也均呈中等密度影。

3. 正常 MRI 表现

（1）骨关节周围的肌肉、脂肪和纤维组织间隔在 MRI 上均可清晰显示。

（2）骨骼肌在 T1WI 呈中等偏低信号，在 T2WI 呈低信号；脂肪在 T1WI 和 T2WI 上均为高信号。

（3）滑膜通常很薄，常规 MRI 难以识别，有时在较粗厚的纤维性关节囊衬托下，可表现为低信号，增强扫描不强化或仅轻度强化。

（4）纤维组织间隔和肌腱、韧带等在各种序列上均为低信号，肌腱典型者断面表现为圆形、椭圆或扁平状。

（5）血管因其内血液的流空现象，在 SE T1WI 和 T2WI 上均呈低或无信号的圆形或条状结构，常位于肌间隙内；粗大的神经呈中等信号。

（曾献军　姜　建　刘海萍　李　丹）

第 3 节　软组织基本病变

（一）软组织肿胀★★★△△△

1．病因　炎症、水肿、出血、急性骨髓炎累及软组织。

2．影像表现

（1）X 线：软组织密度增高，皮下脂肪内出现网状影，软组织层次不清。

（2）CT：局部肌肉肿胀，肌间隙模糊，密度正常或减低，邻近皮下脂肪层密度增高并可出现网状影。

（3）MRI：表现为沿着肌间隙呈羽毛状分布的 T2WI 及 STIR 高信号。

（二）软组织肿块★★★△△△

1．病因　软组织原发肿瘤、骨恶性肿瘤侵犯周围软组织或炎性脓肿。

2．影像表现

（1）X 线：软组织内块状影。

（2）CT：软组织内的肿块，因成分不同而有不同的 CT 值，如脂肪性肿块 CT 值为负值，良性肿瘤形成的软组织肿块一般边界清楚，恶性肿瘤的软组织肿块边界不清。

（3）MRI：依肿块的成分不同而表现为不同信号。

（三）软组织内钙化或骨化★★★△△△

1．病因　软组织内的出血、退变、坏死、肿瘤、结核、寄生虫感染、血管病变等。

2．影像表现

（1）X 线及 CT：软组织内的高密度影；如软骨组织的钙化表现为环形、半环形或点状高密度；骨化性肌炎表现为软组织内的片状骨化影，内可为成熟骨结构；肿瘤骨在软组织内常表现为云絮状高密度。

（2）MRI 均为低信号。

（四）软组织内气体★★△△

1．病因　产气菌感染、外伤、手术后或退行性变。

2．影像表现

（1）X 线：软组织内很低的密度影。

（2）CT 表现为气体的 CT 值特征。

（3）MRI 均表现为无信号。

（五）肌肉萎缩★△

1．病因　先天性骨疾病，神经系统的疾病和肢体运动长期受限。

2．影像表现

（1）X 线及 CT 示肢体变细，肌肉较正常薄、小。

（2）MRI 示仅有肌肉体积改变，信号与正常肌肉一致。

（曾献军　姜　建　刘海萍　李　丹）

第 4 节　软组织感染

【临床与病理】★★△△

（1）软组织感染可原发于软组织或继发于骨的感染，前者常有一个急性发病的过程。

（2）表现为局部红、肿、热、痛甚至全身发热和白细胞计数升高。

（3）急性期的病理基础主要是充血和水肿，继而可形成脓肿，脓肿可局限也可沿肌间隙扩散。病变进入慢性期病灶内可出现钙化，由于慢性炎症长期刺激的结果，病灶边缘可包绕一层纤维组织。

【影像学表现】★★★△△△

（1）X 线显示软组织感染的能力有限，表现为软组织弥漫性肿胀和增厚，有时在肿胀的软组织中可见较高密度的肿块影。

（2）急性期的充血、水肿在 CT 上表现为皮下脂肪层密度升高，所累及的肌肉肿胀、密度减低，肌间隙模糊。脓肿形成后，局部肿胀的软组织中可见圆形或类圆形的分叶状肿块影，边界较清，中央部分密度较低提示组织坏死液化，可见气体或气—液平面。增强后坏死灶周围出现环状强化。

（3）急性期 T1WI 表现为低或等信号，T2WI 表现为高信号，可呈片状或羽毛状，境界不清，可有不同程度的较缓慢的强化。脓肿表现为圆形或类圆形有分叶的异常信号影，T1WI 为低信号，T2WI 多为高信号，病灶内可见气泡或气-液平面。脓肿边缘可为一层低信号的纤维包膜影，其厚薄比较均匀，边界较光整，可与肿瘤性病变区别。

（曾献军　姜　建　刘海萍　李　丹）

第5节　软组织钙化及骨化

（一）局限性骨化性肌炎

【定义】

骨化性肌炎是指发生于肌肉或其他软组织内的异位骨化性疾病，可分为局限性骨化性肌炎和进行性骨化性肌炎；前者根据有无外伤史，分外伤性和非外伤性，其中以前者常见。

【临床与病理】★★△△

1. 病因不明，多见于外伤性，钙化常发生于创伤后1个月左右，以后则骨化，也可见于非外伤性炎性、肿瘤性的钙质沉着。

2. 青年男性多见，多见于易受外伤处。

3. 早期局部明显肿胀疼痛，可扪及软性包块，邻近关节活动受限；后期肿块逐渐缩小、变硬，症状减轻或消失，只遗留硬实性肿块。

4. 镜下具特征性分带征象，中央带为不成熟、富血管、增生活跃的纤维组织，中间带为类骨组织，外周带为成熟的骨组织。

【影像学表现】★★★△△△

1. **X线表现**　初期肿块内呈斑片状钙化及毛糙不整的网状致密影。进展后呈条纹状或层状致密结构，典型表现为外周部分呈不同程度的环状钙化或骨化，中央部与周围肌肉相比呈等或低密度。

2. **CT表现**　初期多为边缘清楚的低密度肿块，之后病变周围逐渐钙化或骨化。

3. **MRI表现**　其表现与病变时期组织学变化有关。

【鉴别诊断】★★△△

1. **皮质旁骨肉瘤**　表现为骨旁分叶状骨性肿块，围绕骨干生长，与骨干之间有细透光带分隔；瘤骨呈分层状或发髻样高密度影，无正常骨结构。

2. **骨外软骨肉瘤**　多有较大软组织肿块，与正常软组织分界模糊，钙化多集中于肿瘤中心区，多呈斑点状、片状高密度影，外围钙化淡而分散。

3. **骨外软组织骨肉瘤**　斑片状瘤骨多位于肿瘤中央区，外周较淡或无瘤骨，局部伴软组织肿块并逐渐增大。而局限性骨化性肌炎的骨化为由外向内进行，中央为软组织，外围为骨质，中央区最后骨化呈离心性成熟现象。

（二）进行性骨化性肌炎

【定义】

又称进行性骨化性纤维结构不良，是一种少见的慢性进行性致死性疾病，属先天性常染色体显性遗传病。

【临床与病理】★★△△

1. 早期为肌肉和皮下组织的结节状肿胀，后期有胶原纤维增生，形成纤维性结节，随后发生钙盐沉着及骨化。

2. 10岁以下儿童多见，病变为进行性，缓解与进展交替出现。

3. 多始于上背部肌肉，逐渐蔓延至上肢、脊柱旁及下肢等。

4. 常伴先天性指、趾畸形（短小、缺如等）。预后不良。

【影像学表现】★★★△△△

1. 急性期多无阳性征象或仅为软组织肿胀，MRI呈弥漫性长T1、长T2信号。

2. 症状消退后X线表现为斑点状、条索状或不规则形钙盐沉积，沿肌束、肌腱或韧带走向分布，于肌腱附着处的骨化则显示“山羊胡样”，晚期则呈骨赘样改变，由中央部开始逐渐向外扩展，在MRI上均表现为低信号。

【鉴别诊断】

需与局限性骨化性肌炎鉴别，后者常有外伤史，局灶性发病，预后良好，无进行性发展病程。

（三）肿瘤样钙质沉积症

【定义】

目前认为属常染色体显色遗传，为先天性钙磷代谢异常所致。典型表现为大关节周围软组织内多发性钙化性肿块，与肿瘤类似，但较少侵及骨质及关节。

【临床与病理】★★△△

1．不累及关节滑膜，大小多为 5～15 cm，非活动期病变呈硬实性肿块，为钙化性物质被周围致密结缔组织包绕所致；活动期病变内见纤维组织分隔的多个囊肿，囊内含白垩状或黄白色糊状钙化物质。

2．多发于青壮年，女性多见。

3．表现为髋、肩、肘等大关节附近的大而硬实型肿块，生长缓慢，约 2/3 呈对称性或多发，多数无明显症状，少数有溃疡及瘘管。

【影像学表现】★★★△△△

1．**X 线表现**　大关节周围结节状钙化肿块或大的团块状分叶钙化，团块内有纤维间隔，其间以透明带分隔，边缘锐利。

2．**CT 表现**　若为囊性则可见液 - 液平面，下部可见分层状钙化（沉降征），囊壁可见薄层钙化或呈高密度线样结构；也可表现为高密度实性结节影，邻近骨多无改变，不侵犯关节。

3．**MRI 表现**　在 T1WI 呈不均匀低信号结节，T2WI 呈混杂高信号。

【鉴别诊断】

1．慢性肾病、尿毒症及继发性甲旁亢引起的软组织钙化　发病年龄较大，多伴有内脏、如肾、肺、心及胃等的多发钙化灶，同时伴有肾性骨营养不良表现，如佝偻病、骨软化、纤维囊性骨炎等。

2．维生素 D 中毒　有长期大量服用维生素 D 历史，关节周围钙化常合并肾脏、四肢动脉壁的广泛性钙化。

（曾献军　姜　建　刘海萍　李　丹）

第 6 节　软组织肿瘤及肿瘤样病变

一、良性软组织肿瘤

（一）血管瘤

【定义】★★★△△△

血管瘤是软组织中最常见的良性肿瘤。它由胚胎期的成血管细胞发展而来，含有多种非血管成分，如脂肪、纤维等。

【临床与病理】★★△△

1．病程较长，一般无明显临床症状。

2．肿瘤较大侵及邻近组织结构时，会产生压迫症状，如肿块或肿胀、间歇性疼痛、病变处扪及软性肿块。

3．病理学上血管瘤分为毛细血管型、海绵型、静脉型（包括蔓状血管瘤）和混合型。

组织学上主要由血管成分和非血管成分（包括脂肪、纤维组织、平滑肌、黏液、血栓和骨骼）组成。

4．海绵状血管瘤内含有较多非血管成分，而毛细血管瘤、蔓状血管瘤和混合型血管瘤内含少量非血管成分。

【影像学表现】

1．CT 平扫呈结节状、分叶状、管状或团块状低密度病变。

2．肿块内可有多发、大小不等圆形或椭圆形环状钙化的静脉石。

3．多表现为不均匀或均匀强化，动态增强扫描有“渐进性强化”的特点，瘤内偶可见特征性粗大、纡曲的血管影。

4．海绵状血管瘤常伴有脂肪组织增生，呈不均匀低密度区。

5．MRI 示血管瘤在 T1WI 上呈略高信号或等信号，T2WI 上多呈显著高信号；部分病例因瘤内广泛血栓机化，T2WI 呈等低信号或混杂信号。

6．T2WI 高信号瘤内存在不规则网格状、线条状、斑点状或团块状低信号间隔带，病理确诊为平滑肌纤维组织、静脉石或血栓。

7．肿瘤的中心或边缘部分出现点状、花边状或条带状脂肪信号影，以海绵状血管瘤多见。

8. 亚急性及慢性反复出血分别表现为不规则斑点、片状短T1长T2信号及含铁血黄素沉着引起的短T2低信号环。

【鉴别诊断】

皮肤和皮下血管瘤通常具有典型的临床表现，诊断不难，无需进行影像学检查即可行手术切除。若怀疑病变累及深部组织，宜先进行CT检查，显示血管瘤本身，则需要使用MRI检查。

（二）淋巴管瘤

【定义】

良性淋巴系统肿瘤样病变。可先天（淋巴管先天发育异常等）发生，也可因后天（外伤或手术引起淋巴管损伤）淋巴管阻塞而继发。

【临床与病理】★★△△

1. 先天性者常在2岁以内发病，颈部及腋窝最常见。

2. 质软肿块，生长缓慢，邻近组织器官受压，继发感染或破裂出血可有发热、疼痛等症状。

3. 组织学将其分为3型：单纯型（毛细管型）淋巴管瘤、海绵状淋巴管瘤、囊性淋巴管瘤（最常见）。单纯型（毛细管型）多见于皮肤及黏膜；海绵状淋巴管瘤多见于上肢和腋部；囊性淋巴管瘤由大的淋巴管腔隙构成，伴有胶原和平滑肌；囊性淋巴管瘤位于结构疏松部位（如颈部、腋窝、腹股沟等），可发展为巨大囊性肿块，沿疏松间隙生长；近来有学者将血管瘤与淋巴管瘤混合构成者称为血管淋巴管瘤（脉管型）。

【影像学表现】★★★△△△

1. 囊性淋巴管瘤 ①圆形或类圆形的囊性病灶，边界清楚，囊壁菲薄；②CT片示密度均匀囊性肿块，囊壁薄，多囊者可见分隔，增强扫描囊壁轻度强化，囊内CT值与水接近；③MRI示均匀长T1、长T2信号。

2. 海绵状淋巴管瘤 ①CT示病灶多边界不清，密度不均匀，其内可见纡曲条状等密度影；②皮下组织明显增厚，脂肪密度增高呈絮状，增强扫描密实部分见强化；MRI示T1WI和T2WI信号混杂，可见条状或串珠状长T1、长T2信号粗细不均、纡曲影；④Gd-DTPA增强扫描可见条索及网格状强化影，与水肿和海绵状血管瘤有所区别。

3. 血管淋巴管瘤 ①影像学表现依其淋巴管和血管构成比例不同而表现不一；②T1WI、T2WI均为混杂信号，病变边缘不甚清楚。增强扫描可见不均匀明显强化。

4. 单纯淋巴管瘤 因主要发生于身体表浅部位，影像学检查意义不大。

【鉴别诊断】

本病常需与血管瘤、单纯性囊肿、畸胎瘤、肿瘤囊变、脊膜膨出等相鉴别，根据淋巴管瘤水样均匀密度，囊壁菲薄，无强化，“爬行性生长”及“液-液”平面等特点诊断不难。

（三）脂肪瘤

【定义】

由成熟脂肪细胞构成的良性肿瘤，是最常见的间叶组织肿瘤，可发生于含有脂肪组织的全身任何部位，多见于颈、肩、背、臀及肢体的皮下组织和腹膜后。

【临床与病理】★★△△

1. 好发于50～70岁。

2. 多见于肥胖人群，无明显性别差异。

3. 典型表现为缓慢生长的无痛性肿块，可产生压迫性症状。

4. 常有一薄层纤维包膜，质软，边缘清楚。

5. 见成熟的脂肪细胞堆积，内可有不规则纤维组织分隔。

6. 可含有其他的间叶成分，如纤维结缔组织、黏液等。

7. 分为纤维脂肪瘤、黏液脂肪瘤、软骨脂肪瘤和肌肉脂肪瘤，纤维脂肪瘤最常见。

【影像学表现】★★★△△△

1. 密度均匀，可呈分叶状，有包膜，内部可有分隔。

2. 平片见边缘规整、清楚的低密度区，多呈圆或卵圆形。

3. CT示肿瘤呈单发或多发边缘光整的极低密度区，CT值－120～－80 HU；增强病变无强化。

4. 短T1长T2信号，在所有序列中均与皮下脂肪组织信号相同；STIR序列与皮下脂肪同步降低。

【鉴别诊断】

在CT和MRI上均有特殊性表现，一般无须与其他病变相鉴别。与低度恶性脂肪肉瘤鉴别困难。

（四）神经源性肿瘤

【定义】

外周神经常见肿瘤之一。

【临床与病理】★★△△

1．主要包括神经纤维瘤、神经鞘瘤及恶性神经源性肿瘤。

2．发病年龄分布范围较广，多发生于 40～60 岁之间。

3．下肢受累多于上肢。

4．病理学上周围性神经源性肿瘤可分为交感神经肿瘤和神经鞘膜肿瘤两大类。后者又包括神经鞘瘤和神经纤维瘤，恶变后成为恶性神经鞘瘤和神经纤维肉瘤。

【影像学表现】★★★△△△

1．神经鞘瘤多呈卵圆形或梭形，神经纤维瘤多呈分叶状，恶性神经鞘瘤亦以不规则分叶状多见。

2．一般沿神经呈梭形分布，多发者可在神经周围呈簇状分布或沿神经呈串珠样生长。

3．T1WI 肿瘤呈等或稍高信号，神经鞘瘤信号较均匀，神经纤维瘤和恶性神经鞘瘤信号多不均匀。

4．“鼠尾征”，即肿瘤两端可见增粗的神经与其相连，在 T2WI 压脂像上呈高信号，增强扫描后可见中度强化。

5．“靶征”，神经纤维瘤在 T2WI 上边缘信号较高，中心信号较低，可见于神经鞘瘤，但极少见于恶性肿瘤。

6．神经鞘瘤一般较小、形态规则，无囊变时 T1WI 呈均匀等信号，T2WI 为轻度不均匀高信号，轻度不均匀强化；有囊变者 T2WI 为明显不均匀高信号，显著不均匀强化。

7．神经纤维瘤多为不规则分叶状、包绕周围神经生长，信号不均匀，可有靶征，不均匀显著强化。

8．恶性神经鞘瘤一般较大，多为分叶状，信号不均匀，囊变多见，靶征罕见，有不均匀显著强化。

【鉴别诊断】

通常根据肿瘤形态、大小、信号均匀度、有无囊变，以及强化特点鉴别神经鞘瘤的良恶性；依据肿瘤形状、信号均匀度、有无靶征，以及强化特点等鉴别神经鞘瘤与神经纤维瘤。

（五）纤维瘤

【定义】

纤维瘤是来源于纤维结缔组织的良性肿瘤，因纤维瘤内含成分不同而有不同种类。韧带样型纤维瘤病是一种少见的软组织肿瘤，也称为韧带样瘤、硬纤维瘤、侵袭性纤维瘤病。

【临床与病理】★★△△

1．纤维瘤以皮肤和皮下组织最为常见，肌膜、骨膜、鼻咽腔及他处黏膜组织以及其他器官如乳腺、卵巢、肾脏等均可发生。大小不等，生长缓慢。

2．Gardner 综合征相关韧带样瘤，具有韧带样瘤、骨肿瘤、结肠息肉三联征。

3．韧带样型纤维瘤病在病理组织学上为良性肿瘤，但呈浸润性生长，且局部复发率较高，习惯上分为腹内型、腹壁型和腹部外三类。腹内型韧带样型纤维瘤病：主要累及肠系膜、胃结肠韧带、大网膜及后腹膜，腹壁型韧带样型纤维瘤病主要累及腹壁肌肉，腹部外韧带样型纤维瘤病主要累及颈、肩、四肢等骨骼肌肉系统，少数累及颅内、胸腔、乳腺、甲状腺等。

4．韧带样型纤维瘤病：高发年龄在 10～40 岁之间，女性发病率约为男性的 2 倍。

5．韧带样型纤维瘤肿瘤本身无痛性，浸润或压迫邻近结构，可出现临床症状。

6．孤立性纤维瘤可起源于全身各部位结缔组织中，但胸部最常见，四肢、颈部等相对少见，极少数位于脑膜、肾脏。孤立性纤维瘤瘤体大小差异很大，位于胸腔肿瘤，体积多很大，但坏死少见；位于四肢肿瘤，多呈中等大小。

【影像学表现】★★★△△△

1．韧带样纤维瘤病　①CT 多为边界不清肿块，呈分叶状或不规则状；②易与神经血管束或骨质粘连或包绕、侵犯骨质；③骨质破坏多为反应性增生硬化或“穿凿”样骨质破坏，周围有硬化边；④T1WI 呈低、等或稍高信号，T2WI 或 STIR 上呈高信号，信号可均匀或不均匀，肿瘤增强后呈轻度、中度或高度强化；⑤常出现特征性条带状 T1WI、T2WI 低信号影，增强后无强化。

2．孤立性纤维瘤　①CT 平扫示肿块密度相对均匀，与肌肉呈等或略高密度；②瘤内常见两种明显不同密度的软组织成分；③良性肿瘤坏死少见，恶性肿瘤不规则低密度坏死区相对多见，但坏死区面积一般很小；④瘤内一般无钙化，肿瘤大小和分叶与肿瘤的良恶性无关。⑤ T1WI 多呈等低或等信号，T2WI 信号变化多样。⑥ T2WI 高信号反映肿瘤黏液样变区，略高信号反映肿瘤细胞密集区，低信号区反映致密胶原纤维。

【鉴别诊断】★★△

1．**炎性病变** 肌肉软组织炎性病变范围一般较大，多沿肌纤维分布，周围渗出更显著，边缘更为模糊，强化峰值出现较韧带样纤维瘤病迟，持续时间更长，且强化多不均匀。抗炎治疗随访观察，炎性病变将逐步吸收变小。

2．**软组织肉瘤** 大部分软组织肉瘤呈离心式膨胀性生长，对周围组织主要是推压而不是浸润，可形成假包膜，早期通常局限在解剖间室内，而且随着肿瘤的增大，瘤内可出现囊变坏死。

3．**骨化性肌炎** 骨化性肌炎的典型临床表现是外伤后在四肢肌群内或大关节周围出现痛性且边界不清的软组织肿块，肿块呈不均匀 T1WI 中等信号、T2WI 高信号，T2WI 上多见肿块边缘为环行低信号、病灶早期周围有高信号水肿带，增强扫描呈显著强化。

（六）平滑肌瘤

【定义】

1．平滑肌瘤在人体内的分布与正常平滑肌组织的分布基本一致。

2．发生于子宫体外、与子宫肌瘤相关的平滑肌瘤比较少见，其生长方式也具有特殊性，既往文献将其归为一类疾病，包括子宫旁平滑肌瘤、腹膜后平滑肌瘤、腹膜播散性平滑肌瘤病、静脉内平滑肌瘤病和良性转移性平滑肌瘤，通常与激素水平有关，常发生于生育年龄或绝经前妇女。该类肿瘤常合并子宫肌瘤。

3．子宫旁平滑肌瘤是指发生于子宫体旁、盆腔其余脏器及间隙的平滑肌瘤，最常见阔韧带肌瘤，其次是宫颈、阴道、尿道、膀胱、卵巢等。

4．腹膜播散性平滑肌瘤病是一种发生于腹膜表面、由多灶性平滑肌或平滑肌样结节组成的病变。

【临床与病理】★★△

1．绝大多数平滑肌瘤发生于女性泌尿生殖道，特别是子宫，也有少部分发生于皮肤、上呼吸道和消化道。

2．子宫旁平滑肌瘤多出现邻近脏器的压迫症状，如尿频尿急、排尿不畅、排便困难、便秘等。

3．腹膜后平滑肌瘤发生于腹膜后间隙，甚至可高达肾门水平。

4．腹膜播散性平滑肌瘤病的病因尚不明确，既往文献认为与激素水平有很大关系，如怀孕、长期口服避孕药或同时罹患卵巢颗粒细胞瘤。

5．良性转移性平滑肌瘤最常累及肺。

6．静脉内平滑肌瘤病组织学良性但生物学行为有侵袭性，多数病例肿瘤生长在子宫肌层和子宫旁的静脉内，多表现为阴道不规则出血和下腹疼痛。

【影像学表现】★★★△△△

1．**子宫旁平滑肌瘤** ① CT 示密度均匀或不均匀的实性肿物，强化程度可以等、低或者高于子宫肌层；② T1WI 上呈等信号，T2WI 上呈与平滑肌相似的低信号；③当平滑肌瘤发生变性如囊变、黏液样变、玻璃样变时，肿瘤呈现囊实性或多房分隔囊性改变，密度及信号不均匀，T2WI 上呈现不均匀高信号。

2．**腹膜后平滑肌瘤** 影像学特点为腹膜后间隙实性肿物，与子宫平滑肌瘤特点相似。

3．**腹膜播散性平滑肌瘤病** 影像学特点为腹膜、肠系膜、大网膜及腹盆腔的多发软组织结节，边界清晰，密度均匀。

4．**良性转移性平滑肌瘤** 肺内多发结节的影像学特点与其他恶性肿瘤的肺转移无差异。

【鉴别诊断】★△

1．宫旁的平滑肌瘤需与子宫浆膜下肌瘤及卵巢性索间质肿瘤鉴别：①子宫浆膜下肌瘤瘤体较小时，通常可见有蒂与子宫肌层相连，瘤体较大时常难与阔韧带肌瘤鉴别；②卵巢性索间质肿瘤实性为主，形态规则，边缘光滑，平扫密度较肌瘤略低，增强扫描呈轻度强化。

当肌瘤合并变性时，需与卵巢囊腺类肿瘤及盆腔肉瘤鉴别：①囊腺类肿瘤呈多房囊实性，常合并囊壁结节；②盆腔肉瘤常伴有腹膜、肠系膜及大网膜的种植转移及腹盆腔积液。

2．腹膜播散性平滑肌瘤病需与恶性肿瘤的腹腔转移鉴别。恶性肿瘤腹腔转移病变形态不规则，常伴有肠系膜、腹膜的不均匀增厚和腹盆腔积液。而前者结节边界清晰，密度较均匀。

二、恶性软组织肿瘤

（一）脂肪肉瘤

【定义】

脂肪肉瘤是常见的软组织恶性肿瘤之一，起源于原始间充质细胞并向脂肪细胞分化而成，占所有软组织肉瘤的 14%～18%。脂肪肉瘤多发生在深部软组织内，可起源于肌筋膜或深部血管丰富的部位，后腹膜和四肢（尤其大腿）多见。

【临床与病理】★★△△

1．好发年龄为 40～60 岁，男女发病率大致相等。

2．临床起病隐匿，一般表现为深部无痛性肿块。

3．2013 年 WHO 将其分为 5 个病理学类型：高分化型、黏液型、多形性、去分化型及混合型。

4．瘤体多较大，边界不清，可见出血、坏死及囊变，有包膜但不完整，可向周围组织浸润。

【影像学表现】★★★△△△

1．**高分化型**　常沿肢体的长轴发展，边界清，CT 表现为以脂肪密度为主的巨大肿块，可有条索状、结节状间隔；在 MRI 上，T1WI 和 T2WI 上均呈高信号，内可见低信号间隔；增强后仅见间隔或实性部分轻微强化。

2．**黏液型**　CT 表现为介于水与软组织之间的液体密度，边界清，周围无明显水肿；MRI 上，T1WI 多呈低 - 等信号，T2WI 黏液成分信号高于脂肪信号，内可见低信号纤维分隔；增强后可见显著的网状强化。

3．**多形性**　CT 表现为仅有实性肿块，无脂肪成分；MRI 信号倾向于不均匀性，T1WI 主要呈较低信号，T2WI 主要呈较高信号，内常见坏死，部分肿瘤可以出现钙化，呈团状或点状的低信号，瘤周水肿明显；增强扫描呈明显不均匀强化。

4．**去分化型**　CT 表现为以实性肿块为主，含或多或少量的脂肪；MR 上信号不均，由脂肪性和非脂肪性成分组成，两者之间分界清楚，呈截然中断现象，病变内可出现钙化或骨化；增强后病变的脂肪性成分或分化良好成分只有轻微强化，非脂肪性成分则有显著强化。

5．**混合型**　为其他类型组合。

【鉴别诊断】★★△△

1．**肌内黏液瘤**　好发于 40～70 岁的中老年人，女性多于男性。肿瘤无完整包膜，有浸润趋势，常见周围肌肉萎缩、反应性脂肪沉积和瘤周水肿。

2．**神经鞘瘤**　主要发生在 20～40 岁，肿瘤较大可见囊变坏死，CT 表现为低密度影；MRI 表现为长 T1、长 T2 信号，DWI 中央未见高信号影。增强后病灶呈环形强化，囊变区无强化。

3．**脂肪母细胞瘤**　主要发生于婴幼儿及儿童，婴幼儿占 80%。表现为脂肪和软组织混合型的肿块，压脂序列其内可见低信号影。

4．**横纹肌肉瘤**　多见于儿童，常见于上肢及头颈部，肿瘤以软组织为主的肿块，内可见囊变坏死区，增强见明显不均匀强化，病灶侵犯破坏程度明显。

5．**血管瘤**　无包膜，呈等 T1 长 T2 信号，内见弯曲条形流空信号，增强扫描呈明显不均匀强化，影像学检查见血管钙化和静脉石较为特征。

6．**淋巴管囊肿**　表现为圆形、梭形或扁平囊状，壁薄，边界清，CT 呈低密度灶；MRI 呈长 T1 长 T2 信号，大部分信号均匀，DWI 未见高信号影，增强后仅边缘部分包膜线样强化。

7．**脓肿**　周围有明显炎性渗出性改变，脓肿壁较厚，增强后见环形强化，临床病史典型。

【治疗与预后】

因其对放疗、化疗不敏感，手术治疗现在仍是脂肪肉瘤的主要治疗方法。肿瘤内的脂肪含量越高，预后相对越好。高分化型脂肪肉瘤及黏液型脂肪肉瘤属低度恶性肿瘤，转移率低，但局部复发率高；去分化型、圆细胞型及多形性脂肪肉瘤属高度恶性，极易复发及转移。

（二）血管外皮细胞瘤

【定义】

血管外皮细胞瘤（HPC）是一种少见软组织肉瘤，起源于毛细血管网状纤维鞘外的血管外皮细胞，即紧贴毛细血管网状纤维膜排列的梭形细胞。

【临床与病理】★△

1．40～50 岁为发病高峰，好发于全身软组织，但四肢最常见，其次为骨盆，头颈部等处，多数位于皮下并深达横纹肌。

2．肿瘤生长缓慢，多为无痛性，患者的临床症状和体征取决于肿瘤发生部位和大小。

3．病灶可见出血坏死，细胞间质丰富；肿瘤内血管丰富，许多血管分支呈“鹿角”样。免疫组化：Vimentin、SMA 呈阳性表达，CD34、S-100、CK、EMA 均呈阴性反应。

【影像学表现】★★△△

1. X 线表现 无特征性软组织肿胀或肿块。

2. CT 表现 形态规则或呈分叶状的软组织肿块，密度较周围肌肉密度低，边界清楚，无明显包膜，较大时可引起邻近骨吸收或侵蚀性骨破坏，一般不引起骨质增生。

3. MRI 表现 肿瘤实质部分 T1WI 多呈等或略高信号，T2WI 呈高或略高信号，信号多不均匀，坏死和出血常见，钙化少见；增强后呈渐进性延迟片状强化，强化显著。

【鉴别诊断】★

1. 孤立性纤维瘤（SFT） 两者在影像表现上有很多重叠，但 SFT 以胸部最常见，T2WI 在略高信号中存在片状和结节状低信号，多数情况下，SFT 强化程度不及 HPC。

2. 多形性肉瘤 坏死更显著，边缘常见细毛刺。

3. 肌肉淋巴瘤 边缘可见肌纤维残留，坏死少见，T2WI 一般呈略高或等信号，瘤内可见血管流空，因此，容易混淆。强化不如 HPC 显著。

4. 滑膜肉瘤 一般位于关节邻近，肿瘤内常见钙化，其内常见形态规则的囊变，强化程度不如 HPC。

【治疗与预后】

手术是主要的治疗手段；放射治疗对于预防复发有主要作用。放疗可作为切除不彻底或切除术后复发的首选治疗。术前放疗肿瘤缩小，将难切除的病灶转为易于切除。

（三）滑膜肉瘤

【定义】

滑膜肉瘤是一种来源于间叶组织的恶性软组织肿瘤，约占全部软组织恶性肿瘤的 10%。90% 的滑膜肉瘤见于四肢近关节旁，2/3 发生于下肢，其中又以膝关节最为多见，与腱鞘、滑囊和关节囊的关系密切，但很少发生于关节腔内（＜10%）。

【临床与病理】★★△△

1. 可见于任何年龄人群，多数位于 15～40 岁，男性较女性稍多见。

2. 起病隐匿，多表现为可触及的深在的无痛性软组织肿块，少数可有轻度疼痛和压痛，一般不引起明显的功能障碍。

3. 根据肿瘤组织内梭形细胞及上皮样细胞的数量及分化程度不同，可分为三大类型：梭形细胞为主型（单相梭形细胞型）、上皮细胞为主型（单相上皮细胞型）和混合型（双向分化型）。

【影像学表现】★★★△△

1. 四肢关节旁的分叶状或团块状软组织肿块，一般体积较大，85% 的肿瘤直径大于 5 cm。

2. 肿瘤边界相对清楚或浸润性生长而边界不清。

3. 邻近骨质出现侵蚀性或压迫性骨质破坏。

4. 肿块外周性钙化或骨化。

5. T1WI 多呈低至等信号，T2WI 呈以高信号为主的混杂信号，部分病例 T2WI 呈“三重信号征”，即低信号、稍高信号和明显的高信号。

6. 增强后明显不均匀强化，囊变坏死及分隔无强化。

【鉴别诊断】★△

1. 色素沉着绒毛结节性滑膜炎 无钙化，关节附近骨质缺损常有硬化缘，边缘多规整，密度均匀，多呈长 T1、短 T2 信号，增强呈较均匀强化，而滑膜肉瘤骨质侵蚀破坏区多不规则。

2. 骨旁骨肉瘤 肿瘤底部与母体骨的皮质间有宽底相连接，其余部分与皮质分开，其间有 1～3 mm 透明间隔。

3. 软组织内软骨瘤 软骨钙化呈环形、半环形或多环形，不破坏骨质。

4. 痛风 男性多见，女性常在绝经期后，常侵犯跖趾关节，骨质破坏呈穿凿样破坏区，边缘可有架棚征。

5. 骨化性肌炎 血肿钙化，有成圈现象，外圈先钙化，内圈后钙化，不破坏骨质，但邻近骨骼也可有较规整骨膜反应。

【治疗与预后】

以彻底的手术切除方式结合放疗、化疗及免疫生物学治疗的综合性治疗方案是治疗的强有力手段。肿瘤直径、部位以及是否取得广泛外科边界是影响预后的独立危险因素。

（四）恶性纤维组织细胞瘤

【定义】

恶性纤维组织细胞瘤（MFH）是起源于间叶组织的恶性肿瘤，是一种常见软组织肉瘤。

【临床与病理】★★△△

1．临床表现无特异性，肿瘤较大时可产生压迫症状，恶性度高，易出现复发和转移，预后差。

2．多见于中老年人，好发于四肢软组织（75%）和腹膜后（15%），其中位于下肢者约占 50%，尤其以大腿部多见，90% 的病变部位较深，常位于肌肉内，10% 的病变发生于表浅部位。

3．通常较大，血管丰富，瘤内可见出血或坏死灶，偶可见钙化灶。

4．肿瘤细胞具有多形性，包括组织细胞、成纤维细胞、巨细胞和黄色素瘤细胞。

5．免疫组化检查 Vim、AAT、Lys 多为阳性，Actin，CD68±。

【影像学表现】★★★△△△

1．X 线表现　表现为无特征性软组织肿块，偶可见邻近骨骼侵犯，有骨膜反应或骨质破坏。

2．CT 表现　软组织内肿块影，与肌肉相比呈略低密度，可见坏死区，可向周围侵犯邻近血管和神经。

3．MRI 表现　肿瘤呈结节状，可有浅分叶及假包膜，T1WI 呈低或中等信号，信号强度似或稍低于邻近肌肉，T2WI 主要呈混杂或明显高信号，周围可因水肿显示边界不清。MFH 在 T2WI 可出现低信号分隔样结构，其为胶原纤维束；较大时常合并出血；增强扫描肿瘤的实性成分呈明显强化，坏死或黏液变性区域不强化。

【鉴别诊断】★△

1．黏液纤维肉瘤　发生于老年人躯干或下肢的软组织肿块，位置较为表浅，且在 MRI 上表现为混杂信号和不均匀强化。

2．滑膜肉瘤　好发于青壮年，四肢邻近关节和腱鞘部位的软组织内结节状、分叶状肿块，邻近骨质常有破坏，多数有钙化，关节间隙不受侵为特点。

3．侵袭性纤维瘤　好发于 30～50 岁的女性，肿瘤呈浸润性生长，多无包膜，边界不清，信号均匀，即使肿瘤巨大也基本无出血、坏死及钙化。

【治疗与预后】

MFH 恶性度高，易出现复发和转移，应以手术联合放化疗的综合治疗为主，术前可采用放疗或动脉灌注化疗加栓塞治疗等控制肿瘤的浸润范围，缩小肿瘤边界，降低手术的局部复发率。术后采取放化疗同步治疗，有利于控制局部复发及转移，提高生存率。

（五）纤维肉瘤

【定义】

纤维肉瘤是来自成纤维细胞的恶性肿瘤，占软组织肉瘤的 10%。按年龄和预后分为成人型与婴儿型，前者恶性程度较高，且容易发生转移，最常见转移至肺、肝和骨骼，淋巴结转移非常罕见。

【临床与病理】★★△

1．多见于 30～55 岁，女性略多于男性。

2．可发生于身体各个部位，以大腿和膝部最为常见。

3．主要表现为单发性肿块及患处疼痛，晚期可伴有皮肤溃烂和骨骼破坏表现。

4．呈圆形或分叶状，直径为 3～10 cm，可有假包膜，大者边界模糊不清，可有出血、坏死及囊变。

【影像学表现】★★★△△

1．表现类圆形或分叶状肿块影，边界清或不清，密度不均匀，少数可有小斑点状钙化、可伴邻近骨质侵蚀破坏。

2．T1WI 多为与肌肉等同（或稍高）的信号，T2WI 上多为高信号背景中夹杂低信号分隔或伴随囊变、坏死及出血信号。

3．增强扫描呈显著不均匀强化，分隔与囊变坏死区不强化。

【鉴别诊断】★

1．恶性纤维组织细胞瘤（MFH）　多发生于下肢软组织，以大腿多见。当深部软组织出现卵圆形或分叶状巨大组织肿块且合并囊变坏死、出血时，应该考虑到 MFH，另外 MFH 的瘤周水肿一般较纤维肉瘤明显。

2．滑膜肉瘤　好发于关节旁，T2WI 上肿瘤表现为多个“鹅卵石”样结节状高信号，中间存在网格状低信号分隔以及滑膜肉瘤的三联征（三重信号征），即与液体类似的高信号、与纤维组织类似的稍低信号、与脂肪信号相仿的稍高或中等信号。

3. 恶性神经鞘瘤 形态上表现为沿神经走行的单发或多发梭形或者卵圆形软组织肿块（形态鉴别至关重要），另外其"靶征"较明显，即T2WI上病灶周围呈高信号，中央呈低信号。

4. 肌内黏液瘤 T2WI上信号一般为较均匀的高信号，边界比较清楚，恶性征象不多见。

【治疗与预后】

应早期进行局部扩大切除术，对于较大者，还可以在术前进行化疗；婴儿型相对于成人型复发率高，但转移率及死亡率明显低于成年人。

（六）横纹肌肉瘤

【定义】

横纹肌肉瘤是来源于横纹肌细胞或向横纹肌细胞分化的间叶细胞的中度到高度恶性的肿瘤，约占全部软组织肉瘤的10%～20%。

【临床与病理】★★△

1. 病理上有4种类型：多形型、腺泡型、胚胎型和葡萄簇型。

2. 儿童期常见，青年期及成年期少见，发病的两个高峰期为2～4岁和15～17岁。

3. 肿瘤内有黏液样变或囊性变，常有出血和坏死。

4. 多数肿瘤血管丰富，偶见不成熟的软骨组织或骨样组织。

【影像学表现】★★★△△△

1. 多为等或略高密度，边界不清，钙化罕见，较大的肿瘤有出血或液化坏死区。

2. T1WI上常以等信号为主，其间可见少量不规则低信号区，通常为肿瘤供血不足而坏死所致；在T2WI上呈不均匀高信号，脂肪抑制序列像上呈高、中、低混杂信号，肿瘤内无流空血管现象。

3. 增强后有较显著强化。

【鉴别诊断】★

1. 恶性纤维组织细胞瘤 有时侵犯邻近骨骼，其内可见出血，偶见钙化，并且当其纤维成分较多时，在T2WI上可见到较弥漫的低信号区。

2. 脂肪肉瘤 分化较好的脂肪肉瘤在CT/MRI上可显示脂肪密度/信号的成分，而分化差的脂肪肉瘤，特别是多形性脂肪肉瘤，内部脂肪成分少见，但有侵犯邻近骨骼的倾向。

3. 滑膜肉瘤 发生钙化的概率较高，其内多囊变、坏死和出血。可见液-液平面，在T2WI上可见低、等、高三重信号（与脂肪相比）混合存在的情况。

【治疗与预后】

目前主要是以手术和放疗控制原发病灶，化疗消除残留的微小病灶或预防血行转移的综合治疗；另外，微创手术、自体外周血造血下细胞移植、免疫治疗和其他生物介入疗法也对于提高其疗效具有一定的临床意义。

（七）血管肉瘤

【定义】

血管肉瘤是起源于血管内皮的恶性肿瘤，也曾称恶性血管内皮瘤等。目前WHO将发生在软组织的血管肉瘤称为软组织血管肉瘤。发病率低，恶性程度非常高。

【临床与病理】★★△

1. 不同年龄均可发生，高峰年龄为60～70岁，男性好发。

2. 血管肉瘤可发生于身体各个部位，大多数病变位于下肢深层肌肉内，其次为上肢、躯干和头颈部。

3. 表现为边缘较硬的皮肤红斑、结节或斑块，皮损发展较快，逐渐离心性浸润，周围可有卫星状结节，可发生溃疡及出血，易转移，术后易复发。

4. 表现为血管性肿瘤团块，质软而脆。镜下由许多不规则的相互吻合的血管组成，内衬不同分化程度的内皮细胞。

【影像学表现】★★★△△

1. 表现为软组织肿胀或肿块，一般无钙化，肿瘤内部存在动静脉瘘。

2. 边界不清，肿瘤大且侵袭性强，常伴囊变和出血坏死，邻近骨质易受侵、破坏。

3. T1WI呈等或稍低信号，T2WI信号变化较大，多呈不均匀高信号，因含铁血黄素沉积，T2WI病灶内可见低信号；增强呈明显强化。

【鉴别诊断】

1. 血管瘤 主要是蔓状血管瘤及扩散索条型海

绵状血管瘤，T1WI 表现为等或略高信号，而 T2WI 为明亮高信号，一般不会引起邻近骨质破坏，且与周围软组织分界清晰。

2. 纤维肉瘤 以中老年发病为主，病灶于 T1WI 和 T2WI 均呈相对低信号，且强化不如血管肉瘤明显。

3. 转移瘤 好发于中老年，有原发病史。

【治疗与预后】

恶性程度非常高，容易发生远处转移；治疗多为综合治疗尤其是手术＋放疗为最佳的手术方案。局部复发率可高达 75% ，远处转移率约 34%。影响预后的因素包括肿瘤 大小、恶性程度、治疗模式及手术方式等。

三、肿瘤样病变

（一）腱鞘囊肿

【定义】

腱鞘囊肿又称为黏液囊肿，是关节囊、韧带或腱鞘结缔组织发生黏液变性和液化所形成的囊肿。

【临床与病理】★★△△

1. 青年女性多见，多位于经常受力的部位，如关节、肌腱、韧带和骨膜旁，手和腕部多见，其次是足踝部。

2. 多位于皮下，触之较韧，有一定活动度，可有疼痛、无力、关节部分功能障碍、神经压迫症状和骨病变。

3. 通常不与关节腔或腱鞘滑膜腔相通。

4. 直径一般为 1～3 cm，多为单个，偶可多个。

5. 呈圆形、类圆形或条形，包膜完整，单囊或多囊，囊壁为胶原纤维束，几乎无细胞成分，内壁光滑，内含胶冻状黏液。

【影像学表现】★★★△△△

1. 关节或肌腱附近囊性肿块，呈类圆形或分叶状，边清壁薄，内可见分隔。

2. 与肌肉相比在 T1WI 呈低信号，含较多蛋白时可呈等或略高信号，在 T2WI 呈明显高信号，信号多均匀。

3. 增强扫描薄壁可强化。

4. 周围软组织可轻度受压，但无水肿、出血或受侵，邻近骨质偶可受压变形，出现骨膜反应。

【鉴别诊断】★△

1. 滑膜囊肿 多位于膝、髋、肩、肘和踝等部位，以腘窝常见，常与关节腔相通。而腱鞘囊肿多位于腕背部，与关节腔不通。

2. 关节囊积液 常分布于关节四周并与关节腔相通，而腱鞘囊肿多位于关节一侧，不与关节腔相通。

3. 黏液性和囊性肿瘤 如黏液性脂肪肉瘤、显著坏死的恶性肿瘤，前两者常有脂肪或壁结节，而腱鞘囊肿的囊壁很光滑。

4. 半月板囊肿 位于膝关节侧方，常向关节内延伸并伴有半月板撕裂，而腱鞘囊肿多位于膝关节下方。

【治疗与预后】

临床治疗方法较多，但复发率高。有非手术治疗和手术治疗，前者通常是在囊内注入药物然后加压包扎，后者应完成切除囊肿，勿残留囊壁。

（二）腱鞘巨细胞瘤

【定义】

腱鞘巨细胞瘤（GCTTS）又称良性滑膜瘤、腱鞘纤维组织细胞瘤、局限性结节样腱鞘炎、巨细胞性腱鞘炎和滑膜纤维黄色瘤。来源于腱鞘及滑囊之滑膜，分局限型和弥漫型，后者又称关节外色素绒毛结节性滑膜炎。

【临床与病理】

1. 好发于中青年，女性多见，约 50% 病例有外伤病史。

2. 多见于指关节附近，少数于踝、膝、腕关节。

3. 直径大多在 3 cm 以内，灰白色，多呈分叶结节状，包膜完整，质硬，瘤内偶见编织状纤维条索，常与腱膜相连。

4. 镜下：肿瘤由肌成纤维细胞、单核组织细胞和间充质细胞构成。瘤细胞多为梭形，梭形瘤细胞之间散在分布成堆的多核巨细胞、泡沫细胞核含铁血黄素吞噬细胞，瘤细胞多无明显异型性，无病理性核分裂。

【影像学表现】★★★△△

1. 关节周围局限性或弥漫性软组织肿块，密度较高，多呈圆形、类圆形或梭形。

2. 后期邻近骨质有压迫性骨质吸收或囊状骨质破坏，骨质破坏往往位于边缘，骨质破坏区边界清晰，可见硬化缘，关节间隙狭窄。

3．在T1WI呈等或低信号；在T2WI信号多样，其与病变中的脂质、含铁血黄素颗粒以及纤维组织的比例有关。当含铁血黄素含量较少，以胶原纤维为主时，T1WI及T2WI信号稍高于骨骼肌信号；当含铁血黄素含量较多时，信号等或稍低于骨骼肌信号；肿块在T2WI上出现极低信号区域是GCTTS的特征性征象。

4．增强扫描呈较明显均匀强化。

【鉴别诊断】★

1．血管球瘤 常发生于手指附近，但临床上有明显疼痛和冷热敏感，且好侵犯末节指骨远端。

2．滑膜软骨肉瘤 几乎多有特征性软骨钙化，为环状、半环状或多环状。

3．滑膜肉瘤 起源于关节、滑膜及腱鞘滑膜组织或肌间隙。好发于四肢大关节，以膝、踝关节常见。一般肿块较大，骨骼破坏更甚，无硬化缘，常伴骨膜反应，且有钙化，T2WI上呈明显不均匀高信号。

4．痛风 好发于中老年男性，临床有尿酸增高等特点，多见于第一跖趾关节，见穿凿样骨质缺损；痛风石形成是痛风的特征表现，表现为T1WI呈均匀的低或等信号，T2WI病变信号多样，以不均匀性低信号最常见。

5．创伤后血肿 由于含铁血黄素的沉积，可有相似的影像学表现，但创伤后血肿无局部侵袭性骨质改变，患者有明确的外伤史及局部疼痛症状，结合病史和密切随访，MRI征象随时间推移会发生明显的变化，有利于鉴别。

6．黄色瘤 可位于肿瘤组织内、肌腱和骨质等部位，大多数症状不明显。多位于肌腱、足底腱膜等部位，受累肌腱的形态大多正常，少数可有肿胀。病变的MR信号变化往往早于肌腱形态的改变，在T1 WI上呈局限性斑点状、斑片状高信号，在T2 WI上病变也呈高信号，增强扫描可见强化。

【治疗与预后】

腱鞘细胞瘤的治疗主要以手术切除为主，对放射治疗及化学治疗均不敏感。它虽然是良性肿瘤，但其术后复发率较高。彻底切除病变组织、清扫周围卫星灶是避免术后复发的关键因素。

（三）骨化性肌炎

【定义】

骨化性肌炎是一种非肿瘤性病变，是肌腱、韧带、腱膜、肌肉及软组织的异常骨化。骨化性肌炎常发生在外伤后，好发于肘、肩、大腿、臀部和小腿的腹侧肌肉，常发生在肌肉与骨连接部，也可发生在筋膜、肌腱、骨膜、韧带、血管壁上。

【临床与病理】★★△△

1．男性青少年多见，其病因不明，外伤是主要诱因。

2．主要表现为局部肿块，肿块质硬、肿胀、疼痛，受累关节活动受限。

3．临床上分Ⅳ期：反应期、活跃期、成熟期、恢复期；肿块增长快，钙化快，消肿快。

4．早期经历创伤，肌肉组织严重炎症或坏死出血且形成肿块状软组织，周围软组织相应肿胀增生。

5．中期（3～6周）出现骨膜反应及软组织钙化。

6．后期（10～12周）病变组织全部骨化。

【影像学表现】★★★△△

1．早期（急性水肿期） X线多为阴性，CT表现为病灶区水肿，边界模糊，呈小片絮状骨化影，或邻近骨轻度骨膜增生。MRI是早期诊断的最佳手段，T1WI为等低信号、T2WI以高信号为主。

2．中期（增殖肿块期） X线及CT表现为分层状“蛋壳”样骨化，病灶周围呈软组织密度，该征象有一定的特征性；病灶边缘的钙化在MRI上表现为边缘低信号环，这是骨化性肌炎的典型表现，尤其在动态观察中它是MRI诊断和鉴别诊断的重要依据。

3．晚期（骨化修复期） X线及CT表现为界限清楚的骨化团块；T1WI与T2WI上均呈低信号改变，病灶可变为长圆形和梭形。

4．增强扫描 早中期呈环形强化，为较特征性表现。

【鉴别诊断】★△

1．皮质旁骨肉瘤 表现为骨旁分叶状骨性肿块，围绕骨干生长，与骨干之间有细透光带分隔；瘤骨呈分层状或发髻样高密度影，无正常骨结构。

2．骨外软骨肉瘤 多有较大软组织肿块，与正常软组织分界模糊，钙化多集中于肿瘤中心区，多呈斑点状、片状高密度影，外围钙化淡而分散。

3．骨外软组织骨肉瘤 斑片状瘤骨多位于肿瘤中央区，外周较淡或无瘤骨，局部伴软组织肿块并逐渐增大。而局限性骨化性肌炎的骨化为由外向内进行，外围为骨质，中央为软组织，中央区最后骨化呈离心性成熟现象。

【治疗与预后】

避免及减轻损伤后血肿形成、清除血肿、避免骨膜多次损伤、避免强制被动活动是预防骨化性肌炎发生的重要原则。综合康复治疗可明显改善和缓解早期骨化性肌炎的临床症状；晚期伴有严重关节功能障碍的患者，手术切除是唯一治疗手段，但复发率较高。

（曾献军　姜　建　刘海萍　李　丹）

参 考 文 献

[1] 张朝晖，梁满球，李竹浩，等. 足踝部软组织腱鞘囊肿的 MRI 诊断. 影像诊断与介入放射学，2011，20（6）：425-427.

[2] 顾东华，孙明. 腱鞘巨细胞瘤的影像学诊断（附 13 例分析）. 放射学实践，2011，26（5）：530-533.

[3] 卢超，王飞飞，邹婧，等. 腱鞘巨细胞瘤的影像学特征与病理对照. 实用放射学杂志，2015，（7）：1167-1170.

[4] 李秀存，崔建礼，贾晓燕，等. 腱鞘巨细胞瘤的临床回顾性研究. 中华手外科杂志，2015，31（2）：106-109.

[5] 郭振业，段王平，卫小春，等. 骨化性肌炎的研究新进展. 实用骨科杂志，2013，19（7）：629-632.

[6] 顾翔，白荣杰，屈辉，等. 骨化性肌炎的 X 线、CT 及 MRI 表现. 中华放射学杂志，2009，43（9）：982-985.

[7] 林翠君，李丽红，黄春榆，等. 脂肪肉瘤的 CT、MRI 表现与病理学对照. 中国 CT 和 MRI 杂志，2015，（8）：108-111.

[8] 施玲玲，毛新峰. 软组织黏液性脂肪肉瘤的影像学表现与病理学分析. 浙江中西医结合杂志，2013，（7）：572-573，574.

[9] 李锋，王仁法，祁良，等. 软组织滑膜肉瘤的 CT 和 MRI 诊断. 放射学实践，2010，25（12）：1396-1399.

[10] 梁长华，毛华杰，陈阳阳，等. 软组织滑膜肉瘤 MRI、CT 影像表现与鉴别诊断. 实用癌症杂志，2013，28（3）：285-287，294.

[11] 胡军，胡凯，赵宇红，等. 骨与软组织恶性纤维组织细胞瘤的 MRI 表现. 医学影像学杂志，2014，（7）：1214-1216，1227.

[12] 周吉. 软组织恶性纤维组织细胞瘤的临床和 MRI 诊断. 医学影像学杂志，2014，（10）：1865-1867.

[13] 娄明武，胡卫东，王静波，等. 软组织恶性纤维组织细胞瘤的 CT、MRI 表现. 实用放射学杂志，2001，17（6）：408-410.

[14] 肖榕，崔玉，陆非，等. 软组织纤维肉瘤的影像学诊断（附 20 例分析）. 中国医学影像学杂志，2008，16（4）：308-310.

[15] 金腾，冉君，李小明，等. 纤维肉瘤的 MRI 诊断与鉴别诊断. 放射学实践，2014，（11）：1315-1318.

[16] 唐浩，邹丹凤，陈卫国. 四肢软组织横纹肌肉瘤的影像学分析. 临床放射学杂志，2011，09：1349-1352.

[17] 张朝晖，孟俊非，陈应明. 四肢横纹肌肉瘤的 MRI 和 CT 影像学特征——附 9 例报告. 癌症，2007，26（9）：1001-1004.

[18] 荀文娟，何春年. 上皮样血管肉瘤 1 例报道并文献复习. 临床与实验病理学杂志，2011，27（9）：980-983.

[19] 高远红，张玉晶，钱图南，等. 血管肉瘤的临床分析. 中华放射肿瘤学杂志，2000，9（4）：248.

[20] 郭学军，刘鹏程，王成林，等. 淋巴管瘤的影像学诊断与病理相关性分析. 临床放射学杂志，2006，25（11）：1059-1062.

[21] 陈孝柏，岳云龙，张建梅，等. 淋巴管瘤影像学诊断. 放射学实践，2011，26（10）：1081-1084.

[22] 徐晓娟，陈雁. 子宫体外平滑肌瘤的 CT、MRI 影像表现（附 57 例分析）. 医学影像学杂志，2015，（9）：1644-1648.

[23] 过哲，刘霞，张晶，等. 四肢神经源性肿瘤的 MRI 表现. 中国骨肿瘤骨病，2011，10（2）：159-161，199.

[24] 梁俊生，曾仲刚，李扬彬，等. 韧带样纤维瘤的 MRI 表现及鉴别诊断. 中国临床医学影像杂志，2015，26（7）：512-515.

[25] 周建军，周康荣，曾蒙苏，等. 孤立性纤维瘤的影像学诊断和鉴别. 医学影像学杂志，2008，18（8）：851-854.

[26] 齐滋华，李传福，崔凤玉，等. 软组织血管瘤的影像诊断. 肿瘤防治杂志，2005，12（5）：378-380.

第十篇

介入放射学

第83章　总　论

介入放射学（Interventional Radiology，IR）是以影像诊断为基础，在医学影像设备（X线、超声、CT、MRI）的引导下，利用穿刺针、导管、导丝及其他介入器材，对疾病进行治疗，或采集组织学、细胞学、细菌学、生理与生化资料以明确病变性质的学科；被认为是与内科、外科并列的三大诊疗学科之一。

第1节　介入放射学所需器材

一、影像导引设备★★△△

（一）X线透视

1. 是介入放射学传统和基本的导向手段。
2. 其优点：实时动态显像。
3. 其缺点：重叠影像，放射剂量较大。

（二）数字减影血管造影（DSA）

1. 基本原理：先采集检查部位一帧或两帧未使用对比剂的图像（蒙片）数据，注射对比剂时再采集造影相数据，将造影相数据减去蒙片数据，即获得仅显示血管内对比剂的数字减影图像。

2. 其优点为实时显像，消除了肌肉骨骼等造成的重叠伪影，与非减影血管造影相比减少了对比剂用量以及X线剂量，影像数字化便于储存和传输，可进行多种后处理。

3. 其缺点：对不能停止运动的器官有伪影，有放射损伤。

（三）超声

1. 其优点为实时、多方位显像，使用方便，无放射损伤。

2. 其缺点为断层影像，整体感差，易受骨骼、气体的干扰，存在相对盲区。

（四）CT

1. 其优点为断层影像，显示病变清晰。

2. 其缺点为，除CT透视外，难以实时成像，且放射剂量较大。

（五）MRI

1. 其优点为断层、多方位成像，软组织分辨率高，无放射损伤。

2. 其缺点为需要无磁性介入专用器材，价格昂贵。

二、专用器材★△

（一）穿刺针

1. 性能　通过穿刺建立操作通道，将导丝和造影导管引入进行下一步操作；或直接经建立的通路作抽吸、活检或灭能等诊断与治疗。

2. 结构　血管性介入穿刺针由针芯与套针两部分组成，静脉穿刺针没有针芯。

3. 分类　根据用途分为血管性与非血管性穿刺针，血管性的又分为动脉穿刺针与静脉穿刺针，以及淋巴管穿刺针；非血管性的分为软组织穿刺针（又分活检针、造影针与引流针）与骨骼穿刺针。

4. 规格　国外穿刺针的粗细以G（gauge）表示，如18 G或20 G，号码数越大，管径越细；国产穿刺针号码大小与管径粗细呈正比关系。动脉穿刺针与静脉穿刺针虽号数相同，内径却不一样，在导丝匹配上也不一样。

（二）导丝

1. 性能　原名导引钢丝，为引导导管进入血管并做选择性或超选择性插管的必要器械，起引导、支撑以及交换导管的作用。

2. 结构 由不锈钢内芯和外层螺旋状缠绕内芯的不锈钢丝圈两部分组成。

3. 分类 按形状分为直头导丝和弯头导丝，按物理特性分为超滑导丝和超硬导丝等，按功能可分为交换导丝和溶栓导丝等。

4. 规格 以英寸（inch）计。

（三）导管

1. 性能 为薄壁空心的长塑料管，可进入血管或腔道内，通过注射对比剂或药物来达到诊断或治疗目的。

2. 结构 基本结构分尾座、管体部以及管头部。

3. 分类 根据用途而分为造影导管、扩张导管、导引导管、灌注导管以及用于颅内等特殊部位的微导管等。

4. 规格 用F（french）表示其外径的大小，F前冠以导管外径的周长（mm）数。

（四）导管鞘

1. 性能 是一种聚四氟乙烯薄壁管状套鞘，主要作用是便于导管交换，作为导管进出或更换的通道，可减少对血管的损伤，便于操作。

2. 结构 由外鞘和扩张管组成。

3. 分类 分为可防止动脉内血液漏出的防漏鞘和不具有此功能的简单的套鞘。

4. 规格 外套管直径用F表示，代表可通过的导管直径，其他相关参数包括，导鞘长度以及允许通过导丝的参数。

（五）永久或暂时留置物

1. 体内留置物 包括支架、滤器、螺圈等。

2. 支架 支撑狭窄管腔以达到恢复管腔流通。广义上包括用于非血管系统的内涵管和用于血管及非血管系统的金属支架，金属支架根据其扩张特性又分为自膨式和球囊扩张式。

3. 螺圈 属于机械栓子，是用不同粗细的螺旋状不锈钢圈弹簧夹带羊毛、涤纶线制成。其特点为永久性栓塞血管、在大血管内不移动、可根据病变部位血管的粗细而选择不同直径的螺圈、可栓塞较大血管。主要用于动脉瘤、动-静脉畸形、消化道出血、精索静脉曲张等疾病。由于它属于近端栓塞，易于建立侧支循环，因此应将螺圈放置到动脉的分支上。

4. 滤器、保护伞 用于防止血栓脱落造成器官梗死。

（王　维　叶　斌　梁　琪　张声旺）

第2节　介入放射学常用药物

一、对比剂★★△△

介入诊疗所用对比剂基本为X线对比剂，又分为阳性对比剂和阴性对比剂，前者比患者软组织的X线衰减作用更强，一般是碘剂；后者比患者软组织的X线衰减作用弱，目前使用的只有二氧化碳。

（一）含碘造影剂

1. 分类 可分为无机碘和有机碘，有机碘按分子结构和理化特性可分为离子型造影剂、非离子型造影剂和油脂类造影剂；按浓度可分为特高浓度、高浓度、中等浓度及低浓度造影剂；按渗透压可分为高渗、低渗与等渗造影剂。按分子结构又可分为单体和二聚体两类造影剂。

2. 绝对禁忌证 碘过敏者、严重甲状腺功能亢进及严重心肾功能衰竭患者。

3. 使用前准备 详细了解病史，排除使用造影剂的禁忌证及高危因素；告知患者或监护人造影剂的适应证与禁忌证，可能发生的不良反应及注意事项；签署知情同意书。

4. 不良反应

（1）轻度反应：面部潮红、灼热感、眼及鼻分泌物增加、声音嘶哑，打喷嚏、恶心、头晕头痛、皮肤瘙痒、荨麻疹等。

（2）中度反应：胸闷、气急、剧烈呕吐、腹痛腹泻、大片皮疹、眼睑结膜出血点。

（3）重度反应：循环系统衰竭，出现血压下降、脉搏细速、面色苍白、口唇发绀、意识模糊、知觉丧失甚至心搏骤停；呼吸系统衰竭，喉与支气管痉挛、呼吸困难、气喘；血管神经性水肿，面部、口腔、皮肤出现水肿、皮下及黏膜出血等；过敏性休克，出现头晕头痛、烦躁不安、发冷寒战等。

（4）迟发反应：造影检查后数小时或数日，出现头痛、瘙痒、恶心、呕吐、骨骼肌肉疼痛、少尿等症状。

5. 不良反应的处理措施

（1）对于轻微的不良反应，对症治疗。

（2）对于需要使用药物治疗或者出现的重度不良反应，及时呼叫临床医师参与处理。

（3）临床医师到现场前，影像检查室的医护人员应①判断患者的意识和呼吸情况；②保证患者呼吸道通畅；③如果患者出现休克或心跳呼吸停止的情况，应迅速按相关流程紧急处理。

6. 对比剂肾病

（1）概念：血管内注射碘造影剂后3天内，在排除其他病因的前提下，肾功能发生损害，血清肌酐水平升高0.5 mg/dl（44.2 μmol/L）或比基础值升高25%。

（2）高危因素：肾功能不全、糖尿病肾病、血容量不足、心力衰竭、低蛋白血症、低血红蛋白血症、副球蛋白血症、高龄（>70岁）、低钾血症，使用肾毒性药物、非甾体类药物和血管紧张素转换酶抑制药类药物。

7. 对比剂肾病的预防

（1）水化治疗。

（2）停用肾毒性药物至少24 h再使用对比剂。

（3）避免使用高渗对比剂及离子型对比剂。

（4）建议使用能达到诊断目的的最小剂量。

（5）避免短时间内重复使用诊断剂量碘对比剂。

（6）避免使用甘露醇和利尿药，尤其是髓袢利尿药。

（7）肾功能不全、糖尿病肾病患者需谨慎使用碘对比剂，可使用二氧化碳对比剂。

（二）二氧化碳

1. 适应证 适用于碘剂过敏、甲亢、肾功能不全、多发性骨髓瘤、心衰和严重高血压患者。一般不用于脑血管，目前主要用于腹部以及四肢静脉、腔静脉和门静脉等血管造影。

2. 禁忌证

（1）有严重的肺功能不全或吸氧后血氧饱和度仍不能维持正常者。

（2）右向左分流的先心病。

（3）试验性注射CO_2后患者表现不能耐受者。

3. 不良反应及处理

（1）血管内注射CO_2后可出现一过性血氧饱和度降低，可让患者暂时休息或予以吸氧，待血氧饱和度恢复正常后再次造影检查。

（2）腹部脏器造影过程中可有一过性腹部不适，短暂休息可缓解。

二、术前用药★△

围手术期的各种用药包括安定、苯巴比妥等镇静类药物，以及阿托品等解痉平喘类药物。

三、局麻用药★△

包括盐酸普鲁卡因、盐酸利多卡因等。

四、造影辅助用药★△

（一）血管收缩药

用于减少或降低血流速度或减少正常组织血流量，常用于小量胃肠道出血和肿瘤的介入治疗。包括肾上腺素、加压素及血管紧张肽等。

（二）血管扩张药

用于血管造影时增加被造影血管血流量，便于观察；诊断出血血管造影出血影像不明确时；对抗治疗介入诊疗过程中发生的血管痉挛；还可用于治疗动静脉血栓形成或栓塞性疾病，主要是促进或改善其血流，故常在溶栓术后应用。包括前列地尔、罂粟碱、缓激肽、硝酸甘油、妥拉唑林、尼可占替诺等。

五、影响凝血过程的药物★★△△

（一）促凝血药

能够影响某些凝血因子、加速血液的凝固，使出血停止。根据其作用于血液凝固的不同环节，又分为三类：

1. 促进凝血因子活性的促凝血药 包括酚磺乙胺、凝血酶（如白眉蛇毒血凝酶等）、维生素K等。

2. 抗纤维蛋白溶解的促凝血药 包括氨甲苯酸、氨甲环酸等。

3. 作用于血管的促凝血药 如施必止、卡巴克洛等。

（二）抗凝血药

通过影响凝血过程中的不同环节，阻滞血液凝固，从而可用于防止血栓形成，常用的抗凝药物包括：

1. 阻止纤维蛋白形成的药物 肝素、低分子肝素和口服抗凝血药物。

2. 抗血小板药物 如阿司匹林、氯吡格雷和双嘧达莫等。

六、溶栓药★★△△

纤维蛋白或血栓溶解药：如链激酶、尿激酶、r-TPA等。

七、抗肿瘤药物★★△△

（一）按药物来源分类

烷化药、抗代谢药、抗生素、植物药、激素及其他类型。

（二）按对细胞增殖周期不同时相的作用分类

细胞周期特异性药物和细胞周期非特异性药物。

八、抢救药品★△

（一）用于循环系统的药物

利多卡因、阿托品、肾上腺素、去甲肾上腺素、多巴胺、毛花苷C、硝苯地平、间羟胺和硝酸甘油等。

（二）用于呼吸系统的药物

尼可刹米、山梗菜碱、氨茶碱等。

（三）用于解除血管痉挛或急性血栓形成的药物

前列地尔、硝普钠、尿激酶、r-TPA等。

（四）降低颅内压用药

甘露醇，利尿药有呋塞米等。

（五）用于抗过敏反应的药物

肾上腺素、苯海拉明、地塞米松、异丙嗪等。

（王 维 叶 斌 梁 琪 张声旺）

第3节 人工栓塞材料

一、理想栓塞剂的条件★△

理想栓塞剂应具备的条件为：1. 容易取得；2. 无毒性、无抗原性；3. 易消毒；4. 具有较好的生物相容性；5. 栓塞血管迅速，易于控制栓塞血管的时间；6. 容易经导管输送。

二、栓塞剂的分类★★△△

按物理性状分为液体性、颗粒性、机械性；按机体对材料能否吸收分为可吸收性和不可吸收性；按材料性质可分为对机体无活性作用的物质、自体物质和放射性微粒；按栓塞血管的时间长短分为长期、中期和短期。

目前临床最常用的是按栓塞时效分类：

1. 短期栓塞剂 闭塞血管时间一般为24～48 h，自凝血块是应用最早的栓塞剂。用于控制胃肠道小动脉的出血。由于自体血块不易预计栓塞血管时间，很容易出现短期内再通，故临床上使用较少；且凝血机制障碍者不能使用。

2. 中期栓塞剂 闭塞血管时间为48 h到1个月。常用明胶海绵和碘油，前者常用于大咯血、鼻衄、子宫大出血等，后者广泛应用于肝癌的诊断和栓塞治疗。

3. 长期栓塞剂 闭塞血管时间为1个月以上。包括生物胶、无水酒精、聚乙烯醇、硅酮、螺圈、可脱球囊、载药微囊或微球等。主要用于肿瘤及血管性疾病的治疗。

（王 维 叶 斌 梁 琪 张声旺）

第4节 介入放射学的分类

一、按照治疗领域分类★△

（一）血管内介入放射学

1. 经导管血管灌注术
2. 经导管血管栓塞术
3. 经皮经腔血管成形术
4. 内支架置入术
5. 心脏瓣膜狭窄经皮球囊成型术

（二）非血管内介入放射学

1. 经皮穿刺活检
2. 经皮穿刺消融术
3. 经皮穿刺引流术
4. 非血管管腔扩张术

（三）综合介入治疗技术

1. 经颈静脉肝内门体静脉分流术（TIPS）是最具代表性的综合介入治疗技术，它是近年来逐渐成熟的用于治疗肝硬化门脉高压的一项介入性治疗技术，集穿刺、血管成形和支架置入等多项介入技术为一体。

2. 最近两年开展的新型血流导向装置 Tubridge 治疗颅内动脉瘤也属于综合介入治疗技术，该装置具有高金属覆盖率、低孔率的特征，可以重塑动脉瘤局部的血液流向，将载瘤动脉向动脉瘤内的冲击血流通过血流导向装置导向远端正常血管内，减少局部血流对动脉瘤的冲击，使动脉瘤内血流减少、减慢及血流方式改变，以至瘤内血栓形成、闭塞。

二、按介入放射学方法分类★△

（一）穿刺与引流术。
（二）利用血流动力的灌注与栓塞术。
（三）恢复各种管腔形态的成型术。
（四）其他：取异物、留置过滤器等。

（王 维 叶 斌 梁 琪 张声旺）

第5节 Seldinger技术

Seldinger 技术是所有血管介入技术的基础，其原理也是多数非血管介入诊疗器械植入方法的基础。自从 Seldinger 于 1953 年提出血管穿刺技术以来，血管造影进入了一个新的阶段。它避免了切开暴露血管，改为直接经皮穿刺血管，运用导管与导丝，将导管插入主动脉内，这已成为介入放射学的最基本方法，这一技术以后也发展应用于所有腔道的穿刺，不过在技术与方法方面各有不同。

一、技术要点★★△△

确定血管穿刺点、皮肤消毒、注射局麻药、用尖头刀刺开皮肤 2～3 mm、穿刺针呈 45° 角刺向血管、回退穿刺针、发现回血（如为搏动性回血，则为动脉；如为非搏动性回血，则为静脉）、经穿刺针送入导丝、固定导丝、退穿刺针、沿导丝送入导管。如果穿透血管前后壁为经典 Seldinger 技术；如果只穿透前壁而未穿透后壁为改良 Seldinger 技术。

二、常用穿刺部位★△

常用血管穿刺部位有股动脉、股静脉、颈动脉、颈静脉、锁骨下动脉、腋动脉以及肱动脉。

三、并发症★△

（一）局部血栓形成或栓塞。
（二）出血或形成血肿。
（三）形成假性动脉瘤。
（四）形成动静脉瘘。
（五）其他。

（王 维 叶 斌 梁 琪 张声旺）

第 84 章　血管内介入放射学

第 1 节　经导管药物灌注术

采用介入放射学方法，经皮穿刺插管至靶血管，通过导管注入药物，达到局部治疗的一种方法。本方法涉及经皮动脉插管途径和经皮静脉插管途径，经皮动脉插管途径药物灌注术更常用。

一、治疗机制★★★△△△

1. 提高病变部位的药物浓度。
2. 延长药物与病变组织的接触时间。
3. 降低外周血最大药物浓度。

二、器材与药物★△

（一）使用器材

1. 穿刺针、导丝、导管鞘、造影导管。

2. 微导管　与造影导管形成同轴导管系统，适用于病变责任血管治疗和血管走行纡曲普通造影导管难以抵达时。

3. 溶栓导管　导管前段由端孔和多个侧孔构成。导管插入血栓内显著增加了药物作用于血栓的面积。

4. 皮下植入式导管药盒系统　由导管和药盒两部分组成。导管头端放置于靶血管内，尾端与埋入皮下药盒连接，可以反复多次经皮穿刺药盒注入药物，进行长期药物灌注治疗。

6. 药物注射泵　持续长时间注药时，用以控制注药速度和压力，给药更加精准。

三、给药方式★★△△

1. 一次性冲击给药　指在较短时间内，将药物一次性注入靶血管，然后拔管结束治疗。其特点是操作简单迅速，并发症少，护理简单；缺点是药物与病变接触时间较短。可结合药物载体或血管阻滞等方法提高疗效。

2. 长期药物灌注　指导管长时间留置体内，一般在 48 h 以上或永久保留于体内，如皮下植入式导管药盒系统，优势是可以重复给药，免于多次插管痛苦和损伤。

3. 结合血管栓塞术给药

（1）药物与栓塞剂混合制成乳剂栓塞病变，药物随栓塞剂停留于病变中，起到长期作用的效果。

（2）在不影响脏器功能情况下，栓塞病变周围的非供血动脉，使血流重新分布，增加靶血管药物流量。

四、临床应用★★★△△△

（一）恶性肿瘤的治疗

经导管药物灌注术治疗恶性肿瘤的适应证非常宽泛，包括恶性肿瘤的姑息性治疗、术前肿瘤的降期治疗、术后预防性药物灌注治疗、病变复发的局部治疗。现以原发性支气管肺癌为例进行阐述。

1. 术前准备

（1）详细阅读胸部 CT 影像，明确肿瘤部位、大小和范围。尤其是增强 CT 图像，可以明确肿瘤供血程度。薄层 CT 可以显示肿瘤供血支气管动脉起始部位，为术中查找支气管动脉提供便利。

（2）明确肿瘤组织学类型，为术中用药提供依据。

（3）完善常规检查，包括血常规、凝血象、肝肾功能、心电图、感染四项。

（4）腹股沟穿刺部位备皮。

（5）术前 4 h 禁食禁水。特别注意的是糖尿病患者，预先准备巧克力等，术中发生低血糖时及时服用。

（6）长期抗凝、抗血小板患者停药 3～5 天。

（7）术前紧张、焦虑的患者，经安慰不能缓解者术前给予镇静剂。

2. 操作方法

（1）术中全程监测生命体征。

（2）腹股沟局部消毒、铺巾。

（3）局麻下经皮股动脉穿刺插管。

（4）肿瘤供血支气管动脉造影。为防止支气管动脉与脊髓动脉共干，造影时适当稀释造影剂，避免造成脊髓的损伤。

（5）每种化疗药物各用生理盐水 150 ml 稀释，缓慢经导管灌注。化疗药物总的灌注时间不少于 20 min。一方面使药物对病变有足够的作用时间，减少药物对支气管刺激；另一方面减少支气管动脉与肋间动脉共干时药物对肋间动脉支配区域的损伤。

（6）造影和化疗时密切观察患者的皮肤感觉和肢体运动是否异常。

（7）拔管，穿刺部位压迫止血 15 min 并进行加压包扎。

3. 术后处理

（1）常规补液、利尿。

（2）酌情给予抗生素。

（3）对症处理恶心、呕吐、发热、胸痛等术后反应。

（4）密切观察患者的皮肤感觉和肢体运动是否异常。

（5）定时检查穿刺部位有否渗出血倾向，注意穿刺侧肢体皮温、脉搏情况。

4. 并发症

（1）脊髓损伤所致相应部位感觉和运动障碍，经内科保守治疗逐渐恢复正常。

（2）刺激性咳嗽。

（3）肋间动脉支配区域皮肤红肿、疼痛、溃烂及感觉障碍。

（4）咯血。

（5）动脉穿刺插管所致的并发症，如穿刺局部出血、血肿及假性动脉瘤等。

5. 疗效

（1）近期有效率 68%～97%。

（2）小细胞未分化癌疗效最好，其次为鳞癌、腺癌。

（3）中央型肺癌和富血供肺癌疗效优于周围型肺癌和乏血供肺癌。

（二）经动静脉置管血栓的溶栓治疗

1. 适应证　急性血栓或血栓脱落导致血管栓塞，相应脏器或肢体功能明显障碍者。

2. 禁忌证

（1）3 个月内脑出血、外科手术、肿瘤

（2）近期严重外伤

（3）近期胃肠道出血

（4）近期卒中

（5）严重高血压

（6）亚急性细菌性心内膜炎或怀疑感染性栓子

（7）凝血功能障碍

（8）妊娠、产后 10 天内、月经期

4. 术前准备

（1）完善血常规及凝血象检查。

（2）完善影像学检查，如超声、增强 CT。

（3）查找血栓原因或血栓来源部位。

（4）详尽了解病史，除外禁忌证。

5. 特殊器材　溶栓导管。导管前段多孔结构，提高溶栓疗效。

6. 操作方法

（1）选择相应入路部位，经皮血管穿刺插管。

（2）病变血管造影，明确血管阻塞的程度和范围，了解侧支循环血管，结合相应的影像学检查综合判断。

（3）导管尽量置于血栓部位或插入血栓内，随着血栓溶解，逐渐跟进导管。使用溶栓导管时，溶栓导管的端孔和多侧孔一定要插入血栓内。

（4）经导管注入溶栓药物。

（5）间断造影观察血管开通情况，调整导管位置。

7. 注意事项　监测出凝血时间，出现严重并发症、病情恶化者应立刻停止溶栓治疗。

8. 术后处理　密切观察溶栓后反应；怀疑脱落性血栓栓子需要及时查找原发部位；继续维持抗凝治疗。

9. 并发症

（1）出血，外周动脉直接溶栓严重出血发生率 0～8%，下肢深静脉血栓溶栓为 10%，出血性卒中发生率为 1%～2.3%。

（2）病变血管的远端栓塞。

（3）再灌注综合征。

（4）导管周围血栓形成

9. 疗效

（1）技术成功率（指动脉再通清除阻塞管腔栓子的 90%～95% 以及远端顺向血流恢复）为 38%～97%。

（2）溶栓效果随血栓形成时间的延长而降低。

（3）溶栓结合血管狭窄成形治疗疗效更佳。

（于经瀛）

第2节　经导管栓塞术

在选择性插管和血管造影的基础上，经导管将栓塞物质注入病变血管或器官血管内，使之发生闭塞，血流中断，达到控制出血、治疗肿瘤和血管性病变以及削弱患病器官功能的方法。

一、治疗机制★★★△△△

1. 阻塞靶血管，使病变缺血、坏死，达到治疗目的以及脏器丧失部分功能的作用。

2. 阻塞或破坏异常血管结构，恢复正常血流动力学。

3. 阻塞破裂血管，起到止血治疗作用。

二、器材与药物★△

（一）使用器材

1. 穿刺针、导丝、导管鞘、造影导管。

2. 微导管：与造影导管形成同轴系统使用，进行超选择造影和栓塞，最大限度保护正常血管不被栓塞。

（二）栓塞材料（详见总论）

三、操作技术与注意事项★★△△

（一）主要操作技术

1. 血管造影检查，明确病变诊断，了解靶血管的血流动力学。

2. 超选择靶血管插管，避免或最大限度减少栓塞正常组织血管。

3. 选择合适的栓塞物质，也可多种栓塞物质联合使用，确保栓塞效果。

4. 栓塞时再次确定导管位置，实时透视监视下释放栓塞物质。

5. 造影观察栓塞效果。

（二）注意事项

1. 造影时导管置于血管近心端，观察病变供血血管来源、走向，是单一血管供血还是多支血管供血以及周围血管的情况。根据造影图像超选择送入导管，再造影观察病变细节。有些血管走行纡曲、血管重叠，需要旋转平板角度造影，直至观察清楚。首次造影时切记不能把导管放置于血管远心端，导致造影范围过小，遗漏多支血管对病变供血。

2. 越到栓塞结束时栓塞越要谨慎。血管大部分被堵塞，栓塞阻力加大，反流机会增加，栓塞物质容易脱靶，造成异位栓塞。

3. 载有栓塞剂的注射器和其他用途注射器在大小和型号上要有区别，以防错用造成误栓。

四、栓塞后反应和并发症★★★△△△

（一）栓塞后综合征

动脉栓塞后，组织缺血坏死引起疼痛、发热、恶心、呕吐、反射性肠淤张或麻痹性肠梗阻等症状。

（二）并发症

1. 过度栓塞：栓塞程度和范围过大，导致大范围组织坏死或相应器官功能降低。

2. 异位栓塞：选择栓塞物质不合适或有动静脉瘘时，发生顺流性误栓。栓塞部位阻力加大，血液反流，发生反流性误栓。

3. 穿刺插管所致的其他并发症。

五、临床应用★★★△△△

经导管血管栓塞术用途十分广泛，涉及全身各部位多种疾病的治疗。对一些疾病治疗起到了立竿见影的效果。例如出血性疾病中的咯血、消化道出血、膀胱出血、产后出血等；还有血管性病变中的动脉瘤、动静脉畸形、血管破裂等，通过栓塞得到控制或为后续治疗赢得时间。这些疾病的微创治疗已经广泛应用于临床，取得了满意疗效。

（一）肝细胞肝癌的介入栓塞治疗

肝癌在我国肿瘤中是高发疾病，其病变的复杂性使一些传统治疗方法疗效不佳。因其病变的特殊性和可操作性，在介入领域里率先开展了肝癌治疗，为全身其他疾病介入治疗打下良好基础。肝细胞肝癌是血供丰富肿瘤，供血主要来源于肝动脉，便于化疗药物灌注和肿瘤栓塞治疗。肝癌介入治疗适应证比较宽泛，我国学者在肝癌介入治疗中涉及巴塞罗那分期的0期—D期，取得了不同程度满意疗效。

1．造影方法

（1）经股动脉穿刺插管至腹腔动脉。

（2）腹腔动脉造影，全面观察肿瘤数量和供血动脉走行以及肿瘤有否动静脉瘘，造影直到门静脉显示清楚为止，观察门静脉有否充盈缺损。造影时间的长短示患者情况而定，一般不得少于 15 s。

（3）造影方法采取头 5 s 进行 6 帧 / 秒摄影，以后每 1 帧 / 秒摄影直到结束。在保证图像质量前提下，减少患者被曝时间和频率。

（4）腹腔动脉造影的造影剂总量 20 ml，注射速度 5 ml/s，压力 400～500 psi。

（5）送入微导管于肿瘤供血动脉内造影。

2．栓塞方法

（1）肿瘤栓塞，选择直径小的栓塞剂如碘化油等进行肿瘤栓塞。栓塞剂在肿瘤内栓塞的越致密、越深入，肿瘤坏死越充分，侧枝血管越不易建立，确保栓塞效果。

（2）肿瘤供血动脉栓塞，机械性阻塞肿瘤供血动脉，中断血流。但单纯肿瘤供血动脉栓塞侧枝供血很快建立，一定要结合肿瘤栓塞，才能增强栓塞效果。

3．特殊情况处理

（1）肝动脉与肝静脉瘘。造影早期肝动脉显影同时肝静脉显影并见离肝血流，可以确认肿瘤内肝动脉和肝静脉瘘。首先栓塞动静脉瘘再栓塞肿瘤。动静脉瘘不能栓塞封堵时，慎重肿瘤栓塞，以免引起异位栓塞发生严重并发症。

（2）肝动脉与门静脉瘘。造影早期肝动脉显影同时见到较粗大血管显影，且血流方向为入肝血流时，可以确认肿瘤内肝动脉和门静脉瘘。首先栓塞动门脉瘘再栓塞肿瘤。肝动脉和门静脉瘘不能被栓塞封堵时，可以尝试肿瘤栓塞。肝动脉和门静脉瘘是向肝血流，透视监视下栓塞，若有少量栓塞剂进入门脉血流也会沉积在肝内，及时停止栓塞不会造成严重后果。

（3）门静脉血栓或瘤栓。门静脉有瘤栓或血栓时入肝血流减少，栓塞肝内肿瘤时要特别慎重。在确保肝动脉对肝脏血供不会减少的前提下进行肿瘤栓塞。

肝动脉与肝静脉或门静脉发生瘘时以及门静脉血栓或瘤栓形成时，也可直接采用经导管化疗药物灌注方法治疗。

4．疗效　大宗病例报道，化疗栓塞有效率为 22%～75%，患者 1 年生存率为 24%～88%，2 年生存率为 4%～64%，3 年生存率为 12%～51%。

（二）脾脏功能亢进脾动脉部分栓塞治疗

1．适应证　脾脏功能亢进和相关性疾病（指红细胞、白细胞、血小板中的一种或多种数量减少，导致骨髓增生活跃，脾切除后可以恢复的一组综合征）。如肝硬化门静脉高压、慢性溶血性贫血性疾病、特发性血小板减少性紫癜。

2．栓塞方法

（1）根据病因和脾脏肿大程度确定栓塞范围，如门静脉高压脾功能亢进者栓塞脾脏 50%～60% 左右。巨脾者要分次逐步地进行栓塞，最终使红细胞、白细胞、血小板恢复到稳定程度。

（2）选择性脾动脉造影，超选择性脾动脉分支栓塞。

（3）透视监视下缓慢注射栓塞剂，栓塞剂大小选择 3～4 级血管粗细即可。由于脾脏末梢动脉是笔毛动脉，栓塞后不易产生侧支血管，可以确保栓塞效果。

（4）造影复查评估栓塞程度。

3．并发症

（1）栓塞后综合征。

（2）脾液化坏死或感染、脓肿形成。

（3）胸腹腔积液、肺炎，以左侧明显。

（4）门静脉血栓形成。

4．疗效

以肝硬化门脉高压，脾功能亢进脾动脉部分栓塞为例。

（1）脾脏栓塞程度为 60%～70% 左右：栓塞后一周白细胞、血小板恢复正常水平，2 周左右到达顶峰，而且明显超出正常值范围。两个月回落到正常范围内，直到 60 个月基本保持在这一水平。

（2）脾脏栓塞 50%～70% 范围与脾切除比较：血小板改善程度脾切除明显好于脾动脉部分栓塞。白细胞改善程度两组大体相同，无统计学意义。但脾动脉部分栓塞的微创性、可重复性、保留脾脏部分功能比脾切除有明显优势。

（3）脾动脉部分栓塞后再增大：栓塞早期脾脏大小很稳定，6 个月后逐渐增大，1 年左右体积增大到栓塞前的 60% 左右，这一水平可维持 4～5 年，以后虽然还有一定增大但增大幅度很小。

（于经瀛）

第3节 经皮经腔血管成形术

经皮经腔血管成形术是采用球囊或支架机械性扩张、再通狭窄性或闭塞性血管病变，恢复或部分恢复脏器、组织血流。

一、治疗机制★★★△△△

1. 血管内膜、中膜局限性撕裂

2. 血管结构（特别是中膜）的伸展。

3. 动脉粥样硬化斑块断裂。

4. 断裂动脉壁各层纤维化愈合。

5. 新生内皮细胞覆盖撕裂血管内膜或支架表面。

二、器材与药物★△

（一）使用器材

1. 穿刺针、导丝、导管鞘、造影导管。

2. 球囊导管 沿着导丝进入血管狭窄或闭塞段，在体外使用压力泵向球囊注入造影剂，扩张病变血管，使血流恢复正常。

3. 金属支架 镍钛合金可记忆材料制成。根据释放方式分为球囊扩张式支架和自膨式支架。根据支架表面处理情况分为裸露支架、涂层支架、覆膜支架。

三、操作技术★★△△

（一）球囊血管成形术

1. 适应证 适用于多数血管狭窄或闭塞性病变。

2. 禁忌证 对伴有溃疡性斑块、严重钙化的狭窄、长段闭塞性病变相对禁忌。

3. 主要治疗过程：

（1）术前24 h服用抗凝药物。

（2）选择性血管造影：了解病变狭窄或闭塞部位、范围、程度及侧支循环情况。

（3）导引导丝通过血管狭窄或闭塞段。

（4）造影导管沿导丝进入病变血管远端和近端分别测量狭窄段两端压力梯度，并肝素化。

（5）根据血管造影选择合适的球囊导管，球囊直径等于或稍大于狭窄血管邻近正常血管直径。球囊长度一般应长于狭窄段长度。

（6）球囊导管沿导丝进入狭窄段，球囊与狭窄段位置吻合后使用压力泵扩张，直至球囊完全充盈为止。

（7）造影复查并病变两端测压，允许残存狭窄＜30%，病变两端压力梯度＜5%mmHg。残存狭窄大于30%，需要再行扩张。

（8）术后肝素化24 h，之后口服抗凝药3～6个月。

（9）随诊复查。

（二）血管内支架置入术

1. 适应证 适用于多数血管狭窄、闭塞性病变或球囊扩张后出现并发症、再狭窄者。

2. 主要治疗过程：

（1）治疗步骤同球囊扩张。

（2）支架选择应遵循以下原则，支架直径应大于狭窄血管邻近正常血管直径的10%～15%；支架长度应长于病变段长度。

（3）狭窄程度相对较轻者，可一次完成支架放置；狭窄程度较重者，支架放置前采用球囊预扩张再置入支架；支架放置后仍然受压狭窄时，使用球囊再行扩张，直至支架完全展开。

四、并发症★★△△

1. 血管造影一般并发症

2. 暂时性血管痉挛

3. 血管破裂穿孔

4. 假性动脉瘤形成

5. 病变动脉远端栓塞

6. 急性或亚急性血管腔闭塞

7. 动脉粥样硬化斑块脱落

8. 支架移位

9. 治疗后再狭窄。主要原因是血管新生内膜增生、凝血激活及血栓形成、血管回缩与血管重塑。

五、临床应用★★★△△△

肾动脉血管成形术

（一）适应证

1. 肾动脉狭窄程度≥70%

2. 肾动脉狭窄导致药物难以控制的高血压和进行性肾动脉损害

3. 多发性大动脉炎肾动脉狭窄且慢性炎症期和

瘢痕狭窄固定期。

4．肾动脉肌纤维发育不良。

5．动脉粥样硬化性肾动脉狭窄。

6．各种其他原因引起的肾动脉狭窄。

7．球囊扩张引起肾动脉内膜撕裂或急性闭塞是支架置入的绝对适应证。

（二）禁忌证

1．肾动脉狭窄程度＜70%。

2．多发性大动脉炎急性活动期。

3．肾功能丧失、肾萎缩直径小于 6 cm。

（三）操作技术

1．血管穿刺插管，首选股动脉入路，腹主动脉下段严重纡曲或肾动脉主干下垂的患者可选用肱动脉入路。

2．猪尾导管放置于肾动脉水平以上行腹主动脉造影，观察腹主动脉情况以及双肾动脉位置、血管走行方向、角度及患肾血管的狭窄部位、程度、长度。

3．造影导管患病肾动脉选择性造影，狭窄两端测压，肝素化，测量狭窄程度、长度，选择合适的球囊或支架。

4．导引导丝通过狭窄、闭塞段留置血管内。

5．球囊或支架与导引导管利用同轴技术，沿导引导丝进入病变处，位置合适后进行球囊扩张或支架置入。肾动脉开口部狭窄，支架应留置腹主动脉腔内 1-2 毫米。

6．造影复查并测压。

7．术后抗凝治疗 3～6 个月，定期随诊复查。

（四）疗效

对于肾血管性高血压治愈率为 7%～31%，好转率 40%～86%。1 年、2 年通畅率分别为 98%～100% 和 66.7%～92%。支架和球囊扩张相比，其成功率、再狭窄率、初次开通率支架均优于球囊扩张（比率分别为 90% 比 63%、14% 比 48%、79% 比 28%）。

临床效果上治疗肾血管性高血压的疗效优于肾功能改善的疗效。肾动脉纤维肌增生所致的肾动脉狭窄治疗效果最佳，动脉硬化次之，大动脉炎居后。

（于经瀛）

第 4 节　其他血管内介入技术

一、下腔静脉滤器

（一）概述★★★△△△

下腔静脉滤器置入术是指在影像设备监视下，将滤器放置在下腔静脉内，以其捕捉远心端下腔静脉和周围静脉脱落的较大血栓，预防发生肺动脉栓塞的技术。

（二）下腔静脉滤器标准和要求★★△△

1．生物相容性好且不引起血栓形成。

2．能有效过滤所有临床意义的栓子。

3．下腔静脉回流影响最小。

4．滤器在下腔静脉内纵向和横向都是稳定的。

5．对邻近组织没有损伤。

6．置入操作简单、安全

7．可回收性。

（三）适应证★★★△△△

1．下肢深静脉血栓伴有肺动脉栓塞，且对抗凝剂过敏或有禁忌者。

2．抗凝过程中，肺动脉栓塞反复发作或加重者。

3．抗凝过程中，出现较严重并发症，迫使抗凝治疗中断者。

4．肺动脉栓塞经手术或介入清除后，下肢深静脉仍有血栓残留者。

5．髂股静脉或下腔静脉内有大量血栓存在者。

6．下肢深静脉血栓伴有肺动脉栓塞的高危人群。

（四）操作方法和注意事项★△

1．滤器入路的选择　常用右侧股静脉、右侧颈静脉。少用左侧股静脉，原因是左侧股静脉入路时髂静脉与下腔静脉成角较大，释放滤器时易造成滤器偏斜。

2．造影导管于下腔静脉内造影，观察下腔静脉有无变异、管腔直径、下腔静脉有无血栓、双侧肾静脉开口位置、髂总静脉分叉位置。

3．滤器放置位置　肾静脉开口下缘水平以下与髂总静脉分叉水平以上的下腔静脉内。

4．滤器放置后下腔静脉造影，了解血流通过情况。

5．拔管，局部压迫止血。

6．滤器毕竟是体内异物，放置后也会出现并发症，建议选用临时滤器和可回收滤器，少用永久性滤器。

（五）并发症★★★△△△

1．滤器移位。

2．滤器内血栓形成。

3．下腔静脉血管壁损伤、穿孔。

4．下腔静脉闭塞。

二、经颈静脉肝内门腔静脉分流术（TIPS）

（一）基本原理★★★△△△

右侧颈静脉入路，经肝静脉穿刺门静脉，在肝内建立门腔静脉分流，降低门静脉压力，从而控制和预防食管静脉曲张破裂出血，促进腹水吸收。

（二）适应证★★△△

1．内科治疗效果不佳的急性食管静脉曲张出血。

2．再发性食管静脉曲张出血。

3．胃静脉曲张出血、异位静脉曲张出血（肠道、直肠）、门静脉性胃病、胃窦部曲张静脉膨胀。

4．重度肝硬化门静脉高压接受肝移植术前需对消化道出血做预防性治疗者。

5．门静脉高压伴顽固性腹水。

6．肝源性胸腔积液。

7．Budd-Chiari 综合征。

8．肝肺综合征和肝肾综合征。

（三）禁忌证★★△△

1．心、肺、肾、肝等脏器功能严重障碍。

2．明显凝血功能障碍。

3．体内并发感染，特别是胆系感染。

（四）操作步骤★△

1．右侧颈静脉穿刺，将门静脉穿刺装置送入肝静脉（左、右肝静脉均可，视操作时的具体情况而定）。

2．肝静脉造影。

3．经肝静脉穿刺肝内门静脉，穿刺成功后置管行门静脉造影、测压。

4．球囊扩张肝静脉与门静脉分流道，置入支架。

5．门静脉造影，观察支架展开程度、位置及分流道通畅情况。

6．栓塞胃冠状静脉及所属食管胃底曲张静脉。

（五）并发症★★★△△△

1．腹腔出血。

2．支架异位。

3．分流道血栓形成。

4．肝性脑病。

5．肝功能减退。

（六）疗效★★△△

TIPS 控制出血的平均成功率为（93.6±6.7）%，再出血率（12.4±6.1）%。顽固性腹腔积液 57.8% 得到改善。

（于经瀛）

参 考 文 献

[1] Kessel DO, Berridge DC, Robertson I. Infusion techniques for peripheral arterial thrombolysis.Cochrane Database of Systematic Reviews, 2004: CD000985

[2] Watson L, Armon MP. Thrombolysis for acute deep vein thrombosis. Cochrane Database of Systematic Reviews 2004, Issue 4. Art. No.: CD002783.

[3] Thrombolysis in the management of lower limb peripheral arterial occlusion-a consensus document. J Vasc Interv Radiol, 2003, 14: S337-S349.

[4] Razavi MK, Lee DS, Hofmann LV, et al. Catheter-directed throm-bolytic therapy for limb ischemia: Current status and controver-sies.Vasc interv Radiol, 2004, 15:13-23.

[5] Valji K. Evolving Strategies for thrombolytic therapy of vascular occlusion. JVIR, 2000, 11(4): 411-420.

[6] Pawlik TM, Reyes DK, Cosgrove D, et al. Phase II trial of sorafenib combined with concurrent transarteial chemoembolization with drug-eluting beads for hepatocellular carcinoma.J Clin Oncol, 2011, 29: 3960-3967.

[7] Park JW, Koh YH, Kim HB, et al. II trial study of concurrent transarterial chemoembolization and sorafenib in patients with unresectable hepatocellular carcinoma. J Hepatol, 2012, 56: 1336-1342.

[8] Cosgrove DP, Reyes DK, Pawlik TM, et al. Open-label single-arm phase ii trial

of sorafenib therapy with drugeluting bead transarterial chemoembolization in patients with unresectable hepatocellular carcinoma. Clin Res Radiol, 2015, 142481.

[9] Han G, Yang J, Shao G, et al. Sorafenib in combination with transarterial chemoembolization in Chinese patients with hepatocellular Carcinoma;a subgroup interim analysis of the START trial. Future Oncol, 2013, 9: 403-410.

[10] Fu QH, Zhang Q, Bai XL, et al. Sorafenib enhances effects of transarterial chemoembolization for hepatocellular carcinomas systematic review and meta-analysis.J Cancer Res Clin Oncol, 2014, 140:1429-1440.

[11] Zhang Y, Fan W, Wang Y, et al. Sorafenib with and without transarterial chemoembolization for advnced hepatocellular carcinoma with main portal vein tumor thrombosis: A retrospective analysis. Oncologist, 2015.

[12] Morimoto M, Numata K, Kondou M, et al.Midterm outcomes in patients with intermediate-sized hepatocellular carcinoma:a randomized controlled trial for determining the efficacy of radiogrequency ablation combined with transcatheter arterial chemoembolization. Cancer, 2010, 116: 5452-5460.

[13] Peng ZW, Zhang YJ, Chen MS, et al. Radiofrequency ablation with or without transcatheter arterial chemoembolization in the treatment of hepatocellular carcinoma:a prospective randomized trial. J Clin Oncol, 2013,31:426-432.

第85章　非血管介入放射学

第1节　经皮穿刺活检术

【概况】★△

经皮穿刺活检包括经皮穿刺细胞抽吸、组织切割和液体抽吸，通过对取得的液体、细胞或组织做生化、病原或病理学检查，达到明确病变性质的目的。经皮活检包括浅部和深部穿刺，除了体表能够触及的明显病变可以在直视下进行操作以外，为提高经皮穿刺的准确性和避免对正常结构的损伤，经皮穿刺活检均应该在影像设备的引导和监视下进行。

【经皮穿刺活检器材】★△

按照穿刺针头的形态和抽取组织细胞的方式以及使用目的的不同，经皮穿刺活检针包括抽吸针和组织切割针两大类。针的粗细以G（gauge）标示，如18 G或20 G。号码数越大，针的外径越细。抽吸针多由套针和针芯组成，主要用于抽吸液体或细胞。组织切割针用于切取获得组织块，可进行组织切片病理学检查，或研磨后进行细菌真菌涂片和培养。自动活检枪的取材原理与组织切割针完全相同，是在切割针的基础上增加了机械弹射功能，能够在击发时快速切割组织，提高了取材的成功率和切取体积。旋切针是组织切割针的特殊类型，由套管针和锯齿状切割针组成，是骨活检术中最常用、最有效的活检针。

【操作方法和注意事项】★★△△

1. 引导手段　导向技术是在影像设备的监视下穿刺针进入体内，到达病变部位的过程，常用影像引导和监视设备包括X线透视、超声、CT和MR等。近年来，随着影像设备和技术的发展，可以采用两种或两种以上的影像设备或模式来引导穿刺，即图像融合和导航技术，更加提高了穿刺活检的安全性和准确性。影像引导设备的选择，应根据病变部位、大小、深度、操作者的经验喜好、技术条件和患者的经济能力综合考虑。

（1）X线透视：具有简便、经济、体位灵活和操作快速等优点，透视下操作可直接观察穿刺针的方向和深度，尤其适用于胸部和四肢骨骼的穿刺活检。其缺点是软组织分辨率不足，对深部病变穿刺安全性较差，并且患者和操作者均需接受X射线辐射。

（2）超声：具有简便灵活、实时引导、不受体位限制、无放射性损害等优点，配合彩色多普勒技术，可准确识别穿刺路径上和病变周围的血管结构，提高穿刺的安全性，尤其适用于头颈部、肌肉软组织或腹盆腔脏器的穿刺活检。目前介入使用的超声仪多配备穿刺探头，穿刺针从穿刺槽插入，穿刺探头可以实时显示穿刺的路径、进针方向和进针深度，大大提高了活检的成功率和准确性。超声引导的不足是对含气组织如肺和胃肠道等空腔脏器以及骨组织、深部组织显示不清，组织分辨率相对较差，且穿刺能否成功和准确，高度依赖于操作者的技术和经验。

（3）CT：是最常用、适用范围最广的经皮穿刺活检影像引导技术，具有良好的密度分辨率和空间分辨率，能够清晰显示穿刺针、病变和临近正常结构的关系，配合对比增强和多平面重建技术，能够有效避免血管结构的损伤，定位准确，穿刺几乎无盲区。其缺点是无法实时监视进针的过程，操作时间较长，CT透视技术虽然克服了此缺点，但对操作者的X射线辐射较大。

（4）MR：具有实时透视、无X射线损伤、多参数多平面成像等优点，尤其适用于其他影像检查手段对病变显示不清或特殊部位如肝脏邻近膈顶病变的穿刺活检。不足是需要磁兼容的穿刺针和术中监护设备，比较昂贵，尚未普及应用。

2. 术前准备

（1）了解拟穿刺患者的病史和影像学检查资料，与临床医生、患者及其家属进行充分的沟通，明确穿刺目的，签署知情同意书。

（2）完善必要的术前检查，如血常规、血型、肝肾功能、凝血功能、心电图、心功能、肺功能等，了解患者的用药情况，如是否使用抗凝、抗血小板药物，近期有无接受放化疗等，对不正常的情况进行必要的调整和改善。

（3）制订穿刺活检计划，做好操作室、影像监视设备、人员、器材、用品的准备，配备并检查好抢救和处理并发症需要的药品和器械。

3．操作方法

（1）所有穿刺活检均在无菌状态下进行，术前应对操作室行空气及地面消毒，对穿刺器械应严格消毒或使用一次性器材。

（2）根据病变部位，选择患者体位，对患者进行影像学检查，确定病变及皮肤穿刺点，规划穿刺入路，对皮肤穿刺点及周围范围消毒，铺洞巾或其他无菌单。

（3）皮肤穿刺点行1%～2%利多卡因局部麻醉，如穿刺活检针较粗，可先用尖刀片在皮肤上作一小切口，或使用粗针头刺一针眼，以利于穿刺进针。

（4）定位与穿刺均需在影像监视下进行。对较大肿瘤，中心易发生坏死，活检取材时应选择肿瘤的边缘部位，或者增强扫描有明显强化的实性部分以及PET上代谢最活跃的部分。建议采用同轴套管技术，以减少穿刺次数和并发症的发生率。

（5）取得病变标本后，应根据不同需要，及时处理送检。抽吸液体送生化或病原学检查；抽吸的细胞应及时推注在载玻片上，推片固定。有条件的单位，穿刺现场应有细胞病理学家在场并检查抽吸标本是否足够，如不足，应再次抽吸活检。对切割或旋切下的组织标本，应及时固定，送病理检查。

（6）活检结束，退出穿刺针后，应使用无菌纱布覆盖穿刺点并压迫止血。

【术后观察及并发症处理】★△

（1）术后应密切监护患者生命体征，注意询问其有无不适感觉。门诊患者观察2～4 h后，如无不适，可以回家。住院患者，穿刺结束后可转运回病房观察休息。

（2）穿刺活检的并发症类型与穿刺的具体部位、患者的身体状况、穿刺技术相关，主要包括疼痛、出血、感染、气胸和肿瘤针道种植等。

（3）穿刺活检后的疼痛多为轻度，1～2天内消失，无需处理；如果疼痛剧烈，应考虑神经损伤或有出血、脏器穿孔等并发症，应积极查找原因并对症处理。

（4）穿刺通道或穿刺靶器官内少量出血常见，一般无需处理。如果出血量大，可适当应用止血药物或输液输血治疗。活动性出血保守治疗无效时，应积极行血管造影或CTA检查，明确出血部位和原因，行动脉栓塞治疗或外科手术止血。

（5）穿刺活检后感染多由于穿刺器械或皮肤消毒不严导致，一旦出现感染症状或体征时应及时规范地应用抗生素治疗。

（6）气胸多在胸部、上腹部穿刺活检后发生，即刻发生者多，但也可迟发；少量气胸无症状者不需处理，中量或大量气胸应及时抽吸或负压引流。

（7）肿瘤针道种植发生率不高。应提高穿刺技术和尽量使用同轴套管技术，避免反复多次穿刺肿瘤组织。

【临床应用】★★△△

占位性病变是经皮穿刺活检的主要适应证，用于鉴别肿瘤与非肿瘤、良性与恶性、原发与转移，从而明确病理诊断（包括基因突变和分子分型），有助于肿瘤分期和治疗方案的确定。对于肺、肝、肾等实质脏器的浸润性病变或不明原因的肝肾功能异常，穿刺活检也有助于明确病理诊断。

1．胸部经皮穿刺活检术　包括经皮穿刺肺活检、胸膜活检和纵隔活检。

（1）适应证与禁忌证

适应证：肺结节或肿块性病变，这是肺穿刺活检的主要适应证；肺部慢性浸润性病变；肺门实质性肿块；胸膜增厚或肿块；纵隔占位性病变。

禁忌证：不能合作，剧烈咳嗽或躁动不安者；难以纠正的凝血机制障碍；重度呼吸功能障碍；肺大泡伴限制性通气功能障碍；肺动脉高压，肺心病；肺动静脉畸形或肺动脉瘤

（2）引导手段：CT应作为胸部穿刺活检的主要引导手段，对于较大的周围型肺内肿块可在X线透视下穿刺，对胸膜病变或邻近胸壁的肺内或纵隔肿块，可在超声引导下进行穿刺活检。

（3）并发症：胸部穿刺活检的最常见并发症是气胸，其次是咯血和穿刺针道局部肺出血，罕见并发症为空气栓塞和肿瘤种植转移等。

2．腹部脏器活检术　腹部实质性脏器包括肝脏、脾脏、胰腺、肾脏、肾上腺、腹膜后肿块和腹腔肿大淋巴结等均可进行经皮穿刺活检，其操作方法类似，此次以肝穿刺活检为例进行介绍：

（1）适应证与禁忌证

适应证：肝内单发或多发实性或囊性肿块，影

像检查不能定性者；不明原因的肝脏肿大或肝功能异常；肝脏肿瘤性病变局部治疗后需要评估疗效者。

禁忌证：不可纠正的凝血功能障碍；无安全的穿刺入路；不合作患者；大量腹水（为经皮经肝穿刺的禁忌证，但可采用经颈静脉肝活检）；肝内病变高度怀疑为血管瘤或包虫病。

（2）引导手段：超声和CT是腹腔实质脏器穿刺活检的主要引导手段。

（3）并发症：经皮穿刺肝活检的最常见并发症是出血，其他还包括胆汁渗漏、肝内血管损伤形成假性动脉瘤或动静脉瘘以及迷走神经反射和针道种植转移等。

3. 骨活检术 包括椎体、四肢长骨和扁骨的活检。骨骼病变性质多样，如囊性病变、炎性病变、溶骨性破坏、成骨性肿瘤、代谢性病变、骨性病变浸润软组织等，应根据病变骨骼的性质、密度和部位灵活选择引导手段和穿刺针。

（李晓光）

第2节 影像引导下肿瘤消融术

【概况】★△

肿瘤消融（tumor ablation）是肿瘤局部微创治疗的一种方式，由北美放射学会（RSNA）于1997年首次提出，是指直接将化学物质或能量（一般是加热或冷冻）作用于实体肿瘤，使其发生坏死和/或凋亡的过程。一般分为以能量为基础的物理消融和瘤内注射化学药物的化学消融两大类，前者包括射频消融、微波消融、冷冻消融、激光消融、高能聚焦超声和不可逆电穿孔（纳米刀）等，后者注射的化学药物主要包括无水乙醇、醋酸、稀盐酸和细胞毒性化疗药物。绝大多数的肿瘤消融治疗是在影像设备的引导和监视下进行的，少数在腔镜或手术直视下进行的肿瘤消融亦应该配合有影像引导和监视，以保证和提高消融治疗的安全性和有效性。

【肿瘤消融治疗分类和原理】★★△△

肿瘤消融包括物理消融和化学消融两大类，前者是主要的治疗方式，后者一般用于小肿瘤的治疗或危险部位肿瘤的辅助治疗。

1. 射频消融（radiofrequency ablation，RFA） 射频消融基本设备由射频发生器、射频电极针和分散电极板（双极射频电极针无需分散电极板）组成，三者与患者机体共同构成闭合回路。在影像引导下，将射频电极针穿刺进入肿瘤内，通过电缆连接射频发生器，应用频率<30 MHz（通常为375-500 kHz）的电磁波，在射频电极针的活性尖端周围形成高频交变电磁场，电极针周围肿瘤组织内的离子在交变电场的作用下高速往复运动，相互碰撞而摩擦产生热量，热量沉积并向外传导，超过肿瘤细胞的耐受程度而使其发生凝固性坏死，肿瘤组织内的小血管因热损伤而闭塞从而阻断肿瘤血供，受到亚致死温度作用的肿瘤细胞也会发生凋亡，肿瘤抗原释放发挥抗肿瘤免疫作用。这是射频消融治疗肿瘤的主要机理。

2. 微波消融（microwave ablation，MWA） 微波是指频率在30 MHz-30 GHz之间，波长很短的电磁波，微波消融通常利用频率为2450 MHz或915 M Hz的电磁波，通过针状的微波天线穿刺进入肿瘤内部，在交变电场的作用下，生物组织内的带电离子和水分子、蛋白质分子等极性分子相互震荡摩擦而产热（分别称为“离子加热”和“偶极子加热”），从而使肿瘤组织发生变性和凝固性坏死。微波消融除具备射频消融的所有优点外，还具有不受电流传导影响，升温速度快，受组织炭化和热沉降效应影响小，单点消融范围大、消融时间短，术中患者痛感轻，无需接地负极板，可用于有心脏起搏器和体内金属植入物的患者等优点。其不足是消融范围受组织特性和微波天线性能等多种因素影响，稳定性和一致性的差异相对较大。

3. 冷冻消融（cryoablation） 冷冻消融是利用超低温选择性原位灭活病变组织的方法，是人类最早使用的肿瘤治疗技术之一，但直到20世纪90年代末期，随着技术的进步，基于焦耳-汤姆逊原理（Joule-Thomson principle）研制成功超低温冷冻手术系统，才真正广泛用于前列腺癌、肝癌、肺癌等实体肿瘤的治疗。该系统利用常温高压氩气作为冷媒，高压氦气作为热媒，通过超低温冷冻和快速复温使肿瘤细胞发生坏死和凋亡，因此被通俗称为“氩氦刀”。冷冻消融治疗肿瘤具有适应证宽、疗效确切、精准可控、多刀适形、痛感轻微等优点，在有效毁损肿瘤的同时，不发生炭化和凝固反应，不破坏组织的支撑结构和功能，兼之在治疗过程中，冰球的大小和范围在超声、CT和MR下均清晰可见，从而使治疗邻近重要结构（如大血管、胃肠道、胆道、气道、肾盂等）的肿瘤更加安全。

4. 激光消融 激光消融是指采用纤细、可弯曲的光导纤维或特殊设计的内部水冷光纤在影像引导下插入肿瘤组织，组织吸收激光后通过热效应、压强效应、光化学效应和电磁效应产生热量，使肿瘤组织变性、凝固、气化而达到杀灭肿瘤的目的。激光具有组织穿透力强，不易被水吸收，功率可调，操作灵活、简便和能量分布均匀等优点。

5. 超声消融 或称高强度聚焦超声（high intensity focused ultrasound，HIFU）。HIFU 肿瘤治疗系统主要由功率源、治疗控制、定位及实时评估、运动控制等系统组成，利用聚集于生物组织中的高强度超声所产生的热效应使焦域处的组织瞬间发生凝固性坏死，而焦域以外组织无显著损伤，凝固坏死组织可逐渐被吸收或瘢痕化。目前，HIFU 已经成功用于治疗乳腺癌、骨肿瘤、软组织肉瘤、肝肿瘤、泌尿系肿瘤、子宫肌瘤等原发实体肿瘤或转移瘤。HIFU 技术可实现无皮肤切口而精确聚焦治疗肿瘤，是真正意义上的无创性肿瘤治疗技术。

6. 化学消融（chemical ablation） 化学消融是指在影像引导下将化学消融剂通过经皮穿刺的专用针具直接注射到肿瘤内而原位毁损、破坏肿瘤组织的微创治疗方法。常用化学消融剂包括各种细胞毒性化疗药物、蛋白凝固剂和热盐水或热造影剂等。与前述的几种热消融技术比较，尽管化学消融的范围较小、疗效有限，但其具有操作简便、价廉安全的优势和特点，对于邻近胆囊、主胆管、胃肠道、肝门等部位的肿瘤，可单独应用或与热消融治疗联合应用，能够在不损伤上述器官、结构的前提下最大限度地灭活肿瘤。因此，在临床实践中应根据患者及肿瘤的实际情况，对化学消融充分合理的选择应用。

【肿瘤消融治疗临床应用】★△

1. 影像引导与图像导航 肿瘤消融的影像引导手段与经皮穿刺活检基本相同，应根据不同脏器和肿瘤部位以及操作者的经验优选应用，一般以超声和 CT 最为常用。有条件者，可以采用图像融合和图像导航系统，穿刺更加准确安全。

2. 临床应用范围 肿瘤消融治疗应用范围广泛，理论上可用于所有可以安全穿刺到达的实体肿瘤，根据治疗目的分为治愈性消融和姑息性消融两大类，前者对肿瘤的大小、部位和数目有较严格的限制，后者多用于减轻肿瘤负荷、止痛或缓解肿瘤侵犯或压迫邻近结构引起的相关症状。目前肿瘤消融在肝、肺、肾、肾上腺、骨与软组织肿瘤应用较为成熟和普遍，在甲状腺、胰腺、淋巴结、子宫和颅脑肿瘤等方面也在积极探索和开展。

3. 基本操作

（1）定位、选择穿刺点：根据术前检查明确的病变位置，选择患者体位和合理的影像学引导方式，进行超声、CT 或 MR 等影像学检查（必要时增强），确定拟治疗的靶病变，明确其大小、位置和毗邻关系，确定皮肤进针点和穿刺入路，然后进行消毒和铺治疗巾。

（2）麻醉：根据患者身体状况、病变大小位置、消融治疗方式和具体条件，灵活选择麻醉方式。一般来说，化学消融采用皮肤穿刺点局部麻醉即可，物理消融一般需要局部麻醉和静脉镇痛麻醉相结合，少数情况下可采用全身麻醉，总体原则是尽量使患者在治疗过程中舒适无痛，能够顺利完成消融计划，同时又保证患者的生命体征平稳，使治疗安全有效、方便快捷。

（3）治疗：根据选择的消融治疗方式，将相应的治疗极（穿刺针、射频电极针、微波天线、光纤）在影像引导下，按照设定的穿刺入路经皮穿刺进入拟治疗的肿瘤内，影像检查验证其位置后，设定相应治疗参数，进行治疗。对于较大肿瘤，常需要调整治疗极的位置或采用多个治疗极进行多点叠加消融。

（4）影像复查：治疗结束后，拔除治疗极，立即行影像学检查（对肝、脾、肾、胰腺等腹部脏器建议行增强扫描），以评估治疗效果和发现气胸、出血等早期并发症，对残存的肿瘤应进行补充消融，积极处理并发症。

4. 并发症及防治 肿瘤消融治疗为局部微创治疗，技术上逐渐成熟，引导手段越来越先进和方便，因此治疗相对安全、并发症发生率较低，但由于患者一般体质较差或高龄、肿瘤一般为中晚期，因此应高度重视并发症的防治。消融治疗并发症包括穿刺技术相关和治疗反应相关两大类，按照发生时间分为围手术期并发症、近期并发症和远期并发症，按照是否造成严重后果和永久损害分为轻微并发症和严重并发症。消融治疗的并发症因治疗器官和治疗方式而异，一般包括疼痛、发热、出血、感染、邻近器官损伤、皮肤灼伤或冻伤、肿瘤针道种植等，需采取一定的预防措施，术后应密切观察，及时发现并处理并发症。

【肿瘤消融疗效评价与随访】★★△△

肿瘤消融治疗的疗效评价包括患者一般状态、影像学表现和生存期三个方面。

患者一般状态评价包括：症状体征改善、肿瘤标志物变化、有无并发症发生、体力状态评分（KPS 评分法或 ZPS 评分法）等。

影像学评价：参照改良的 WHO 可测量病灶疗效

评价标准（mRECIST），以肿瘤获得完全消融的体积作为量化指标。完全消融是指病灶已发生彻底坏死，无血供。消融治疗后，肿瘤的影像学表现有一逐渐演变的过程，不同部位的肿瘤，不同的随访复查时间，CT或MR检查的平扫表现亦各异，但是肿瘤完全消融的共同特征是消融范围应完全覆盖整个肿瘤，增强扫描时肿瘤主体无强化，PET/CT检查表现为无放射性摄取增高，且随着随访时间的延长，肿瘤应逐渐缩小或保持稳定不变。评价标准分为完全缓解（CR：病灶完全消融，持续4周以上，无新病灶出现）、部分缓解（PR：病灶完全消融体积≥50%，持续4周以上，无新病灶出现）、稳定（SD：非PR/PD）和进展（PD：病灶未被完全消融，且增大≥25%或出现新病灶）。一般术后1个月进行首次复查，此后第3、6、9和12个月各复查一次，以后每半年复查一次。复查期间，肿瘤可出现局部复发、新发或转移，应及时进行相应的治疗。

生存期评价：是评价肿瘤消融疗效的最终标准，术后应定期对患者进行随访，采用Kaplan-Meier法计算生存期，包括无进展生存期（PFS）和总生存期（OS）等。

（李晓光）

第3节　经皮穿刺引流术

【概述】★△

经皮穿刺引流术是在影像设备引导下，利用穿刺针和引流导管等器材，经皮穿入体内液体潴留并植入引流管引流的一种介入治疗技术。常用于全身各部位的脓肿、囊肿、浆膜腔积液、胆道或泌尿道梗阻、颅内血肿的穿刺引流。在对抽出液进行细胞学、细菌学和生化检测，作出鉴别诊断和指导用药的同时，还可以经引流导管进行局部药物注射和引流等治疗，以达到减压、消炎与囊肿灭能等作用。

【器材】★△

1. 穿刺针

（1）20～23 G为微穿刺针，通常带针芯，使用时外面的套针与内部的针芯套在一起穿刺，穿至目标部位后拔除针芯，进行下一步操作。微穿针需要与直径为0.018英寸的微导丝和交换套管配合使用，称为微穿刺导入系统。

（2）17～18 G为粗针，与直径为0.035英寸的普通导丝或加硬导丝配合使用。也可与针芯及引流管套合在一起，直接穿刺置管。

（3）微穿刺针对组织损伤轻微，对细小腔道或重要器官在一次穿入有困难时，可以反复穿刺，尤其适用于胆道、肾盂等。

（4）对于病灶较大，定位容易而表浅的病灶如脓胸、巨大肝肾囊肿、大量积液等可以用粗针一次性穿刺到位，然后直接引入导管或通过0.035英寸导丝引入引流管。

2. 导丝　直径为0.018英寸的微导丝与微穿刺针和交换套管配合使用。置入引流管时需要使用普通或加硬的0.035英寸导丝。

3. 扩张器　扩张器前端较细，后端较粗，通过0.035英寸导丝对从皮肤穿刺点到病变区的软组织通道进行预扩张，以利于置入引流管。

4. 引流导管

（1）引流管粗细的选择应根据引流液黏稠度不同来决定。稀薄的引流液（如囊液、尿液与清澈的胆汁等）可使用较细的引流管，稠厚的脓液或血肿血凝块宜用较粗的引流管。

（2）引流管的直径多为7～14 F，其进入引流区的一段有多个侧孔。为防止游走滑脱，引流管头端常制成猪尾状卷曲、蘑菇状膨大或单弯状。

（3）内-外引流管主要用于胆道的内外引流，管的中部与远侧均有侧孔，使用时将导管远端通过阻塞段，通常盘曲于肠道内，近端侧孔保持在阻塞段以上。这样，既可以外接引流袋作外引流，也可通过导管使近侧的胆汁流到远侧胆道或肠道内作内引流。

【适应证与禁忌证】★★★△△△

1. 适应证

（1）正常人体管道阻塞，引起阻塞段以上液体过量积聚而引起的病理反应，如胆道、泌尿道。

（2）实质脏器内积液或积脓，如肝、脾、胰、肾等处的脓肿或巨大囊肿引起症状者

（3）体腔内由于炎症，外伤等原因引起腔内脏器受压，功能受损，或毒性物质不能排出而大量吸收有害于机体时，如气胸、脓胸、心包积液、积脓、腹腔或盆腔等脓肿。

2. 禁忌证　除了难以纠正的凝血功能障碍以外，无绝对禁忌证。对于伴有感染性休克或重要脏器

功能不全的患者，应在积极支持、维护生命体征的同时，根据临床需要，谨慎实施穿刺引流术。

【操作方法与注意事项】★★△△

1．术前准备

（1）设备及器材准备：经皮穿刺引流术应在超声、透视、CT或MR等影像导向设备的引导和监视下进行，多数引流术仅需其中一种设备，有时则需联合运用。根据引流目标选择穿刺针具与引流管。

（2）患者准备：基本与经皮穿刺活检术相同。

（3）穿刺与引流通道设计：穿刺路径上应尽量避开占位性病变、正常的生理管腔（如大的血管、胆管和胃肠道）和邻近脏器。对肝、脾等实质脏器内的囊肿、脓肿以及胆囊、肾盂进行穿刺引流时要经过一段正常的脏器实质，避免直接穿刺。

2．操作方法

（1）Seldinger法：在影像设备的引导下，经皮肤穿刺点按照预定的穿刺路径，穿刺针穿刺进入引流区，抽得引流液或注入对比剂后，引入导丝，退出穿刺针，经导丝引入引流管，退出导丝，造影或影像复查确定引流管的位置合适后，在体表缝扎或用固定盘固定引流管，接上引流袋。

（2）套管法：使用套管针在影像学导向下一次性完成穿刺和引流操作，多用于病灶较大，定位容易而表浅的病灶如大量胸腹腔积液、巨大肝肾囊肿等。

3．注意事项

（1）引流管侧孔段应全部位于引流区内，避免部分侧孔位于正常脏器实质内，以防止出血或感染播散。引流液体时，导管应尽量位于引流区的最低处。

（2）妥善固定引流管，嘱咐患者避免牵拉引流管，以防止引流管移位或意外脱出。发现引流不畅、引流液内有大量血液或引流管明显移位或脱落，应及时在影像设备的引导下调整位置或重置。

（3）定期冲洗引流管，防止堵塞。

【并发症】★△

1．脏器损伤 主要与穿刺入路选择不当及技术不熟练、反复穿刺等有关，正确选择穿刺入路可减少或避免发生。

2．感染 对已经发生感染的密闭管腔（如胆道梗阻、肾积水、胆囊、肝脓肿等）进行引流时，如需注入造影剂，应先抽出部分感染液体后再行造影，且注入造影剂的量应少于抽出的液体量，注射速度应缓慢，以防止感染逆行入血。对可疑感染病灶行穿刺引流，应事先预防使用抗生素。

3．出血 术后少量出血一般无需处理，出血量大或保守治疗无效者应及时查找原因，进行相应处理。

4．引流管堵塞、移位或脱落 引流管堵塞可用少量生理盐水推注冲洗或用导丝疏通，必要时更换新的引流管。加强局部护理及良好的固定方法可防止引流管移位或脱出。

（李晓光）

第4节 非血管管腔成形术

【概述】★△

非血管管腔是指体内的消化道、气道、胆管、尿路以及输卵管等非血管组织的中空管腔，这些管腔发生狭窄或阻塞时，可采用介入放射学的管腔成形术进行治疗，包括球囊扩张成形术和支架成形术。

【器材】★△

1．球囊导管 非血管管腔成形术所用的球囊导管结构与血管成形术的Gruntzig球囊导管结构相同，为双腔单囊。根据拟扩张的管腔直径及病变长度选择不同规格。

2．支架 支架根据材料和释放方式的不同分为自膨式支架和球扩式支架两大类，自膨式支架凭其弹力或记忆张力扩张，球扩式支架由球囊使其扩张。对于塑料制成的管状支架，通常称为内涵管，但有时也称支架。一般的金属支架为裸支架，为防止肿瘤从支架的网格中长入造成再狭窄或治疗食管气管瘘，使用尼龙、塑料或硅胶等包裹支架的金属丝，称为覆膜支架。为治疗良性病变造成的管腔狭窄或便于调整支架位置，发明了可回收式支架。为治疗累及贲门的食管下端狭窄，研制出防反流支架。

3．输送器 输送器是将支架送至病变部位并释放的装置，大致分为套管式和捆绑式两种。

【基本操作及注意事项】★★△△

1．进行操作前，首先应了解患者病史，进行详尽的影像学检查，以明确病变的性质、部位、范围和程度。对患者进行必要的心肺功能和实验室检查。

2. 入路选择应根据管腔而定，开放性管腔如气道、消化道、泌尿道及输卵管等，可经体外管口进行介入操作；封闭管腔如胆道，如ERCP失败或不能进行时，需经皮经肝穿刺胆管或经术后遗留的T形管进行操作。输尿管逆行插管失败时，可在经皮肾造瘘基础上，对输尿管狭窄进行顺行操作。

3. 操作时，首先经导丝引入导管进入管腔内，造影进一步明确病变的部位、长度和狭窄程度，然后在透视监视下导丝导管小心通过狭窄段进入管腔远端，再次造影证实导丝导管位于管腔内，然后置换球囊导管将球囊置于狭窄的中心部位，当狭窄段较长时，自远端向近侧逐步扩张。扩张时球囊充胀程度应根据病变部位、性质而定，对严重狭窄或坚硬狭窄，球囊规格应自小至大逐步扩张，切忌过度扩张造成管腔破裂。扩张后进行重复造影，结果满意时可撤出球囊。有必要时进一步在病变处植入支架，支撑已扩张的管腔。

4. 对于一些良性病变，单纯球囊扩张多可取得较好疗效，尽量不要放置金属支架，确属必要，也应放置可回收支架。对于恶性病变，支架置入术可获得比单纯球囊扩张更好的长期通畅率，提高临床疗效和患者的生活质量。

【适应证与禁忌证】★★△△

1. 气道成形术适应证与禁忌证

（1）适应证：①恶性肿瘤侵袭造成的气管狭窄；②外伤或医源性气管狭窄，狭窄长度超过2个气管环以上；③结核或炎症侵袭造成气管狭窄，非手术适应证者；④淋巴结肿大压迫造成气管狭窄；⑤各种原因的气管软化。

（2）禁忌证：①狭窄距声门5 cm以内；②有手术适应证的良性狭窄；③未能纠正的凝血功能障碍。

2. 消化道成形术适应证与禁忌证

（1）适应证：①先天性食管狭窄，贲门失弛缓症；②食管后天性狭窄肿瘤、手术后、放疗后、化学药物灼伤以及外压性狭窄；③胃十二指肠良恶性狭窄包括术后吻合口狭窄以及恶性肿瘤所致胃十二指肠管腔狭窄或术后肿瘤复发浸润所致狭窄；④结直肠恶性狭窄、术后吻合口狭窄或瘘。

（2）禁忌证：①食管灼伤后的急性炎症期（3个月内），不宜行球囊扩张术。良性狭窄原则上首选球囊扩张术，不宜行支架置入术。②高位食管癌或颈部肿瘤所致吞咽障碍者不宜放支架，否则异物感很明显，支架易发生移位。③预计生存期很短的严重恶病质状态。④胃、十二指肠支架植入术操作较安全，除完全性管腔闭塞需再建立通道外一般无绝对禁忌证。相对禁忌证主要包括：门静脉高压所致食管、胃底重度静脉曲张出血期；有严重的出血倾向；广泛肠粘连并发多处小肠梗阻。⑤结肠成形术无绝对禁忌证，对下述情况应谨慎对待：重度内痔或肛周静脉曲张出血期；急性炎症、溃疡性结肠炎出血期；有严重的出血倾向或凝血功能障碍；严重的心、肺功能衰竭。

3. 胆道成形术适应证与禁忌证

（1）适应证：①胆管恶性狭窄闭塞 胆管癌、胆囊癌、肝癌、肝门部肿瘤、胰腺癌、胰十二指肠区肿瘤等直接侵犯、压迫胆管造成狭窄闭塞以及肝门、胆管周围转移淋巴结压迫引起的狭窄阻塞。②胆管良性狭窄 术后胆管狭窄，胆肠吻合口狭窄，胆管炎，胰腺炎引起的胆管狭窄，在球囊扩张术无效或难以成功时可考虑采用支架植入。

（2）禁忌证：①明显出血倾向。②大量腹腔积液。③肝功能衰竭。④胆管广泛狭窄者。

4. 尿道成形术适应证与禁忌证

广义的尿道包括输尿管和尿道，介入治疗方法包括球囊扩张成形术、内涵管植入术和支架植入术。

（1）适应证：①肾盂输尿管连接部短段狭窄，伴肾功能正常；②输尿管良性狭窄 如手术创伤、结石、放疗后、感染性、先天性及腹膜后纤维化所致狭窄；③前列腺增生或前列腺癌所致尿道梗阻。

（2）禁忌证：①以中叶增生为主向膀胱内突出明显者；②膀胱结石；③膀胱肿瘤；④神经性膀胱；⑤前列腺段尿道长度小于2.5 cm者。

5. 输卵管再通术适应证与禁忌证

（1）适应证：主要适用于输卵管间质、峡部和壶腹部的阻塞。

（2）禁忌证：①壶腹远端、伞端阻塞；②间质部严重闭塞；③结核性输卵管阻塞及盆腔炎症；④严重心力衰竭、活动性肺结核；⑤发热、月经期。

【并发症】★★△△

1. 气道成形术并发症

（1）气道支架植入位置靠近声门时，会造成喉头水肿和声音嘶哑。

（2）操作粗暴会造成气管黏膜出血。

（3）支架断裂、移位。

2. 消化道成形术并发症

（1）出血：与器械粗糙和操作不当有关，轻微出血不需特殊处理，较大量出血应积极查找原因，行药物止血、动脉栓塞或外科手术。

（2）食管、胃肠道破裂穿孔：条件许可者应立即行手术治疗，暂无手术条件者应留置胃肠减压管，并加强引流及抗感染治疗。

（3）支架移位脱落：轻度移位不需特殊处理，移位明显者可在内镜下调整位置或补放支架。支架脱落多可自然排出，除引起梗阻和严重出血者需要内镜或手术取出外，一般不需特殊处理。

（4）再狭窄：常为胃肠道黏膜增生或肿瘤浸润所致，采用覆膜支架及配合病因治疗可延缓再狭窄的发生。再狭窄发生时可经原支架再套入同类规格或直径略小的支架。

3．胆道成形术并发症

（1）出血：表现为胆道、消化道出血或肝内血管损伤。

（2）胆管穿孔、腹膜炎。

（3）胆道感染、急性胰腺炎。

（4）支架移位、断裂或阻塞再狭窄。

4．输卵管再通术并发症

并发症发生率低，主要并发症为输卵管穿孔、对比剂静脉逆流和感染。

（李晓光）

第 5 节　其他非血管介入诊疗技术

本节主要介绍经皮椎体成形术。

【概述】★△

经皮椎体成形术（percutaneous vertebroplasty，PVP）是在 CT 或 X 线透视监视下用骨穿刺针行椎体穿刺后，将骨水泥注入病变椎体内，达到解除或缓解疼痛、加固椎体和防止椎体进一步压缩塌陷的目的。最初用于椎体血管瘤的治疗，此后相继用于脊椎转移性肿瘤、骨髓瘤及骨质疏松症并椎体压缩性骨折，此后更扩展到椎体后凸成形术和其他部位骨转移瘤的成形治疗。

【器材与药物】★△

1．骨水泥　目前进行 PVP 最常用的骨水泥材料为聚甲基丙烯酸甲酯（PMMA），是由甲基丙烯酸聚合物（粉）和甲基丙烯酸单体（液）按照一定比例混合后聚合固化成的强度较高的高分子化合物。PMMA 本身在 X 线下不显影，多数厂商已经在粉中添加 10% 钡粉，但在透视下显影仍欠佳，需额外加入钡粉作为增显剂，在 CT 下注射则不需要。

2．PVP 器械

（1）11～13 G 带芯骨穿刺活检针及专用骨水泥注射器。

（2）外科不锈钢锤。

（3）手术包。

【适应证与禁忌证】★★★△△△

1．适应证

（1）骨质疏松症性椎体压缩性骨折：椎体骨折引起的急性局部剧烈疼痛或长期不愈的慢性局部疼痛，椎体压缩程度最好在胸椎＜50%，腰椎＜75%。

（2）椎体转移瘤：最佳适应证是肿瘤破坏椎体引起局部剧烈疼痛、要求卧床休息并以止痛剂维持者，或合并椎体病理性压缩骨折。对于无症状性溶骨型椎体转移瘤者，为防止椎体塌陷，可行预防性 PVP。

（3）椎体骨髓瘤。

（4）椎体血管瘤：侵袭性椎体血管瘤为 PVP 的主要适应证，近来也主张用于无症状的局限性椎体血管瘤，可加强受累椎体并预防塌陷。

2．禁忌证

（1）绝对禁忌证：①椎体感染性病变或结核；②皮肤穿刺点或穿刺通道上存在感染；③心、肺、肝、肾功能衰竭或患者昏迷。

（2）相对禁忌证：①出凝血功能障碍，有出血倾向者；②椎体骨折线越过椎体后缘或椎体后缘骨折破坏广泛、较大范围不完整者；③椎体压缩程度超过 75%；④体质极度虚弱，不能耐受手术者。

【操作方法与注意事项】★★△△

1．操作方法

（1）引导设备：多使用 C 形臂 X 线机，在双向透视下进行操作。也可在 CT 引导下进行。

（2）体位与穿刺入路：颈椎采用前侧方进针，患者取仰卧位；胸腰椎穿刺体位均采取俯卧位，一般经椎弓根进针，胸椎还可经肋横突关节进针。

（3）确定穿刺点：在后前位透视下使两侧椎弓根对称显示，选择椎弓根外侧缘的体表投影外侧 1～2 cm 作为穿刺点。

（4）消毒、麻醉：以穿刺点为中心，常规消毒铺巾。用 1～2% 利多卡因在穿刺点皮肤向椎弓根方向作穿刺通道全层浸润麻醉。

（5）穿刺：穿刺针与身体矢状面成角30°～40°，穿刺至椎弓根后缘骨皮质，然后双向透视，在侧位透视下将穿刺针方向尽量调整至与病变椎体中线一致，用外科锤敲击穿刺针进入椎弓根，反复多次双向定位，当穿刺针头端抵达椎体后缘时，正位正好越过椎弓根内缘，此为比较理想的穿刺状态。在侧位透视下将穿刺针敲击推进至椎体前1//3交界处，正位则位于椎体中央。

（6）PMMA调配：按粉（g）：液（ml）：钡粉（g）为15：10：3来调制骨水泥，充分混合至黏稠期开始即抽入骨水泥注射器内。

（7）注射：PMMA调配后2～3 min开始在侧位透视下缓慢注射，一般在3～5 min完成注射，如发现明显渗漏则立即停止注射。

（8）拔针：先植入针芯将残留在穿刺针管内的PMMA推入椎体内，再旋转向后退出穿刺针，穿刺点局部压迫3～5 min后包扎。

（9）摄片：正侧位摄片观察骨水泥在椎体内的分布情况。

2. 注意事项

（1）胸椎穿刺点应选择在椎弓根体表投影偏外侧1～2 cm，不宜太远，否则可能穿入胸膜腔造成气胸；如经肋椎关节穿刺，对于骨质疏松者的操作应轻缓，避免造成肋骨骨折。

（2）经椎弓根穿刺应避免损伤椎弓根内侧骨皮质，以防止损伤椎管内静脉丛、脊神经或脊髓，也能避免骨水泥渗漏入椎管。

（3）PMMA注射量应适当：颈椎1～2.5 ml、胸椎3～5.5 ml、腰椎4～7 ml，关键是将PMMA充分填充入椎体断裂区域或破坏碎裂区域。PVP的止痛效果与PMMA注射量不成正相关，但PMMA渗漏产生的并发症发生率显然与PMMA注射量增加有关。

【并发症】★★△△

（1）与穿刺相关的并发症包括肋骨骨折、气胸、脊髓损伤、大出血等，注意规范操作则很少发生。

（2）PMMA向椎体周围渗漏而造成的相应压迫，包括椎管内硬膜囊外、神经根管、椎旁软组织、相邻椎间盘内及椎旁静脉丛，大多数不产生临床严重后果。

（3）PMMA静脉回流导致肺动脉栓塞。

（4）感染，极少见。

（5）过敏，PMMA单体可引起接触性皮炎等过敏反应，一般对症处理即可。

（李晓光）

参考文献

［1］郭启勇．介入放射学．3版．北京：人民卫生出版社，2010.

［2］郑加生，李宁，袁春旺．影像引导肿瘤消融治疗学/肿瘤消融治疗概述．北京：人民卫生出版社，2013.

［3］郑加生，李宁，袁春旺．影像引导肿瘤消融治疗学/常用肿瘤消融治疗方法．北京：人民卫生出版社，2013.

第十一篇

分子影像学

第86章　总　论

第1节　概　论

【概念】★★★△△△

分子影像学是利用现有的医学影像技术对活体内的生物过程在细胞和分子水平进行研究的学科，它利用靶向探针与特定分子特异性结合实现实时、定量成像。

【特点与优势】★★★△△△

分子成像技术可无创、实时地观察特定的分子活动，发现、监测疾病的早期分子水平的变化，在整体水平上观察疾病发展过程，从而指导药物或基因治疗方案的选择和优化。

【应用范围】★★★△△△

1. 生命科学研究　主要集中在细胞生物学、表观遗传学、分子免疫学、肿瘤生物学以及小分子核糖核酸、蛋白质修饰和降解等研究领域。

2. 医学研究　疾病早期诊断、个体化医疗指导、疗效监测与评价等方面。

3. 药学研究　①对研发药物的药动学进行动态分析，促进了药物的早期开发；②在体外直接定量测定所标记药物或化学物在活体内的活动，有利于药物的早期筛选与疗效评价。

【作用】

1. 在疾病诊断和治疗中的作用

（1）早期检测。

（2）疗效评价。

2. 对药物研发的影响：成为打破新药研制瓶颈的重要工具。

（王培军　黄宗良）

第2节　分子影像学的关键技术与成像策略

【分子成像的关键条件】★★★△△△

1. 合理药代动力学活性的高亲和力探针。

2. 成像探针须克服血管、间质、细胞膜等生物屏障。

3. 高效、合适的信号放大技术。

4. 灵敏、高分辨率的成像系统。

【分子成像策略】★★★△△△

1. 直接成像

（1）把分子探针插入到细胞中，当分子探针遇到特定分子或特定基因产物时会发出信号，通过影像设备（如PET、MRI或红外线等）记录信号并将信号转化为分子图像或代谢图像。

（2）限制因素：①成像靶点的数量；②特定探针的研发。

2. 间接成像

（1）通过报告探针与报告基因表达产物相互作用而间接实现对感兴趣目标进行成像。

（2）更易于向临床转化。

3. 替代物成像

（1）利用替代标记物探针来反映一个或多个内源性分子—遗传学过程的下游效应。

（2）特异性相对较低。

【分子成像技术】★★★△△△

分子影像学常用的影像学技术：PET、SPECT、MRI、US、CT等

（王培军　黄宗良）

第3节　分子成像的常见类型

目前分子成像的常见类型有蛋白分子成像和基因表达成像两大类，其中蛋白质分子成像包括受体成像、免疫成像及其他蛋白质成像，基因表达成像主要包括反义显像和报告基因表达显像。

【蛋白分子成像】★★★△△△

1．受体成像

（1）原理：受体是细胞膜或细胞内存在于信息分子或黏附分子特异性结合并诱发细胞生理反应或黏着作用的生物分子。能与受体特异性结合的物质称为配体。受体成像是基于显像剂标记的配体与靶组织受体特异性结合的原理，将显像剂标记的特定配体引入活体内，在体外利用影像仪器显示受体空间分布、密度、数量和亲和力，是集配体—受体高特异性结合和示踪技术高敏感性于一体的体内无创性成像方法。

（2）基本条件：①所选择的配体和受体之间有特异性、饱和性及亲和性。②分子探针对受体变化反应的灵敏度。③受体浓度的变化与疾病状态相关。

2．免疫成像

（1）原理：以抗体为载体，通过抗体与抗原的特异性结合，将显像剂导向靶标内，利用高灵敏度的影像设备在体外直接探测体内抗原分子分布的状况，实现靶点的定向强化，为疾病早期诊断和治疗提供可靠的影像学信息。

3．其他蛋白质分子成像

（1）原理：在某些病理情况下或报告基因表达后，会产生一些特异性或高表达的蛋白质。因此，可将这些蛋白质作为成像靶点，利用特异蛋白质—蛋白质相互作用的分子识别，通过显像剂标记蛋白质来实现对靶点的体外探测。

【基因表达成像】★★★△△△

1．反义显像

（1）原理：基于碱基互补的原理，应用对比剂标记与靶序列互补的小片段核苷酸—反义寡核苷酸作为探针，与靶DNA或mRNA进行特异结合，通过影像设备显像反映靶点的情况，从而实现对疾病的诊断和治疗。

（2）局限性：①细胞内靶mRNA分子数目较少；②探针难以通过生物屏障（细胞膜、血管和血脑屏障）；③稳定性差；④非结合寡核苷酸清除率慢；⑤靶向性低和相对高背景（低信噪比）。

2．报告基因成像

（1）原理：利用报告基因表达的蛋白质与显像剂标记的报告探针发生反应或特异性结合，从而对报告基因的表达进行检测。

（2）优势：①可实时、连续、多次监测基因表达；②不需要侵入性采样，不会破坏组织；③可获得靶器官或肿瘤在整体水平上的三维信息，这在毒副作用评估时尤为重要。

（王培军　黄宗良）

第87章 磁共振分子成像学

第1节 概　　论

【磁共振分子成像】★★★△△△

1. MRI是利用原子核在磁场内发生共振而产生信号，并经过图像重建后形成直观可见的图像，是一种无创性影像学诊断技术。

2. 磁共振分子成像是利用MRI技术并借助MRI对比剂的生化特征来直接或间接地反映目的基因的表达情况。优点：①具有很高的空间分辨率；②获得相应的生理信息。

3. 广义上，磁共振分子成像可分为磁共振功能成像和磁共振分子成像。磁共振功能成像包括磁共振弥散成像（弥散加权成像 diffusion weighted imaging，DWI；弥散张量成像 diffusion tensor imaging，DTI）、磁共振灌注成像（perfusion weighted imaging，PWI）、磁共振波谱成像（magnetic resonance spectroscopy，MRS）和磁共振血氧水平依赖成像（blood oxygen level-dependent magnetic resonance imaging，BOLD MRI）。

（王培军　黄宗良）

第2节 磁共振功能成像

【磁共振波谱分析】★★★△△△

1. 磁共振波谱分析

（1）磁共振波谱分析（magnetic resonance spectroscopy，MRS）是测定活体内特定组织区域化学成分的无创性技术，是磁共振波谱技术和MRI完美结合的产物。

（2）MRS成像是基于化学位移现象，在均匀磁场中，同种元素的同一原子因其化学结构的差异，拉莫频率也不相同，这种频率差异称为化学位移。MRS实质上就是某种原子的化学位移分布图，其横轴表示化学位移，其纵轴表示各种具有不同化学位移的原子的相对含量。

（3）现用于MRS检测的核素有^{1}H、^{13}C、^{19}F、^{23}Na和^{31}P，而应用于临床的MRS主要有两种：^{1}H-MRS和^{31}P-MRS。

2. 常见代谢产物的^{1}H-MRS共振峰

（1）氮—乙酰天门冬氨酸峰（NAA）：NAA的主峰位于2.0 ppm，主要包括NAA及少量的N-乙酰天门冬氨酸—谷氨酸（NAAG）。NAA的降低甚至消失代表神经元数量的减少及缺失。

（2）肌酸—磷酸肌酸峰（Cr-Pcr）：肌酸—磷酸肌酸峰的共振峰位于3.0 ppm及3.94 ppm，主峰在3.0 ppm，主要包括肌酸、磷酸肌酸及少量γ-氨基丁酸、赖氨酸及谷胱甘肽。肌酸—磷酸肌酸作为高能磷酸盐的储备形式及三磷酸腺苷、二磷酸腺苷的缓冲剂，因其含量在各种病理状态下相对稳定，因此常作为参考用于比较其他代谢产物的变化。

（3）含胆碱类化合物峰（Cho）：含胆碱类化合物峰的共振峰位于3.2 ppm，主要包括磷酸胆碱、甘油磷酸胆碱及磷脂酰胆碱等。胆碱不仅与细胞膜磷脂的合成和分解有关，参与细胞膜的构成，而且是神经递质乙酰胆碱的前体。

（4）肌醇峰（mI）：肌醇峰的共振峰位于3.6 ppm及4.06 ppm。肌醇的主要作用是调节渗透压、营养细胞、生成表面活性物质及抗氧化等。

（5）乳酸峰（Lac）：乳酸峰的共振峰位于1.3 ppm，来源于葡萄糖的无氧代谢产物乳酸。当机体缺血、缺氧时，常可观察到此峰。一般认为，Lac峰升高与恶性或侵袭性很高的肿瘤有关，亦有可能与含坏死组织有关，治疗后出现Lac峰可能与治疗后脑水肿、血脑屏障被破坏有关。

（6）谷氨酰胺及谷氨酸复合物峰（Glx）：谷氨酰胺及谷氨酸复合物峰的共振峰位于2.2～2.4 ppm（β+γ峰）及3.4～3.8 ppm（α峰）。谷氨酸是一种兴奋性氨基酸，具有兴奋性作用，其不仅与氨生成谷氨酰胺而参与脑内氨的解毒作用，而且是抑制性神经递质 γ-氨基丁酸合成的前体。在脑组织缺血缺氧状态或肝性脑病时，谷氨酸的含量会明显增高。

（7）苯丙氨酸峰（Ala）：苯丙氨酸峰的共振峰位于1.47 ppm，PRESS序列短TE时表现为倒置单峰，长TE时则翻转为正置。此峰不常出现，脑膜瘤出现该峰的概率为其他肿瘤的4倍。

（8）脂质峰（Lip）：正常脑组织的脂质峰可出现于0.8 ppm、1.2 ppm、1.5 ppm及6.0 ppm等处，是由甲基、亚甲基、等位基和不饱和脂肪酸的乙烯基组成。脑肿瘤可在1.3 ppm处出现一正置的脂质峰。脂质峰多见于恶性肿瘤及肿瘤放疗后。

3. ^{1}H-MRS在颅内常见肿瘤诊断中的应用 正常脑组织波谱两侧基本对称，而所有肿瘤病变侧与正常侧比较均有明显差异。

（1）胶质瘤：NAA峰值降低，Cho峰值增高，NAA/Cho、NAA/Cr比值降低，Cho/Cr比值增高。出现坏死时可见Lac峰。低级别与高级别胶质瘤在NAA/Cho、NAA/Cr和Cho/Cr比值上均有明显差异。

（2）脑膜瘤：Cho峰显著增高，无NAA峰或很低，Cr峰很低，有时可出现特征性的Ala峰。

（3）脑转移瘤：NAA峰值降低或消失，Cho峰增高，NAA/Cho、NAA/Cr比值降低或消失，Cho/Cr比值增高。出现坏死时可见Lac峰

（4）淋巴瘤：中枢神经系统（CNS）原发淋巴瘤的波谱表现类似于转移瘤和高度恶性胶质瘤；NAA峰明显下降，Cho峰明显升高，其次出现高大的脂Lip峰和Lac峰。

（5）其他颅内肿瘤：如垂体瘤、颅咽管瘤、听神经瘤、脊索瘤等位于鞍区、桥小脑角区及颅底，除非肿瘤很大偶尔可成功成像，大部分因邻近骨质等因素的影响而很难获得较理想的波谱线。

【弥散加权成像与弥散张量成像】

★★★△△△

1. 弥散加权成像

（1）弥散加权成像（diffusion weighted imaging, DWI）：磁共振通过磁化氢质子的方法来标记分子而不干扰它的弥散过程。在任何一种常规MR成像序列中加入弥散梯度突出弥散效应即可DWI，可对组织中水分子的弥散行为直接进行检测。在用DWI测量分子运动时，常用表观弥散系数（ADC）表示活体测到的弥散程度，ADC值增大，代表水分子弥散增加，而DWI信号降低。

（2）弥散加权成像的临床应用

1）脑梗死的早期诊断：DWI对于急性脑缺血相当敏感，尤其是超急性脑缺血。急性脑缺血早期在DWI上表现为高信号。在临床超急性脑梗死患者MRI检查中，弥散成像和灌注成像的联合应用可帮助确定缺血半影区，指导脑梗死的溶栓治疗。

2）脑肿瘤的定性诊断

① 蛛网膜囊肿与表皮样囊肿：表皮样囊肿在DWI图像上表现为明显的高信号；蛛网膜囊肿在DWI图像上呈低信号。

② 脑脓肿和囊变或坏死的脑肿瘤：脑脓肿的脓液ADC值明显减低，DWI呈高信号；脑肿瘤内囊变或坏死区ADC值及DWI信号与脑脊液接近。

③ 脑肿瘤细胞密度及肿瘤分级与ADC值有较高相关性。通常高度恶性肿瘤细胞密度较高，ADC值较低。胶质瘤细胞构成与ADC值具有良好的相关性，并能指导肿瘤的分级。DWI对鉴别脑膜瘤的良恶性也具有重要意义，ADC值低倾向于高度非典型性或恶性脑膜瘤。

3）脑肿瘤边界判断：DWI在判断脑肿瘤界限上有一定的帮助，对放射治疗的设野来说相当重要。

4）脑肿瘤治疗疗效评价：脑肿瘤的术后残留复发因细胞外间隙小和具有较高的细胞密度等原因，其ADC值低于术后残腔的ADC值，而DWI信号增高。

5）肝脏DWI：根据肝脏正常组织与病变组织的TE长短不同而选择较多b值。肝囊肿的ADC值较肝血管瘤和肝癌大，随着b值增大，DWI信号变暗甚至消失；肝海绵状血管瘤的ADC值低于囊肿，但要高于实性的恶性肿瘤，DWI信号介于两者之间；肝癌的ADC值在三者中最小。

6）前列腺癌外周带癌灶ADC值大大低于正常前列腺组织，同时亦低于良性的前列腺增生结节灶。前列腺癌癌灶T2WI呈短T2，DWI呈低ADC值。另外DWI对前列腺癌是否侵犯周围组织，尤其是对精囊腺的累及有很好的鉴别作用。

7）乳腺良性病变的ADC值要高于乳腺癌，因为乳腺良性病变的细胞外空间明显增大。另外在腋淋巴结阳性而其他影像检查阴性的隐匿性乳腺癌中，DWI对病灶的检出也有一定的作用；对局部进展期

乳腺癌新辅助化疗的评价也有一定的作用。

2. 弥散张量成像

（1）弥散张量成像（diffusion tensor imaging，DTI）：在 DWI 技术基础上发展起来的一种新 MRI 技术，在三维空间内定时定量地分析组织内水分子弥散特性，是目前唯一能在活体人脑组织显示白质纤维走行、方向、排列、密度及髓鞘化等信息的无创性手段。

（2）弥散张量成像的临床应用

1）DTI 在脑发育及生理解剖研究中的应用：新生儿和婴幼儿大脑的 ADC 值比成人大而空间各向异性比成人小，发育过程中部分区域的 ADC 值降低和各向异性较 T1WI、T2WI 信号改变早，因此，DTI 可用于临床评价大脑成熟程度。

2）DTI 在脑梗死诊断及病程进展观察中的应用：DTI 为临床提供可靠的治疗时间窗，依据其特有的鉴别能力和参数可定量观察及成像，提供更多的信息。梗死后由于细胞毒性水肿、髓鞘肿胀致垂直于纤维的水分子运动受限，表现为急性期、亚急性期及稳定期 ADC 值和各向异性（FA）值持续下降。

3）DTI 在多发性硬化中的应用：多发性硬化 T2 加权成像所显示的病灶在 DTI 上表现为平均扩散率增高，且增高的程度与该病的临床阶段有关。同时，常规 MRI 无信号异常的白质，其 DTI 扩散率亦增高，扩散各向异性异常。

4）DTI 在脑肿瘤诊断及术前 / 术后评估中的应用：① FA 值在肿瘤实质、边缘、瘤周水肿区与正常白质区、边缘与实质区、水肿区都有显著差异，而实质与水肿区则无差异。ADC 值在实质、边缘、水肿区与正常白质、实质、边缘与水肿区均有显著差异，而实质与边缘间则无差异，因此 FA 值、ADC 值对高级别星形细胞瘤浸润范围的划定有重要价值；② DTI 能清楚地显示肿瘤脑白质的异常位置，计算出其偏移角度，能显示出远距离脑白质束因占位效应所致的位置异常，并显示其在肿瘤瘤体与周围组织关系中的巨大价值，为肿瘤的术前计划、术后处理和评估提供重要的指导作用。

【磁共振灌注成像】

1. 磁共振灌注成像

（1）磁共振灌注成像（perfusion weighted imaging，PWI）：是一种用来反映组织的微血管灌注分布及血流灌注情况的磁共振检查技术。目前依据其成像原理可大致分为两种类型：对比剂首过灌注成像技术和动脉血质子自旋标记技术。

（2）磁共振灌注成像的临床应用

1）脑缺血性病变：通过评价脑血流量（CBF）、脑血容量（CBV）及平均通过时间（MTT）来描述早期缺血性脑卒中患者脑血流低灌注区、梗死区及缺血半暗带区。常见脑灌注异常分下列几种情况：①灌注不足：MTT 明显延长，局部 CBV（rCBV）减少，局部 CBF（rCBF）明显减少；②侧支循环信息：MTT 延长，rCBV 增加或尚可；③血流再灌注信息：MTT 缩短或正常，rCBV 增加，rCBF 正常或轻度增加；④过度灌注信息：rCBV 与 rCBF 均显著增加。

2）颅内占位性病变：肿瘤恶性程度越高，rCBV 值越大，即多形性胶质母细胞瘤＞间变性星形细胞瘤＞低级别胶质瘤。

3）乳腺病变：乳腺癌灌注与非灌注微血管比例增加，而良性纤维腺瘤的灌注与非灌注的微血管比例变化不明显；肿瘤的分级越高，局部血容量越大，最大信号下降率也越大。

【磁共振血氧水平依赖成像】★★★△△△

1. 磁共振血氧水平依赖成像

（1）磁共振血氧水平依赖成像（blood oxygen level-dependent magnetic resonance imaging，BOLD MRI）：当脑组织处于兴奋状态时，局部血管出现扩张，脑血流量增加，静脉血中去氧血红蛋白含量相对减少，局部磁化率相应发生改变，T2 驰豫时间延长，T2 加权像信号增高，从而获得激活脑区的功能成像图。

（2）临床应用

1）手运动相关 fMRI：功能磁共振成像（fMRI）是脑功能成像的首选方法。运动皮质定位稳定，在脑内容易得到证实，活动手指不易产生头部运动伪影且支配手指运动的功能区在运动皮质所占面积较大，因此，与手运动相关的 fMRI 被广泛用于研究，手运动区已成功用于各运动区外科手术前定位的界标。

2）神经外科学和神经肿瘤学中的应用：将 fMRI 信息叠加于传统 MRI 解剖图上进行手术前定位，能有效弥补术中脑功能区域定位的缺陷，有利于制订合理的手术方案。

3）中医针灸中的应用：在针灸穴位期间，存在着脑功能的变化；有关特定穴位与脑皮质相应代表区之间存在相关性的理论已经得到国内外许多学者的临床研究证实。

4）脑认知功能的 fMRI 研究：脑认知功能的 fMRI 研究包括语言功能 fMRI 研究、数字认知功能 fMRI 研究、情感功能 fMRI 研究等。不同状态下脑功能的激活区不同。

（王培军　黄宗良）

第3节　常用MRI对比剂及靶向MRI对比剂

【常用MRI对比剂】★★★△△

常用MRI对比剂一般分为以下三种：顺磁性对比剂、铁磁性对比剂和超顺磁性对比剂。

1．顺磁性对比剂　常常是过渡族的金属离子，如Fe^{3+}、Mu^{2+}、Gd^{3+}等，主要表现为缩短T1弛豫时间，增强对比剂邻近区域的磁共振信号，从而提高影像的对比度。特点是具有磁化率很小，无外界磁场时磁性不能保留，是目前临床常用的MRI对比剂。

2．铁磁性对比剂　在无外界磁场时仍能保留其磁性，具有较高的磁化率，显著缩短T2弛豫时间，MRI检查成像所需的浓度明显低于顺磁性物质。由于铁磁性微粒不能直接溶于水，只能采用载体或匀浆形式给药，适用于胃肠道的口服制剂。

3．超顺磁性造影　一般由纳米氧化铁晶体核与稳定包膜材料构成，此类对比剂对于肝和脾肿瘤有着很好的靶向作用。

【靶向MRI对比剂】★★★△△

1．亲脂性基团作为靶向基团　钆贝葡胺（Gd-BOPTA）和钆塞酸二钠（Gd-EOB-DTPA）是这类化合物的典型代表。

2．维生素B_6族化合物及其衍生物作为靶向基团　锰福地匹三钠（Mn-DPDP）具有良好的肝胆系统靶向性。

3．糖类作为靶向基团　由多糖衍生顺磁性配合物对肿瘤具有更好的选择性，肿瘤增强显影持续时间更长。

4．其他类型的靶向性对比剂　Mn-卟啉配合物可与肿瘤细胞靶向性结合，以叶酸为修饰基团，可合成具有较好靶向性的对比剂并用于肿瘤的诊断。

（王培军　黄宗良）

第4节　成像探针及报告基因成像

【磁共振分子成像探针】★★△△

1．磁共振分子成像探针

（1）磁共振分子成像探针：常用的MRI对比剂作为分子探针的信号组件，与靶向性亲和组件通过转运体连接，从而能够靶向性地向表达特异性靶分子的组织和细胞中导入，最终实现对比增强的效果。目前常用的分子探针主要分为两类：顺磁性分子探针（产生T1阳性对比信号，以Gd-DTPA为代表）和超顺磁性分子探针（产生T2阴性对比信号，以氧化铁为基础）

（2）磁共振分子成像探针的应用

1）Gd-DTPA在磁共振分子影像中的应用：肿瘤的诊断，肿瘤新生血管形成及肿瘤治疗效果的评估、细胞凋亡的研究。

2）氧化铁颗粒在磁共振分子影像研究中的应用：①干细胞标记及示踪；②标记肿瘤细胞及检测肿瘤血管成像；③标记基因；④标记抗体及受体；⑤显示淋巴—巨噬细胞系统对氧化铁纳米颗粒的摄取。

【MR基因表达成像】★★△△

1．MR基因表达成像

（1）MR基因表达成像：是以单晶体氧化铁纳米颗粒等超顺磁性探针的放大系统为基础，通过MR报告探针对导入的报告基因表达产物进行成像。报告基因的表达产物通常分为两类：①细胞内的酶；②细胞表面的受体。

（2）MR基因表达成像的应用

1）酪氨酸酶作报告基因的磁共振分子影像学：基因表达评价及基因治疗的监测。

2）铁蛋白作报告基因的应用：①内源性基因表达显像；②基因治疗；③细胞标记显像；④药物筛选。

（王培军　黄宗良）

第 88 章　分子核医学及其应用

第 1 节　概　　论

【分子核医学】★★△△

1．分子核医学是由放射性核素示踪剂技术和分子生物学技术相互融合而形成，它从分子水平分析疾病、阐明病变组织细胞受体密度与功能活性、基因的异常表达与报告基因、生化代谢变化及细胞信号转导等情况，为疾病的早期病因诊断、个体化治疗和医学科学研究提供分子水平信息。

2．分子核医学显像技术主要有代谢显像、受体显像、细胞乏氧显像、放射免疫显像、报告基因显像和细胞凋亡显像等。

3．分子核医学显像使用的主要仪器为正电子发射型计算机断层显像仪（PET）、单光子发射型计算机断层显像仪（SPECT）及其与 CT 同机融合的 PET/CT 和 SPECT/CT。

4．目前常用的 PET 显像剂有 ^{18}F-FDG、^{11}C-Acetate、^{11}C-MET、^{15}O-H_2O、^{13}N-NH_3、^{18}F-FDOPA，其中 ^{18}F-FDG 的应用最广泛、使用最多。

（王培军　黄宗良）

第 2 节　分子核医学的临床应用

【^{18}F-FDG 的临床应用价值】★★△△

1．^{18}F-FDG 对肿瘤的诊断、疗效观察及复发监测　^{18}F-FDG 显像有助于①异常肿块组织的良恶性鉴别诊断及恶性程度的鉴别诊断、肿瘤分级、临床分期以及全身状况的评估；②适用于疗效评估，包括术后肿瘤残留或复发情况与瘢痕组织增生的鉴别、放疗和化疗前后肿瘤细胞代谢的变化、放射性肺炎与肿瘤复发的鉴别等，以及肿瘤原发灶的寻找和转移灶的全身监测；③肿瘤治疗后残存组织性质的鉴别；④肿瘤复发的早期判断及复发或转移灶的定位；⑤恶性肿瘤原发灶的探查、转移部分的诊断及组织活检部位的选择；⑥肿瘤耐药性的研究。

2．^{18}F-FDG PET/CT 在缺血性心脏病中的应用

① ^{18}F-FDG PET 代谢显像被公认为心肌活力评价的"金标准"；② ^{18}F-FDG PET 显像有助于冠状动脉血运重建后心肌灌注、代谢和功能恢复的评价；③应用 PET 的心肌血流灌注显像结合多层 CT 的冠状动脉造影、钙化分数测定；④对急性心肌梗死后再灌注是否成功、代谢储备及心肌运动能力的评价；⑤不稳定型心绞痛（UA）的诊断；⑥心肌病的心肌损伤状况评价。

3．PET/CT 分子影像在神经系统疾病中的应用

①癫痫灶探测、定位及术后疗效分析；②老年性痴呆的诊断和病情评价；③在帕金森病中的应用。

4．PET/CT 分子影像在肿瘤放疗中的应用　主要包括肿瘤临床分期、靶区的选择和勾画、影像引导下的放射治疗、肿瘤放射治疗内在敏感性、放疗效果的预测以及复发的监测等。

【非 ^{18}F-FDG PET 的临床应用价值】★★△△

1．生长抑素受体显像　①多种能表达生长抑素受体（SSTR）的神经内分泌肿瘤和非神经内分泌肿瘤的定位诊断，当运用全身显像技术还可发现漏诊的肿瘤病灶；②指导肿瘤的内分泌治疗；③为受体介导靶向放射性治疗提供有利信息。

2．氨基酸显像　在发现脑肿瘤、确定肿瘤的分级、辨别肿瘤的范围、确定活检部位、鉴别诊断、治疗效果的评价和预后等方面均具有很高的临床价值。

3. 放射性核素细胞凋亡显像 ①肿瘤应用研究，包括早期预警、监测疗效、评价预后、指导治疗方案以及研发抗肿瘤新药等；②脑及心肌细胞缺血再灌注损伤的评估；③器官移植排斥反应的观察，器官移植产生的急性排斥现象主要是由活化的T淋巴细胞诱导移植器官的细胞凋亡所致。

4. 基因显像 报告基因显像可用于基因转染分析、启动子活性剂信号转导通路的活性分析、受体功能鉴定、细胞毒性检测、生物大分子相互作用的监测、药物开发的生物性筛选等方面。

5. 肿瘤细胞乏氧显像 肿瘤良恶性鉴别诊断，肿瘤疗效预测；肿瘤乏氧靶向治疗新药物研发。

（王培军　黄宗良）

第 89 章　超声分子影像学及其应用

第 1 节　概　　论

【超声分子影像学】★★△

1. 超声分子影像学是指超声对比剂通过血管途径进入人体内后可特异性聚集在靶组织，不但可观察靶区在组织、细胞及分子水平的成像，还可通过靶向微泡携基因或药物，与特定靶位点结合从而实现靶向治疗。

2. 超声对比剂分三类：①非靶向超声对比剂；②靶向对比剂；③治疗型超声对比剂。

（王培军　黄宗良）

第 2 节　超声分子影像学的临床应用

【超声分子成像技术在疾病诊断中的应用】★△

1. **肿瘤**　显示肿瘤微血管的分布特点、鉴别肿瘤良恶性及判别恶性肿瘤淋巴结转移。

2. **炎症**　评估炎症反应、组织损伤以及其他的内皮反应等。

3. **心血管系统**　评价动脉粥样硬化、心肌梗死和缺血、心脏移植排斥反应、血栓显像等。

4. **器官移植术后监测**　术后排斥反应监测、移植器官血管栓塞的监测、移植器官炎症反应的监测。

【超声分子成像技术在疾病治疗中的应用】★△

1. **肿瘤**　肿瘤靶向治疗主要包括肿瘤栓塞治疗、基因治疗和药物治疗。

2. **超声溶栓治疗**　①超声直接溶栓；②超声辅助药物溶栓；③超声微泡辅助药物溶栓；④超声微泡靶向溶栓。

3. **心血管系统**　心肌缺血基因治疗及抗动脉粥样硬化治疗等。

（王培军　黄宗良）

参 考 文 献

[1] Aikawa E, Nahrendorf M, Figueiredo JL, et al. osteogenesis associates with inflammation in early-stage atherosclerosis evaluated by molecular imaging in vivo. Circulation, 2007, 116(24): 2841-2850.
[2] Altmann A, Kissel M, Zitzmann S, et al. Increased MIBG uptake after transfer of the human norepinephrine transporter gene in rat hepatoma. J Nucl Med, 2003, 44(6): 973-980.
[3] Atreya R, Waldner MJ, Neurath MF. Molecular imaging: interaction between basic and clinical science. Gastroenterol Clin North Am, 2010, 39(4): 911-922.
[4] Aguilar EJ, Sanjuan J, Garcia-Marti G, et al. MR and genetics in schizophrenia: focus on auditory hallucinations. Eur J Radiol, 2008, 67(3): 434-439.
[5] Alford JK, Rutt BK, Scholl TJ, et al. Delta relaxation enhanced MR: improving activation-specificity of molecular probes through R1 dispersion imaging. Magn Reson Med, 2009, 61(4): 796-802.
[6] Ashton E. Quantitative MR in multi-center clinical trials. J Magn Reson Imaging, 2010,31(2): 279-288.
[7] Kok MB, Strijkers GJ, Nicolay K. Dynamic changes in ^{1}H-MR relaxometric properties of cell-internalized

paramagnetic liposomes, as studied over a five-day period. Contrast Media Mol Imaging, 2011, 6(2): 69-76.

[8] Arabi M, Piert M. Hypoxia PET/CT imaging: implications for radiation oncology. Q J Nucl Med Mol Imaging, 2010, 54(5): 500-509.

[9] Bhojani MS, Nyati MK, Zhao L,et al. Molecular imaging of akt enables early prediction of response to molecular targeted therapy. Transl Oncol, 2011, 4(3): 122-125.

[10] Alonso A, Della Martina A, Stroick M, et al. Molecular imaging of human thrombus with novel abciximab immunobubbles and ultrasound. Stroke, 2007, 38(5): 1508-1514.

[11] Anderson CR, Hu X, Zhang H, et al. Ultrasound molecular imaging of tumor angiogenesis with an integrin targeted microbubble contrast agent. Invest Radiol, 2011, 46(4): 215-224.

[12] 陈智毅，罗良平，张金山．分子影像学：基础与应用．广州：广东高等教育出版社，2013：284-295.

第十二篇

儿科影像学

第 90 章　儿科检查方法及注意事项

【儿科检查方法】★★△△

1. 传统 X 线技术　X 线图像是由从黑向白的不同灰度的影像所构成的，这些不同灰度的影像反映了人体组织结构的解剖及病理状态。目前数字化 X 射线照相检测技术中最常应用的技术为计算机射线照相检测技术（computed radiography，简称 CR）和数字化 X 射线照相检测（digital radiography，简称 DR）。对 CR/DR 图像可进行多种后处理，如测量、放大、对比度转换、黑白反转、影像边缘增强、多幅显示及减影等。如，胸部 X 线平片上，有许多密度范围不等的解剖部位同时显影，如肺野、纵隔、气管、肋骨、软组织等，一次曝光后通过对 CR/DR 图像的处理可以让我们清晰观察到从肺野到骨骼各个层次的图像，避免了重复多次的 X 射线检查。CR/DR 图像可以数字化存储，进入图像存储与传输系统（PACS）及远程医学系统，节省胶片及空间占位。

X 线检查主要包括 X 线普通检查和 X 线造影检查。

（1）X 线普通检查包括摄影和透视两种，两者各有优缺点。

X 线摄影：优点是图像清晰，可永久保存记录，便于临床查阅和复诊对照；缺点是仅能记录一个方位、一个区域、一个时刻的影像，无法动态观察。

X 线透视：优点是可以多方位、多区域、动态观察全貌；缺点是图像欠清晰，不能留下永久记录，透视照射时间长，接受放射剂量大

目前透视在儿科主要用于气道异物的诊断，其余疾病的检查均选择 X 线摄影，以使患者接受放射剂量降低，并且获得清晰而利于诊断的图像，同时为复查提供对比依据。

（2）X 线造影检查通过造影剂的引入产生人工对比使得 X 线检查的应用范围扩大，延伸到一些本身缺乏自然对比的器官与组织结构，例如消化道、胆道系统和泌尿系统等。

儿科常用的对比剂：高密度造影剂如硫酸钡剂和碘剂（例如碘海醇、威视派克、泛影葡胺等等）；低密度造影剂如空气。儿科常用的造影检查为消化道钡餐检查、钡灌肠检查、静脉肾盂造影检查、经尿道逆行插管经尿道或（和）膀胱造影及胆囊造影等检查。

1）消化道造影通常使用高密度对比剂，最常使用的为硫酸钡造影剂，对于消化道出血、完全性肠梗阻和其他有消化道危象的患者禁忌或慎用此对比剂，以免发生消化道穿孔危及生命。如存在上述情况但临床需要造影协助初步诊断时，可以选择碘造影剂替代钡剂，但一般造影效果欠佳。

2）泌尿造影通常使用高密度碘对比剂，如碘海醇、威视派克，在检查过程中需注意药物的禁忌证，并避免发生过敏反应。

3）气灌肠是儿科一种特殊的检查，应用于对小儿肠套叠的诊断和复位治疗，本检查用低密度空气作为造影物质。

2. 计算机断层显像技术　计算机断层扫描（computed tomography，CT），是计算机辅助下利用 X 射线通过物体后的吸收数据对物体的断面进行还原的影像技术。CT 经历了从气体探测器到固体探测器；从单纯轴位扫描到螺旋扫描；从单排探测器到多排探测器的不断发展。CT 设备技术创新和发展主要集中在以下几个方面：更宽的探测器，如 128、320 通道成像系统；高时间分辨率成像；双能，双源成像及低辐射剂量成像。目前最先进的多排螺旋 CT 扫描仪可以在极短时间内即可获得足够的 3D 和 4D 数据集，使需要高时间分辨率及高空间分辨率的 CT 心脏成像技术得到了长足的发展。

CT 扫描的剂量问题一直是制约其发展的主要因素之一，同样也是儿科 CT 影像关注的重点问题。CT 剂量受很多因素的影响，包括产生 X 射线的硬件部分，扫描程序的设置以及人们对图像质量的要求等。同时，X 射线剂量还和球管的电压（kVp），灯丝电流（mA），曝光时间和扫描螺距密切相关。

（1）保持管电压不变，降低管电流及（或）减少

扫描时间是目前降低 CT 辐射剂量最常用的方法。

（2）心脏显像实现了前瞻性心电门控采集技术，有效降低心脏辐射剂量。

（3）体部扫描多实现了三维自动管电流调节技术，使用者只要根据临床需要预先设置所需要图像的噪音指数和扫描选择管电流设置范围（最小和最大的毫安数）。计算机设备只需要利用一个扫描定位的数据就能自动决定所需的 X 射线剂量。在后续扫描过程中，根据病人体形在 X、Y、Z 轴上的变化，自动精准地调节相应的毫安量以达到一致的图像质量。

（4）扫描的剂量和图像质量是一个有机体，必须达到和谐和统一。CT 中的重建软件平台对降低 CT 辐射剂量和提高图像质量也起着至关重要的作用。2008 年推出的自适应迭代重建技术（Adaptive Statistical Iterative Reconstruction，简称 ASIR）和 2011 年推出的正弦图确定迭代重建技术（Sinogram Affirmed Iterative Reconstruction，简称 SAFIRE）都实现了 CT 辐射剂量的有效降低。

临床应用有以下几方面：

（1）目前，颅脑方面的研究主要致力于低剂量 CT 在评估儿童脑室分流术及颅缝闭锁等方面的应用。

（2）在进行颅底骨性结构评价时主要是通过模拟增加噪声实现最低剂量，有效保护眼球及相关神经和肌肉组织。

（3）CT 低剂量扫描技术在肺部的应用最为成熟，可用于诊断儿童肺内感染、气管异物、支气管狭窄以及先天性气管病变等疾病。

（4）采用管电流调节技术和降低管电压相结合可用于儿童心血管扫描。

（5）近两年也有学者将低剂量 CT 扫描用于儿童颈部，盆腔及泌尿系统的检查。

CT 技术的进步，不仅体现在硬件技术的更新和换代，还体现在图像后处理技术的进步。小儿影像有 5 个主要的重建技术：多平面重建（multiplanar reconstruction，MPR），曲线平面重建(curve and surface reconstruction，CPR)，3D 容积再现（Volume rendering，VR），最大密度投影（maximum intensity projections，MIP），最小密度投影（minimum intensity projection，MinIP）。依据操作者对结构概观或者结构分析的需要，以及特殊视图技术的优点，来选择不同的重建技术。儿科方面关于后处理的应用进展近两年发展较快，如新生儿先天性巨结肠 CT 仿真内镜显像，儿童脊柱、骨骼发育畸形发育不良的 VR 显像，关节骨损伤的 VR 重建显像，儿童气道表面重建及最小密度投影，等。

3. 磁共振成像技术

（1）定义：磁共振成像（magnetic resonance imaging，MRI）是在静磁场、梯度场和射频场作用下使得被成像物体出现电磁脉冲共振发射功能，通过设备对共振所产生数据等予以接收采集及后重建成像。

（2）优点及临床应用：和前述各种影像学检查相比，磁共振成像具有无创性、低风险性、无电离辐射、图像高软组织分辨率等特点。MR 自问世以来首先在中枢神经系统疾病的诊断方面有较大的突破，目前已广泛应用于胸、腹、盆腔，骨、肌肉运动系统。

（3）磁共振技术

1）磁共振血管造影是核磁共振一种新的血管成像方法。

近年来磁共振血管成像（Magnetic resonance angiography，MRA）技术发展迅速，有多种可供选择。时间飞越法（Time-of-flight MRA，TOF MRA）更多用于动脉病变的检查。相位对比磁共振血管造影（Phase-contrast magnetic resonance angiography，PC MRA）多用于静脉病变的检查以及心血管的血流分析。黑血法 MRA 主要用于显示血管壁。三维傅里叶快速自旋回波（half-fourier fastspin echo）、流入反转恢复系列（in Flow inversion recovery）和真正稳态自由进动序列（true steady-state free-precession，SSFP），可以有效地观察到肾动脉、周围血管和心脏冠状动脉。Balance-SSFP MRA 目前临床上多用于冠状动脉显像，T2 准备快速 GRE MRA 主要用于高场 MRI 上进行 3D 无创性冠状动脉成像。除了以上提到的非对比剂增强的 MRA 技术，还可以使用对比增强 MRA，该方法应用范围极其广泛，对于全身各处动脉狭窄或闭塞、动脉瘤、血管畸形等病变的检查均有较高的诊断效能。

2）三维磁共振成像技术，随着磁共振硬件和软件设备的进步和快速梯度序列的出现，使三维磁共振成像技术得到了快速的发展和广泛的应用。

在 1.5T 和 3.0 T 设备上，使用并行成像及超高速 3D 兼容可以实现各向同性亚毫米分辨率。联合多参数成像，尤其是结构、血流灌注和功能等多模态 MRI 技术，使三维 MR VR 直观显示兴趣区结构的表面特征、立体形态及与周围组织结构的关系，能获取二维磁共振成像不易得到的标准解剖信息，并能通过多平面旋转对兴趣区结构进行多角度观察。这项技术也是中枢神经系统 MRI 的临床与基础应用研究的重要发展方向，将为我们今后对中枢神经系统疾病的早期诊断和鉴别诊断以及预后评估提供更为全面准确的信息。

3）近些年，3.0T 双源平行射频发射系统也得到了较快的发展，与单源性射频发生系统比较，双源射频发射在图像质量、病变检出率及病灶显著程度上都得到了改善。脊柱磁共振显像研究显示，3.0T 双源平行射频发射系统可以大大缩短检查时间。

4）磁共振弹性成像（magnetic resonance elastography，MRE）是一种新的、无创性评估软组织弹性的功能 MR 诊断手段，在乳腺、脑、肌肉、软骨等方面的研究已逐步开展。MRE 的基本原理是利用运动敏感梯度（motion sensitizing gradient，MSG）的作用，通过 MR 技术检测体内组织在外力作用下产生的质点位移并获得 MR 相位图像，同时通过对弹性力学的逆求解，得出组织内各点的弹性系数的分布图，即 MR 弹性图，将组织弹性力学参数作为医学诊断的依据。磁共振弹性成像对肝脏疾病的研究一直是热点。MRE 将成为一种通过测定组织弹性特征参数来鉴别肝良、恶性肿瘤的新的诊断手段

（5）心脏 MR 成像技术越来越受到广泛应用，由于其操作复杂，时间长，受呼吸心跳运动影响大，如何优化和简化扫描序列和缩短成像时间一直备受关注。高空间分辨率的前瞻性心脏呼吸门控（CRSG）三维 MRI 可以确定左心室（LV）容积、质量及右心室（RV）容积。前瞻性 CRSG 是一种替代心脏心电触发、多层、多屏气电影成像的有价值的方法。可以简化心脏功能成像，特别是对于不能长时间屏气及受心电图信号干扰的病人，例如，儿童。快速实时二维和节段三维电影技术与标准的临床方案在评价左室整体和局部参数方面具有可比性，显著缩短了成像时间。

【儿童影像学检查的特点】★△

个体从新生儿到青春期各器官、系统不断发育；体格、生理和心理的发育在各阶段均明显不同。儿童放射学与成年人放射学相比有其特殊之处。儿科影像不论是影像检查方法、诊断思维逻辑，疾病预后判断，还是学科发展方向等均有其特殊性。熟悉儿童的体格、生理和心理发育特点的认识，了解各年龄阶段各部位的正常影像学特征，是实现儿科疾病早、快、准诊断的基础。

婴幼儿影像检查时，应注意动作轻柔、保暖、减少外界不良刺激，取得陪检家长的合作；对年龄较大的儿童需掌握其心理特征，将放射科检查室进行童话式装修，打消患儿对诊疗环境的恐惧感，增加对检查的依从性。摄片时，要求曝光时间短、尽可能在短时间内完成影像检查，同时，儿童对 X 射线相对敏感，应考虑对患儿性腺、甲状腺等部位进行有效防护。

【检查方法的选择】★★★△△△

小儿影像学检查方法的选择应以各种影像学检查方法的适应证、禁忌证及临床初步诊断为依据。应首选安全、准确、简便和经济的影像学检查方法。原则上骨骼系统、胸部首选 X 线平片，脑外伤和急性出血首选 CT；MRI 对于颅内肿瘤的诊断具有独特的优越性；肺部弥漫性病变需使用高分辨 CT；纵隔肿瘤定位和定性诊断需使用 CT 或 MRI；透视有助于观察横膈、肋骨的呼吸运动；有时精确诊断需联合两三种检查方法进行诊断。

新生儿、婴幼儿胸部 X 射线摄片常用仰卧前后位，平静吸气时瞬间曝光。要求投照体位无偏斜、无旋转。仰卧位或侧卧水平投照有利于显示液、气胸。同时，吸气相和呼气相照片可以观察纵隔摆动和呼吸周期中肺野明暗度的变化。3 岁以上的小儿应采用立位照片。对于哭闹的患儿，最好抢在哭声间隙深吸气瞬间曝光，即能保证吸气相，又能保证不因呼吸动度过大而导致图像模糊。CT 或 MR 检查一般均采用仰卧位。

对于年幼儿童的 CT 或 MR 影像学检查，要通过剥夺睡眠和适量服用镇静剂的方法，待患儿熟睡后再行检查。

【适应证及注意事项】★★★△△△

1．胸部摄影 儿科最常用的 X 线检查部位和方法。

（1）适应证：儿科体检和胸部疾患

（2）注意事项：应尽可能在患儿吸气时拍摄胸片，以使得肺内充气良好，便于观察。照相时患儿体位要端正。对于年龄小需要卧位照摄的患儿，观察重点为肺野时应当保持双手上举，以减少两侧肩胛骨对肺野的影响。对于同时需要观察锁骨的患儿应当将上肢放置在身体两侧，并避免与胸壁重叠影响肺野观察。

2．胸部透视

（1）适应证：用于需要动态观察的胸部结构和疾病。临床工作中气管、支气管异物最常应用胸透检查。以下以气道异物透视进行说明。

（2）注意事项：在观察气道异物是否存在阻塞时，一般 3 岁以上患儿可以配合检查，需嘱其做深呼吸运动进行观察，3 岁以下患儿由于不能完全配合检查，需在家长辅助固定体位的情况下，让患儿哭以达到深呼吸状态观察病患。

3．腹部摄影检查

（1）适应证：腹部 X 线片作为疾患最常规的简易检查，可以初步识别腹部的基本情况，主要用于腹部消化道的评估，例如肠梗阻、坏死性小肠结肠炎、消化道穿孔、先天性肛门闭锁等。

（2）注意事项：腹部检查应根据检查的目的选择适当的投照方法：如消化道穿孔需要看膈下游离气体，则进行腹立位摄片为宜；肠梗阻需要观察扩张肠袢分布及气液平面，所以进行腹部立卧位片为宜；先天性肛门闭锁患儿检查中需要在生后 12 h 以后进行腹部倒立侧位片检查。

4．骨关节摄影检查

（1）适应证：骨骼具有良好的自然对比，X 线摄片能够很好地显示，适用于骨骼本身和受累的各种疾患，即包括先天性和后天性骨疾病。骨关节情况是 X 线影像中另一方面需要观察的，多为观察关节的对位情况，相关疾病如髋关节脱位、寰枢椎脱位等。

（2）注意事项：注重体位的选择以观察病变，常规检查四肢骨需要正侧位观察，部分投照区域适合选择斜位、切线位和开口位等特殊体位摄影，有利于病变的观察。

（刘　玥　彭　芸）

参 考 文 献

[1] Donnelly LF. Pediatric Imaging: The Fundamentals. US: Saunders, 2009.

[2] Kalender WA. Computed tomography: Fundamentals, system technology, image quality. Germany: Publicis Erlangen.

[3] Vorona GA, Ceschin RC, Clayton BL, et al. Reducing abdominal CT radiation dose with the adaptive statistical iterative reconstruction technique in children: a feasibility study. Pediatric Radiology, 2011, 41(9): 1174-1182.

[4] Strauss KJ, Goske MJ. Estimated pediatric radiation dose during CT. Pediatr Radiol. 2011, 41(Suppl 2): 472-482.

[5] Silva A.C., Lawder H.J., Hara A., et al. Innovations in CT 的 dose reduction strategy: application of the adaptive statistical iterative reconstruction algorithm. American Journal of Roentgenology, January 2010:194.

[6] 彭芸，胡迪．2012 年北美放射学年会儿科影像学进展．磁共振成像，2013，4（3）：178-184.

[7] Scott W. Atlas. Magnetic resonance imaging of the brain and spine. US: Lippincott Williams & Wilkins (Fourth Edition), 2009.

[8] 孙国强．实用儿科放射诊断学．北京：人民军医出版社，2011.

[9] 傅长根．X 线读片指南．南京：江苏科学技术出版社，2000.

[10] 包绍林，吴建华．小儿 X 线临床诊断．杭州：浙江科学技术出版社，2000.

[11] 李铁一．儿科 X 线诊断学．天津：天津科学技术出版社，1992.

第 91 章　小儿解剖特点

【概述】★★△△

儿童不是成人的缩小，儿童时期的疾病种类不同于成人。同样，儿童疾病的影像特点与成人也有较大差别，年龄越小，差别越大。总体来说，儿童处于不断发育过程中，人体的各个器官组织都有其独特的发育规律，不仅表现在形态大小的变化，同样表现在功能结构的变化上。有些发育尚不成熟的器官，在影像上无法清晰显示，如小婴儿鼻窦；而有些器官在一定年龄后已退化，影像检查中亦无法显示，如胸腺等；还有些组织，在不同年龄阶段中的影像表现各不相同，但却是正常发育所必然，如脑实质的髓鞘化。因此，对儿童解剖缺乏了解的影像医生，可能面对这些问题时容易出现混淆，从而导致误诊或漏诊。下面就影像诊断中，小儿与成人差别较大的器官组织特点做一简略介绍：

【颅脑的神经发育】★★★△△△

颅脑发育一般分为 6 个阶段，孕 3～4 周，神经系统开始发育。按时间顺序，分别为背侧诱导期、腹侧诱导期、神经元增殖期、细胞移行期、组织形成期、髓鞘形成期。前四个阶段基本在胎儿期完成。后两个阶段延续到出生后数年，其中，脑白质的髓鞘化形成可以延续至成人期。颅脑发育是一个连续又相互重叠的过程，如果某一阶段出现发育障碍，必然影响下一阶段的颅脑发育，从而导致各种畸形出现。值得注意的是，颅脑发育障碍常常导致脑内多种组织发育异常。由于出生时，部分脑组织已经髓鞘化，大部分脑白质的髓鞘化需要延续到 2 岁。因此，在不同年龄阶段，脑在 MR 上的图像是迥然不同的。认识不同脑发育阶段的髓鞘化规律对于分辨脑发育的正常与否尤为重要。脑的髓鞘化过程从妊娠 5 个月开始，髓鞘化过程遵循从尾到头、从背侧到腹侧的规律，因此，脑干髓鞘化早于小脑和基底节，小脑和基底节髓鞘化早于大脑半球。另一个规律就是，在脑的任何特定部位，总是后部先开始髓鞘化，然后前部才髓鞘化，同理，大脑半球的枕叶髓鞘化较早，额叶髓鞘化较晚。2 岁之前，白质髓鞘化完成 90%，至成人期，部分脑白质仍在髓鞘化。

【正常髓鞘化的影像评估】★★★△△△

颅脑的髓鞘化征象仅能在 MR 图像上可以显示：新生儿 T1 加权像表现与成人脑 T2 加权像大致相同，即白质信号低于灰质，随着脑白质发育，脑白质信号逐渐比灰质信号高。T1 加权像最适于显示出生后至 6 个月时脑白质成熟变化情况，而 6 个月以后则在 T2 加权像上显示脑成熟程度最好。Barkovich 等研究了不同脑结构髓鞘化的年龄段，将不同年龄段时各部位脑结构是否髓鞘化作为脑是否发育成熟的标记，如在 T1 加权像上，出生时丘脑腹外侧区、苍白球、内囊后肢后部、半卵圆中心中部和小脑上下脚呈高信号，表明以上部位已经髓鞘化，在 3 个月时内囊前肢应可见高信号，4 个月时胼胝体压部均呈高信号。然后，从后向前信号强度逐渐增加，胼胝体膝部在 6 个月时呈高信号。到 7 个月时，枕叶皮质下白质已经全部呈高信号，8～11 个月时额叶及颞叶可以出现高信号。在 T2 加权像上，生后 7 个月可见内囊后肢前部呈现细带状低信号；11 个月之后，内囊前肢完全呈低信号；6 个月时，胼胝体压部呈低信号，8 个月时，胼胝体膝部呈低信号；生后 7 个月基底节与皮质下白质信号开始减低，12 个月时，枕叶白质呈低信号，14 个月时额叶白质呈低信号。到 18 个月时，全脑表现基本与成人脑表现相同。

此外，在半卵圆中心不断成熟时，几乎所有个体侧脑室体部外侧白质内均持续存在的 T2 高信号区域，尤其在侧脑室三角区背上方较显著，在 T2 FLAIR 序列上呈高信号，此征象的主要原因是纤维束髓鞘化延迟。Yakovlev 和 Lecours 将此区域称为“终末区”，因该区域内一些轴突直到 40 岁才完成髓鞘化，这些区域的高信号可在 10 岁以内持续存在，某些个体则可持续20岁。脑室周围脑白质损伤也可表现为该区域的T2高信号，但脑白质损伤的边缘更加锐利，其位置靠下，多在侧脑室三角区外侧（邻近视放射），其信号较高，在T2FLAIR序列呈高信号，在白质软化时常常伴有周围脑组织丢失，表现为脑室外壁不规则，脑沟变深，有时脑皮质可延伸至脑室表面。一般认为，区分正常三角区高信号和脑室旁白质软化的另一个特征是，在侧脑室三角与高信号区域之间是否存在正常髓鞘化白质，存在正常脑白质则为终末区，不存在则为脑白质损伤。该区域内血管间隙扩张也可显示T2高信号，但在T2FLAIR序列上，相应区域呈簇状分布的点状低信号。

【胸腺发育】★★△△

胸腺起源于第三鳃囊，由大小不等的两叶构成，位于前上纵隔，较柔软，为T细胞生长、发育和储存之处。胸腺是一个大型淋巴器官，具有调节内分泌的功能。胸腺的网状上皮细胞能够分泌胸腺素，促进骨髓中原始淋巴细转变为具有免疫能力的T细胞，而后将T细胞输送到各处淋巴结和脾脏中，使其能够参与到机体的免疫活动中。

1. X线表现 正位片胸腺表现为两侧上纵隔平宽形、帆型、波浪形对称或不对称软组织肿块，密度与心血管影像相仿。上起自胸锁关节水平（婴儿期可达甲状腺），下缘达心影上半部重叠。不同呼吸相可有宽窄的变化，对相邻器官不引起压迫，与心脏间可见切迹。侧位片中，胸腺位于前上纵隔，使胸骨后间隙透亮度减低，其下缘平直或与心影融合。胸腺形态有时需与大叶性病变、纵隔肿瘤、血管畸形等鉴别，年幼儿单侧或双侧胸腺遮盖心影时，可构成假性心影增大，此时侧位或斜位发现胸腺与心脏间切迹，正常的心后缘后即可明确。胸腺大小，形态可随年龄而变化，出生时婴儿的胸腺较大，受生产应力影响，3～4天后可明显缩小，1～2周后逐渐增大。2岁后胸腺再次变小，肥胖小儿胸腺较大，少数儿童在儿童期仍可见胸腺阴影，多呈小帆形，与纵隔叶间膜增厚区别较困难，此时胸腺往往失去柔软性。此外，胸腺在任何应力作用下，如发热、饥饿、疾病时可缩小，恢复期再增大，称之为反跳征。

2. CT表现 胸腺呈两叶结构，20岁之前其形态变化较大，CT上胸腺为软组织密度结构，位于胸骨后、血管前间隙内，上起与左头臂静脉，下至右肺动脉水平层面。10岁以下小儿，胸腺呈四边形，四边稍稍隆起；10岁以后胸腺逐渐萎缩，呈三角形或箭头状，两缘平直或微内凹，胸腺密度稍高于肌肉密度，增强后轻度强化，因此，形态变化不能作为判断胸腺异常的依据。青春期后由于脂肪浸润，胸腺密度变得不均匀，呈不均质改变。正常的胸腺质地柔软，不推挤或压迫邻近结构。胸腺上下径随年龄增长，胸腺厚度随年龄减少，0～10岁平均厚1.5 cm（$\pm 0.46\bar{s}$），10～20岁厚1.0 cm（±0.36 s）正常不超过2 cm。

3. MRI表现 MRI可三维成像，其形态同CT所见。MRI测量右叶厚约1.8 cm，左侧厚约2.1 cm，可作为胸腺疾病的敏感指标。上下径：1岁以内为5.6 cm，青春期前正常胸腺信号在T1加权像≥肌肉＜脂肪，在T2加权像上高于肌肉＜脂肪，信号均匀。此后因脂肪浸润，胸腺信号不均匀，T1值下降，T2值接近脂肪。因胸腺T1值较长，故在T1加权像上显示轮廓较清晰，在矢状位及冠状位上，可以清楚显示胸腺与大血管相互位置关系，不需要使用对比剂。

4. 超声表现：胸腺为均匀一致的低回声，回声低于甲状腺，可测量横径和前后径，并可清楚显示其与大血管关系。

【鼻窦发育】★★△△

在儿童的影像检查过程中，常常会遇到小儿的鼻窦窦腔密度增高，充气不良情况。究竟是炎症病变所致黏膜增厚还是患儿年龄小，鼻窦未气化影像？这是常常困扰影像和临床医生的问题。为准确回答这个问题，我们需了解小儿鼻窦的正常发育过程及气化时间。

鼻旁窦包括上颌窦、蝶窦、额窦和筛窦共四对。鼻窦的发生是由于组成鼻腔壁的有关骨质被吸收，逐渐形成不断扩大的腔，并与鼻腔相通。鼻腔内衬以假复层纤毛柱状上皮，纤毛摆动使鼻窦内分泌物导向窦口，由于鼻窦内负压的影响有助于纤毛的排出功能。临床根据鼻窦开口的位置将其分为前后组鼻窦：前组鼻窦包括上颌窦、额窦、筛窦前、中小房，均开口于中鼻道，后组筛窦包括筛窦后小房和蝶窦，前者开口于上鼻道，后者开口于蝶筛隐窝。这四对鼻旁窦的发育是不均衡的。

1. 上颌窦在出生时就开始出现，上颌窦在出生时已形成矢状方向的小囊，冠状位呈瓶状或三角形，2岁后发育迅速，7岁时为圆形。研究表明：在1岁以内上颌窦气化率达到85%，3岁时气化率达到95%，7岁时气化率达到100%。在上颌窦发育过程中，上颌窦的形态不断变化，在12岁左右，恒牙出齐时，上颌窦发育稳定。上颌窦有5个壁，分别为前壁，为上颌骨体前面；后外侧壁与颞下窝和翼腭窝毗邻；内侧壁构成中鼻道和下鼻道的外侧壁的大部分；上壁为眼眶底，底壁为牙槽突。上颌窦开口位于内侧壁最高处。据统计，约 37.8% 上颌窦有副窦口。

2．额窦在 1 岁内仅见额隐窝。至 4 岁左右呈豌豆大气房，7～8 岁时发育迅速。研究表明：5 岁内额窦很少气化，随年龄增长，气化率随之增加，10 岁左右气化率达到 95%. 有研究表明额窦尚有终生不气化者。一般至 14 岁时，额窦发育基本稳定，形成四边形轮廓，额窦前壁为额骨外板，较厚，额窦炎时可发生骨髓炎，额窦后壁较薄，额窦黏膜底静脉常通过此壁与硬脑膜静脉交通，额窦炎可经此向颅内蔓延。50% 的额窦开口于筛漏斗，开口于额隐窝者约 26%，开口于筛漏斗上隐窝者约 20%，开口于筛泡者约 4%。

3．筛窦在出生时已经部分发育，在任何年龄段均可看见气化，气化率为 100%。1 岁内筛窦即发育迅速，2～3 岁时筛房已经深入骨内，至 12～14 岁各组筛窦已经发育较稳定。筛窦位于鼻腔位于鼻腔外上方筛骨迷路内，气房的大小，排列及伸展范围个体差异较大，两侧常不对称。依窦口的部位将筛窦分为前、中、后三组小房，前中小房开口于中鼻道，后小房开口于上鼻道。

4．蝶窦出生时为蝶隐窝，是一个小黏膜囊，位于鼻腔后上方，与蝶骨的骨或软骨没有接触，1 岁时黏膜囊进入软骨部，1 岁之内很少看见蝶窦的气化，4 岁左右开始气化，7 岁左右发育迅速，10 岁左右形成左右各一个类圆形结构，以后发育成形态不规则气房，上壁为蝶鞍，下壁为鼻后孔和鼻咽腔顶。内侧壁为骨性蝶窦中隔，外侧壁与海绵窦、颈内静脉相邻。在前上壁开口，开口于蝶筛隐窝。

【影像表现】★★★△△△

X 线检查多采用瓦氏（Waers）位，依据患儿年龄段的不同，一般均能显示上颌窦，有时可见筛窦和额窦。正常的鼻窦为气化良好，黏膜未见增厚。窦壁清楚，未见骨破坏。

CT 检查一般采用冠状位及横断位扫描，目前临床多采用多排螺旋 CT 的薄层（0.625 mm 或 1.25 mm）横断面扫描，检查后利用后处理技术进行冠状面和矢状面重建图像，观察四对鼻窦结构和形态变化，同时可以变换窗宽和窗中心技术分别观察软组织和骨骼变化，其较高的密度分辨率能清楚发现微小病变及鼻窦黏膜厚度。

MR 检查一般采用 SET1WI 和 FSET2WI，以冠状位为主，MRI 图像有较好的软组织分辨率，没有骨骼伪影，并能间接反映病变组织的病理成分，有助于帮助病变的定性诊断。

（孙海林　袁新宇）

第 92 章　儿童常见疾病影像学表现

第 1 节　肝母细胞瘤

【概述】★★△△

肝母细胞瘤（hepatoblastoma）为小儿最常见的肝原发性恶性肿瘤，起源于胚胎早期未成熟的肝胚组织，在小儿肝原发性恶性肿瘤中，肝母细胞瘤占 50-60% 左右。3 岁以下发病率占 85%～90%，1 岁以下发病率占 60% 左右，男女之比约为 2∶1，偶见成人期发病的病例。60%～70% 肝母细胞瘤发生于肝右叶，少数侵占两叶，大多数为孤立性肿块，边界光滑，呈球形或分叶状。多发性或弥漫浸润者不常见。瘤体一般较大，平均 10～12 cm。巨型肿瘤可同时侵犯左右肝。多数为实性肿块，可间有囊性肿块的报道。肿瘤容易出血、坏死和钙化。肿瘤可有假性包膜，根据肿瘤的细胞形态学等特点，可分为胎儿型、胚胎型、混合型和未分化型。最常见的为胚胎型和胎儿型。胎儿型、混合型预后较好。肿瘤肝外转移主要有淋巴转移如肝门淋巴结转移，横膈及肾上腺转移，经血转移主要为肺转移及中枢神经系统和骨转移。

【病因和病理】

目前尚不清楚。可能与下列因素有关：

1. 细胞遗传学异常　位于 11 号染色体抑癌基因的缺失和失活可能与肝母细胞瘤的发生有关。20 号染色体三体也较为常见。

2. 肝母与低出生体重有关　在极低出生体重儿肝母细胞瘤的发生率要高出正常出生体重孩子的 51 倍。

3. 与家庭性遗传有关　大多数肝母细胞瘤是散发的，但有家庭多发的病例。

4. 外源性因素有关　有人报道肝母细胞瘤与胎儿期酒精综合征、孕期口服避孕药等有关。

【临床表现】★△

初诊时以肝大、右上腹包块最常见。晚期可有发热、食欲缺乏，体重下降，贫血。黄疸、腹腔积液等。此外，肿瘤尚可伴发偏侧肥大、Beck-Wiedemann 综合征、性早熟、高血钙等。80% 病例血清甲胎蛋白升高。

【实验室诊断】★★△△

肝母细胞瘤早期患儿肝功多正常，晚期肝脏功能紊乱，白蛋白减少，90% 以上甲胎蛋白（即 AFP）增高。而那些表现为 AFP 低值的肝母细胞瘤多为高分化的肝母细胞瘤。据文献报道：AFP 值与预后无明显关系，但 AFP 值的高低与肿瘤的消长相平行，当肿瘤完整切除后，AFP 逐渐降至正常，相反，当 AFP 值不下降或下降后再次升高，常提示肿瘤残留或复发。也可见胆固醇、碱性磷酸酶增高、血小板减少、红细胞减少，尿内胱硫醚排泄增多。

【影像学诊断】★★★△△△

目的不仅是为了判定肿瘤的良恶性，还要明确肿瘤是单发还是多发，肿块的准确位置及累及范围，与周围重要组织器官的关系，并估计有无完全手术切除的可能。单纯一种影像学检查往往不足以确诊，多种方法联合使用，才能达到确诊的目的。

1. 超声　是怀疑腹部肿瘤患儿的首选检查方法。超声的表现：超声显示肝肿大和变形，单发肿物境界清楚，边缘光滑，回声强弱不一，分布不均匀，以中低回声为主，并间有小片高回声伴声影，肿物周缘有时可见低回声带环绕，为瘤周水肿或受压之肝组织组成。

2. CT 表现

（1）形态数目：肝母细胞瘤常表现为单一肿块，大多数为光滑类圆形或椭圆形，部分为大分叶状融合结节，多结节型及弥漫型罕见。

（2）生长方式：外生型：向肝外生长，垂入腹腔，个别进入盆腔；内生型：主要位于肝内或部分突入腹腔。外生型者预后较内生型者好。

（3）密度：肿瘤密度不均匀，CT 平扫呈低、等混杂密度，多数肿块密度低于正常肝组织 CT 值 30-50 HU，内有大小不等、数目不定的小圆形、裂隙状或不规则状更低密度影，主要为肿瘤出血、坏死所致。低密度影中可见片状高密度影，为肿瘤出血。

（4）边缘：单发肿瘤边缘多较清楚，而多发性或弥漫性结节其边缘多较模糊。单发肿块多以膨胀性生长，多发性或弥漫性结节病变多以浸润方式生长。

（5）钙化：可出现斑点状、云絮状、弧形及大块状钙化，大部分钙化灶密集于一处，少数呈散在分布。肿瘤总钙化率为 38%～50%，骨样组织钙化可提示混合型。

（6）增强：在动脉期肿瘤呈高密度强化，肿瘤边界更分明，强化可不均匀，可见网格状结构，低密度坏死区无强化，文献认为肿瘤实质被包含有无数血窦的胶原纤维所分隔，造影剂较多存留在上述胶原纤维的血窦内是形成此改变的原因。门静脉期肿瘤呈低密度，个别呈等密度。

总之，肝母细胞瘤在 CT 表现上具有“十多、一低、一少”的特点。“十多”即是单发病灶多，右叶多，外生型多、出血坏死多、囊变多、钙化多（达 50% 以上，呈点、条、弧形散在或聚集分布，可位于肿瘤的边缘或中心部，以混合型肝母细胞瘤较多见），跨叶多，实体多，假包膜多，圆形多。“一低”即无论平扫或增强扫描，肿瘤密度及强化程度总是低于正常肝实质，肿瘤与正常肝组织的分界明显。“一少”即肝硬化少见，肿瘤周围的肝组织正常。此外，很少侵犯大血管。CT 增强扫描，肿瘤强化程度总是低于正常肝实质，肿瘤与正常肝组织的分界较明显，假包膜显示较平扫清晰，瘤内坏死区无强化。血管内瘤栓极少见

3. MRI 检查　瘤体表现为长 T1/ 长 T2 信号或混杂信号，局灶性 T1WI 高信号可能与肿瘤内出血有关。钙化灶在 MRI 上无信号。肿瘤在 T2WI 上呈“石榴样”改变，即瘤内见多个细小囊状高信号影，周围有低或等信号的线样间隔。在 T2WI 上，肿瘤的假包膜显示较 CT 明显，呈低信号环线，但不完整，部分区域可破坏消失。动态增强扫描显示肿瘤早期强化，40% 病变可有周边晕环强化，且消除迅速。对血管受压、移位及受侵较 CT 易显示，不注射对比剂即可显示。

【鉴别诊断】★★★△△△

1. 原发性肝癌在 CT 上肝母细胞瘤与肝癌的表现十分相似。但肝癌肿块形态不规则，边缘模糊，呈浸润性生长，多数病灶无完整包膜，瘤旁常见大小不等的子灶，少数含点状钙化，更易发生肝内扩散及肝外转移。肝癌常发生于稍大年龄的儿童（通常大于 5 岁），30% 以上病人有肝硬化，约 40%～60% 病例 AFP 升高。肝癌常与肝炎病毒、遗传性高酪氨酸血症、胆汁性肝硬化、抗胰蛋白酶的前体缺乏有关。这些往往在临床上有相对应的生化指标的异常，而肝母细胞瘤是与染色体的异常有关。因此 CT 表现结合临床是能够与肝癌鉴别的。

2. 肝内转移瘤多灶形的肝母细胞瘤与转移性肝脏肿瘤在 CT 上较难鉴别，尤其是神母细胞瘤的肝脏转移，有时也可有钙化。小儿神经母细胞瘤有恶性程度高、转移早的特点，往往原发性肿瘤很小、尚未引起注意时，已出现较大的肝脏转移瘤。可表现为大块结节融合灶侵占大面积肝实质，含多种形态钙化与肝母细胞瘤相似，根据血及尿中儿茶酚胺的代谢产物的增高，且 AFP 不高，可以获得鉴别。其他如肾母细胞瘤、淋巴肉瘤等常为多发或单发结节灶，关键在于发现原发灶；双侧肾上腺区及腹膜后有无肿瘤，淋巴肉瘤、神经母细胞瘤常可见腹部淋巴结肿大。

3. 婴幼儿血管内皮细胞瘤发病年龄组与肝母细胞瘤相同，超声检查为低回声肿块。血管内皮细胞瘤因动静脉分流常出现充血性心衰，而肝母细胞瘤即使生长巨大，但无动静脉分流因而也不易造成充血性心衰。肝母细胞瘤血清 AFP 明显升高。而婴幼儿血管内皮细胞瘤 AFP 正常或轻度升高。婴幼儿血管内皮细胞瘤有出血倾向，不伴钙化。增强检查婴幼儿血管内皮细胞瘤可见向心性强化和充填的特征性特点。

4. 肝横纹肌肉瘤 肿瘤边缘较清楚，可位于肝门区或左右肝内，呈不均匀低密度占位，出血坏死少见，罕有钙化，肿瘤通常可引起阻塞性黄疸，血清 AFP 阴性有助于鉴别

5. 肝未分化胚胎性肉瘤需与囊性肝母细胞瘤鉴别，前者发病年龄 4～8 岁，AFP 阴性，CT 表现为肝内单发的大囊腔，内含结节状或云絮状软组织密度影，可有厚薄不一的分隔，具有特征性，可助鉴别。

6. 神经母细胞瘤右侧腹膜后，肾上腺区巨大神经母细胞瘤有时与肝脏关系紧密，甚至侵犯肝脏，需与肝母细胞瘤进行鉴别。除神经母细胞瘤可包绕腹膜后血管，抬高腹主动脉及跨越中线外，其实验室检查显示香草扁桃酸 VMA 升高，而 AFP 正常可资鉴别。

【治疗】

肝母细胞瘤的治疗通常以手术治疗结合化疗。肝内肿块较大时可先行化疗，待肿块变小，肿瘤局限

后再手术效果更好。文献报道：只要术后保留15%以上的正常肝组织，几个月以后新生的肝脏可以恢复原来体积大小。治疗后2年生存率在85%以上，1岁以内小婴儿的2年生存率更高。

【临床分期】★★△△

临床分期对于病情的判断、治疗方案的确定和预后估计都有重要的意义。目前尚未见有国际统一的临床分期诊断标准，一般采用美国的儿童肿瘤研究组（CCSG）的儿童肝脏恶性肿瘤分期系统

期别	判断标准
Ⅰ期	通过楔形切除、肝叶切除或扩大肝叶切除后肿瘤完全切除
Ⅱ期A	通过放疗或化疗后肿瘤得以完全切除
Ⅱ期B	在一个叶内仍有残余病变
Ⅲ期A	病变侵犯左、右叶
Ⅲ期B	局部淋巴结受侵犯
Ⅳ期	远处转移

（孙海林　袁新宇）

第2节　胰母细胞瘤

【概述】★★△△

胰母细胞瘤（pancreatoblastoma，PB）曾称作婴儿型胰腺癌，由于其组织学结构与人胚胎第8周胰腺小叶相仿，因此命名为胰母细胞瘤。据统计，PBL约占胰腺肿瘤的0.16%～0.5%，在统计的22 783例儿科肿瘤中，PBL约占0.01%。关于PBL发病的人种、地域等方面的差别，尚无大规模的统计分析。但在报道的病例中，有学者认为亚洲人较多，其中又以日本人居多。

【临床表现】★★△△

PB常见于1～8岁儿童，平均年龄4岁，发病率男多于女，男女之比约为1.14：1。PBL无特异性临床表现，最常见的临床表现是上腹部包块，体重减轻，早饱、呕吐、便秘、腹痛，而消化道出血、阻塞性黄疸、腹泻较少见，极少数患者合并有Beckwith-Wiedemann综合征、Cushing综合征。PBL具有恶性肿瘤的典型临床特征，常表现为局部浸润、转移和（或）复发，部分可发展为血管和神经周围浸润。据文献报道其好发转移部位为肝脏、淋巴结和肺脏，局部浸润主要发生在腹膜、网膜、脾、肾脏、肾上腺等部位。

【组织病理学】

PB可发生于胰腺各个部位，但以胰头最为常见。肿瘤大小不等，直径2～10 cm，目前报道的PBL最大直径达25 cm。肿块多呈膨胀性生长，质软，大多肿瘤外被覆完整包膜，部分瘤体表现为分叶状，切面呈棕色或黄色，常伴有中心性坏死，少数肿瘤因钙化明显，切面呈砂砾状结构。PBL来源于多向分化潜能干细胞，瘤组织主要由上皮成分和间皮成分构成，均一的上皮细胞排列成巢状，多可见良好的腺样结构形成，部分病例还表现为局灶性腺管形成，由梭形细胞巢构成的鳞状小体是PBL特异性组织病理特征之一。

【影像学表现】★★★△△△

1. 超声表现　PB在超声图像上，表现为腹膜后胰腺区域不规则肿块，呈不均匀中等强度回声或低回声，少数含有囊性暗区可见异质性或低回声的团块，有时可见少量液性暗区，早期边界清楚，可探到瘤周包膜，晚期病例肿瘤界限不清，甚至不能分辨正常胰腺，同时可见钙化特征，但钙化不常见，也可探查肝、脾转移。

2. X线诊断　胃肠造影所见因肿瘤部位而异，胰头部肿瘤，主要引起十二指肠弧圈扩张，肠腔受压变窄，边缘尚光滑，黏膜规则，肿瘤较大时，胃窦大弯侧可出现压迹或轻度向前上方移位，胰头体部肿瘤使胃窦、体部均受压前移，并出现“垫样征”胃后间隙增宽，十二指肠降段、水平段可有压迹，弧圈扩张常不明显。胰体尾部肿瘤，胃体受压显著，于大弯及后缘形成明显弧形压迹，并向前右侧移位，十二指肠正常，肿瘤区可见钙化，砂砾性或团块状。

3. CT表现　CT检查主要是明确肿瘤的范围和准确位置，有利于肿瘤的分期，尤其是对于微小钙化的显示优于超声和MRI。肿瘤呈低密度灶，多房腔、并见增强的分隔是PBL的一大特点，中心可见坏死，在少数患者可见肝脏转移。平扫时就可见胰腺失去正常均匀度，一般肿块较大，多为单发，可有不规则分叶。肿瘤密度低于胰腺或与胰腺相仿，肿块多为混杂密度，增强后肿瘤轻度强化，其中可见无强化的坏死或囊变区并可见纤维分隔，由于肿瘤向周围的侵犯，

周围脂肪间隙模糊或消失，并可包饶腹膜后血管。肿块可阻塞胰管和胆管引起肝内胆管及胆总管扩张。ERCP 可见主胰管及胆管的阻塞和扩张。

4. **MRI 表现** MRI 上胰母细胞瘤并无特征性的表现，T1WI 呈低信号，T2 呈高信号，当肿瘤内伴有出血时，信号混杂，T1Wl 和 T2WI 均呈高信号。MRCP 可见胆管或胰管扩张。

【鉴别诊断】★★★△△△

胰腺母细胞瘤术前诊断困难，在儿童尤其是当肿瘤体积比较大时，对肿瘤的来源更加难以确定，常常要与胰腺囊实性假乳头状肿瘤、胰腺内分泌肿瘤，腹膜后神经母细胞瘤、非霍奇金淋巴瘤、Wilms 瘤、PNET 等鉴别。

1. 神经母细胞瘤常表现为腹膜后肿块，但肿块一般沿交感神经链分布，患者血、尿中儿茶酚胺增高，临床上可引起副瘤综合征，与 PB 不同。影像学上，神经母细胞瘤的不规则钙化更为常见，肿瘤常有不规则分叶，向周围推挤，侵犯肾脏，且肿瘤有向周围血管间隙及血管侵犯、包绕的趋势。神经母细胞瘤较早转移至腹膜后淋巴结，骨转移占首位，并可侵入椎管。

2. 非霍奇金淋巴瘤也可表现为腹膜后较大的肿块，密度较均匀，增强后轻度强化，周围可见多发淋巴结肿大，但它有多器官侵犯的趋势，钙化少见。

3. Wilms 瘤起源于肾脏，常常可见肾盂肾盏的破坏，突破肾包膜，临床上可有血尿，发现病灶时常常已有肺部转移灶，与胰腺母细胞瘤相比更易侵犯周围的血管。

4. 胰腺 PNET 罕见，好发于儿童和青少年，组织学主要表现为小圆细胞恶性肿瘤。细胞遗传学特征多为尤文氏肉瘤家族的 t（11；22）（q24；q12）染色体易位。CD99 阳性。

5. 胰腺囊实性假乳头状肿瘤，多见于青春期及青年女性。多为囊、实性。CT 或 MR 检查可见特征性液平面或浮云征，多伴有出血，包膜完整，包膜及实性成分可见线样、小结节或斑块状钙化。动态增强扫描实性部分呈渐近性强化。且该瘤一般属低度恶性，预后较好。镜下见肿瘤细胞围绕纤维血管排列成复层，呈假乳头状为此病的特征。PB 的瘤细胞则有特征性“鳞状小体”结构。

6. 胰腺内分泌肿瘤多发生于成人，儿童少见。肿瘤体积一般较小。CT 或 MR 检查动态增强肿瘤呈早期明显强化。临床上大部分胰腺内分泌肿瘤都是功能性的，可出现持续性高胰岛素性低血糖。而 PB 患者常无特殊临床表现，实验室检查多为血清 AFP 升高，术后降低。镜下胰腺内分泌肿瘤的细胞呈小圆形，间质有血窦。但无 PB 特有的鳞状上体。

【治疗】

胰母细胞瘤治疗应首选手术治疗，手术方法有局部切除术，局部切除加转移灶切除、扩大切除术。若一期切除，可以不化疗。目前化疗已被公认有效。若手术一期难以切除，可活检明确诊断后行化疗、放疗再行二期手术。小儿 PB 若能完整切除，预后较好，应积极治疗，成人预后较差。

【临床分期】

期别	判断标准
Ⅰ期	肿瘤局限可完整切除，无镜下肿瘤残留
Ⅱ期	肿瘤局限，肉眼无肿瘤残留，镜下有肿瘤残留
Ⅲ期	肿瘤侵及邻近组织，不能完全切除，无远处转移，但有腹腔内残余肿瘤
Ⅳ期	有远处转移

【随访及预后】

本病预后决定于发病年龄、肿瘤部位和病期。小儿预后较成人好，据国外病例随访结果，42 例中 16 例死于肿瘤，占 36.9%，成人为 57%。存活 26 例中，9 例已存活 3 年以上。存活 3.5 年后肿瘤的扩散，包括局部侵犯，很少再发。因此在诊断后，前 4 年内必须定期随访，积极治疗。完整的手术切除再加上术后长期随访能够防止肿瘤复发和肿瘤转移。

（孙海林　袁新宇）

第 3 节　肾母细胞瘤

【概况】★★△△

1. **定义** 肾母细胞瘤（nephroblastoma）又称肾胚胎瘤或 Wilms 瘤（WT），系恶性胚胎性混合瘤，可发生于肾的任何部位，但肿瘤大多始自肾包膜下肾皮质，始自肾盂者少见。肿瘤多单发，也可多中心起源，4%～10% 为双侧性。

2. 病理 肿瘤呈圆形或椭圆形，少数为分叶状。体积较大，直径大多在4 cm以上。周围有纤维组织和其他肾组织构成的假包膜。切面呈鱼肉样，间有出血，坏死、囊变较常见，甚至可占瘤体的大部分。约5%～15%肿瘤内有钙化灶，多位于坏死区域或周边被膜下。

3. 生长方式与转移 肿瘤在肾实质内呈膨胀性生长。

（1）直接侵犯：首先破坏假性包膜进入肾窦，肾内淋巴管和血管。肿瘤穿破肾包膜后侵犯肾周围间隙和相邻组织器官。少数肿瘤侵犯肾盂和输尿管可种植或扩散到远侧尿路。

（2）淋巴转移：肿瘤经淋巴系统扩散可侵及肾门、主动脉旁淋巴结。

（3）血行转移5%～20%侵犯肾静脉及下腔静脉，甚至在右心房内形成瘤拴。远处血行转移以肺部最常见，也见于肝。

4. 预后 肾母细胞瘤的预后与组织学分型明显相关，上皮型、间叶型、混合型及囊肿型预后较好，胚芽型稍差，间变型或未分化型预后不良。

【相关临床】★★△△

1. 临床表现 肾母细胞瘤发病高峰为1～3岁，75%见于5岁以下，90%发生在7岁之前，新生儿极为罕见。临床表现为腹胀或无痛性包块，表面光滑，肿物大小悬殊，巨大时可过中线或入盆腔并引起压迫症状。少数有轻度腹痛，血尿（30%）、高血压、贫血、发烧等症状。

2. 肾母细胞瘤的临床分期（NWTS*-V）（注*NWTS（National Wilms Tumor Study）美国Wilms瘤研究组）

Ⅰ期：肿瘤局限于肾内，完整切除。肾包膜完整，术前或术中无肿瘤破溃。肾床内无肿瘤。肾窦的血管未受侵犯。

Ⅱ期：肿瘤侵及肾外，但可完整切除。如肿瘤穿破到肾周组织；肾外血管内有瘤栓或被肿瘤浸润；术前或术中有针刺活检，或瘤组织有溢出，但限于肾窝，切除边缘无肿瘤残存。

Ⅲ期：腹部有非血源性肿瘤残存。肾门、主动脉旁淋巴结受侵；腹膜有种植转移；肿瘤穿通腹膜面呈隆突结节；在肿瘤切缘肉眼或镜下观有肿瘤残存；由于肿瘤浸润周围重要组织，未能完全切除；术前肿瘤自发破裂或术中损伤破裂，肿瘤溢出严重污染盆腔、腹腔者。

Ⅳ期：有血管淋巴转移至肺、肝、骨、脑及远处淋巴结。

Ⅴ期：双侧肾母细胞瘤。每侧按上述标准分期。

【影像学检查方法】★★★△△△

1. X线表现

（1）泌尿系平片：患侧肾脏影增大变形，局部隆起或表现为肾区或腹部占位病变。肿物边缘区见残余的肾轮廓。约1/7病例越过中线。3%～5%肿物内可见钙化，为散在颗粒状、条状，甚至边缘弧线状影，偶见小骨块。

（2）静脉尿路造影（intravenous urography，IVU）：主要通过肾盂肾盏位置，形态等间接征象确定其为肾内肿物，主要征象有肾轮廓失去正常形态，被肿物所占。肾盂肾盏伸长、变形、分离，即所谓“爪形征”，提示为肾内肿物。可引起部分或全部肾盂（盏）轻度或中度扩张。

2. CT表现 CT可清楚显示肿瘤的位置和范围，有助于肿瘤分期。多层螺旋CT（Multi-slice CT，MSCT）2D冠状位、矢状位重建可以显示肿瘤与残肾及周围组织的关系，3D重建可以显示肿瘤及残肾的全貌并显示供血的血管。目前已成为首选的检查方法。大多数病例均可得到明确的诊断。

（1）CT平扫：表现为肾区向周围生长的实性或囊实性肿物，少数以囊性病变为主（囊肿型），瘤体一般较大，可抵腹壁向内超越中线。瘤体呈边缘清楚的圆形或椭圆形肿块，密度低于或接近肾脏（CT值34～50 HU），瘤内密度不均匀，可见分隔，出血、坏死，囊变或钙化（5%～15%），还可见低密度的脂肪组织（7%），瘤体与残余的肾脏分界不清。部分病例含扩大的肾盂（盏）。少数肿瘤早期经肾盏突入肾盏呈息肉状生长。

（2）增强CT扫描（contrast-enhanced CT，CECT）：增强扫描肿瘤实体部分强化较轻，与明显增强的肾脏形成鲜明对比，勾出清楚的肿物边界，表现为肿瘤周边的新月形或厚薄不等的半环状高密度影，称“边缘征”。肿瘤包膜可强化，肿瘤内出血、坏死，囊变区无强化。于肾盂显影期（注药后2 min）可见肿瘤对肾盂、盏的压迫、撑长、移位、扩张等表现。肿瘤包膜的边缘不规则、不完整，或肾周脂肪模糊，狭窄，消失，肾筋膜增厚，提示肿瘤外侵。文献报告40%侵犯肾静脉，有时瘤栓经下腔静脉进入右心房于心房内形成圆形低密度灶。

（3）肿瘤破裂或术中泄漏可致腹膜后或腹腔种植。肿瘤侵犯腹膜的脏层或壁层，表现为大小不等斑片样增厚或结节状软组织密度病灶，且常常伴随腹腔积液，肠系膜或大网膜肿块通常为散在结节，分叶状肿块，或为浸润性病变，肿块密度可均匀或不均匀。

（4）初诊小儿应同时行胸部 CT 扫描，发现肺内单或多发结节状、大小不等的转移灶，有助于确定治疗计划。

3．MRI 表现　MRI 可清楚显示出肾母细胞瘤及其周侵犯。

（1）肿瘤在 T1WI 为低或略低信号，在 T2WI 上为等或稍高信号，信号常不均匀，坏死、囊变为长 T1 长 T2 信号，出血为短 T1 信号。肾盂肾盏受压、变形明显。

（2）注射对比剂后肿瘤实性部分强化，坏死、囊变不强化。瘤栓 MR 信号与瘤体类似。DWI 肿瘤为明显高信号，弥散受限。

【鉴别诊断】★★△△

1．神经母细胞瘤　肾上腺神经母细胞瘤发生于肾筋膜内，与本病同为 5 岁以下小儿常见腹部肿瘤；但为肾外肿物，对肾脏以压迫移位为主，肾盂肾盏受压变形较轻；神经母细胞瘤外形不规则，界限不清，钙化常见，包绕腹部大血管，跨越脊柱前常常越中线生长。

2．其他肾脏肿瘤

（1）肾母细胞增生症多见于 2 岁以下，多为双侧性斑块状、结节状影，不强化。

（2）先天性中胚叶肾瘤，发病年龄偏小，多在 1 岁以下。

（3）恶性杆状细胞瘤，恶性度高、发展迅速，可并发颅内第二肿瘤。

（4）透明细胞肉瘤，血供相对丰富，易发生骨转移。

（5）肾癌，病理改变与成人肾癌相仿，发病年龄相对较大、平均为 9 岁，瘤体一般较小，初诊时很少大于 4 cm。

虽有一些特点，但其他肾内肿瘤与肾母细胞瘤常不易鉴别，需靠病理证实诊断。

（刘　玥　彭　芸）

第 4 节　神经母细胞瘤

【概况】★★△△

1．定义　神经母细胞瘤（neuroblastoma）起源于形成交感神经系统及肾上腺髓质的神经嵴细胞。是 5 岁以下小儿常见的实体瘤，占腹部肿瘤的第 2 位，几乎占所有儿童肿瘤的 10%。发生于腹部的神经母细胞瘤约占 2/3，其中约 2/3 发生于肾上腺，其余的可能发生于交感神经链走行区的任何地方。

2．病理表现　神经母细胞瘤大体形态不规则，表面呈结节状。外被血管丰富的结缔组织包膜。切面呈灰白色的髓样组织，间有出血、坏死及钙化。电镜下肿瘤细胞中存在神经分泌小颗粒及具微管的神经突起为本病的特征。

3．转移和复发　神经母细胞瘤初诊时 40%～70% 病例已有远处转移。最常见于骨、肝、颅等部位，10% 以下病例肺内转移。少数胸膜、纵隔淋巴结及心包转移。脊柱旁沟肿瘤沿神经根可侵入椎管，肿瘤可沿淋巴管转移至局部及远处淋巴结。原发或继发性神经母细胞瘤有自发或药物诱导成熟为神经节细胞或消退倾向，多见于婴儿，占恶性肿瘤的首位；但也有 15～50 年后肿瘤复发的报告。

4．临床表现　儿童大多数神经母细胞瘤出现于 1～5 岁之间，中位数年龄约 2 岁。神经母细胞瘤更常见于神经纤维瘤病 1 型、Beckwith-Wiedemann 综合征、先天性巨结肠、中枢性肺换气不足综合征以及 DiGeorge 综合征的患儿。

神经母细胞瘤典型的表现为可触及的肿块，或者表现出与肿瘤局部侵袭、转移灶以及激素生成效应或自身免疫应答（眼阵挛 - 肌阵挛综合征）相关的症状与体征。在就诊时，转移性病变见于 70% 的患者，最常见的位置包括局部和远处的淋巴结、骨、骨髓、肝及皮肤。

神经母细胞瘤的诊断可通过组织活检来确定，阳性的骨髓穿刺液和尿儿茶酚胺代谢物（香草扁桃酸和高香草酸）升高两者也足够明确诊断。在几乎 90% 的神经母细胞瘤患者，尿儿茶酚胺代谢物水平升高。

5．分期　见表 12-91-1。

表 12-91-1　神经母细胞瘤 Evans 分期

分期	病变范围
Ⅰ	肿瘤限于原发器官或组织。
Ⅱ	肿瘤扩散至原发器官或组织附近，但不超过中线。有同侧区域淋巴结转移。中线部位肿瘤有一侧淋巴结受侵。

（待续）

（续表）

分期	病变范围
Ⅲ	肿瘤超过中线，有双侧淋巴结转移。中线部位肿瘤伴双侧扩散，椎管内肿块或双侧淋巴结转移。侵犯大血管。
Ⅳ	远处转移到骨骼、骨髓、软组织、实质器官淋巴结。
ⅣS（特殊Ⅳ期）	Ⅰ或Ⅱ期原发瘤伴肝、皮肤或骨髓受侵犯，同位素扫描骨髓照片无骨髓转移的1岁以下婴儿。
Ⅴ	多中心肿瘤。

6. 预后 神经母细胞瘤的预后取决于分期、患者的年龄（12～18个月以下的婴儿预后较好）、组织学分型、肿瘤分化级别、MYCN肿瘤致癌基因的状态、染色体11 q的状态，以及脱氧核糖核酸的倍性。肾上腺以外的神经母细胞瘤特别是位于后纵隔者预后相对较好。有肺、骨转移者预后不良。

【影像学表现】★★★△△△

1. CT表现 CT平扫见肿瘤形态不规则，呈大结节状。肿瘤呈低、等或稍高密度，均匀或不甚均匀。CT值（36～50 HU），90%以上可见钙化，肿瘤通常不均匀强化，有实性部分、可见有坏死、出血及囊变。

早期骨转移是本病重要特点之一。

（1）头颅CT扫描可显示：①颅骨破坏增生，骨窗显示较好。②硬膜外转移灶表现为紧贴颅骨内板密度均匀之半圆形高密度影。与脑皮质之间有弧线的被膜为界，可有轻度增强。③并发硬膜下出血及肿物压迫所致的脑梗死等。部分病例有脑内、眶内转移。

（2）肝转移CT扫描则见多个分散或融合成团块的结节状低密度灶，其境界模糊不清，亦可表现为弥漫分布之斑点状低密度区，注药后有轻度强化。

（3）胸内转移，本病经淋巴、血管扩散引起肺转移少见（<10%）。可表现为弥漫性网结影；肺间质增厚，淋巴管扩张征象；大小不等的结节阴影（<2 cm）。肺转移被认为是预后不良之兆。

（4）胸膜转移可形成胸膜下结节，胸膜波浪形增厚或胸腔积液。

（5）心包转移可致心包积液。

（6）少数引起纵隔淋巴结肿大，或由腹部肿瘤经横膈裂孔侵入后纵隔。

2. MRI表现 神经母细胞瘤常表现为均匀或混杂信号，后者示肿瘤内出血，坏死。大钙化灶表现为低信号，小钙化灶不易分辨。在T1WI以低信号为主、在T2WI以高信号为主，有着不同程度的强化。

转移方式包括直接侵犯和远处转移。

（1）直接侵犯：①神经母细胞瘤的成像特征是邻近器官的移位、邻近大血管的移位或被包绕。②可能传播至局部淋巴结。③有时候肿瘤可直接侵入肾脏或肝脏，肝内转移灶，呈长T1长T2信号。④也可能生长进入椎管。MRI并可发现椎管内肿块和脊髓移位卒中。

（2）远处转移：①神经母细胞瘤可能引起肝转移，表现为单发或多发的结节，或者表现为浸润性模式，尤其在新生儿。② MR对骨髓转移较为敏感，可见椎体松质骨内异常长（等）T1及长T2信号。放射性核素骨扫描可以很好地确定骨转移情况。

如果化疗对肿瘤有效，则肿瘤变小皱缩，钙化常很明显。

【鉴别诊断】★★△△

1. 肾上腺出血 多见于新生儿及幼婴，常为创伤、缺氧、败血症，凝血障碍引起，出血多为双侧性。CT示软组织肿块，CT值与出血时间有关，1～3周后肿物缩小，出现边缘性钙化，随出血的吸收，钙化收缩，肾上腺形态恢复，不同于本病。与囊性肾上腺神经母细胞瘤有时区别较困难。

2. 其他肾上腺肿瘤 小儿比较多见的有嗜铬细胞瘤、肾上腺皮质癌，腺瘤。无功能性肾上腺肿瘤极为罕见。

（1）嗜铬细胞瘤：多见于6～14岁小儿。70%～75%发源于肾上腺髓质的嗜铬细胞。尿中香草基杏仁酸（VMA）、高香草酸（HVA）阳性，需与本病鉴别。与本病不同点：CT检查肿瘤直径通常为2～4 cm，相对小。肿块为境界清楚之实性或厚壁囊样改变，肿物以良性居多，30%～70%为双侧性，钙化较少。临床常以高血压求诊。

（2）肾上腺皮质癌：临床表现腹部包块。CT扫描表现为肾前上方的大块软组织密度肿块，边缘清楚，可为圆形或分叶。可有坏死、钙化及囊性变，一般不超过中线。临床表现库欣综合征或女性男性化或男性假性性早熟，女孩多见。不同于本病。

3. 节神经细胞瘤 与本病同源，为良性肿瘤。超声和CT所见如Ⅰ期神经母细胞瘤，但也可绕下腔静脉等大血管，而妨碍完整切除。肿物多发生在肾上腺外部位及年长儿童，仅偶尔引起脊髓压迫症状。

4. 其他腹膜后肿物

（1）肾母细胞瘤：主要区别点为肾母细胞瘤位于肾内。形态大多光滑，边缘清楚，钙化少见。CT上残余肾可位肿物之前，侵犯血管引起瘤栓较多，而少见包埋性改变。肿物上下蔓延不显著，大血管旁及膈脚后淋巴结侵犯较少且发生较晚。

（2）淋巴肉瘤：淋巴肉瘤引起腹膜后淋巴结肿大融合时，需与本病鉴别。肿大淋巴结推移压迫包绕主动脉、下腔静脉，使肾脏外下移与本病相仿。但如肾包膜完整，肾周间隙正常，下腔静脉和 / 或主动脉前移较轻，大部分肿物位于其前方时不同于神经母细胞瘤，且 CT 表现为低密度的结节状融合的淋巴结，也不同于大块分叶的肿物。此外淋巴肉瘤极少侵犯膈角后淋巴结，一般不出现钙化。因神经母细胞瘤也可引起腹膜后淋巴结肿大，尤其当原发肿瘤小而不易查见时，需结合其他临床资料鉴别。

（3）畸胎瘤：CT 上典型畸胎瘤可呈现混杂密度含钙化，囊性软组织及脂肪成分，包膜清楚较易分辨。

（刘　玥　彭　芸）

参考文献

［1］李欣，邵剑波．儿科影像诊断必读．北京：人民卫生出版社 .2007.

［2］孙国强．实用儿科放射诊断学．北京：人民军医出版社．2011.

［3］朱杰明．儿童 CT 诊断学．上海：上海科学技术出版社．2003.

［4］潘恩源，陈丽英．儿科影像诊断学．北京：人民卫生出版社．2007.

［5］James Barkovich. 著．肖江喜，袁新宇．译．儿科神经影像学．4 版．北京．中国科学技术出版社．2009.

［6］闫淯淳，吴朔春，袁新宇，等．中华耳鼻喉头颈外科杂志，2011，46（8）：650-653.

［7］唐光才，欧光乾．小儿肝母细胞瘤的 CT 诊断．中国临床医学影像杂志，2006，17（5）：293-295.

［8］张铎，孟恒，韩向君，等．小儿肝母细胞瘤的影像学诊断．中国医学影像技术，2003，I9（2）：203-205.

［9］Stocker JT, Schmidt D. Hepatoblastoma //Hamilton SR, Aaltonen LA.eds. World Health Organization Classificationof tumors. Pathology and genetics of tumors of thedigestive system. IARC Press, Lyon, 2000, 184-189.

［10］彭芸，徐赛英，祝秀丹．小儿肝母细胞瘤的 CT 诊断．中华放射学杂志．2001，35（9）：689-692.

［11］邵剑波．小儿肝脏肿瘤的影像学诊断．放射学实践，2003，18（12）：868-874.

［12］Barenbin—Stapleton L, Yang X, Tsokos M, et a1. Pediatric pancreatoblastom: histopatholagic characterization of tumorband derived cell line. Cancer OenetCytogenet，2005, 157(2): 109-117.

［13］周健，李子平，冯仕庭，等．胰母细胞瘤的 CT 表现（2 例报道并文献复习）．影像诊断与介入放射学，2010，19（2）：91-93.

［14］Sheng L, Weixia Z, Longhal Y, el a1. Clinical and biologic analysis of pancreatoblatoma. Pancreas, 2005, 30(1): 87-90.

［15］Grosteld JL, Vane DW, Rescorle FJ, el a1. Pancreatic tumom inchildhood analysis of 13 cases.Pediatr Surg, 1990, 25(10): 1057-1062.

［16］祝秀丹，李家驹，宋桂云，等．小儿胰母细胞瘤的诊断和治疗．中华小儿外科杂志，1998，19（1）：39-41.

［17］孙淑霞，卢光明，张妍芬．小儿胰母细胞瘤的影像诊断．中国临床医学影像杂志，2001，12（4）：302.

［18］李胜，王春英，魏鸿，等．胰母细胞瘤的临床和病理研究一例．中华肝胆外科杂志．2004，10（12）：830.

［19］王同兴，徐辉，赵萌，等．儿童肾母细胞瘤的 MSCT 诊．中国 CT 和 MRI 杂　志，2014，12（8）：83-85.

［20］刘明，尹秋风，李芳珍，等．少见类型肾母细胞瘤的影像诊断．医学影像学杂志，2015，25（12）：2193-2196.

［21］杨丽丽，许晓燕，张银华，等．肾母细胞瘤病理及影像学特征分析新疆医科大学学报，2011，34（7）：752-755.

［22］Olukayode AA, Richard IO, Rachael AA, et al.Pattern of computed tomography scan findings in children with Wilms' tumor in a tertiary hospital in Lagos, Nigeria.Indian J Med Paediatr Oncol, 2014: 35(1): 31-35.

［23］Emir S.Wilms tumor with intravascular tumor thrombus.Transl Pediatr, 2014:3(1): 29-33.

［24］Kushner BH. Neuroblastoma: a disease requiring a multitude of imaging studies. J Nucl Med,2004, 45 (7): 1172 -1188.

［25］Hoffer FA.Magnetic resonance imaging of abdominal masses in the pediatric patient.Semin Ultrasound CT MR, 2005, 26 (4): 212-223.

［26］Liu W, Zheng J, Li Q.Application of imaging modalities for evaluating neuroblastoma.J Pediatr Endocrinol Metab, 2013, 26 (11-12): 1015-1020.

［27］万兵，刘四斌．儿童肾上腺神经母细胞瘤 CT 诊断与鉴别诊断．长江大学学报：自然科学版，2011，8（12）：154-155.